HEYNE
BÜCHER

Vom gleichen Autor erschienen außerdem
als Heyne-Taschenbücher

Letzte Station Camp 7 · Band 839
Kein Vaterland · Band 901
Faustrecht · Band 937
Gott schläft in Masuren · Band 981
Held im Turm · Band 998
Mit diesen meinen Händen · Band 5028
Kameraden · Band 5056
Die Wölfe · Band 5111
Aufstand der Soldaten · Band 5133

HANS HELLMUT KIRST

FABRIK DER OFFIZIERE

ROMAN

WILHELM HEYNE VERLAG
MÜNCHEN

HEYNE-BUCH Nr. 5163
im Wilhelm Heyne Verlag, München

Genehmigte, ungekürzte Taschenbuchausgabe

Printed in Germany 1975
Umschlaggestaltung: Atelier Heinrichs, München
Gesamtherstellung: Presse-Druck, Augsburg

ISBN 3-453-00526-0

DER VERRATENEN GENERATION
ZUM GEDENKEN

DER JUGEND VON HEUTE ZUR
MAHNUNG

Dies ist die Geschichte des Oberleutnants Krafft. Und wenn auch viele bestreiten werden, daß sie sich tatsächlich so ereignet hat — es gibt noch einige, die sie überlebt haben. Das mag nicht wenigen bedauerlich erscheinen, aber es ist nicht zu ändern. Doch auch der Tod kann sein Gelächter haben, und selbst ein Mörder muß nicht unbedingt humorlos sein. Der Oberleutnant Krafft jedenfalls wußte, was Heiterkeit war. Er hatte einen hohen Preis dafür bezahlen müssen.
Diese seine Geschichte ereignete sich während des 16. KON- (Kriegs-Offiziers-Nachwuchs-) Lehrgangs, der vom 10. Januar bis 31. März 1944 stattfand. Der Schauplatz war die KS 5 (Kriegsschule 5) in Wildlingen/Main. Einige Auszüge aus Kriegsgerichtsakten, Briefen, Urkunden und Lebensläufen sind beigefügt. Die Namen mußten verändert werden. Und wenn auch die Wahrheit viele Gesichter hat — hier sind wenigstens einige davon nachgezeichnet. Erbaulich ist der Anblick, den sie bieten, nicht. Das aber soll keine Entschuldigung sein — das mag lediglich als Warnung dienen.

1

EIN LEUTNANT WIRD BEGRABEN

Der Oberleutnant Krafft eilte im flatternden Mantel über den Friedhof. Er sah aus wie ein aufgescheuchter Unglücksrabe. Die Trauergemeinde blickte ihm interessiert entgegen. Eine angenehme Abwechslung inmitten der so überaus langweiligen Begräbniszeremonie schien möglich.

»Bitte vorbeigehen zu dürfen!« rief der Oberleutnant Krafft gedämpft. Und geschickt schlängelte er sich zwischen dem offenen Grab und der Gruppe der Offiziere hindurch. »Bitte vorbeigehen zu dürfen!«

Die Erfüllung seiner Bitte wurde Krafft nickend gewährt. Aber niemand machte ihm Platz, möglicherweise in der Hoffnung, daß er in die Grube rutschen würde. Das wäre ein weiterer Schritt auf dem Wege zu der erstrebten Abwechslung gewesen. Denn ein ausgedehntes Begräbnis beunruhigt rauhe Krieger mindestens ebensosehr wie ein anhaltender Gottesdienst – letzterer hatte allerdings den Vorzug, daß man dabei sitzen konnte, noch dazu im überdachten Raum.

»Warum so eilig?« wollte der Hauptmann Feders interessiert wissen. »Ist etwa inzwischen schon wieder eine Leiche produziert worden?«

»Noch nicht«, sagte der Oberleutnant Krafft, indem er sich vorbeidrängte, »soviel ich weiß.«

»Wenn das so weitergeht«, klärte der Hauptmann Feders seine Umgebung ungeniert auf, »dann sind wir hier die längste Zeit eine Kriegsschule gewesen – dann können wir uns als Begräbnisverein etablieren. Mit haftender Beschränktheit.«

Aber so unbekümmert Hauptmann Feders selbst hier seine

Bemerkungen machte – er tat es dennoch gedämpft. Denn drüben stand der General.

Der Generalmajor Modersohn stand am Kopfende des offenen Grabes: groß, gereckt, scharfkonturig. Völlig unbeweglich.

Was um ihn geschah, schien er nicht zu registrieren. Er warf weder einen Blick auf den sich herandrängenden Oberleutnant Krafft, noch zeigte er die geringste Reaktion auf Hauptmann Feders' Bemerkungen. Er stand da, als wäre er das Modell eines Bildhauers. Und ihn eines Tages irgendwo als Standbild zu sehen, das war allen, die ihn kannten, ein vertrauter Gedanke.

Wo sich der Generalmajor Modersohn auch immer aufhielt, da war er der Mittelpunkt. Da schienen die Farben um ihn zu verblassen und Worte wurden wesenlos. Himmel und Landschaft waren dann lediglich Hintergrund. Der Sarg zu seinen Füßen, der auf Brettern über der offenen Grube hing – kaum mehr als ein Requisit. Die Gruppe der Offiziere rechts von ihm, der Haufen der Fähnriche links von ihm, der Adjutant und der Lehrgangskommandeur hinter ihm, zwei Schritte zurück – sie alle zu mehr oder weniger dekorativen Randfiguren degradiert. Wie ein Rahmen für das gelungene Porträt eines Generals, gemalt in kühlen, eisenhaltigen Farben, bar jeglicher buntschillernder Pracht. Der General war Preußen in Person; zumindest hielten ihn nicht wenige dafür.

Der General beherrschte die Kunst, Respekt zu gebieten, souverän. Alles Menschliche schien ihm fremd. Das Wetter zum Beispiel war ihm stets gleichgültig – die Uniform aber nie. Und wenn der eiskalte Wind, der über den Friedhof fegte, mit körnigem Eis durchsetzt gewesen wäre – er hätte dennoch den Kragen seines Mantels nicht hochgeschlagen. Auch steckte er niemals die Hände in die Taschen.

Er war stets ein Vorbild. Seinen Offizieren blieb nichts anderes übrig, als sich nach seinem Beispiel zu richten. Sie froren erbärmlich, denn es war kalt. Und diese Veranstaltung schien sich unnötig in die Länge zu ziehen.

Doch je unruhiger und erwartungsvoller seine Umgebung zu ihm hinübersah, um so steifer und unnahbarer schien der General dazustehen.

»Wenn mich nicht alles täuscht«, flüsterte Hauptmann Feders seiner Umgebung zu, »dann braut der Alte gerade irgendeine fürchterlich ausgefallene Sache zusammen. Der ist neuerdings verschlossen wie ein Panzerschrank – die Frage ist jetzt nur:

Wer wird ihn knacken?«

Der Oberleutnant Krafft drängte sich weiter vor – zur Spitzengruppe hin. Die Offiziere wurden aufmerksam und stießen sich vorsichtig an. Sie hofften, daß dieser Oberleutnant direkt bis zum General vorstoßen würde. Dann war ein internes Schauspiel unvermeidlich.

Aber der Oberleutnant Krafft war klug genug, ein Standbild nicht zu belästigen. Er hielt vielmehr den Dienstweg ein, was sich zumeist als die bequemste Art erwies, zum Ziel zu gelangen. Er wandte sich an Hauptmann Kater, den Chef der Stammkompanie. »Melde Herrn Hauptmann gehorsamst, daß sich der Wehrmachtsgeistliche verspäten wird – er hat sich den Fuß verstaucht. Der Herr Stabsarzt ist bereits bei ihm.«

Diese Meldung bereitete Kater Unbehagen. Daß ihn hier sein Kompanieoffizier zum Weiterträger einer unangenehmen Mitteilung machte – noch dazu vor dem versammelten Korps! –, das empfand er als peinlich. Denn Kater kannte seinen General. Der würde ihn kalt und durchdringend anblicken, völlig wortlos vermutlich, was einer vernichtenden Zurechtweisung gleichkam. Denn hier ging es um ein Zeremoniell, das in allen Einzelheiten angeordnet worden war – es hatte keine Störung oder Verzögerung in der Durchführung zu geben. Eine verdammt heikle Situation, in die ihn der Oberleutnant Krafft beziehungsweise der stolpernde Wehrmachtspfarrer gebracht hatte. Und um Zeit zu gewinnen, fragte er ungehalten: »Wie kann sich der Mann den Fuß verstauchen!«

»Der wird vermutlich schon wieder einmal besoffen

gewesen sein!« sagte der Hauptmann Ratshelm mit biederer Empörung.

Der Adjutant räusperte sich warnend. Und obgleich der Generalmajor Modersohn völlig unbewegt blieb – nicht einmal eines seiner Augenlider zuckte –, fühlte sich der allzeit brave Hauptmann Ratshelm getadelt. Er hatte wohl das Richtige gemeint, doch eine falsche Formulierung dafür gewählt. Aber er befand sich auf einer Kriegsschule. Er war ein anerkannter Betreuer und Erzieher zukünftiger Offiziere. Und da gehörte es zu seinen Pflichten, selbst unmißverständliche Wahrheiten in möglichst gepflegtem Stil zu verkünden.

»Ich bitte um Entschuldigung«, sagte er daher tapfer, also mit einiger Lautstärke. »Wenn ich besoffen gesagt habe, meinte ich damit natürlich betrunken.«

»Der Geistliche kann gar nicht besoffen gewesen sein«, sagte nunmehr Hauptmann Feders, der Taktiklehrer, der über einen schnell funktionierenden Verstand verfügte, was nicht immer sehr angenehm war. »Um das zu erkennen, bedarf es nur geringer Logik. Er ist nämlich fast immer besoffen, und in diesem Zustand ist ihm bisher noch niemals etwas Unangenehmes passiert. Er mag das getrost auf seinen Schutzengel zurückführen. Wenn er sich also jetzt den Fuß verstaucht haben sollte, dann ist anzunehmen, daß er *nicht* besoffen beziehungsweise betrunken war. In einem solchen Zustand mußte er vermutlich seinen Schutzengel entbehren. Das bekam er dann an seinem Fuße zu spüren.«

Jetzt wendete der Generalmajor Modersohn seinen Kopf. Das geschah bedrohlich langsam und erinnerte an ein Kanonenrohr, das seine Mündung auf das Ziel zuschwenkte. Die Augen des Kommandeurs blieben ausdruckslos. Die Offiziere wichen diesem Blick aus und starrten halbwegs feierlich auf die Grube. Feders jedoch sah zu seinem General hinüber – fragend und mit kaum wahrnehmbarem Lächeln.

Der Adjutant kniff Augen und Lippen zusammen. Er erwartete ein Unwetter. Das würde vermutlich nur aus einem Wort des Generals bestehen, aber Kraft genug haben, den Friedhof leerzufegen. Doch dieses Wort wurde nicht gesprochen. Ein Umstand, der den Adjutanten zu erhöhter Gedankentätigkeit provozierte. Er kam, mühsam, zu dem Schluß, daß hier die Konfession des Geistlichen eine gewisse Rolle spielen müsse – vermutlich hatte der Generalmajor ein anderes Gesangbuch. Wenn er überhaupt eins hatte.

Doch dann hob der General, mit einer langsamen, abgezirkelten Bewegung, seinen linken Arm. Er sah auf seine Uhr. Dann ließ er den Arm wieder sinken.

Und in dieser vergleichsweise kargen Geste lag ein alarmierender Vorwurf.

Der Hauptmann Kater schob sich auf den General zu – er hatte keine andere Wahl mehr. Die Augen des Offizierkorps und die der Fähnriche folgten ihm. Das Männlein, glaubten sie, ging einen schweren Gang. Denn Kater war für den Ablauf des Zeremoniells verantwortlich – und der klappte nicht. In den Augen des Generals: ein vernichtendes Urteil.

Aber Kater nahm allen Mut zusammen. Er hoffte, seine Meldung vorbringen zu können, ohne daß seine Stimme schwankte, bebte oder sich gar überschlug. Denn das war erfahrungsgemäß die Hauptsache: die klare, tönende, ohne Stocken vorgebrachte Meldung. Alles andere ergab sich dann meist von allein.

Hauptmann Kater jedenfalls, der Chef der Stammkompanie, meldete dem General alles das, was dieser bereits wußte – denn schließlich hatte er ja Ohren. Ohren überdies, denen die Qualität von Horchgeräten nachgerühmt wurde.

Der Generalmajor Modersohn nahm die Meldung gelassen entgegen; unbeweglich wie ein einsamer Felsen im Talgrund. Doch dann kam das, was Kater befürchtet hatte. Der General schob den Schwarzen Peter mit einer knappen Handbewegung wieder zurück. »Treffen Sie Maßnahmen«, sagte er lediglich.

Die Offiziere begannen zu feixen. Die Fähnriche reckten neugierig ihre Jungengesichter hoch. Hauptmann Kater aber schien der Schweiß auszubrechen. Er mußte jetzt unverzüglich Maßnahmen treffen – aber welche? Er wußte, daß es mindestens ein halbes Dutzend Möglichkeiten gab, aber wenigstens fünf davon würden falsch sein – in den Augen des Generals, was allein maßgeblich war.

Der Oberleutnant Krafft fühlte sich versucht, Mitleid mit Kater zu bekommen. Das kam daher, weil er diesen Hauptmann noch zuwenig kannte; Krafft war erst seit zwei Wochen an der Kriegsschule. Aber gewitzt, wie er war, hatte er sehr schnell die hier herrschenden Spielregeln erkannt. Es kam in erster Linie immer darauf an, Anordnungen zu treffen, Befehle auszusprechen – das allein war ein Zeichen der rechten, schnellen Entschlußkraft. Ob sich dann diese Anordnungen als sinnvoll und die Befehle als zweckmäßig erwiesen, das war erst in zweiter Linie wichtig.

Und so ließ denn auch der Hauptmann Kater prompt einen Befehl vom Stapel. »Zehn Minuten Pause!« rief er aus.

Das war natürlich haarsträubender Unsinn, gewissermaßen eine Kateridee. Der Offiziere bemächtigte sich kaum gedämpfte Heiterkeit – es bereitete ihnen immer wieder Genuß, andere kläglich scheitern zu sehen; das stärkte ihr Selbstbewußtsein. Sogar einige Fähnriche schüttelten die Köpfe. Und Hauptmann Ratshelm, der Wackere, erklärte unwillig brummend: »Bockmist!«

Der General aber wandte sich ab und schien leicht himmelwärts zu blicken. Er sagte kein Wort. Immerhin sanktionierte er so Katers Befehl. Warum er das tat, blieb sein Geheimnis. Es gab zumindest zwei Begründungen dafür. Die eine: der General wollte seinen Kater nicht in Gegenwart der Fähnriche, also vor Untergebenen, abkanzeln. Die andere: der General respektierte die Weihe des Ortes, auf die in der diesbezüglichen Heeresdienstvorschrift ausführlich hingewiesen worden war.

Die Hauptsache jedoch: Befehl war Befehl. Und damit heilig – wie nicht wenige glaubten.

Jedenfalls: Pause! Zehn Minuten Pause!

Der Generalmajor Modersohn wandte sich ab – er schritt einige Schritte aufwärts, auf einen Hügel zu. Sein Adjutant und die beiden Lehrgangskommandeure folgten ihm. Höchst respektvoll, mit zwei Schritt Abstand. Und da der General nicht sprach, sagten auch sie kein Wort.

Der General überblickte den Horizont, als gedenke er einen Schlachtplan zu entwerfen. Dabei kannte er jede winzige Einzelheit des Geländes genau: sanfte Hügel mit Weinbergen darauf, dazwischen die Schleife des Mains, darunter die Stadt Wildlingen, wie aus einem Baukasten zusammengesetzt, und darüber, alles überragend, die Höhe 201 und auf ihr: die Kriegsschule 5.

Der Friedhof lag ein wenig abseits, war jedoch bequem zu erreichen. Anmarschzeit von der Kaserne her: knapp 15 Minuten. Das war günstig; auch für den Rückmarsch.

»Ein schönes Stück Land«, sagte der General.

»Wirklich schön«, beeilte sich Major Frey, der Lehrgangskommandeur II, zu versichern. »Und erstaunlich viel Platz, Herr General. In dieser Hinsicht werden wir vermutlich hier kaum Schwierigkeiten haben – es sei denn, wir werden Bombenangriffen ausgesetzt. Aber auch dann werden sich noch Lösungen finden lassen.«

Der General hatte von der Mainlandschaft gesprochen. Der Major hatte den Friedhof gemeint. Jetzt schwiegen sie wieder. Das ersparte ihnen weitere Mißverständnisse.

Die Offiziere hatten ihre Formation aufgelöst – und das völlig selbständig. Hauptmann Feders hatte das Zeichen dazu gegeben. Er verließ die Reihe und begab sich in den Hintergrund, um sich dort, wie er sagte, die Füße zu vertreten. Er verschwand hinter einer Taxushecke.

Die Offiziere begannen, in kleineren Gruppen einherzuwandeln. Zweifellos – das konnten sie sich leisten. Es war nur nötig, sich nach dem General zu richten. Wenn der sich die Füße vertrat, dann durften sie das auch.

»Herr Oberleutnant Krafft«, sagte der Hauptmann Kater unwillig, »wie konnten Sie mir das antun?«

»Was denn?« fragte Krafft unbekümmert. »Habe ich mir den Fuß verstaucht? Bin ich für den Ablauf dieser Veranstaltung verantwortlich?«

»In gewisser Weise schon«, sagte Kater verärgert. »Denn

Sie sind mir als Offizier der Stammkompanie direkt unterstellt. Und wenn ich verantwortlich bin, dann sind Sie das erst recht.«

»Gewiß«, sagte Krafft, »aber ein ganz kleiner Unterschied ist doch dabei: Ich bin Ihnen gegenüber verantwortlich – Sie aber dem General gegenüber. Und damit bin ich doch fein 'raus – oder?«

»Unfaßbar«, knurrte der Hauptmann Kater, »daß man so etwas wie Sie auf eine Kriegsschule geschickt hat!«

»Aber ich bitte Sie!« sagte Krafft heiter. »Sie sind doch auch hier!«

Der Hauptmann Kater schluckte. Kaum hatte er sich einen Fehler geleistet, da wurden auch schon niedere Offiziere zu ihm frech. Aber er würde es diesem Burschen schon zeigen. Er sah sich kurz nach dem General um und stellte sich dann, zwecks Tarnung, hinter einen Lebensbaum. Hier zog er eine flache Flasche aus der Tasche, öffnete sie und trank daraus, sich stärkend. Krafft gab er keinen Schluck davon.

Doch als er die Flasche wieder zurückstecken wollte, sah er sich von einem kleinen Rudel von Offizieren umringt – der unvermeidliche Hauptmann Feders an ihrer Spitze. Auch sie wollten sich ein wenig erwärmen.

»Nun versuchen Sie mal, sich kameradschaftlich zu gebärden, Kater«, empfahl Feders grinsend. »Reichen Sie Ihre Flasche herum. Das dürfte Ihnen doch nicht sonderlich schwerfallen – bei dem Vorrat, den Sie haben.«

»Wir sind hier auf dem Friedhof«, leistete sich Kater zu bemerken.

»Was können wir dafür«, sagte Feders, »wenn plötzlich der General einen derartig bombastischen Beerdigungszauber aufführt – wie im tiefsten Frieden. Aber schließlich ist Krieg. Ich habe so manches Mal zwischen Leichen gespeist. Also her mit Ihrer Flasche, Sie Heuchler! Sie haben uns diese Pause besorgt, nun sehen Sie auch zu, daß sie möglichst angenehm ausgefüllt wird.«

Die Fähnriche der Aufsicht H – vierzig an der Zahl – standen immer noch auf ihren Plätzen. Für sie galten die

Freiheiten der Offiziere nicht – noch nicht. Sie konnten nicht einfach einherwandeln, von dem Beispiel des Generals inspiriert. Sie brauchten den direkten Befehl dazu – und der kam natürlich nicht.

So standen sie denn da: drei Glieder tief. Gewehr bei Fuß, Stahlhelm auf, in Ruhestellung. Vierzig blutjunge, glatte Gesichter – aber einige davon mit Augen, wie sie alte erfahrene Männer haben. Dabei war kaum einer über zwanzig Jahre alt.

In diesem Lehrgang waren sie die Jüngsten.

»Ich möchte nur wissen«, sagte der Fähnrich Hochbauer zu seinen Nachbarn, »woher die Herren Offiziere den Alkohol haben. Seit einer Woche hat es keine Schnapszuteilung mehr gegeben.«

»Vielleicht sind sie besonders sparsam«, meinte der Fähnrich Mösler grinsend. »Jedenfalls, das eine kann ich euch sagen: wenn ich noch einen Ansporn gebraucht habe, um Offizier zu werden – diese Flasche ist eins der überzeugendsten Argumente dafür.«

»Das ist ganz einfach korrupt«, sagte der Fähnrich Hochbauer mit einiger Schärfe. »Das müßte verboten werden. Dagegen sollte man etwas tun.«

»Spreng doch einfach den ganzen Haufen in die Luft«, empfahl der Fähnrich Rednitz. »Das gibt dann ein Massenbegräbnis – und das hat den Vorteil, daß wir nicht unentwegt auf den Friedhof laufen müssen.«

»Halt deine vorlaute Schnauze«, sagte der Fähnrich Hochbauer rauh. »Unterlaß gefälligst diese dreckigen Andeutungen – sonst kannst du mich kennenlernen.«

»Gib dir keine Mühe«, sagte der Fähnrich Rednitz, »dich kenne ich schon ganz genau.«

»Ruhe im Puff!« sagte der Fähnrich Weber. »Ich bin hier in Trauer – und ich bitte mir aus, daß das respektiert wird!«

Die Unruhe unter den Fähnrichen legte sich ein wenig. Sie sahen sich vorsichtig um: der General war weit, und die Offiziere versuchten noch immer, sich die Kälte aus den Beinen zu trampeln. Die Schnapsflasche des Hauptmanns Kater war inzwischen leer geworden, aber der Hauptmann Feders hörte nicht auf, seine Umgebung mit gewagten Wortspielen zu erheitern. Daran, daß hier ein Sarg stand, schien niemand mehr zu denken.

Aber da war Hauptmann Ratshelm, der wackere, unermüdliche Fähnrichsvater – der Chef der 6. Inspektion, zu der die Aufsicht H gehörte. Und er, obgleich jenseits der Grube stehend, sah immer wieder zu ihnen hinüber. Seine Blicke waren von ahnungsloser Freundlichkeit.

Der Hauptmann Ratshelm betrachtete seine Fähnriche mit väterlicher Zuneigung. Sie waren, fand er, zwar inzwischen schon ein wenig laut geworden, aber gerade das wollte ihm als ein schönes Zeugnis ihrer kriegerischen Qualitäten erscheinen. Sie waren gekommen, um ihrem Aufsichtsoffizier, dem Leutnant Barkow, das letzte Geleit zu geben. Und sie benahmen sich dabei erfreulicherweise nicht wie die Klageweiber, sondern fast schon wie echte Soldaten, für die der Tod die selbstverständlichste Sache von der Welt zu sein hat – ein immer naher Weggefährte. Der treueste aller Kameraden sozusagen. Und wenn es auch nicht gerade angebracht war, ihm heiter in die Augen zu sehen – eine gewisse Gelassenheit ihm gegenüber war durchaus empfehlenswert. So Ratshelm.

»Draußen an der Front«, sagte indessen der Fähnrich Weber, sich kratzend, »haben wir kaum fünf Minuten für eine Beerdigung gebraucht, vom Schaufeln des Grabes abgesehen. Hier aber, in der Heimat, wird eine ganz große Kiste aufgezogen. Ich habe ja nichts dagegen, aber wenn schon mit allen Schikanen, dann aber auch mit allen Konsequenzen. Dazu gehört ein dienstfreier Nachmittag, und den könnte ich ganz gut gebrauchen. Ich habe nämlich unten im Städtchen eine ganz scharfe Sache aufgetrieben – Annemarie heißt die Kleine. Ich habe ihr gesagt, daß ich sie heiraten werde – wenn ich General bin.«

Die lässige Unruhe unter den Fähnrichen nahm wieder zu. Die meisten aber dösten dahin und bewegten ihre kalten Zehen heftig. Sich mit dem ganzen Fuß Wärme zu erstampfen, wagten sie nicht, doch ihre Hände reiben, das konnten sie – und einer, aus dem dritten Glied, hatte sie sogar tief in die Manteltaschen gesteckt.

Lediglich das vorderste Glied, das als Blickfang diente, konnte nicht umhin, Haltung zu zeigen. Hier taten einige, als betrachteten sie mit Trauer den Sarg. Sie registrierten aber lediglich seine Machart – imitierte Eiche, also vermutlich Fichte; die Beschläge aus gestanztem Blech; mattglänzende Farbe, klobige Füße. Und zum achtzehnten Male lasen sie die Inschrift der Kranzschleifen, die zumeist rot und hakenbekreuzt waren, mit gelbgoldenen oder pechschwarzen Schriftzeichen bedruckt:

»Unserem lieben Kameraden Barkow – Ruhe sanft – das Offizierskorps der KS 5«

»Dem verehrten Lehrer – unvergessen – seine dankbaren Kriegsschüler.«

»Wer weiß, wen wir jetzt als Aufsichtsoffizier bekommen werden«, sagte einer der Fähnriche versonnen und sah zu dem Gewirr von Kreuzen, Steinen, Büschen und Hügeln hinüber, aus denen der Friedhof bestand.

»Ach was«, sagte ein anderer rauh, »wir sind mit diesem Leutnant Barkow fertiggeworden – und wir werden auch mit jedem anderen fertig. Hauptsache ist, daß hier keiner aus der Reihe tanzt – dann schaffen wir alles!«

»Diesen Burschen traue ich einfach alles zu«, klärte Hauptmann Feders, der allwissende und scharfdenkende Taktiklehrer, seine Umgebung auf. »Ich halte es durchaus für möglich, daß sie ihren eigenen Aufsichtsoffizier in die Luft sprengen. Denn der Leutnant Barkow war weder ein Idiot noch lebensmüde; und mit dem Pioniergerät kannte er sich aus. Nur seinen Haufen scheint er nicht durchschaut zu haben – und das könnte sein Pech gewesen sein. Ich habe ihn gewarnt, sogar mehrmals. Aber verbohrte Idealisten, die nichts von der Praxis verstehen, sind hoffnungslos.«

»Er war ein vorbildlicher Offizier«, versicherte der Hauptmann Ratshelm mit Stärke.

»Eben drum!« sagte Feders lakonisch und stieß mit der Fußspitze einen Stein vorwärts. Er rollte ins offene Grab.

»Sie sind nicht gerade pietätvoll«, sagte Ratshelm unangenehm berührt.

»Mir mißfällt dieses aufgedonnerte Staatsbegräbnis«, sagte Feders. »Und diese ewigen lauwarmen Lügen über einen Toten hinweg finde ich zum Kotzen! Aber gleichzeitig frage ich mich: was beabsichtigt der General damit? Der bezweckt doch irgend etwas damit – aber was?«

»Ich bin nicht General«, sagte Ratshelm ablehnend.

»Aber Sie werden es bald werden«, sagte Feders angriffslustig. »Je schäbiger die Zeiten, um so leichter die Beförderungen. Sehen Sie sich doch diese Horde Offiziere an – sie machen alles, was befohlen wird! Und alles mit der schönen Regelmäßigkeit von Maschinen, ob sie sich nun im Kasino bewegen, im Unterrichtsraum oder auf dem Friedhof. Verläßlich – das ist alles. Verläßlich sind Dummköpfe auch.«

»Sie haben getrunken, Feders«, sagte der Hauptmann Ratshelm.

»Jawohl – und deshalb bin ich so sanft und verträglich. Selbst der Anblick von Hauptmann Kater löst heute freundliche Gefühle in mir aus.«

Hauptmann Kater ging unruhig zwischen zwei Grabplatten hin und her. Er versuchte, darüber nachzudenken, wie er die Situation zu meistern habe. Er fühlte sich fast geneigt, den Himmel anzurufen, und zwar diejenige Abteilung, die für die Konfession des Wehrmachtspfarrers zuständig war. Aber die Hoffnung, daß der liebe Gott den Fuß seines Dieners vorzeitig wieder zurechtstauchen würde, gab Kater schnell wieder auf.

Er spähte immer wieder sehnsuchtsvoll zum Friedhofseingang hin. Er kam sich vor wie eine Katze, an deren Schwanz eine Schweinsblase gebunden ist. Schließlich fragte er Oberleutnant Krafft: »Besteht Möglichkeit, daß der Wehrmachtsgeistliche wieder aktionsfähig wird – und zwar zur rechten Zeit?«

»Kaum«, sagte Krafft freundlich.

»Aber was machen wir denn da!« rief Kater verzweifelt.

»Also, mein Lieber«, sagte der Hauptmann Feders. »Es gibt da, wie immer, mehrere Möglichkeiten. Sie brauchen nur zu wählen! Sie können zum Beispiel die Pause verlängern. Oder die Beerdigung verschieben. Oder den Wehrmachtspfarrer ersetzen. Oder Sie melden dem General, daß Sie ihm nichts zu melden haben. Sie können aber auch ganz einfach tot umfallen, dann sind Sie alle Sorgen los.«

Kater blickte gereizt um sich, wie ein Eber, der in ein Rudel Jäger hineingeraten ist. Die Offiziere betrachteten ihn mit mäßigem Interesse; nach all dem, was inzwischen hier auf dem Friedhof geschehen war, stellte er kein kapitales Wild mehr dar. Der Oberleutnant Krafft, so meinten sie, hatte den Kater in eine Situation hineinmanövriert, aus der er nicht mehr mit heilem Fell herauskommen würde. Vermutlich wollte Krafft seine Stelle einnehmen. So war das schließlich meistens: die Fehler der einen waren die Vorteile der anderen.

Jetzt aber verstummten die Anwesenden erwartungsvoll. Der Generalmajor Modersohn hatte sich wieder der Trauerversammlung zugewendet. Er ließ seine Haifischaugen über sie schweifen, bis völlige Stille herrschte. Schließlich sah er Hauptmann Kater allein an.

»Pause beendet!« rief der sofort.

Der General nickte kaum sichtbar. Die Offiziere formierten sich wieder, und die Fähnriche erstarrten. Sonst geschah vorerst weiter nichts.

Eine Stille, die geradezu feierlich wirkte, legte sich über die Trauerversammlung. Nur Hauptmann Kater, neben dem Oberleutnant Krafft stand, atmete vernehmbar.

»In Gottes Namen denn!« sagte der General.

Kater zuckte bestürzt zusammen – er war für das Zeremoniell verantwortlich und wußte nicht, was nun zu geschehen hatte. Aber da er die Lösung dieser Aufgabe immer noch Krafft zu übertragen gewillt war, blickte er ihn flehend und fordernd zugleich an. Er flüsterte: »Nun machen Sie schon, Krafft!« Und wie um seinem Befehl Nachdruck zu verleihen, denn um einen Befehl handelte es sich hier ja, schob er Krafft vor.

Krafft war abermals kurz davor, in das offene Grab zu stolpern. Er fing sich aber noch rechtzeitig und sagte zu den

Fähnrichen, die neben dem Sarg postiert waren: »Laßt ihn hinunter!«

Die Fähnriche gehorchten unverzüglich. Der Sarg polterte in seine Grube. Hartgefrorene Erde fiel hinterher. Die Anwesenden folgten diesem so unerwartet schnell abrollenden Schauspiel mit recht gemischten Gefühlen.

»Wir vereinigen uns nunmehr im stummen Gebet«, schlug der Oberleutnant Krafft vor. Zum Glück hatte diese seine vage Formulierung befehlsähnlichen Charakter. Und die Trauergemeinde schien unverzüglich das zu tun, was ihr anempfohlen worden war. Sie senkten die Köpfe, blickten vor sich hin und versuchten, das mit möglichst ernsten Gesichtern zu tun.

An den Leutnant Barkow, der in diesem jetzt kaum noch sichtbaren Sarg lag, dachte von den Offizieren kaum jemand – sie hatten ihn ja auch zumeist nur flüchtig gekannt. Der Leutnant Barkow war, wie manch ein anderer der ausbildenden Offiziere, erst seit vierzehn Tagen in dieser Kriegsschule gewesen. Eine gereckte, um Distanz bemühte Erscheinung, ein verschlossenes jugendliches Gesicht, darin Fischaugen und ein stets energisch zusammengeniffener Mund; ein Offizier wie aus einem Bilderbuch: Deutschlands gläubige Jugend – zu allem entschlossen. Also auch dazu. Logisch.

Einer der Fähnriche murmelte: »Er hat es ja nicht anders gewollt.« Es klang beinahe wie ein Gebet – zumindest in einiger Entfernung.

»Amen«, sagte der Oberleutnant Krafft laut.

»Abrücken«, sagte der Generalmajor Modersohn.

Dieser Befehl des Generals traf die Anwesenden völlig unvorbereitet. Wie ein Pistolenschuß, aus nächster Nähe abgefeuert! Sie sahen auf, einige leicht verstört, andere ehrlich besorgt. Dieser Befehl hatte nachgerade eine gewisse Ähnlichkeit mit einem unerwarteten Tritt in den Hintern, noch dazu an Untergebene ausgeteilt, die vorgaben, gerade ein Gebet zu verrichten.

Nur langsam dämmerte dann den Erfahrenen unter der Trauerversammlung, worin eigentlich das Unerhörte dieses Befehls lag – es war ein Befehl gegen das Zeremoniell. Denn noch war die Erde nicht geworfen, die Kränze waren nicht gelegt und der Salut nicht geschossen worden. Der sorgfältig geplante, viermal geprobte Ablauf war jäh unterbrochen worden – durch ein einziges Wort.

Das aber war ein Machtwort.

»Die Herren Offiziere sind entlassen«, ordnete daher der Lehrgangskommandeur als Rangnächster unverzüglich an. Die Gelegenheit, Initiative zu zeigen, war günstig. Der General würde das zu würdigen wissen, denn auf Initiative legte er besonderen Wert. »Die Fähnriche begeben sich in ihre Unterkünfte. Weiterer Dienst nach Plan.«

Fast übergangslos löste sich die Trauerversammlung auf. Die Offiziere trabten in Gruppen dem Friedhofseingang zu. Hauptmann Ratshelm kommandierte seine Inspektion.

Der Hauptmann Kater blieb noch einige Sekunden lang wie in den Boden gerammt stehen. Dann entfernte auch er sich, dem Oberleutnant Krafft folgend, dem er massive Vorwürfe zu machen gedachte. Denn wie sollte Kater noch weiter in dieser Kriegsschule existieren können, wenn es ihm nicht gelang, einen Schuldigen zu finden? Bisher war ihm das immer gelungen.

Allein zurück blieb der Generalmajor Modersohn.

Der General trat ein wenig vor und sah in das Grab hinein. Er sah die braunschwarzen Holzplanken, auf die Erde gefallen war. Schmutziger, zertretener Schnee um ihn – darin eine leuchtendrote, jetzt verkrustete Kranzschleife, von einem Stiefel in den Boden gestampft.

Nichts verriet das harte, unbewegliche Gesicht des Generals. Seine Lippen waren wie ein Strich. Und seine Augen waren geschlossen – so schien es. So als wolle er jetzt niemand in sich hineinschauen lassen.

Die Offiziere und Fähnriche, die zu Tal marschierten, auf ihre Kaserne zu, sahen bei der großen Kurve in der Ferne immer noch ihren Kommandeur auf dem Friedhof stehen: eine scharfe, schmale Silhouette gegen den eiskalten, schneeblauen Himmel, wie erstarrt in bedrohlicher, frostiger Unnahbarkeit.

»Es wird ein verdammt kalter Wind wehen in den nächsten Tagen«, sagte Hauptmann Feders. »Denn irgend etwas stinkt bei dieser Angelegenheit – da kann mir einer sagen, was er will. Der General ist nicht der Mann, der auf irgendwelche Dummheiten reagiert – wenn er sich ungehalten zeigt, dann muß irgendeine Riesenschweinerei passiert sein. Aber welche? Nun, das werden wir früher merken, als uns lieb ist.«

2

EINE VERGEWALTIGUNG HAT STATTGEFUNDEN

Mein lieber Oberleutnant Krafft«, sagte der Hauptmann Kater, der mit seinem Kompanieoffizier durch die Kaserne wandelte, auf das Gebäude der Stammkompanie zu. »So eine Kriegsschule ist ein höchst kompliziertes Gebilde. Und gemessen an unserem General war die selige Pythia kaum mehr als eine schlichte Kaffeesatzdeuterin.«

»Um so mehr wundere ich mich, daß ausgerechnet Sie hier gelandet sind«, sagte der Oberleutnant Krafft offen.

»Ich habe mir diesen Posten nicht aussuchen können«, sagte der Hauptmann Kater mit etwas mühsamem Lächeln. »Aber da ich nun schon einmal hier bin, will ich auch hierbleiben. Verstehen Sie? Ich möchte nicht, daß Sie sich diesbezüglich falsche Hoffnungen machen. Das wäre zu unangenehm für Sie und zu anstrengend für mich. Wenn Sie klug sind, dann versuchen Sie, sich mit mir anzufreunden.«

»Was soll man machen«, sagte der Oberleutnant Krafft heiter. »Ich bin weder klug noch fleißig. Ich habe keinen Ehrgeiz und liebe die Ruhe.«

»Und die Mädchen!« gab der Hauptmann augenzwinkernd zu bedenken. Er mißtraute Krafft, wie er grundsätzlich jedem mißtraute. Jeder verlangte irgend etwas von ihm: der General Disziplin und Vorschriftenkenntnisse, die Offiziere Schnapsflaschen und Sonderrationen – und dieser Krafft vermutlich seinen Posten. Jüngere, noch unerfahrene Offiziere waren nur schwer zu bremsen, wenn sich ihnen die Chance bot, Vorgesetzte zu verdrängen. Und Kriegsschuloffiziere waren Elite; sie brannten nicht nur darauf, Karriere zu machen – sie hatten auch das Zeug dazu. Immerhin: da gab es die Mädchen.

»Wir wollen das nicht übertreiben«, sagte Krafft. »Von Mädchen kann doch wohl kaum die Rede sein – mir genügt eine. Von Fall zu Fall.«

»Ich bin da kein Unmensch«, versicherte der Hauptmann Kater. »Und ich sage immer: Jedem das Seine. Ich jedenfalls bin der Chef der Stammkompanie, und Sie sind mir als Kompanieoffizier zugeteilt – und das ist doch ein klarer Fall. Oder?«

Sie betraten gemeinsam die Schreibstube der Stammkompanie – Hauptmann Kater voraus, wie sich das gehörte. Die Schreiber, ein Unteroffizier und zwei Gefreite, standen auf. Die weibliche Hilfskraft aber blieb sitzen – und das auf reichlich herausfordernde Art. Kater gab vor, sie zu übersehen.

Dennoch entging ihm nicht, daß dieses auffallende Mädchen – eine gewisse Elfriede Rademacher – nur den Oberleutnant Krafft sah. Sie lächelte ihm mit einer derartig offenherzigen Vertraulichkeit entgegen, als wäre sie mit ihm allein auf der Welt. Kater sah zur Seite.

»Eine Tasse Kaffee?« fragte Elfriede. Sie sagte das in Richtung auf Hauptmann Kater; blinzelte dabei aber dem Oberleutnant zu. Krafft blinzelte zurück. Der Friedhofsfrost kroch langsam aus seinen Gliedern.

»Also schön, machen Sie Kaffee«, sagte Kater großzügig. »Aber für mich einen mit Kognak.«

Auf diese Art demonstrierte der Hauptmann Kater seine eigenwillige Geschmacksrichtung. Bei jeder Gelegenheit, die sich ihm bot, ließ er seine Umgebung erkennen, daß er eine ausgeprägte, eigenwillige Persönlichkeit war. Zumindest, was die Wahl seiner Getränke anbelangte.

»Ich habe einen Kognak dringend nötig«, fuhr er fort und ließ sich krachend in seinen Schreibtischsessel fallen. Er wies dem Oberleutnant Krafft einen Stuhl daneben an. »Nach diesem Schauertheater auf dem Friedhof brauche ich eine Stärkung. Der General wächst sich langsam zu einem Alpdruck für die ganze Kaserne aus – bei allem Respekt. Was will er eigentlich? Wenn für jeden Toten so ein Tamtam gemacht würde, kämen wir ja kaum noch dazu, Krieg zu führen. Und ohne Kognak wäre man völlig aufgeschmissen.«

»Ja«, sagte Elfriede munter, »der Krieg wird eben von Tag zu Tag härter.« Sie breitete eine Serviette auf dem Schreibtisch aus und trug zwei Kaffeetassen herein. »Das beste wird wohl sein, ich stelle gleich die ganze Kognakflasche her.«

»Hat das einen tieferen Sinn?« fragte Kater, der ewig Mißtrauische. Elfriedes allzu bereitwilliger Vorschlag ließ Unangenehmes befürchten. »Sollte noch eine Sauerei passiert sein?«

»Eine dreifache, gewissermaßen«, sagte Elfriede herzlich und stellte die Gläser bereit. Dabei strahlte sie den Oberleutnant an.

Der Hauptmann übersah selbst das. Die Sitzfläche unter ihm knarrte. Er atmete kalten Rauch ein und den fauligen Geruch nach Wasser, Kernseife und morschen Brettern. Leicht nervös rückte er seinen Bauch zurecht und faltete seine dicklichen Finger darüber. Dann erst blickte er Elfriede Rademacher, seine verdienstvolle, vielseitig verwendbare Schreibkraft, mit müder Unwilligkeit an.

Diese Elfriede Rademacher bot wahrlich keinen uninteressanten Anblick. Sie war ein wenig prall im Fleisch und füllte ihr Kleid mit kraftvollen Formen; sie glich einer Stute mit dem Gemüt einer Kuh. Sie verströmte vollsaftige Ländlichkeit und ließ an freies Feld, Waldesrauschen oder Heuhaufen denken – alles Dinge freilich, die Hauptmann Kater nicht sonderlich schätzte; denn er erkältete sich leicht. Er war leider nicht mehr der Jüngste, und das ließ ihn zeitweise geradezu tugendhaft erscheinen.

»Sprechen Sie offen, Fräulein Rademacher«, sagte er und zündete sich eine Zigarre an; Havanna, aber ausgesucht milde Sorte. »Sie wissen, ich habe für alles Verständnis.«

»Das wird in diesem Falle auch sehr notwendig sein«, versicherte Elfriede und blinzelte Krafft erneut zu, wobei ihre Zunge schnell über ihre Lippen glitt.

»Also, Fräulein Rademacher«, sagte Hauptmann Kater lauernd, »schießen Sie los.«

Und sie sagte ganz einfach, so als handele es sich um die selbstverständlichste Sache der Welt: »Eine Vergewaltigung – in der letzten Nacht.«

Hauptmann Kater zuckte zusammen. Auch Oberleutnant Krafft beugte sich vor – obgleich er sich seit geraumer Zeit schon vorgenommen hatte, sich durch nichts mehr überraschen zu lassen, was der großdeutsche Krieg auch immer auf seine krummen, kräftigen Beine stellen sollte.

»Eine Schande!« rief Hauptmann Kater aus. »Eine Schande, wie sich diese Fähnriche benehmen!«

»Es war keiner von den Fähnrichen«, belehrte ihn Elfriede Rademacher freundlich.

»Etwa einer von der Stammkompanie?« fragte der Hauptmann, noch unruhiger. Denn Fähnriche, die vergewaltigten, wären Kater insofern noch tragbar erschienen, als sie ja nicht unmittelbar zu seinem Bereich gehörten; vermutlich gehörte lediglich die Vergewaltigte dazu; denn alle Zivilangestellten unterstanden ihm direkt.

Wenn aber hier ein Angehöriger seiner Stammkompanie in Aktion getreten war – einfach katastrophal! Das konnte Katers drohenden Untergang endgültig besiegeln, ihm womöglich gar ein Kommando in Frontnähe einbringen, nach all dem, was auf dem Friedhof geschehen war.

So sah denn Kater verlangend zu Krafft hin, nur allzu bereit, ihn an seinen Sorgen tätigen Anteil nehmen zu lassen. Ein Diener Gottes, der sich in entscheidender Stunde den Fuß verstauchte, ein Vaterlandsverteidiger, der sich bei einer Vergewaltigung erwischen ließ – das waren schon alarmierende Zustände!

»Wer ist der Kerl, der mir das angetan hat?« verlangte er zu wissen.

»Der Unteroffizier Krottenkopf. Er ist vergewaltigt worden«, verkündete jetzt Elfriede Rademacher. Und sie lächelte nahezu erfreut.

»Ich höre immer Unteroffizier Krottenkopf!« rief Kater verwirrt aus. »Das ist doch absurd! Das gibt es doch nicht.«

»Es ist die Wahrheit«, sagte Elfriede; und sie genoß diese Situation sichtlich. »Unteroffizier Krottenkopf wurde heute nacht, zwischen ein und drei Uhr früh, vergewaltigt – seinen eigenen Angaben nach. Und zwar im Keller des Stabsgebäudes, in der Vermittlung, von drei Nachrichtenhelferinnen, die dort Dienst tun.«

»Das kann doch nicht wahr sein!« rief Hauptmann Kater. »Was sagen Sie dazu, Oberleutnant Krafft?«

»Ich versuche, mir das praktisch vorzustellen, Herr Hauptmann«, erklärte Krafft und schüttelte verwundert seinen Bauernschädel. »Aber ich fürchte, meine Phantasie reicht dazu nicht ganz aus.«

»Sauerei!« rief Kater erregt; und er meinte damit weniger den Vorgang an sich als die möglichen Folgen desselben. »Was hat denn dieser Krottenkopf nachts in der Vermittlung zu suchen – auch wenn er Nachrichtenunteroffizier ist? Und wie kommt es, daß sich gleich drei von diesen Weibern in der Vermittlung aufhalten – es haben doch immer nur zwei auf einmal Nachtdienst? Und warum müssen sich diese Weiber ausgerechnet über Krottenkopf hermachen – es gibt doch genug Fähnriche in der Kaserne, die ihnen liebend gerne zukommen lassen würden, wonach sie Verlangen haben? Ganz abgesehen davon, daß so etwas ausgerechnet noch während der Dienstzeit passieren muß!«

Hauptmann Kater goß mit bebenden Händen sein Glas übervoll. Der Kognak floß auf ein Aktenstück und bildete dort einen winzigen duftenden See mit sanften Konturen. Aber Kater war das Aktenstück völlig gleichgültig und der Kognaksee auch – er dachte nur an diese abstruse Vergewaltigungsgeschichte und deren bedrohliche Ausweitungen. Er goß den Alkohol in sich hinein, ohne Erleichterung zu verspüren. Am liebsten hätte er sich jetzt auf der Stelle betrunken. Aber er mußte zunächst einen Entschluß fassen – den bestmöglichen; also einen, der ihm Ärger und Arbeit ersparte. Der es ihm ermöglichte, die Verantwortung von sich abzuwälzen.

»Krafft«, sagte er daher, »Sie werden sich dieser Sache annehmen. Ich halte die Angelegenheit zwar für völlig unglaubhaft, aber wir wollen nichts unversucht lassen, sie zu klären. Ich hoffe, Sie verstehen, was ich damit sagen will: Ich vermag mir einfach nicht vorzustellen, daß so etwas in meiner Stammkompanie passieren kann. Schon rein biologisch ist das fragwürdig. Und militärisch gesehen kann es sich hierbei doch allerhöchstens um einen Irrtum handeln.«

Damit machte Kater Anstalten, sich zurückzuziehen. Er durfte gewiß sein, zunächst einmal seine Pflicht und Schuldigkeit getan zu haben. Er hatte die bei solchen Anlässen üblichen Maßnahmen getroffen, die Sache weitergegeben und sie vorsorglich eingedämmt. Wenn jetzt Fehler passierten, dann war das nicht mehr seine Schuld. Dann mußte das Krafft ausbaden. Und dem konnte eine kalte Dusche kaum schaden.

Doch ehe Kater endgültig ging, sagte er zu Krafft: »Eine Kleinigkeit dürfen Sie dabei nicht übersehen, mein Lieber! Die Frage ist nämlich: Warum meldet Krottenkopf diese Sauerei erst jetzt, am Nachmittag? Er hätte das spätestens am frühen Vormittag tun müssen; das ist die Regel. Was denkt sich dieser Mann eigentlich? Wen, glaubt er, hat er hier vor sich? Stauchen Sie ihn ordentlich zusammen! Wer gegen die dienstlichen Gepflogenheiten handelt, ist immer verdächtig.«

Krafft sah Kater nicht ohne Anerkennung nach. Der war mit einigen Wassern gewaschen, was aber weiter keine Überraschung darstellte – hätte er sich denn sonst hier auf einer Kriegsschule halten können?

Katers Hinweis darauf, daß der Ankläger, also Unteroffizier Krottenkopf, gegen die dienstlichen Gepflogenheiten verstoßen hatte, war ebenso gemein wie geschickt. Dadurch geriet Krottenkopf von Anfang an ins Hintertreffen.

»Ich habe große Lust«, sagte der Oberleutnant Krafft, »diesem Kater den ganzen Kram vor die Füße zu werfen!«

»Und das«, sagte Elfriede und näherte sich ihm, »das ist alles, wozu du Lust hast?«

»Sollten wir nicht lieber die Tür abschließen?« fragte der Oberleutnant Krafft, der dicht bei Elfriede stand.

»Das geht nicht«, sagte sie ein wenig heiser. »Diese Tür hat keinen Schlüssel!«

»Woher weißt du das?« fragte er sofort. »Hast du das ausprobiert?«

Sie lachte gedämpft und schmiegte sich eng an ihn, als wolle sie ihn an weiteren Fragen hindern.

Seine Hände umspannten sie kraftvoll. Ihr Körper gab willig nach. Sie lehnte sich zurück, mit geschlossenen Augen – auf den Schreibtisch, an dem ansonsten der Chef der Stammkompanie zu sitzen pflegte. Und sie schob, mit sicherer Hand, die Kaffeetassen zur Seite, damit sie nicht zu Boden fielen.

»Es kommt niemand ungerufen herein«, sagte sie. »Und Kater ist im Kasino.«

Der Oberleutnant Krafft sah an ihrem Gesicht vorbei, auf einen Schreibblock, der auf dem Tisch lag. Dort stand geschrieben: Ro anr. 25/33 – was vermutlich bedeutete: Rotunda anrufen, den Inhaber des *Bunten Hundes* – er sollte 25 Flaschen liefern, und zwar vom Jahrgang 33. Aber Krafft schloß die Augen, als wollte er diese Zahlen und Buchstaben nicht sehen – als wollte er nichts mehr sehen. Nur fühlen, wie stark es ihm noch vergönnt war, zu leben.

Sie atmeten schwer, während draußen ein Haufen Fähnriche sang:

»Kein schöner Land ist in der Welt.«

Dieser Gesang, von munter trampelnden Stiefeln untermauert, war ziemlich laut, und das war angenehm; denn Kasernen, nicht für die Ewigkeit gebaut, haben zumeist dünne Wände.

»Ich freue mich schon auf heute nacht!« sagte Elfriede abschließend.

Karl Krafft vermochte nur noch zu nicken.

• •

Unteroffizier Krottenkopf, der angeblich Vergewaltigte, wartete auf den Oberleutnant Krafft im Korridor. Er sah seinen Vorgesetzten offensichtlich gequält an; dann senkte er, sich ein wenig duckend, schamhaft den Kopf.

Dabei war der Unteroffizier Krottenkopf beileibe keine Mimose, kein Heimchen am Herd, kein schmalbrüstiger

Stubenhocker – er war ein Mann mit knolliger Nase, breiten Polsterlippen, Affenhänden und einem Hintern wie ein Stenz – ein Hinterhoffaun aus Niedersachsen.

»Sie haben mich angerufen«, erzählte er künstlich empört und in tief gekränktem Ton. »Mitten in der Nacht haben sie mich angerufen und behauptet, daß die Vermittlung nicht funktioniert. Ich habe ihnen gesagt, sie können mich. Und sie meinten: aber doch nicht durch das Telefon! Das hätte mir schon auffallen müssen. Aber ich dachte nur an meine Pflicht, an die Vermittlung und an den General – nicht auszudenken, wenn der telefonieren will und die Vermittlung funktioniert nicht! So was kann Bau kosten oder Frontkommando. Jedenfalls bin ich hingegangen, denn Dienst ist Dienst. Aber kaum war ich im Keller angekommen, da fielen sie über mich her. Alle drei, wie die Wilden. Sie rissen mir förmlich die Kleider vom Leib, sogar die Stiefel – und dabei haben sie furchtbar gekeucht, denn meine Stiefel sind verflucht eng; wer nicht den Trick 'raushat, der muß sich schon verdammt anstrengen, sie herunterzubekommen. Aber diese Weiber schreckten ja vor nichts zurück!«

»Schon gut, schon gut«, sagte Krafft bremsend, denn er legte keinerlei Wert auf nähere Details in dieser Sache. »Und warum kommen Sie damit erst jetzt? Sie hätten doch schon am frühen Vormittag das Gefühl haben müssen, daß Sie das schnöde Opfer einer brutalen Vergewaltigung geworden sind?«

»Nun ja«, sagte Krottenkopf und leistete sich ein anbiederndes Männergrinsen, »ich bin eben kein Unmensch. Ich bin auch nicht gerade kleinlich; nie gewesen. Ich vertrage schon einen ganz gehörigen Puff. Und als diese Weiber das mit mir anstellten – und die waren dabei besoffen wie die Mondkälber –, da habe ich mir gedacht: Na gut, na schön, du bist ja nicht nachtragend. Wenn einer voll ist, dann schlägt sich das auf sein Hirn, und manche werden dann eben geil wie Schifferseife. Also Schwamm darüber, habe ich mir gesagt. So ein Krieg ist eben hart und verlangt seine Opfer. So einsichtig bin ich. Aber das dicke Ende kam erst nach. Jetzt nennen mich diese Nelken ganz einfach beim Vornamen;

Waldemar sagen sie zu mir! Und das geht entschieden zu weit. Sie spuren einfach nicht mehr; sie kichern andauernd, führen anzügliche Redensarten und lachen sogar über meine Befehle – sie nennen mich Liebling! Hat man da Töne! Liebling nennen sie mich, vor allen Menschen – und nicht nur die drei von gestern nacht, sondern alle anderen auch; die ganze Vermittlung! Und das kann ich mir als Unteroffizier und auch als Mensch nicht bieten lassen.«

»Also gut«, sagte der Oberleutnant Krafft, »ich werde diese Angelegenheit weiter untersuchen – wenn Sie unbedingt darauf bestehen, Krottenkopf.«

»Ich bestehe auf rein gar nichts«, versicherte der Unteroffizier. »Aber was soll ich machen – die ganze Kaserne lacht ja schon über mich! Und mich dann noch Waldemar nennen ... Ich heiße nämlich Alfred. Machen Sie was dagegen, Herr Oberleutnant!«

»Und die Möglichkeit, daß Sie sich geirrt haben könnten, besteht nicht?«

»Dann müssen Sie mal diese drei Furien fragen – die wissen das am besten!«

Hauptmann Kater hatte sich in das Kasino begeben, um hier Trost und Stärkung zu suchen. Denn hier war sein ureigenes Reich: Küche, Keller und Kasinopersonal unterstanden ihm, in seiner Eigenschaft als Chef der Stabskompanie. Lediglich der General konnte hier noch Anordnungen treffen – doch an Nachmittagen war seine Anwesenheit kaum zu befürchten.

»Meine Herren Kameraden«, sagte der Hauptmann Kater geschäftig, »womit kann ich Sie erfreuen? Vertrauen Sie mir Ihre Wünsche getrost an. Nach einer derartig anstrengenden Begräbnisfeier wird wohl jeder eine kleine Ermunterung nötig haben. Ich empfehle Armagnac, sozusagen frisch vom alten Faß – mindestens zwanzig Jahre gelagert.«

Die Herren Kameraden folgten seiner Empfehlung – von Getränken verstand Kater einiges. Das hatte er in Frankreich gelernt.

Kater selbst schenkte den Herren Kameraden ein; das ließ

er sich nicht nehmen. Außerdem war das nicht anstrengend, denn es hielten sich um diese Zeit vergleichsweise wenig Offizier im Kasino auf – eine Handvoll Taktiklehrer, zwei oder drei Inspektionschefs. Und dazu der derzeitige Gast der Kriegsschule: ein gewisser Wirrmann, seines Zeichens Oberkriegsgerichtsrat, dem Inspekteur der Kriegsschule unterstellt; zur Zeit nach Wildlingen/Main kommandiert, mit der Weisung, die näheren Umstände des Todes von Leutnant Barkow zu untersuchen.

Aber das Interesse dieses kleinen aufmerksamen Herrn schien in erster Linie dem Kasino und seinen Kellerbeständen zu gelten. So hatte denn Kater einen ausgezeichneten Kontakt zu diesem Vertreter der Kriegsgerechtigkeit herzustellen verstanden. Wirrmann erhielt daher auch ein geradezu verschwenderisch gefülltes Glas.

»Meine Herren«, sagte Kater und reihte sich in die Runde der Offiziere ein, »das war vielleicht ein Leichenbegräbnis! Da weiß man kaum mehr, was man vorziehen sollte – in einem Sarg zu liegen oder davor vom General verbraten zu werden!«

»Sie würden eine ganz besonders prächtige Leiche abgeben«, sagte der Hauptmann Feders heiter. »Davon bin ich überzeugt. Eine sogenannte lustige Leiche noch dazu. Man braucht nur an Ihre Vorräte zu denken, die dann frei würden.«

»Herr Hauptmann Feders«, sagte Kater unfreundlich. »Ich wundere mich, Sie um diese Zeit im Kasino vorzufinden. Schließlich sind Sie verheiratet – vielleicht wartet Ihre Frau auf Sie.«

Fast schien es, als verliere Feders seine Beherrschung. Auf seinem Gesicht verlöschte jede Heiterkeit. Die Offiziere musterten ihn mit prüfenden Augen: Sie alle kannten die Stelle, an der Feders verwundbar war. Aber keiner von ihnen wäre leichtfertig auf die Idee gekommen, Feders auf diese Weise zu verletzen und damit herauszufordern. Was Kater getan hatte, war zumindest Leichtsinn.

Feders begann zu lachen, aber das klang rauh und gefährlich. »Kater«, sagte er dann, »wenn Sie sich wundern, mich um diese Zeit im Kasino vorzufinden, dann kann ich nur sagen: Ich wundere mich noch mehr über Sie! Denn normalerweise sollten Sie jetzt bei Ihrem Sauhaufen sein und dort den Verkehr regeln, um es zart auszudrücken. Aber vermutlich haben Sie auch das wieder jemand anderem zugeschoben – diesem Krafft, nehme ich an. Der hat ja breite Schultern – aber diese Schultern, Kater, sind gleich so breit, daß der Sie ohne besondere Anstrengung gleich mit abschleppen kann. Wenn er will! Dieser Krafft ist ein ganz scharfer Jagdhund, wenn mich nicht alles täuscht – vor dem sind keine Kater sicher.«

Der Hauptmann erhob sich, leicht angeschlagen. Er versuchte, überlegen zu lachen, und meinte: »Sie sind ein unverbesserlicher Witzbold, Feders!« Aber das klang nicht sonderlich überzeugend. Kater entfernte sich mit der Bemerkung, nach weiterem Nachschub sehen zu wollen.

Als der Hauptmann Kater in der Küche des Kasinos angekommen war und sich gerade eine Stärkung genehmigte, trat der Oberkriegsgerichtsrat Wirrmann hinter ihn. Und er fragte, anteilnehmend: »Sie haben Sorgen, lieber Herr Kater?«

»Nicht der Rede wert«, versicherte der.

»Nun«, sagte Wirrmann entgegenkommend, »um so leichter sollte es Ihnen dann fallen, sich einem freundschaftlich gesinnten Menschen anzuvertrauen. Und mit mir können Sie rechnen, mein Lieber – wenn es um die Gerechtigkeit geht, sind Sie bei mir an der richtigen Adresse.«

»Also, meine Damen«, sagte der Oberleutnant Krafft, »nun versuchen Sie mal, in mir weder einen Mann noch einen Offizier zu sehen.«

»Das wird uns nicht leichtfallen«, sagte eines der drei Mädchen, die er vernehmen sollte.

»Versuchen Sie es trotzdem«, riet Krafft. »Nehmen Sie an, ich bin eine Art Neutrum – das Gesetz persönlich, wenn Sie wollen. Sie können ganz offen mit mir reden, ohne falsche Scham.«

»Die haben wir sowieso nicht«, sagte ein anderes Mädchen.

Der Oberleutnant Krafft befand sich sozusagen am Tatort

– im Keller des Stabsgebäudes, in der Vermittlung: eine Reihe von Klappenschränken, davor Stühle, darüber Schaltpläne und das unvermeidliche Plakat *Feind hört mit!* In der einen Ecke ein Tisch, auf dem Kaffeetassen, eine Kanne und ein elektrischer Kocher standen. Letzterer war offiziell verboten, und zwar im gesamten Kasernenbereich; allerdings von Hauptmann Kater, nicht von General Modersohn – und deshalb kümmerte sich auch niemand um dieses Verbot. In der anderen Ecke aber stand ein Feldbett – das Corpus delicti gewissermaßen, ein schäbiges, verbeultes, rostendes Drahtgestell, mit einer Matratze und Decken darüber.

Vor Krafft, der hinter den Klappenschränken stand, saßen die drei Mädchen: gutentwickelte Gestalten, nette, naiv wirkende Gesichter, neugierige, recht freundliche Augen – kaum älter als Zwanzig. Sie waren weder sonderlich verlegen, noch aufgeregt – von Schuldbewußtsein keine Spur.

»Was haben Sie sich eigentlich dabei gedacht, meine Damen?« fragte der Oberleutnant Krafft vorsichtig.

»Gar nichts«, sagte eines der Mädchen – und das klang recht überzeugend.

»Schön«, sagte Krafft, »ich gebe zu, daß die Angelegenheit nicht gerade einen angestrengten Denkprozeß voraussetzt – aber völlig ohne Hirntätigkeit geht das schließlich auch nicht. Zum Beispiel: Warum mußte es ausgerechnet der Unteroffizier Krottenkopf sein?«

»Uns war jeder recht«, sagte eines der Mädchen und bekam es noch fertig, Krafft zuzulächeln. »Und dieser Krottenkopf war gerade greifbar.«

Der Oberleutnant Krafft mußte sich setzen. Die ganze Sache wollte ihm reichlich verwirrt erscheinen, oder eben verblüffend einfach – was manchmal auf dasselbe herauskam.

»Immerhin«, sagte Krafft schließlich, »sind Sie handgreiflich geworden – oder etwa nicht?«

Die Mädchen sahen sich an. Sie schienen ziemlich genau untereinander abgesprochen zu haben, was sie sagen wollten. Krafft konnte das nur recht sein – er war nicht wild darauf, eine Haupt- und Staatsaktion zu entfesseln. So lächelte denn der Oberleutnant den erstaunlichen Mädchen ermutigend zu.

»Gewiß«, sagte das eine der Mädchen, ein recht niedliches Kind, mit ausgewachsenem Babylächeln und treuherzigen Augen, eine Art verspäteter Schelm aus Großmutters Tagen, anno Weltkrieg I, »gewiß, wir haben ihn ausgezogen – und dann wollten wir ihn hinauswerfen, gewissermaßen als Demonstration. Aber der blieb hartnäckig da.«

»Sieh mal einer an«, sagte Krafft verwundert, »es handelte sich also um eine Art Demonstration?«

»Jawohl!« sagte das so überaus harmlos erscheinende Mädchen. »Denn so geht das in dieser Kaserne nicht weiter. Fast tausend Fähnriche und fünfzig Mädchen – aber niemand darf sich um uns kümmern. Überall Verbote, verschlossene Türen, Wachtposten und Aufseher. Dabei kommt es uns doch nur darauf an, daß eine gewisse Geselligkeit gepflegt wird. Wir wollen hier doch nicht versauern! Aber bei diesem General sind ja alle Menschen nur Puppen – auf uns nimmt er nicht die geringsten Rücksichten. Das mußte einmal gesagt werden! Und da haben wir uns eben den Krottenkopf geschnappt. Nicht etwa, um mit ihm was anzufangen – wir wollten lediglich demonstrieren. Verstehen Sie das?«

Oberleutnant Krafft begann die Geschichte Spaß zu machen. Dennoch beschloß er, vorsichtig zu sein.

»Hört mir mal zu«, sagte er daher, »ich will euch eine Geschichte erzählen. In meiner Jugend, als ich noch auf dem Lande lebte, wateten einmal mehrere Gänse über die verhältnismäßig weiße Wäsche unseres Nachbarn. Der Nachbar erhob Klage. Nun gab es mehrere Möglichkeiten. Einmal: die Gänse waren bösartig; zum anderen: sie waren mutwillig über die Wäsche gejagt worden; oder aber: sie hatten sich lediglich verlaufen! Die letztere Erklärung war die einfachste und beste – und es war gar nicht schwierig, das glaubhaft zu machen. Bösartige Gänse oder hinterhältig mißbrauchte Gänse hingegen – das hätte ziemlichen Staub aufgewirbelt. Und den überleben Gänse gewöhnlich nicht. Ist das klar – oder muß ich noch deutlicher werden?«

Die Mädchen sahen Krafft prüfend an. Dann warfen sie sich fragende Blicke zu. Schließlich sagte diejenige, die am harmlosesten aussah, aber wahrscheinlich die gerissenste der drei war: »Sie meinen also, wir sollten einfach sagen: Es war ein Versehen – oder so was?«

»Nicht gerade das«, empfahl Krafft, »aber Sie könnten sich ja zum Beispiel lediglich ein kleines, wenn auch gewagtes Spiel geleistet haben, eine harmlos-fröhliche Rache an Ihrem Tyrannen Krottenkopf, deren Ausgang nicht unbedingt vorauszusehen war. Sie entlasten sich dadurch, ohne jemand zu belasten. War es etwas wie ein Spiel – na schön, dann kann man böse Mienen dazu machen, den Kopf abreißen wird man Ihnen aber nicht. War es jedoch auch nur halbwegs ernst, ein Überfall, eine Art oder Abart von Vergewaltigung – dann gute Nacht, holde Damen! Das kann auf Gefängnis hinauslaufen. Und das könnte unter Umständen noch schlimmer als Kaserne sein.«

»Sie sind sehr nett«, sagte eins der Mädchen dankbar. Und die anderen nickten mit Eifer. Sie hatten sofort begriffen, daß sie hier von der Traufe in sanften Regen geraten waren. »Mit Ihnen kann man Pferde stehlen – was?«

»Schon möglich«, sagte der Oberleutnant Krafft. »Aber kommen Sie, bitte, nicht auf die Idee, mit mir darüber sprechen zu wollen, wenn Sie wieder einmal einen langweiligen Nachtdienst angenehm verkürzen möchten.«

Als der Oberleutnant Krafft wieder auf der Schreibstube der Stammkompanie angelangt war, fand er dort einen kleinen schmalschultrigen Mann vor, mit den sprunghaften Bewegungen eines Eichhörnchens, spitzer Nase und neugierig spähenden Raubvogelaugen.

»Gestatten: Wirrmann«, so stellte sich dieser Mann vor. »Oberkriegsgerichtsrat. Ich bin an dem Fall Krottenkopf interessiert.«

»Woher wissen Sie davon?« fragte Krafft vorsichtig.

»Von Ihrem Chef, Herrn Hauptmann Kater«, erklärte der kleine Mann mit einer sanft fordernden Stimme. »Außerdem ist das bereits Kasinogespräch; und zwar eins von der ganz ordinären Sorte, was ja wohl kaum verwunderlich ist. Nun, um so schneller und gründlicher muß es wieder aus der Welt geschafft werden. Ihr Chef jedenfalls bat um meinen Rat; und ich fand mich bereit, ihm meine vollste Unterstützung zu gewähren. Der Fall interessiert mich – juristisch und auch menschlich. Bitte, gewähren Sie mir Einblick in Ihre Vernehmungen.«

Das war, für Krafft, innerhalb einer derartig kurzen Zeitspanne ein wenig des Menschlichen zuviel. Auch er verspürte nunmehr das Verlangen, sich als Mensch zu fühlen. Hinzukam, daß ihm dieser Wirrmann ganz einfach unsympathisch war, obgleich der ihn an ein Eichhörnchen erinnerte. Aber die salbungsvolle Stimme des Mannes der Kriegsgerechtigkeit fiel ihm auf die Nerven. Und daher erklärte Krafft rund heraus: »Ich halte Sie in diesem Falle nicht für zuständig, Herr Oberkriegsgerichtsrat.«

»Mein Lieber«, sagte der und bekam kleine Augen, »ob ich hier zuständig bin oder nicht, das können Sie nicht beurteilen. Außerdem handle ich im Einverständnis mit Ihrem Kompaniechef.«

»Hauptmann Kater hat mir aber sein Einverständnis nicht mitgeteilt – weder mündlich noch schriftlich. Und solange das nicht der Fall ist, sehe ich mich gezwungen, nach eigenem Ermessen zu entscheiden. Das aber heißt: Ich bearbeite diesen angeblichen Fall vorläufig allein – bis eine andere Weisung vorliegt; möglichst eine von Generalmajor Modersohn.«

»Das können Sie haben, mein Lieber«, erklärte Wirrmann prompt. Und seine Stimme klang jetzt wie eine rostige Sense, die probeweise durch die Luft saust. »Bestehen Sie darauf?«

Krafft betrachtete den kleinen drahtigen Mann nicht ohne Besorgnis. Nicht einmal der Hinweis auf den Generalmajor Modersohn, den Schrecken von Wildlingen, schien sonderlichen Eindruck auf diesen tatenlüsternen Kriegsjuristen zu machen.

»Wie ist das nun?« fragte Wirrmann bohrend. »Zeigen Sie mir freiwillig Ihre Vernehmungen – oder muß ich erst den General mobilisieren?«

»Mobilisieren Sie doch, wen Sie wollen!« sagte Krafft wütend. »Von mir aus den Oberbefehlshaber der Wehrmacht.«

»Der General wird vorerst genügen«, sagte der Oberkriegsgerichtsrat sanft. Dann drehte er sich ganz plötzlich herum, wie eine Wetterfahne bei kräftigem Windstoß. Und schwirrte davon.

»Vermutlich«, sagte der Oberleutnant Krafft zu Elfriede Rademacher, »kann ich jetzt meinen Rucksack packen – und meinen Pappkoffer dazu. Mein kurzes Gastspiel an der Kriegsschule scheint zu Ende zu sein.«

»Hat uns jemand vorhin gesehen?« fragte Elfriede besorgt.

»Wenn es das wäre«, sagte der Oberleutnant Krafft, »dann wäre das zumindest eine gediegene Begründung.«

»Und schließlich könnte ich immer noch behaupten, daß ich versucht habe, dich zu vergewaltigen. Das ist doch wohl die neueste Spielart.«

»Gewiß«, sagte Krafft, »und dazu noch ein Vorgang, der den General vom Sessel feuern wird.«

»Den feuert nichts von seinem Sessel«, erklärte Elfriede bestimmt. »Da kann passieren, was will – der verzieht keine Miene. Neulich ist er bei einer Kontrolle in einen Raum hineingeraten, in dem gerade ein Liebespaar lag. Und was hat er getan? Er ging durch den Raum hindurch – gewissermaßen ohne mit der Wimper zu zucken.«

»Er hat kein Wort gesagt?«

»Kein Wort. Das war auch nicht nötig. Er hat die beiden mit kurzem Blick erkannt.«

»Und sie dann in hohem Bogen hinausexpediert?«

»Er hat sie verheiratet.«

»Das ist ja noch schlimmer«, sagte Krafft besorgt.

»Sie sollen sogar sehr glücklich geworden sein«, behauptete Elfriede und sah lächelnd zum Fenster hinaus.

Der Oberleutnant Krafft war nunmehr auf alles gefaßt. Doch die Folge einer Auseinandersetzung mit einem Kriegsjuristen konnte, wenn es schiefging, eigentlich nur ein tönender Hinauswurf sein – in Richtung Ostfront. Aber im Augenblick war ihm jede Richtung recht, um diesem Raubtierzirkus zu entkommen. Sollte der General also brüllen! Der Oberleutnant hatte schon viel Gebrüll über sich ergehen lassen, ohne dabei wesentlich mehr zu empfinden als eine unnötige Strapazierung des Trommelfells.

Nach einer knappen halben Stunde, die der Oberleutnant zum großen Teil rauchend auf der Toilette verbrachte, verlangte der Generalmajor erwartungsgemäß nach Krafft. Aber überraschenderweise legte Modersohn keinen Wert darauf, daß sich der Oberleutnant bei ihm meldete – im großen Dienstanzug, wie es Brauch war. Der Generalmajor wünschte lediglich, mit Krafft zu telefonieren. Und dieses Telefongespräch war von verwirrender Kürze.

»Sie haben«, sagte Modersohn ohne weitere Einleitung, »sich geweigert, dem Oberkriegsgerichtsrat Wirrmann Einblick in einen Vorgang zu gewähren, den Sie zur Zeit bearbeiten.«

»Jawohl, Herr General.«

»Warum?«

»Weil ich den Herrn Oberkriegsgerichtsrat in diesem Fall nicht für zuständig erachte, Herr General.«

»Gut«, sagte Modersohn. Und das war alles; vorläufig wenigstens.

3

DIE AUFSICHT H BETREIBT SPORT

In der Turnhalle lärmten die jugendlichen Stimmen der Fähnriche. Ein kräftiger Geruch von Männerschweiß breitete sich aus. Hier war der Hauptmann Ratshelm ganz in seinem Element.

Hauptmann Ratshelm, der Chef der 6. Inspektion, überwachte persönlich seine drei Aufsichten. Das tat er immer, wenn Sport und Spiele angesetzt waren. Kurzhosig und im ärmellosen Hemd tummelte er sich unter seinen Fähnrichen; munter, anfeuernd und vorbildlich, soweit ihm das möglich war. Denn er neigte ein wenig zur Korpulenz. Und seine Haut glänzte rosig inmitten der braunen, sehnigen Körper.

Seine besondere Fürsorge galt der Aufsicht H. Denn die war durch den plötzlichen Tod des Leutnants Barkow vorübergehend verwaist, also ohne Aufsichtsoffizier. Und bis der General einen Nachfolger für den Verstorbenen ernennen würde, übernahm der Inspektionschef freiwillig und mit spürbarer Hingabe diese Funktion.

Ratshelm war immer glücklich, wenn er sich ein wenig intensiver mit seinen jugendlichen Fähnrichen beschäftigen konnte. Besonders gerne spielte er mit ihnen Faustball. Dann hüpfte er zwischen ihnen umher, ließ sich das Leder zufausten und stieß seine Schulter gegen die eines seiner jugendlichen Kameraden, um besseres Schußfeld zu bekommen. Er spürte die feuchte Glätte der Oberkörper, den herben, feinen Wildgeruch, den sie ausströmten. Und er fühlte Kraft und Freude und innige Kameradschaftlichkeit – in Besonderheit beim Anblick von Fähnrich Hochbauer.

»Nur so weiter!« rief er ihm zu. »Die Vorlage, die Sie mir soeben gegeben haben, war prächtig.«

»Herr Hauptmann haben den Ball aber auch vorbildlich

aufgenommen«, versicherte Hochbauer mit leuchtenden Augen.

»Dieser Hochbauer ist hart im Training«, sagte der Fähnrich Mösler sachverständig. »Der trainiert darauf, dem Chef hinten hineinzukriechen.«

Der Fähnrich Mösler war als Witzbold bekannt. Das verschaffte ihm den angenehmen Vorteil, daß seine Bemerkungen fast immer als spaßhaft ausgelegt wurden. Er ersparte sich dadurch viel Ärger.

Der Fähnrich Rednitz an seiner Seite sagte versonnen: »Hochbauer wird sich beeilen müssen – der Andrang ist groß.«

»Ja, um Offizier zu werden muß man eben Opfer bringen«, erklärte Mösler, wobei er nicht vergaß, harmlos zu grinsen.

Sie standen abseits, auf der hintersten Linie des Spielfeldes. Mösler – ein kleines drahtiges Kerlchen mit flinken Augen, die am liebsten nach allem Ausschau hielten, was weiblich war. Rednitz – mittelgroß, schlank, aber mit bärenhaften Bewegungen, fast immer vergnügt lächelnd, doch kaum jemals lachend. Das hatte er bereits verlernt.

»Daß es bei uns keinen weiblichen Offiziersnachwuchs gibt, ist eine Schande«, meinte Mösler. »Denn mit so was würde ich für mein Leben gerne Sport treiben!«

»Genügt doch schon«, sagte Rednitz abweisend, »wenn sich einige bei uns wie die Weiber benehmen. Oder willst du dir etwa deine Beförderung zum Leutnant erschlafen?«

»Käme darauf an, mit wem«, sagte Mösler grinsend. »So einen weiblichen Major bis dreißig ließe ich mir schon gefallen. Das wäre schließlich das schlimmste Opfer nicht, das man für sein Vaterland bringen kann.«

»Achtung!« rief der Hauptmann Ratshelm. »Seitenwechsel!«

Die beiden Mannschaften wechselten die Seiten – und Mösler und Rednitz waren prompt wieder hinten. Sie überließen den großen Sportlern neidlos das Hauptkampffeld.

Beide, Mösler und Rednitz, waren, trotz ihrer einundzwanzig Jahre, nicht ohne militärische Erfahrungen. Sie hatten einen sechsten Sinn dafür entwickelt, ob das Auge eines Vorgesetzten auf ihnen ruhte oder nicht. Instinktiv bevorzugten sie Plätze, bei denen die Gefahr einer Feindeinsicht gering war. Und Hauptmann Ratshelm war vor ihnen, durch das Spiel und die Spieler angenehm von seinen Aufsichtspflichten abgelenkt. Sein Rücken war ein wohltuender Anblick. Und wenn die beiden Fähnriche dennoch ein paar Schritte machten, sogar gelegentlich dem Ball nachrannten, so nur, weil die Januarkälte sie dazu zwang. Sie wollten sich nicht erhitzen, wenn das nicht unbedingt notwendig war; aber frieren wollten sie auch nicht.

»Hochbauer wird bestimmt Offizier«, sagte Mösler.

»Der wird möglicherweise sogar noch General«, stimmte Rednitz zu. »Immer unter der Voraussetzung, daß der Krieg lange genug dauert und er genügend Vorgesetzte findet, die sich für ihn erwärmen können.«

»Achtung, Herr Hauptmann!« rief der Fähnrich Hochbauer mit heller, wohlklingender Stimme. »Mittellage!«

»Gemacht!« rief Hauptmann Ratshelm. Er fing den Ball auf, elegant tänzelnd, wie er glaubte – und dann schmetterte er ihn in das gegnerische Feld hinein. Dort wich ein Fähnrich zur Seite, aus welchen Gründen auch immer, und der Ball ging ins Aus.

Schon wieder einmal war ein Punkt gewonnen. Die Mannschaft des Hauptmanns war siegreich – wie konnte es auch anders sein. Und wieder einmal fühlte Ratshelm seine vielseitigen Fähigkeiten überzeugend bestätigt.

»Der Sieg ist uns nicht mehr zu nehmen!« rief Hochbauer freudig.

»Dabei schlägt sich der Gegner tapfer – alle Achtung!«

Der ehrenwerte Hauptmann Ratshelm war Soldat aus Berufung, Offizier aus Überzeugung und Inspektionschef mit Leib und Seele. Drei Aufsichten unterstanden ihm, bezeichnet mit G, H und I – und zu jeder gehörten vierzig Fähnriche, ein Aufsichtsoffizier und ein Taktiklehrer. Und Ratshelm war es gegeben, alles in seiner Person zu vereinigen, was zum Erschaffungsprozeß künftiger Offiziere gehörte: Er beherrschte alle notwendigen Funktionen; er war Planer, Lehrer, Erzieher und Kamerad unter Kameraden. Obgleich er nur wenige Jahre älter als seine Fähnriche war, fühlte er sich ihnen gegenüber wie ein Vater. Und väterlich war auch die Liebe, die er ihnen treusorgend entgegenbrachte; zumindest redete er sich das beharrlich ein.

»Sehr gut, Hochbauer!« rief er anerkennend und ein wenig keuchend, als er wieder einen Punkt erzielt hatte. »Glänzend zugespielt, Hochbauer!«

»Herr Hauptmann waren wieder einmal in prächtiger Schußposition!« entgegnete Hochbauer. Und sein leuchtender Blick drückte bewundernde Anerkennung aus.

Nicht etwa, daß sich Hauptmann Ratshelm geschmeichelt gefühlt hätte – er fühlte sich anerkannt; und das genügte ihm. Wohl gab er väterliche Liebe, erwartete aber nichts anderes als Respekt. Sein anteilnehmendes Herz – davon war er überzeugt – gefährdete die Disziplin nicht eine Sekunde lang.

Da traf ihn ein Ball mitten an den Kopf. Er taumelte leicht, und seine Beine drohten nachzugeben. Dennoch bemühte er sich, zu lächeln, wie es offizierssportlicher Brauch war. Aber sein Schädel dröhnte mächtig.

»Pardon«, sagte der Fähnrich Weber vom anderen Spielfeld her. »So kräftig wollte ich gar nicht.«

»Das war unfair!« rief der Fähnrich Hochbauer, sich unverzüglich auf die Seite seines Hauptmanns schlagend.

Der Fähnrich Weber, Egon mit Vornamen, groß und breit wie ein gotischer Schrank, schob sich schnaufend näher. Er fühlte sich beleidigt – auch er hatte seinen sportlichen Ehrgeiz. »Wie willst du wissen, was unfair ist«, sagte er zu Hochbauer. »Wo du doch gar nicht weißt, was fair ist.«

Hochbauer schien vorwärts stürzen zu wollen. Dann jedoch sah er zu seinem Hauptmann hinüber, der sich immer noch seinen Schädel hielt. Das hinderte ihn aber nicht daran, zu tun, was er für seine sportliche Pflicht hielt.

»Weber«, sagte der Hauptmann Ratshelm streng, »ich wünsche keinerlei Auseinandersetzungen während eines Spiels. Sie sind disqualifiziert!«

»Hallo, Sportsfreunde«, sagte der Fähnrich Weber und trottete auf Rednitz und Mösler zu, »habt ihr gehört – ich bin disqualifiziert. Gar nicht schlecht, was? Das wird die neueste Tour, um eine ruhige Kugel zu schieben. Das lasse ich mir patentieren.«

»Ja«, sagte der Fähnrich Mösler, »wenn dein Freund Hochbauer die Wahl hat zwischen unserem Hauptmann und dir, dann ist doch klar, für wen er sich entscheidet.«

»Macht doch nichts!« sagte Weber großzügig. »Hauptsache, ich habe dem Ratshelm eins vor den Schädel geknallt – ganz sportlich, Kameraden! Und der Erfolg? Ich habe endlich meine Ruhe.«

»Immerhin«, gab Rednitz vorsichtig zu bedenken, »hat Hochbauer behauptet, daß du unfair bist.«

»Bin ich ja auch«, gab Weber ungeniert zu, »in solchen Situationen immer. Nur werde ich das niemand von diesen Banausen auf die Nase binden.«

So war der Fähnrich Weber, Egon. Er hatte das Gemüt eines Fleischerhundes, unerschütterlich und entwaffnend bieder. Seine schwachen Stellen waren nicht leicht zu finden. Und in dienstlichen Bereichen schien seine Hornhaut vollkommen zu sein. Er galt als ein brauchbarer Soldat.

»Spielen wir eine solide Partie Medizinball?« schlug er vor.

Sein Vorschlag wurde von Mösler und Rednitz angenommen. Medizinball war die denkbar bequemste Ausweichübung – sie hielt warm und strengte nicht an, freundlichen Kinderspielen nicht unähnlich.

Die drei Fähnriche entfernten sich von den Faustballmannschaften. Das fiel weiter nicht auf. Ratshelm war immer mitten drin und spielte mit Hingabe. Er gab ein Beispiel und war sicher, daß alle es nachmachen würden. Unter Minderwertigkeitskomplexen litt er vorerst noch nicht.

»Schon das Neueste gehört?« wollte der Fähnrich Weber wissen.

»Was soll es schon Neues geben?« fragte Rednitz lächelnd. »Außer daß du unfair bist, nach Ansicht deines Freundes Hochbauer.«

»Ach was«, wehrte Weber gemütlich ab, »ich weiß doch ganz genau, daß du diesen Hochbauer nicht leiden kannst – aus welchen Gründen auch immer.«

»Aus guten Gründen!« warf Rednitz ein. »Und du weißt auch, welche ich meine.«

»Mensch!« sagte Weber ungerührt. »Ich bin hier, um den Lehrgang zu bestehen, aber doch nicht, um hier den kreuzbraven Mann zu markieren. Von mir aus kann hier jeder selig werden, oder auch in die Grube fahren – Hauptsache: Ich werde Offizier. Alles andere ist mir wurscht!«

Rednitz lächelte dennoch. Er nahm einen Medizinball auf und warf ihn zu Mösler hinüber. Die Ausweichtätigkeit konnte beginnen.

»Also«, fragte Mösler, »was gibt es Neues auf dem Rialto?«

»Eine ganz dicke Sache!« versicherte Weber. Aber unter den forschenden Blicken von Rednitz fügte er hinzu: »Soweit ich das bis jetzt übersehen kann. Soviel jedenfalls scheint festzustehen: die Weiber sind außer Rand und Band!«

»Das sind sie doch immer«, sagte Mösler sachverständig, »aber welche Weiber meinst du?«

»Na, die hier in der Kaserne!« sagte Weber. »Die sollen nackend durch die Gegend sausen – sagt man.«

»Im Duschraum höchstens«, meinte Rednitz dämpfend. »Wo denn sonst?«

»Von wegen!« sagte Weber. »Im Keller des Kommandostabs – in der Vermittlung, glaube ich. Serienweise. Mindestens drei! Wenn nicht fünf. Und niemand ist vor ihnen sicher, heißt es. Nähere Informationen bekomme ich noch. Nun, da staunt ihr Bauklötzer, was?«

»Kameraden!« sagte der Fähnrich Mösler nahezu feierlich. »Das erfordert dringend unseren Einsatz. Ich schlage ein gemeinsames Stoßtruppunternehmen vor – und zwar schon heute Nacht.«

»Macht ohne mich weiter, Kameraden!« rief der Hauptmann Ratshelm seinen Fähnrichen zu.

»Wir werden es schaffen«, versicherte der Fähnrich Hochbauer. »Denn dank Herrn Hauptmann ist uns der Sieg nicht mehr zu nehmen.« Und mehrere Fähnriche nickten voller Eifer.

Hauptmann Ratshelm hatte genug Punkte gesammelt. Auch die anderen Kameraden besaßen ein Recht auf Erfolge; und er war nicht der Mann, der sie ihnen mißgönnte. Außerdem war er ein wenig müde geworden. Er atmete hastig und verspürte ein geringes Stechen in der rechten Hüfte – Folgen härtester Kriegszeiten in vorderster Linie vermutlich. Er begab sich in den Hintergrund; nicht weit genug, um die Fähnriche Mösler, Weber und Rednitz zu stören, aber ausreichend, um den Fähnrich Hochbauer zu betrachten.

Der Fähnrich Hochbauer war, nach Ratshelms Ansicht, genau aus dem Holz geschnitzt, aus dem man Offiziere macht. In ihm kündigte sich bereits eine Persönlichkeit an, mit hellwachem, präzis arbeitendem Verstand, voller Energie und Ausdauer, willig, anpassungsfähig und um Würde bemüht. Kurz: Dieser Hochbauer war mit allen Eigenschaften des geborenen Truppenführers ausgestattet. Eine gewisse jugendliche Verhärtung würde sich legen, der manchmal etwas krampfhaft wirkende Idealismus sich in gefällige Bahnen lenken lassen.

Ratshelm blickte kurz zu den anderen beiden Aufsichten hinüber, zu G und I. Aber dort bot sich lediglich das übliche Bild: Oberleutnant Webermann umkreiste seine Herde Fähnriche unermüdlich wie ein Schäferhund; Leutnant Dietrich hingegen hatte einen Standpunkt bezogen, von dem aus er seine vierzig Offiziersanwärter gut überblicken konnte. Beide arbeiteten zwar mit verschiedenen Methoden, erzielten aber ähnliche Wirkungen: Sie hielten ihre Fähnriche in Bewegung; das allerdings ohne sich dabei selbst in vorbildlicher Weise zu betätigen. Deshalb hatten sie auch dicke Trainingsanzüge an, während Ratshelm im knappen Turnzeug Mitsportler und Spielgefährte war.

Dieser Gedankengang machte den Hauptmann Ratshelm darauf aufmerksam, daß die Kälte, die in der Turnhalle herrschte, doch recht erheblich war. Auch ihn fröstelte bereits; und er beschloß, einen Hallenrundlauf anzuordnen.

Er winkte den Aufsichtsältesten herbei und sagte zu ihm:

»Krammer – in fünf Minuten etwa wollen wir den Einzelsport beenden und zum gemeinsamen Abschluß kommen.«

»Habt ihr gehört?« sagte der Fähnrich Mösler zu seinen Freunden Rednitz und Weber. »In fünf Minuten beginnt das Idiotenrennen. Aber ohne uns, klar?«

Das war klar. Ein Hallenrundlauf war nichts für alte Krieger.

Dieser monotone Dauertrott, der dazu noch anstrengend war, gehörte zum Standardprogramm des Hauptmanns. Das war die große Nummer der Offizierszirkuspferde: Der Hauptmann Ratshelm stand im Mittelpunkt der Manege, und sie trabten im Kreis um ihn herum; mindestens fünfzehn Minuten lang.

Um das für ihre Person zu vermeiden, begaben sich die Fähnriche Mösler, Weber und Rednitz zum Fähnrich Kramer, der zur Zeit den Posten des Aufsichtsältesten bekleidete. Und Mösler sagte mit großer Selbstverständlichkeit: »Kramer, wir kümmern uns um die Sportgeräte, klar?«

»Was denn – schon wieder?« fragte Kramer unwillig. »Und gleich drei Mann auf einmal? Immer wollt ihr Druckposten haben! Da mache ich auf die Dauer nicht mit; das fällt nämlich schon auf.«

»Na, wenn das alles ist, was hier auffällt«, sagte Rednitz freundlich, »dann kannst du ja noch von Glück sagen.«

»Wollt ihr mir etwa wieder drohen!« Kramer war aufgebracht; er war Hauptfeldwebel und wünschte als solcher respektiert zu werden. Er wollte höflich gefragt werden, und er hätte dann kaum gezögert, großzügig ja zu sagen. Aber das Benehmen dieser drei Fähnriche bekam langsam die Züge einer handfesten Erpressung. »Spielt euch nur nicht so auf«, murrte er. »Und laßt endlich diese gefährlichen Spekulationen. Ihr könnt ja doch nichts beweisen – der Tod von Leutnant Barkow war völlig normal.«

»Wie man's nimmt«, sagte Weber. »Der Tod ist ja immer die normalste Sache von der Welt – so oder so!«

»Darüber reden wir bei passender Gelegenheit«, erklärte Mösler grinsend. »Heute wollen wir dich nur vor einigen

Unannehmlichkeiten bewahren – und wir sind die einzigen, die das können. Denn wenn wir uns nicht um das Sportgerät kümmern, dann fehlt garantiert ein Medizinball.«

Kramer war erfahren genug, um sofort zu wissen, was für eine Bewandtnis es mit dieser Andeutung hatte. Diesen drei war es offenbar gelungen, einen Medizinball so in Sicherheit zu bringen, daß nur sie allein ihn wieder auffinden konnten. Wollte er sich unnötigen und umständlichen Ärger ersparen, blieb ihm keine andere Wahl, als diese Drückeberger zu unterstützen. Er zitierte unterdrückt populären Goethe und befahl dann laut: »Mösler, Weber und Rednitz übernehmen das Sportgerät.«

Damit war für diese drei der Sport beendet, bevor sie überhaupt damit angefangen hatten. Das Einsammeln und Abgeben der Sportgeräte wäre einem unerfahrenen Rekruten innerhalb von zehn Minuten gelungen; da es sich hier aber um erfahrene Soldaten handelte, würden sie eine gute halbe Stunde dazu brauchen. Und inzwischen war das Zirkusprogramm beendet.

»Freunde!« sagte der Fähnrich Weber. »Wir müssen unseren Schlachtplan gründlich durchsprechen – genügend Zeit haben wir ja jetzt dazu. Und ich muß euch sagen: das mit den Weibern läßt mir keine Ruhe. Daß hier bedauernswerte, kleine Mädchen verlassen, arm und unbefriedigt herumlaufen sollen, das geht einfach gegen meine Mannesehre.«

»Mal herhören, Kameraden«, sagte der Hauptmann Ratshelm, nachdem er auf seine Uhr gesehen hatte. »Die Zeit erlaubt es uns, noch ein wenig den Verstand zu schärfen. Immer nach dem Motto: Gesunder Körper – gesunder Geist. Klar?«

Es gab kaum einen, dem jetzt noch irgend etwas unklar war. Vor seiner großen Schlußnummer, vor der letzten »gemeinsamen« körperlichen Ertüchtigung dieses Tages gedachte der Hauptmann Ratshelm noch ein wenig Theorie einzulegen. Für Unteroffiziere mochte es genügen, zu wissen, wie etwas gemacht wurde; ein Offizier aber mußte darüber im Bilde sein, warum etwas gemacht wurde. Zu diesem Zweck ließ der Hauptmann einen Halbkreis um sich bilden.

Und er fragte forschend: »Warum treiben wir eigentlich Sport?«

»Das frage ich mich auch!« flüsterte ein Fähnrich im Hintergrund.

Hauptmann Ratshelm überhörte dieses Geflüster, schon weil er gar nicht auf die Idee kam, daß jemand es wagen würde, in seiner Gegenwart zu flüstern. Er betrachtete seine Fähnriche und sah in antwortfreudige Gesichter. Denn eine der Parolen der Kriegsschule, vom Lehrgangskommandeur herausgegeben, lautete: Es gibt keine Fragen, die ein Offizier nicht beantworten kann.

Ratshelm sah auf Hochbauer und erfreute sich kurz an dem prächtigen, willigen Anblick, den dieser Fähnrich bot. Vertrauensvoll und ergeben zugleich strahlte er aus seinen schönen blauen Augen den sichtlich verehrten Inspektionschef an – so etwa muß Siegfried ausgesehen haben, wenn sein Blick auf Kriemhilden ruhte. Und Hochbauer hatte sein kraftvolles, schon sehr männlich wirkendes Kinn ein wenig vorgereckt; eine Geste, die in etwa dem lebhaften Ausstrecken einer Schülerhand gleichkam – er fieberte danach, gefragt zu werden.

»Nun, Hochbauer?« fragte der Hauptmann.

Den Fähnrich durchzuckte es; er nahm vorbildliche Haltung an, sah seinem Vorgesetzten frisch und frei ins Auge und sprach: »Sport stählt den Körper. In einem gesunden Körper aber wohnt ein gesunder Geist. Sport ist Ertüchtigung, und Tüchtigkeit ist eine der besten deutschen Charaktereigenschaften.«

Das klang, wie von einer Maschine gestanzt – knapp, exakt, scharfkonturig. Kurz: vorbildlich. Ratshelm war zufrieden. Er nickte und sagte: »Gut, Hochbauer.«

Hochbauer schien von Glücksgefühlen geschwellt zu sein. Dennoch blieb sein Gesicht betont beherrscht, seine Haltung aufrecht, der Mund lächelte nur karg, aber seine Augen blickten warm. Er entblößte ein wenig, kaum sichtbar, seine Zähne – auch sie waren prachtvoll gewachsen und wären vorzüglich für eine Mundwasserreklame geeignet gewesen: Gesunde Zähne, gesunder Geist – Offiziere bevorzugen Blendol.

Ratshelm aber widmete sich weiter seinen theoretischen

Unterweisungen. Seine nächste Frage lautete: »Ist ein Offizier an Sport interessiert?«

»Nur soweit ihn seine Untergebenen betreiben«, flüsterte der Fähnrich im Hintergrund.

Ein Fähnrich im Vordergrund aber gab die erhoffte Antwort, die da zu lauten hatte: »Ein Offizier ist an allem interessiert, was der Wehrertüchtigung dient, die Disziplin fördert und die allgemeine Gesundheit erhält beziehungsweise erhöht. Sport ist ein vorzügliches Mittel zur Hebung der Manneszucht. Der Offizier fördert den Sport und betreibt ihn selbst, weil er in jeder Lebenslage ein Vorbild zu sein hat.«

Das, fand Ratshelm, war des Theoretischen genug. Die guten Antworten entsprachen den schönen Leistungen von vorhin. Er konnte zufrieden mit dieser Aufsicht sein und nur wünschen und hoffen, daß sie, nach Leutnant Barkows Ableben, in kraftvolle Hände gelangen würde. Ein derartig prachtvolles Menschenmaterial verdiente es, auf die bestmögliche Art bearbeitet zu werden.

Hauptmann Ratshelm ließ nun mit dem Rundlauf beginnen, für den er eine Zeit von zwanzig Minuten vorsah. Damit ein zügiges Tempo gewährleistet würde, übergab er Hochbauer die Spitze. Und um ein Auseinanderziehen der Aufsicht zu vermeiden, setzte er Kramer, den Aufsichtsältesten, an das Ende. So trabten sie denn dahin.

Ratshelm vermißte, während er seinen Blick von den Beinen bis zu den Köpfen seiner Fähnriche hingleiten ließ, die rechte Freude in ihren Gesichtern. Er fahndete vergeblich nach jener schönen, erwartungsfrohen männlichen Heiterkeit, die künftigen Offizieren zu eigen hätte sein sollen – zumal solchen, die den Vorzug hatten, sich unter seiner Anleitung zum ganzen Mann entwickeln zu dürfen.

Aber möglicherweise hatte der plötzliche Tod ihres Leutnants Barkow die Fähnriche zu anhaltender Trauer verführt. Denkbar auch, daß die beklagenswert unvollendete Begräbniszeremonie am frühen Nachmittag sie ungünstig beeindruckt hatte. Und war da ja noch jene unangenehme Untersuchung, die der Oberkriegsgerichtsrat Wirrmann in Sachen »Unfall

Leutnant Barkow« führte – vielleicht ein unvermeidlicher Vorgang, aber bestimmt auch geeignet, Verwirrung zu stiften.

Derartige Gedankengänge bewegten Ratshelm sehr. Junge Menschen, sagte er sich, die noch dazu ausersehen sind, Offiziere zu werden, sollten frühzeitig spüren, was kameradschaftliche Solidarität in den erstrebten Kreisen bedeuten kann. Und so versammelte er denn, einer spontanen Eingebung folgend, die Aufsicht H um sich.

Die Fähnriche folgten dem Ruf ihres Inspektionschefs außerordentlich willig. Eine Unterbrechung des ermüdenden Dauerlaufens war ihnen willkommen. Und neugierig waren die meisten von ihnen auch; denn sie hatten sehr schnell herausgefunden, daß von Hauptmann Ratshelm durchaus Überraschendes zu erwarten war. Dieser Mann hatte eine Art zu reden, als zitiere er aus einem militärischen Lesebuch; und das hatte seine heiteren Seiten.

»Also, hört mal her«, sagte Ratshelm gewichtig, eben wie ein Offizier, der gewillt ist, seine Soldaten gründlich zu belehren. »Wir haben heute unseren Leutnant Barkow begraben. Das war ein guter Mann. Nun, sterben müssen wir ja schließlich alle. Und was ein guter Soldat ist, der muß immer darauf gefaßt sein – natürlich auch als Offizier. Soweit ist also alles in Ordnung. Aber wir Soldaten müssen nicht nur kämpfen und sterben, sondern auch Papierkrieg führen. Und auch das hat schon seinen Sinn, wenn ich mich auch jetzt nicht näher darüber auslassen möchte. Jedenfalls gehört dazu, daß manchmal eine Untersuchung stattfinden muß, wenn jemand stirbt. Aber so eine Untersuchung ist reine Formsache. Verstanden? Da ist gar nichts dahinter. Es gibt eben Dinge, die es in Offizierskreisen nicht gibt. Kapiert? Und das heißt, für die ganz Dummen: Der Leutnant Barkow ist einen normalen Tod gestorben, einen Soldatentod sozusagen. Es war ein Unfall, einwandfrei. Wer anderer Meinung ist, der hat nicht begriffen, was es heißt, Offizier zu sein. Der soll mich kennenlernen! Rechts um! Laufschritt – marsch, marsch!«

DER LEBENSLAUF DES OBERLEUTNANTS KARL KRAFFT

Oder:

DIE SCHWIERIGKEITEN DER ANSTÄNDIGEN

Mein Name ist Karl Krafft. Ich wurde am 8. November 1916 in Pöhlitz, bei Stettin/Pommern, geboren, als Sohn des Postinspektors Joseph Krafft und seiner Ehefrau Margarete, geborene Panzer. Meine Kindheit verbrachte ich in meiner Geburtsstadt.

Der Himmel ist dunkel; es ist fast immer dunkel – und es regnet viel. Meine Augen sind grau, und der Spiegel, in dem ich sie sehe, glänzt nicht. Erdgrau sind die Häuser in der Straße, und aschgrau ist das Gesicht meines Vaters. Wenn ich meine Mutter umarme, greifen meine Hände über ihre Stirn hinaus; und ihre Haare sind hart und trocken, grau wie altes Silber, fast so grau wie Blei.

Wenn es regnet, spülen trübgraue, milchiggraue Wasser durch die Straßen. Sie umspülen die nackten Füße bis zu den Knöcheln. Unsere Hände durchwühlen Streusand und Gartenerde und Straßendreck, zerkneten das alles, klopfen es fest, bis eine teigartige Masse daraus wird. So entstehen Dämme. Und das Wasser staut sich, wird ruhig, breitet sich aus, überflutet den Bürgersteig, droht in die Keller zu dringen. Menschen schimpfen, und wir lachen; dann zertrampeln wir die Dämme und laufen davon – bis wir die schimpfenden Menschen nicht mehr sehen und hören.

Wieder fließt das Wasser. Und diesmal ist es der Fluß am Rande der Stadt, der Oder heißt. Diese Wasser drängen sich saugend und wühlend an Sand und Erde vorbei, reißen sie mit sich – und wir starren in das Gebrodel. Wir falten große Geldscheine mit vielen Nullen auf unseren nackten Knien und verwandeln sie in Schiffe aus Papier. Sie schwimmen; sie tanzen taumelnd, drehen sich wie betrunken, ecken an – aber sie schwimmen. Das Papier, das Geld ist, eignet sich gut dazu.

»Das Geld ist nur noch gut genug, um sich damit den Hintern zu wischen!« Das sagt ein Mann, der mein Onkel ist. »Nein«, sagt mein Vater, »so ist es nicht!« – »Alles, was gedruckt oder geschrieben wird, kurz alles, was Papier ist«, sagt der Onkel, »ist nur gut zum Wischen des Hinterns.« »So was darfst du nicht sagen!« ruft mein Vater empört, »jedenfalls nicht vor Kinderohren.«

Vater redet nie viel. Mutter redet fast gar nicht. Es ist immer sehr still bei uns im kleinen Haus. Nur wenn es um das geht, was der Vater die »höheren Dinge« nennt, dann kann er sich ereifern – über das Vaterland zum Beispiel, oder über die Reichspost. »Was viele Menschen lieben und verehren«, sagt der Vater, »das ist gewiß auch liebenswert und verehrungswürdig – merke dir das, mein Sohn.« Und dann steht der Vater stramm, mitten in unserem kleinen Garten, denn der Postvorstand geht vorbei, der Herr Giebelmeier. »Sehr brav, Krafft«, ruft der Giebelmeier meinem Vater zu, »wirklich sehr brav – Ihre Blumen stehen da wie Soldaten. Können sich sehen lassen. Nur so weiter, Krafft!«

»Wir werden unser kleines Haus anstreichen«, sagt der Vater, nach langem Nachdenken. »Es soll sich sehen lassen können!« Und dann kauft der Vater Kalkfarbe und Leim, um sie zu binden, und zwei Bürstenpinsel – der kleinere ist für mich. Und dann beginnen wir zu streichen. Blau – himmelblau. Und dann kommt wieder der Herr Postvorstand, dieser Giebelmeier, vorüber und sagt: »Was machen Sie da, Krafft? Was soll das bedeuten?« – »Ich verschönere, Herr Vorstand«, sagt mein Vater und steht stramm. »So was können Sie doch nicht machen«, sagt der Giebelmeier entschieden, »so was fällt viel zu sehr auf – es ist einfach zu aufdringlich, Mann. Wenn Sie wenigstens Gelb genommen hätten, die Farbe unserer Post, dafür hätte ich eventuell noch

Verständnis – aber himmelblau! Das schreit ja geradezu! Jedenfalls kann ich da nur sagen: Das Richtige für einen meiner Beamten ist das bestimmt nicht.«

»Jawohl, Herr Vorstand«, sagt der Vater. Und als der Giebelmeier gegangen ist, sagt der Vater zu mir: »Er war Reserveoffizier, verstehst du?« – »Verstehe ich nicht«, sage ich, »denn was hat ein Reserveoffizier mit einem Hausanstrich zu tun? « – »Später«, sagt der Vater, »wirst du auch das verstehen.« Und unser Haus bleibt grau.

Ab 1922 besuchte ich die achtklassige Volksschule meiner Heimatstadt und wurde bei mittelmäßigen Noten regelmäßig versetzt.

Meine Bücher sind zerlesen und zerfetzt. In ihnen sind Flecken von meinen Händen, die schweißig und nicht ganz sauber waren. Spuren von vielen Bleistiften durchziehen sie; die haben unterstrichen, Zeichen gemacht, Worte hingeschrieben, Figuren gemalt, auch Männchen – auch einmal eine Frau, so wie ich sie auf einer Toilettenwand im Bahnhofsgebäude gezeichnet gesehen habe: mit gespreizten Schenkeln und mit Brüsten, die wie Berge sind. Immer, wenn ich das Bild sehe, schäme ich mich – es ist kein gutgemaltes Bild.

Dieses Bild sieht einer unserer Lehrer, der Grabowski heißt – und den wir immer nur »Stock« nennen, weil er sich von seinem Rohrstock offenbar nicht trennen kann. »Sieh da – ein Ferkel!« sagt der Stock freudig und läßt sein Rohr vor meiner Nase pendeln. »Eine kleine Sittensau – was?« »Das habe ich abgezeichnet«, sage ich. »Das ist auf der Toilettenwand im Bahnhof zu sehen.« – »Sieh mal an«, sagt der Stock, »du betrachtest also unsittliche Zeichnungen auf der Toilette.« – »Nun ja«, sage ich, »das ist doch ganz natürlich.« »Jungchen«, sagt der Stock, »jetzt werde ich dir mal beibringen, was natürlich ist. Lege dich dort über die Bank. Hintern hoch. Hosen stramm. So, ist gut.« Und dann schlägt er mich mit dem Rohrstock, bis er keucht. »So«, sagt er dann, »das wird dir eine Lehre sein, Bengel!« Und ich denke:

jawohl, das wird mir eine Lehre sein – du wirst nie wieder eine solche Zeichnung bei mir erwischen.

»Sei immer gehorsam«, sagt der Vater, »gehorsam gegenüber dem Herrgott und der Obrigkeit. Dann hast du ein ruhiges Gewissen und eine sichere Zukunft.« Aber die neue Obrigkeit macht ihn brotlos, weil er der alten Obrigkeit gehorsam gedient hat.

»Du mußt lernen zu lieben«, sagt die Mutter. »Die Natur, die Tiere und auch die Menschen. Dann wirst du immer fröhlich sein und guter Dinge.« Aber als der Vater im Unglück ist, weint sie viel. Und die Art, wie sie liebt, macht mich manchmal traurig. Fröhlich und guter Dinge ist sie fortan niemals mehr. Selbst dann nicht, als der Vater Gelegenheit erhält, auch der neuen Obrigkeit gehorsam zu sein. Der jedenfalls ist darüber sehr stolz.

Die Gesichter der Lehrer gleichen sich, weil ihre Münder ähnliche Bewegungen machen; die Worte, die sie formen, klingen glatt und rund und sind alle irgendwann schon einmal niedergeschrieben worden. Auch ihre Hände sind einander ähnlich, haben meist gekrümmte Finger, damit halten sie ein Stück Kreide, einen Federhalter, ein Lineal oder einen Stock. Nur einer ist anders. Der heißt Schenkenfeind. Er kann viele Verse auswendig; und ich lerne alle, die er zitiert. Und noch einige dazu. Denn das fällt mir nicht sonderlich schwer, und Schenkenfeind spart nicht mit Anerkennung. Sogar ein Gedicht über die Schlacht von Leuthen kann ich auswendig – es hat zweiundfünfzig Verse. Und der Schenkenfeind sagt: »Eine bedeutende Dichtung!« Und das glaube ich ihm auch, weil er so fest davon überzeugt ist. Er hat ja diese Dichtung auch selbst geschrieben.

Die Lehrerin, die Scharf heißt, setzt sich zu mir in meine Bank. Sie ist weich und warm – ihre Glieder scheinen aus Gummi zu sein, und das Verlangen überfällt mich, nach ihnen zu greifen, um mich zu überzeugen, ob sie wirklich aus Gummi sind. Aber ich tue das nicht – denn sie ist jetzt ganz dicht neben mir und ich rieche ihren Schweiß. Ich rücke von ihr weg, und mir ist nicht gut. »Schlechte Luft«, sage ich. »Es riecht nicht gut.« Sie erhebt sich schroff und sieht mich fortan nie mehr an. Das kann mir nur recht sein – ich mag sie nicht.

Tage danach sehe ich sie abends im Park. Ich wollte Glühwürmchen fangen. Die Scharf aber hält sich auf einer Bank im Dunkeln auf. Dort liegt sie mit dem Lehrer, mit dem Schenkenfeind, der doch so große, lange und erhebende Dichtungen schreiben kann. Was er aber jetzt sagt, das klingt wesentlich anders. Er sagt Dinge, die sonst nur der Bierkutscher Meerkatz zu seiner Stute sagt. Jedenfalls vergeht mir die Lust, von ihm zu lernen.

»Der Mensch muß lernen, wenn er im Leben bestehen will«, sagt der Schenkenfeind. »Ich will nichts lernen«, sage ich. »Du willst lieber herumschnüffeln«, sagt der Lehrer, »du schleichst durch den Park und lauerst Liebespaaren auf – ich habe dich erkannt!« – »Ich habe Sie auch erkannt«, sage ich. »Du bist ein durch und durch verdorbener Lümmel«, sagt der Schenkenfeind, »du hast schlechte und schmutzige Gedanken – aber die werde ich dir austreiben. Du wirst zur Strafe das schöne Gedicht ›Üb immer Treu und Redlichkeit‹ zehnmal aufschreiben. Und außerdem wirst du dich bei dem Fräulein Scharf, das deine Lehrerin ist, sofort entschuldigen.«

Aber ich entschuldige mich nicht.

Nach Beendigung meiner Schulzeit besuchte ich zunächst ab 1930 eine Handelsschule in Stettin. Danach arbeitete ich auf der Rendantur des Rittergutes Varsen bei Pöhlitz, wo ich vor allem mit der Erstellung von Lohnlisten und mit der Materialausgabe beschäftigt war.

Die alte Frau, die hoch über uns in einer Dachkammer wohnt, geht an mir im Treppenhaus vorbei, steigt abwärts, bleibt dann stehen. Steht. Und plötzlich sackt sie, als wären ihre Beine wie Streichhölzer geknickt, zusammen. Sie liegt da wie ein Bündel Lumpen und regt sich nicht mehr. Ich gehe langsam auf sie zu, bleibe vor ihr stehen, beuge mich dann vor, lasse mich auf die Knie nieder und betrachte sie.

Ihre Augen sind starr und gelb; der Mund mit den schmalen, trockenen, rissigen Lippen, eingebettet in ein Gewebe aus Falten, dieser verkrampfte Mund steht offen, und ein Faden Speichel zieht sich auf den schmutzigen Fußboden. Sie atmet nicht mehr. Ich lege meine Hand auf ihre welke Brust, dorthin, wo das Herz des Menschen sitzt. Es schlägt nicht mehr.

Der Vorstand Giebelmeier bügelt den Vater zusammen, vor allen Leuten, mitten in der Halle des Postamts, wegen irgendeinem Eilbrief, der nicht schnell genug zugestellt worden ist. Ich stehe, ganz zufällig, hinter einem Pfeiler. Und der Vorstand Giebelmeier brüllt, fuchtelt mit den Händen und läuft rot an. Vater aber sagt kein Wort, steht nur da: klein, gebückt, bebend. Dennoch stramm. Blickt, etwas schief, aufwärts, zu Giebelmeier hoch – denn der steht gereckt und stolz vor ihm. Und brüllt. Wegen irgendeinem Eilbrief. Und Vater schweigt – ergeben.

Am Abend sitzt Vater da – schweigsam wie immer. Verlangt ein Bier. Trinkt es schweigend aus. Verlangt noch ein Bier. Und dann noch eins. »Karl«, sagt der Vater dann zu mir, »ein richtiger Mann muß stolz sein, muß Ehrgefühl haben. Die Ehre ist wichtig, ist entscheidend. Man muß sie immer verteidigen, verstehst du! Niemals klein beigeben, wenn man im Recht ist. Das ist man seiner Mannesehre schuldig.« – »Ach was«, sage ich, »manchmal muß man auch schweigen und eine Beleidigung einstecken – schon um seine Ruhe zu haben.« – »Niemals«, sagt der Vater aufgebracht, »niemals – hörst du! Nimm dir an mir ein Beispiel, mein Sohn. Da hatte ich doch heute, in der Post, einen Zusammenstoß mit dem Vorstand, diesem Giebelmeier. Der schlug vielleicht einen Ton an! Ist ihm aber schlecht bekommen. Zusammengebügelt habe ich ihn. Richtiggehend zusammengebügelt!« – »Schon gut, Vater«, sage ich und gehe hinaus. Denn ich schäme mich für ihn.

Ich halte die Hand meines Freundes Heinz, und diese Hand ist kalt, eiskalt. Ich hebe seinen Kopf hoch, mir entgegen, drehe dann diesen Kopf ein wenig und betrachte die aufgerissene Schädeldecke und sehe wässeriges Blut und hervorquellendes Gehirn, gelb und grau. Ich lege den Kopf meines Freundes behutsam wieder zurück, und an meinen Händen klebt schleimiges Blut. Und dann betrachte ich die Waffe, die auf der Erde liegt – es ist ein Karabiner 98, und an dem Geschoß war die Spitze abgefeilt. Er wollte nicht mehr leben. Was muß wohl alles geschehen, denke ich, damit ein Mensch nicht mehr leben will? Und dieser Gedanke läßt mich nicht mehr los.

Das Mädchen drängt sich an mich; und ich spüre es durch den dicken Stoff meines Anzuges hindurch. Ich sehe nichts als den Schimmer ihrer Augen, aber ich spüre ihren Atem, ihren feuchten Mund, und meine Hände gleiten über ihren Rücken und stoßen sich an den Latten des Zaunes, gegen den ich sie gepreßt habe. Mich überflutet eine Welle wie aus heißem Blut, und ich weiß nicht mehr, was ich tue. Dann überfällt mich die große Erschöpfung, und ich höre eine Stimme, die fragt: »Wie heißt du eigentlich?«

»Es waren zweihundert Zentner Kartoffeln«, sage ich zum Rendanten. Der sieht mich nicht an und sagt ganz einfach: »Es waren hundert Zentner. Kapiert?« – »Nicht kapiert«, sage ich. »Es sind zweihundert Zentner geliefert worden.« »Verbucht werden aber nur hundert«, sagt der Rendant. »Und verbucht wird, was ich anordne. Klar? Schon mal was von Notstand der Landwirtschaft gehört, Krafft? Sich schon mal Gedanken darüber gemacht, daß wir uns gerade noch so über Wasser halten? Und da wollen Sie dem Staat – ausgerechnet diesem Staat! – auch noch schwerverdiente Gelder in den Rachen stopfen? Das ist glatter Selbstmord. Also: hundert Zentner! Schreiben Sie schon.« – »Schreiben Sie das«, sage ich und schiebe ihm die Unterlagen zu. »Und mich lassen Sie gefälligst mit Ihrem Notstandsquatsch in Ruhe!« »Krafft«, sagt da der Rendant, »ich fürchte, Sie sind für diesen Beruf nicht geeignet. Sie können sich nicht unterordnen. Sie denken nicht solidarisch.« – »Ich mache keine falschen Buchungen«, sage ich. »Sie«, sagt der Rendant, »wollen Sie mich etwa verdächtigen, daß ich Unterschlagungen mache? Sehen Sie her – was steht hier? Was habe ich hier soeben geschrieben? Zweihundert! Na, sehen Sie. Ich wollte Sie nur mal auf die Probe stellen. Und natürlich kann ich nicht dulden, daß Sie mich derartig verdächtigen und beschuldigen. Mit Ihnen kann man nicht zusammenarbeiten. Ich werde meine Konsequenzen daraus ziehen!«

»Dein Sohn Karl«, sagt der Onkel zum Vater, als wir abends zusammensitzen, »hat die Zeichen der Zeit offenbar überhaupt noch nicht begriffen. Er geht zu wenig in die Kirche und macht keine Anstalten, eine Familie zu gründen. Deshalb kommt er auf überflüssige Gedanken. Er muß dringend zum Militär. Und dort wird man ihm schon die Hammelbeine langziehen.«

1937 begann ich meinen Wehrdienst abzuleisten. Nach Ablauf meiner zweijährigen Dienstzeit wurde ich zum Unteroffizier ernannt und entlassen, um jedoch kurz danach, im Sommer 1939, wieder eingezogen zu werden. Durch den Ausbruch des Krieges blieb ich bei der Truppe, wurde nach dem Polenfeldzug Feldwebel und nach dem Frankreichfeldzug Leutnant. Während des Rußlandfeldzuges führte ich eine Kompanie im I.R. 374, wurde Oberleutnant und dann Anfang Januar 1944 zur Kriegsschule kommandiert. Ich besitze folgende Auszeichnungen: EK I, EK II, Nahkampfspange in Silber, Verwundetenabzeichen in Schwarz.

Der Unteroffizier Reinshagen, der mein Rekrutenausbilder ist, hat allerhand Qualitäten – er ist der geborene Soldat. Stramm, fordernd und eisern bei der Sache, dabei aber nicht gerade ein Kirchenlicht. So zum Beispiel beherrscht er wohl die einschlägigen Exerziervorschriften – die vielen anderen aber nicht. Da weiß ich aber recht gut Bescheid, vor allen Dingen was die diversen Bestimmungen über Dienstgestaltung, Beschwerderecht und Behandlung von Untergebenen betrifft. Daraus zitiere ich gelegentlich, was er gar nicht gerne hört. Praktische Nutzanwendungen folgen – ich überreiche ihm eine sorgfältig ausgearbeitete, umfangreiche Beschwerde. Über ihn! Zwecks Weiterreichung auf dem Dienstweg. Erst brüllt er wie am Spieß. Dann wird er wesentlich milder und zeigt sogar freundschaftliche Gefühle.

»Das können Sie mir doch nicht antun«, meint er bieder. »Sie brauchen sich nur anständig zu benehmen«, sage ich. Und das verspricht er dann auch.

Mädchen in der knappen Freizeit – zumeist im Lokal »Anglersruh« aufgegabelt: Dienstmädchen, Ladenmädchen, Tippmädchen. Ein paar Tänze, einige Gläser Likör, ein kurzer Spaziergang zum nahegelegenen Park – dortselbst schnelle, aber auch gründliche Erfüllung. Wieder zurück, noch ein wenig getanzt, mit Bier nachgespült. Und dann Kaserne. Bis zum nächsten Sonnabend.

Dann Eva-Maria. Tochter eines Beamten. Im Kino kennengelernt – irgendein Film mit einer breitschultrigen, löwenmähnigen Frau, die eine Männerstimme hat und damit Liebeslieder grölt. Ablenkung ist dringend geboten – Eva-Maria sitzt glücklicherweise neben mir. Nimmt mich dann mit nach Hause – saubere, gepflegte Wohnung; gediegen. Die Eltern sind verreist. Herrliche, unbekümmerte Stunden. Seltsam berauschendes Glücksgefühl. Als ich dann spät – sehr spät – zur Kaserne gehe, überkommt mich das Verlangen, laut zu singen. So glücklich bin ich! Aber diese Nacht wiederholt sich nicht – mit mir nicht. »Wir wollen nicht sentimental werden«, sagt sie. »Aber ich liebe dich doch!« rufe ich. Und es ist das erste Mal in meinem Leben, daß ich so etwas sage. »Das sagen auch andere zu mir«, erklärt Eva-Maria. Dann geht sie; mit einem anderen.

Ich stehe in der Nacht auf der Straße unserer kleinen Garnisonsstadt und horche in die Dunkelheit hinein. Und ich hebe den Kopf und sehe ein mattes Licht hinter verhangenen Fenstern leuchten. Wenn ich die Augen schließe, sehe ich sie vor mir, und alles, was sie tut, alles, was mit ihr geschieht: sehe ihr Lächeln, in dem Glück, Genuß und Furcht zugleich aufleuchten, sehe ihren bebenden, verlangenden und zerquälten Mund, sehe ihre Brüste, die sie mit den Händen bedeckt, sehe ihren gewölbten Leib. Und ich schließe die Augen, und nun sehe ich mich selbst neben ihr – in jener einzigen, einmaligen Nacht.

Und ich sage zu mir: »Ich werde nie mehr einer Frau sagen, daß ich sie liebe. Nie mehr.«

Dann ist Krieg. Ein Mann vor mir duckt sich hinter einem Brunnenrand; er ist zusammengekrümmt, als leide er lautlos Schmerzen. Seine Haare unter der Mütze stehen ab. Angst ist in ihm, und Schmutz haftet an Körper und Kleidung. Über das Visier meines Gewehrs hinweg sehe ich ihn, etwa sechzig Meter vor mir, und der Lauf meiner Waffe hebt sich zu seinem Kopf hoch, zur Schläfe hin, über der sich der Pelz der ungekämmten Haare wölbt. Langsam krümmt sich der Zeigefinger meiner rechten Hand – aber ich kann nicht schießen. Ich kann nicht! Der Mann am Brunnenrand aber schießt. Und neben mir zuckt ein Mensch zusammen, starrt sekundenlang ins Nichts, dann sprudelt ihm Blut zwischen den Augen hervor, und er bricht zusammen.

»Hier hast du ein Brot extra«, sagt der Feldwebel Taschenmacher zu mir. »Ich will das Brot nicht«, sage ich. Der Feldwebel Taschenmacher hat dem Transportwagen zwei Dutzend Brote entnehmen lassen – zu privater Verwendung. »Komm, komm«, sagt er gemütlich zu mir, und wenn er will, kann er sehr gemütlich sein, »du willst doch nicht etwa ein Spielverderber sein: Steck dir das Brot ein. Damit kann man einiges anfangen. Dafür kriegst du sogar eine richtige Jungfrau, falls du Wert darauf legst. Die diesbezügliche Adresse liefere ich dir zusätzlich – so großzügig bin ich, Mensch.« – »Kommt nicht in Frage«, sage ich. Jetzt ist er schon weit weniger gemütlich. »Mensch«, sagt er, »bist du denn von allen guten Geistern verlassen? Was willst du eigentlich. Zwei Brote? Na, meinetwegen.« – »Nein«, sage ich. »Also drei Brote«, sagt er ärgerlich, »mein letztes Angebot.« – »Ich verlange«, sage ich, »daß die zwei Dutzend Brote dorthin kommen, wo sie hingehören. Das ist mein letztes Angebot. Wenn nicht, mache ich Meldung.« Fluchend ladet der Feldwebel Taschenmacher die zwei Dutzend Brote wieder auf – und zwar eigenhändig.

Das Kind will auf mich zukommen, es hebt eine Hand und öffnet den kleinen Mund. Aber der Offizier jagt es hinaus, das Kind und seine Mutter dazu. Dann läßt er das Gehöft niederbrennen, angeblich, um Schußfeld zu gewinnen. Der Qualm schiebt sich in ekelerregenden, sanft zuckenden

Windungen auf mich zu, brodelt eitergelb und gallengrün, umwallt mein Gesicht. Und ich stehe regungslos da und versuche, nicht zu atmen; ich höre das würgende Weinen der Frau und den keuchenden Atem des Kindes. Aber ich bewege mich nicht und atme nicht. »Man muß töten, um nicht getötet zu werden«, sagt der Offizier. »Das ist das Gesetz des Krieges – und keiner kann sich ihm entziehen.«

»Besuche meine liebe Frau«, sagte der Kamerad zu mir. »Nimm ihr dieses Paket mit, ich habe einige Rationen aufgespart. Grüße sie von mir und sage ihr: ich denke immer an sie.« Und dann sitze ich der lieben Frau meines Kameraden gegenüber. Ich muß ihr erzählen, sie freut sich, wir trinken. Ich will gehen, aber sie läßt mich nicht fort. »Wo wir doch gerade so schön beisammen sind«, sagt sie. Es ist warm im Raum und wird immer wärmer, und sie sagt: »Machen wir es uns doch bequem, wo wir doch gerade so schön beisammen sind.« Na schön, so ziehe ich denn also meinen Rock aus. Aber warum muß sie dann gleich ihre Bluse ausziehen, und ihre Strümpfe noch dazu? Ach so – es ist warm, und wir sind gerade so schön beisammen, wie sie immer sagt, und außerdem hat sie Vertrauen zu mir. Das gefällt mir und darauf trinken wir. Und dann sagt sie plötzlich, näherrückend: »Zögerst du eigentlich immer so lange? Oder hast du das ganz verlernt? Oder gefalle ich dir etwa nicht?« – »Nein«, sage ich, »so gefällst du mir nicht.« Und dann schlage ich ihr in das schöne, blöde, geile Gesicht.

»Jetzt sind Sie Offizier«, sagt der Kommandeur zu mir. »Und ich hoffe, Sie werden sich Ihrer Ernennung würdig erweisen, Leutnant Krafft.« – »Ich will es versuchen«, sage ich.

Einhundertzwanzig Soldaten – mir unterstellt, mir anvertraut, mir ausgeliefert. Ich marschiere mit ihnen, schlafe zwischen ihnen, wir teilen unser Essen, unsere Zigaretten, verrichten nebeneinander unsere Notdurft und töten gemeinsam: Schulter an Schulter, Tag und Nacht, Monat um Monat. Einige verlassen mich, neue kommen hinzu – nicht wenige sterben. Sie sterben aus Zufall, auf Grund eines Befehls, weil sie nicht mehr leben wollen. Der Tod ist immer unter uns. Mich aber streift er nur. Um mich aufzusparen? Wenn ja – wofür?

»Jetzt sind Sie sogar Oberleutnant geworden, Krafft«, sagt der Kommandeur zu mir. »Und ich hoffe, Sie werden sich Ihrer Ernennung würdig erweisen.« Er sagt es, ich höre es, aber ich antworte nicht darauf. Was ist das – würdig?

Heimat – oder eben das, was Heimat genannt wird: die einst kleine, so verträumt wirkende Stadt ist kaum noch wiederzuerkennen. Sie haben dort ein Hydrierwerk aus dem Boden gestampft. Kessel und Röhren, auf quadratkilometergroßen Flächen. Dazu dann Siedlungen, für die Ingenieure. Und Baracken, für die Arbeiter und Angestellten. Und Wohnschiffe auf der Oder, alte Kähne, schwimmende Scheunen, für die Hilfs- und Fremdarbeiter. Gelegentlich baumeln einige davon weithin sichtbar auf dem Vorderdeck – wegen Sabotage, Spionage, Heimtücke und was es sonst noch alles gibt. Wach- und Sicherheitsorgane leben zwischen ihnen. Schließlich zwölf Flakbatterien drumherum. Zum schlechten Ende: Bomben drauf! Eine einzige Nacht, fünfunddreißig Minuten genau, und die kleine Heimat ist nicht mehr. Und die Eltern sind tot.

Feldzüge und Frauen kennzeichnen die Jahre; Leichen und Liebe; Mord und Sex. Polen, westliche Vorstadt von Warschau: ein halbverkohltes, stinkendes Haus, darin eine Frau, die Anja hieß – Dauer: zwei Tage. Frankreich, Paris, irgendein Hotel am Montmartre, in dessen Nähe anzutreffen: Raymonde – Dauer: vier Nächte in sechs Wochen. Rußland, Jasnaja Poljana, in der Nähe von Tula, wo Tolstoi gelebt hat, im Museum ein Mädchen, dessen Namen ich nicht weiß – Dauer: zwanzig Minuten. Das alles für Lebensmittel, Schnaps, Passierscheine. Fast immer Ekel danach – Ekel über sich selber. Niemals wahrhaft geliebt – auch dort nicht, wo deutsche Mädchen im Spiel waren, so wärend einer nächtlichen Eisenbahnfahrt; auf einem Lastwagen, mit dem Wehrbetreuungsmädchen transportiert wurden; in einem Operationszelt, während der Arzt seinen Rausch ausschlief.

Aber dann ein Mädchen, das mich zutiefst beunruhigt.

Es bereitet Freude, mit ihr zusammenzusein. Man kann ihr auch danach noch in die Augen sehen. Sie hat ein gutes, erlösendes Lachen. Nichts ist bedrückend, nichts bereitet Ekel. Es kommt sogar ein Gefühl auf, das man Sehnsucht nennen kann. Oder sagen wir: Verlangen! Verlangen ohne Gier, seltsamerweise. Fast beängstigend, das Ganze – nach all dem, was in den Jahren geschehen ist. Und das Fürchterliche: ich bin mehrmals versucht, zu sagen, was ich nie mehr sagen wollte – dieses: ich liebe dich! Ich werde es auch niemals sagen! Ihretwegen nicht.

Dieses Mädchen heißt Elfriede Rademacher.

4

DAS PLANSPIEL WIRD VERSCHOBEN

Meine Herren«, sagt der Major Frey zu den versammelten Offizieren, »ich habe Ihnen mitzuteilen, daß der Herr General im Anschluß an das Abendessen ein Planspiel durchzuführen gedenkt.«

»Der Herr General allein?« fragte prompt der Hauptmann Feders, wobei er freundlich grinste.

»Der Herr General mit dem vollzähligen Offizierskorps!« korrigiert der Major nicht ohne Schärfe.

Frey liebte es nicht, von Untergebenen in seinen Ausführungen unterbrochen zu werden – und er liebte es schon gar nicht, wenn man ihn korrigierte. Und dieser Hauptmann Feders tat manchmal so, als habe er die militärische Weisheit gepachtet. Nun, man mußte einige Nachsicht mit ihm haben. Denn einmal war der Hauptmann Feders der anerkannt beste Taktiklehrer der Kriegsschule. Zum anderen hatte er eine spitze, gefürchtete Zunge. Und schließlich war da noch die recht peinliche Geschichte mit seiner Frau. Also – nicht treten, möglichst ausweichen; denn Feders war gefährlich.

Zumindest aber war Feders' Art gefährlich, offenherzige Fragen zu stellen. Er wollte immer alles wissen. Er wollte sogar wissen, ob der von ihm Befragte nichts wußte. »Ist das Thema des Planspiels angegeben worden, Herr Major?«

»Nein«, sagte der.

»Und die voraussichtliche Dauer?«

»Auch nicht«, sagte der Major Frey, leicht gereizt. Feders hatte mit zwei recht harmlos klingenden Fragen dem versammelten Offizierskorps demonstriert, daß der Major auch nichts weiter war, als einer der üblichen Befehlsübermittler – zumindest im Bereich des Generalmajors Modersohn.

»Na schön«, sagte Feders, »spielen wir also wieder einmal Klippschule. Jedenfalls sind damit die Chancen für eine geruhsame Nacht gleich Null. Wenn der General erst einmal mit einem Planspiel angefangen hat, dann hört er nicht auf, bis er ein Rudel Hirsche zur Strecke gebracht hat. Jedenfalls kann ich da nur noch sagen: Guten Appetit, meine Herren!«

Die im Kasinovorraum versammelten Offiziere der Kriegsschule – Lehrgangskommandeure, Inspektionschefs, Taktiklehrer und Aufsichtsoffiziere, dazu die Gruppe der Verwalter, Planer und Organisatoren, über vierzig an der Zahl – machten alle einen reichlich düsteren Eindruck. Die blitzartigen Entscheidungen des Generals schienen über ihnen zu schweben wie bedrohliche Gewitterwolken.

Diverse Ritterkreuze blitzten. Keine Brust weit und breit, die nicht wenigstens das Eiserne Kreuz zierte. Nahkampfspangen, Panzervernichtungsabzeichen, Feldzugsorden, Verdienstkreuze und Dienstzeitmedaillen – das war selbstverständlich. Das Deutsche Kreuz in Gold – nichts Besonderes. Über dieser blitzenden Pracht zumeist ernste, verschlossene Berufsgesichter. Und in den Augen lag Unruhe, manchmal auch nur Besorgnis – höchst selten Gleichgültigkeit.

»Herrschaften«, sagte Hauptmann Feders, »ich schlage vor, wir fangen einfach an. Schließlich beginnt der General ja auch immer pünktlich mit dem Essen, ohne Rücksicht darauf, ob noch einige fehlen.«

»Ein schlechter Scherz, Herr Hauptmann Feders«, sagte Major Frey, der Lehrgangskommandeur II, tadelnd. Und auch von den übrigen Offizieren schien keiner gewillt, für derartige Scherze Verständnis aufzubringen. Selbst in dem starken elektrischen Licht wirkten ihre Gesichter dunkel.

Am schweigsamsten war die Gruppe, die in unmittelbarer Nähe der Tür zum Speisesaal stand. Das waren die Opfer der alltäglichen Tischordnung. Diese Tischordnung wurde von dem Adjutanten, mit Hilfe eines Unteroffiziers, der im Zivilberuf Studienrat war, in mühsamer Kleinarbeit vor jedem gemeinsamen Essen zusammengestellt, unter dem Motto: Jeder Offizier, in regelmäßiger Reihenfolge, an den Tisch des Kommandeurs! Niemand blieb von dieser Ehre verschont.

Nur gelegentlich schien der General selbst, zur heftigen Beunruhigung der Betroffenen, spezielle Wünsche zu äußern und seine Tischnachbarn selbst zu bestimmen. Und genau das schien diesmal der Fall zu sein.

Hauptmann Katers Knie waren schwach, und sein Magen drohte zu rebellieren. Denn für ihn war der Platz links neben dem General vorgesehen. Was das diesmal zu bedeuten hatte, wurde ganz klar, wenn man die Tafel mit der Sitzordnung betrachtete: Rechts vom General sollte der Oberkriegsgerichtsrat Wirrmann sitzen. Auch für Oberleutnant Krafft war ein Platz vorgesehen – genau dem General gegenüber.

»Nun, meine Herren«, sagte der Hauptmann Feders, wobei er sich interessiert den Opfern der Tischordnung näherte, »wie fühlen Sie sich denn so! Schließlich stehen Sie auf der Speisekarte.«

»Ich bin ziemlich zäh«, sagte der Oberleutnant Krafft. »Nicht einfach zu verdauen, glaube ich.«

»Nun«, sagte Feders, den Hauptmann Kater angriffslustig musternd, »wenn ich der General wäre, würde ich einen gutdurchwachsenen Wildschweinbraten vorziehen.«

»Sie sind aber nicht der General«, knurrte Kater böse. »Sie sind hier nur Taktiklehrer und außerdem verheiratet.«

»Aber meine Herren«, sagte der Oberkriegsgerichtsrat Wirrmann verbindlich, »ich weiß gar nicht, was Sie wollen! Eine Tischordnung ist doch keine Staatsaktion.«

»Gewöhnlich nicht«, gab Feders zu. »Aber bei unserem General kann schon ein kurzer Blick der Auftakt für ein Staatsbegräbnis sein. Damit geraten Sie an einen Ihrer größten Konkurrenten, Wirrmann. Sie legen lediglich Gesetze aus. Der General macht welche.«

»Aber nicht für mich«, sagte Wirrmann und glaubte, überlegen lächeln zu dürfen.

Auf einen Wink des Kasinofeldwebels erschienen die Ordonnanzen. Sie schleppten Suppenschüsseln. Sie wanderten damit, an den Offizieren vorbei, in den Speisesaal hinein.

Dadurch wurde kenntlich, daß sich der General dem Kasino näherte – der ausgestellte Späher hatte ihn kommen sehen. Jetzt verstummten auch die wenigen, die sich bisher noch unterhalten hatten. Die Herren Offiziere formierten sich. Die Rangniederen traten automatisch in den Hintergrund, damit die Rangälteren zuerst in das Blickfeld des Generals gerieten.

»Meine Herren, der Herr General!« rief der Major Frey. Dieser Anruf war überflüssig. Die Herren standen bereits erstarrt – der Geist der Disziplin schien sie in Beton verwandelt zu haben.

Gemessen schritt der Generalmajor Modersohn herbei. Sein Adjutant begleitete ihn – doch niemand schien ihn zu beachten. Die Offiziere sahen nur ihren General. Der blieb genau eine Schrittlänge vor der Türschwelle stehen und musterte von hier aus die Anwesenden. Es war, als gedenke er sie zu zählen und einzeln zu registrieren. Dann erst legte er die Hand an den Mützenschirm und sagte: »Guten Abend, meine Herren.«

»Guten Abend, Herr General!« antworteten die Offiziere im Chor.

Der General nickte; nicht gerade anerkennend, aber bestätigend. Denn der chorische Zusammenklang war präzise und von ausreichender Lautstärke gewesen. »Stehen Sie, bitte, bequem«, sagte er.

Die Herren kamen seiner Aufforderung unverzüglich nach, jedenfalls setzten sie den linken Fuß ein wenig seitwärts-vorwärts, leicht gelockert. Zu sprechen wagte niemand.

Nun nahm der Generalmajor Modersohn seine Mütze ab, knöpfte seinen Mantel auf und zog ihn aus. Er reichte eins nach dem anderen einer steif wartenden Ordonnanz. Sich bei einer derartig profanen Tätigkeit helfen zu lassen, lehnte er grundsätzlich ab.

Die Offiziere verfolgten jede Bewegung ihres Generals mit gespanntem Interesse. Sie sahen, daß er einen Zettel aus seinem Ärmelaufschlag zog, ihn entfaltete und las. Das sah fast so aus, als nehme er soeben eine jener Depeschen zur Kenntnis, mit denen Kriege begonnen wurden. Schließlich blickte der General auf und sagte: »Thema des heutigen Planspiels: Großbrand in der Kaserne.«

Damit hatte die allgemeine Verwirrung einen ersten Höhepunkt erreicht. Denn das angegebene Thema war voll knallender Überraschungen – die erfahrenen Offiziere spürten das sofort. Sie konnten Stroßtrupps ansetzen, Kompanien in Stellung bringen und, wenn es sein mußte, sogar ganze Divisionen marschieren lassen – aber ein Großfeuer in der Kaserne: das stand weder auf ihren Ausbildungsplänen, noch hatten sie jemals die geringste praktische Erfahrung auf diesem Gebiet gesammelt.

»Haben Sie Ihre Testamente schon gemacht, meine Herren?« fragte Feders beglückt, wenn auch gedämpft. »Denn ich fürchte, bei diesem Großbrand in der Kaserne werden nicht wenige schmoren wie Spanferkel am Rost.«

Der Kasinofeldwebel erschien – eine Art Oberkellner mit vollmilitärischer Ausbildung. Hinter ihm öffneten zwei Ordonnanzen die Schiebetüren, die in den Speisesaal führten. Der Kasinofeldwebel schritt auf den General zu, nicht viel anders, als nähere er sich Seiner Majestät.

Er stand still, reckte die Brust hervor, legte die Finger an die Hosennaht und sagte: »Melde Herrn General – die Suppe ist serviert!«

Modersohn deutet ein Nicken an, denn niederen Untergebenen gegenüber hatte er immer einen Anflug von Leutseligkeit. Er durchschritt die zurückweichende Menge der sechsundvierzig Offiziere und begab sich in den Speisesaal. Die an seinen Tisch Kommandierten hefteten sich an seine Fersen – der stattliche Rest strömte hinterher. Immer noch wagte keiner zu sprechen.

Dieser Speisesaal war nicht ohne großdeutschen Prunk: lindgrüner, leicht abgewetzter Bodenbelag; holzgetäfelte Wände aus imitierten Eichenfurnieren – sinnigerweise mit Eichenlaubmustern verziert; eine einst weiße Decke mit robusten Stuckornamenten, ebenfalls Eichenlaub darstellend. Über der Mitte des Raumes eine Art Kronleuchter aus Messingblech mit Keramikkerzen. Ringsum an den Wänden: Bilder von sogenannten Feldherrn und Staatsmännern der neuesten deutschen Geschichte von imponierenden Ausmaßen –

was das Bildformat anbelangte. Dann, mindestens dreimal so groß, an der Stirnseite: der Führer, in Öl.

»Ganz zwanglos, meine Herren, wie üblich.« Das verkündete gedämpft der Major Frey. Denn niedere Organisationsfragen pflegte der General immer den rangnächsten Offizieren zu überlassen.

Die Offiziere verteilten sich – zwanglos wie üblich – auf die einzelnen Tische. Dem General zunächst: die Inspektionschefs, vermischt mit Taktiklehrern. Danach die Aufsichtsoffiziere. Zum Schluß der Rest: drei Intendanten, beziehungsweise Zahlmeister, zwei Ärzte, ein Werkstattingenieur, ein Sonderführer.

Der Major Frey sagte: »Melde Herrn General – Offizierkorps bereit zum Abendessen.«

Der Generalmajor Modersohn nickte, kaum wahrnehmbar, und setzte sich; seine sechsundvierzig Offiziere taten das gleiche. Der General griff nach seinem Löffel, die sechsundvierzig ebenfalls. Der General fuhr mit seinem Löffel in die Suppe, die Anwesenden machten es ihm nach.

Sie aßen zunächst schweigend, von gelegentlichem Schlürfen abgesehen. Denn der General sagte kein Wort, auch Sprecherlaubnis war von ihm nicht erteilt worden. Hin und wieder warf Modersohn einen prüfenden Blick auf seine Offiziere. Und er sah nicht viele, die mit einigem Genuß aßen. Das war gewiß nicht nur auf die dünne, fadschmeckende Kartoffelsuppe allein zurückzuführen. Die Offiziere bereiteten sich innerlich auf das anschließende Planspiel vor, den Großbrand in der Kaserne. Das dämmte ihren Appetit ein.

Erst als der zweite Gang aufgetragen wurde, es gab Rindfleisch mit grünen Bohnen, begann der General zu sprechen. Er richtete das Wort an Oberkriegsgerichtsrat Wirrmann. Und er fragte gedehnt: »Sie wollen also noch einen zweiten Fall in meinem Bereich übernehmen, ohne den ersten abgeschlossen zu haben?«

Wirrmann fühlte sich wie erlöst. Endlich war er zum Sprechen aufgefordert worden. Er wurde sofort munter und sagte: »Die Nachforschungen über die Ursachen, die zum Tod des Leutnants Barkow führten, bleiben natürlich mein Hauptanliegen, Herr General. Was nun aber diese Vergewaltigung anbelangt –«

»Die angebliche Vergewaltigung«, korrigierte der Oberleutnant Krafft, dezent aber unüberhörbar.

Der General warf einen kurzen prüfenden Blick auf den Oberleutnant. Dann aß er weiter. Aber es bestand kein Zweifel darüber, daß er aufmerksam zuhörte.

Der Oberkriegsgerichtsrat fuhr hastig fort: »Also gut – was nun diese angebliche Vergewaltigung anbelangt, so habe ich lediglich meine Sachkenntnisse zur Verfügung stellen wollen – eine Hilfe, die Herr Hauptmann Kater inspiriert und begrüßt hat, die aber Herr Oberleutnant Krafft abzulehnen scheint.«

»Aus gutem Grund«, sagte der Oberleutnant Krafft unbekümmert. »Denn noch ist nichts geklärt und schon gar nichts bewiesen.«

»Erlauben Sie, bitte«, warf Wirrmann ein, »aber das können Sie als Nichtjurist doch wohl kaum beurteilen.«

»Das kann möglich sein«, sagte Krafft beharrlich. »Aber ich bin nun mal für die Beurteilung dieses Falles zuständig gemacht worden, und deshalb beurteile ich ihn eben, wie ich es für richtig halte.«

»Für angebracht«, korrigierte der General. Dabei sah er jedoch nicht von seinem Teller hoch. Er schien seine ganze Aufmerksamkeit einer Kartoffel zu widmen, die er langsam zerdrückte.

Dieser unerwartete Einwurf ließ seine Tischgefährten vorübergehend verstummen. Hauptmann Kater würgte an einem Stück Rindfleisch. Wirrmann überdachte angestrengt die Bemerkung des Generals und bemühte sich, daraus Schlußfolgerungen zu ziehen. Krafft war lediglich erstaunt darüber, daß Modersohn so genau zugehört hatte – der General achtete offenbar auf jede Nuance, vermutlich.

»Ein derartiger Vorfall, Herr General«, sagte schließlich Wirrmann, »bedingt meines Erachtens doch wohl mehr als eine truppenübliche Routinebehandlung. Ich hielt es daher geradezu für meine Pflicht, Herrn Hauptmann Kater in dieser Angelegenheit beizuspringen. Denn hier handelt es sich ja nicht um Alltagsdelikte, wie Befehlsverweigerung, Kameradendiebstahl und Fahnenflucht – hier können die winzigsten Details von entscheidender juristischer Bedeutung sein. Denn zu einer nach den Paragraphen des Strafgesetzbuches exakten Vergewaltigung gehören grundsätzlich drei Dinge: der vollzogene Verkehr, die Gewaltanwendung, die fehlende Einwilligung. Nehmen wir zum Beispiel einen Punkt, dessen Wichtigkeit der Laie meistens übersieht: die Unterwäsche. Hier ist die Frage: Wer zog sie aus? Wie groß war der Widerstand dabei? War überhaupt Unterwäsche vorhanden; wenn nein, ab welchem Zeitpunkt nicht?«

»Herr Wirrmann«, sagte der General ohne Lautstärke, aber schneidend scharf, »wir sind hier beim Essen.«

Der Oberkriegsgerichtsrat klappte den Mund zu wie ein Scharnier. Seine an sich schon dünnen Lippen waren jetzt nur noch ein Strich. Er lief hochrot an. Denn er hatte sich vorzukommen wie ein vor der ganzen Klasse getadelter Schüler – und das war ihm seit Sexta nicht mehr passiert. Die Offiziere genossen den Anblick sichtlich, wenn auch mit der gebotenen Zurückhaltung.

Der General speiste ungerührt weiter. Der Oberleutnant Krafft legte sein Besteck zur Seite und betrachtete Modersohn zum erstenmal genauer: Er sah einen länglichen, kantigen Schädel, rauh wie ein poröser Stein, doch klar und übersichtlich geprägt – wenige, aber tiefe Falten, die in der Höhe der Nasenflügel am Mund vorbei zum Kinn abwärts fielen; felsgraue Augen; eine hohe Stirn unter kurzgeschorenem Weißhaar. Krafft war versucht, sich an einen edlen, aber unberechenbaren Trakehner Hengst erinnert zu fühlen.

»Mahlzeit, meine Herren«, sagte der General und erhob sich.

»Mahlzeit, Herr General!« rief der Offizierschor.

»Das angesetzte Planspiel«, verkündete der Adjutant geschäftig, »findet in fünfzehn Minuten in diesem Raum statt.«

»Nun, Herr Oberkriegsgerichtsrat«, wollte der Hauptmann Feders freundlich wissen, »hat Ihnen das Abendessen geschmeckt?«

»Es war für meinen Geschmack ein wenig zu stark gewürzt«, sagte Wirrmann, wobei er auflachte, als habe er Humor. Nur klang dieses Lachen alles andere als echt. Sich selbst konnte er nur feierlich ernst nehmen.

Die meisten Offiziere hatten sich in die Halle zurückgezogen, schon um aus dem Blickfeld des Generals zu kommen. Sie benutzten die Pause, um schnell noch eine Zigarette zu rauchen. Auch versuchten sie, Informationen über das Planspiel zu ergattern – und das natürlich in erster Linie bei Hauptmann Feders.

»Herrschaften«, sagte Feders abwehrend, »auch ich bin hier völlig überfragt. Woher soll ich wissen, was bei einem Großbrand in einer Kaserne zu geschehen hat? Erst wenn ich die näheren Einzelheiten des Planspiels kenne, dann werden mir auch schon ein paar Auswege einfallen. Aber bis zum Hellseher habe ich es noch nicht gebracht – obgleich ich doch schon Taktiklehrer an einer Kriegsschule bin.«

Die Unruhe unter den Offizieren wuchs. Dicke Qualmwolken breiteten sich zwischen ihnen aus. Sie spähten durch die offene Tür in den Speisesaal hinein, der gerade von den Ordonnanzen in eine Art Klassenzimmer umgewandelt wurde: eine Tafel im Hintergrund, zwei Kartenständer dazu, davor der Tisch des Generals – wie ein Katheder. Die Tische und die Stühle der Offiziere waren wie Schulbänke angeordnet.

»Jedenfalls«, sagte der Oberkriegsgerichtsrat Wirrmann, »bin ich froh, daß mir das wenigstens erspart bleibt.«

»Und noch froher wären Sie vermutlich, wenn Sie die Erlaubnis hätten, die drei tatkräftigen Mädchen unter die Lupe zu nehmen, was?«

»Herr Hauptmann Feders«, sagte Wirrmann zurechtweisend, »hierbei handelt es sich für mich allein um einen rein sachlichen Vorgang – nicht aber um drei fragwürdige Geschöpfe weiblichen Geschlechts.«

»Aber das eine ist doch wohl von dem anderen nicht zu trennen, wenn Sie nach geschlechtlichen Verirrungen forschen?«

»Herr Hauptmann – ich bin Jurist!«

»Eben drum!« sagte Feders munter. »Wenn Sie Mediziner wären, etwa Psychiater oder auch Frauenarzt – dann würde ich vielleicht sagen: Na schön, das ist sein Handwerk, daran hat er sich gewöhnt. Aber wenn ein Jurist kommt, der bisher immer nur alten Kriegern auf den Zahn gefühlt hat und der plötzlich drei jungen Mädchen unter den Rock schauen soll – dann, Verehrtester, kann ich nur mißtrauisch kichern.«

»Ich beklage Ihre Phantasie«, sagte Wirrmann abweisend. Und er wollte hinzufügen: die des Generals ist ähnlich. Doch er schwieg. Er trug diese Verdächtigungen mit Würde – aber er vergaß sie nicht. Er hatte diese Sorte Offiziere gründlich durchschaut. Ein Mann wie dieser Modersohn förderte – bewußt oder unbewußt – zersetzende Gedanken. Aus Prinzip mußte er, Wirrmann, derartige Leute als höchst bedenklich betrachten. »Ihnen fehlt das Zutrauen zu den verantwortlichen Organen des Staates«, sagte er, bevor er ging.

Der Hauptmann Feders sah ihm nach und sagte dabei: »Das muß man ihm lassen – dumm ist er gerade nicht. Aber das kann ein Nachteil sein.«

»Die Herren werden gebeten, sich zum Planspiel zu versammeln«, verkündete der Adjutant.

Und die Herren ließen sich nicht zweimal bitten. Sie löschten eilig ihre Zigaretten, unterbrachen ihre Gespräche und begaben sich in den Speisesaal – in die Schulklasse für Eliteoffiziere. Sie ließen sich auf ihre Plätze nieder und blickten erwartungsvoll zum General hin.

Der Generalmajor Modersohn saß an seinem kathederartigen Tisch und arbeitete. Der Einzug der Offiziere störte ihn offenbar nicht im geringsten. Er sah Unterlagen durch, die ihm der Adjutant zusammengetragen hatte. Er hatte einen Schreibblock neben sich liegen und bedeckte ihn mit Notizen.

Der Adjutant verkündete nunmehr: »Leitung des Planspiels: Herr Major Frey, Lehrgangskommandeur zwo.«

Damit war das erste Opfer dieses Abends bestimmt. Weitere würden folgen. Denn der Sinn eines derartigen Planspiels war ein zweifacher. Zunächst mußten alle in der Praxis denkbaren Situationen auch theoretisch herbeigeführt werden. Dann aber kam es darauf an, möglichst viele der Anwesenden mit speziellen Aufgaben zu betreuen. War das geschehen, dann würde, Zug um Zug, die Bekämpfung eines Großbrandes durchgespielt werden. Jeder Eingeteilte hatte gleichermaßen knapp und erschöpfend zu schildern, was er im Ernstfall tun, beziehungsweise veranlassen würde. Zum Beispiel als Führer eines Absperrkommandos, eines Löschtrupps, eines Gerätelagers. Und so weiter. Wenn Modersohn wollte: die ganze Nacht durch.

Und Hauptmann Feders, der vielerfahrene Taktiklehrer, verkündete seiner aufmerksam lauschenden Umgebung: »Der Dumme ist diesmal derjenige, der den Offizier vom Dienst mimen muß.«

»Offizier vom Dienst«, so las der Adjutant von jenem Zettel ab, den der General mit Notizen bedeckt hatte, »Oberleutnant Krafft.«

Krafft unterdrückte nur mit Mühe eine handfeste Bemerkung. Auch er, als alter Troupier, erkannte sofort, daß ihm hier die undankbarste Aufgabe des Planspiels zugefallen war. Der General hatte offenbar ein Auge auf ihn geworfen, und das ärgerte Krafft.

»Kann ich die Wachvorschrift bekommen?« fragte er.

Der General nickte. Und der Adjutant ließ die Wachvorschrift zu Oberleutnant Krafft hinüberreichen. Die Offiziere betrachteten das vermutlich sicherste Opfer des Abends interessiert. Sie taten das, ohne falsche Gefühle zu zeigen – einer mußte schließlich daran glauben; und diesmal war es also dieser Krafft. Man mischt sich eben nicht ungefragt in die Tischgespräche eines Generals ein.

Der Adjutant hatte die lange Liste der Mitwirkenden verlesen – keiner der Anwesenden war vergessen worden. Jeder hatte eine mehr oder weniger wichtige Funktion erhalten oder die Überwachung einer Funktion, oder eine noch nicht näher bezeichnete Sonderfunktion. Die Offiziere begannen, leicht zu transpirieren. Die Fallen waren gestellt – wer würde, außer Krafft, noch in sie hineinstolpern?

Der Adjutant verkündete die Ausgangssituation: »Annahme: Großfeuer im Bereich der vierten Inspektion. Ursache unbekannt. Umfang: vorerst unbekannt. Tag: Sonntag. Uhrzeit: ein Uhr und achtunddreißig Minuten. Das Planspiel beginnt.«

Hauptmann Feders grinste beglückt. Er hatte auf Anhieb die gefährlichsten Klippen dieser Übung herausgefunden. »Die vierte Inspektion«, flüsterte er seiner Umgebung zu, »liegt fast genau mitten in der Kaserne – welche schönen Möglichkeiten für die Ausbreitung eines Großfeuers! Und dann noch ausgerechnet an einem Sonntag in aller Herrgottsfrühe, wo kaum ein Schwanz vom Urlaub zurück ist. Das gibt Komplikationen! Das wird qualmen! Ich rieche den Gestank jetzt schon.«

»Bitte, Herr Major Frey«, sagte der Adjutant, auf einen Blick von Generalmajor Modersohn hin, »das Planspiel beginnt.«

»Alarm!« sagte der Major Frey mit leicht gepreßter Stimme. Damit war der Anfang getan. Frey hatte jetzt nur noch nötig, jemanden zu finden, der weiterspielte. »Es brennt also in der vierten Inspektion. Was macht die vierte Inspektion?«

»Ich gebe den Alarmruf weiter«, sagte der Offizier, der mit dieser Funktion betraut worden war. »Ich alarmiere meinerseits den Offizier vom Dienst.«

Alle Augen sahen jetzt auf Oberleutnant Krafft. Der lehnte sich zurück. Er war entschlossen, sich nicht einfach überrennen zu lassen; er wollte nicht das Lamm sein, das hier mit vereinten Kräften zur Schlachtbank getrieben wurde. Und deshalb fragte er: »Ist diese Wachvorschrift maßgebend?«

»Natürlich«, sagte der Major Frey sofort. »Vorschrift ist Vorschrift.«

»Heißt das«, fragte Krafft beharrlich weiter, »daß ich mich nach dieser Wachvorschrift richten muß?«

»Aber ja doch!« rief Frey mit einiger Schärfe und außerordentlich ungehalten. »Was vorgeschrieben ist, muß befolgt werden. Jeder Befehl ist so gut wie ein Gesetz. Und gar ein schriftlicher Befehl ist das Gesetz schlechthin.«

Kraffts Gesichtsausdruck ließ keinen Zweifel darüber, daß er die Formulierungen des Majors als hochgradig albern empfand. Die Offiziere witterten eine sensationelle Entwicklung. Sie blickten, teilweise bestürzt, teilweise hoffnungsfreudig, von Krafft zu Major Frey hinüber und von diesem zu General Modersohn.

Und der General erklärte unbewegt: »Die Wachvorschrift ist maßgebend, Herr Oberleutnant Krafft.«

»Dann, Herr General, entbehrt dieses Planspiel jeder vernünftigen Grundlage«, sagte der Oberleutnant – ein Vorgang, der in den Augen der Anwesenden einem glatten Selbstmordversuch gleichkam. »Denn diese Wachvorschrift stimmt hinten und vorne nicht.«

Die lastende Stille, die jetzt im Raum lag, schien auf einen Blitzschlag zu warten. Selbst das freudig grinsende Gesicht von Hauptmann Feders war erstarrt. Dann schnaufte Hauptmann Kater entsetzt auf. Ein weiterer Höhepunkt dieses Abends war erreicht.

Und der General sagte mit aufregend sanfter Stimme: »Wollen Sie das, bitte, näher erklären, Herr Oberleutnant Krafft.«

Krafft nickte ein wenig mühsam. Sein Löwenmut drohte ihn genauso plötzlich zu verlassen, wie er gekommen war. Ihn beschlich das würgende Gefühl, erheblich zu weit gegangen zu sein.

»Nun?« fragte der General vernichtend höflich. »Ich höre.«

»Herr General«, sagte der Oberleutnant Krafft schließlich, »diese Wachvorschrift ist nicht nur in den einzelnen Abschnitten ungenau; sie widerspricht sich sogar in einigen wesentlichen Punkten. So zum Beispiel ist die Einsatzfolge der Hydranten mit eins, zwei, drei, vier angegeben – das ist aber völlig sinnlos, der Lage dieser Hydranten nach. Wenn sich der Offizier vom Dienst an diese Wachvorschrift hält, dann muß er auf dem Gelände umständlich und zeitraubend hin- und herpendeln. Denn die allein richtige Reihenfolge bei der Inbetriebnahme der Hydranten wäre vier, eins, drei, zwei.«

»Sonst noch etwas, Herr Oberleutnant Krafft?« fragte der General aufregend sanft.

Krafft brachte noch vier weitere Punkte vor, mit denen er die Mängel der Wachvorschrift nachzuweisen trachtete: unzureichende Alarmanlage; falsche Beschriftung der Feuerlöscher; fehlgelagertes Sprengmaterial; mangelhafte Ausrüstung des Wachlokals mit Haken, Spaten und Äxten. »Wenn sich also der Offizier vom Dienst tatsächlich nach dieser Wachvorschrift richtet, kann die ganze Kaserne niedergebrannt sein, ehe noch die Schläuche angeschlossen sind.«

»Bitte, die Wachvorschrift«, sagte der General.

Die Wachvorschrift wurde Modersohn gereicht. Er blätterte darin und überflog die fraglichen Stellen. Sein Gesicht verriet nichts von dem, was er dabei dachte. Es blieb genauso unbewegt und unbeteiligt wie beim Abendessen vorher. Alle Augen ruhten auf ihm – der General nahm das hin, als bescheine ihn die Sonne.

Dann hob er den Kopf, sah Krafft an und fragte: »Wann sind Ihnen die Mängel dieser Wachvorschrift aufgefallen, Herr Oberleutnant Krafft?«

»Vor drei Tagen«, sagte Krafft. »Als ich Offizier vom Dienst war.«

»Dann«, sagte der General Modersohn, »hätte ich seit zwei Tagen davon wissen müssen. Sie haben versäumt, eine entsprechende Meldung zu machen. Sie finden sich morgen, um zehn Uhr, zum Rapport bei mir ein.«

»Jawohl, Herr General!«

»Im übrigen«, sagte der General, »ist diese Wachvorschrift tatsächlich großer Mist. Damit kann man nicht arbeiten. Die Neufassung wird in einigen Tagen fertig sein. Bis dahin wird das Planspiel verschoben. Guten Abend, meine Herren.«

5

DIE NACHT, DIE DEM BEGRÄBNIS FOLGTE

Ein langgestreckter Hügel über dem Main: Hier lag die Kaserne, in der die Kriegsschule untergebracht war. Die Meßtischblätter bezeichneten diesen Punkt als Höhe 201. Und nicht wenige hielten ihn für den Mittelpunkt der Welt.

Darunter, in einem flachmuldigen Tal, eine Mainschleife umarmend, befand sich die kleine Stadt Wildlingen: sich dahinschlängelnde, immer wieder sich krümmende enge Gassen; sie erinnerten an Darmwindungen.

Blaubleiches Mondlicht schien über alles. Der Schnee war wie ein Tuch. Bleierner Schlaf schien diese Nacht zu beherrschen.

Denn der große Krieg war fern. Keine seiner Straßen hatte bisher über Wildlingen/Main geführt. Dennoch wurden hier, abseits, im Verborgenen, neue Keimzellen der fachgerechten Vernichtung produziert.

Jetzt aber stand die große Maschine Kriegsschule still. Die Ingenieure ruhten und ihre Werkzeuge auch. Wenn auch der Krieg keinen Schlaf kannte – seine Krieger kamen nicht ohne ihn aus. Und für nicht wenige war dieser Schlaf nur ein Übergang in den Tod.

Aber der Tod pflegte sich im allgemeinen von Kriegsschülern fernzuhalten. Warum sollte er stören, was nicht zuletzt auch ihm diente? Hier waren seine Opfer spärlich. Er kassierte sie gewissermaßen aus purer Routine ein, wie um nicht ganz vergessen zu lassen, daß es ihn allerorten gab. Noch trug der Friedhof bei Wildlingen/Main, der zwischen der Stadt und der Kaserne lag, zumeist hohe Alterszahlen auf seinen Grabsteinen. Ein Leutnant Barkow mit seinen zweiundzwanzig Jahren wirkte fast anorganisch in dieser

Umgebung. Aber auch dieser Schönheitsfehler sollte bald behoben werden.

Dem Mond jedenfalls war es völlig gleichgültig, was er beschien. Er sah über alles hinweg, wie er das schon immer getan hatte – über die Liebespaare und über die Leichen, über die alte Stadt und die neuen Fabrikhallen des Krieges.

Diese Menschen mochten ihn andichten, zu ihm aufschauen, seine Anwesenheit verfluchen. Er kam und ging, verschwand und schwoll. Der Posten, der am Kasernentor stand, war ein Staubkorn, die alte Stadt ein gekrümmter Wurm, die Kriegsschule eine taube Nuß.

Aber in dieser Kriegsschule atmeten tausend Menschen. Tausend Menschen schliefen und verdauten. Ströme von Blut verrichteten träge ihre Arbeit. Milliarden Poren filtrierten die Luft wie die Reinigungsschichten der Gasmasken.

Kein Lichtschimmer drang durch die verdunkelten Scheiben. Hinter den geschlossenen Fenstern sammelte sich der süßliche Dunst der Körper und der faulige Geruch von Decken, Matratzen und Fußbodenbrettern. Die Gerüche der Nacht brodelten zusammen, begannen sich zu verdichten, um dann wie eine dicke, träge, atembeklemmende Masse die in enge Räume gepreßten Schläfer zu umstehen.

Aber nicht allen war der Schlaf gegeben. Nicht jeder suchte ihn. Einigen war es nicht erlaubt, ihn zu finden.

Der Posten am Tor, ein Fähnrich, verspürte Kälte und Müdigkeit und Langeweile. Sonst spürte er nichts. Und er sagte vor sich hin: »Verfluchter Mist!«

Was er damit meinte, wußte er selbst nicht genau. Das einzige, was er wirklich wußte, war das: Er mußte Offizier werden! Aber warum das so sein sollte, darüber dachte er schon lange nicht mehr nach.

Er erledigte sein Pensum. Auch Wachdienst gehörte dazu; laut Plan. Also.

»Bist du denn noch gar nicht müde?« fragte Elfriede Rademacher das Mädchen, das auf ihrem Bett saß. »Als ich so alt war wie du, schlief ich um diese Zeit schon längst.«

»Du bist aber nur ein paar Jahre älter als ich«, sagte das

Mädchen »Und je später es wird, desto munterer scheinst du zu werden.«

Elfriede Rademacher blickte in einen Spiegel, der vor ihr stand. Sie kämmte ihr Haar sorgfältig. Und während sie das tat, betrachtete sie das Mädchen hinter sich, das im Spiegel zu sehen war.

Dieses Mädchen war erst seit wenigen Tagen in der Kaserne: Zuwachs für die Küche I – dort mit niederen Arbeiten beschäftigt. Und nur tagsüber. Denn diese Irene Jablonski war noch jung, kaum mehr als sechzehn Jahre alt. Das wurde bei ihrer Tätigkeit berücksichtigt.

»Gehst du noch aus?« wollte das Mädchen wissen.

»Ich habe noch zu tun«, sagte Elfriede unzugänglich.

»Ich kann mir schon denken, was du noch zu tun hast«, sagte das Mädchen.

»Du solltest dir derartige Gedanken ersparen«, sagte Elfriede unwillig.

»Du schläfst dann besser.«

Irene Jablonski maulte und warf sich auf ihr Bett. Sie fühlte sich erwachsen und wünschte, entsprechend behandelt zu werden. Dann wieder bekam sie Angst davor. Es war wahr: sie schlief immer schlechter in der letzten Zeit.

Elfriede tat, als beachte sie das Mädchen gar nicht. Diese Irene Jablonski war eine von den fünf, mit denen sie dieses Zimmer bewohnte. Ein schmales, zierliches, zerbrechliches Wesen, mit großen Augen und mit einem auffallenden Busen. Vollreif – diesem Busen nach zu urteilen. Ein Kind – wenn man ihr Gesicht betrachtete.

»Kann ich nicht mal mitkommen, wenn du abends weg gehst?« fragte das Mädchen.

»Nein«, sagte Elfriede entschieden.

»Wenn du mich nicht mitnimmst, dann gehe ich einfach mit den anderen.«

Die anderen, das waren weitere vier Mädchen, mit denen sie zusammen wohnten: zwei davon machten Vermittlungsdienst, eine war in der Registratur beschäftigt, eine andere im Krankenrevier. Erwachsen waren sie alle, erfahren und unbekümmert bis gleichgültig – wie das nach zwei, drei

Jahren Kasernenleben unvermeidbar erschien. Jetzt schliefen sie bereits – aber nur zwei von ihnen im eigenen Bett.

»Was ihr könnt«, sagte Irene unwillig, »das kann ich auch.«

»Das kannst du noch lange nicht«, sagte Elfriede. »Dafür bist du noch viel zu jung.«

Sie blickte um sich, über die Stube hinweg: Einrichtungsgegenstände, wie sie in allen Kasernen üblich waren – doch Mittelklasse; nicht für Mannschaften, mehr für Unteroffiziere und Feldwebel. Sogar Nachttische waren vorhanden, wie sie eigentlich nur Offizieren zustanden. Dennoch war alles Standard. Doch das Einheitsbild gemildert durch Dekken, Papierblumen, Ziergegenstände. Eine leicht frauliche Note war unverkennbar. Sie hatten sich noch nicht ganz aufgegeben.

»Höre mal«, sagte Elfriede zu Irene Jablonski, »es ist vielleicht ganz gut, wenn du dir nicht die geringsten Hoffnungen machst – in jener ganz bestimmten Sache, die dir – sagen wir – am Herzen liegt. Du bist zu jung dafür – und zu schade dazu. Ich war auch einmal so wie du, genauso. Und ich habe so ziemlich alles das getan, was du dir in deinen heimlichsten Träumen wünschst. Nun, es hat sich nicht gelohnt – verstehst du? Es ist sinnlos.«

»Aber du tust es immer wieder – nicht wahr?«

»Ja«, sagte Elfriede offen. »Denn endlich habe ich Hoffnung, daß es sich lohnen könnte.«

»Denkt man das nicht immer?«

Elfriede nickte. Sie wandte sich ab und dachte: Wenn man nicht mehr hoffen kann – was dann? Was kommt danach? Und leise sagte sie: »Er ist anders als die anderen – glaube ich.«

Der Hauptmann Ratshelm hielt das, was ihn nicht ruhen ließ, für Pflichtgefühl.

Er hatte sich auf den Dienst des nächsten Tages vorbereitet, seiner Mutter einen erhebenden Brief geschrieben und dann versonnen den letzten Geräuschen gelauscht, die dem Zapfenstreich voranzugehen pflegten:

Nackte Füße, die über den Korridor liefen. Das Rauschen von Wasser im Waschraum und auf der Toilette. Ein kurzer Wortwechsel. Ein paar scherzhafte Bemerkungen. Kräftiges Jungmännergelächter. Und dann der Schritt des diensthabenden Aufsichtsoffiziers, der die Unterkünfte der Fähnriche abschritt: feste Tritte, ein leichtes Klirren, wenn der eisenbenagelte Absatz auf Fliesen trat. Kurz hervorgestoßene Meldungen. Und dann eine künstlich wirkende, erzwungene Stille.

Das war die Regel: Wer jetzt, um zweiundzwanzig Uhr, von den Fähnrichen schlafen wollte, der durfte dabei nicht gestört werden. Wohlgemerkt: von seinen Kameraden nicht! Durch Vorgesetzte, Alarmübungen oder besondere Nachforschungen jederzeit. Wer aber noch arbeiten wollte, konnte das tun bis vierundzwanzig Uhr. Allerdings durfte er unter keinen Umständen störenden Lärm verursachen.

Jetzt kam Ratshelms besondere Stunde.

Denn der Hauptmann hatte sich folgendes zu seinem Prinzip gemacht: Laß die dir anvertrauten Fähnriche wissen, daß du jederzeit gewillt bist, sich um sie zu kümmern! Nach einem nur ihm bekannten Plan, den er für wohldurchdacht hielt, trat er in Aktion: das eine Mal am frühen Morgen, unmittelbar nach dem Wecken, wobei er dann die Morgentoilette und den Frühsport überwachte; ein anderes Mal, wie jetzt, am späten Abend.

Ratshelm verließ das Zimmer, in dem er wohnte. Er schritt gestrafft über den Korridor seines Inspektionsgebäudes, durch die Ausgangstür hindurch, über den Appellplatz, über die Hauptstraße, um einen Munitionsschuppen herum, auf eine Baracke zu.

Hier war die Aufsicht H untergebracht.

Die Unterkunft dieser Fähnriche war gewissermaßen ein Notquartier. Denn die Kaserne begann langsam, für ihre großen Aufgaben zu klein zu werden. Also mußten zusätzlich Baracken gebaut werden. Und die Allerjüngsten unter den Offiziersanwärtern, in der Aufsicht H zusammengefaßt, waren naturgemäß die ersten, die diese Beengung zu spüren bekamen. Derartige Wohnställe schienen Ratshelm an sich noch kein Unglück. Nur daß sie ein wenig abseits lagen, fand er bedenklich.

Das erforderte erhöhte Kontrollen.

Ratshelm betrat den engen Gang der Baracke. Erwartungsvoll sah er sich um. Doch was er erblickte, beziehungsweise nicht erblickte, enttäuschte ihn. Denn in keinem der Räume, deren Türen Glasfenster besaßen, brannte Licht. Die Fähnriche schienen tatsächlich bereits zu schlafen. Das aber hieß: Sie legten offenbar keinen Wert darauf, jetzt noch zu arbeiten – obgleich das doch ausdrücklich erlaubt worden war. Ratshelm leuchtete mit seiner Taschenlampe die Türschilder ab. Dann betrat er das Zimmer mit der Nummer sieben.

Die hier hausenden vier Fähnriche schliefen in der Tat – zumindest deutete nichts darauf hin, daß dem nicht so war. Einer schnarchte sogar in seiner Koje. Die anderen lagen still und unbeweglich; wie ausgeliefert, wie zerbrochen vor Müdigkeit; fast wie tot.

Immerhin: das Zimmer war gut aufgeräumt. Ratshelm erkannte das mit kurzem fachmännischem Blick. Anerkennung schimmerte in seinen Augen auf. Er leuchtete mit seiner Spezialtaschenlampe über die Feldbetten hinweg. Und dann erblickte er ein paar offene Augen, die ihn hell wach anstrahlten,

»Nun, Hochbauer«, sagte Ratshelm gedämpft und trat näher. »Sie schlafen noch nicht?«

»Ich habe bis vor kurzem gearbeitet, Herr Hauptmann«, sagte Hochbauer, gleichermaßen gedämpft.

Der Hauptmann lächelte versonnen; nicht viel anders als Kenner lächeln, die in einer Galerie vor ihrem Lieblingsbild stehen. Er schätzte sich glücklich, derartig prächtige Menschenexemplare in seiner Inspektion zu haben.

»Woran haben Sie denn noch so spät gearbeitet, Hochbauer?« fragte er interessiert. Und viel väterliches Wohlwollen schwang in seiner gutklingenden Baritonstimme mit.

»Ich habe Clausewitz gelesen«, sagte der Fähnrich.

»Sehr ordentliche Lektüre«, stimmte Ratshelm zu.

»Ich fürchte nur, Herr Hauptmann«, sagte Hochbauer vertrauensvoll, »daß ich auf einige Unklarheiten gestoßen bin. Nicht, daß ich Clausewitz anzweifle – aber es gibt da einige Stellen, die ich nicht richtig verstehe.«

»Nun, wenn es weiter nichts ist, mein lieber Hochbauer – kommen Sie getrost damit zu mir. Irgendwann einmal, außerhalb der Dienstzeit. Von mir aus morgen abend. Sie wissen ja, wo ich wohne. Ich werde Ihnen schon helfen. Dafür sind wir ja da!«

»Danke, Herr Hauptmann«, sagte der Fähnrich beglückt. Und er straffte sich, wölbte die Brust hervor, wie um eine Ehrenbezeugung anzudeuten. Das Nachthemd öffnete sich ihm über der Brust und ließ seine mattglänzende Haut und seine Erkennungsmarke sehen.

Ratshelm nickte ihm zu und ging davon. Er schien es plötzlich sehr eilig zu haben. Wahrscheinlich war es die Pflicht, die ihn rief.

Der Generalmajor Modersohn saß an seinem Schreibtisch. Das scharfe Licht einer Lampe fiel auf sein kantiges Gesicht. Fast schien es, als säße hier statt seiner eine Wachsfigur. Aber der General arbeitete. Er hatte ein aufgeschlagenes Aktenstück vor sich liegen. Und auf dessen Deckel stand in dicken Druckbuchstaben geschrieben: Krafft, Karl, Oberleutnant.

Modersohn bewohnte im sogenannten Gästehaus, das dem Kasino angeschlossen war, zwei Zimmer. In dem einen pflegte er zu arbeiten, in dem anderen zu schlafen. Und solange er hier wohnte, war noch niemals das eine Zimmer zu einer Tätigkeit mißbraucht worden, die dem anderen Zimmer vorbehalten war.

Der General saß vollständig bekleidet an seinem Schreibtisch. Er war mit geöffnetem Hemd oder aufgekrempelten Ärmeln schwer vorzustellen. Selbst sein Bursche hatte nur selten Gelegenheit, Modersohn im Schmuck seiner Hosenträger oder auf Socken zu sehen. Für den General gab es nur bekleidete und unbekleidete Soldaten – nachlässig gekleidete hatten in seinen Augen keine Existenzberechtigung. Und deshalb war es für ihn ganz selbstverständlich, daß er mitten in der Nacht, allein in seinem Raum, eine genauso untadelige

Haltung bewahrte wie bei einer Besichtigung oder einer Parade.

Der Rock des Generals, aus Kammgarn, leicht abgewetzt an den Ellenbogen, schon etwas fadenscheinig, aber hochnotpeinlich sauber, wurde auch jetzt hochgeschlossen getragen. Das goldene Eichenlaub auf den Kragenspiegeln schien magisch im Licht der hellen Lampe zu glühen. Der Hoheitsadler auf seiner linken Brust sah ausgebleicht und verwaschen aus. Kein Orden, kein Ehrenzeichen war sichtbar; obgleich Modersohn fast alle besaß, die es gab. Aber der General legte Wert darauf, allein durch seine Persönlichkeit zu wirken – nicht durch Lametta.

Dennoch hatte sich das Gesicht des Generals ein wenig verändert – ein karges Zugeständnis an den Umstand, daß er jetzt völlig allein war. Er blickte nahezu versonnen auf die Personalakte, die vor ihm lag.

Aufmerksam las er eine Beurteilung nach der anderen und verglich sie miteinander. Dann kam er zu dem Schluß, daß hier Stümper am Werk gewesen waren. Denn diesen Beurteilungen nach war der jetzige Oberleutnant Krafft immer ein Mann ohne Besonderheiten gewesen, ein guter Soldat, fast brav zu nennen; verläßlich und dienstwillig. Aber das konnte nicht gut stimmen.

Noch einmal las der General diese Beurteilungen durch. Er suchte nun systematisch nach ganz bestimmten Redewendungen, nach bezeichnenden Formulierungen mehr am Rande – und er fand sie auch. Und lächelte kaum spürbar.

Da stand zum Beispiel in der Beurteilung des ehemaligen Unteroffiziers Krafft:

»... zeichnet sich durch besondere Beharrlichkeit aus – sein Gefühl für Disziplin ist noch nicht in der wünschenswertesten Weise ausgeprägt – Entschlußkraft ist ihm zu eigen ...«

Und in der Beurteilung des Leutnants Krafft war nachzulesen:

»... kann selbständige Aufgaben lösen – ist von eigenwilliger Natur – besitzt Energie, weiß sie aber noch nicht in der rechten Weise einzusetzen – ein vorzüglicher Truppenführer, der unter der Anleitung eines geschickten Vorgesetzten Außergewöhnliches zu leisten imstande sein könnte ...«

Die letzte Beurteilung, geschrieben, kurz bevor Krafft an die Kriegsschule versetzt worden war, wies folgende aufschlußreiche Bemerkungen auf:

»... ein dem Kritischen zuneigender Geist – ein vielseitig verwendbarer, wenn auch nicht gerade sonderlich bequemer Untergebener – mit stark ausgeprägtem Gerechtigkeitssinn begabt ...«

Alles zusammen nur wenige Worte, entnommen einer Überfülle von neutralen, nichtssagenden Formulierungen, von billigen Allgemeinplätzen und gefälligen Redensarten. Aber diese wenigen Worte ließen ahnen, daß dieser Krafft keine Alltagserscheinung war. Er hatte seine Dienststellen verdächtig oft wechseln müssen – jedoch kaum jemals ohne anerkennende Worte. Vermutlich war er hochgelobt worden, um dann besser abgeschoben werden zu können. Und jetzt war er ausgerechnet hier, an dieser Kriegsschule, gelandet – in dem Bereich von Generalmajor Modersohn, den der Volksmund den Eisberg oder auch den allerletzten Preußen nannte.

Modersohn schloß das Aktenstück Krafft. Der Notizblock, der griffbereit vor ihm lag, blieb leer. Der General schloß kurz die Augen, so, als schmerze ihn das grelle Licht der Schreibtischlampe. Immer noch verriet sein Gesicht nichts von dem, was er dachte. Aber das winzige Lächeln war geblieben.

Dann erhob sich Modersohn und ging in sein Schlafzimmer. Hier stand ein Feldbett, dazu ein Stuhl und ein Schrank. Ein Waschbecken noch – sonst nichts.

Der General knöpfte seinen Uniformrock auf und entnahm ihm eine Brieftasche. Er öffnete sie und erblickte ein Foto in Postkartengröße. Dieses Bild stellte einen jungen Menschen dar – einen Offizier mit kantigem Gesicht; seine Augen blickten groß, offen und fragend; keine Heiterkeit war in ihm, aber eine stille, gläubige Entschlossenheit.

Als der General dieses Bild betrachtete, kam etwas wie Wärme in seine Augen. Und seine Härte schien einer fernen Traurigkeit zu weichen.

Dieses Bild stellte den Leutnant Barkow dar, der am Tag zuvor begraben worden war.

Auch der Oberleutnant Krafft konnte in dieser Nacht noch keinen Schlaf finden. Aber es war nicht etwa sein Gewissen, das ihn nicht ruhen ließ – es war Elfriede Rademacher.

»Hoffentlich hat dich niemand kommen sehen«, sagte Krafft ein wenig besorgt.

»Und wenn schon!« entgegnete Elfriede scheinbar gleichmütig und setzte sich zu ihm auf das Bett. Sie glaubte zu wissen, was ein Mann brauchte: gelassene, willige Heiterkeit. Nur keine Probleme!

»Was werden die anderen Mädchen sagen, mit denen du zusammen wohnst?«

»Genau dasselbe, was ich über sie sage, wenn sie ihr eigenes Bett vernachlässigen – nämlich nichts.«

Krafft lauschte in die Nacht, aber es schien nichts zu geben, das ihn beunruhigen konnte – von Elfriede abgesehen, die gerade begann, ihr Kleid auszuziehen.

Krafft fand, daß recht merkwürdige Sitten in dieser Kaserne herrschten; schon deshalb merkwürdig, weil sie im Bereich eines General Modersohn möglich waren.

»Dagegen ist kein Kraut gewachsen«, sagte Elfriede und zog ihren Unterrock über die Hüften. Sie tat das mit großer Selbstverständlichkeit, was – wie Krafft vermutete – auf einige Übung schließen ließ.

Krafft wurde aus diesem Mädchen nicht ganz klug. Eigentlich war alles ganz einfach gewesen, völlig unkompliziert, erfreulich unproblematisch. Aber sie war nicht so, wie sie sich gab. Krafft spürte das. Er ertappte sich immer wieder dabei, wie er über sie nachdachte. Nun, sagte er sich, möglicherweise wollte sie gar nicht so sehr sich selbst ein Vergnügen bereiten, als ihm einen Gefallen erweisen. Was sie hier im Begriff war zu tun, hatte irgend etwas mit fraulicher Fürsorge gemein.

»Hast du eigentlich keinerlei Bedenken?« fragte Krafft.

»Warum?« fragte sie zurück. »Wir mögen uns – das genügt doch wohl.«

»Mir schon«, sagte Krafft. »Was aber dann, wenn etwa Hauptmann Kater herausbekommt, wie du deine Nächte verbringst? Schließlich ist er offiziell für dich und die anderen Mädchen verantwortlich.«

Elfriede begann zu lachen. Es war ein völlig unbekümmertes Lachen; und es klang gefährlich laut. »Dieser Kater hat es gerade nötig, hier den Sittenwächter zu spielen!«

»Hast du etwa auch mit ihm spezielle Erfahrungen gesammelt?« fragte Krafft. Und er stellte mit Erstaunen fest, daß er sich fast ein wenig unglücklich bei diesem Gedanken fühlte.

Elfriede unterbrach ihre Tätigkeit. Sie richtete sich ein wenig auf, musterte ihn mit dunklen Augen und sagte: »Ich bin hier seit zwei Jahren – seitdem diese Kriegsschule besteht. Ich wohne mit mehr als vierzig anderen Mädchen hier im Stabsgebäude, auf einem besonderen, abgeschlossenen Korridor; wir haben sogar einen eigenen Eingang. Tagsüber arbeiten wir auf den Schreibstuben, in den Kantinen, auf der Vermittlung, in Lagerräumen und Werkstätten. Wir sind weibliche zivile Angestellte – kriegsdienstverpflichtet. Wir kommen Tag für Tag mit Männern zusammen; tausend Männer sind um uns. Da ist es doch kein Wunder, daß wir manchmal den Wunsch verspüren, auch nachts mit Männern zusammen zu sein.«

»Nun – immerhin bin ich froh, daß du dir unter diesen tausend ausgerechnet mich ausgesucht hast.«

»Aus mehreren Gründen«, sagte Elfriede und zog ihre Strümpfe aus. »Einmal deshalb, weil deine Unterkunft im gleichen Gebäude wie die meine liegt – das erleichtert die Sache wesentlich. Dann deshalb, weil wir beide auf der gleichen Dienststelle, bei der Stammkompanie, arbeiten – dadurch können wir unsere Freizeit besser aufeinander abstimmen. Und dann gibt es noch einen Grund, Karl, einen nicht unwesentlichen – du gefällst mir. Ich will damit nicht gleich sagen, daß ich dich liebe. Ich mag diese großen Worte nicht – und sie sind ja wohl auch sehr klein geworden, in dieser gewaltigen Zeit, in der wir leben müssen. Aber ich habe dich eben sehr gern. Und nur, weil das so ist, tue ich, was ich hier tue. Hauptmann Kater jedenfalls steht nicht auf meiner verhältnismäßig kleinen Liste – und er wird auch nie dort zu finden sein.«

Elfriede streifte, fast hastig, ihren Büstenhalter ab. Krafft betrachtete sie liebevoll und verlangend und wollte seine Hände besitzergreifend nach ihr ausstrecken. Sie aber wehrte ihn ab. Und sah ihn fast traurig an.

Dann sagte sie: »Ich bin nicht gerade die Tugend in Person; das brauche ich dir wohl nicht erst zu versichern. Doch es ist auch nicht gerade selbstverständlich, daß ich hier bin, daß alles so schnell mit uns ging – das muß ich dir noch sagen. Aber da ist noch etwas.«

Sie atmete gepreßt; und er mißdeutete das. »Komm zu mir!« sagte er ungeduldig.

Elfriede schüttelte den Kopf.

»Aber da ist noch etwas«, sagte sie wieder, mit einer fast heiseren Stimme. »Da ist so etwas wie Angst. Sicherlich ist es dumm von mir, das zu sagen. Aber vom ersten Augenblick an habe ich das Gefühl, daß alles zwischen uns nur sehr kurz sein wird. Lach mich nicht aus, Karl. Ich weiß ja, daß in diesem Krieg nichts von Dauer sein kann. Alles kommt und geht, liebt und betrügt, will vergessen und wird vergessen. Nun gut, damit muß man sich abfinden. Aber das allein ist es nicht – diesmal nicht.«

»Komm zu mir«, sagte er wieder und legte seine Arme um sie. Das Verlangen begann, ihn zu betäuben; er vermochte ihre Worte nicht aufzunehmen. Seine Lippen glitten zu ihrem Ohr, und er glaubte ihr Blut rauschen zu hören. »Du frierst ja, Mädchen. Komm, ich werde dich wärmen.«

»Ich habe Angst«, sagte sie.

Und sie zitterte in seinen Armen, was er für eine Folge der Kälte hielt. Er wollte nicht denken, nicht hören, nicht wissen. Er wollte nur noch fühlen – und vergessen.

Und so vernahm er nicht, daß sie sagte: »Ich habe Angst – um dich.«

»So ist das nun mal«, sagte der Hauptmann Kater gedankenschwer. »Da tut man unermüdlich seine Pflicht – und was ist der Lohn? Man wird verkannt! Man gerät in Schwierigkeiten! Und nur weil irgendwo jemand existiert, der sich für den letzten Preußen hält und dem Vorschriften wichtiger sind als menschliche Qualitäten.«

Der Hauptmann Kater saß in einem Hinterzimmer des Kasinos, in der hintersten Ecke. Sanftes Licht aus einer Stehlampe beleuchtete sein Vollmondgesicht. Vor ihm stand eine bauchige Rotweinflasche. Ihm gegenüber saß Wirrmann, der Oberkriegsgerichtsrat.

Beide sahen betrübt aus. Sie blickten mürrisch auf die Rotweinflasche, die freudigere Gesichter verdient hätte – denn der Rotwein war ein Pommard, einer der edelsten, die unter Frankreichs Sonnc reiften. Kater hatte noch einige Kisten davon im Keller; aber ihn quälte die Befürchtung, daß er sie kaum noch würde genießen können.

Denn der General schien ihm ein erträgliches Leben nicht zu gönnen. Dabei war doch Kater, seiner Ansicht nach, ein herzensguter Mensch und noch dazu ein erfolgreicher Organisator. Aber Modersohn wußte solche Feinheiten natürlich nicht zu schätzen. In der ganzen Wehrmacht gab es vermutlich kaum einen zweiten von dieser Sorte! Und ausgerechnet dieser eine mußte Kommandeur einer Kriegsschule werden, an der ein Hauptmann Kater Chef der Stammkompanie war!

»Der General«, sagte Wirrmann, »scheint ein sehr eigenwilliger Herr zu sein.« Diese Formulierung wurde mit hoher Vorsicht gebraucht; sie schien weder eine Herausforderung zu sein, noch einen Vorwurf zu enthalten.

Das war Wirrmanns Taktik. Er pflegte in der Wahl seiner Worte stets Vorsicht walten zu lassen; sie hörten sich fast immer protokollreif an. Der Klang dieser Worte jedoch ließ Kater ahnen, wie es in Wirrmann aussah.

Der Oberkriegsgerichtsrat Wirrmann, dem Inspekteur der Kriegsschulen zugeteilt, ein bewährter Jurist, ein verläßlicher Diener des Reiches, ein blankes Schwert der Gerechtigkeit, mit mehr als zwei Dutzend Todesurteilen auf der Bewährungsliste – ausgerechnet ihn hatte Modersohn zusammengebügelt wie einen unfähigen, niederen Justizbeamten. Vor dem gesamten Offizierkorps! Kater mußte also ganz zwangsläufig in Wirrmann einen Bundesgenossen erblicken.

»Unter uns«, sagte Kater und neigte sich vertraulich vor. »Der General ist nicht nur eigenwillig – er ist ganz einfach unberechenbar. Ihm fehlt es, möchte ich sagen, an Lebensfreude. Er verschmäht die edelsten Weine, die erlesensten Zigarren, sein Blick wird nicht freundlicher, wenn er ein nettes Mädchen erblickt –«

»Aber sein Interesse an gewissen jungen Offizieren ist doch wohl kaum zu übersehen«, fiel Wirrmann ein. Und dabei lächelte er; außerordentlich fein, wie er glaubte; wissend. Er hatte ganz sanft und behutsam einen Zipfel der traurigen Wahrheit gelüftet – seiner Ansicht nach.

Der Hauptmann Kater verschluckte sich ein wenig. Rotwein tropfte auf seine Uniform; aber er beachtete es nicht. Er dachte angestrengt nach. Der Satz, den der Oberkriegsgerichtsrat soeben gesagt hatte, klang an sich recht harmlos. Aber der Zusammenhang, in den er offenbar beabsichtigt gestellt worden war, mußte als alarmierend angesehen werden.

Und Kater fragte vorsichtig: »Sie meinen wirklich?«

»Ich meine überhaupt nichts«, sagte Wirrmann sofort. »Ich habe nicht einmal eine Andeutung versucht. Ich operierte lediglich mit einer Erwägung, in etwa dahingehend, daß doch wohl kein Mensch – unser Führer natürlich ausgenommen – makellose Entscheidungen treffen kann. Es sei denn, er hat das Glück, sich nach den bestehenden Gesetzen richten zu können. Was ich also sagen wollte ist das: Gewisse menschliche Sympathien sind doch wohl auch bei Generalen nie völlig zu vermeiden.«

»Und nie ganz ungefährlich – da haben Sie recht.« Kater nickte zustimmend. »Und das alles nicht selten zum Nachteil des braven, ehrlichen Mannes, des bescheidenen, verläßlichen Offiziers. In meinem speziellen Fall kommt dann noch hinzu, daß dieser Krafft meinen Posten als Chef der Stammkompanie haben will. Anders sind doch die Sachen, die er sich leistet, nicht zu erklären.«

»Nun ja«, sagte Wirrmann gedehnt. »Ihr Freund ist der

General gerade nicht. Und dieser Krafft scheint ein ziemlich tüchtiger und rücksichtsloser Bursche zu sein. Vielleicht gelingt es ihm tatsächlich, Sie zu verdrängen – denn eine Schlüsselstellung wie die Ihre ist begehrt. Aber wenn dieser Krafft tatsächlich Ihr Nachfolger werden sollte, dann doch nur, wenn der General zustimmt, wenn er das wünscht und fördert.«

»Und das ist gar nicht so ausgeschlossen«, gab Kater zu. »Denn was versteht schon der General von meinen besonderen Fähigkeiten? Dabei tue ich hier mindestens genauso meine Pflicht wie er. Aber er weiß das offensichtlich gar nicht zu schätzen. Der Mann ist einseitig – unter uns und ganz im Vertrauen gesagt. Nun gut – er versteht was von Strategie und Taktik. Aber er hat die simple Weisheit nicht begriffen, die seit Jahrtausenden gilt, solange es Soldaten gibt, und die da lautet: Ein Soldat, der Hunger und Durst hat, ist nur noch ein halber Soldat.«

Der Oberkriegsgerichtsrat mißbilligte Katers primitive Deutlichkeiten, seinen ungebändigten Ärger und seine unvorsichtige Offenheit – aber er zögerte nicht, sie zu gebrauchen.

Es war, als atme Wirrmann genußvoll den schweren Duft des Rotweins ein, während er sagte: »Es wäre gewiß vieles ganz anders – und nicht nur für Sie –, wenn diese Kriegsschule einen Kommandeur hätte, mit dem sich auf angenehmere Weise zusammen arbeiten ließe.«

Kater starrte den Oberkriegsgerichtsrat an. Er goß hastig sein Glas voll und leerte es auf einen Zug. Neue Hoffnung überglänzte sein Mondgesicht. Er sah die Kisten vor sich, die er gestapelt hatte, zum Wohle seiner Offizierskameraden – und zu seinem eigenen. Er sah sich, wie er die Früchte seines Fleißes und seiner Fähigkeiten genoß, unbedroht und frei von Gefahr. Und er fragte: »Sie meinen, das könnte sich machen lassen?«

»Es kommt darauf an«, sagte der Oberkriegsgerichtsrat gedehnt.

»Worauf kommt es an?«

»Nun«, sagte Wirrmann vorsichtig, »ich setze natürlich

voraus, daß Sie sich darüber im klaren sind, daß ich mich ausschließlich der Gerechtigkeit verpflichtet fühlen muß.«

»Eine ganz selbstverständliche Voraussetzung«, stimmte Kater bereitwilligst zu.

»Mein lieber Hauptmann Kater«, sagte der Oberkriegsgerichtsrat Wirrmann, »was wir brauchen, ist ein wenig Material. Schon ein Anhaltspunkt genügt. Allein die Möglichkeit eines Vergehens kann ausreichen, um ein Verfahren zu eröffnen. Ein eröffnetes Verfahren ist aber zumeist gleichbedeutend mit Dispensierung vom Dienst. Ich denke da in Besonderheit an zwei Punkte. Erstens: Von der Person, von der wir reden, existiert nicht ein einziges eindeutiges Bekenntnis zu unserer Staatsform und unserem Führer. Die Frage ist nun: Existieren etwa gar Bemerkungen, Handlungen, Schriftstücke, durch welche eine Ablehnung unserer Staatsform und unseres Führers ersichtlich wird? Das könnte von schwerwiegender Bedeutung sein. Zweitens: Besagte Person zeigt ein auffallendes Interesse für alles, was mit Leutnant Barkow zusammenhängt; also auch an Leutnant Barkow direkt. Warum ist das so? Was steckt dahinter? Liegt hier ein Ansatzpunkt? Denken Sie darüber nach – falls Sie Wert darauf legen, hier noch länger Chef der Stammkompanie zu sein!«

»Mir nach, Kameraden!« rief der Fähnrich Weber unterdrückt. »Nur keine Müdigkeit vorschützen. Wer Offizier werden will, muß sich in jeder Lebenslage bewähren.«

Die Fähnriche Mösler und Rednitz schlichen sich durch das Gelände der Kriegsschule. Der Fähnrich Egon Weber wieselte zehn bis fünfzehn Schritte vor ihnen einher. Alle drei bewegten sich im Schatten der Kraftfahrzeughallen; sie vermieden die Kasernenstraßen und die Wege der Posten. Sie steuerten dem Kommandanturgebäude zu.

Gebückt schoben sie sich durch die Nacht, als habe Karl May für ihre Ausbildung gesorgt, nicht aber die großdeutsche Wehrmacht. Ihre Taschen waren stark aufgebauscht – dort steckten Flaschen. Einer versteckte eine brennende Zigarette in der hohlen Hand.

»Nicht so hastig, Kameraden«, sagte der Fähnrich Rednitz, ohne dabei seine Stimme sonderlich zu dämpfen. »Wir sollten nichts überstürzen und uns zunächst einmal ein wenig stärken.«

»Wir haben schon viel zuviel Zeit verloren«, gab Mösler zu bedenken. »Wir hätten eben keine Rücksicht auf Hochbauer nehmen sollen. Warum mußt du ausgerechnet ihm auf die Nase binden, was wir vorhaben! Du weißt doch, daß er gegen solche Extratouren ist.«

»Man muß sich mit Hochbauer gut stellen«, sagte Weber begütigend. »Denn der wird bestimmt noch mal bei uns Aufsichtsältester. Fehlt doch nicht mehr viel, und er wickelt den Hauptmann Ratshelm um den kleinen Finger.«

»Mensch«, sagte Mösler bedenklich, »wenn das soweit kommt, dann sind wir alle im Eimer.«

»Hochbauer ist ein prima Kamerad«, behauptete Egon Weber. Und er meinte tatsächlich, was er sagte.

»Und du, Weber, bist ein saudummer Hund«, sagte Rednitz freundlich. »Früher oder später wird sogar dir ein Licht aufgehen. Wetten?«

Sie verhielten in Höhe der Küche, stellten sich in den Schlagschatten eines Geräteschuppens und blinzelten zum Kommandanturgebäude hinüber. Der Mond schob sich großmütig hinter eine Wolkenbank.

Der Fähnrich Egon Weber entkorkte eine Flasche und nahm einen kräftigen Schluck daraus. Dann reichte er die Flasche weiter, wie sich das unter Kameraden gehörte, während Rednitz spähte, ob sich ein Feind nähere – ein Wachtposten oder ein Offizier.

»Was machen wir eigentlich, wenn wir erwischt werden?« wollte der Fähnrich Egon Weber wissen.

»Ein dummes Gesicht«, sagte Rednitz.

»Und was sagen wir?«

»Alles, was uns gerade einfällt – nur nicht die Wahrheit.«

Für Rednitz schien nichts zu existieren, woran er nicht seinen Spaß hatte. Mösler hingegen suchte systematisch nach allen Möglichkeiten, die ein Vergnügen versprachen; wobei er niemals sonderlich wählerisch war. Und Fähnrich Egon

Weber machte alles mit, wozu er aufgefordert wurde – vom Kirchgang bis zum Besuch eines Freudenhauses, vom Heimabend bis zur Saalschlacht. Es war nur nötig, an seine Kameradschaft und an seine Körperkräfte zu appellieren. Dann wälzte er Felsen. So war er denn ungemein beliebt bei jedermann; seine Ernennung zum Offizier war so gut wie sicher.

»Wenn jetzt zum Beispiel der Offizier vom Dienst auftaucht«, wollte Egon Weber nunmehr wissen, »was dann?«

»Dann«, sagte Rednitz und griff nach der Flasche, »stürzt sich ihm der Beste von uns entgegen – um sich zu opfern. Ich nehme an, das wirst du sein, Weber. Denn diese Ehre wirst du dir vermutlich nicht nehmen lassen wollen.«

»Na schön«, sagte Egon Weber ungerührt. »Nehmen wir also an, es ist so. Dann wird der Offizier vom Dienst also wissen wollen, was ich hier mache.«

»Du schlafwandelst, Egon – was denn sonst?«

»Mit einer Flasche?«

»Eben deshalb!« behauptete Rednitz ernsthaft. »Ohne Flasche bist du völlig normal.«

»Was soll das Gequatsche!« sagte Mösler drängend. »Warum zögern wir denn noch? Nichts wie 'ran an die Käfer!«

»Nur langsam«, sagte Rednitz warnend. »Wenn wir nicht alles genau bedenken und scharf dabei aufpassen, dann sitzen wir im Bau. Ich werde zunächst einmal – solo – ein Spähtruppunternehmen starten und dabei die Lage peilen.«

»Du willst dir nur die besten Brocken sichern«, sagte Mösler mißtrauisch. »Das ist nicht gerade kameradschaftlich gedacht.«

»Und wenn einer nicht kameradschaftlich denkt«, sagte Egon Weber, der Preisringer und passionierte Schläger der Aufsicht H, »dann kann ich sehr ungemütlich werden.«

Gegen soviel Überzeugungskraft war Rednitz machtlos. Es blieb wohl nichts weiter übrig, als so zu handeln, wie sie es im Unterricht bei Hauptmann Feders gelernt hatten: Jedes angesetzte Unternehmen ist konsequent durchzuführen, sofern nicht entscheidende strategische Veränderungen eine Neuplanung erfordern.

Von »strategischen Veränderungen« aber fand sich weit und breit keine Spur: kein Offizier ließ sich blicken, und die Posten dösten in irgendwelchen Ecken. Aber im Kommandanturgebäude, unten im Keller, in der Vermittlung, da hockten die armen, netten, sehnsüchtigen Nachrichtenmädchen.

Was in der Nacht vorher geschehen war, hatte sich endgültig im Laufe des späten Nachmittags in der Kaserne herumgesprochen. Der Fähnrich Weber hatte gewisse Details von dem Verwalter der Sportgeräte erfahren. Diesen hatte ein Küchenunteroffizier aufgeklärt. Der wieder war ein intimer Freund des 1a-Schreibers. Dieser nämlich war intim befreundet mit dem vergewaltigten Nachrichtenunteroffizier. Kurz: prima Adressen; verhältnismäßig leicht zu erreichen. Den Mädchen konnte geholfen werden!

»Also los!« sagte der Fähnrich Rednitz, gewissermaßen zum Angriff blasend.

Mösler und Egon Weber folgten ihm erlebnisfreudig. Sie hielten ihre Flaschen am Hals fest und sie schwangen sie wie Handgranaten. Sie überquerten, geduckt hüpfend, die betonierte Hauptstraße der Kaserne und verschwanden im Kommandanturgebäude, entschlossen, die Vermittlung und die Mädchen zu stürmen.

Doch als sie dort ankamen, waren bereits schon drei andere da.

Den Hauptmann Feders, Taktiklehrer der Aufsicht H, hüllten dichte Rauchwolken ein.

Feders saß und dachte und schrieb und rauchte sich müde. Er versuchte, sich auf den Lehrplan für den nächsten Tag zu konzentrieren: Eisenbahntransport eines Infanteriebataillons. Aber er konnte sich nicht konzentrieren. Und der Schlaf wollte nicht kommen.

Die Nacht um ihn schien dumpf zu rauschen, als ob ferne Flugzeuge in der Luft wären oder Züge jenseits der Hügel unentwegt dahinrollten. Aber er wußte, daß er sich täuschte.

Nichts war um ihn als brodelnder Zigarettenrauch, die nackten Wände seines Zimmers und der Bretterfußboden, durch den die Kälte drang. Nichts gelangte zu seinen Ohren – nichts von dem, was um ihn existierte: die Geräusche von tausend schlafenden Menschen; ihr stöhnendes Atmen zwischen den Decken; die dumpfen Herzschläge; das Wispern des Wassers; die scharrenden Füße der Wachtposten; irgendwo ein Menschenpaar, das sich keuchend umschlag. Von allem wußte er. Und nichts davon hörte er.

Der Hauptmann Feders, Taktiklehrer, einer der anerkannt klügsten Köpfe der Kriegsschule, immer wieder von der Lust an der Verwirrung anderer heimgesucht, stets verführt zu spitzfindigen Bemerkungen, ein Spötter aus Leidenschaft und ein Verneiner aus purer Freude an der Verneinung, war ein kalter, überlegener Lächler, wenn er auch nur einen Zuhörer witterte. Wenn er jedoch allein war, wie jetzt: ein müder Mann mit zerfurchtem Gesicht und mit Augen, in denen quälende Ratlosigkeit hauste.

Er lauschte angestrengt. Er wollte hören, nur um zu wissen, daß er tatsächlich hörte, was ihm sein Verstand als existierend einredete. Er zog an seiner Zigarette – das hörte er. Er stieß den Rauch aus seinem Mund – das hörte er auch. Und seine Frau, die im Raum daneben lag: sie mußte sich unruhig bewegen, die Decke von sich streifen, mit offenem Mund gepreßt atmen – aber so sehr er sich auch anstrengte, sie zu hören, er vernahm nichts.

»Alles ist wie tot«, sagte Feders vor sich hin. »Alles scheint zu verwesen.«

Marion, seine Frau, war kriegsdienstverpflichtet wie die anderen Frauen in der Kaserne auch. Der vorige Kommandeur der Kriegsschule hatte ihre Verpflichtung nach Wildlingen/Main gefördert, was als ein Akt der Großzügigkeit ausgelegt werden konnte. Er sorgte sogar dafür, daß beide eine kleine Wohnung im Gästehaus bekamen; denn Frau Marion hatte ihn zu entzücken verstanden.

Der jetzige Kommandeur, Generalmajor Modersohn, duldete diesen Zustand schweigend. Daß er ihn für alle Zeiten sanktionieren würde, war kaum anzunehmen. Für Modersohn schien es kein Privatleben zu geben, schon gar nicht an seiner Kriegsschule. Feders konnte das nur recht sein, besonders in diesem Fall. Aber er hatte nicht die Kraft, das seiner Frau mit der gebotenen Offenheit zu sagen.

Er zwang sich zu äußerster Konzentration. Er wollte sie hören, um abermals zu erkennen – wieder und immer wieder –, wie qualvoll und sinnlos alles war. Aber er hörte nichts. Er erhob sich, ging zur Tür, die in das Schlafzimmer führte, öffnete sie und schaltete das Deckenlicht an.

Und da lag Marion, seine Frau – wachsblonde, kurzgeschnittene Haare; braungebrannte, sehnige Schultern, von denen die Decke geglitten war; der klarlinige Schwung zu den Hüften; der Schweiß des Schlafes, der sie wie magisch glänzen ließ.

»Kommst du schlafen?« fragte sie blinzelnd und wälzte sich auf den Rücken. »Nein«, sagte er.

»Warum kommst du nicht schlafen?« fragte sie wieder; mühsam, mit kaum geöffneten Lippen.

»Ich wollte mir nur ein Buch holen«, sagte Feders. Und er nahm irgendeins der Bücher, die auf seinem Nachttisch lagen. Dann wendete er sich schroff von ihr ab, löschte das Licht und verließ das Zimmer.

Wieder an seinem Schreibtisch angekommen, blieb er stehen. Er legte das Buch zur Seite und starrte in das grelle Licht, in die wogenden Qualmwolken von zwei Dutzend Zigaretten, in die Dunkelheit dahinter, die ihn lauernd umstand.

Und in diesem Augenblick wurde ihm endgültig klar, daß das Leben – zumindest sein Leben – ein Dreck war. Kaum noch wert, ausgelöscht zu werden.

Der Mond zog weiter.

Die Umrisse der Kaserne verloren sich in der bleichen Frostigkeit der Nacht. Alle Konturen schwanden. Die Dächer schienen flacher zu werden. Die Straßen vermengten sich mit den Rasenflächen zu einer grauen Masse. Und es war, als versänken die Mauern in der Erde – glatt und gleichförmig schien alles, was hier existierte.

Die Bewußtlosigkeit der tausend Menschen war nun vollkommen. Kaum noch einer, der sich jetzt nicht ganz vergessen hatte. Selbst der Posten döste ermattet vor sich hin.

Der Wachtposten wußte kaum noch, was um ihn war. Die völlige Leere war das vollkommenste Element seiner Beruhigung. Eine ganz und gar tote Welt wäre die am bequemsten zu überwachende aller Welten gewesen.

Die dahinschleichenden Stunden hatten dem Posten alles genommen: seine vagen Gefühle, die vorsichtigen Gelüste, die müde flackernden herrischen Gedanken und die bohrende Mutlosigkeit. Er wandelte nur noch dahin; ein mechanisches Stück Leben, mit bereits schlafendem Hirn.

Die Hügel über Wildlingen/Main, auf denen jetzt die Kaserne stand, hatten einst Rebstöcke getragen. Hier war noch vor kaum zwei Jahrzehnten ein Wein gewachsen, der als Wildlinger Galgenberg etikettiert worden war. Ein herber, fruchtiger, vollblütiger Wein, wie die Fachleute sagten. Aber die Zeiten waren damals schlecht gewesen, und die Menschen hatten lieber Schnaps als Wein getrunken, um sich schneller und vollkommener zu berauschen.

Dann aber wurden die Zeiten groß und heroisch – wie die Journale und Rundfunkstationen pflichtgemäß bis pflichtbewußt verkündeten. Das deutsche Volk, so hieß es, war sich wieder seiner großen und erhabenen Traditionen bewußt geworden.

Und so bewegte sich dann, eines schönen Morgens anno 34, ein Geländewagen zu den Hügeln hinauf. Offiziere, Ingenieure und Verwaltungsbeamte sahen, nickten und sprachen dann ein entscheidendes Wort. Wildlingen wurde für würdig befunden, Garnisonsstadt zu werden. Darüber freuten sich die Wildlinger sehr, die gerne dienen und noch lieber verdienen wollten.

Die Kaserne stand zwei Jahre später. Kurz danach zog ein Infanteriebataillon ein. Und es rollten die Gelder in Wildlingen. Die braven Bürger bekamen Tränen in die Augen, wenn sie ihre wackeren Soldaten sahen. Und die Geburtenziffer stieg sprunghaft.

Als dann der Krieg kam, wurde aus dem Infanteriebataillon ein Infanterieersatzbataillon. Sonst änderte sich nicht viel. Nur daß die braven Bürger nicht mehr vor Rührung weinten.

Aber die Geburtenziffern nahmen noch mehr zu. Zeugung und Tod erwiesen sich als geschäftige Brüder.

Im zweiten Kriegsjahr jedoch wurde aus der Kaserne über Wildlingen die Kriegsschule 5. Der erste Konmmandeur: Generalmajor Ritter von Trippler – er fiel im Osten. Der zweite Kommandeur: Oberst Sänger – er fiel einem Verfahren wegen Veruntreuung von Wehrmachtsgut zum Opfer. Der dritte Kommandeur: Oberst Freiherr von Fritschler und Geierstein – er wurde wegen erwiesener Unfähigkeit abgelöst, an die Balkanfront kommandiert und dort hoch dekoriert. Der vierte Kommandeur: Generalmajor Modersohn.

Jetzt schlief Generalmajor Modersohn, mit ruhigen, gleichmäßigen Atemzügen. Er lag in seinem Bett wie in einem Sarg, mit einer Haltung, die geradezu dekorativ war. Es gab keine Lebenslage, in der Modersohn nicht vorbildlich wirkte.

Auch Wirrmann, der Oberkriegsgerichtsrat, schlief. Er lag wie eingeklemmt zwischen Aktenstücken, überdeckt vom Staub der Prozesse, mit schwerem Atem. Und ähnlich schwer war auch der Schlaf, in den Kater, der Chef der Stammkompanie, verfallen war. Drei Flaschen Rotwein hatten ihn vor jeder Unruhe bewahrt.

Neben dem Oberleutnant Krafft lag immer noch Elfriede Rademacher. Auf ihren Gesichtern lag der Wunsch, daß diese Nacht nie enden möge.

Der Hauptmann Ratshelm lächelte im Schlaf. Er sah sich im Traum auf blumiger Wiese neben seinem kraftvollen und dennoch holden Weibe stehen, umringt von einer Schar ebenso lieblicher wie robuster Kinder. Und allesamt, Ehegespons wie Nachwuchs, waren Fähnriche: Fähnriche seiner Kriegsschule, seines Lehrgangs, seiner Inspektion – seine Fähnriche!

Aber keiner seiner Fähnriche träumte von Hauptmann Ratshelm – auch Hochbauer nicht. Er träumte fast nie. Und wenn sich Hochbauer im Wachen jemals Träumereien hingab, dann leuchteten sie in Rot, Gold und erdigem Braun, sie drehten sich um himmelstürmenden Ruhm, um Ansehen und Wirkung, Macht und Stärke. Jedes erdenkliche Opfer für das große Ziel! Sein geliebter Führer hatte in Notzeiten den

Pinsel geschwungen – zu ähnlichem war auch er bereit, wenn ihm keine andere Wahl blieb.

Die Fähnriche Mösler, Rednitz und Weber waren höchst unzufrieden eingeschlafen. Sie hatten das ersehnte Terrain besetzt gefunden, und ihre Enttäuschung war groß gewesen. Den Mut hatten sie dennoch nicht sinken lassen. Schließlich hatte der Lehrgang erst vor kurzer Zeit begonnen – genau vor 21 Tagen. Acht volle Wochen lagen also noch vor ihnen, und sie waren fest entschlossen, sie zu nutzen.

Hauptmann Feders konnte immer noch keinen Schlaf finden. Er starrte auf seine Uhr: die Zeiger krochen mit entsetzlicher Langsamkeit. Er schloß die Augen. Und er verspürte: Gier, mit Tintenfischarmen zuckend ins Nichts greifen. Und er sah hoffnungslose Leere. Alles war tot. Das Leben: ein Übergang von Tod zu Tod. Verwesung alles.

Und der Posten, der am Tor stand, gähnte.

6

EIN AUFSICHTSOFFIZIER WIRD GESUCHT

Ich bin um zehn Uhr zu Herrn General befohlen«, sagte der Oberleutnant Krafft zu einem Mädchen, das ihn fragend ansah.

»Dann muß ich Sie bitten, bis dahin zu warten, Herr Oberleutnant.«

Krafft sah demonstrativ auf seine Uhr: es war fünf Minuten vor zehn. Und das sagte er auch. Er zeigte sogar seine Armbanduhr vor.

»Stimmt«, sagte das Mädchen freundlich und distanziert. »Sie sind fünf Minuten zu früh gekommen.«

Das Mädchen, mit dem er sprach, war Sybille Bachner. Sie tat im Vorzimmer des Generals Dienst, gemeinsam mit dessen Adjutanten, dem sie unterstellt war. Aber Bieringer, der Adjutant, war nicht anwesend – vielleicht zählte er im Auftrag des Kommandeurs Komißbrote nach. Sybille Bachner jedenfalls schien gewillt, ganz im Sinne des Generals zu handeln – sie ließ Krafft einfach stehen.

Krafft setzte sich. Und zwar auf den Stuhl des Adjutanten. Er schlug die Beine übereinander und betrachtete Sybille Bachner mit herausforderndem Interesse.

»Sie also«, sagte Krafft sodann, »sind sozusagen die rechte Hand des Generals – vorsichtig ausgedrückt.«

»Ich bin hier als Schreibkraft angestellt, Herr Oberleutnant – weitere Aufgaben oder Verpflichtungen bestehen für mich nicht. Sonst noch irgendeine Frage?«

Sybille Bachner lächelte, es wirkte fast ein wenig duldsam. Sie schien es offenbar gewohnt, eingehend betrachtet und ausgefragt zu werden.

»Wie lange«, wollte Krafft wissen, »sind Sie eigentlich schon hier in diesem Laden, Fräulein Bachner?«

»Länger als der Herr General«, sagte Sybille und sah ihn mit karger Angestelltenfreundlichkeit an. »Denn das ist es doch wohl, was Sie interessiert, Herr Oberleutnant. Der Herr General hat mich weder mitgebracht, noch als seine Hilfskraft angestellt – er hat mich lediglich übernommen.«

»In jeder Beziehung?«

»Ohne jede dienstliche Einschränkung.«

Sybille Bachner sagte das freimütig. Dabei ordnete sie einen Stoß Papier auf ihrem kleinen Schreibtisch, der dem des Adjutanten seitwärts angesetzt war. Sie schien sich ganz ihrer Arbeit widmen zu wollen. Und Krafft hatte so ausreichend Gelegenheit, sie näher zu betrachten.

Diese Sybille Bachner nahm unter den Frauen in der Kaserne eine Sonderstellung ein – eben weil sie in unmittelbarer Nähe des Kommandeurs arbeitete. Das forderte Verschwiegenheit. Ein eigenes, abgesondertes Zimmer sollte ihr helfen, sich diese Tugend zu bewahren. Aber dieses Zimmer lag nicht, wie das der meisten anderen Frauen, im abgetrennten Korridor des Stabsgebäudes. Es befand sich im sogenannten Gästehaus. Nicht allzuweit von dem Zimmer des Generals entfernt.

Diese Lage gab zu denken. Bei jedem anderen wäre sie eindeutig gewesen. Nicht jedoch bei Modersohn. Sich vorzustellen, daß dieser General eine menschliche Schwäche haben könnte, vermochten nur wenige. Und auch dies nur deshalb, weil Sybille Bachner jedwede Sorte von Schwäche verständlich zu machen schien. Denn sie, etwa fünfundzwanzig Jahre alt, war von dunkler, fast fremdartiger Schönheit; orangebraun die glatte Haut, nachtdunkel ihre großen Augen; seidige Haare umrahmten ihr Gesicht wie ein Tuch – und dieses Gesicht wurde beherrscht von leicht vorstehenden Backenknochen und einem sinnlich-sanften Mund.

Krafft hörte damit auf, die Bachner zu betrachten, zumal sie wirklich zu arbeiten schien. Vorzimmermädchen mit intimen Beziehungen pflegten sich gewöhnlich nur zu beschäftigen. Und er hatte keine Geste bei ihr bemerkt, kein Wort von ihr gehört, das darauf hindeutete, daß sie als Vertraute des hohen Chefs behandelt zu werden wünschte. Sie war entweder grundanständig oder raffiniert. Und auf alle Fälle war sie für ihn nichts weiter als eine kurze Begegnung, die bald vergessen sein würde. Denn in wenigen Minuten schon, davon war er überzeugt, war die kurze Kriegsschulzeit für ihn beendet.

»Es ist zehn Uhr, Herr Oberleutnant Krafft«, sagte Sybille Bachner freundlich. »Bitte, gehen Sie hinein.«

»So ohne weiteres?« fragte Krafft erstaunt. Denn die Bachner hatte in der Zwischenzeit weder das Zimmer verlassen, noch ein Telefongespräch geführt; kein Klingelzeichen war ertönt, keine Mitteilung ihr übergeben worden – sie hatte lediglich auf die Uhr gesehen.

»Es ist zehn Uhr«, sagte Sybille Bachner, und ihr behutsames Lächeln verstärkte sich ein wenig. »Der Herr General legt Wert auf Pünktlichkeit, und er pflegt seinen Tagesplan genau einzuhalten. Gehen Sie bitte hinein, Herr Oberleutnant. Ohne anzuklopfen.«

Sybille Bachner war allein im Vorzimmer des Generals. Sie blickte über die Wände, an denen Ausbildungspläne hingen – sonst nichts. Überall Akten, Unterlagen, Vorschriften – auf dem Tisch des Adjutanten, auf ihrem Tisch, in Regalen, auf den Fensterbrettern, sogar auf dem Fußboden. Alles um sie war Arbeit.

Sie zog eine ihrer Schubladen auf. Darin lag ein Spiegel, und sie blickte hinein. Was sie sah, ließ ihr nachdenkliches Gesicht fast müde erscheinen: Sie wurde langsam alt. Sie verbrachte ihr Leben zwischen Papierstaub und Tastengedröhn – in einem der Hinterhöfe des Krieges.

Sie schob eilig ihre Schublade wieder zu – denn sie hörte Schritte. Der Adjutant kam. Ihr Spiegelgesicht verschwand. Irgendein Aktenbündel trat an seine Stelle.

»Nun«, fragte Oberleutnant Bieringer, der Adjutant, »ist dieser Krafft schon beim General?«

Sybille Bachner nickte. Sie sagte: »Er kam lediglich fünf Minuten zu früh. Und sonderlich bedrückt schien er auch nicht zu sein. Im Gegenteil: er wurde sogar reichlich frech.«

Das war, an sich, ein Kompliment. Denn zumeist wurde

dieses Vorzimmer mit einem Vorhof zur Hölle verwechselt: Unruhige, nervöse oder betont versteifte Gestalten versammelten sich hier – mindestens zehn Minuten vor der Zeit, um unter allen Umständen pünktlich zu sein. Krafft also gehörte nicht zu dieser subalternen Mehrheit. »Er ist frech geworden, Fräulein Bachner? Gefällt er Ihnen?«

»Ich finde diesen Mann reichlich eigenwillig.«

»Das ist kein schlechter Anfang«, sagte Bieringer.

»Ich denke gar nicht daran, etwas Derartiges anzufangen«, sagte Sybille Bachner schroff.

»Warum eigentlich nicht?« gab der Adjutant freundlich zu bedenken. »Sie wissen, wie sehr ich Sie schätze, Fräulein Bachner, und meine Frau liebt Sie wie eine Schwester. Und deshalb machen wir uns Sorgen um Sie. Sie arbeiten zuviel. Sie sind zuviel allein. Meinen Sie nicht auch, daß es vielleicht ganz gut wäre, wenn Sie sich etwas Abwechslung gönnen würden?«

Sybille Bachner sah den Adjutanten offen an. Bieringers glattes, etwas blasses Gesicht wirkte recht unscheinbar. Er erinnerte ein wenig an einen Lehramtskandidaten. Und er war in keinem Fall das, was man einen soldatischen Typ nennt. Aber er war ein Mann mit einem sechsten Sinn für alles, was den General betraf. Er ersetzte dem General eine Rechenmaschine und ein Bündel Notizbücher; und er bewahrte ihn vor einer Unmenge Leerlaufarbeit.

»Herr Bieringer«, sagte Sybille Bachner. »meine Arbeit hier füllt mich völlig aus. Ich wünsche keinerlei Abwechslungen.«

Der Adjutant tat, als wäre er intensiv mit einem Aktenstück beschäftigt. »Nun ja«, sagte er dann gedehnt und vorsichtig, »das soll uns im Grunde nur recht sein. Auch der General kennt nur seine Arbeit und sonst nichts. Auch er wünscht keinerlei Abwechslungen.«

»Bitte ersparen Sie sich derartige unnötige Bemerkungen, Herr Bieringer«, sagte Sybille Bachner empört.

»Gerne«, sagte der Adjutant, »sehr gerne – sofern sie wirklich unnötig sind. Glauben Sie mir, Fräulein Bachner – ich kenne den General nun schon seit geraumer Zeit; lange bevor Sie ihn kennenlernten. Sie dürfen überzeugt sein; er hat kein Privatleben und er will auch keins haben. Und wenn Sie klug sind, dann suchen Sie sich rechtzeitig jemand aus, der Sie von möglichen falschen Hoffnungen ablenkt – diesen Oberleutnant Krafft, zum Beispiel. Das allerdings unter der Voraussetzung, daß uns dieser Krafft erhalten bleibt. Aber darüber entscheidet allein der General.«

»Oberleutnant Krafft, wie befohlen, zur Stelle, Herr General.«

Der Generalmajor Modersohn saß hinter seinem Schreibtisch, der genau der Eingangstür gegenüberstand. Der Zwischenraum betrug sieben Meter; er wurde von einem primitiven grünen Bindfadenläufer ausgefüllt. Vor dem Schreibtisch stand ein einziger harter Stuhl.

Der General schien nicht gewillt, seine Arbeit zu unterbrechen – er machte sich Auszüge aus einem Aktenstück. Er sagte lediglich, ohne aufzusehen: »Kommen Sie, bitte, näher, Herr Oberleutnant Krafft. Setzen Sie sich.«

Krafft folgte gehorsam. Er fand, daß Modersohn reichlich viel Umstände mit ihm machte. Er hatte zwei, drei einführende und zugleich abschließende Sätze erwartet – einen kurzen, kräftigen Hinauswurf, im unverfälschten Jargon reinrassiger Militärs.

Der General aber schien sich diesmal Zeit zu lassen. Daß er Krafft nicht nur mit Namen und Dienstgrad anredete, sondern dazu noch konsequent »Herr« zu ihm sagte, hatte nicht viel zu bedeuten. Das hatte lediglich etwas mit »Wahrung der Formen« zu tun. Und das war eins jener Gebiete, auf deren Beherrschung dieser General besonderen Wert legte.

»Herr Oberleutnant Krafft«, sagte nun Modersohn. Und er sah seinen Besucher zum erstenmal offen an – völlig unpersönlich, doch mit dem prüfenden Blick eines Fachmannes, der sein Spezialgebiet souverän beherrscht. »Ist Ihnen bekannt, warum Sie zur Kriegsschule kommandiert worden sind?«

»Nein, Herr General«, sagte der Oberleutnant wahrheitsgemäß.

»Nehmen Sie an, daß es Ihre Fähigkeiten waren, die zu diesem Kommando geführt haben?«

»Ich glaube nicht, Herr General.«

»Sie glauben?« fragte Modersohn gedehnt. Diese Redewendung hörte er nicht gerne. Ein Offizier »glaubt« nicht – er weiß, er nimmt an, er vertritt eine Ansicht. »Also?«

»Ich nehme an, Herr General, daß meine Fähigkeiten für diese Kommandierung nicht ausschlaggebend gewesen sind.«

»Sondern?«

»Irgendein Offizier sollte von unserer Dienststelle aus kommandiert werden – und die Wahl fiel auf mich.«

»Ohne Grund?«

»Der Grund ist mir nicht bekannt, Herr General.«

Der Oberleutnant Krafft fühlte sich jetzt nicht sonderlich wohl in seiner Haut. Auf ein kräftiges Niederbügeln durch den General war er gefaßt gewesen – auf eine Vernehmung nicht. So versuchte er auf die bewährteste Art der erfahrenen Soldaten zu reagieren: Er stellte sich dumm, antwortete so knapp wie nur irgend möglich und versäumte keine Gelegenheit, den Ansichten seines Vorgesetzten scheinbar zuzustimmen.

Ein derartiges Verfahren sparte gewöhnlich viel Zeit und Ärger – aber nicht bei Modersohn.

Der General zog einen der Zettel, die auf seinem Schreibtisch lagen, näher zu sich. Und er fragte: »Kennen Sie Ihre eigene Personalakte, Herr Oberleutnant?«

»Nein, Herr General«, sagte Krafft verwundert, doch der Wahrheit entsprechend.

Modersohn stutzte ein wenig. Auch diese Bewegung war kaum sichtbar. Allein seine Hand, die den Zettel wieder zurückschieben wollte, unterbrach eine Sekunde lang ihre Tätigkeit.

Denn der General kannte die Praxis. Personalakten waren zwar grundsätzlich »geheim«, aber es gab immer Mittel und Wege, in sie Einsicht zu nehmen, wenn man nur wollte und gerissen genug dazu war. Und gerissen war dieser Krafft, der General spürte das deutlich. Also blieb nur noch die Schlußfolgerung übrig, daß er gar keinen Einblick nehmen wollte; seine Personalakte war ihm demnach gleichgültig. Vermutlich wußte er aus Erfahrung, durch wieviel Zufälligkeiten solche Papieransammlungen zustande kamen.

»Warum sind Sie, Ihrer Meinung nach, in dieser Kriegsschule Offizier der Stammkompanie geworden und nicht Offizier bei den Fähnrichen?«

Das war eine Frage, die Krafft sich selbst oft gestellt hatte. Er war herversetzt worden, angeblich um Fähnriche zu erziehen. Und er landete prompt bei Hauptmann Kater, bei den Kantinenfritzen und den Kammerbullen. Warum das so war – woher sollte er das wissen? Es war halt so!

»Für diesen Lehrgang war vermutlich ein Offizier zuviel eingetroffen, Herr General. Also mußte irgendeiner bei der Stammkompanie abgestellt werden – zufällig war ich das.«

»Es gibt keine derartigen Zufälle in meinem Bereich, Herr Oberleutnant Krafft.«

Das hätte Krafft eigentlich wissen müssen. Aber der General schien offene Antworten ganz bewußt herauszufordern. Also zögerte der Oberleutnant auch nicht, sie auf seine Weise zu geben.

»Herr General«, sagte er, »vermutlich hält man mich für einen sogenannten unbequemen Untergebenen. Und das ist wohl auch nicht ganz unrichtig. Wohin ich auch komme – ich werde immer schnell wieder abgeschoben. Langsam gewöhne ich mich daran.«

»Herr Oberleutnant Krafft«, sagte der General unbeeindruckt, »ich entnehme einer Notiz Ihrer Personalakte, daß es zwischen Ihnen und Ihrem früheren Regimentskommandeur, Herrn Oberst Holzapfel, Differenzen gegeben haben soll. Wollen Sie mich, bitte, darüber aufklären?«

»Herr General«, antwortete Krafft fast heiter, »ich habe seinerzeit gegen Herrn Oberst Holzapfel Anzeige erstattet – wegen Veruntreuung von Marketenderwaren. Der Herr Oberst pflegte einen eigenen Troß mit sich zu führen und hielt es nicht nur für angebracht, der kämpfenden Truppe die Frontrationen vorzuenthalten – er entzog ihr auch Gefechtsfahrzeuge, um seine Sauf- und Freßkisten nach rückwärts zu transportieren. Der Herr Oberst wurde vor ein

Kriegsgericht gestellt, verwarnt und versetzt. Sein Nachfolger kommandierte mich zur Kriegsschule.«

»Sie hatten also keinerlei Bedenken, Herr Oberleutnant Krafft, eine Anzeige gegen einen Vorgesetzten zu erstatten?«

»Nein, Herr General. Denn meine Anzeige richtete sich ja nicht gegen einen Vorgesetzten, sondern gegen einen Betrüger.«

Der General verriet durch nichts, was er von dieser Antwort hielt. »Haben Sie«, fragte er dann völlig übergangslos, »Ihre Untersuchungen wegen dieser angeblichen Vergewaltigung von vorgestern nacht abgeschlossen?«

»Jawohl, Herr General.«

»Mit welchem Ergebnis?«

»Ein Tatbericht wegen Vergewaltigung würde nicht den Tatsachen entsprechen. Die drei Mädchen behaupten glaubhaft, daß sie zunächst lediglich an einen Spaß gedacht hatten. Welches Ausmaß er annehmen würde, konnten sie nicht voraussehen. Außerdem sind drei leere Flaschen am angeblichen Tatort aufgefunden worden. Der Unteroffizier Krottenkopf gibt zu, mindestens eine davon allein getrunken zu haben – während des ganzen Vorgangs. Ein Umstand, der eine Vergewaltigung überzeugend ausschließt. Die ganze Angelegenheit ist damit auf disziplinarischem Weg zu regeln.«

»Alle Beteiligten an diesem Vorfall werden versetzt«, sagte der General, als rede er vom Wetter, »und zwar innerhalb von vierundzwanzig Stunden. Jeder in eine andere Himmelsrichtung; jeder mindestens dreihundert Kilometer von der Kriegsschule entfernt. Teilen Sie das Herrn Hauptmann Kater mit. Ich erwarte seine Vollzugsmeldung morgen mittag.«

»Jawohl, Herr General«, vermochte der Oberleutnant nur noch zu sagen.

»Weiter, Herr Oberleutnant Krafft. Sie übergeben Ihre Geschäfte als Offizier der Stammkompanie im Laufe des heutigen Tages an Hauptmann Kater. Sie übernehmen die Aufsicht Heinrich. Ich selbst werde Ihre Ernennung zum Aufsichtsoffizier heute mittag bekanntgeben. Sie treten Ihren neuen Dienst morgen früh an.«

»Jawohl, Herr General«, sagte der Oberleutnant, ohne sein Erstaunen verbergen zu können.

Generalmajor Modersohn hatte seinen Blick wieder gesenkt, was Krafft befreit registrierte. Der General notierte einige Worte auf einen Zettel und schob ihn rechts von sich. Dann griff er nach einem neuen Zettel und begann, ihn ebenfalls zu beschreiben.

Krafft kam sich jetzt völlig überflüssig vor. Auch hatte er das Bedürfnis, auf diesen Schrecken einen Kognak zu trinken. Und Hauptmann Kater würde eine ganze Flasche mit Freuden spendieren. Denn durch die Anordnung, die der General soeben getroffen hatte, schien der Chef der Stammkompanie einer drohenden Versetzung vorerst entronnen zu sein.

Aber noch war der Oberleutnant Krafft nicht entlassen.

Der General vervollständigte seine Notizen. Dann betrachtete er ein Aktenstück, das die ganze Zeit über vor ihm gelegen hatte. Fast feierlich schlug er es auf. Nachdem das geschehen war, sah er den Oberleutnant Krafft eindringlich an.

»Herr Oberleutnant Krafft«, sagte der General dann, »Sie wissen, daß der letzte Offizier der Aufsicht Heinrich der Herr Leutnant Barkow gewesen ist?«

Krafft bejahte diese Frage.

»Und Sie wissen, daß Herr Leutnant Barkow während des Pionierdienstes tödlich verunglückt ist?«

Auch diese Frage bejahte Krafft.

»Kennen Sie auch die Einzelheiten, die zu diesem Todesfall geführt haben?«

»Nein, Herr General.«

Modersohn richtete sich auf und lehnte sich zurück, mit gerecktem Oberkörper. Seine Hände und Unterarme legte er vor sich auf den Tisch. Seine Fingerspitzen berührten das dünne rote Aktenstück, das vor ihm lag.

Der General sagte: »Der Vorgang war folgender: Der Leutnant Barkow hatte – am sechsundzwanzigsten Januar, ab vierzehn Uhr – mit der Aufsicht Heinrich Pionierdienst am Horcherstand. Eine Fünf-Kilo-Ladung sollte in die Luft gesprengt werden. Der Leutnant Barkow konnte sich vor der

Detonation nicht mehr rechtzeitig in Deckung bringen. Er wurde fast völlig zerfetzt. Was halten Sie davon, Herr Oberleutnant Krafft?«

»Ich habe Herrn Leutnant Barkow nur sehr flüchtig gekannt, Herr General.«

»Ich kannte ihn näher«, sagte der General, und seine Stimme klang ein wenig belegt. »Er war ein vorzüglicher Offizier, mit hohem Ernst bei der Sache und trotz seiner Jugend von großer Umsicht. Mit Pioniergerät, speziell mit Sprengmaterial, kannte er sich gut aus. Er hatte bereits an der Ostfront komplizierte Brückensprengungen durchgeführt.«

»Dann, Herr General, verstehe ich nicht, wie es zu diesem Unfall kommen konnte.«

»Es war kein Unfall«, sagte der General. »Es war Mord.«

Eine schwarze Karte war offen auf den Tisch gelegt worden, mit einer ruhigen, endgültigen Handbewegung.

»Mord, Herr General?«

Dieses Wort wollte sich nicht in die Nüchternheit des Raumes einfügen, es paßte nicht zu dem Gesicht des Generals, es gehörte einfach nicht hierher.

»Ich wollte«, sagte der General, »ich hätte dieses Wort nicht einmal denken müssen. Sie sind der zweite, dem gegenüber ich es ausgesprochen habe. Der andere, der um diese Behauptung weiß, ist Oberkriegsgerichtsrat Wirrmann. Ich habe ihn vom Inspekteur der Kriegsschulen angefordert, damit dieser Fall ordnungsgemäß untersucht wird.«

»Und schließt sich der Herr Oberkriegsgerichtsrat Wirrmann Ihrer Vermutung an, Herr General? Hat es sich auch seiner Meinung nach um Mord gehandelt?«

»Nein«, sagte der General. »Aber das ändert nichts daran, daß es sich tatsächlich um Mord handelt. Und um nichts anderes sonst. Ich weiß das von Leutnant Barkow. Er hat mir vor seinem Tod unmißverständliche Andeutungen gemacht, die ich damals für unglaubhaft hielt. Aber alle seine Vermutungen sind durch die Tat bewiesen worden. Nun gut – Sie werden sich ja selbst mit dieser Angelegenheit beschäftigen, Herr Oberleutnant Krafft. Ich stelle Ihnen alle diesbezüglichen Unterlagen zur Verfügung. Sie werden Einblick in die Kriegsgerichtsakte bekommen. Sie werden Gelegenheit erhalten, mit mir über alle Einzelheiten zu diskutieren. Und ich brauche wohl nicht zu betonen, daß dieser ganze Vorgang vertraulich ist.«

»Zu welchem Zweck werde ich informiert, Herr General?«

»Damit Sie den Mörder suchen und finden«, sagte Modersohn. »Er kann nur in der Aufsicht Heinrich sein – in Ihrer Aufsicht, Herr Oberleutnant Krafft. Und ich erwarte, daß Sie diese Aufgabe lösen werden. Rechnen Sie dabei mit meiner Unterstützung. Für heute sind Sie entlassen.«

DER LEBENSLAUF DES HAUPTMANNS ERICH FEDERS
Oder:
DER SINN DES ZUFALLS

Geboren am 17. Juli 1915 in Aalen, Württemberg. Mein Vater war Konstantin Feders, ein evangelischer Pfarrer. Meine Mutter war Eva-Maria Feders geborene Knotek. Ich bin in Aalen aufgewachsen.

Das erste, woran ich mich deutlich erinnere: gefaltete Hände. Dazu eine Stimme, die immer ein wenig zu singen scheint. Und es sind schöne und bedeutsame Worte, die diese Stimme aufklingen läßt. Das ist mein Vater: dunkel gewandet, blütenweiße Wäsche, ein würdiges, feierliches Gesicht. Ein herber Tabakgeruch, der mich anweht, so daß mir leicht übel wird. Aber dann auch der Geruch nach säuerlichem Wein, wenn Sonntag ist. Ein kehliges, zufriedenes Lachen, wenn ich betrachtet und befühlt werde.

Orgelklänge um mich – erst jauchzend, dann brausend, dann dröhnend. Anhaltende Gewalt, die sich in meinen Ohren preßt. Schließlich nur noch dumpf und auch scharf zischendes Pfeifen, erdrückendes Gejaule, schnarrendes Gerassel. Der Vater hält mich dicht an die Luftklappen der Orgel. »Herrlich!« schreit er dabei. »Ist das nicht herrlich!« Und ich schreie auch, wild, hemmungslos und ausdauernd. »Schade«, sagt der Vater enttäuscht, »musikalisch ist er nicht.«

Mutter ist wie ein Schatten, sehr sanft, sehr still, stets leise – auch dann, wenn sie weint. Aber Mutter weint nur, wenn sie sich ganz allein glaubt. Und sie ist nur selten allein – zumeist bin ich da, hinter Gardinen, in der Ecke neben dem Schrank, unter dem Sofa. Und dann komme ich hervor und frage: »Warum weinst du, Mutter?« Und sie sagt: »Aber

Junge, ich weine doch nicht.« Dann gehe ich zu Vater und frage: »Warum weint Mutter?« Und der Vater sagt: »Aber Junge, Mutter weint doch nicht! Weinst du etwa, Mutter?« – »Aber nein«, sagt sie. Und ich sage: »Warum wird hier eigentlich gelogen?« Und dann züchtigt mich der Vater, weil ich gegen das vierte Gebot verstoßen habe. Ein Gebot, daß man sich nicht an Kindern vergreifen darf, gibt es nicht.

Der Sohn des Fabrikanten Hörnle will immer mit mir spielen – zu Hause in der Fabrik darf er das nicht. Denn beim Fabrikanten Hörnle werden Bleche gewalzt und geschnitten und ab und zu Finger und eine Hand. In der Kirche ist so was natürlich nicht möglich; außerdem paßt hier auch keiner auf, wenn nicht gerade Gottesdienst ist. Der Hörnle aber will immer hoch hinaus, am liebsten in den Turm, wo die Glocken hängen. Und hier hängt er sich gerne aus den Schallöchern hinaus – erst mit einem Fuß, dann mit beiden, auch mit dem ganzen Oberkörper. »Mach das nach«, sagt der Hörnle zu mir, »wenn du nicht feige bist!« – »Ob ich feige bin oder nicht«, sage ich, »das weiß ich nicht, ich weiß nur, daß ich nicht dämlich bin.« Und das ist wahr. Denn der Hörnle verliert das Gleichgewicht und bricht sich alle Knochen.

»Wie konnte das nur geschehen?« ruft der Vater. »Warum hast du nicht aufgepaßt?« – »Warum sollte ich denn aufpassen?« frage ich. »Ich habe mich ja nicht hinausgehängt.« »Mein Gott«, sagt der Vater, »was für einen Sohn habe ich da in die Welt gesetzt?« Das frage ich mich auch.

Ab 1921 besuchte ich die Volksschule in Aalen und ab 1925 das Gymnasium, wo ich 1934, mit einjähriger Verspätung, mein Abitur machte. Bis auf diese einjährige Zurückstellung verlief meine Schulzeit ohne jede Besonderheit.

Beim Kirchenhochsprung komme ich auf zwei Meter und siebenunddreißig Zentimeter. Zwar ist das der Rekord der Ortsansässigen, doch kam ein Junge aus Göppingen, der in den Sommerferien zu Besuch hier weilte, volle vier Zentimeter höher – allerdings erst nach längerem Training. Die

Wettkämpfe im Kirchenhochsprung finden an Seilen beim Läuten der Glocken statt. Man zieht am Strang und läßt sich dann mit hochschwingen. Wer da den meisten Schwung hat, erreicht auch die größten Höhen und veranstaltet, so nebenbei, zugleich das feierlichste Geläute. Außerdem finden Wetten statt – und meine Freunde gewinnen fast immer. »Ihr seid Gotteslästerer!« ruft uns der Vater zu, als er herausbekommen hat, warum seine Glocken immer so gerne und gut geläutet werden.

Schnorr, der Studienrat, verkehrt bei uns im Hause. »Er ist ein hochgelehrter Mann«, sagt mein Vater zu mir, »und du mußt ihm Achtung entgegenbringen; außerdem bin ich mit ihm befreundet, und später, wenn du aufs Gymnasium gehst, wird er dein Lehrer werden. Also: ehre ihn und zeige ihm das auch!« Aber den Schnorr kann ich nicht ausstehen – er stellt immer nur Fragen, etwa wieviel neunzehn mal achtzehn sind, wie man Ingenieur schreibt und wann die Schlacht im Teutoburger Wald war. Und jedesmal hat er andere Fragen. Sobald er auftaucht, versuche ich unterzutauchen.

Fast noch schlimmer als der Schnorr ist ein Mädchen aus der Nachbarschaft, das Marion Michalski heißt. Diese Marion ärgert mich auf Schritt und Tritt. Sie traut mir nichts zu und zweifelt alles an, sogar meinen Rekord im Kirchenspringen. Das Schlimmste aber ist: diese Marion ist drei Jahre jünger als ich, also noch ein richtiges kleines Kind. Aber immer drängt sie sich vor und an mich heran. Sie hat Rattenschwänze, lacht immer albern und weiß alles besser. Aber sie hat auch ihre Vorteile: Sie ist die Tochter vom Bürgermeister, und der kann sogar der Polizei Befehle erteilen. Das ist manchmal sehr günstig.

Auf dem Gymnasium wird der Schnorr mein Klassenlehrer. Und das ist schlimm. Denn jetzt kann ich nicht mehr untertauchen, wenn der Schnorr auftaucht. Und der fragt und fragt und fragt. Aber bald bleibe ich ihm keine Antwort mehr schuldig – auch wenn einige davon, nach der Meinung des Schnorr, nicht richtig sind. »Dein lieber Sohn«, sagt der Schnorr zu meinem Vater, »ist kein guter Schüler.« Das betrübt den Vater sehr, und deshalb trinkt er viel; und auch der Schnorr ist betrübt und trinkt noch mehr als der Vater. Dann bekommt er glasige Augen, spricht undeutlich, spuckt und speichelt und rutscht vom Stuhl. »Ihm ist nicht wohl«, sagt der Vater schwer, »fahre ihn nach Hause.« Und ich nehme meinen Schlitten, denn draußen ist Schnee; wir packen den Schnorr hinauf, und dann fahre ich los – in den Stadtpark. Und hier lege ich ihn ab, unter dem Kriegerdenkmal. Den Weitertransport veranlaßt, nach meinem Anruf, die Polizei.

Seit diesem Tag fragt mich der Schnorr viel weniger als vorher. Manchmal tut er sogar, als ob ich nicht in seiner Klasse wäre. Aber das hält er nicht allzulange durch. Um so intensiver beschäftigt er sich mit meinen schriftlichen Arbeiten. Kurz vor der Versetzung nach Obersekunda findet er sieben Fehler, streicht sie rot an und schreibt zum Schluß: mangelhaft. Damit ist meine Versetzung im Eimer. Ich aber nehme rote Tinte und zeichne noch zusätzlich zwei Fehler an, und natürlich dort, wo gar keine sind. Damit gehe ich zum Schnorr. »Herr Studienrat«, sage ich, »hier sind neun Fehler verzeichnet, ich habe aber nur sieben.« Der Schnorr sagt »unmöglich«, rechnet noch einmal nach, wird rot, fast so wie die rote Tinte, und sagt dann: »Tatsächlich. Ein Versehen. Entschuldige.« Und dann streicht er die beiden Fehler wieder aus. »Herr Studienrat«, sage ich darauf, »wenn ich für neun Fehler mangelhaft bekommen habe, dann muß ich doch wohl, weil es ja nur sieben Fehler sind, jetzt eine bessere Zensur bekommen – oder?« Und die bekomme ich denn auch – und damit werde ich versetzt.

Die Kirche ist unsere Burg. Denn ich habe mir von allen dazugehörigen Schlössern einen Extra-Schlüssel machen lassen – auf Kosten des Küsters. Den habe ich dabei erwischt, wie er Abendmahlswein zu klauen versuchte. Von dem Tage an hörte der auf mein Kommando. Und da hocken wir auf dem Teppich und sprechen über Gott und die Welt und das Leben – über das letztere in Besonderheit. Deshalb trinken wir viel. Bis sich diese Katze, diese Marion Michalski, zwischen uns drängt. Was bezweckt sie eigentlich damit?

»Dieser Ley ist eine alte Sau«, sage ich vor der ganzen

Klasse. Und deshalb kann der Schnorr diesen Ausspruch nicht überhören. Er muß damit zum Direktor. Der saust damit zum Schulrat. Der setzt eine Kommission ein und plädiert auf Ausschluß. Ich aber sage: »Daß dieser Ley eine alte Sau ist, das steht absolut fest.« – »Bedenke, Feders, du sprichst von einem Reichsleiter!« ruft der Schulrat. »Ich spreche von einer alten Sau«, sage ich. »Denn dieser Ley hat aus dem fahrenden Wagen gepinkelt – vor einer Gruppe Hitlerjugend, die beiseite springen mußte, um nicht naß zu werden. Das habe ich gesehen!« – »So was sagt man nicht«, erklärte der Schulrat abschließend, »denn so was darf ein deutscher Junge nicht glauben!« In diesem Jahre werde ich nicht versetzt, angeblich weil ich schwach in Geschichte bin.

Das Beste am Schnorr ist ohne Zweifel seine Frau. Die lächelt immer, wenn sie mich sieht. Und von Jahr zu Jahr lächelt sie herzlicher. Als ich auf Oberprima bin, ist sie besonders freundlich. »Du bist ein stattlicher Junge geworden«, sagt sie, als ich die Hefte dem Schnorr in die Wohnung bringe. »Laß mal sehen – hast du schon Muskeln?« – »Eine ganze Menge«, sage ich, »überall.« Und das probiert sie aus. Sie läßt sich Zeit dafür, denn der Schnorr hat Nachmittagsunterricht. Ihre Stimme wird heiser, und ihre Augen werden groß. Sie scheint das Gleichgewicht zu verlieren, und ich fange sie auf, lege sie auf die Couch. »Bleib bei mir«, sagte sie. Und das tue ich dann auch, denn sie zeigt mir alles, was ich will, und bringt mir bei, was ich noch nicht weiß. Dann sagt sie: »Woran denkst du?« – »An die schriftlichen Arbeiten für das Abitur«, sage ich. »Kannst du nicht herausbekommen, was für Themen gestellt werden?« – »Für dich tue ich alles«, sagt sie. Und das tut sie denn auch.

»Pfui!« sagt Marion Michalski empört zu mir. »Wie kannst du nur so was tun! Ausgerechnet mit der! Pfui, pfui! Ich will dich nie mehr sehen. Nie mehr.«

»Ich schäme mich für dich«, sagt der Vater. »So kann das nicht weitergehen. Du mußt endlich kennenlernen, was Zucht und Ordnung ist. Du mußt zum Militär.«

1935 ging ich freiwillig zur Wehrmacht, mit dem Wunsch, Offizier zu werden. Nach der üblichen Grunddienstzeit von zwei Jahren absolvierte ich die Heereskriegsschule in Potsdam als Lehrgangsbester, und 1938 erfolgte meine Ernennung zum Leutnant.

Es ist alles ganz einfach: Meine Muskeln sind ausdauernd, mein Herz ist strapazierfähig, meine Lunge ist besser als jeder Blasbalg. Ich kann schneller laufen weiter springen, länger marschieren als die meisten. Ich mache niemals schlapp.

Es ist alles ganz leicht, sobald man eine ganz simple Grunderkenntnis hat: Dummheit ist Trumpf und die Dummen sind Maßstab. Die letzte Null, der Schütze Arsch, muß kapieren – alle anderen haben sich danach zu richten. Der Soldat muß sogar noch im Schlaf am zweckmäßigsten schießen können oder was sonst eben gerade verlangt wird – dann ist alles in Ordnung. Denn eine Kolonne fährt immer so schnell wie ihr langsamstes Fahrzeug. Eine Armee ist immer so gut wie ihr blödester Armleuchter. Das muß man wissen, wenn man geduldig ertragen will. Diesen Maßstab muß man kennen, um das ausgleichende Überlegenheitsgefühl zu erlangen. Der Kommiß orientiert sich nach unten – sein absoluter Höhepunkt ist ein gängiges Mittelmaß.

Damit ist praktisch alles geschafft. Die Soldaten neben mir, die an geduldiges Herdenvieh erinnern – brauchbares Material für die Schlachthöfe des Krieges. Die Unteroffiziere über mir, die da brüllen, blöken, schieben und stoßen – Leithammel aus Neigung oder Triebhaftigkeit. Die Offiziere, zwischen die ich mich mengen werde, die da organisieren, planen, beaufsichtigen – Weichensteller, Ingenieure und Konstrukteure für geballte menschliche Maschinenkraft. Ach, Freunde, wer das alles weiß, der ist durch nichts mehr zu beeindrucken.

Aber klar, übersichtlich und einfach funktioniert nur die Wehrmacht – nicht das Leben. Das ist kompliziert, wenn es auch nicht immer so aussieht. Solch eine Komplikation ist Marion Michalski. Sie steht da, wenn ich heimkomme. Sie begleitet mich, auch wenn ich das nicht will. Sie stört mich, wo sie nur kann. »Was willst du eigentlich von mir?« frage ich sie. »Ich will alles, was du willst«, sagt Marion. Und sie sagt das im Stadtpark, wo wir nach dem Kino spazierengehen. Vollmond über uns. Ihr Gesicht steht in allen Einzelheiten klar erkennbar vor mir: die Augen, die mich anstarren; der leichtgeöffnete Mund; alles das umrahmt von ihren weiten, offenen Haaren, die ihr bis über die Schulter fallen. Dazu der Geruch von blühenden Kastanien; und dann, stärker und stärker werdend, der Duft von Marions Haut – denn sie kommt näher, gleitet auf mich zu. »Ich will alles, was du willst«, sagt sie noch einmal. Und ich sage: »Ich will dich lieben – hier, im Gras.« – »Dann tu das doch«, sagt sie. »Tu das doch endlich!«

Alles wäre mühelos zu erledigen, spielend, wie mit der linken Hand – gäbe es nicht diese Marion. Der ganze Dienst – kaum mehr als ein primitives Vergnügen. Die Vorbereitungen auf den Offizier – eine fast lächerliche Klippschularbeit. Die Strapazen auf dem Kasernenhof, im Gelände, auf Übungsplätzen – kleine Fische für Feders. Schon als Unteroffizier weiß ich mehr als jeder Leutnant. Und die Mädchen der Garnisonen von Stuttgart, Tübingen und Göppingen – nett, niedlich und unkompliziert. Geradezu rührend, die Mühe, die sie sich geben. »Zeig, was du kannst«, sage ich. Und dann sagen sie: »Was ist mit dir? Wen willst du vergessen?« Und ich sage: »Schon vergessen, wen ich vergessen wollte.«

Aber das ist nicht wahr. Ich kann nicht vergessen. So sehr sie sich auch anstrengen – niemand kommt Marion gleich. Dabei ist bei Marion alles ganz einfach. Nichts ist ungewöhnlich oder ausgefallen. Ich komme, sie ist da. Ich will sie lieben, und sie ist bereit.

Dann bin ich Leutnant. Als ich nach Hause komme, steht Marion am Bahnhof. Sie kommt auf mich zu, bleibt vor mir stehen und betrachtet mich. »Marion«, sage ich, »willst du mich heiraten?« – »Ja, du Idiot«, sagt sie, »das will ich doch schon immer. Schon als Kind habe ich das gewollt.«

Im Frühjahr 1939 heiratete ich Marion Michalski. Mit Kriegsbeginn wurde ich Kompanieführer und nach dem Frankreichfeldzug zum Oberleutnant befördert. Nach meiner Verwundung im Januar 1943 wurde ich Hauptmann und an die Kriegsschule S versetzt. Auszeichnungen: Ritterkreuz und so weiter.

Das Sterben kommt hinzu, die Strapazen vermehren sich, die Unannehmlichkeiten werden größer – sonst aber ändert sich im Krieg nicht viel. Die Methoden bleiben. Das ist der Fehler. Denn der Krieg, der vorher war, ist niemals identisch mit dem, der kommt. Ich jage meine Kompanie über die Brücke der Marne. Ich greife die Reste von zwei weiteren Kompanien auf, deren Offiziere gefallen sind. Ich sichere den Hügel jenseits des Flusses. »Einheiten sofort zurücknehmen«, funkt der Divisionskommandeur. »Zurücknahme taktisch sinnlos, außerdem nur mit großen Verlusten möglich«, funke ich zurück. »Befehle sofort Zurücknahme der Einheiten, sonst Kriegsgericht«, funkt der General. Und ich lasse erwidern: »Empfang gestört. Ich bleibe, wo ich bin.« Am nächsten Tag tobt der Divisonskommandeur. Jedes dritte Wort: »Kriegsgericht.« Einen Tag später wird mir das Ritterkreuz verliehen. »Verdient haben Sie das nicht!« sagt der General. »Aber ich habe es«, sage ich.

Der Urlaub mit Marion, meiner Frau, ist wie ein großer Rausch. Unsere Wohnung ist ein einziges Zimmer, und wir verlassen es fast nie. Wir liegen zusammen bis in den hellen Tag hinein und liegen am frühen Nachmittag schon wieder beieinander. So taumeln wir durch die schnell dahinfliegenden vierzehn Tage. »Ich werde dich immer lieben«, sage ich. Und Marion sagt: »Ich werde dich immer fühlen – es ist herrlich, wenn du bei mir bist.« – »Und wenn ich nicht bei dir bin, Marion?« – »Dann fühle ich dich trotzdem!«

Der Oberstabsarzt steht vor meinem Bett und fragt: »Nun, Herr Hauptmann, wie fühlen wir uns heute?« – »Was ist mit mir los?« will ich wissen. »Sagen Sie mir ganz offen – was ist mit mir los?« – »Nun«, sagt der Oberstabsarzt, »immerhin – Sie haben noch Glück gehabt. Ihre Verwundung wird sich überstehen lassen. Es hätte schlimmer kommen können.« – »Bitte kein Herumgerede, Herr Oberstabsarzt – ich will die Wahrheit wissen.« – »Ganz einfach«, sagt der schließlich, »in einigen Wochen wird alles wieder verhältnismäßig normal bei Ihnen sein – Sie werden sich tummeln können wie ein Fisch im frischen Wasser. Bis auf eine Kleinigkeit, Hauptmann Feders. Aber trösten Sie sich, mein Bester – das ist ein Verlust, der mit zunehmendem Alter immer erträglicher wird.«

7

DIE FRAU DES MAJORS IST EMPÖRT

Irgendwann einmal beginnt hier jeder mit den Wölfen zu heulen, Oberleutnant Krafft – ob nun aus Feigheit, Einsicht oder Anpassungsfähigkeit.«

Das sagte der Hauptmann Feders. Er verließ gemeinsam mit dem neuernannten Aufsichtsoffizier die Kaserne. Sie schritten den Hügel hinunter – auf Wildlingen zu.

»Ich habe keinerlei komödiantische Begabung, Herr Hauptmann. Ich kann Wolfsgeheul nicht nachmachen.«

»Sie werden das lernen«, sagte der Hauptmann Feders überzeugt.

Der Major Frey, der Lehrgangskommandeur II, hatte zu einem »bescheidenen Abendessen im kleinen Kreis« gebeten. Nun waren zwar seine Abendessen immer bescheiden, aber der »kleine Kreis« war wichtig, darauf kam es an. Frey hatte nämlich eine Frau. Und die war bestrebt, die Geselligkeit zu pflegen. Was sie darunter im einzelnen verstand, blieb zumeist schleierhaft.

»Sie muß irgendwann einmal in einem Roman etwas über die gesellschaftlichen Verpflichtungen des Offiziers gelesen haben«, sagte Hauptmann Feders. »Aber sie hat dabei übersehen, daß ihr literarisches Machwerk während der Kaiserzeit spielt.«

»Ich finde, das ist gar nichts Besonderes, Herr Hauptmann. Kaiserzeit ist doch noch halbwegs modern. Ich hatte im Feld einen Regimentskommandeur, der benahm sich wie der Hunnenkönig persönlich.«

Dieser Oberleutnant Krafft begann, den Hauptmann Feders zu interessieren. Dieser Mann schien von robuster Aufrichtigkeit zu sein. Aber die Frage drängte sich sofort auf:

Wie lange würde er sich an dieser Kriegsschule halten? Bereits heute abend würde der erste Stab über Krafft gebrochen werden; Feders war dessen sicher. Denn er kannte die Frau des Majors.

»Mein lieber Krafft«, sagte der Hauptmann Feders amüsiert. »Was ist eine Kesselschlacht im Vergleich zu einer ausgekochten Heimatintrige? Dort wird einem das Lebenslicht ausgepustet wie eine Kerze – und fertig. Hier aber wird man über kleinstem Holzfeuer so lange geröstet, bis man einen guten Braten abgibt. Und dabei werden dann noch freundliche und besorgte Worte vom Stapel gelassen.«

»Und diesen rückständigen Gemeinheiten, glauben Sie, ist jeder ausgeliefert? Damit wird keiner fertig?«

»Ich bitte Sie, mein lieber Krafft«, sagte Hauptmann Feders erheitert, »Sie müssen sich bemühen, niemals die herrschenden Begriffe zu verwechseln. Hier handelt es sich nicht um Rückständigkeit, sondern um Tradition.«

»Ist das nicht manchmal das gleiche, Herr Hauptmann?«

»Gewiß, mein Lieber, das kommt vor. Tradition ist – unter anderem – der bequemste Entschuldigungsgrund für geistige Faulpelze, der sicherste Freipaß für jene Idioten, die ihre eigene Unfähigkeit durch ausgeprägten Überlieferungsfimmel tarnen. Sie dürfen diese Leute nicht unterschätzen, vor allen Dingen nicht ihre Zahl. Nicht wenige unserer Erziehungsformen sind noch vom Alten Fritz; Clausewitz gilt als moderner Autor und Schlieffen als geniales Vorbild. Und wenn es hoch kommt, dann werden sogar die Erfahrungen des letzten Krieges ausgewertet, in dem wir zwar angeblich nicht besiegt worden sind, den wir aber unbestreitbar verloren haben. Und was nun einen Großteil der gepflegten gesellschaftlichen Formen anbelangt – Jahrhundertwende!«

Sie schritten einträchtig nebeneinander. Die Kaserne lag hinter ihnen im bleichen Abendlicht: ein breiter, gewichtiger Schatten, der den Horizont beherrschte. Die Häuser der Stadt wirkten winzig dagegen; wie Korallengebilde, die sich an einen Felsen geheftet hatten. Daß die Stadt zuerst dagewesen war, etliche Jahrhunderte vor dieser Kaserne, wurde nicht mehr deutlich. Berge von Zement hatten das Landschaftsbild deformiert. Und die modernen Betongebilde einiger Geschäftshäuser und Mietsgebäude begannen, das alte, liebenswerte Gesicht von Wildlingen/Main zu zerstören.

»Sagen Sie, mein lieber Krafft – beherrschen Sie eigentlich den Handkuß formvollendet?« wollte Hauptmann Feders wissen.

»Ist das hier eine Kriegsschule oder ein Tanzstundeninstitut?« fragte Krafft.

»Sie sind naiv, mein Bester«, sagte Feders amüsiert. »Sie scheinen nicht zu ahnen, warum Sie eigentlich der Major Frey, unser Lehrgangskommandeur, eingeladen hat.«

»Nun, gewiß nicht, um mir eine Freude zu bereiten. Aber vielleicht wollte er lediglich seinen gesellschaftlichen Verpflichtungen nachkommen.«

»Ach was«, sagte Feders, »der Mann will Sie testen – ganz einfach.«

»Und zu diesem Zweck, meinen Sie, führt er mich seiner Frau vor?«

»Genau. Man will unter anderem sehen, ob Sie ein Offizier sind, der die Umgangsformen beherrscht. Denn nur ein solcher ist, nach Ansicht des Majors, zum Erzieher zukünftiger Offiziere prädestiniert. Das letzte Wort aber hat die Frau des Majors. Und deshalb, mein Lieber, ist der formvollendete Handkuß nicht etwa nur ein Akt der Höflichkeit, sondern ein erster überzeugender Beweis Ihrer gesellschaftlichen Fähigkeiten.«

»Kein schlechter Witz«, sagte der Oberleutnant Krafft vorsichtig.

»Sie werden hier noch ganz andere Scherze kennenlernen – verlassen Sie sich darauf. So ein Handkuß, jedenfalls, ist zwar offiziell freigestellt, gehört aber im Bereich von Major Frey zu den selbstverständlichen Pflichten. In Besonderheit dann, wenn es sich um die Frau Major geborene von Bendler-Trebitz handelt. Die gnädige Frau wird Ihnen also ihre Flosse entgegenstrecken; Sie ergreifen sie, die Flosse selbstverständlich, und zwar ohne kraftvoll zuzudrücken. Nunmehr beugen Sie sich darüber, Krafft. Und machen Sie um Gottes und des Majors willen nicht den Fehler, die Flosse der

Gnädigen besitzergreifend zu sich zu ziehen; das würde als der Versuch einer Vergewaltigung ausgelegt werden können. Sie beugen sich also vor – und halten Sie sich mindestens einen Meter von der Dame entfernt; Sie knallen sonst mit den Köpfen zusammen! Ohne die Lippen zu spitzen oder gar zu befeuchten, deuten Sie sodann das Küssen der Hand an. Zwei bis fünf Millimeter Abstand gelten als korrekt. Verstanden, mein Lieber? Probieren Sie das also heute praktisch aus. Denn früher oder später müssen Sie das ja auch Ihren Fähnrichen beim Anstandsunterricht beibringen; laut Lehrplan.«

»In der Tat«, sagte der Oberleutnant Krafft, »auch ich fürchte, wir werden noch sehr viel Spaß miteinander haben.«

»Ich bewundere dich immer wieder, Felicitas«, sagte der Major Frey zu seiner Frau. »Es ist geradezu fabelhaft, wie du das alles arrangierst.«

Frau Frey gab sich bescheiden und sagte abwehrend: »Es ist doch nicht der Rede wert.«

Es war auch nicht der Rede wert. Der Tisch war gedeckt wie immer. Der Wein stand wie üblich bereit. Und alle diese Vorbereitungen waren nicht das Werk der Frau Frey, sondern allein das ihrer Nichte. Der Major wußte das.

Diese Nichte betätigte sich im Hause Frey als Dienstmädchen. Sie war eine arme Verwandte und sah auch so aus. Frau Frey hatte sie in Gnaden bei sich aufgenommen. Denn sie war tüchtig, willig und bedürfnislos. Frau Frey brauchte ihr kein Gehalt zu zahlen, aber sie hatte ihr einen Mann in Aussicht gestellt – einen Offizier, selbstverständlich.

»Was ist dieser Oberleutnant Krafft für ein Mensch?« wollte die Frau des Majors wissen.

Das wußte Frey natürlich nicht genau. Dies hinderte ihn aber nicht, eine Auskunft zu geben. »Durchschnitt«, sagte er. »Möglicherweise etwas über Mittelmaß. Wir werden ihn schon hinbiegen. Früher oder später hat sich noch jeder bei uns eingeordnet.«

»Verheiratet?«

»Soviel ich weiß – nein.«

»Ich werde ihn mir näher ansehen«, sagte Frau Felicitas.

Der Major nickte ergeben. Er wußte, was das bedeutete. Sie würde sich diesen Krafft deshalb näher ansehen, um herauszufinden, ob er für die Nichte – für Barbara Bendler-Trebitz – in Frage kam.

»Barbara!« rief Frau Felicitas befehlend.

Die Nichte erschien: ein rundliches, freundliches, harmloses Mondgesicht mit scheuen Augen und einer sanften Piepsstimme. »Ja – bitte«, sagte Barbara artig.

»Bevor die Herren kommen, legst du deine Küchenschürze ab. Du solltest etwas mehr Wert auf dein Äußeres legen, Kind. Binde dir also eine weiße Schürze um. Und bewege dich zierlich.«

»Aber ja – bitte«, sagte Barbara und entschwand.

Der Major sah ihr nach und schüttelte dann dezent den Kopf. Natürlich wollte er damit keinen Tadel aussprechen. Das konnte er sich seiner Frau gegenüber nicht gut leisten. Für sie empfand er immer Dankbarkeit und Achtung. Sie kam aus allererster Familie und besaß ein stattliches Gut in Schlesien. Ein verarmter, vom Kriegsdienst befreiter Verwandter von ihr verwaltete es.

Wahrlich – seiner Frau verdankte er viel. Es war geradezu rührend, wie sie sich um seine Karriere kümmerte. Keine Kommandeursgattin weit und breit konnte hingebungsvoller sein. Und mit welcher Liebe sie diese Wohnung eingerichtet hatte: Wildlingen/Main – Marktplatz 7. Ein alter, formschöner, phantasiereicher fränkischer Fachwerkbau. Solide und schwer, und doch zugleich anheimelnd und nicht ungraziös. Wie für Felicitas Frey geborene Bendler-Trebitz gebaut.

»Diese Barbara«, erlaubte sich nunmehr der Major zu bemerken, »ist ja recht nett, aber merkwürdig verschlossen – findest du nicht auch?«

»Sie wird einmal eine gute Hausfrau und Mutter werden.«

»Gewiß, gewiß«, gab der Major willig zu. »Aber sie sollte sich vielleicht etwas sportlicher kleiden – denn ihre Figur ist doch gar nicht schlecht, ganz im Gegenteil.«

»Archibald«, sagte die Frau des Majors, »du siehst doch nicht etwa dem Mädchen auf die Hüften?«

»Natürlich nicht absichtlich«, versicherte der Major. »Aber schließlich läuft sie einem den ganzen Tag vor der Nase herum. Und außerdem denke ich genauso wie du an ihre Zukunft. Und ich meine: Hauptmann Ratshelm wäre mir lieber als Oberleutnant Krafft – mal ganz offen gesprochen.«

»Das wird sich finden«, sagte Felicitas Frey. »Mach dir, bitte, darüber keine Sorgen. Das ist Frauensache. Wenn dieser Krafft ein Mann von Welt sein sollte und wirklich Manieren hat, warum sollten wir ihn dann nicht in die engere Wahl ziehen?«

»Ich fürchte«, sagte der Major, »dieser Krafft ist kein sonderlich feiner und feinfühlender Mann, mehr einer von der Sorte wie Hauptmann Feders.«

»Das wäre schlimm«, sagte die Frau Major. »Und wenn das wirklich so ist, dann kannst du doch die beiden nicht auf die gleiche Aufsicht loslassen – den einen als Taktiklehrer, den anderen als Aufsichtsoffizier. Dabei hat gerade Hauptmann Feders allen Grund, klein und bescheiden zu sein – bei dem Leben, das seine Frau führt. Scheußlich, wirklich scheußlich. So was gehört doch auf keine Kriegsschule. Auch darüber müssen wir bei Gelegenheit reden. Aber wir wollen nichts überstürzen. Und zunächst einmal werde ich mir diesen Krafft gründlich anschauen.«

»Herzlich willkommen in meinem bescheidenen Heim«, sagte der Major Frey. »Freue mich, daß Sie meiner Aufforderung gefolgt sind. Treten Sie doch näher, meine Herren. Legen Sie ab. Machen Sie es sich bequem.«

Der Major begrüßte Feders und Krafft in schlichter Feldbluse, die gediegen und bequem zugleich wirkte. Sein Ritterkreuz mit Eichenlaub blitzte selbst in der matten Flurbeleuchtung. Sein Gesicht strahlte Wohlwollen aus.

Die beiden Offiziere legten ihre Sachen ab. Krafft wurde mit der Nichte des Majors bekannt gemacht. Er drückte eine heiße, feuchte Hand und sah freundlich lächelnd in ein furchtbar verlegenes Gesicht. Feders brachte irgendwelche munteren Worte an, und das komische Mädchen lief kichernd davon.

»Hauptmann Ratshelm ist kurz vor Ihnen eingetroffen,

meine Herren. Damit sind wir vollzählig versammelt. Bitte, treten Sie näher. Meine Frau, lieber Krafft, ist schon sehr begierig, Sie kennenzulernen.«

»Das beruht auf Gegenseitigkeit«, behauptete Feders. Und er sah mit Freuden, daß der Major leicht unwillig, der Oberleutnant Krafft aber mächtig verlegen wurde. Ein amüsanter Abend schien sich anzubahnen.

Der Major lotste die beiden Herren in den Salon. Hier stand der Hauptmann Ratshelm, mit jovialer, dezent winkender Gebärde. Und die gnädige Frau – Felicitas Frey geborene Bendler-Trebitz.

»Jetzt nichts wie 'ran! flüsterte Feders und schob Krafft vor.

Die Frau des Majors begrüßte Oberleutnant Krafft mit dezentem Lächeln und knapp ausgestreckter Hand. Sie stand in dekorativer Erhabenheit erwartungsvoll unter einer Art Ahnenbild. Sie hatte ein Gesicht, das an Schafe erinnerte; ihre kühngeschwungene, fleischige Nase war nicht zu übersehen. In den Augen darüber glitzerte die majestätische Müdigkeit eines Hochgebirgsadlers. Ihre Haut war welk, aber mit viel Kosmetika zum stumpfseidigen Glänzen gebracht – und das am ganzen Körper, soweit er sichtbar war; also auch an den Händen.

Eine dieser Hände, die sie ihm knapp entgegenstreckte, ergriff der Oberleutnant Krafft. Er drückte diese Hand vergleichsweise behutsam und schüttelte sie auch ein wenig. Seine Verbeugung hielt er für ausreichend. Ihre Adleraugen bekamen einen schneeigen Glanz.

Der Oberleutnant Krafft aber sagte lediglich: »Guten Abend, Frau Frey.«

»Herrlich«, sagte Feders begeistert. »Ganz große Klasse!«

»Unser Oberleutnant Krafft«, sagte der Major, in dem Bestreben, ganz Weltmann zu sein, »muß sich wohl erst an unser Klima gewöhnen. Aber das wird ihm gewiß nicht schwerfallen, bei dem Geist, der in meinen Inspektionen herrscht. Nicht wahr, mein lieber Ratshelm?«

»Jawohl, Herr Major«, bestätigte Ratshelm erwartungsgemäß sofort. »Wir sind sehr stolz darauf, in unseren

Inspektionen den jungen Offiziersanwärtern weit mehr lehren zu dürfen als nur die handwerklichen Grundlagen. Wir sind bestrebt, die ganze Persönlichkeit zu erfassen und zu prägen. Krafft wird das sehr schnell begreifen.«

»Jedenfalls«, sagte der Major mit überlegener Freundlichkeit, »will ich Oberleutnant Krafft gerne in unseren Reihen willkommen heißen – gewissermaßen als Mitkämpfer für die große und gute Sache, unter der sozusagen pädagogischen Parole: Bereit zum Offizier-Sein ist alles!«

»Was darf ich den Herren anbieten?« fragte die gnädige Frau. Sie war ein wenig blaß geworden. Von ihrer Hoheit jedoch verlor sie nichts. »Wäre jetzt ein Gläschen Portwein angenehm?«

Hauptmann Ratshelm dankte ergeben und bejahend. Hauptmann Feders versicherte schwungvoll, daß dieses Angebot ein außerordentlich glücklicher Einfall der gnädigen Frau wäre. Krafft vermochte nur noch zu nicken.

Und der Major Frey vermerkte: »Ein echter deutscher Mann mißtraut allem Fremden – es sei denn, es läßt sich trinken.«

Hauptmann Ratshelm lachte herzhaft, denn sein Lehrgangskommandeur hatte einen Scherz gemacht, noch dazu einen, der geradezu geistreich klang.

Das Abendessen war, wie angekündigt, wahrhaft bescheiden. Der Oberleutnant Krafft hatte die Ehre, neben der Dame des Hauses zu sitzen. Das war nicht gleichzeitig auch ein Vergnügen. Denn während die anderen Herren ungeniert die Wurstplatten leerten und die vorhandene Butter miteinander aufteilten, mußte der Oberleutnant Krafft eine Menge Fragen über sich ergehen lassen.

»Sind Sie verheiratet, Herr Oberleutnant?«

»Nein, Frau Frey.«

»Ihrem Alter nach hätten Sie es eigentlich schon sein müssen. Denn schließlich sind Sie fast Dreißig – habe ich recht? Eine feste Bindung jedenfalls erhöht die sittliche Zuverlässigkeit eines Mannes, sagt man bei uns. Und wenn schon der Offizier an sich vorbildlich zu sein hat, so erst recht einer von denen, die Offiziere heranbilden. Sind Sie verlobt oder versprochen? Tragen Sie, was ich als schöne Gewohnheit empfinde, ein Bild Ihrer Angebeteten bei sich? Ich würde es gerne sehen wollen.«

»Da muß ich Sie leider enttäuschen, Frau Frey«, sagte Krafft ausweichend. Und er zögerte nicht, vor soviel Neugier Schutz bei einer, wie er glaubte, frommen Lüge zu suchen. »Wohl war ich schon einmal so gut wie verlobt, und sie war aus bestem Hause. Aber der Krieg riß die Bindung brutal auseinander.«

Der Hauptmann Feders verschluckte sich. Hauptmann Ratshelm sah ihn tadelnd an. Der Major aber aß. Da seine Frau nicht auf ihn achtete, brauchte er auch nicht ihre Diätvorschriften einzuhalten.

»Die junge Dame starb also«, stellte die Frau Major fest. Denn eine andere Lösung einer bestehenden Bindung als die durch den Tod konnte sie sich offenbar nur schwer vorstellen.

Der Oberleutnant Krafft würgte an seiner Scheibe Brot. Unter ihren prüfenden Blicken hatte er sie nur hauchdünn mit Butter einzuschmieren gewagt. Dabei nickte er schwer. Und das nahm sie für eine glatte Bestätigung ihrer Vermutung. Er war sicher, daß sie ihm ihr Beileid aussprechen würde.

Das tat sie denn auch. Doch nicht nur das allein. Schließlich war sie nicht nur eine Frau, sondern die Frau eines Kommandeurs – im Fähnrichsjargon »Kommandeuse« genannt.

So fügte denn Frau Frey zu ihrer stilvollen Beileidsbezeugung hinzu: »Das mag gewiß sehr traurig für Sie sein, darf aber nicht zur Mutlosigkeit führen und schon gar nicht zu einer wahllosen Betäubung – was bei niederen Menschen und unteren Dienstgraden allgemein üblich geworden sein soll. Aber ich werde natürlich auch Sie, solange Sie zu den Offizieren und Mitarbeitern meines Mannes gehören, unter meine Fittiche nehmen.«

»Verbindlichen Dank, Frau Frey«, sagte der Oberleutnant Krafft mühsam.

»Allwöchentlich veranstalte ich eine gesellige Zusammenkunft zwischen noch ledigen Offizieren und unverheirateten jungen Damen der guten Gesellschaft von Wildlingen. Sie dürfen in Zukunft daran teilnehmen, Herr Oberleutnant.«

»Das ist aber wirklich zuviel, Frau Frey«, sagte der Oberleutnant überwältigt.

Derartig rigoros und besitzergreifend hatte über ihn bisher noch keine Frau verfügt. Und hier handelte es sich nicht etwa um freundliche Sympathie; ganz im Gegenteil – hier war gehorsamheischende Betreuungsroutine am Werk. Der Oberleutnant schlang die sogenannte Nachspeise zu der »kalten Platte«, eine Art Puddingkuchen, in sich hinein. Dabei betrachtete er verärgert Hauptmann Feders, der sich glänzend zu amüsieren schien.

Der Oberleutnant Krafft duckte sich ein wenig. Er stellte die Beine breit auf den Boden, ähnlich wie ein japanischer Ringkämpfer, der sich so einen festen Halt sucht. Dabei geriet sein rechter Fuß an das Tischbein.

Das heißt: Krafft glaubte, daß sein rechter Fuß an das Tischbein geraten war. Aber kurz darauf spürte er Wärme, dann Nachgiebigkeit – und er zuckte zurück. Es war nicht das Bein des Tisches, sondern das der gnädigen Frau, das er berührt hatte.

Frau Felicitas verzog keine Miene. Ihre Selbstbeherrschung war bestaunenswert. Sie verzog lediglich ihre dekorative Schafsnase ein wenig, als wittere sie schlechte Luft.

»Pardon, pardon«, sagte Krafft verlegen.

»Ich glaube«, sagte Felicitas Frey hoheitsvoll, »die Herren legen jetzt eine kleine Rauchpause ein.«

»Ein guter Soldat«, versicherte der Major, »befindet sich immer im Dienst. Und deshalb, meine Herren, wird es Sie wohl kaum überraschen, wenn ich noch ein wenig dienstlich mit Ihnen zu plaudern gedenke.«

»Das überrascht uns wirklich nicht, Herr Major«, versicherte Feders.

Die Herren saßen in zwar alten, doch auch ehrwürdig wirkenden Ledersesseln, die bei jeder Bewegung auf peinliche Weise knarrten. Ein verschwenderisch mit Rosenmustern versehener Teppich unter ihnen, Plüsch um sie – dazu überschwere braunschwarze Möbel, wuchtig geschweift. Bezeichnung des Ganzen: Herrenzimmer.

Der Major hielt – pro forma – den Offizieren ein Zierkistchen aus Rosenholz mit Silberbeschlägen hin, wohlgefüllt mit Zigarren. Die Hauptleute, die dieses Spiel kannten, lehnten dankend ab und baten um die Erlaubnis, ihre eigenen Zigaretten rauchen zu dürfen. Allein Krafft griff mechanisch zu. Und dabei erwischte er dann noch, zu allem Überfluß, eine der Repräsentationszigarren des Majors. Das gastfreundliche Lächeln des Majors hielt dennoch an. Er runzelte lediglich die Stirn. Doch als Krafft mit den Zähnen die Spitze der Zigarre abbiß und sie gedankenlos auf den Teppich spuckte, da zuckte der Major zusammen. Nicht des Teppichs wegen – allein die Verachtung der guten Sitten verletzte sein Feingefühl.

»Pardon«, sagte der Oberleutnant Krafft, »aber manchmal vergesse ich ganz, daß es noch einen Unterschied zwischen einem Salon und einem Schützenloch gibt.«

»Ich hatte im Felde einen Kommandeur«, sagte der Hauptmann Ratshelm, »der pflegte selbst noch beim Essen in vorderster Linie eine reinweiße Serviette zu benutzen. Er blieb in jeder Lebenslage ein Mann von Kultur.«

»Wenn er den Heldentod stirbt, wird er auch nicht gerade nach Kölnischwasser duften«, behauptete Feders.

»Meine Herren«, sagte der Major Frey, »ich finde, daß es Dinge gibt, die sich jeder Kritik entziehen. Das ist dann der Fall, wenn uns diese Dinge gewissermaßen heilig sind.« Und er betastete sein Ritterkreuz mit Eichenlaub, als müsse er sich vergewissern, daß es a) noch vorhanden war und b) richtig, also deutlich sichtbar hing, mithin c) bewundert werden konnte.

»Vergessen wir doch nie, meine Herren, daß der sittliche Ernst, ein Fundament des Soldatentums, uns allzeit Anliegen sein sollte. Denn: Soldat sein heißt Soldat-Sein. Und der Offizier, unserer Prägung, ist der Soldat in Vollkommenheit. Doch zur eigentlichen Sache! Zu meinem Lehrgang, mein lieber Krafft, gehören drei Inspektionen mit je drei Aufsichten;

zu jeder Aufsicht gehört ein Taktiklehrer und ein Aufsichtsoffizier. Und ich darf wohl sagen, daß meine Offiziere zu den vorzüglichsten zählen, die es überhaupt in der Wehrmacht gibt. Hier sollen Sie sich nun einreihen, indem Sie morgen früh die Aufsicht Heinrich übernehmen. Und ich bin geneigt zu behaupten: es ist eine der besten Aufsichten der Sechsten Inspektion. Ist das so, Herr Hauptmann Ratshelm? Sie als Inspektionschef müßten das am besten wissen.«

»Jawohl, es ist so, Herr Major. Ich möchte sogar sagen: es ist wohl die beste Aufsicht, die wir seit langer Zeit hatten. In ihr befinden sich ein paar prächtige Menschen, auf die ich große Hoffnungen setze. Stimmen Sie mir da als Taktiklehrer zu, Feders?«

»Durchaus«, sagte der Hauptmann. »Die Aufsicht Heinrich besteht aus einer Horde dummer, arroganter und hinterlistiger Lümmel. Sie sind faul und gefräßig, vorwitzig und albern, geil nach Weibern und Lametta. Sie verwechseln bei mir im Unterricht Granatwerfer und Feldküchen, Maschinengewehre und Marschportionen, Sanitäter und sanitäre Anlagen. Sie kümmern sich stets zuerst um die Fressage, dann erst um die Munition. Und der Glaube an einen ehemaligen Gefreiten erscheint ihnen wertvoller als die umfassende Kenntnis der Lage.«

Der Major lächelte überlegen. Und Hauptmann Ratshelm versuchte, es ihm gleichzutun. Der Oberleutnant Krafft war lediglich verwundert. Die reichlich unbekümmerten Argumente von Hauptmann Feders grenzten an Hochverrat. Krafft sog genußvoll an seiner Zigarre.

»Unser guter Hauptmann Feders!« sagte jetzt der Major und lachte kurz auf. Aber seine Augen wurden klein, sein Lächeln gefror, und seine Stimme nahm an Schärfe mehr und mehr zu. »Er liebt die scharfen Formulierungen und die spitzen Worte – dafür ist er bekannt. Aber wir alle, die wir ihn näher kennen, wissen genau, wie er es wirklich meint. Es handelt sich bei ihm gewissermaßen um aufbauende Ironie, wie sie etwa auch Blücher und Wrangel zu eigen war. Dabei besitzt er Taktgefühl genug, derartige Bemerkungen nur im kleinsten Kreise zu tun – es ist eine Art Vertrauensbeweis, den er uns damit gibt. Seine überragenden Fähigkeiten als Taktiklehrer helfen mit, uns nachsichtig zu stimmen. Wenn ich Sie also richtig verstanden habe, Hauptmann Feders, dann meinen Sie folgendes: Die Fähnriche der Aufsicht Heinrich, deren Taktiklehrer Sie sind, weisen noch erhebliche soldatische Mängel und menschliche Schwächen auf. Sie bedürfen dringend einer vorzüglichen taktischen Ausbildung, wozu ja eine Kriegsschule da ist. Ihr Glaube an unseren Führer ist erfreulich stark ausgeprägt, was wohl eine gute Voraussetzung für ihre Offizierslaufbahn ist, jedoch allein nicht genügen darf. Nicht wahr, Hauptmann Feders – das ist es doch wohl, was Sie mit Ihren Ausführungen sagen wollten?«

»Jawohl, Herr Major – genau das«, sagte Feders ungerührt.

Der Major lächelte wieder versöhnlich. Er war kurz davor, sich selbst zu bewundern. Er war nicht nur Militär, sondern auch Diplomat – eine große Karriere stand ihm möglicherweise bevor; seine Arbeit an der Kriegsschule war ein vorzügliches Sprungbrett dazu. »Also, mein lieber Krafft, wie gedenken Sie, Ihre Fähnriche zu behandeln?«

»Streng, aber gerecht«, sagte Krafft. Eine andere Albernheit fiel ihm im Augenblick nicht ein.

»Welche Formen der Erziehung gedenken Sie anzuwenden, Krafft?«

»Diejenigen, die hier üblich sind und die Sie für richtig erachten, Herr Major.«

Der Major nickte zustimmend; der letzte Teil von Kraffts Antwort gefiel ihm besonders. Der Junge war anpassungsfähig, zumindest schien er bereit dazu. Und das war immer die Voraussetzung für gute, fruchtbringende Zusammenarbeit. Aber das, was der Major für seinen forschenden Geist hielt, wollte sich immer noch nicht zufrieden geben. Und er fragte: »Welche Methode bevorzugen Sie, Krafft – die geschickte Überredung, das beispielgebende Vorbild, die prägende Kraft?«

»Jeweils das, was in den einzelnen Fällen angebracht erscheint, Herr Major.«

Wieder nickte der Major zustimmend. Er war nicht gerade

unzufrieden – aber sonderlich glücklich über Kraffts Antworten war er auch nicht. Der Junge war verdächtig geschickt, er ließ sich nicht so einfach aufs Korn nehmen. Aufmerksamkeit schien geboten. Die Existenz eines Hauptmann Feders in seinem Offizierkorps war schon beunruhigend genug. Diese beiden aber in ein und derselben Aufsicht – das war nicht unbedenklich.

Doch weitere tiefschürfende Gedanken blieben dem Major im Augenblick erspart. Denn seine Gattin, Frau Felicitas, steckte ihre nicht zu übersehende Schafsnase in den Raum. Sie lächelte zäh und sagte: »Wie schade, daß die Herren schon gehen müssen! Aber morgen haben die Herren gewiß einen schweren Tag.«

»Archibald«, sagte die Frau Major, »dieser Mensch mißfällt mir sehr.«

»Ich bin auch nicht gerade ausgesprochen begeistert, liebe Felicitas«, stimmte Frey bereitwillig zu. »Aber leider kann ich mir meine Mitarbeiter nicht immer aussuchen. Und dieser ist mir geradezu aufgedrängt worden.«

Der Major unterdrückte ein Gähnen und täuschte Aufmerksamkeit vor. Immerhin: er pflegte auf ihre Ratschläge zu achten. Sie zu befolgen war ihm nicht immer möglich. Aber das stand fest: Felicitas besaß einen ausgeprägten Sinn für den Wert und die Nützlichkeit von Untergebenen. Der war ihr sozusagen angeboren. Denn mehrere ihrer Vorfahren waren Generale, Rittergutsbesitzer und Staatsminister gewesen.

»Dieser Mensch, Archibald, hat kein Benehmen. Er weiß weder was Handkuß ist, noch versteht er Konversation zu machen; er speist unachtsam, verstreut Asche und hat mich nicht ein einziges Mal mit gnädige Frau angeredet.«

»Beklagenswert«, sagte der Major.

»Nicht daß ich die gesellschaftlichen Formen überschätze, Archibald. Aber du kennst ja meinen Standpunkt: Menschen mit echter Herzensbildung verfügen auch über gutes Benehmen. Möglich, daß dieser Krafft tüchtig ist, aber das sind manche Proleten auch. Und zu einem echten Offizier gehört eben mehr als nur Tüchtigkeit. Kurz und gut, Archibald – ich habe große Bedenken.«

»Ich auch, liebe Felicitas! Aber was soll ich machen?«

»Du könntest mit dem General reden – noch ist es nicht zu spät. Aber schon morgen, wenn dieser Mensch erst die Aufsicht übernimmt, könnte es zu spät sein.«

Der Major ließ sich schwer in einem Sessel nieder, neben dem das Telefon stand. Da hatte er nun sein Problem, und er rang mit ihm. Er wollte sich gerne vor Schaden bewahren und auch seine liebe Frau nicht enttäuschen. Aber der General war nicht so leicht umzustimmen – der verlangte handfeste Beweise.

»Hast du bemerkt, Archibald«, fragte jetzt die Frau Major mit schaudernder Empörung, »welcher Art die Blicke waren, mit denen dieser Mensch mich gemustert hat?«

»Er hat dich gemustert?«

»Fast, als habe er eine jener fragwürdigen Frauen vor sich! Ich habe mich für ihn geschämt. Er hat den Blick der Böcke, Archibald. Ich halte ihn für unverschämt und für zutiefst verdorben.«

»Aber meine liebe Felicitas«, sagte der Major leicht verwirrt. »Er wird lediglich versucht haben, ein wenig mit dir zu flirten – du solltest darüber lachen und es als ein Kompliment nehmen; ein mißglücktes Kompliment, aber doch als ein solches gedacht. Er hat vermutlich lediglich der Frau seines Kommandeurs schöne Augen machen wollen, um auf diese etwas plumpe Weise dein Gefallen zu erregen.«

Der Major betrachtete seine Frau und war sicher, daß er recht mit seinen Ansichten habe. Ihre Vorzüge waren eindeutig mehr geistiger Natur. Dennoch kamen gelinde Zweifel in ihm auf. Nicht jeder, sagte er sich, besaß sein Format, seine verpflichtende Lebensführung, seine sittliche Unanfechtbarkeit. Er hatte es verstanden, sein Triebleben durch Tätigkeitsdrang zu ersetzen. Aber es mochte durchaus einige geben, sogar in seinem Offizierkorps, die Verirrungen zugeneigt waren. Er hatte einmal von dem absonderlichen Verlangen junger Leute nach älteren Frauen gelesen – und diesem Krafft war allerhand zuzutrauen.

»Er hat mich angeblickt, als wolle er mich ausziehen!« behauptete seine Frau und gab sich empört.

Der Major schüttelte betrübt den Kopf.

»Du mußt dich irren, Felicitas«, wagte er zu behaupten.

»In solchen Dingen irre ich mich bestimmt nicht«, sagte sie fest. »Und wenn dir das alles noch nicht genügt, was ich dir gesagt habe, so will ich auch das letzte nicht verschweigen: Dieser Mensch hat versucht, mich unter dem Tisch auf unsittliche Weise zu belästigen.«

»Unfaßbar!« sagte der Major. »Vielleicht war das ein unglücklicher Zufall?«

»Zuviel des Zufälligen!« rief Frau Felicitas erbittert. Und dann schritt sie zur Tür, öffnete sie und rief: »Barbara!«

Barbara, die Dienstmädchennichte, erschien unverzüglich. Sie hatte eine schäbige Küchenschürze umgebunden, denn ihr Tagespensum war noch lange nicht zu Ende. Sie sah blinzelnd über den Major auf Felicitas. Sie wartete.

»Barbara«, sagte Felicitas fordernd. »Als du vorhin den Herren Offizieren in die Mäntel geholfen hast – was war da los? Du hast ein kreischendes Geräusch von dir gegeben und dann gekichert wie eine Pute. Warum?«

»Ach, nichts – gar nichts«, sagte Barbara und wurde rot.

»Aha!« rief Frau Felicitas. »In deiner Nähe stand dieser Oberleutnant Krafft. Hat dieser Mensch dich etwa gekniffen? Wenn ja: wohin?«

»Es war nichts«, versicherte Barbara mit verdächtigem Eifer. »Wirklich nicht.« Und sah zu Boden.

»Das genügt«, sagte Felicitas Frey. »Du kannst wieder an deine Arbeit gehen.«

Barbara verschwand. Und sie tat das sichtlich erleichtert. Der Major sah ihr versonnen nach. Sie hatte wirklich eine recht beachtliche Figur, fand er. Und dieser Krafft hatte das gleich am ersten Abend gemerkt – dieser verkommene Bursche.

»Nun?« fragte Felicitas fordernd. »Willst du nichts unternehmen? Morgen kann es zu spät sein.«

Major Frey nickte schwer. Dann griff er entschlossen zum Telefon und stellte die Verbindung mit der Kaserne her. Als sich die Vermittlung der Kriegsschule meldete, was geraume Zeit dauerte, nannte es seinen Namen und Dienstgrad. Dann verlangte er, sich räuspernd, mit dem General verbunden zu werden.

»Modersohn«, sagte kurz darauf eine klare, ruhige Stimme.

»Ich bitte vielmals um Entschuldigung, Herr General, wenn ich noch zu so später Stunde ...«

»Keine Erklärungen«, sagte der General. »Kommen Sie zur Sache.«

»Herr General, ich bin nach reiflicher Überlegung zu dem Entschluß gekommen, Herrn General zu bitten, von einer Ernennung des Oberleutnants Krafft zum Aufsichtsoffizier in meiner Sechsten Inspektion Abstand zu nehmen.«

»Nicht akzeptiert«, sagte der General und legte den Hörer auf.

»Was mich immer wieder fasziniert«, sagte der Hauptmann Ratshelm, »das ist die noble und gepflegte Geselligkeit, die im Hause von Major Frey herrscht.«

»Und was mich fasziniert«, sagte Feders, »ist die kolossale Kurzsichtigkeit, von der diese Welt beherrscht wird.«

Sie schritten den Hügel hinauf, auf die Kaserne zu. Ein Bild der Eintracht, so schien es: in der Mitte Hauptmann Ratshelm, rechts von ihm Hauptmann Feders, links von ihm Oberleutnant Krafft. Offizierserzieher, gemütlich dahinschreitend, plaudernd und guter Dinge.

Knirschender Schnee unter ihren Füßen. Die Nacht leuchtete. Und alles um sie schien mild verzaubert zu sein: die scharfkonturigen Bäume; Häuser, die wie Spielzeug wirkten; ein Himmel voll funkelnder Sterne. Deutsche Winternacht, dachte Ratshelm. Dann wandte er sich wieder Feders zu und sagte herzlich:

»Sie verkennen das alles, lieber Kamerad Feders. Unser Major und seine verehrte Gattin pflegen unvergängliche Werte. Sie bewahren das, was erhalten bleiben muß – das Heim, die Würde, die Harmonie zwischen Mensch und Mensch.«

»Den seichten Quatsch, das süßliche Gefasel und die

penetrante Aufdringlichkeit!« fuhr Feders fort. »Kurz gesagt: diese Leute spinnen – und es sind natürlich nicht die einzigen.«

»Bitte, Feders«, sagte Hauptmann Ratshelm mit nachsichtigem Tadel, »Sie sprechen von Ihrem Major.«

»Ich spreche von einem Zustand«, sagte Feders beharrlich, den ich Kurzsichtigkeit nenne – eine weitverbreitete Seuche. Jeder sieht nur so weit, wie sein Horizont reicht. Und der ist eng.«

»Lieber Feders«, sagte Ratshelm besänftigend, »wir sollten unser Leben treu, bescheiden und selbstlos auszufüllen trachten.«

»Quatsch!« rief Feders grob. »Wir sollten Augen und Ohren aufmachen und diese Welt sehen, wie sie wirklich ist, samt dem vielen Dreck darin, samt Blut und Eiter! Über den Horizont sehen können – darauf kommt es an. Dort, hinter der Höhe zweihunderteins liegt Berlin – und fast jede Nacht sterben dort ein paar Tausend Menschen. Sie werden zerfetzt und verbrannt, sie ersticken und verbluten. Und ein paar Hundert Kilometer weiter ist die Ostfront. Während wir Handküsse austeilen und höflich grinsen, krepieren dort Tausende, von Raupenketten zermalmt, von Flammenwerfern zu Kohle verarbeitet – und wir gefallen uns in gepflegten Umgangsformen.«

»Sie sind verbittert, Hauptmann Feders«, sagte Ratshelm. »Ich kann das sehr gut verstehen.«

»Wenn Sie jetzt etwa noch auf meine Ehe anspielen, dann fahre ich mit Ihnen Schlitten.«

»Ich werde mich hüten, Hauptmann Feders«, beeilte sich Ratshelm zu versichern. »Ich wollte lediglich versuchen, meinen Standpunkt zu erklären. Aber manchmal ist es wirklich schwer, mit Ihnen auszukommen.«

»Leider nur manchmal«, sagte Feders. »Ich bin eben auch nichts anderes als schwach, müde und angeekelt. Vor allen Dingen bin ich kein Krafft – unser Freund scheint sogar im Gehen schlafen zu können. Oder sind Sie etwa gar tiefsinnig veranlagt?«

»Tieferer Sinn hin oder her«, sagte der Oberleutnant, »ich

halte mich im allgemeinen mehr an die kleinen Zeichen. Erinnern Sie sich noch? Dieses Mädchen, diese Barbara, hat gelacht.«

»Richtig!« sagte Feders, plötzlich sehr heiter. »Fast hätte ich das ganz vergessen! Die Kleine hat gejuchzt wie ein Küchentrampel, den jemand in den Hintern zwickt.«

»Verstehe ich nicht«, sagte Ratshelm perplex. »Ich nehme an, die Herren sprechen von Fräulein Barbara Bendler-Trebitz, der Nichte von Frau Frey. Sie hat gelacht, na schön; was ist da schon dabei.«

»Das Entscheidende ist«, erklärte Feders, »warum sie gelacht hat. Sie tat es, weil unser Kamerad Krafft sie in der Tat in den Hintern gezwickt hat.«

Fast entsetzt sagte Ratshelm: »Wie konnten Sie denn so etwas tun, Herr Oberleutnant Krafft. Ich finde das ausgesprochen vulgär – in diesem Hause!«

»Nun ja«, sagte Krafft, »das mag schon sein. Aber die Kleine hat sich gefreut! In diesem Hause. Das ist doch ganz aufschlußreich. Oder nicht?«

»Nicht akzeptiert, hat der General gesagt. Nichts weiter.«

Major Frey, der Held vieler Schlachten, ein Mann von Welt, saß wie vernichtet da. Eine derartige schroffe Ablehnung des Generals konnte unvorstellbare Konsequenzen nach sich ziehen. Der General war schon immer von großer Unzugänglichkeit gewesen – doch so hart und ablehnend hatte er ihn bisher noch niemals erlebt.

»Ich fürchte«, sagte der Major dumpf, »ich habe soeben einen kaum noch wiedergutzumachenden Fehler begangen. Und schuld daran ist dieser Oberleutnant Krafft!«

»Ich habe es geahnt«, sagte seine Frau mit triumphierenden Untertönen, »daß dieser Mensch wenig Erfreuliches mit sich bringt.«

»Mag sein«, sagte der Major unruhig, nach einem Ausweg grübelnd. »Aber auf alle Fälle wäre es besser gewesen, wenn du dich nicht in diese Angelegenheit eingemischt hättest!«

»Du kennst doch meine Beweggründe«, sagte sie erstaunt. »Und bisher hast du sie immer akzeptiert.«

»Vielleicht war das ein Fehler«, sagte der Major dumpf. Er war dabei, sein Gehirn zu überanstrengen. Doch er sah sehr schnell ein, daß das zwecklos war. Er vermied es, seine Frau anzusehen. Denn sie hatte ihn enttäuscht.

Sein Blick wanderte unruhig über den Rosenteppich. Er war nicht achtsam genug gewesen. Er hätte mehr ihre Eigenarten berücksichtigen müssen. Sie war überaus empfindlich, wenn es um ganz bestimmte Dinge ging. Sie konnte stundenlang über Krankheit, Verwundung und Tod reden – aber manchmal brachte sie eine einzige Berührung fast um ihren Verstand.

Dabei war sie edel, ungemein edel – der Major war überzeugt davon. Auf jenem heiklen Gebiet liebte sie die Zartheit, den romantischen Schimmer, die ritterliche Ergebenheit, sanfte Musik und die bereitwillige Erwartung der Pagen. Eine Mimose! Aber ehrenwert, ungemein ehrenwert. Doch ihr fehlte nun einmal eine tüchtige Portion Wirklichkeitssinn. Verdammt noch mal! Offiziere sind doch keine Minnesänger – schon gar nicht dieser Krafft, dem er diese Sauerei zu verdanken hatte.

»Felicitas«, sagte der Major, »ich finde, du solltest deine Rolle als unentwegtes Tugendlamm nicht übertreiben – nicht, wenn es sich um harte Realitäten handelt. Mein Gott, begreife doch das endlich – so eine Kriegsschule ist keine Pflegestätte für zartbesaitete Gemüter!«

Felicitas sah ihren Mann an, als wäre er ein Tagelöhner, der sich in ihre Wohnung gedrängt hatte. Sie hob ihre Schafsnase hoheitsvoll und erklärte: »Das ist nicht die rechte Art, mit mir zu sprechen, Archibald.«

»Ach was!« sagte der; er stand immer noch unter dem Schock, den ihm Modersohn mit zwei Worten bereitet hatte. »Wenn du nicht mit deinen albernen Sexualkomplexen gekommen wärst, hätte ich mir diese Abfuhr durch den General ersparen können.«

»Ich bedauere dich«, sagte sie. »Und ich empfinde es als beklagenswert, wenn du dein Unvermögen auf mich abzuwälzen versuchst.«

Die Schafsnase hob sich noch höher, sah noch hoheitsvoller

aus, beschrieb dann eine Wendung um 180 Grad und wurde hinausgetragen. Ein überzeugendes Bild stolzer Empörung. Eine Tür schlug zu, und der Major blieb allein.

Dieser Oberleutnant Krafft, dachte der Major verbittert, gefährdet nicht nur meine Ehe, seinetwegen bekomme ich jetzt womöglich noch den General auf den Hals. Zum Teufel mit diesem Krafft!

8

DIE FÄHNRICHE TÄUSCHEN SICH

Handgranaten 'raus – der Neue kommt!« rief einer der Fähnriche munter. »Wetzt die Seitengewehre und die Schreibfedern, denn jetzt geht es ums Ganze. Idioten und Selbstmörder an die Front – Soldaten in volle Deckung!«

Der Ausrufer sah beifallheischend um sich. Doch niemand lachte über ihn. Stimmungsmacher waren im Augenblick nicht gefragt. Ein neuer Aufsichtsoffizier war ein neues Lehrgangskapitel – vielleicht sogar ein ganz neuer Anfang. Das war nicht unbedenklich.

Die Fähnriche der Aufsicht H betraten einzeln oder in kleineren Gruppen den Unterrichtsraum 13. Sie nahmen ihre Plätze ein, packten ihre Mappen aus und legten ihre Notizblöcke vor sich hin. Das alles geschah mechanisch, mit sicheren Bewegungen, wie das Ansetzen einer Schraube in einer Fabrik, wie das Umlegen eines Hebels, nachdem ein Klingelzeichen ertönt ist.

Bis dahin war alles genau geregelt: das Wecken, der Frühsport, das Waschen, das Frühstück, das Säubern der Unterkünfte, der Anmarsch zum Unterricht. Nun aber begannen die Komplikationen des Tages; das Unvorhergesehene konnte eintreten, das Ungewöhnliche war möglich – jede falsche Antwort konnte zu einer schlechten Note führen, jede falsche Bewegung eine negative Notiz zur Folge haben.

»Hört mal her!« rief der Fähnrich Kramer, der als Aufsichtsältester eingesetzt war. »Der Neue heißt Krafft, Oberleutnant Krafft.« Er hatte diesen Namen von einem Schreiber des Lehrgangskommandeurs erfahren. »Kennt den jemand?«

Keiner der Fähnriche kannte ihn. Sie waren mehr als ausreichend damit beschäftigt gewesen, ihren früheren Aufsichtsoffizier kennenzulernen, ihren Taktiklehrer, ihren Inspektionschef, ihren Lehrgangskommandeur – also alle diejenigen, welche bei ihren Beförderungsvorschlägen zum Offizier maßgeblich mitzureden hatten. Sonstige Offiziere interessierten sie nicht.

»In spätestens einer Stunde«, sagte der Fähnrich Hochbauer überlegen, »werden wir genau wissen, wie wir uns zu verhalten haben. Bis dahin halte ich äußerste Reserve für angebracht. Daß ja keiner versucht, sich bei dem Neuen voreilig anzubiedern!«

Das war nicht nur ein Hinweis – das war eine Warnung. Die Fähnriche in Hochbauers Umgebung nickten zustimmend. Hinzukam, daß diese Aufforderung Hand und Fuß hatte – es war niemals ratsam, einem Vorgesetzten mit naivem Vertrauen zu begegnen, wenn dieser Vorgesetzte die Aufgabe hatte, an ihnen eine mehrwöchige strenge und intensive Überprüfung vorzunehmen.

Die Fähnriche der Aufsicht H waren außergewöhnlich still an diesem Morgen. Sie rutschten unruhig auf ihren Stühlen herum und blickten leicht nervös durch den kargen Raum zur Wandtafel hin, wo auch das Pult des unterrichtenden Offiziers stand.

Am Mitteltisch in der vorderen Reihe saß der Fähnrich Hochbauer. Neben ihm befand sich der Platz des Aufsichtsältesten. Beide unterhielten sich gedämpft miteinander. Hochbauer gab Kramer Ratschläge, und Kramer nickte zustimmend.

Die Fähnriche Rednitz und Mösler saßen selbstverständlich ganz hinten im Raum. Von allen Anwesenden waren sie am gleichmütigsten; sie hatten bisher in diesen Lehrgang so gut wie nichts investiert, weder körperlich noch geistig, also hatten sie auch nichts zu verlieren.

»Warum regen wir uns eigentlich auf, Kinder«, sagte Rednitz fröhlich. »Ist doch durchaus möglich, daß es sich bei dem Neuen um ein ausgesprochen gemütliches Haus handelt. Möglich auch, daß er leicht beschränkt ist oder mit einer tüchtitigen Portion Sturheit gesegnet wurde. Schließlich ist der

Mann Offizier – und da ist doch so gut wie nichts ausgeschlossen.«

»Wir werden abwarten und sehen«, sagte der Fähnrich Hochbauer verweisend. »Voreilige Schlüsse sind da unangebracht – nicht wahr, Kramer.«

»Völlig unangebracht«, sagte der Aufsichtsälteste.

»Was aber dann«, wollte Mösler wissen, »wenn der Neue von ähnlichem Kaliber ist wie Leutnant Barkow?«

»Dann«, sagte Rednitz, »müssen wir eben wieder auf Gott vertrauen, auf unseren Fähnrich Hochbauer und auf die Wirkung einer schnellbrennenden Zündschnur.«

Hochbauer stand auf und reckte sich hoch. Die Fähnriche in den vorderen Reihen wichen aus und drückten sich erwartungsvoll zur Seite. Lauerndes Schweigen kam auf. Nur einige polternde Schritte waren vernehmbar.

Hochbauer ging durch den Mittelgang nach hinten. Kramer, der Aufsichtsälteste, folgte ihm. Zwei weitere Fähnriche – Amfortas und Andreas – schlossen sich diesem Aufzug an, wenn auch mehr als Rückendeckung. Die Temperatur im schlechtgeheizten Raum schien etwas angestiegen zu sein.

»Was soll dieses Theater am frühen Morgen!« rief Mösler und hielt nach einem Fluchtweg Umschau.

Auch Rednitz war aufgestanden. Er sah ein wenig blaß aus, wirkte aber dennoch einigermaßen munter. Er wartete, bis Hochbauer vor ihm stand. Dann gab er sich Mühe, sein freundliches Lächeln noch zu verstärken. Er war nicht furchtsam; er hatte an der Front den sinnlosen Zufall zu gut kennengelernt, um noch vor einem heroischen Jüngling zu erschrecken. Und obwohl er mit Hochbauer fast gleichaltrig war, fühlte er sich doch diesem gegenüber beinah wie ein alter Mann.

»Rednitz«, sagte Hochbauer mit unverkennbarer Drohung, »diese gemeinen Anspielungen gefallen mir nicht.«

»Du brauchst ja einfach nicht hinzuhören!«

»Hier«, sagte Hochbauer, »geht es um meine Ehre.«

»Wenn es weiter nichts ist«, sagte Rednitz.

Der Fähnrich Rednitz blickte um sich und sah die flächigen, fahlfarbigen Gesichter seiner Kameraden. Und er vermochte nicht viel darin zu lesen, das für ihn sprach. Aber er spürte dankbar die Hand von Mösler auf seinem Arm. Er sah auch, daß der bullige Fähnrich Weber, Egon, Anstalten machte, sich in Absprungposition zu bringen, wohl weniger aus Freundschaft, als um des Vergnügens willen, das eine Prügelei ihm bot. Aber der Endeffekt war schließlich der gleiche.

»Du wirst dich bei Hochbauer entschuldigen«, verlangte Kramer von Rednitz. Und Amfortas und Andreas nickten ganz energisch. »Denn in dieser Angelegenheit hört der Spaß auf.«

»In diesem Punkt sind wir beide zufällig einmal der gleichen Meinung«, erklärte Rednitz zustimmend. »Es ist also nur noch nötig, das auch Hochbauer klarzumachen.«

Die Fähnriche betrachteten diese streitbare Gruppe mit steigender Beunruhigung. Sie witterten zusätzliche, unnötige Komplikationen. Der Lehrgang war schwierig genug; Auseinandersetzungen in den eigenen Reihen konnten sie nicht gebrauchen – sie waren zeitraubend und gefährlich.

Die Mehrzahl der Fähnriche respektierte Kramer als Aufsichtsältesten. Denn der besaß als langgedienter Unteroffizier die erforderlichen Erfahrungen und war nicht gerissen genug, um durch Intrigen zu regieren. Er war vergleichsweise brav und schuftete bieder. Einen Besseren hätten sie kaum finden können.

Aber die Fähnriche duldeten auch Hochbauer als stellvertretenden Aufsichtsältesten. Denn sie hatten sehr schnell erkannt, daß der zu den Ehrgeizigen im Lande zählte. Er war durch nichts zu bremsen und durch nichts anderes zu besänftigen, als dadurch, daß man ihm seinen Willen ließ. Daß dieser Hochbauer außerdem sportlich ausdauernd war und ein Superidealist noch dazu, war nur ein Grund mehr, ihm freie Bahn zu lassen.

So sahen die grundsätzlichen Erwägungen der Fähnriche aus. Der bequemste Weg war willkommen, und der unvermeidliche mußte hingenommen werden. Deshalb war das herausfordernde Vorgehen von Rednitz und Mösler einfach unverantwortlich. Der Selbsterhaltungstrieb allein schon gebot den Fähnrichen, diesen Außenseitern jede Gefolgschaft zu verweigern.

»Ich warte«, sagte Hochbauer und blickte Rednitz an, als wäre der eine Laus.

»Von mir aus«, sagte Rednitz, »kannst du so lange warten, bis du hier Wurzeln schlägst.«

»Ich gebe dir fünf Sekunden Zeit«, sagte der Fähnrich Hochbauer. »Dann ist meine Geduld zu Ende.«

»Sei doch vernünftig, Rednitz!« sagte Kramer beschwörend. »Schließlich sind wir doch Kameraden und ziehen hier alle an einem Strang. Entschuldige dich und die Sache ist erledigt.«

»Mach Platz, Kramer!« rief Hochbauer entschlossen. »Mit solchen Leuten muß man deutsch reden!«

Kramer wollte weiter beschwichtigen. Doch Hochbauer schob sich vorwärts. Seine Leibgarde – Amfortas und Andreas – folgte ihm. Doch dann erstarrten alle und lauschten.

»Er kommt!« rief eine heisere und aufgeregte Stimme. Das war der Fähnrich Böhmke. Ein dem Poetischen zugeneigter Mensch und daher für die Erledigung aller möglichen lästigen Sonderaufträge zu gebrauchen. Diesmal war er als Spähposten eingeteilt gewesen.

»Er kommt!« rief er noch einmal.

»Achtung!« rief Kramer erleichtert. »Auf die Plätze, Kameraden!«

Der Hauptmann Ratshelm betrat den Unterrichtsraum. Der Oberleutnant Krafft folgte ihm. Und der Fähnrich Kramer meldete: »Aufsicht Heinrich mit vierzig Mann vollzählig zur Stelle!«

»Danke«, sagte Ratshelm. »Lassen Sie, bitte, rühren!«

»Rührt euch!« rief Kramer.

Die Fähnriche setzten den linken Fuß seitwärts-vorwärts. Und dann warteten sie. Jeder von ihnen war sich darüber im klaren, daß Hauptmann Ratshelm soeben einen unzulänglichen Befehl erteilt hatte. Aber der konnte sich das leisten; der war ja kein Lehrgangsteilnehmer.

»Lassen Sie Platz nehmen«, korrigierte sich Ratshelm.

»Hinsetzen!« rief Kramer.

Die Fähnriche ließen sich nieder. Sie saßen aufrecht da, die Hände vor sich auf die Tischplatte gelegt – wie sich das bei Anwesenheit eines Offiziers gehörte. Vorsichtig begannen sie jetzt, Oberleutnant Krafft zu betrachten. Dabei vergaßen sie keinen Augenblick, den Anschein zu erwecken, daß ihre ganze Aufmerksamkeit Hauptmann Ratshelm, als dem Ranghöheren, galt.

Hauptmann Ratshelm sagte mit schönem Schwung: »Meine Herren Fähnriche – ich habe die Ehre, Ihnen Ihren neuen Aufsichtsoffizier vorzustellen, Herrn Oberleutnant Krafft. Ich bin überzeugt, daß Sie ihm Achtung und Vertrauen entgegenbringen werden.«

Ratshelm blickte mit forderndem Optimismus um sich. Dann sagte er abschließend: »Herr Oberleutnant Krafft – ich übergebe Ihnen hiermit Ihre Aufsicht und wünsche Ihnen vollen Erfolg.«

Die Fähnriche betrachteten das Zeremoniell, das vor ihren Augen abrollte, mit gemischten Gefühlen. Sie sahen: kraftvoller Händedruck der beiden Offiziere – ein leuchtender Blick von Ratshelm – Kraffts zähes Lächeln. Dann stolzierte Ratshelm hinaus und ließ die Aufsicht H mit ihrem neuen Offizier allein.

Die Fähnriche vermochten sich auf Anhieb kein klares Bild von ihm zu machen. Er wirkte ein wenig bullig, sein Gesicht war ernst, sein Blick schien gleichgültig über sie hinwegzugehen. Irgendwelche Besonderheit war nicht festzustellen. Das jedoch steigerte ihre Unsicherheit – sie ahnten noch nicht, an wen sie hier geraten waren. Jetzt schien alles möglich; natürlich auch das Schlimmste.

Die Augen des Oberleutnants Krafft sahen vierzig Gesichter, die ihn anstarrten. Konturlose, farblose, gleichförmige Gesichter; Einzelheiten aufzunehmen, war ihm im Augenblick nicht gegeben. In den hinteren Reihen glaubte er ein paar freundliche Augen entdeckt zu haben – aber er fand sie nicht wieder, als er nach ihnen suchte. Er sah vielmehr abwartende Gleichgültigkeit, lauernde Zurückhaltung und vorsichtiges Mißtrauen.

»Also, meine Herren«, sagte der Oberleutnant, »dann wollen wir uns jetzt bekannt machen. Ich bin Ihr neuer Aufsichtsoffizier, Oberleutnant Krafft, neunzehnhundertsechzehn geboren, und zwar bei Stettin. Mein Vater war Postbeamter. Ich habe auf einem Gut gearbeitet, als Feldinspektor und Rendant. Dann wurde ich zur Wehrmacht eingezogen. Das ist alles. Jetzt sind Sie an der Reihe. Fangen wir mit dem Aufsichtsältesten an.«

Das Mißtrauen der Fähnriche verstärkte sich. Sie begannen, sich als Opfer zu fühlen. Sie hatten gedacht, daß ihr Aufsichtsoffizier ganz einfach mit dem Unterricht beginnen würde. In diesem Falle wäre der Oberleutnant der Vortragende gewesen – und sie hätten ihn sich in Ruhe ansehen können.

Statt dessen aber verlangte dieser Oberleutnant Krafft Solodarbietungen. Und die konnten doch nur den Zweck haben, jeden von ihnen einzeln unter die Lupe zu nehmen. Und was wußten sie danach von ihrem neuen Aufsichtsoffizier? Nichts. Daß er dann auch noch nicht sonderlich viel von ihnen wissen würde, daran dachten sie nicht.

Inzwischen hatte sich der Aufsichtsälteste erhoben. Und er sagte knapp, mit seiner heiseren, ein wenig bellenden, kommandogewohnten Stimme: »Kramer, Otto, Fähnrich. Geboren neunzehnhundertundzwanzig in Nürnberg. Vater Mechaniker in einem Fotowerk. Berufsunteroffizier.«

»Irgendwelche sonstigen Interessen, Kramer? Besondere Begabung? Liebhabereien?«

»Keine, Herr Oberleutnant«, erklärte Kramer bieder und setzte sich befriedigt. Er war eben Soldat und nichts weiter sonst – das erklärt zu haben, hielt er für wichtig. Er war sicher, daß er seine Sache gut gemacht hatte. Das war er übrigens immer; wenigstens so lange, bis ein Vorgesetzter das Gegenteil behauptete. Das kam aber bei ihm verhältnismäßig selten vor.

Krafft blickte von dem klobigen Gesicht des Fähnrichs Kramer auf dessen Nebenmann. Er sah einen Jüngling mit gewinnenden, klaren und fast edel zu nennenden Gesichtszügen. Und er sagte ermunternd: »Also dann der nächste, bitte.«

Der Fähnrich Hochbauer erhob sich in seiner ganzen ansehnlichen Größe und sagte: »Fähnrich Hochbauer, Herr Oberleutnant. Heinz mit Vornamen. Geboren neunzehnhundertdreiundzwanzig in Rosenheim. Mein Vater ist Kommandant der Ordensburg Pronthausen, Träger des Pour le mérite und des Blutordens. Nach dem Abitur meldete ich mich freiwillig zum Fronteinsatz. Besondere Interessen: Geschichte und Philosophie.«

Hochbauer sagte das sehr selbstverständlich, ohne Gewichtigkeit, fast etwas lässig. Aber dabei betrachtete er den Oberleutnant Krafft prüfend. Ihn verlangte zu wissen, ob seine Worte Eindruck machten. Und er glaubte, daß das der Fall war. Die Augen des Oberleutnants ruhten geradezu versonnen auf Fähnrich Hochbauer.

»Der nächste, bitte«, sagte Krafft.

»Fähnrich Weber, Egon, und geboren bin ich neunzehnhundertzweiundzwanzig. Mein Vater war Bäckermeister, in Werdau, dort wo ich geboren bin, aber mein Vater lebt jetzt nicht mehr, bekam Herzschlag, neunzehnhundertdreiunddreißig, mitten in der Arbeit, war gerade zum Kreishandwerksmeister gewählt worden, Parteigenosse seit neunzehnhundertsiebenundzwanzig oder sechsundzwanzig. Habe auch das Bäckerhandwerk erlernt, wir besitzen nämlich mehrere Filialen, und meine Lieblingsbeschäftigung ist Kraftsport.«

Zahlen, Namen und Daten, Ortsangaben und Berufsbezeichnungen, Hinweise, Erklärungen und Behauptungen, politische, menschliche, militärische Einzelheiten – alles das schwirrte durch den Raum, strömte auf Krafft ein. Nach der sechsten Ortsangabe hatte er die ersten bereits wieder vergessen. Nach dem neunten Namen wußte er den dritten und vierten nicht mehr. Er sah in knochige, glatte, runde, längliche, knollige Gesichter; er hörte biedere, rauhe, scharfe, sanfte und bellende Stimmen – und schließlich ging alles in brodelnde Gleichgültigkeit über.

Krafft betrachtete den Raum, dessen Wände aus Brettern bestanden, dessen Decke von Balken getragen wurde, dessen Fußboden aus Bohlen zusammengesetzt war – Holz, wohin er auch blickte. Strapaziertes, verschrammtes, angeschlagenes

Holz, durchsetzt von Firnis und Ölfarbe, braun in allen Schattierungen, vom gelblichen Braun zum bräunlichen Schwarz. Umstanden von dem Geruch aus Tannenholz, Terpentin und fauligem Wasser.

Krafft erkannte, daß er mit dieser Methode weder seiner Aufsicht näherkam, noch irgendwelche aufschlußreichen Einblicke erreichte. Die Stunde schlich dahin, und das Ergebnis war kläglich. Er sah auf seine Armbanduhr und wünschte, die Zeit wäre bald vorüber.

Die steigende Unzufriedenheit des Oberleutnants übertrug sich automatisch auf seine Aufsicht. Auch die Fähnriche wünschten das Ende dieser Stunde herbei, die ihnen nichts als Langweile und Unklarheit gebracht hatte. Ihre Gesichter wurden mürrisch. Sie begannen, sich unruhig auf ihren Stühlen zu bewegen. Einige, die bereits ihr Sprüchlein aufgesagt hatten, verfielen in dumpfes Dahinbrüten. Einer gähnte sogar, und das nicht nur ausgedehnt, sondern auch vernehmlich. Aber der neue Aufsichtsoffizier schien das nicht zu bemerken. Auch das, fanden die Fähnriche, war kein gutes Zeichen.

Jetzt noch zwei Mann, dachte der Oberleutnant Krafft, dann ist es geschafft. Und automatisch sagte er: »Also dann der nächste.«

Nunmehr erhob sich der Fähnrich Rednitz, lächelte freundlich und erklärte: »Ich bitte Herrn Oberleutnant um Entschuldigung, aber ich fürchte, ich bin leider nicht in der Lage, die von Herrn Oberleutnant gewünschten Auskünfte in erschöpfender Weise zu erteilen.«

Krafft sah interessiert zu Rednitz hinüber. Auch die Fähnriche hörten auf, unruhig auf ihren Stühlen herumzurutschen. Sie drehten sich herum und sahen Rednitz an. Dabei wandten sie ihrem Aufsichtsoffizier den Rücken zu, was eine ungewöhnliche Respektlosigkeit war, die aber der Oberleutnant gar nicht zu bemerken schien. Ein Umstand, der Kramer, den Aufsichtsältesten, entsetzte. Denn er begann um die Disziplin zu fürchten, für die er verantwortlich war und die in der gewünschten Weise nur durchgesetzt werden konnte, wenn ihn der Vorgesetzte dabei unterstützte. Aber wenn dieser Krafft jetzt bereits duldete, daß ihm die Fähnriche den Rücken zukehrten, dann würden sie in wenigen Tagen schon im Glied sprechen oder beim Unterricht schlafen.

Der Oberleutnant Krafft jedoch empfand das Verhalten des Fähnrichs Rednitz als angenehme Abwechslung. Er war jetzt fast ein wenig munter geworden und fragte belustigt: »Wollen Sie mich, bitte, darüber aufklären, Fähnrich, in welcher Hinsicht Sie mir keine erschöpfenden Auskünfte geben können?«

»Die Sache ist nämlich so«, sagte Rednitz freundlich. »Im Gegensatz zu allen anderen Kameraden kann ich leider keinen offiziellen Vater vorweisen und weiß daher auch nicht, welchen Beruf er hatte.«

»Sie wollen damit vermutlich sagen, Rednitz, daß Sie unehelich geboren sind.«

»Jawohl, Herr Oberleutnant – genau das.«

»Nun«, sagte Krafft erheitert, »so etwas soll in der Tat gelegentlich vorkommen. Und ich finde, das ist nicht weiter schlimm – zumal wenn man bedenkt, daß die offiziellen Väter ja nicht unbedingt und in allen Fällen immer die leiblichen Väter sind. Aber ich hoffe, dieser kleine Schönheitsfehler wird Sie nicht daran hindern, mir wenigstens ein paar sonstige Angaben zu machen.«

Rednitz strahlte, denn der Oberleutnant gefiel ihm. Und seine unverhüllte Freude hatte noch einen anderen Grund: Er sah das ärgerliche Gesicht von Hochbauer, das ihn warnend anblickte. Und dieser Anblick allein schon war diese kleine Extratour wert.

»Geboren bin ich neunzehnhundertzweiundzwanzig«, erzählte Rednitz, »in Dortmund. Meine Mutter war Hausangestellte, und zwar bei einem Generaldirektor; woraus sich aber keine sicheren Schlüsse auf meine Herkunft ziehen lassen. Ich besuchte die Volksschule und ein Jahr die Handelsschule, ein weiteres Jahr die Höhere Handelsschule. Neunzehnhundertvierzig wurde ich zur Wehrmacht eingezogen. Besondere Interessen: Philosophie und Geschichte.«

Oberleutnant Krafft lächelte. Hochbauer machte ein finsteres Gesicht – die Behauptung des Rednitz, ebenfalls besonderes Interesse für Geschichte und Philosophie zu besitzen, empfand er als persönliche Herausforderung. Einige Fähnriche grinsten, aber das nur, weil ihr Aufsichtsoffizier gelächelt hatte. Das war immerhin ein Anhaltspunkt.

Der Fähnrich Kramer aber erhob sich und sagte in seiner Eigenschaft als Aufsichtsältester: »Bitte Herrn Oberleutnant darauf aufmerksam machen zu dürfen, daß die Zeit um ist.«

Krafft nickte und versuchte, seine Erleichterung zu verbergen. Er band sein Koppel um und setzte seine Mütze auf. Dann strebte er dem Ausgang zu.

»Achtung!« brüllte Kramer.

Die Fähnriche erhoben sich, etwas weniger zackig als zu Beginn der Stunde. Fast lässig standen sie still. Der Oberleutnant grüßte kurz ins Leere und ging hinaus.

»Unmöglich«, murmelte der Fähnrich Kramer. »Wenn das so weitergeht, versaut der die ganze Aufsicht.«

Die Fähnriche sahen sich an. Dann lachten sie erleichtert auf. Die Stimmung war vorzüglich. Nicht wenige sahen jetzt dem weiteren Ablauf des Lehrgangs einigermaßen getröstet entgegen.

»Nun«, fragte Mösler seinen Freund Rednitz, »was meinst du?«

»Ja«, sagte Rednitz nachdenklich, »was soll ich dazu meinen? Ich finde ihn nicht unsympathisch – aber was besagt das schon? Sympathisch ist meine Großmutter auch.«

»Sportsfreunde«, sagte der Fähnrich Weber, Egon, und schob sich näher, »soviel ist sicher: Er macht einen recht stämmigen Eindruck. Aber er benimmt sich wie ein Schaf. Was soll man davon halten?«

Böhmke, der Poet, schüttelte lediglich anhaltend seinen Dichter- und Denkerschädel. Im Grunde hatte er sich noch keine eindeutige Meinung über Krafft gebildet. Es fragte ihn auch niemand danach.

Kramer, der Aufsichtsälteste, machte seine Eintragung im Unterrichtsbuch. Er witterte Komplikationen. Dieser Krafft hatte noch nicht einmal mit seiner Unterschrift Thema und Dauer des Unterrichts beglaubigt. Kramer sah eine Zeit der Desorganisation und Disziplinlosigkeit heraufziehen.

Bei der Gruppe um Hochbauer aber herrschte eitel Freude. Amfortas und Andreas leisteten es sich sogar, höchst verächtlich zu blicken, wenn der Name des neuen Aufsichtsoffiziers fiel. »Eine Niete – meinst du das nicht auch, Hochbauer?«

Der nickte entschieden. »Mit dem werden wir spielend fertig. In spätestens sieben Tagen frißt der uns aus der Hand – oder wir machen ihn pensionsreif.«

9

EIN OBERKRIEGSGERICHTSRAT WILL SCHWEIGEN

Fräulein Bachner«, sagte Oberleutnant Bieringer, der Adjutant des Generals, »wir kennen uns nun schon seit geraumer Zeit, nicht wahr?«

Sybille Bachner sah von ihrer Arbeit hoch. Bieringer tat, als wäre er ausschließlich damit beschäftigt, Notizen zu ordnen. »Ist irgend etwas nicht in Ordnung?« fragte sie.

»Was kann bei uns schon in Unordnung sein!« rief der Adjutant mit weiter Geste. »Aber ich mache mir wieder einmal Sorgen um Ihr Privatleben.«

»Ich habe bekanntlich keins – das wissen Sie doch!«

»Eben!« sagte der Adjutant. »Niemand kann allein von der Arbeit leben.«

»Außer dem General.«

»Fräulein Bachner«, sagte der Oberleutnant Bieringer, »der General ist mit der Armee verheiratet. Er ist alles andere als ein normaler Mensch – er ist ein Soldat. Und Sie sind eine Frau – nicht nur eine Schreibkraft.«

Sybille Bachner lächelte, aber ihre Augen blickten ernst. Sie richtete sich auf und schob, demonstrativ, ihren Stuhl zurück. Dann fragte sie offen: »Worauf wollen Sie diesmal hinaus?«

»Nun«, sagte Bieringer, ein wenig hastig, »mich interessiert zum Beispiel, was Sie heute abend vorhaben?«

»Wollen Sie etwa mit mir ausgehen?«

»Sie wissen doch: ich bin verheiratet«, sagte der Adjutant.

Es schien Bieringer angebracht, von Zeit zu Zeit auf diese Tatsache hinzuweisen. Denn obgleich er mit seiner Frau hier in der Kaserne, im Gästehaus, zusammen lebte, kannte sie kaum einer. Sie erwartete ein Kind. Sie erschien niemals zu irgendeiner offiziellen Veranstaltung. Sie hatte nicht ein einziges Mal das Gebäude des Kommandostabes betreten, wo ihr Mann Dienst tat. Sie rief ihn nicht einmal während der Dienstzeit an. Es war, als gebe es sie gar nicht. Nicht zuletzt dieser ihrer Zurückhaltung wegen liebte sie Bieringer zärtlich – aber nur nach Dienstschluß.

»Also gut«, sagte Sybille freundlich, »ich habe heute abend nichts vor. Aber warum wollen Sie das wissen?«

»Sie könnten doch ins Kino gehen«, meinte Bieringer. »Dort wird ein Lustspiel gegeben – man soll sogar darüber lachen können. Oder vielleicht wollen Sie einen Spaziergang machen? Ich kenne etwa vierzig Offiziere, die Sie gerne begleiten würden.«

»Warum das alles!« sagte Sybille unwillig. »Ich habe mir nichts vorgenommen. Und vielleicht braucht mich der General heute abend noch – er hat noch eine Menge Arbeit zu erledigen.«

»Der General braucht Sie nur, wenn Sie nicht anderweitig verpflichtet sind. Das soll ich Ihnen ausdrücklich bestellen.«

»Gut«, sagte Sybille Bachner, »Sie haben mir das also bestellt. Sonst noch was?«

Bieringer schüttelte den Kopf – eine Geste, die auf verschiedene Weise ausgelegt werden konnte, Er putzte sorgfältig seine Brille, sah dabei Sybille mit seinen sanften Wasseraugen an und sagte: »Sie sind also schon wieder einmal bereit, Überstunden zu machen.«

»Selbstverständlich, Herr Oberleutnant«, sagte sie mit Eifer.

Bieringer war geneigt, diesen ihren Eifer als nicht unbedenklich zu empfinden.

Denn diese Sybille Bachner hatte eine eindeutige Vergangenheit – wie man sagte. Zwischen ihr und dem letzten Kommandeur hatte offensichlich nicht nur ein Arbeitsverhältnis bestanden.

Dann aber war der Generalmajor Modersohn Kommandeur der Luftkriegsschule 5 geworden. Und damals hatte Bieringer mit Sicherheit angenommen, daß die Tage der Bachner im Kommandostab gezählt waren. Aber nach kurzer Zeit schon stellte sich das Unerwartete heraus: Sybille Bachner erwies sich als ganz vorzügliche Arbeitskraft. Und sie schien nicht die geringsten Anstalten machen zu wollen, ihr Betätigungsfeld über das Vorzimmer hinaus auszudehnen. So duldete sie denn der General schweigend. Aber der Adjutant blieb wachsam.

»Der General wünscht, daß sich Oberkriegsgerichtsrat Wirrmann um neunzehn Uhr für eine Unterredung bereithält. Ebenso Oberleutnant Krafft. Gleichfalls um neunzehn Uhr.«

»Beide zusammen?« fragte Sybille erstaunt.

Der Oberleutnant Bieringer vermied es, sie anzusehen; denn sein Blick hätte jetzt tadelnd sein müssen. Seine Anordnung war eindeutig gewesen; irgendwelche private Meinung dazu war nicht erwünscht. Er war der denkbar beste Adjutant für diesen General.

Sybille Bachner senkte ein wenig den Kopf. Ihr langes, seidiges Haar hing wie ein Vorhang zur Seite. Sie erinnerte Bieringer an ein zartes Bild von Renoir, auf welchem die herabflutenden, sonnenbeglänzten Haarmassen von erwartungsvoller sinnlicher Trägheit erzählten. Diese Gedankenkombinationen beunruhigten Bieringer ein wenig. Denn er war ja im Dienst und außerdem glücklich verheiratet und hoffender Vater.

»Ich finde, Fräulein Bachner«, sagte er behutsam, »Sie sollten bemüht sein, eine etwas strengere Frisur zu tragen.«

»Hat der Herr General meine Haartracht beanstandet?« fragte sie fast hoffnungsvoll.

Bieringer sah sie mitleidig und verweisend an. »Sie sind kein Soldat, Fräulein Bachner. Warum sollte also der Herr General Interesse für Ihren Haarschnitt zeigen?«

»Ordnung und Sauberkeit«, sagte der Hauptmann Kater, »das ist es, worauf ich Wert lege. Und da lasse ich mich von niemand übertreffen.«

Der Hauptmann Kater inspizierte die Küche I. Als Chef der Stabskompanie war er dazu berechtigt. Alle Küchen im Kasernenbereich unterstanden ihm.

Parschulske, der Küchenunteroffizier, begleitete ihn respektvoll und aufmerksam. Sein Gewissen war nie ganz sauber, und seine Finger waren fast immer fettig. Erstaunlicherweise war er mager wie ein Hering.

»Habe mir erlaubt, Herr Hauptmann, den Tisch wie üblich zu decken – zwecks Ausprobierung des Essens sowie diverser Kostproben.«

Kater nickte zustimmend. Er begab sich in den Vorratsraum, tastete einige Säcke ab und ließ sich die Zahlen der Bestände nennen. Dann zog er ein paar Schubladen auf. Und plötzlich stockte er – er sah etwas Rosiges durch Grieß schimmern.

Nunmehr streckte der Hauptmann Kater seine Hand tief in den Grieß und ließ sie tastend hin und her fahren. Was er fühlte, das waren drei Würste. Drei große, pralle, schwere Würste – jede mit einem Gewicht von etwa drei Kilo.

Aber Kater sagte vorerst nichts. Er staubte seine Hand ab. Er streifte den Küchenunteroffizier Parschulske, der steif dastand, mit einem kurzen Blick. Dann begab sich der Chef der Stammkompanie in die Küche, wo bereits der gedeckte Tisch stand.

Hier ließ er sich nieder und betrachtete die Dinge, die vor ihm standen: kalter Braten, dicke Würste, fette Käsestücke. Alles das zwecks Überprüfung von Qualität, Geschmack, Frische, Zustand – und was der Vorwände mehr waren. Kater säbelte sich hier und dort eine Kostprobe ab.

Er aß und dachte dabei nach. Nicht voreilig handeln – das war sein Prinzip. Die Leute unter Druck setzen – das hatte sich als praktisch erwiesen. Und er war, wie er glaubte, ein Meister dieser Taktik. Er hatte den Küchenunteroffizier in Unwissenheit darüber gelassen, ob er die beiseite geschobenen Lebensmittel gesehen hatte oder nicht – ob er darüber Rechenschaft forderte oder nicht. Er ließ Parschulske vorläufig schmoren.

Aber der war auch nicht gerade auf den Kopf gefallen. Er beschuldigte seinerseits den Koch, hier Unterschleife gemacht zu haben. Der jedoch ließ sich das nicht gefallen. Er verdächtigte sofort sämtliche Küchenhilfskräfte.

»Was besagt das schon, wenn dort Würste herumliegen, Mensch! Die kann doch jeder da hineinmanipuliert haben. Oder liegt etwa die Adresse desjenigen bei, der sich diese Fressalien unter den Nagel gerissen hat?«

»Aber letzten Endes«, sagte der Küchenunteroffizier, »bleibt ja doch die Verantwortung auf mir hängen!«

»Na ja – es sei denn, der Hauptmann Kater läßt sich durch dicke Portionen sein Gedächtnis lahmlegen.«

Der Hauptmann Kater aber aß gedankenträchtig weiter. Noch immer überlegte er, was sich mit den drei Würsten anfangen ließ. Eine kurze Meldung an den General war möglich – auf diese Weise konnten Spürsinn und Korrektheit demonstriert werden. Aber sich den Küchenunteroffizier zutiefst verpflichten – auch das hatte seine Vorteile.

Und während so der Hauptmann Kater neue Pläne wälzte, ließ er seinen Blick durch die Küche schweifen – über Kessel, Geräte und Tische hinweg, auf das weibliche Küchenpersonal hin. Dralle, kräftige Mädchen zumeist. Wie gemästet. Nicht sein Typ. Aber da war eine, eine Neue – und die blickte ihn mit großen fragenden Augen an. Vermutlich, dachte Kater, bestaunt die Kleine ihren Vorgesetzten.

Leutselig winkte er sie zu sich – noch das Messer in der rechten Hand. Das Mädchen eilte sofort auf ihn zu. Es hatte offenbar nichts sehnlicher erwartet, als von ihm bemerkt zu werden. Das erfreute Kater.

»Name?« fragte der Hauptmann und gab sich väterlich wohlwollend.

»Irene«, sagte sie. »Irene Jablonski.«

»Kaserniert?« wollte Kater wissen. Und er betrachtete mit steigendem Interesse ihren prächtig gewölbten Busen. Der war um so auffallender, da sie ansonsten fast als zierlich gelten konnte.

»Jawohl, kaserniert«, sagte Irene und sah ihn hoffnungsvoll an. »Ich liege noch mit anderen auf einem Zimmer – aber keine davon ist in der Küche.«

»Stenografie?« fragte Kater. »Schreibmaschine? Handschrift?«

»Ich kann alles lernen«, versicherte Irene und strahlte

ihn an wie einen Retter. »Ich lerne sehr schnell – wirklich. Man kann mir alles beibringen. Aber auch alles.«

»Nun«, sagte Kater, »wir werden sehen.«

Oberleutnant Bieringer, der Adjutant, legte den Telefonhörer in die Gabel zurück. Er sah ein paar Sekunden lang nachdenklich vor sich hin. Dann sagte er: »Der Herr General verlangt nach Ihnen, Fräulein Bachner.«

»Sofort«, sagte Sybille.

Bieringer vermied es, sie anzusehen. Ihr Eifer war wirklich verdächtig. Er wollte sie, als Arbeitskraft, nicht gerne verlieren – aber er würde sie garantiert verlieren, wenn sie versuchen würde, dem General gegenüber die gebotene Zurückhaltung zu durchbrechen. Er überprüfte den Sitz seiner Brille, nahm ein Bündel Papiere auf und verließ den Raum. Der Adjutant begab sich zu der allwöchigen Routinesitzung mit den Lehrgangskommandeuren, zwecks Festlegung der Ausbildungspläne für die nächsten sieben Tage.

Sybille Bachner aber betrat – wie üblich ohne anzuklopfen – das Zimmer des Generals. Sie sah Modersohn an seinem Schreibtisch sitzen, genauso, wie sie ihn sechs Monate lang jeden Wochentag dort sitzen gesehen hatte: in der gleichen Haltung, in derselben Uniform, fast regungslos.

»Fräulein Bachner«, sagte er, »ich wünsche, daß Sie nachher meine Unterredung mit Herrn Oberkriegsgerichtsrat Wirrmann und Herrn Oberleutnant Krafft mitstenografieren und unmittelbar danach in die Maschine schreiben – ohne Durchschlag, ohne jemand Einblick zu gewähren.«

»Ich habe verstanden, Herr General«, sagte Sybille. Sie blieb abwartend stehen und sah ihn unverwandt an.

»Das ist alles, Fräulein Bachner«, sagte der General und beugte sich wieder über seinen Schreibtisch.

Die Augen von Sybille glänzten dunkel. Sie drehte sich herum, um hinauszugehen. Doch an der Tür zögerte sie kurz, blieb dann stehen und sagte: »Herr General, Sie werden heute vermutlich keine Zeit zum Abendessen haben. Soll ich irgend etwas zubereiten?«

Der General hob langsam den Kopf. Verwunderung wurde

in seinen kühlen Augen sichtbar. Er blickte Sybille an, so als sehe er sie jetzt zum ersten Male. Und er sagte, fast lächelnd: »Nein, danke.«

»Auch nicht eine Tasse Kaffee, Herr General?«

»Danke. Nein«, sagte Modersohn. Und der Anflug seines Lächelns verschwand ganz plötzlich. »Wenn ich jemals derartige Wünsche haben sollte, Fräulein Bachner, dann werde ich Sie das rechtzeitig wissen lassen.«

Damit war diese halbwegs private Unterredung – die erste seit sechs Monaten – offensichtlich beendet. Der General arbeitete bereits wieder. Und das seine Umgebung beunruhigende Verlangen nach Abgeschlossenheit umstand ihn wie eine Wand aus Panzerglas.

Sybille zog sich zurück, weder verwirrt noch auch nur verwundert. Sie hatte sich im Laufe der Zeit an Modersohns Eigenarten gewöhnt.

Sie hatte sich an vieles gewöhnen müssen. Der frühere Kommandeur hatte auf heitere, weltmännische Überlegenheit Wert gelegt, auf herzhaftes Draufgängertum, auf joviale Souveränität – unbekümmerte, besitzergreifende Eigenschaften, die sie schließlich auch am eigenen Leib zu spüren bekommen hatte.

Durch Modersohn war schlagartig alles anders geworden. Die Offiziere seiner Umgebung begannen, in seiner kalten Atmosphäre zu erstarren; sie wichen aus oder krochen um ihn herum wie willige Wachhunde.

Sybille Bachner hatte auf diese Weise die Männer gründlich kennengelernt. Und alle ihre Illusionen waren dahingeflogen, wie Luftballons im Herbststurm.

»Darf man dieses Idyll stören?« fragte eine betont freundliche Stimme von der Tür her.

Dort stand Hauptmann Kater. Er lächelte durch die halbgeöffnete Tür – vorsichtig, wohlwollend, vertraulich. Denn Sybille Bachner war allein im Raum. Das war günstig. Das verleitete ihn dazu, joviale Herzlichkeit zu demonstrieren.

»Ich freue mich immer, Sie zu sehen«, behauptete er. Und er streckte ihr seine Hand hin. Auch das tat er immer nur dann, wenn niemand sonst anwesend war.

»Was kann ich für Sie tun?« fragte Sybille Bachner zurückhaltend.

»Ihre Existenz allein läßt kaum noch Wünsche offen«, versicherte Kater überschwenglich. Er hatte sich diese Formulierung überlegt – schon seit geraumer Zeit. Denn diese Bachner war wichtig, sie mußte hofiert werden.

»Benötigen Sie irgendeine Auskunft, Herr Hauptmann? Der Adjutant ist leider nicht anwesend. Aber wenn Sie irgendeine Meldung zu übergeben haben – ich darf sie annehmen.«

»Ich habe da ein Problem, mein liebes Fräulein Bachner. Möglicherweise handelt es sich um einen nicht unkomplizierten Fall – ich wage das nicht zu entscheiden.«

»Sie wünschen also den Herrn General zu sprechen, Herr Hauptmann? Ich glaube nicht, daß das jetzt möglich sein wird.«

»Das tut mir aber leid«, sagte Hauptmann Kater sichtlich erleichtert.

Hier bahnte sich die zunächst beste Lösung an: Der General war beschäftigt – er konnte also keine Entscheidung fällen. Das war Kater willkommen. Damit hatte er gerechnet.

»Wenn es sich allerdings um einen besonders dringenden Fall handeln sollte ...«

»Nicht doch, nicht doch!« versicherte der Hauptmann schwungvoll. »Ich wage das nicht zu behaupten. Mir genügt schon, wenn Sie, liebes Fräulein Bachner, gegebenenfalls bestätigen könnten, daß ich hiergewesen bin.«

Sybille Bachner erkannte sofort, worum es sich hier handelte – der Hauptmann wünschte, sich rückzuversichern. Sie kannte das. Typen wie Kater waren immer bestrebt, sich abzusichern – durch Aktennotizen, durch Verschiebung der Zuständigkeit oder indem sie vorgaben, sich rechtzeitig, allerdings vergebens, bemüht zu haben.

»Ich schätze Sie ungemein«, versicherte Kater mit augenzwinkernder Vertraulichkeit. »Es ist eine reine Freude, mit Ihnen zusammen zu arbeiten. Und ich bin überzeugt, der General wird Sie auch voll und ganz zu würdigen wissen.«

Das war eine faustdicke Anspielung. Denn nichts anderes und nicht weniger wollte Kater damit sagen als das: Der

General war ja schließlich auch ein Mann. Aber ein Hauptmann Kater – das wollten seine zwinkernden Augen sagen – war ein Kavalier und schwieg. Solange er sein Schweigen für sinnvoll oder lohnend hielt.

»Herr Hauptmann«, sagte Sybille Bachner kühl, »ich will nicht hoffen, daß ich Ihnen irgendeinen Anlaß auch nur zu dem geringsten Mißverständnis gegeben habe.«

»Aber ich bitte Sie!« rief Kater mit großer Geste. »Ganz im Gegenteil! Von einem Mißverständnis kann keine Rede sein.«

»Dann darf ich noch einmal versichern«, sagte Sybille Bachner, »daß ich weder eine Entscheidung treffen kann, noch in der Lage bin, irgendeinen Entschluß zu beeinflussen. Ich bin hier lediglich als Schreibkraft angestellt.«

»Sie sind goldrichtig!« rief Kater enthusiasmiert. »Sie müssen so bleiben. Wir sollten Freunde werden – meinen Sie nicht auch? Und wenn Sie mal irgendeinen Wunsch haben sollten, es kann ein ganz privater sein – dann kommen Sie zu mir.« Und ohne Atem zu holen fügte er hinzu: »Womit eigentlich, sagten Sie, ist der General beschäftigt?«

»Er erwartet die Herren Wirrmann und Krafft«, erklärte Sybille überrumpelt. Doch dann erstaunte sie über das, was da soeben aus ihr herausgelockt worden war.

Begeistert über seine Gerissenheit, sagte Kater rasch: »Also, wenn Sie mal einen vertrauenswürdigen Mann brauchen – kommen Sie getrost zu mir. Auf Kater kann man sich verlassen.«

»Sie halten mich von der Arbeit ab, Herr Hauptmann«, sagte sie kalt.

Kater kam ein wenig näher und lächelte sie ungekränkt an. »Ich hatte da mal eine Bekannte«, sagte er. »Ein feines Mädchen, alles was recht ist. Und die hatte es mit einem Oberstleutnant – ein wirklich nobler Mann, das muß man ihm lassen. Beide haben dann später geheiratet. Es blieb ihm gar keine andere Wahl. Zuviel Zeugen, verstehen Sie. Dagegen ist nicht viel zu machen.«

»Das ist abscheulich!« sagte Sybille Bachner empört.

»Das ist eine ziemlich sichere Sache – wenn man sie

geschickt anfängt. Ich kenne mich da aus. Und wenn Sie mal einen Rat brauchen sollten, Verehrteste – Sie wissen ja immer, wo Sie mich finden können.«

»Herr Oberkriegsgerichtsrat Wirrmann«, sagte der Generalmajor Modersohn, »ich bitte um Bericht über den Stand Ihrer Ermittlungen betreffs des Todes von Leutnant Barkow.«

Der General stand hinter seinem Schreibtisch. Vor ihm saßen der Oberkriegsgerichtsrat Wirrmann und der Oberleutnant Krafft. Im Hintergrund, an einem kleinen Tisch, hielt sich Sybille Bachner auf – einen Stenogrammblock vor sich.

»Darf ich mir erlauben«, sagte Wirrmann geschmeidig, »Herrn General darauf aufmerksam machen zu dürfen, daß ich es für ratsam halte, diesen Bericht Dritten vorerst nicht zugänglich zu machen?«

Der General erklärte: »Ich nehme Ihren Hinweis zur Kenntnis. Bitte, beginnen Sie mit Ihrem Bericht.«

Sybille Bachner stenografierte jedes Wort mit – auch jede der sich ständig wiederholenden Höflichkeitsfloskeln. Soweit ihr das bei ihrer Tätigkeit möglich war, betrachtete sie die Anwesenden: die gereckte Figur des Generals, die lauernde Gespanntheit des Kriegsrichters, die leicht lümmelhafte Lässigkeit von Krafft. Denn Krafft glaubte sich unbeobachtet und kam sich überflüssig vor – beides war ein Irrtum. Sybille Bachner erkannte, daß der General genau jede Reaktion des Oberleutnants registrierte.

»Was meine Untersuchungen in dieser Sache anbelangt, Herr General«, sagte nunmehr Wirrmann, vorsichtig formulierend, »so bin ich geneigt, zu meinen, daß ich sie als abgeschlossen betrachten kann. Außer dem Tatbericht gegen Unbekannt, den Herr General selbst erstellt haben, existierten für meine Untersuchungen folgende in Anspruch genommene Unterlagen: Ortsskizze, nebst drei Fotografien; Bestandsaufnahme; Untersuchungsbefund des Arztes; drei Gutachten von Sachverständigen, darunter zwei von Offizieren mit abgeschlossener Pionierausbildung und praktischen Erfahrungen im Kriegseinsatz von Sprengmitteln. Ferner: neun

Vernehmungen, davon zwei von ausbildenden Offizieren der Kriegsschule; die restlichen sieben von Fähnrichen, die als Augenzeugen betrachtet werden können.«

»Die Akte ist mir bekannt«, sagte der General. »Mich interessiert allein das Ergebnis Ihrer Untersuchungen, Herr Oberkriegsgerichtsrat.«

Wirrmann nickte. Sein Gesicht verriet, daß er sich gekränkt fühlte. Der General hatte es offenbar darauf abgesehen, ihn immer wieder zu demütigen.

»Herr General«, sagte er, »nach eingehendem Studium aller verfügbaren Unterlagen, nach gründlicher Klärung strittiger, fragwürdiger oder mir unklarer Punkte, bin ich zu folgendem Ergebnis gekommen: der Tod des Leutnants Barkow war ein gewaltsamer. Er wurde herbeigeführt, weil die zur Sprengung verwendete Zündschnur, und zwar eine schnellbrennende, zu kurz gewählt war. Der entscheidende Punkt bestand nun darin, den Nachweis zu führen, wie es zum Einsatz dieser schnellbrennenden, zu kurz geschnittenen Zündschnur gekommen ist. Hier nun ergeben sich mehrere Möglichkeiten. Erstens: Die Zündschnur ist aus mangelnder Kenntnis der Materie falsch gewählt und zu kurz geschnitten worden. Diese Möglichkeit fällt aus, weil der Leutnant Barkow ein im Pionierwesen erfahrener Offizier gewesen ist. Zweitens: Die zuerst angebrachte, fachgerecht gewählte und geschnittene Zündschnur ist gegen eine andere, welche dann die Sprengung vorzeitig ausgelöst hat, ausgetauscht worden. Hierfür in Frage käme nur einer der Fähnriche. Das jedoch erscheint nach Lage der Dinge ausgeschlossen, zumindest äußerst unwahrscheinlich. Denn die Vernehmungen der Fähnriche decken sich. Und die in solchen Fällen entscheidenden Punkte – Motiv und Gelegenheit – lassen sich nicht überzeugend nachweisen. Woraus, drittens, als letzte und einzig logische Möglichkeit sich folgendes ergibt: Es war ein Irrtum, ein Versehen, ein Zufall, der zu dem Tod des Leutnants Barkow führte. Ergo: Es war ein Unfall.«

»Wenn Sie das wirklich glauben«, sagte der General scharf, »dann sind Sie unfähig. Wenn Sie das aber nur zu glauben vorgeben, dann muß ich Sie für verlogen halten.«

Sybille Bachner hielt betroffen in ihrem Stenogramm inne. Derartig grobe, bewußt verletzende Worte hatte sie bisher noch niemals von Generalmajor Modersohn gehört. Selbst die äußerste, die vernichtende Mißbilligung war von ihm stets vergleichsweise zurückhaltend formuliert worden. Sybille Bachner atmete tief. Ihre Hand zitterte ein wenig – aber sie schrieb weiter, wie das von ihr verlangt worden war.

Oberleutnant Krafft aber richtete sich auf. Er saß steif und lauschend da. Er blickte, mit heimlicher Begeisterung, von Modersohn zu Wirrmann. Und ihm wurde langsam klar, daß es ein außerordentlich packendes und nicht ungefährliches Schauspiel war, dem er hier beiwohnen durfte, als Zuschauer mit einem Logenplatz – dachte er.

Der Oberkriegsgerichtsrat glühte wie eine Tomate. Seine ungebrochene Haltung war bestaunenswert. Auf seinem Gesicht malte sich tiefe Betrübnis – dann wurde bitterer Vorwurf sichtbar. Er schien ausdrücken zu wollen, daß er beklagenswert mißverstanden worden sei. Mehr als das: Er fühlte sich behandelt wie ein niederer Untergebener.

»Herr General«, sagte Wirrmann gepreßt, »ich erlaube mir, abermals darauf aufmerksam zu machen, daß ich es für bedenklich empfinde, wenn Dritten dieser Bericht zugänglich gemacht wird. In Besonderheit bei den Punkten, die zu berühren nunmehr unvermeidlich erscheint.«

»Ich erkläre nochmals: Ich nehme Ihren Hinweis zur Kenntnis, akzeptiere ihn aber nicht. Kommen Sie also zur Sache.«

»Herr General wollen es wirklich nicht bei meiner abschließenden Erklärung bewenden lassen? Auch dann nicht, wenn ich versichere, daß sie die beste Lösung darstellt und die einzige akzeptable?«

»Auch dann nicht.«

Der Kriegsrichter betupfte seine schweißnasse Stirn mit einem großen rotgestreiften Taschentuch. Der General stand immer noch unbeweglich da. Krafft beugte sich jetzt ein wenig vor. Und Sybille Bachner griff hastig nach einem zweiten Bleistift – der erste war abgebrochen.

»Natürlich«, sagte Wirrmann schwer, »lassen sich aus den

vorliegenden Unterlagen auch andere Schlüsse ziehen als diejenigen, welche zu dem Endergebnis meiner Untersuchungen geführt haben. In der Tat besteht, wie Herr General vermutet haben oder wissen, so etwas wie ein Motiv, das einen Unfall ausschließen, zumindest aber als fraglich erscheinen lassen könnte. Doch diesem Motiv wagte ich nicht nachzugehen, Herr General – oder besser: Es wäre mehr als nur ein Wagnis, es wäre ein verhängnisvoller Fehler!«

»Und warum, Herr Oberkriegsgerichtsrat?«

»Ich weiß nicht, Herr General, in welchem Verhältnis Sie zu dem verstorbenen Leutnant Barkow stehen ...«

»Ich bin sein Kommandeur – das genügt.«

»Nun gut, Herr General – mir steht keine Entscheidung darüber zu, ob das genügt. Aber wenn Herr General mich zwingen sollten, einem möglichen Motiv nachzugehen, dann könnte sich folgendes ergeben: Der vielfache und unbestreitbare Beweis dafür, daß der Leutnant Barkow wiederholt wehrkraftzersetzende Äußerungen getan, daß er Formulierungen gegen den Führer und Obersten Befehlshaber der Wehrmacht gebraucht hat, die als Hochverrat ausgelegt werden könnten. Das aber, Herr General, sind Verbrechen, die unbezweifelbar die Todesstrafe zur Folge haben. Man kann also sagen: Sein gewaltsamer Tod rettete ihn davor, einen unehrenhaften Tod zu erleiden.«

»Das ist es also«, sagte der General kaum vernehmbar.

Dann drehte sich der Generalmajor Modersohn langsam um, ging auf das Fenster zu, riß die Verdunkelungsvorhänge auseinander und stieß die Fensterflügel weit auf.

Draußen stand eine kristallblaue, eiskalte Nacht – mondlos, ohne Sterne, ein dunkles Leuchten. Es war fast, als wäre dies, inmitten der künstlich erleuchteten Enge, das einzige Fenster, das Ausblick in die Welt gewährte – in eine Welt, die in frostiger Ablehnung verharrte. Den Menschen im Raum begann zu schaudern, die hereinströmende Kälte machte sich bemerkbar.

Nach kurzer Zeit schon drehte sich der General wieder seinen Besuchern zu. Seine Gesichtsfarbe schien um eine winzige Nuance blasser geworden. Aber das konnte durch das nächtliche Schneelicht erklärt werden, das durch das immer noch weit geöffnete Fenster hereinflutete.

»Herr Oberkriegsgerichtsrat«, sagte der General. »ich danke Ihnen für Ihre Ausführungen. Ich nehme zur Kenntnis, daß Sie die Untersuchung als abgeschlossen betrachten. Damit ist Ihre Aufgabe in meinem Bereich erledigt. Sie begeben sich morgen früh zur Dienststelle des Inspekteurs der Kriegsschulen zurück. Ich wünsche Ihnen eine gute Reise, Herr Oberkriegsgerichtsrat.«

Wirrmann stand auf. Er machte eine Ehrenbezeigung und ging. Sein Gang verriet jetzt stolze Befriedigung. Er war sicher, gesiegt zu haben – wenn auch unter erheblichen Verlusten. Aber er hatte gesiegt! Und er war sicher, daß er beim nächsten Mal diesen gefährlichen Gegner nicht nur schlagen, sondern vernichten würde.

»Fräulein Bachner«, sagte der General, nachdem sich Wirrmann entfernt hatte, »bitte übergeben Sie mir Ihr Stenogramm.«

Sybille Bachner ging auf ihn zu und legte ihren Stenogrammblock vor ihn auf den Schreibtisch – denn es war nicht üblich, dem General irgend etwas, das er verlangte, direkt in die Hand zu geben. Und als Sybille dicht vor Modersohn stand, glaubte sie, eine Regung in seinen Augen zu sehen, die sie noch niemals vorher bei ihm bemerkt hatte: Trauer.

In dem Augenblick, da sie das erkannte, überflutete sie frauliches Mitgefühl. Es brach fast ungehemmt hervor und drohte, ihre nur mühsam bewahrte Zurückhaltung hinwegzuspülen. »Herr General«, sagte sie schwer, »wenn ich irgend etwas tun kann ...«

»Danke. Sie sind für heute entlassen, Fräulein Bachner«, sagte der General. Und er sagte das in einem Ton, der sie sofort wieder zur Besinnung brachte.

Auch Sybille Bachner verließ den Raum mit beschleunigten Schritten. Es war, als versuche sie, sich selbst zu entfliehen. Heftig schloß sie die Tür hinter sich.

»Herr Oberleutnant Krafft«, sagte der General und sah den Aufsichtsoffizier bedeutsam an. »Damit ist alles entschieden. Ihre Aufgabe ist klar.«

Der General griff die Zettel auf, die das Stenogramm der geführten Unterredung enthielten. Er zerriß diese Unterlagen, mit kurzen Griffen – er zerriß sie einmal, zweimal, dreimal. Dann ließ er die Fetzen Papier aus seinen Händen zu Boden gleiten.

»Sie werden jetzt so handeln, Herr Oberleutnant Krafft, als wäre ich an Ihrer Stelle.«

DER LEBENSLAUF DES HAUPTMANNS JOHANNES RATSHELM

Oder:

DER GLAUBE UND DIE SELIGKEIT

Ich, Johannes Mathias Ottokar Ratshelm, wurde am 9. November 1914 als Sohn des Apothekers Johannes Ratshelm und seiner Ehefrau Mathilde geborene Nickel in Eberswalde in der Mark Brandenburg geboren. Meine Mutter starb ein Jahr später, und ich verlebte meine Kindheit und Jugend im Hause der väterlichen Apotheke.

Ich sitze auf einem Teppich – es ist ein großer, dicker, viereckiger Teppich. Dieser Teppich ist rot und auf ihm liegt mein roter Ball. Auch meine Puppe liegt dort, die keine Kleider mehr hat, aber noch Haare. Sie heißt Johanna, so hat sie der Vater genannt. Und am Rande des Teppichs liegt Johann – das ist ein Hund, groß, zottig, weiß und gelb. Johann paßt auf mich auf. Immer, wenn ich den Teppich verlassen will, kommt er auf mich zu und stößt mich mit seiner Schnauze zurück. Er tut das auch, wenn der Ball fortrollt oder wenn ich fortkriechen will, weil ich nasse Hosen habe. Johann wacht immer. Dabei ist er ganz weich, ganz sanft, ganz still. Aber ich habe Angst vor ihm – Angst davor, daß er beißt. Aber er beißt nicht! Er steht immer nur da, manchmal auch vor dem Bett, in dem ich schlafe – und wenn ich aufwache, schaut er mich an. Und ich denke: Er wird beißen! Und ich wünsche: Soll er doch endlich beißen – damit ich tot bin oder er wegkommt. Aber er beißt nicht.

Der Vater ist ganz groß und dunkel und sehr, sehr schön. Er hat einen Apparat – und vor dem muß ich immer stehen oder sitzen oder liegen. Dieser Apparat hat ein Auge und wird »Foto« genannt. Wegen »Foto« muß ich viele Anzüge anziehen – auch Kleider, wie sie Mädchen tragen, solche aus Samt und Seide und auch ganz durchsichtige. »Er ist süß«, sagen sie, wenn sie mich sehen. »Er hat die Schönheit des Blue Boy«, sagt mein Vater. »Er ist wie ein Gemälde, das lebt.« Und »Foto« sieht mich einäugig an und klickt und steht da – und blitzt auch manchmal auf, was sehr stinkt, so daß ich husten muß.

Es sind viele Frauen in unserem Haus – aber keine davon ist meine Mutter. Und keine bleibt längere Zeit. Sie kommen, sie gehen, und ich gewöhne mich nicht an sie. Jede von ihnen nenne ich »Tante« – Vater will das so. Sie sind überall, wo ich auch bin. Sie sind in der Küche, in der Apotheke, im Wohnzimmer und auch im Bett, wo Vater schläft. Sie sind dick und dünn, schwarz und blond, gut und böse, laut und leise, tragen weiße Kittel und Schürzen, Kleider und Hemden – oder gar nichts. Manchmal stöhnen sie wie wild – und als ich das dem Vater sage, schlägt er mich.

»Hast du schlechte Gedanken?« fragt mein Vater. »Nein«, sage ich. »Du hast schlechte Gedanken«, sagt mein Vater, »denn du spionierst mir nach. Warum tust du das? Macht dir das Freude?« – »Nein«, sage ich, »das macht mir keine Freude – das ist widerlich.« – »Du hast schlechte Gedanken«, sagt mein Vater, »ganz schlechte Gedanken hast du. Siehst du das ein?« Das sehe ich ein. »Schäme dich!« sagt der Vater. Und das tue ich auch.

In meiner Heimatstadt besuchte ich seit 1920 die dortige Volksschule und seit 1924 die höhere Schule dortselbst, mit dem Zweck der Erreichung des Abiturs, was mir im Jahre 1933 auch gelang. Durch einen Unglücksfall verlor ich 1925 meinen Vater und wurde fortan von der Schwester meines Vaters, Frau Constance Ratshelm, Arztwitwe, betreut.

Der Lehrer Gabler von der Volksschule prügelt; und wen er nicht prügelt, den streichelt er. Meinen Freund Klaus aber prügelt er oft und streichelt ihn dennoch. Er greift ihm, der vor ihm in seiner Bank sitzt, in die Haare hinein, bis Klaus vor

Schmerz aufschreit. Dann lacht er, gepreßt und hastig, und zerrt den Kopf von Klaus gegen sich; er schließt ein wenig seine Augen, und gleichzeitig öffnet sich sein Mund gering, wenn der Kopf meines Freundes seine Hüften berührt. Und diese heftig pendelnden Bewegungen, dieses Stoßen und Ziehen, dieses Ziehen und Stoßen, pulsiert in meinem Hirn. Und das Blut steigt mir ins Gesicht, und ich balle die Hände zu Fäusten. Und dann springe ich auf; es ist, als jage mich etwas hoch, stoße mich vorwärts, treibe mich zum Ausgang, weit hinaus. Aber ich setze mich wieder und beiße die Zähne zusammen.

Ich höre Schreie in der Nacht. Ich stürze aus meinem Bett und laufe dorthin, woher die Schreie kommen – ich laufe in das Schlafzimmer meines Vaters hinein. Und dort sehe ich ihn liegen: verkrampft, quer über das Bett. Und das Bett ist weiß, sein Körper ist grau – und dazwischen, in der Höhe seines Kopfes, dickes, leuchtendes Rot. Die Frau aber, die im Raum ist, schreit wie irr. Und langsam verstehe ich, was sie schreit. »Ich habe keine Schuld«, schreit sie. »Er ist krank! Es kam ganz plötzlich!« Auch ihr Hemd ist blutbefleckt. »Hol einen Arzt!« schreit sie. Und ich hole einen Arzt. Der sagt: »Zu spät.« Weiter sagt er: »Blutsturz – irgendwann mußte das ja mal so enden.«

Die Tante Constance Ratshelm hat nie in unserem Haus gewohnt. Sie hat unser Haus nur einmal betreten – als Vater tot war, kam sie, um mich zu holen. »Stelle keine Fragen«, sagt sie. »Du kannst die Antworten, die ich dir dann geben müßte, doch nicht verstehen. Wir werden die Apotheke verkaufen. Mit dem Erlös wird deine Erziehung finanziert werden – und es wird eine gute Erziehung sein. Denn die hast du nötig, und vielleicht ist es noch nicht zu spät. Jedenfalls kannst du von Glück sagen, daß es so gekommen ist– denn jetzt beginnt für dich ein normales, gesundes Leben. Dafür werde ich sorgen.«

»Zeige deine Hände her«, sagt die Tante Constance. Und ich zeige ihr meine Hände. Dann will sie meine Zähne sehen, die Ohren und den Hals. Jeden Sonnabend muß ich baden. Und die Tante steht dabei und sieht zu, wie ich mich einseife und die Seife abspüle. »Sauberkeit des Körpers«, sagt sie, »ist die Voraussetzung für die Sauberkeit der Gedanken.«

Sie heißt Erna; sie liegt auf dem Sofa, neben dem ich sitze. Ich sehe auf ihre Hand, die von meinem Knie gleitet, sich hochtastet, zum Lichtschalter hin. Und obgleich es dunkel ist, sehe ich sie ganz deutlich vor mir liegen, sehe ihr braunes Gesicht, das eigentlich nur aus Mund und Augen besteht, aus großen, dunklen, ein wenig schräggestellten, immer feuchten Augen, aus einem Mund, den ich jetzt fühle – es ist ein warmer, nasser, saugender, suchender, feuchter Mund. Und ihre Hände sind überall, streicheln mich, zerren an mir, krallen sich in mich ein. Ich schließe die Augen und lasse mich fallen, und ich falle tief und endlos, um plötzlich wieder mit harter Gewalt hochgezerrt zu werden: Grelles Licht prallt gegen mich. Und ich sehe ihre Hand am Lichtschalter, sehe sie unter mir, sehe in diese großen, weitaufgerissenen, jetzt tierhaft wilden, wie mordlüsternen Augen. Und ich reiße mich los, gepackt von Schmerz und Angst und Scham. Ich stürze ins Freie und höre ihr Gelächter.

»Alle Weiber sind Nelken«, sagt mein Onkel, der Kapitän, der uns während seines Urlaubs einen Besuch abstattet, »das mußt du dir merken und damit wirst du im Leben schon vorwärtskommen – jedenfalls besser als die anderen. Denn wo das wirkliche Leben pulst, mein Junge, da stehen die Weiber immer nur in den Ecken herum und riechen schlecht. Glaube mir, für die großen Dinge sind sie nicht zu gebrauchen. Sie können kein Land regieren, kein Schiff steuern und vor allen Dingen keinen Krieg führen. Nur im Bett sind sie gelegentlich nicht zu verachten. Was mich daran erinnert, daß ich noch was mit dem Dienstmädchen besprechen wollte – schicke sie doch mal 'rauf!«

Nachdem ich 1933 mein Abitur beendet hatte, gedachte ich zunächst, auf Wunsch meiner Tante, die medizinische Laufbahn einzuschlagen. Jedoch setzte sich dann mein Verlangen durch, Offizier zu werden. 1934 meldete ich mich freiwillig zum Dienst an der Waffe. 1938 hatte ich die Ehre, zum Leutnant ernannt zu werden.

Im Altertum und im Mittelalter standen meist nur Tiere, besonders Hunde und Affen, zur Verfügung. Das kam von den rückständigen religiösen Ansichten. Wir aber zergliedern menschliche Leichen. Denn Anatomie ist die Wissenschaft vom Bau des lebenden Körpers und seiner Teile. Es gibt eine allgemeine Anatomie und eine sogenannte topographische, und letzte wird zur angewandten Anatomie. Das ist alles sehr kompliziert, sehr mühsam, sehr umständlich – und es stinkt zumeist fürchterlich dabei. Ich aber bin für Sauberkeit, für das wahre Leben, das Schöne, das Erhebende. In der Anatomie ist nichts davon zu finden.

»Der lebende Mensch«, sagt Simone zu mir, »ist noch weit interessanter und aufschlußreicher als jeder tote Körper – meinst du das nicht auch?« Das finde ich auch. Simone studiert, wie ich, im ersten Semester Medizin, und ihr Vater ist ein berühmter Chirurg in Paris. »Hast du Lust«, fragt sie, »Studien am lebenden Körper zu betreiben?« – »Ja«, sage ich, »das würde mich interessieren.« – »Dann wollen wir uns ausziehen«, sagt Simone. Und das tun wir denn auch. Und nach einiger Zeit sagt Simone: »Was machst du da eigentlich? Bist du ein Mann – oder was?« Dabei benehme ich mich wie ein richtiger Mediziner – schließlich hat sie das ja vorgeschlagen. Doch das mißfällt ihr plötzlich. Woran man erkennen kann, wie inkonsequent und unberechenbar die Frauen sind – die französischen in Besonderheit.

Zum ersten Male lebe ich nicht mehr alleine in einem Raum – noch sieben Männer teilen das Leben mit mir. Wir stehen zur gleichen Zeit auf, waschen uns gemeinsam, traben nebeneinander durch die Korridore, über den Kasernenhof, durch das Gelände. Wir warten und wir marschieren, wir frieren und wir schwitzen sozusagen Schulter an Schulter, Hüfte neben Hüfte. Wir fluchen und singen und lachen und reden – und acht Körper reagieren wie einer. Vom Wecken bis zum Schlafengehen. Es ist herrlich, wie gut wir uns verstehen, wie gemeinsam wir reagieren, wie eng wir zusammengehören – wenn das auch nicht alle merken, wenn das auch nicht immer deutlich wird: es ist dennoch so. Ein Erlebnis, das Gemeinschaft heißt.

Der Oberleutnant Waldersee ist mein großes Vorbild. Ein Mann wie eine hochgewachsene Tanne, schlank und rank und gewissermaßen immergrün in seinem Wesen: herzhaft und grimmig-freundlich, ein Kamerad unter Kameraden und doch immer der respektgebietende Offizier. Er schafft in voller Uniform einen Aufschwung am hohen Reck und springt in Stiefeln fünf Meter weit. Er fährt Straßenrennen mit und kann fast alle Vorschriften auswendig, und ein besserer Freund als er ist nicht denkbar.

Sie heißt Erika – und sie ist lieb und gut und schön. Außerdem aus bestem Hause, denn ihr Vater ist Major, wenn auch außer Dienst. Er hat eine Autovertretung, aber eine ganz erstklassige, Mercedes nämlich, eine mit vielen Heereslieferungen; und auch unser Führer läßt sich mit solchen Wagen fahren. Das ist doch sehr ehrend. »Erika«, sage ich, »das Schönste auf der Welt ist doch ein Heim, eine Frau und eine stattliche Anzahl von Kindern. Ein vorbildliches Familienleben, weißt du – strenge, gediegene Erziehung und traute, edle Harmonie zugleich. Eben: deutsch – im besten und vollkommensten Sinne des Wortes. Was meinst du dazu?« – »Wann?« fragt Erika. »Wenn ich erst Leutnant bin!« sage ich.

Dann bin ich Leutnant. Und ich eile zu Erika und sage: »Jetzt bin ich Leutnant!« Und Erika sagt: »Das ist schön. Du bist Leutnant und ich bin schwanger.« – »Das kann doch nicht sein«, sage ich. »Warum kann das nicht sein?« fragt Erika. »Ich bin es natürlich nicht von dir. Es gibt nämlich noch andere, und die warten nicht erst, bis sie Leutnant sind.«

Als 1939 der uns aufgezwungene Krieg ausbrach, durfte ich sofort eine Infanteriekompanie übernehmen, ohne zunächst das Glück zu haben, während der Feldzüge in Polen und Frankreich in unmittelbare Feindberührung zu gelangen. 1940 wurde ich zum Oberleutnant befördert und 1941 zum Regimentsadjutanten ernannt. Während des anlaufenden Rußlandfeldzuges durfte ich vorübergehend das Kommando über ein Infanteriebataillon übernehmen, und mit selbigem vereitelte ich im Dezember

1941 feindliche Durchbruchsversuche südlich Tula. Dafür wurde mir die Ehre zuteil, mit dem Deutschen Kreuz in Gold ausgezeichnet zu werden. Kurz danach erfolgte meine Ernennung zum Hauptmann und meine Versetzung an die Kriegsschule S.

Da sitzen sie, zerlumpt, erdig-grau, zerbrochen: Kriegsgefangene. Tausende davon, von mir und meinen Soldaten bewacht. Schlotternde Symbole des Zusammenbruchs. Das Ende einer sinnlosen, verbrecherischen Herausforderung. Gefallener Hochmut. Keine Soldaten mehr, nur noch armselige Kreaturen. Aber waren das denn überhaupt einmal Soldaten gewesen? Nein! So tief kann kein Soldat sinken. Ihre Augen gieren, ihre Hände zittern nach Fraß und Zigaretten. Auch stinken sie in ihren Lumpen und der Geruch ihrer Exkremente haftet an ihnen. Welch ein erhebender Gegensatz dazu meine Soldaten, die sie bewachen: sauber, gut gelaunt, wohl uniformiert. Und korrekt! Mißhandlungen kommen nicht vor – und wenn, dann handelt es sich um eine spontane Reaktion auf tierische Herausforderungen. »Soldaten«, sage ich dann, »laßt euch nicht vom Untermenschentum provozieren. Denkt immer daran, daß ihr Deutsche seid! Das verpflichtet. Also – nicht gleich schießen, Kameraden, oder mit der blanken Waffe vorgehen. Ein Schlag mit dem Kolben wirkt manchmal schon wahre Wunder. Seid also human – auch wenn das manche nicht verdienen.«

Ein Mordskerl, mein Regimentskommandeur, der Oberst Pfotenhammer. Goldiger Humor in jeder Lebenslage. Ist am liebsten ganz vorne. Sagt immer »Rumms!« wenn es irgendwo einschlägt. Manchmal unterstreicht er dieses Wort noch durch ein kurzes knarrendes Geräusch, was stets sehr viel Heiterkeit zur Folge hat. Müßte eigentlich schon längst das Ritterkreuz haben, denn der Divisionskommandeur hat es bereits während des Frankreichfeldzuges bekommen. Deshalb jedoch verliert der Herr Oberst Pfotenhammer seinen goldigen Humor nicht. Der geborene Frontsoldat. Wo es schießt, ist er anzutreffen – und seine Offiziere, Unteroffiziere und Mannschaften dürfen da nicht fehlen. Denn in seinem Bereich gibt es keine Stabsbullen. Unvergeßliche Silvesternacht

1941: großer Feuerzauber, von Herrn Oberst Pfotenhammer inszeniert; erst seine Granatwerfer, dann MG-Feuer dazu, darüber Leuchtkugeln. Aber der Feind ist nicht fair – schießt mit Stalinorgeln zurück. Der Herr Oberst, vorne wie immer, läßt eine Magnum-Flasche zischen – dazu echte Champagnergläser. »Prost, Kameraden!« ruft er uns zu. »Prost, Herr Oberst!« rufen wir zurück, und zwar im Chor. Und stehen da wie die Bäume, mitten in Stahlgewittern. Und der Hauptmann Kwadlitz, der große Spaßvogel und gute Kamerad, steigt in Sekt- und Silvesterlaune aus einem Deckungsloch und läßt die Hosen herunter. »Gruß nach drüben!« ruft er aus. Nun ja, nicht gerade fein, aber doch todesverachtend. Herrgott, was waren wir doch für Kerle!

»Jetzt geht es aufs Ganze!« sagt der Oberst Pfotenhammer. »Jetzt, mein lieber Ratshelm, zeigen Sie mal, was Sie können!« Und der Oberst findet den Major Wagner an der Kreuzung bei Pelikowka. »Feigling!« ruft der Oberst. »Ich stelle Sie vor ein Kriegsgericht, Wagner!« Denn der Major will mit seinem Bataillon zurückgehen, also die Flucht ergreifen. »Übernehmen Sie den Haufen!« sagt der Herr Oberst zu mir. Und ich übernehme das Bataillon. Ich sperre die Kreuzung – kein Schwanz kommt mehr durch, also: kein Schwein kann mehr zurück! So müssen sie denn kämpfen – unter meinem Kommando. Ich immer mitten unter meinen Soldaten: Handgranaten im Koppel, Maschinenpistole vor der Brust. Schließlich schlagen sich die Leute wie die Löwen. Tolle Verluste – auf beiden Seiten, versteht sich. Aber die Kreuzung wird gehalten, eine ganze Nacht lang. Dann der unbändige Stolz, als der Herr Oberst das Ritterkreuz bekommt. »Das habe ich nicht zuletzt Ihnen zu verdanken, mein lieber Ratshelm«, sagt der Herr Oberst wahrhaft ritterlich. »Und zur gegebenen Zeit werde ich mich daran erinnern.« Das war ein Manneswort. Denn später wurde mir dafür das Deutsche Kreuz in Gold auf die Brust geheftet.

Siegesfeier beim Regimentsstab, hinter der Front, einige Tage später. Batterien von Flaschen. Markige Worte. Blühende Kameradschaftlichkeit. In den frühen Morgenstunden umarmt mich der Herr Oberst Pfotenhammer, mein verehrter

Kommandeur, und küßt mich gerührt auf beide Wangen. Sagt schwer: »Sie sind für große Dinge vorgesehen, Kamerad Ratshelm. Sie werden der Front Offiziere schenken, auf die wir uns verlassen können. Ich wüßte keinen besseren als Sie, Hauptmann Ratshelm. Also auf in den Kampf für Sauberkeit, Ehre und Disziplin – die Kriegsschule ruft!«

10

DIESE METHODE IST FALSCH

Die drei Aufsichten der 6. Inspektion – die Aufsichten G, H und I – standen auf dem Exerzierplatz der Kaserne. Hauptmann Ratshelm, der Chef, umkreist sie, wie ein Schäferhund seine Herde. Laut Dienstplan hatte jetzt ein zweistündiges Grundexerzieren stattzufinden.

Oberleutnant Krafft nahm die Meldung seines Aufsichtsältesten entgegen. Fähnrich Kramer zeigte sich, wie erwartet, als guter Kommandierer. Seine Stimme füllte den Kasernenhof mühelos und dröhnte von den Wänden der Schuppen zurück. Er war aber nicht der einzige, der über soviel Lautstärke verfügte – der ganze Kasernenhof war jetzt voll von Lärm.

Dieses von allen Seiten heranstürzende Geschrei inspirierte Krafft. Er nahm es zum Anlaß, um eine grundsätzliche Frage zu klären. »Ist eine klare, tragfähige Kommandostimme wichtig?« wollte er wissen.

»Jawohl, Herr Oberleutnant«, riefen die Fähnriche, nachdem sie ihre erste Überraschung schnell überwunden hatten. Denn sie hielten eine derartige Frage nicht nur für überflüssig, sondern auch für ausgesprochen dämlich – was sie natürlich nicht offen zeigten. Aber eine sich anbahnende Heiterkeit deutet darauf hin.

»Warum?« fragte Krafft.

Diese Frage verdutzte sie. Ja, warum eigentlich war eine klare, tragfähige Kommandostimme wichtig? Blöde Frage! Hier handelte es sich doch um eine Selbstverständlichkeit, die man gar nicht näher zu erklären brauchte. Aber der wollte unbedingt eine Erklärung dafür haben! Nun gut, dann soll er eben eine bekommen – aber welche?

Sie rieten ziemlich wahllos herum. Sie redeten durcheinander, versuchten, sich gegenseitig zu verständigen, und rückten schließlich mit der Behauptung heraus: Das sei eben so üblich! Dieser fragwürdigen Formulierung begann die Mehrheit zuzustimmen. Eine mäßige Diskussion war in Gang geraten, die in eine unbekümmerte Unterhaltung abzugleiten schien. Der Aufsichtsälteste Kramer war entsetzt. Selbst Hauptmann Ratshelm, am anderen Ende des Kasernenhofes, war das hemmungslose Geplauder der Aufsicht H aufgefallen; leicht beunruhigt pirschte er sich näher.

»Meine Herren!« rief nunmehr der Oberleutnant Krafft. Auch ihm war klargeworden, daß er hier stark bremsen mußte. Wenn er nicht gleich von Anfang an unter die Räder seiner eigenen Aufsicht geraten wollte, mußte er auf Disziplin schalten. »Wir wollen uns auf folgende Methode einigen: Ich frage, Sie antworten. Aber Sie antworten nur, wenn Sie direkt gefragt werden. Haben wir uns verstanden?«

»Jawohl, Herr Oberleutnant«, murmelten die Fähnriche, scheinbar zustimmend. In Wirklichkeit war die heimliche Freude unter ihnen groß. Denn ihr neuer Aufsichtsoffizier schien sich nicht gerade als Kirchenlicht zu entpuppen.

Einen derartig ruhigen Exerzierdienst hatten die Fähnriche hier bisher noch niemals geschoben. Auch nicht unter Hauptmann Ratshelm, der eine Art Menschenfreund war. Und natürlich erst recht nicht unter Leutnant Barkow, der sie scharf herangenommen hatte. Dieser Oberleutnant Krafft aber schien es mehr mit der Theorie zu halten; er veranstaltete ein kleines Plauderstündchen. Und das sollte ihnen nur recht sein.

»Fähnrich Hochbauer«, sagte Krafft. Denn ihm war aufgefallen, daß dieser Hochbauer der einzige gewesen war, der sich an dem allgemeinen Geschwätz nicht beteiligt hatte.

»Bitte, Herr Oberleutnant?« Hochbauer sah Krafft fragend an. Er tat, als wisse er nicht, was sein Aufsichtsoffizier von ihm erwartete. Er gab vor, ebenso höflich wie neugierig zu sein. Er sah auf den Oberleutnant herab, und nicht nur, weil er etwas größer als Krafft war. Das tat er jedoch mit einiger Vorsicht, denn leichtsinnig war Hochbauer nicht.

»Sie sollen mir meine Frage beantworten, Hochbauer.«

»Nun«, sagte der Fähnrich überlegen, »ein Offizier muß Befehle geben können, und die müssen klar, knapp und deutlich formuliert werden. Einige dieser Befehle werden in Kommandoform gegeben, und zwar ebenso in geschlossenen Räumen wie auf dem Exerzierplatz und auf freiem Feld. Diese Kommandos müssen sich durchsetzen gegenüber anderen Kommandos im Nachbarabschnitt, gegenüber Fremdgeräuschen, wie Motorenlärm, und natürlich auch gegenüber allen erdenklichen Geräuschen des Schlachtfeldes. Aus diesen Gründen ist für den Offizier eine klare, tragfähige Kommandostimme selbstverständliche Voraussetzung.«

»Sehr gut, Hochbauer!« rief Hauptmann Ratshelm, der inzwischen aufgetaucht war.

Und dann wandte sich der Inspektionschef unverzüglich an Oberleutnant Krafft und sagte zu diesem, diesmal fast diskret: »Bitte, mein Lieber, fangen Sie mit dem praktischen Exerzieren an. Die anderen Aufsichten sind schon längst dabei. Und Sie wissen – unsere Zeit ist knapp.«

»Jawohl, Herr Hauptmann«, sagte der Oberleutnant Krafft salopp.

»Ich will Sie hier keinesfalls stören, Krafft, ich verschwinde hier sofort. Sie sollen sich völlig unbeeinflußt fühlen. Bitte, nehmen Sie meinen Hinweis nicht als Korrektur – mehr als Ratschlag eines älteren Kameraden.«

»Jawohl, Herr Hauptmann«, sagte Krafft. Er deutete sein Erstaunen darüber an, daß Ratshelm, der doch angeblich nicht stören wollte, immer noch da war.

»Sie sollen sich hier in Ruhe einleben, Krafft. Nichts überstürzen, keine Extravaganzen – die solide alte Methode.«

»Die solide alte Methode – jawohl.«

»Aber Sie scheinen mir durchaus schon in der richtigen Richtung zu marschieren – von diesem theoretischen Geplauder einmal abgesehen. Sie ahnen offenbar bereits schon, wo die besonderen Werte Ihrer Aufsicht zu finden sind. Daß Sie sich bereits mit dem prächtigen Hochbauer beschäftigen, ist ein gutes Zeichen.«

Nach diesem dicken Hinweis entfernte sich Ratshelm endlich. Der Oberleutnant Krafft aber hatte inzwischen auch schon herausgefunden, worin seine eigentliche Aufgabe bestand: Er war der Offizier, der beaufsichtigte. Er brauchte keine Befehle zu geben, sondern hatte die Befehlsgebung seiner Fähnriche zu überwachen. Sein Dienst bestand darin, andere Dienst tun zu lassen. Zunächst also war lediglich ein Fähnrich zu bestimmen, der die Aufsicht übernahm. Seine Wahl fiel auf Weber, Egon. Dem war ohne weiteres zuzutrauen, daß er mit dem primitiven Grundexerzieren einigermaßen komplikationslos fertig werden würde.

Weber, Egon, beherrschte das kleine Unteroffizier-Einmaleins zufriedenstellend. Er stellte sich vor den Haufen Fähnriche hin und rief: »Die Aufsicht Heinrich hört auf mein Kommando!«

Dann teilte Weber die Aufsicht in vier Gruppen ein und ernannte vier Gruppenführer. Die wiederum ernannten vier stellvertretende Gruppenführer. Weber schrie: »Einzelexerzieren in den Gruppen! Grundstellung und Wendungen! Auseinanderziehen! Anfangen!«

Und sofort war ein halbwegs brauchbarer Kasernenbetrieb in Gang gekommen.

Krafft blickte über den kahlen, nackten Exerzierplatz zu den Hallen. Sie schienen mit schmalen glanzlosen Fensterreihen müde und ergeben vor sich hinzublinzeln. Der Februartag war frostklar. Nur auf unbetretenen Rasenflächen lag ein wenig Schnee, graubleich und verschmutzt. Der Himmel war ohne Sonne.

Der Oberleutnant Krafft sah zu den beiden anderen Aufsichten hinüber. Er wollte erspähen, mit welchen Methoden ihre Offiziere arbeiteten. Und was er sah, verwunderte ihn.

Der Oberleutnant Webermann, ein kleiner drahtiger Offizier mit einem heiseren, aber durchdringenden Terriergebell, bewegte seine Aufsicht G pausenlos. Sie liefen dort mehr als sie gingen. Und zum Stehen kamen sie nur sehr selten.

Der Leutnant Dietrich dagegen, groß und breitschultrig, mit lässigen Bewegungen, ließ seine Aufsicht I ganz einfach stehen. Sie standen. Mit großem Abstand und entsprechenden Zwischenräumen. Und sie schrieben ihren Meldeblock voll.

Was haben die einen zu schreiben? fragte sich Krafft. Warum laufen die anderen herum wie eine Meute? Und ihn beschlich das unangenehme Gefühl, hier wirklich noch ein Anfänger zu sein.

Hauptmann Ratshelm hatte sich zurückgezogen. Er stand in der Feldlatrine, die zum Exerzierplatz und den Hallen gehörte. Selbst das aber hielt ihn nicht davon ab, dabei seine Aufsichten zu beobachten. Er blinzelte durch die mannshohe Queröffnung ins Freie.

Die Aufsicht des Oberleutnants Krafft hatte inzwischen mit Ehrenbezeigungen begonnen. Egon Weber wandelte stolz, in seiner Eigenschaft als Zugführer, zwischen den Gruppen einher; ohne jemals einzugreifen. Das Gefühl, eingreifen zu können, wenn er nur wollte, genügte ihm.

Die Fähnriche selbst erledigten ihr Pensum in Ruhe, wenn auch nicht sonderlich gründlich. Die eingeteilten Gruppenführer kommandierten und korrigierten lautstark und pausenlos, wie das ja seit uralten Zeiten gebräuchlich war – aber kaum einer hörte auf sie. Die Fähnriche machten sich das Leben leicht. Außerdem waren sie stark abgelenkt – Krafft erkannte das sofort.

Diese Ablenkung war verständlich: Auf dem bescheidenen Sportfeld, das gleich neben dem Exerzierplatz lag, hatte sich eine Horde Weiblichkeit eingefunden. Die Frauen und Mädchen unter den zivilen Angestellten, soweit auch sie kaserniert waren, tummelten sich dort. Ein erfahrenes Mitglied des BdM, das jetzt in der Kriegsschule als Hilfskraft des Arztes tätig war, führte sie an. Und die weiblichen Wesen hüpften, tänzelten und sprangen, mit wippenden Brüsten.

»Ich komme mir vor, wie dieser Tantalus«, sagte der Fähnrich Mösler. »Dieser Anblick behindert mich beim Marschieren. Wie soll man da in Ruhe Dienst tun?«

»Beherrsche dich«, sagte der Fähnrich Egon Weber. »Ich habe hier die Aufsicht. Du kannst mich doch nicht einfach boykottieren, indem du dauernd zu den Weibern hinüberstarrst.«

»Tummle dich«, sagte Mösler. »Pirsche dich an die Bienen heran. Versuche, Adressen auszutauschen.«

»Mösler«, sagte Weber, ganz als Zugführer. »Du mußt dringend austreten. Das sehe ich dir an. Also los – du bleibst aber nicht länger als fünf Minuten weg.«

Mösler sauste davon, ohne sich erst noch beim Aufsichtsoffizier abzumelden. Der war sowieso damit beschäftigt, zunächst einmal herauszufinden, wie sich der Dienst am besten gestalten ließ.

Auch Webermann und Dietrich, die beiden anderen Aufsichtsoffiziere, hatten die gefährliche Ablenkung erkannt. Und das hieß: die Störung wurde prompt beseitigt. Frontänderung – ganz einfach. Ihre Fähnriche standen jetzt mit ihren Rücken zur ablenkenden Weiblichkeit.

Dementsprechend reagierte nun auch Krafft. Er pfiff die verstreuten, ausspähenden Gruppen zusammen. Die Fähnriche sammelten sich um ihn.

Hinter ihren Rücken – und somit genau im Blickfeld von Krafft – tummelten sich die weiblichen Wesen; sie spielten gerade Völkerball. Und unter ihnen erkannte jetzt Krafft Elfriede Rademacher.

Elfriede konnte sich sehen lassen, auch inmitten aller anderen; und das schien sie genau zu wissen. Selbst auf eine gewisse Entfernung hin wirkte sie ungemein wohl proportioniert.

Krafft hatte einige Mühe, sich nicht allzusehr ablenken zu lassen. Er versuchte, sich auf seine Fähnriche zu konzentrieren.

»Irgendwelche Fragen zum Thema Ehrenbezeigungen?«

Die sahen ihren Oberleutnant mißtrauisch an. Sie waren es nicht gewohnt, selbst Fragen zu stellen; schon gar nicht auf dem Exerzierplatz. Sie waren es gewohnt, befragt oder belehrt oder beschimpft oder gelegentlich auch belobigt zu werden – als Fragesteller hatten sie keinerlei Übung. Sie sahen sich um, ob sich nicht in ihren Reihen wenigstens einer finde, der nach einer Antwort verlangte. Krafft wartete geduldig.

Schließlich meldete sich der Fähnrich Rednitz. Er stand wie immer im hinteren Glied und erkundigte sich: »Sagt man eigentlich Ehrenbezeugung oder Ehrenbezeigung, Herr Oberleutnant?«

»Man sagt das, was in der Vorschrift steht, Rednitz«, erklärte Krafft, wobei er ein harmloses Gesicht machte. »Die nächste Frage, bitte.«

Jetzt war es der Fähnrich Mösler, der sich meldete. Die soeben erteilte, ein wenig merkwürdige Antwort des Aufsichtsoffiziers hatte ihn neugierig gemacht. Er wollte wissen, ob sie ein Zufall war oder ob etwa gar Methode dahintersteckte.

»Herr Oberleutnant – folgendes Beispiel: Ich, als Fähnrich, gehe über die Straße und begegne einem Obergefreiten, in dessen Begleitung sich aber die Frau Major befindet. Muß ich dann zuerst grüßen, und zwar die Frau, oder warte ich ab, bis mich der Obergefreite grüßt?«

»Das kommt darauf an«, erklärte der Oberleutnant freundlich. »Wenn es sich um eine Frau handelt, die Major ist, dann grüßen Sie natürlich zuerst – denn dann haben Sie ja einen Vorgesetzten vor sich. Wenn aber diese Frau lediglich mit einem Major verheiratet ist, dann besteht für Sie keine Grußpflicht – es sei denn, Sie kennen diese Frau eines Majors persönlich. Dann ist es ein Gebot der Höflichkeit für Sie, zu grüßen. Im übrigen, Mösler, ist die Gattin eines Majors für einen Offizier – und Sie wollen doch einer werden – keine Frau, sondern eine Dame.«

Die Aufsicht grinste ausgedehnt – und dieses Grinsen war nicht frei von ehrlichem Erstaunen. Derartige Formulierungen hatten sie bisher noch nicht vernommen, zumindest auf der Kriegsschule nicht. Wenn etwa Hauptmann Ratshelm Hinweise gab, dann glich das einer Offenbarung militärischer Tugenden. Und der Leutnant Barkow pflegte einfach die Vorschriften zu zitieren, und er beherrschte alle. Hauptmann Feders hingegen, ihr Taktiklehrer, hantierte mit Worten wie mit einem Vorschlaghammer. Dieser Oberleutnant Krafft jedoch schien in keins der vorhandenen Klischees zu passen. Am Ende war der Mann sogar witzig, obgleich er gar nicht danach aussah. Aber gerade das konnte zu Komplikationen führen.

Krafft warf einen schnellen Blick über seine Fähnriche hinweg, auf die immer noch hüpfende Weiblichkeit. Seine

Augen suchten Elfriede – und die stand am Rand des Sportfeldes, einen Schleuderball unter dem linken Arm, und schien ebenfalls nach ihm Ausschau zu halten. Sie hob grüßend die rechte Hand und winkte ihm zu. Das war ein schönes Bild vertraulicher Zuneigung, aber doch wohl nicht das rechte Bild für einen Exerzierplatz.

Dennoch empfand der Oberleutnant bei diesem Anblick Freude. — »Wir legen eine Pause ein«, sagte er.

Die Fähnriche sahen sich verdutzt an. Ihr Aufsichtsoffizier war ein recht eigenwilliger Bursche, fanden sie. Es war verdammt schwer, aus ihm schlau zu werden. Es war oft recht überraschend, was er tat.

Kramer, der Aufsichtsälteste, schob sich besorgt an Krafft heran und sagte dezent: »Verzeihung, Herr Oberleutnant. Aber beim gemeinsamen Dienst wird die Pause durch den Inspektionschef bestimmt.«

»Dann machen wir eben Atemübungen«, sagte Krafft. »Weggetreten.«

»Komm, komm«, sagte Elfriede Rademacher zu der kleinen Irene Jablonski. »Schau dir nicht die Augen aus dem Kopf. Dafür bist du noch viel zu klein.«

»Meine Brüder sind auch Soldaten«, sagte Irene verträumt.

»Daß du deine Brüder liebhast, das ist gewiß sehr schön«, sagte Elfriede. »Aber deshalb brauchst du nicht gleich alles liebhaben zu wollen, was die gleiche Uniform trägt.«

»Du hast gut reden«, sagte Irene.

Das klang recht traurig.

»Es ist alles nicht so einfach, wie du glaubst«, sagte Elfriede.

Dabei blickte sie zum Exerzierplatz hin, zu den Fähnrichen, um zwischen ihnen Karl Krafft zu suchen. Seit drei Tagen hatte sie ihn nicht mehr gesehen, seitdem er Aufsichtsoffizier geworden war.

Denn nicht nur seine Freizeit war mächtig beschnitten worden – was weit schlimmer war: Seine Unterkunft befand sich nicht mehr im Stabsgebäude. Sein neues Zimmer lag in der gleichen Baracke, in der auch seine Fähnriche hausten.

Ein Aufsichtsoffizier gehörte zu seiner Aufsicht. Er mußte in der Lage sein, sie Tag und Nacht zu überwachen.

»Ich beneide dich«, sagte Irene Jablonski »Du hast wirklich alles, was ich mir immer wünsche. Aber dir gönne ich das auch.«

Elfriede Rademacher pendelte ein wenig ihren Schleuderball hin und her. Dabei lächelte sie, während ihre Augen dem Oberleutnant Krafft folgten. Er ging in der Ferne, eine Zigarette rauchend, auf und ab. Es schien, als blicke auch er zu Elfriede Rademacher hinüber – aber sein Gesicht unter der Schirmmütze blieb undeutlich.

Jetzt war auch ihr Verhältnis den Spielregeln der Kaserne unterworfen. Auf ihr Zimmer konnte er nicht kommen – hier lagen noch fünf andere Mädchen, darunter die kleine, träumende Irene Jablonski. Auf sein Zimmer konnten sie nicht gehen – dort hörten vierzig Fähnriche mit.

So schienen denn auch sie dazu verdammt, die Parkbänke zu suchen, die dicken Bäume, die Hauseingänge oder die Rückseite des Ehrenmals. Aber vielleicht fanden sie auch einen Geräteschuppen, einen leeren Unterrichtsraum oder ein Hotelzimmer, denn schließlich war es Anfang Februar – und die Kälte war kein guter Kuppler.

»Immer munter, Mädchen, immer munter!« rief die Anführerin. Doch kaum ein Mädchen hörte auf sie.

»Elfriede«, sagte Irene zutraulich, »ich möchte gerne einmal so sein wie du.«

»So dumm siehst du auch aus«, sagte Elfriede robust.

»Weißt du«, sagte Irene, »die Offiziere sind doch so ganz anders.«

»Stimmt«, sagte Elfriede. »Ihre Uniformen und Stiefel sind aus besserer Qualität als die der Unteroffiziere und Mannschaften.«

»Und ein Mann wie der Hauptmann Kater, zum Beispiel«, schwärmte Irene ungetrübt weiter, »zu dem kann man doch Vertrauen haben, nicht wahr?«

»Wie kommst du darauf?« fragte Elfriede äußerst mißtrauisch.

»Er hat sich neulich mit mir unterhalten – in der Küche,

als er dort zur Inspektion war. Er hat gefragt, ob ich maschinenschreiben kann. Und ich habe ihm gesagt, das lerne ich leicht. Ich lerne überhaupt leicht – habe ich gesagt.«

»Scheint mir auch so«, sagte Elfriede trocken.

»Also, Herrschaften« sagte der Oberleutnant Krafft, nachdem die Pause beendet worden war. »Weiter im Text. Das Thema lautet immer noch Ehrenbezeugungen.«

»Herr Oberleutnant«, wollte sofort einer der Fähnriche wissen, der neben Hochbauer stand, »warum wird eigentlich in der Wehrmacht durch Handanlegen an die Kopfbedeckung gegrüßt?«

»Nun, weil es eben üblich ist«, sagte Krafft aufmerksam und mit hellwachen Augen. Er war sichtlich befriedigt. Die Pause hatte sich gelohnt. Die inzwischen erfolgten Absprachen hatten die Fähnriche genau dort hingelockt, wo er sie haben wollte – auf das Glatteis.

Die ahnungslose Aufsicht hatte mittlerweile schon wieder begonnen, munter drauflos zuschwatzen. Wie die Marktweiber – meinte Kramer. Kaum war dieser Krafft achtundvierzig Stunden im Amt, da war die Aufsicht tatsächlich schon ein Sauhaufen. Was in diesen zwei Tagen an Disziplin zum Teufel gegangen war, das konnte doch durch ein paar witzige Bemerkungen nicht mehr gutgemacht werden. Dachte Kramer. Und zu allem Überfluß war die Clique um Hochbauer schon dabei, bei diesem Oberleutnant auch noch die letzten Reste von Ansehen zu unterminieren.

»Herr Oberleutnant«, fragte nunmehr ein anderer Fähnrich, aus der gleichen Richtung, »könnte es nicht als sinnvoll bezeichnet werden, wenn in ganz Deutschland die gleiche Art des Grußes üblich wäre?«

»Aber gewiß«, stimmte der Oberleutnant sofort freundlich zu. »Die Parteiformationen brauchten nur unsere Art des Grüßens zu übernehmen.«

Nunmehr mischte sich Hochbauer in dieses Frage- und Antwortspiel ein. Und suggestiv fragte er: »Glauben Herr Oberleutnant nicht auch, daß die Art, wie unser Führer grüßt, für alle Deutschen verbindlich sein sollte?«

»Aber mein lieber Hochbauer«, sagte der Oberleutnant Krafft unverändert freundlich, doch mit sanftem Tadel, »Sie wollen doch nicht etwa die Größe unseres verehrten Führers anzweifeln?«

Der Fähnrich Hochbauer stutzte. Er hatte das schmerzhafte Gefühl, einen kräftigen Schlag in die Magengegend erhalten zu haben – lächelnd geführt, doch mit großer Treffsicherheit. Das ihm, ausgerechnet ihm, dem glühenden Verehrer und Bewunderer des Führers? Unfaßbar!

Oder hatte er sich etwa verhört? Oder waren seine Worte mißverstanden worden? Oder hatte er eine unklare Formulierung gebraucht? Hochbauer wußte diesen Vorgang nicht zu deuten und blickte reichlich verwundert um sich. Dann würgte er: »Wie soll ich das verstehen, Herr Oberleutnant?«

Krafft ließ seinen Fähnrichen ausreichend Zeit, diese Situation zu genießen – soweit sie dazu überhaupt in der Lage waren. Denn nicht alle erkannten, daß hier Hieb auf Stich folgte. Krafft war herausgefordert worden, und er hatte sich gestellt – auf seine Weise. Und er hatte sogar auf Herausforderung gehofft. Daß sie allerdings auf eine derartig plumpe Weise erfolgen würde, hatte er weniger erwartet.

Dieser Hochbauer und seine Freunde waren eben noch Jünglinge – mit allem törichten Mut und den dummen Argumenten der blindlings Glaubenden. Und man mußte ihnen, ganz langsam, klarmachen, daß es nicht ratsam war, Kieselsteine ins Wasser zu werfen, wenn dort ein alter Fischer gemächlich seine Angel warf.

»Also, Hochbauer«, sagte daher Krafft wie ein nachsichtiger Schulmeister, »Sie wissen doch, daß unser verehrter Führer nicht nur der Führer der Partei und aller ihrer Formationen ist, sondern auch Reichskanzler und außerdem noch der Oberste Befehlshaber der Wehrmacht. Wissen Sie das, Hochbauer?«

»Jawohl, Herr Oberleutnant«, würgte der. Er vermochte noch immer nicht, ganz zu begreifen, was hier mit ihm gespielt wurde. Eins jedoch war sicher: Er, der bisher in der Aufsicht anerkannt beste Kenner und glühendste Verehrer seines Führers, war gedemütigt worden. Genauso hätte man einen Primaner danach fragen können, ob eins und eins zwei ist und welcher Buchstabe im Alphabet auf A folgt.

»Nun wohl«, sagte Krafft, »wenn Sie das also wissen, mein lieber Hochbauer, dann wird Ihnen auch einleuchten, daß unser Führer, wenn er wollte, ohne weiteres befehlen könnte, daß auch in der Wehrmacht seine Art zu grüßen eingeführt wird. Wenn er das aber nicht getan hat, dann will er das vermutlich auch nicht tun. Oder glauben Sie etwa, Hochbauer, der Führer wäre gar nicht in der Lage, einen derartigen Befehl zu geben? Glauben Sie etwa, er würde in seiner Wehrmacht Widerstand finden und auf Soldaten stoßen, die sich weigern könnten, ihm weiterhin Gefolgschaft zu leisten? Glauben Sie das wirklich? Wollen Sie uns einreden, daß der Führer Gegner in seinen eigenen Reihen hat, auf die er Rücksicht nehmen muß – die er etwa gar fürchtet? Wollen Sie uns das einreden?«

»Nein, Herr Oberleutnant!«

»Na sehen Sie, Hochbauer! Und damit ist doch alles klar. Ein wenig mehr Vertrauen zu unserem Führer könnte Ihnen gewiß nicht schaden.«

Damit überließ der Oberleutnant seine Aufsicht wieder dem Fähnrich, der als Zugführer eingesetzt war. Er ordnete lediglich an, daß nunmehr Gewehrgriffe in geschlossener Formation geübt werden sollten. Und zwar: Front zur hinteren Unterrichtsbaracke. Das hieß: Rückfront zum Sportfeld.

Weber ließ seine Kommandostimme gewaltig anschwellen, um so fleißig Punkte für seine Bewertung zu sammeln. Hochbauer malträtierte seinen Schießprügel mit schmetternden Zugriffen. Mösler und Rednitz grinsten versonnen vor sich hin. Nichts klappte. Der Aufsichtsälteste Kramer war schon wieder einmal verzweifelt.

»Dieser Oberleutnant Krafft«, sagte Mösler, genußvoll grinsend, »scheint ein witziges Haus zu sein. Schätze, wir werden noch viel Spaß mit ihm haben.«

»Wer weiß«, sagte Rednitz nachdenklich. »Ich habe eher das Gefühl, daß wir bei dem noch einiges erleben werden, das uns glatt auf den Rücken haut.«

Sie legten eine kleine Pause ein und hörten sich die Kommandos von Egon Weber an, ohne auf sie zu reagieren.

»Daß der ausgerechnet diesen Hochbauer zusammengebügelt hat, das ist schon ein komischer Zufall! Zum Brüllen! Findest du das nicht auch, Rednitz?«

»Das finde ich gar nicht«, sagte Rednitz, der immer noch sehr nachdenklich war. »Ich habe diesen Oberleutnant Krafft genau beobachtet. Der ist ganz anders, als er sich gibt.«

Der Oberleutnant Krafft stand ein wenig abseits. Er hatte sein Notizbuch gezogen und schrieb dort einiges hinein. Das sah, aus der Ferne beobachtet, recht bedeutsam aus.

Doch Krafft konzentrierte sich keineswegs auf sein Notizbuch. Er konnte sich getrost auf sein Gedächtnis verlassen. Seine Notizen waren lediglich ein Vorwand – er blickte, über sie hinweg, zum Sportfeld hin, zu den Mädchen.

»Kein sonderlich schöner Anblick«, sagte der Hauptmann Ratshelm. Er hatte sich an Krafft herangepirscht, um dessen Tätigkeit zu überprüfen. »Keine Grazie, keine Spannkraft – weiches, fettes Fleisch. Finden Sie nicht auch? Außerdem eine Ablenkung vom Exerzierdienst. Da wir gerade davon sprechen – vom Exerzierdienst, meine ich – wie kommen Sie bei Ihrer Aufsicht voran? Ist das Eis schon gebrochen? Beginnen Sie, sich einzuleben?«

»Ich fühle mich vorerst noch lediglich als Beobachter, Herr Hauptmann.«

»Sie müssen aktiv werden, mein Lieber – das sage ich Ihnen als erfahrener Erzieher von Kriegsschülern. Sie müssen den Leuten ein Vorbild sein, dem sie nacheifern wollen. Das leuchtende Beispiel – das wichtigste Element zur Formung der soldatischen Persönlichkeit. Die Jungens müssen, je nach Veranlagung, ein Blücher werden wollen oder ein Clausewitz – oder eben ein Krafft oder ein Ratshelm. Also leuchten Sie, mein Lieber! Und lassen Sie die Finger von Diskussionen und Theorien; nicht der Philosoph führt Kriege, sondern der Tatmensch. Haben Sie mich verstanden, Krafft?«

»Vollkommen, Herr Hauptmann.«

Hauptmann Ratshelm nickte, überzeugt davon, treffliche

Worte gefunden zu haben. Dennoch hatte er ein ungutes Gefühl, sein Gesicht sah besorgt aus. Er vermißte bei Krafft die spontane und dankbare Zustimmung. Möglicherweise war dieser Mensch überhaupt keiner Begeisterung fähig. Und Ratshelm ließ nachdenklich seinen Blick über die Aufsicht H gleiten, über das prachtvolle Menschenmaterial – und sein Auge bekam einen sanften Schimmer, als es auf Hochbauer ruhte.

Aber das Pflichtgefühl zwang Ratshelm, forschend weiterzublicken, bis in das letzte Glied hinein. Und was er sah, mißfiel ihm sehr: Die Fähnriche exerzierten ohne Schwung, ohne Leidenschaft, ohne Hingabe. Dahin das schöne Feuer, das er in ihnen entfacht hatte! Nicht wenige unterhielten sich ungeniert miteinander.

»Einige Ihrer Leute scheinen die Absicht zu haben«, sagte Ratshelm tadelnd, »den Exerzierdienst mit einer Plauderstunde zu verwechseln. Sehen Sie das nicht?«

»Doch«, sagte Krafft freundlich, »das sehe ich.«

»Und Sie gedenken nichts dagegen zu tun?«

»Aber warum sollte ich das?« fragte Krafft fast heiter.

Hauptmann Ratshelm runzelte die Stirn. Seine Stimme klang ungläubig: »Was sagten Sie da?«

»Ich sagte: warum soll ich einschreiten. Ich registriere es lediglich.«

»Und die Disziplin, Herr Oberleutnant Krafft?«

»Die Disziplin kann doch wohl kaum ein Arbeitspensum der Kriegsschule sein. Ich meine: sie ist nicht zu lehren.«

»Aber zu erzwingen!«

»Zur gegebenen Zeit – aber als Dauerzustand doch wohl kaum. Dazu gibt es zu viele Situationen, in denen der Soldat unbeobachtet ist. Dann tut er immer das, was er sich leisten kann, was er will, wozu er Lust hat. Und eben dabei möchte ich ihn gerne beobachten. Finden Sie nicht auch, daß das sehr aufschlußreich sein kann?«

»Ich finde«, sagte Ratshelm steif, »daß Ihre Ansichten sonderbar sind – aber schon sehr sonderbar.«

Hauptmann Ratshelm straffte sich und blickte bedeutsam in weite Fernen. Er war dabei, einen schweren Entschluß zu fassen. Es schien unvermeidlich, den Lehrgangskommandeur, Major Frey, mit seinen Sorgen zu belasten. Sein Pflichtgefühl gebot ihm das.

Denn: dieser Oberleutnant Krafft schien ihm nicht der geeignete Mann zu sein, Menschen in Offiziere zu verwandeln.

11

EIN MANN FÜHLT SICH UNGLÜCKLICH

Sie geben vor, ein Gemütsmensch zu sein, Krafft – was?« Der Hauptmann Feders betrachtete den Oberleutnant mißtrauisch. »Sie tragen mir eine Schachpartie an. Warum tun Sie das? Wollen Sie sich an meinem Anblick weiden?«

»Ich will mit Ihnen Schach spielen, Herr Hauptmann – wenn Sie damit einverstanden sind.«

»Und sonst? Kein Hintergedanke? Keine Neugier? Keine Absicht, mich auszuhorchen? Hat Sie irgend jemand auf mich aufmerksam gemacht? Und wer?«

»Herr Hauptmann«, erklärte der Oberleutnant Krafft ruhig. »Ich verstehe wirklich nicht, was Sie wollen. Ich komme hier ganz zufällig ins Lesezimmer, sehe Sie an einem Schachbrett sizen und denke: Vielleicht spielt er eine Partie mit mir. Aber aufdrängen wollte ich mich nicht.«

»Setzen Sie sich«, sagte der Hauptmann Feders. »Lassen Sie mich Ihren Anblick genießen: Denn wer weiß, wie lange ich noch Gelegenheit habe, ein Rindvieh mit einer Parzivalseele zu bestaunen. Wenn Sie so weitermachen wie bisher, dann stinken Sie hier in spätestens einer Woche wie ein toter Fisch. Denn einige sind schon dabei, Ihnen das Wasser abzugraben.«

Der Oberleutnant Krafft zögerte nicht, Platz zu nehmen. Jedes Gespräch mit Hauptmann Feders war ihm willkommen – unter welchen Umständen auch immer es zustande kam. Denn schließlich bearbeiteten sie beide die gleiche Aufsicht. Sie waren also aufeinander angewiesen.

»Ich bin aber lediglich ein mittelmäßiger Spieler«, erklärte Krafft. »Sie werden Nachsicht mit mir haben müssen.«

»Das werde ich nicht haben«, sagte Feders. »Sie haben

mir das Spiel angeboten – und jetzt wollen wir es auch durchführen, ohne Pardon.«

Sie saßen in einer Ecke im sogenannten Lesezimmer des Kasinos. Eine Stehlampe mit verblichenem lachsrotem Seidenschirm beleuchtete sie. Auf dem großflächigen Schachbrett standen klobige Figuren.

Sie waren nicht allein in dem großen, langgesteckten Raum. Er erinnerte an die Veranda eines Landgasthauses – an der Fensterseite stand ein Tisch neben dem anderen. Zwei davon waren besetzt. An einem spielte einer Runde jüngerer Aufsichtsoffiziere ordinären Schafskopf. Am anderen saß der Hauptmann Ratshelm mit zwei ranggleichen Kameraden, bei einem dezent geführten Gespräch, das sie vermutlich für tiefsinnig hielten.

»Sehen diese Burschen zu uns herüber?« wollte Feders wissen.

»Wen meinen Sie?«

»Diese Herren am linken Ecktisch – die sich angeblich unterhalten.«

»Nun ja – ich glaube schon. Hauptmann Ratshelm sieht gelegentlich herüber.«

»Natürlich«, sagte Feders. »Was sollen sie denn auch sonst tun!«

»Ich nehme an«, sagte der Oberleutnant Krafft und ordnete gelassen die Schachfiguren, »Hauptmann Ratshelm legt Wert darauf, mich zu beobachten – aus rein dienstlichen Gründen natürlich. Er scheint nicht sonderlich zufrieden mit mir als Aufsichtsoffizier zu sein.«

»Sie sind eine Seele von Kamel, mein lieber Krafft«, behauptete Feders und eröffnete das Spiel. »Sie träumen sich so durch das Kasino, über den Kasernenhof und durch die Unterrichtsräume hindurch. Was bezwecken Sie eigentlich?«

»Ganz einfach«, sagte Krafft geduldig, »ich betreue Fähnriche, die Offiziere werden sollen – auf meine Weise.«

»Mann, Krafft«, sagte Feders, sichtlich unwillig über soviel Unkenntnis der Sachlage, »wo haben Sie eigentlich die ganzen letzten Jahre gesteckt, während hier Krieg war? Sie scheinen sich hinter dem Mond aufgehalten zu haben. Oder haben Sie etwa auf Ihre Weise Krieg führen können? Haben Sie auf Ihre Weise leben dürfen? Quatsch!«

Der Oberleutnant Krafft sah vorsichtig zu den anderen Tischen hinüber. Aber im Augenblick schien niemand zuzuhören. Die Monologe des Hauptmanns Feders waren vermutlich allgemein bekannt. Oder allgemein gefürchtet. Ehrenwerte Offiziere benahmen sich in solchen Fällen genauso wie Damen der Gesellschaft, wenn ein allzu eindeutiger Witz erzählt wurde: Sie taten so, als hörten sie nicht hin. Auf diese Weise brauchten sie sich auch nicht empört zu fühlen.

»Ihre Weise, Krafft«, sagte Feders, »ist nicht die Weise, nach der hier getanzt wird. Sie haben sich hier nach der Melodie zu richten, die andere blasen – Ihr Inspektionschef, Ihr Lehrgangskommandeur, der Kommandeur der Schule, der Inspekteur der Kriegsschulen, der Oberbefehlshaber des Heeres, der Oberste Befehlshaber der Wehrmacht – womit wir beim maßgeblichen Komponisten angelangt sind. Glaube an das Reich, das Volk und den Führer, und sei bereit, dafür zu hungern, Strapazen auf dich zu nehmen und zu krepieren. Das ist schon der ganze Text für eine Melodie, für die eine Trommel völlig ausreicht.«

Hauptmann Kater erschien – er trug sein breites, vielversprechendes Kasinogrinsen zur Schau. Wer außerdienstlich im Kasino weilte, war auf seine Gnade angewiesen. Aber er erwies sich immer als gnädig, wenn man ihm Anerkennung entgegenbrachte.

Kater strebte auf den Tisch zu, an dem die Hauptleute saßen. Er hatte einen sicheren Blick für die jeweils Rangältesten, die sich in »seinem« Kasino befanden. Aber er stutzte, als er den Hauptmann Feders gemeinsam mit Oberleutnant Krafft sah.

Kater stellte sich vor beiden auf und sagte: »Nanu!«

»Ersparen Sie uns Ihre geistreichen Bemerkungen«, sagte Feders und machte einen gewagten Zug.

»Sie im Kasino, Herr Hauptmann Feders, um diese Zeit – wo Sie doch sozusagen Heim und Familie haben?«

»Hauen Sie ab«, sagte Feders rauh. »Sie stören.«

Aber Kater glaubte Veranlassung zu haben, sich überlegen zu fühlen. Die Herren an den anderen Tischen folgten seiner Darbietung mit starkem Interesse – und der gebotenen Vorsicht. Kater sonnte sich in der allgemeinen Aufmerksamkeit.

»Nun ja«, sagte er dann, »ich habe das ganz vergessen – heute ist ja Freitag.«

Der Hauptmann Feders nahm die Hand, die er nach einer Figur ausgestreckt hatte, wieder zurück. Und Krafft sah, daß diese Hand kaum merkbar zitterte. Über den Kinnbacken des Hauptmann traten die Muskeln hervor – Feders hatte die Zähne zusammengebissen.

Krafft verstand das alles nicht. Warum war Feders derartig erregt? Warum war er von Anfang an so überaus nervös gewesen? Was war denn Schlimmes gesagt worden?

»Kater«, sagte jetzt der Hauptmann Feders bedrohlich leise, »wenn Sie nicht sofort verschwinden, dann erzähle ich hier eine Geschichte von einem Vorgesetzten, der seine Untergebenen mit Gewalt auszieht – seine weiblichen Untergebenen; was die Sache zwar verständlich, aber nicht entschuldbarer macht. Darauf steht Zuchthaus. Und dort bringe ich Sie hinein, nur damit ich hier in Ruhe meine Partie Schach spielen kann.«

Hauptmann Kater verschwand sogleich – wie ein Komet, sozusagen. Er murmelte zwar noch irgendwelche Worte, aber niemand verstand sie. Immerhin: sie klangen, als protestiere er. Damit versuchte er, sein Gesicht zu wahren.

»Was, sagten Sie, hat er getan?« fragte Krafft alarmiert.

»Was weiß ich!« Feders setzte sorgfältig seinen Springer und gefährdete damit Kraffts Dame.

»Aber Ihre Beschuldigung war ganz eindeutig.«

»Sie wird ja auch stimmen«, sagte Feders gleichmütig. »Aber was kümmert mich das? Er hat mich gestört – ich wollte ihn wegbekommen. Da habe ich mir eben irgend etwas ausgedacht, und da man Kater ein rabenschwarzes Gewissen zutrauen kann, darf so ziemlich jede Behauptung gewagt werden – das ist Taktik, mein Lieber. Aber achten Sie lieber auf Ihr Spiel. Wenn Sie da nicht aufpassen, sind Sie mit drei Zügen matt gesetzt.«

Krafft versuchte sich auf das Schachspiel zu konzentrieren. Aber das wollte ihm nicht gelingen. Denn schon wieder trat Feders in Aktion.

»Ordonnanz!« rief er laut durch das Kasino. »Eine Flasche Kognak für mich – auf Rechnung von Hauptmann Kater.«

Krafft gelang es noch einmal, seine Dame zu retten. Allerdings zog Feders sofort mit seinem rechten Läufer nach. Dann griff er zur Kognakflasche und füllte zwei Wassergläser halbvoll. Krafft zog seine Dame beschleunigt auf die hintersten Felder zurück.

»Immerhin«, sagte der Oberleutnant sodann behutsam, das vorhin unterbrochene Gespräch wieder aufnehmend, »besteht doch das Offizierkorps aus Einzelpersönlichkeiten – aus Menschen, mit den verschiedenartigsten Anschauungen, Anlagen und Eigenschaften.«

»Und ob!« rief Feders mit grimmigem Entzücken aus. »Genauso, wie etwa das Korps der Straßenkehrer und Müllfahrer auch. Auch dort werden Sie alles beisammen finden: sanfte Säufer, gottesfürchtige Haustyrannen, sinnierende Menschenfreunde und gutgläubige Nazis, Kaisertreue und Sozialisten – und einige sind sogar alles das zusammen. Schwerpunktbildung je nach Bedarf.«

Krafft grinste. »Sie belieben einen Straßenkehrer mit einem Offizier zu vergleichen, Herr Hauptmann?«

»Nun ja – vielleicht tue ich den Straßenkehrern damit Unrecht. Aber für sie gilt die Anordnung: Fegt die Straßen! Das ist, zu ihrem Glück, ein simples Verlangen. Für Offiziere jedoch gilt der Befehl: Führt den Krieg! Und das ist schon ein wenig komplizierter. Da ist es mit einer schlichten Straßenreinigungsordnung nicht getan, da müssen Berge von Vorschriften, Anordnungen und Bestimmungen her, allein schon, um jede persönliche Regung und Überlegung möglichst idiotensicher auszuschalten – die Maschine muß funktionieren, die Fabrikation muß laufen. Und wo die Betriebsvorschriften nicht auszureichen scheinen oder nicht verstanden werden können, da herrscht der Befehl – der bedingungslos zu befolgende Befehl.«

Und jetzt opferte Hauptmann Feders unbedenklich einen

Turm. Er wollte an den gegnerischen König herangelangen. Er durchbrach die Stellungen des Oberleutnants Krafft rücksichtslos und erfolgreich. Aber er zeigte darüber nicht die geringste Genugtuung. Seine Nervosität, seine fast hektische Anspannung wurde dadurch nicht geringer.

Er sah auf seine Armbanduhr. Immer wieder. Und sein Blick verfolgte die trägen Zeiger mit Mißtrauen.

Wieder rief er eine Kasinoordonnanz herbei. »Ich brauche die genaue Uhrzeit.«

»Kurz vor neunzehn Uhr, Herr Hauptmann«, sagte der Soldat, der hier als Kellner Dienst tat.

»Mensch«, sagte Feders ungehalten, »ich habe keine Wahrsagung von Ihnen verlangt, sondern die genaue Uhrzeit. Auf die Minute genau.«

Die Ordonnanz verschwand. Kam dann sofort wieder. Sagte eilig: »Achtzehn Uhr sechsundfünfzig, Herr Hauptmann – Radiozeit.«

»Kann man dem Radio trauen?« fragte Feders.

»Bei den Zeitangaben schon, Herr Hauptmann.«

Feders lachte auf. Diese Antwort gefiel ihm. Der Mann hätte sein Schüler sein können. Aber er trug Schnapsflaschen und Fressalien durch die Gegend. Nun, vielleicht war das besser, als sich mit Offizieren herumzuquälen. Vielleicht auch klüger. Angenehmer auf jeden Fall.

»Kommen Sie aber jetzt nicht etwa auf die Idee, mein lieber Krafft, mich mißzuverstehen«, sagte der Hauptmann eindringlich und trank sein Glas leer. »Ich bin weder ein Rebell noch ein Reformer; ich versuche lediglich, unsere Grenzen etwas deutlicher abzustecken. Sie haben offenbar verschwommene erzieherische Ambitionen, Krafft, und das ist natürlich Quatsch. So ein Offiziersnachwuchslehrgang dauert elf Wochen; mehr Zeit läßt uns der Krieg nicht dafür. Was wollen Sie nun in diesen schäbigen elf Wochen erreichen, Krafft? Wollen Sie Menschen umwandeln, Individuen prägen, Persönlichkeiten formen? Das ist doch Bockmist! Auch, wenn mindestens achtzig Prozent der Fähnriche elende Versager sind, werden mindestens achtzig Prozent davon Offiziere werden. Das Soll wird immer erfüllt. Oder glauben Sie, daß wir uns hier auf der Kriegsschule vorwerfen lassen, wir seien untüchtig? Unter keinen Umständen! Also produzieren wir am laufenden Band. Und uns bleibt nichts anderes übrig, als in dieser kurzen dafür zur Verfügung stehenden Zeit die Fähnriche mit den einfachsten Grunderkenntnissen vollzustopfen, bis sie kotzen. Und das Allerwichtigste: Wir bringen ihnen hier zum letztenmal bei, und zwar endgültig, daß ein Befehl ein Befehl ist.«

Wieder sah Feders auf seine Uhr. Dann beugte er sich fast hastig über das Schachbrett. Er geriet voll in den Lichtkegel der Lampe. Grelle Schlagschatten legten sich auf sein kluges, verkniffenes Gesicht und zerklüfteten es bis zur grotesken Unkenntlichkeit.

»Los«, sagte er, »rücken Sie Ihre Dame heraus. Es wird Zeit, daß wir damit fertig werden.«

»Du bist nicht bei der Sache«, sagte der Mann und richtete sich ein wenig auf.

»Doch«, sagte Marion Feders. »Aber ich liege unbequem. Dein Arm stört mich.«

»Er liegt schon die ganze Zeit unter deinem Nacken«, sagte der Mann, »aber du merkst das erst jetzt.«

»Ich wache langsam wieder auf«, sagte Marion Feders. »Dann werde ich empfindlich, wie du weißt.«

Sie lagen in der kleinen Wohnung im Gästehaus, die Hauptmann Feders gehörte. Marion Feders starrte zur Decke hinauf.

Der Mann neben ihr dehnte sich wohlig. Sein Haar war auch jetzt noch dekorativ gewellt. Seine Augen blickten verträumt, und seine wohlgeformten Lippen waren genießerisch geöffnet. Er hieß Seuter, war Oberleutnant und Aufsichtsoffizier beim Lehrgangskommando I und wurde allgemein der »Minnesänger« genannt. Sein Vorname war Alfred; Freunde und Frauen riefen ihn Freddie.

»Enttäusche ich dich sehr, Alfred?« fragte Marion Feders.

»Aber nein«, versicherte er, »bestimmt nicht.«

»Ich komme mir manchmal so entsetzlich undankbar vor.«

»Aber ich bitte dich«, sagte er lässig. Er bezog diese letzte

Bemerkung von Marion auf sich. »Du kannst ganz beruhigt sein – jeder hat mal einen schwachen Augenblick.«

Er richtete sich noch ein wenig mehr auf und begann, sie zu betrachten. Sie lag auf dem Rücken und sah blinzelnd zu ihm hoch. Das abgedunkelte Licht der Nachttischlampe ließ ihren Körper rosig erscheinen.

»Meine Hüften sind nicht schön«, sagte sie, »ich weiß das. Sie sind zu dick.«

Er ließ seine Hand wie prüfend darübergleiten. »Das finde ich nicht«, sagte er. »Sie sind fraulich. Ein richtiger Mann mag das.«

»Bitte, du tust mir weh.«

»Du bist manchmal wie verkrampft. Manchmal kommst du mir vor, als sträubst du dich dagegen.«

»Bitte, hör auf. Nimm deine Hand weg.«

»Das mag ich«, sagte er an ihrem Ohr. »Zuerst sperrst du dich immer. Aber dann bist du wie verwandelt. Dann wirst du wild und hemmungslos. Das mag ich an dir.«

»Nein«, sagte sie, »bitte, es ist doch schon zu spät, Alfred. Ich bin sicher, daß es zu spät ist. Schau auf die Uhr, bitte.«

»Nachher.«

Sie bäumte sich auf. Eine Regung, die er zunächst für eine Geste der Leidenschaft hielt. Doch sie glitt zur Seite, griff nach der Nachttischlampe und riß dort das rotleuchtende Tuch fort. Grelles Licht fiel auf sie und auf eine Tischuhr.

»Es ist zu spät!« rief sie aufgeregt. »Was ich dir gesagt habe. Neunzehn Uhr ist schon vorüber.«

»Ach was«, sagte er ungeduldig und versuchte, sie zu sich zu ziehen. »Auf fünf Minuten mehr oder weniger wird es jetzt auch nicht mehr ankommen!«

»Verstehen Sie jetzt, was ich meine, Krafft?« fragte der Hauptmann Feders.

Er hatte die Schachpartie mühelos gewonnen.

»Wird Ihnen jetzt langsam klar, Krafft, auf welche Dummheiten Sie sich hier einlassen? Sie führen mit den Fähnrichen muntere Gespräche, reden ihnen gut zu, versuchen individuelle Fähigkeiten nach Züchtermanier zu pflegen – was soll das alles? Stopfen Sie die Lümmel voll mit Vorschriften, bis ihnen die Augen aus den dummen Köpfen quellen. Bringen Sie ihnen bei, daß sie zu gehorchen haben. Anders ist die Sache nicht zu machen.«

»Ich danke Ihnen für Ihre Hinweise, Herr Hauptmann«, sagte Krafft. Dieser Feders war der eigenwilligste Offizier, dem er bisher begegnet war, von Generalmajor Modersohn abgesehen. »Sie haben mir eine Lehre erteilt.«

»Mein lieber Krafft«, sagte der Hauptmann abweisend, während er sein Glas leer trank, »ich will nicht sagen, daß ich eine Schwäche für Sie habe – aber Sie tun mir leid. Sie sind ein Mann, der sich noch eine tüchtige Portion Selbstbewußtsein bewahrt hat. Aber das können Sie hier nur behalten, wenn Sie es geschickt verbergen – denn sonst wird es Ihnen prompt ausgetrieben. Und dann hätten wir kaum noch Spaß miteinander.«

»Das allerdings möchte ich mir nicht gerne entgehen lassen, Herr Hauptmann.«

»Na schön – hoffentlich kommen wir noch dazu. Aber es wird Ihnen ja wohl kaum entgangen sein, daß Hauptmann Ratshelm und Major Frey wenig Freude an Ihnen haben. An sich spricht das für Sie. Praktisch ist das aber ein Beweis für mangelnde Anpassungsfähigkeit. Und darauf steht bei uns mindestens die Versetzung ins Frontgebiet. Im übrigen, Krafft, geht es mir in erster Linie um den Haufen Fähnriche, dessen Aufsichtsoffizier Sie sind und dessen Taktiklehrer ich sein muß. Ich habe keine Lust, mich mit einer Horde von verwöhnten oder aufgeklärten Burschen herumzuschlagen. Ich will Material bearbeiten. Alles andere ist Zeitverschwendung.«

Damit erhob sich der Hauptmann Feders, korkte die noch halbgefüllte Kognakflasche zu und klemmte sie sich unter den linken Arm. Auch Krafft stand auf. »Es war ein anregender Abend«, versicherte er.

»Er muß noch nicht zu Ende sein«, sagte Feders nach kurzer Pause. »Begleiten Sie mich, wenn Sie Lust haben. Ich werde Ihnen zeigen, wo und wie ich wohne. Und ich werde Sie mit meiner Frau bekannt machen.«

»Vielen Dank«, sagte Krafft, »aber ich möchte nicht stören.«

Feders sah ihn offen an – und seine Augen blickten fast traurig. »Sie wollen also nicht – schade. Aber ich kann es verstehen. Und aufdrängen will ich mich natürlich nicht.«

»Ich würde gerne kommen«, sagte Krafft ehrlich. »Das müssen Sie mir glauben. Aber ich habe noch eine Verabredung.«

»Ein Mädchen?«

»Ja«, sagte Krafft.

»Und Sie können diese Verabredung nicht hinausschieben? Eine Stunde? Geht das nicht? Ich würde mich wirklich freuen, wenn Sie mitkommen. Ja?«

»Ja«, sagte Krafft, »ich komme mit.«

»Sie werden es nicht bereuen«, sagte Feders, der sich zu freuen schien. Aber ganz plötzlich wurde er wieder ernst. Und schwer fügte er hinzu: »So oder so – Sie werden auf Ihre Kosten kommen.«

Der Korridor des sogenannten Gästehauses war schmal und hoch. Er wirkte eintönig: brauner Kokosläufer, fad graugrün angepinselte Wände. Türen in regelmäßigen Abständen. Ein während der Konjunkturzeit aufgeschmettertes Provinzhotel sah nicht wesentlich anders aus.

»Ich hause ganz hinten – rechts«, sagte Feders und hob seine Hand einladend in diese Richtung.

Die Tür, auf die Feders gewiesen hatte, öffnete sich. Ein Offizier trat auf den Korridor heraus und zog die Tür sorgfältig hinter sich zu. Dann blickte er auf und sah Feders und Krafft im Korridor stehen. Er stutzte. Dann jedoch straffte er sich, kniff die Augen ein wenig zusammen und kam auf die beiden Offiziere zu.

Feders war bleich geworden. Dann packte er Krafft am Oberarm, doch nicht so, als müsse er dort Halt suchen. Dieser Zugriff sah vielmehr wie eine freundschaftliche Geste aus. Der Hauptmann brauchte nur eine knappe Sekunde, um sich wieder in die Gewalt zu bekommen. Und völlig zusammenhanglos, aber fast gemütlich klingend, sagte er: »Es gibt tatsächlich Gesichter, die scheint der liebe Gott auf dem Fließband hergestellt zu haben – ich jedenfalls kann sie nicht auseinanderhalten. Zwar vermag ich einen Igel von einem anderen zu unterscheiden, was ja nicht einmal der wettlaufende Hase im Märchen konnte, aber bei uniformierten Standardvisagen bin ich machtlos.«

Inzwischen hatte sich der Offizier nähergeschoben. Es war, wie Krafft erkannte, Oberleutnant Seuter vom Lehrgang I, der »Minnesänger«. Krafft fand ihn nicht sonderlich sympathisch. Und Feders schien ihn überhaupt nicht zur Kenntnis nehmen zu wollen.

Der Minnesänger legte überraschend korrekt seine Hand an die Mütze. Feders blickte scheinbar gleichgültig auf die Wand. Krafft erwiderte den Gruß – ein wenig abwesend, aber deutlich.

Nachdem Seuter mit steifen Schritten davongegangen war, frage Feders rauh: »Im Bilde?«

»Ich kenne noch nicht alle Offiziere der Schule«, sagte Krafft ausweichend. »Ich habe eine Menge damit zu tun, zuerst einmal unsere Fähnriche kennenzulernen.«

»Tun Sie doch nicht so, Krafft«, sagte Feders gepreßt, »als wüßten Sie von nichts. Jeder hier in der Kriegsschule weiß es – es hat sich herumgesprochen. Ich sehe es den sogenannten Kameraden an den Augen an. Ich höre ihr Kichern, wenn sie sich hinter meinem Rücken unterhalten. Selbst so ein Sausack wie dieser Kater wagt es, unmißverständliche Andeutungen zu machen. Und manchmal habe ich sogar das Gefühl, daß mich der General geradezu mitleidig ansieht.«

»Ich weiß nicht, wovon Sie sprechen«, sagte Krafft ablehnend. Und er fügte hinzu: »Ich will es auch gar nicht wissen.«

Der Hauptmann Feders streckte sein Kinn vor, als nehme er Witterung. Seine Augen blickten kalt und mißtrauisch. Er blieb stehen, wo er stand – es war, als weigere er sich, seine Wohnung zu betreten.

»Na schön«, sagte er schließlich, »mag sogar sein, daß Sie tatsächlich nicht wissen, wovon ich spreche. Aber früher oder später werden auch Sie Bescheid wissen. Man wird Ihnen alle

Details in die Ohren blasen, bis Sie rot anlaufen, vor Scham oder vor Schadenfreude.«

»Ich kann sehr schlecht hören, wenn ich will«, sagte Krafft. »Und außerdem, finde ich, ist es hier im Korridor ziemlich kalt. Was tun wir also? Gehen wir in Ihre Wohnung, oder gehen wir wieder ins Kasino zurück? Schließlich müssen Sie mir noch Revanche für meine verlorene Schachpartie geben. Außerdem ist die Kognakflasche noch nicht leer – wir könnten um ihren Inhalt knobeln.«

»Ersparen Sie sich Ihre Ablenkungsmanöver, Krafft! Und geben Sie mir endlich die Gelegenheit, meinen Dreck loszuwerden. Immer noch gescheiter, ich kläre Sie auf, als wenn das andere tun.«

»Herr Hauptmann«, sagte Krafft, »ich glaube, wir überschätzen sehr leicht, was andere von uns wissen oder zu wissen meinen. Bei mir kommt noch hinzu, daß ich die privaten Bereiche eines anderen zu achten versuche – wohl weil ich wünsche, daß es die anderen mit mir genauso machen.«

»Das könnte Ihnen so passen«, sagte Feders mit erquälter Heiterkeit. »Sie vergessen Ihr soldatisches Pflichtgefühl! Und die großdeutsche Volksgemeinschaft! Also los – dort hinein mit Ihnen, Mitbruder, Kamerad und Volksgenosse.«

Feders schloß die Tür zu seiner Wohnung auf und öffnete sie weit. Seine Frau erschien und wollte auf ihn zueilen. Aber sie blieb stehen, als sie hinter ihrem Mann einen ihr fremden Offizier erblickte. Sie sah beide groß an – und dabei zog sie den Bademantel, den sie trug, eng über der Brust zusammen.

»Keine Bange«, sagte Feders mit lauter, aber rauher Stimme, wobei er auf Krafft wies: »Das hier ist kein Nachschub für dich, das ist vielmehr mein allerneuestes Versuchsobjekt: der gewisse Oberleutnant Krafft, über den ich dir schon viel Schlechtes erzählt habe.«

Das ein wenig überanstrengt wirkende Gesicht von Marion Feders entspannte sich sichtlich. Sie versuchte zu lächeln. Sie kam auf Krafft zu und reichte ihm die Hand. Ihre Augen betrachteten ihn aufmerksam. »Ich freue mich«, sagte sie, »Sie endlich kennenzulernen, Herr Krafft.«

»Na also!« rief Feders aus und schob beide in das Wohnzimmer. »Und Krafft wird sich freuen, wenn er etwas zu trinken kriegt. Dazu brauchen wir zunächst einmal Gläser – eine Flasche haben wir mit. Eine zweite Flasche steht auf der Toilette, im Medikamentenschrank, wenn ich nicht irre. Oder hast du sie inzwischen besseren Zwecken zugeführt?«

»Ich hole sie sofort – und die Gläser«, beeilte sich Marion zu versichern. Dann eilte sie hinaus. Feders blickte ihr nach.

»Nun«, fragte der Hauptmann lauernd, »wie gefällt Ihnen meine Frau?«

»Es ist Ihre Frau«, sagte Krafft vorsichtig. »Sie hat mir nicht zu gefallen.«

Feders lachte und entkorkte die Flasche. »Nur keine Angst, Krafft. Aber gut – formulieren wir diese Frage ein wenig anders. Was halten Sie von meiner Frau?«

Krafft sah ein, daß er hier nicht ausweichen konnte. Feders bestand auf einer Antwort – also warum sollte er sie nicht geben? »Nun«, sagte Krafft offen, »Ihre Gattin ist das, was man attraktiv nennt. Sie scheint viel Herz zu haben und sich außerdem nicht sonderlich glücklich zu fühlen. Mehr kann ich dazu im Augenblick nicht sagen.«

»Na schön«, sagte Feders grimmig, »dann will ich ihr Porträt noch ein wenig vervollständigen. Meine Frau ist sehr abgehärtet, denn trotz der Kälte läuft sie leicht bekleidet herum. Außerdem scheint ihre Uhr falsch zu gehen. Oder sie hat keine Zeit mehr gehabt, auf die Uhr zu sehen!«

»Bitte, entschuldige«, sagte Marion Feders von der Tür her.

Sie trug ein Tablett herbei, auf dem zwei Gläser und eine Flasche standen. Dabei sah sie ihren Mann bittend an. Feders aber wich dem Blick dieser müde wirkenden Augen aus. — »Entschuldige, bitte«, sagte sie abermals.

»Ich habe nichts zu entschuldigen«, sagte Feders heftig, »nicht einmal mich. Es ist doch alles in Ordnung – nicht in bester Ordnung, aber in Ordnung. Und daß die Flasche noch vorhanden ist, das stimmt mich sogar dankbar.«

»Du brauchst mich heute abend wohl nicht mehr«, sagte sie ungekränkt.

»Nun«, sagte Feders, »du kannst dich ausruhen gehen.« Und leise fügte er hinzu: »Du wirst das nötig haben.«

»Sie sind der geborene Beichtvater, Krafft«, sagte der Hauptmann Feders und trank sein achtes Glas leer. »Sie ziehen Geständnisse an sich wie ein Magnet Eisenspäne. Man glaubt, Vertrauen zu Ihnen haben zu können. Und darüber sollten Sie unglücklich sein.«

»Ich habe eine so dicke Haut, wie sie nicht einmal Elefanten haben«, sagte Krafft. »Und wenn ich will, kann mein Gedächtnis kleiner als das einer Mücke sein.«

»Das alles wird nicht ausreichen«, sagte Feders. »Auf die Dauer reicht das alles bestimmt nicht aus. Denn einmal werden auch Sie erkennen, Krafft, in welchem Ausmaß dieses Leben, das wir führen, sinnlos ist. Und dann werden auch Sie aus der Haut fahren. Dieses seltene Schauspiel würde ich gern erleben.«

Sie waren allein. Sie hatten fast eine Stunde damit verbracht, sich auszuweichen. Aber die Anziehungskraft, die sie aufeinander ausübten, war groß.

»Wir sollten leiser sein«, sagte Krafft. »Wir werden Ihre Frau stören – sie schläft gewiß schon im Nebenraum.«

»Sie ist meine Frau. Und weil sie das ist, gibt es nichts mehr, was sie noch erschüttern könnte.«

Feders ließ jetzt die Schultern hängen und blinzelte wie abwesend ins Licht. Sein Mund war leicht geöffnet und ein wenig Speichel floß hervor. Seine Hände zitterten kaum wahrnehmbar, als er nach seinem wieder gefüllten Glas griff. Er schüttete den Alkohol mit heftiger Bewegung in sich hinein und verschluckte sich dabei; Kognak floß über sein Kinn, auf sein Ritterkreuz.

»Sie hätten mich noch vor einem Jahr sehen sollen, Krafft – ein Bild für Kriegsgötter! Und ich sage das wahrlich nicht, um mir zu schmeicheln, nur um Ihnen einiges zu erklären. Ich wußte, ich würde einst General werden oder in absehbarer Zeit eine Leiche sein. Das erstere war mir lieber, aber das zweite schreckte mich nicht ab. Und ich hatte in Marion eine Frau gefunden, die das Hochgefühl einer großen Karrlere erst vollkommen machte, nicht zuletzt durch den Glücksrausch, den sie immer wieder zu erzeugen verstand. Und so taumelte ich Narr denn beseligt dahin – und überall fühlte ich mich als Sieger. Bis mir dann ein Granatsplitter in die Hoden fuhr und mich entmannte wie einen Kater, der kastriert wird.«

Krafft, der nach seinem Glas greifen wollte, erstarrte mitten in seiner Bewegung. Er sah den Hauptmann Feders betroffen an. Er sah die kühngewölbte, jetzt schweißglänzende Stirn, hinter der ein präzises, blitzschnell reagierendes Gehirn arbeitete. Ein Gehirn, dessen Gedanken tödlich sein konnten, das genau, exakt, mathematisch fehlerfrei zu rechnen, zu berechnen verstand.

Feders strebte stets nach Erkenntnis aller Folgen, aller Möglichkeiten. Nichts war bei ihm undurchdacht geblieben. Krafft erkannte das erschüttert. Vor ihm saß ein Mann, der an den Verwundungen zu verbluten drohte, die er sich selbst beibrachte – durch sein messerscharf operierendes Gehirn.

»Dieses gelegentliche viertelstundenlange schleimige Entzücken«, fragte schließlich Krafft, »ist das wirklich so wichtig?«

»Es ist entscheidend«, sagte Feders. »Ein Mann kann einen Arm oder ein Bein verlieren, einen Lungenflügel oder das Hirn, sofern er eins hat – wenn er aber sein Geschlecht verliert, hat er aufgehört, ein Mann zu sein.«

»Vielleicht hat er dann nur aufgehört, ein Bulle zu sein, ein Hengst, ein Hahn – und ist damit von einer Menge Ekel befreit worden. Sein Leben wird einfacher, unkomplizierter, ruhiger. Die Natur gleicht aus; sagt man nicht so? Wer sein Augenlicht verliert, dessen Gehör schärft sich, sein Tastsinn entwickelt sich, seine Phantasie nimmt zu.«

»Alles Lügen!« sagte Feders dumpf. »Alles fromme, freche oder dumme Lügen! Seelenmorphium und Gehirnmassage! Bestenfalls gutgemeinte Trostsprüche – und natürlich ist sogar was daran –, aber meist, im Krieg jedenfalls, steckt etwas ganz anderes dahinter. Das ist doch die uralte Methode durchtriebener Staatsmänner: Dreck und Elend – gefällig drapiert mit dekorativen Worten wie Schicksal, Wille Gottes, Ehre,

Vorsehung, Opfer. Leitfaden für Volksverführer und solche, die es gerne werden wollen. Opfer! Immer wieder reden sie vom Opfer, für das Vaterland, die Freiheit, den Frieden, oder was sich eben gerade als zweckmäßig erweist. Sie hausieren mit billigem Mitgefühl und bezahlen ihre Rechnungen mit Ehre. Alles das ist zweckmäßig und erfolgversprechend – seit Jahrtausenden erprobt und bewährt. Ich weiß: Tod und Verstümmelung gehören zum Krieg und zum Soldaten, wie das Wasser zum Fisch. Wer die Uniform anzieht, kann auf ein Ritterkreuz hoffen, aber er sollte auch an ein Grabkreuz denken und sogar an abgeschossene Hoden. Mir war das immer völlig klar – theoretisch. Aber liegen Sie dann erst einmal da, starren zur Decke, wissen sich kraftlos und hilflos und ganz und gar entmannt – was dann?«

Hierauf wußte Krafft vorerst keine Antwort. Er griff automatisch zur Branntweinflasche, goß sein Glas voll und trank es leer. Der Branntwein schmeckte wie Wasser.

»Unterschätzen Sie das alles nicht, Krafft«, sagte Feders. »Unterschätzen Sie das niemals! Der Geschlechtstrieb ist einer der Hauptfaktoren unseres Daseins, eine der entscheidenden Kräfte überhaupt und vielleicht das letzte Geheimnis des Schöpferischen.«

»Die Durstigen denken immer wieder an Wasser, die Hungrigen an Speise, die Einsamen an eine Frau oder einen Freund. Das gerade Fehlende erscheint immer erstrebenswert. Dabei weiß doch jeder, der denken kann, daß es die vollkommene Erfüllung nicht gibt. Die Befriedigung der Sinne ist auch nicht mehr als nur ein kurzer Übergang.«

»Versuchen Sie doch nicht, mir etwas vorzumachen, Krafft. Sie wissen doch, was uns bewegt – uns in Besonderheit. Es gibt doch nichts, was bei Soldaten krasser und aufdringlicher in Erscheinung tritt. Sie erliegen dem Zwang. Es gibt unter ihnen kein Gesprächsthema von annähernd gleichem Ausmaß. Und sie reden davon, weil sie unter dem Druck des Todes stehen. Todesangst ist der eine Pol ihres Daseins, Geschlechtsgier der andere. Krieg und Liebe, so hießen die Hefte, bei deren Lektüre die Landser des vorigen Weltkrieges weiche Knie bekamen. Geltungsbedürfnis und Sexualbedürfnis, Machtrausch und Geschlechtsrausch, Krepieren und Zeugen – das ist es, Krafft, das schleppt jedermann mit sich herum.«

Die Augen des Hauptmanns Feders wurden langsam glasig. Er starrte einige Sekunden lang unbeweglich vor sich hin. Dann trank er wieder ein Glas Branntwein, erhob sich schwer und ging schleppend, leicht taumelnd, auf die Tür zu, die in das Schlafzimmer führte.

Diese Tür öffnete Feders fast behutsam. Er hielt sich am Türrahmen fest, beugte sich vor und sah hinein – viele Sekunden lang. Dann sagte er, mit übermüdeter Stimme, zerquält und doch zärtlich: »Sie schläft.«

Krafft war aufgestanden. Er wußte nicht, was er tun sollte. Er hatte das Bedürfnis, auf Feders zuzugehen und seinen Arm um ihn zu legen.

Aber Feders hatte bisher nicht die geringste vertrauliche Geste gemacht. Er hatte lediglich herausfordernde, aufklärende Reden gehalten.

Der Hauptmann drehte sich herum. Er musterte den Oberleutnant mit zusammengekniffenen Augen. Fast schroff zog er die Tür hinter sich wieder zu und sagte dann: »Warum sitzen Sie nicht, Krafft.«

Krafft setzte sich.

»Wollen Sie mir etwa nachspionieren?«

Krafft verneinte diese Frage.

»Das würde ich Ihnen auch nicht geraten haben«, sagte Feders.

Dann verging eine geraume Zeitspanne. Lastende Stille lag im Raum. In der Ferne brüllte ein Radioapparat den Liebesliederwalzer von Johann Strauß – er klang aufdringlich ordinär, denn ein Blasorchester spielte ihn.

Schließlich sagte der Hauptmann Feders schwer, mit dem Rücken gegen die Schlafzimmertür gelehnt: »Alles, was ich Ihnen erklärt habe, Krafft, hat Hand und Fuß. Es ist die Regel. Aber auch sie hat selbstverständlich ihre Ausnahmen – und eine davon bin ich. Ich habe meine besonderen Folgerungen aus dieser scheußlichen Situation gezogen. Zwar habe ich meine sogenannte Manneskraft verloren, dies aber durch meinen Willen und meinen Verstand zu kompensieren verstanden. Kommen Sie so weit mit, Krafft?«

»Warum wollen Sie zu erklären versuchen, was ich gar nicht erklärt haben will.«

»Keine Ausflüchte, Krafft – hören Sie gut zu. Ich liefere Ihnen hervorragendes Material für interne Kasinogespräche. Die Sache ist nämlich so: Für verlorene Gliedmaßen gibt es Prothesen, für verlorene Manneskraft ist gleichfalls Ersatz möglich. Diese Funktion erfüllt bei mir der ›Minnesänger‹. Ich habe ihn ausgesucht und meiner Frau eingeredet. Er ist nur Körper – sonst nichts. Meine Frau und ich sind uns völlig darüber einig. Er ist ein Werkzeug. Ein Ersatzorgan. Eine wohlberechnete Notlösung. Ein dummer, eitler Lackaffe, mit gutfunktionierenden Muskeln und einem Mückengehirn. Sein Vorhandensein erspart demütigende Quälereien. Ist Ihnen das klar, Krafft?«

»Nein«, sagte der müde und traurig. »Mir ist alles unklar.«

»Und warum ziehen Sie mir dann das alles aus der Nase, Krafft?« fragte der Hauptmann und trat schwankend näher. Seine Augen wanderten von Krafft zur Branntweinflasche und von dort wieder zurück. »Warum drängen Sie sich in mein Vertrauen hinein und nehmen mich aus wie eine Weihnachtsgans? Warum umschleichen Sie mich mit Ihrer heimtückischen Heuchelei? Wollen Sie sich über mich lustig machen, Krafft?«

»Ich will ehrlich versuchen, Sie zu verstehen«, sagte Krafft und sah in ein von Trunkenheit und Qual entstelltes Gesicht. »Aber ich fürchte, mein Verstand funktioniert anders als der Ihre.«

»Sie wollen sich über mich lustig machen!« brüllte der Hauptmann Feders. »Gehen Sie mir aus den Augen und lassen Sie sich nie wieder hier blicken! Ich habe genug von Ihrer Sorte! Saukerle und Saudumme! Das ist alles, was diese Dreckwelt zur Auswahl anzubieten hat. Hinaus mit Ihnen!«

»Gute Nacht, Herr Hauptmann«, sagte Krafft. Und er fühlte sich hundeelend.

12

DER OBERLEUTNANT UND DER ANSTAND

Freunde«, sagte der Oberleutnant Krafft zu seinen Fähnrichen, »bekanntlich braucht man über eine Sache nicht unbedingt Bescheid zu wissen, die Hauptsache ist, man kann darüber reden. Damit kommen wir zu unserem heutigen Thema: Anstandslehre.«

Der Unterricht verlief zunächst ganz in den gewohnten Formen. Der Aufsichtsoffizier stellte die verlangten dummen Fragen; die Fähnriche gaben ihm die erwarteten dummen Antworten. Die allgemeine Stimmung war gut. Denn das Thema war nicht weiter gefährlich und vergleichsweise sogar einigermaßen unterhaltend.

Zum Beispiel: Wer stellte wen wem zuerst vor? Der Herr wurde stets der Dame vorgestellt; natürlich. Aber wie war es mit den Rang- und Dienstgradunterschieden der Herren? Hieraus allein schon ergaben sich schier unerschöpfliche Variationen. Da konnten Fähnriche Hauptleuten begegnen, die mit Unteroffiziersfrauen ausgingen – reinste Theorie natürlich, wie Krafft hinzuzufügen nicht versäumte. Da stieß ein Leutnant auf einen General, der seinerseits wieder auf die Schwester des Leutnants gestoßen war – was der Praxis schon ein wenig näher kam; schließlich bewegte man sich bei diesem Fall in angemessenen offiziersgesellschaftlichen Kreisen.

»Ist Benehmen Glückssache?« fragte Krafft und sah zu Hochbauer hinüber.

»Nicht für einen Offizier, Herr Oberleutnant«, erklärte der prompt.

»Mutet es nicht ein wenig absurd an«, fragte jetzt Krafft behutsam, »sich mitten in einem Krieg über Formen der

Anrede, des Vorstellens, des Handkusses ernsthaft zu unterhalten?«

»Das kann gar nicht absurd sein«, sagte Amfortas, einer von Hochbauers Garde, »denn schließlich steht dieses Thema auf dem Dienstplan.«

Das war ein Argument, das immer einleuchtend wirkte; selbst Krafft wagte nicht, es für albern zu erklären. Er grinste.

Die Fähnriche machten sich, wie es Brauch war, unentwegt Notizen. Lediglich Mösler blickte versonnen vor sich hin – er reinigte, unter dem Tisch, seine Fingernägel; was er für einen praktischen Beitrag zum Thema hielt.

Die Notizen des Fähnrichs Rednitz, der neben Mösler auf der hintersten Bank saß, sahen so aus: Alter wichtiger als Jugend – weibliche Wesen stets vor männlichen, Ausnahme: Treppe – Offiziersdame wertvoller als Unteroffiziersfrau – Dienstgrad entscheidend, Dienstrang ebenfalls entscheidend – Kavalier genießt nicht nur und schweigt; er läßt auch genießen und schweigt, sofern es sich nicht um einen Verstoß gegen die Dienstvorschriften handelt.

»Gibt es eigentlich eine bestimmte Art, in der Offiziere auf der Toilette zu sitzen haben?« fragte der Fähnrich Mösler in harmlos-wißbegierigem Ton, wobei er das Reinigen der Fingernägel unterbrach.

Der Oberleutnant Krafft forderte seine Fähnriche unbekümmert auf, hierzu Stellung zu nehmen. »Nun, Hochbauer?« fragte er.

Hochbauer erhob sich. Er war intelligent genug, um nicht nur zu erkennen, daß Möslers Frage eine einzige Provokation war, sondern auch, daß er eben deshalb von Krafft aufgerufen worden war. Es galt also, sich der Lächerlichkeit zu entziehen und die Situation zu beherrschen.

Und so erklärte der Fähnrich ernsthaft: »Der Offizier unterscheidet sich von der Mannschaft; und das nicht nur durch seine besonderen Qualitäten, wie Charaktereigenschaften und Wissen, sondern auch rein äußerlich. Beispiel: die Uniform, die Rangabzeichen, die Ausrüstung – bis zur Unterbekleidung hin. Auch speist der Offizier im Kasino. Er benutzt abgesonderte Toiletten, mit eigens dazugehörigen

Schlüsseln. Selbst im Einsatz gibt es Feldoffiziersbestecke sowie tragbare Feldlatrinen, oder doch abgeteilte Sonderflügel auf Massenlatrinen, oder auch nur geregelte Benutzungszeiten. Der Offizier hat gewisse Vorrechte, die als bescheidener Ausgleich für seine größeren Pflichten angesehen werden können.«

»Erlaube mir einen bescheidenen Einwand«, sagte der Fähnrich Mösler. »Ich halte die Ausführungen des Fähnrichs Hochbauer für blasse Theorie. Ich finde, daß es Situationen gibt, in denen keinerlei Unterschied zwischen den einzelnen Dienstgraden mehr festzustellen ist. So stinkt etwa, wenn das Beispiel gestattet ist, ein Offizier genauso viel oder so wenig wie ein einfacher Soldat, zumindest im Ernstfall.«

Nunmehr erhob sich ein heftiges Streitgespräch, das die Aufsicht H in zwei Lager zu spalten drohte. Wenn sich die Fronten dennoch nicht ganz klar abzeichneten, so deshalb: Noch niemand hatte genau herausgefunden, wie die Meinung des Aufsichtsoffiziers war. Das erschwerte den meisten eine eindeutige Stellungnahme. Krafft lächelte lediglich, nahezu geduldig. Er ließ seinen Fähnrichen völlig freie Bahn. Doch er beobachtete sie genau.

Langsam legte sich der Streit – und zwar mit den schönen, üblichen Ergebnissen: sowohl als auch; unter gewissen Umständen; es kommt darauf an. Damit waren alle so klug oder ebenso dumm wie vorher – und sie zeigten sich befriedigt. Der Oberleutnant aber, also angeregt, beschloß, das Maß der Albernheit vollzumachen.

Er sagte, zu seinen sich aufmerksam gebenden Fähnrichen: »Nehmen wir nunmehr folgenden Fall an: Sie sind einer Einladung Ihres Kommandeurs gefolgt – was ja wohl ganz selbstverständlich ist, wenn Sie nicht geradezu zufällig auf dem Sterbebette liegen. Es wird getanzt. Sie fordern die Gattin Ihres Kommandeurs auf, was ja ebenfalls ein völlig selbstverständlicher Vorgang ist; Anstandspflicht. Ihre Aufforderung wird angenommen, und Sie tanzen schwungvoll. Dabei entgleitet Ihnen aber das Monokel; es fällt abwärts, dem Gesetz der Schwerkraft gehorchend, durch Ihren tänzerischen Schwung beschleunigt – und es fällt genau in das prächtige, offenherzige Dekolleté der Gattin Ihres Kommandeurs hinein. Was tun Sie?«

Die Fähnriche horchten auf. Sie mußten nachdenken, wie dieses Problem zu lösen war – und sie hatten keine andere Wahl, als das ganz ernsthaft zu tun.

Das ernsthafte Nachdenken über dergleichen Blödsinn war, wie Krafft wußte, eine der Lieblingstheorien des Majors Frey. Die Sache mit dem Monokel und dem Busen gehörte zu den Kasinoproblemen der Jahrhundertwende, aber sie besaß die willkommene Eigenschaft, mehrere ungewöhnliche Möglichkeiten für eine Lösung anzubieten, mindestens drei – sie schärfte also, im Sinne des Major Frey, das Denkvermögen. Krafft lächelte. »Nun, Amfortas?« sagte er.

Amfortas saß neben Andreas. Diese beiden waren, wie Krafft herausgefunden hatte, die aufgeschlossensten Helfershelfer des griechisch-germanischen Jünglings Hochbauer. Sie hatten sogar auch äußere Ähnlichkeiten mit ihm – nur wirkten sie ein wenig schmaler, blasser und kleiner; ein wenig nur. Aber dieses wenige reichte aus, sie wie Gipsabzüge eines Standbildes erscheinen zu lassen.

»Ich höre, Amfortas! Lassen Sie uns, bitte, nicht allzu lange auf Ihren Geistesblitz warten. Also – was tun Sie?«

»Ich entschuldige mich«, sagte Amfortas hilflos.

»Und dann?« fragte der Oberleutnant sanft.

»Ich entschuldige mich«, behauptete Amfortas abermals leicht verwirrt. »Mehr kann ich doch nicht tun.«

»Und Ihr Monokel?« fragte Krafft. Und bemerkte mit Freuden, daß endlich Heiterkeit unter den Fähnrichen aufkam. »Was ist mit Ihrem Monokel? Bleibt es dort, wo es ist? Verlangen Sie es zurück? Erwarten Sie, daß man es Ihnen wiedergibt? Oder was?«

Der Fähnrich Amfortas war dieser Situation nicht gewachsen. Auf seine Unruhe folgte Unsicherheit. Er hatte eine unzureichende Antwort gegeben – das war schlecht. Aber jetzt fand er überhaupt keine Antwort mehr – und das war schlimm. Denn damit verstieß er gegen eine der wichtigsten Grundforderungen, die da lauteten: Es hat keine Situation zu geben, die einen Offizier in Verlegenheit bringt; es gibt keine Lage, in der sich ein Offizier nicht zu helfen weiß. Diverse Minuspunkte schienen Amfortas sicher.

»Und Sie, Andreas – was würden Sie tun?« fragte Krafft.

»Ich ignoriere den ganzen Vorgang, Herr Oberleutnant«, sagte Andreas mit verbissener Entschlossenheit. »Ich tue so, als ob nichts gewesen wäre.«

»Was sagen Sie da?« fragte Krafft und gab sich verwundert. »Sie ignorieren? Sie lassen Ihr Monokel in einen Busen fallen – und da wollen Sie so tun, als ob nichts gewesen wäre?«

Damit war auch Andreas gewissermaßen am Boden zerstört. Die Aufsicht fing an, unruhig zu werden. Sie begannen zu fürchten, ein wenig voreilig mit ihren Heiterkeitsausbrüchen gewesen zu sein. Das aufgeworfene Problem schien ungeahnte Fußschlingen zu verbergen.

»Also«, sagte Krafft, »fassen wir noch einmal zusammen. Hier bieten sich mehrere Möglichkeiten an. Erstens: man entschuldigt sich. Zweitens: man ignoriert. Drittens: man versucht, des Monokels wieder habhaft zu werden. Aber wie? Greift man zu? Bittet man die Gattin des Kommandeurs, das zu tun? Wartet man ab, bis das Monokel von selbst wieder zum Vorschein kommt? Doch weiter. Wenn man sich entschuldigt – in welcher Form? Wenn man ignoriert – auf welche Weise? Wenn man nach dem Monokel fahndet – auf welche Art? Nun, Hochbauer, was würden Sie in diesem Falle tun?«

»Ich bin sicher, Herr Oberleutnant«, behauptete der, »daß es bei mir niemals so weit gekommen wäre. Ich hätte achtunggebietenden Abstand gehalten.«

»Es ist aber so weit gekommen, Hochbauer! Oder sollte Ihnen entgangen sein, daß ich eine ganz präzise, klar umrissene Aufgabe gestellt habe?«

Damit saß auch Hochbauer in der primitiven Falle. Auch er wußte keine Antwort. Überdies war er sicher, daß der Oberleutnant auf jedes seiner Argumente mühelos ein Gegenargument finden würde. Diese Erkenntnis verbitterte ihn sehr. Er schwieg; und er versuchte, das mit Würde zu tun. Aber er glaubte zu spüren, daß er bei seinen Kameraden langsam an Einfluß und Ansehen verlor. Und er beschloß, daß dagegen etwas getan werden müsse.

Krafft war zufrieden. Er hatte wieder eine Unterrichtsstunde auf verhältnismäßig angenehme Art hinter sich gebracht. Er sagte: »Bis morgen früh bekomme ich von jedem einzelnen eine kurze Stellungnahme zu dem aufgeworfenen Fall. Das wäre alles für heute. Unterricht beendet.«

Die Fähnriche verließen in Gruppen die Unterrichtsscheune. Auf dem Weg davor sammelten sie sich. Wenn es auch bis zu ihrer Baracke kaum mehr als hundert Meter waren – sie mußten in geordneter Formation zurückgelegt werden.

Kramer, der Aufsichtsälteste, versuchte, die Seinen »auf Vordermann« zu bringen. Das war gar nicht so einfach. Denn das Thema »Busen-Monokel« beschäftigte die Fähnriche stark.

»Was soll man dazu sagen!« rief Amfortas unterdrückt seinem Freund und Kameraden Andreas zu. Beide blickten sich hilfesuchend nach Hochbauer um.

»Das ist doch wohl ganz einfach«, sagte der ernsthaft. »Immer wenn ich ein Problem habe, das mich beschäftigt, frage ich mich: Was würde wohl mein Führer dazu sagen! Und dann ist immer alles ganz leicht.«

»Und was, meinst du wohl, würde dein Führer dazu sagen?«

»Könnt ihr euch das denn nicht denken?«

»Nein«, erklärten beide wahrheitsgemäß.

»Nun, dann denkt mal darüber nach!«

Die Fähnriche trabten auf ihre Unterkunftsbaracke zu. Kramer sah sich gezwungen, mehrmals um Ruhe zu bitten. Aber das war vergeblich.

Einige empfanden die schriftliche Zusatzarbeit als überflüssig. Andere sprachen überzeugt von einer Schikane. Wieder andere wollten darin einen raffinierten Einfall von Krafft erblicken, um ihre Verhaltens- und Denkweise zu überprüfen.

»Aber so ist das immer«, sagte einer tiefsinnig, »die

Offiziere wollen uns hineiniegen – das ist ihre ganze Tätigkeit. Da hilft nur eins: immer mitmachen! Und wenn jemand von mir einen Aufsatz über die Benutzung von Toilettenpapier verlangt, dann soll er ihn haben!«

Die Phantasie der Fähnriche erhitzte sich. Ein dekolletierter Busen als Unterrichtsthema – das war schließlich nichts Alltägliches.

Fähnrich Weber, Egon, der starke Mann der Aufsicht, erklärte: »Ich halte die Kommandeuse ganz einfach hoch, und zwar an den Beinen, bis das Monokel herausfällt. Und dann sage ich: Verbindlichen Dank, gnädige Frau!«

»Zu umständlich!« behauptete Mösler. »Man sagt: Gestatten, Gnädigste! – und greift ganz einfach in den Busen hinein. Natürlich diskret.«

»Und wenn es sich um eine alte Schreckschraube handelt?« fragte einer besorgt.

»Dennoch!« erklärte Mösler. »Schon aus Menschenfreundlichkeit! Und wenn es sich noch dazu um die Gattin des Kommandeurs handelt, kann dabei eine Beförderung herausspringen.«

»Oder eine Versetzung an die Front«, meinte Rednitz.

»Ihr habt alle keine Poesie«, sagte Böhmke, der Verträumte. »Ihr greift immer gleich zu. Dabei bietet sich hier ein wundersames Erlebnis an, eines Boccaccio nicht unwürdig. Denn um wieder in den Besitz des Monokels zu gelangen, das irgendwo am duftigen Körper der Dame verborgen ist, gibt es nur den einen Weg: Man muß die Holde erobern. Und das nicht etwa handgreiflich, auf plumpe Weise, wie ihr das gewöhnlich macht, sondern man macht der Dame den Hof, umschmeichelt sie, gesteht ihr seine zarte Liebe – und wenn man sie dann schließlich entkleidet . . .«

Die Fähnriche brüllten vor Lachen. Kramer spähte um sich – aber zum Glück war weit und breit kein Vorgesetzter zu sehen. Also brauchte er auch nicht eingreifen.

»Wegtreten!« rief er erleichtert, als die Unterkunftsbaracke erreicht war.

Die Fähnriche schoben sich in den Korridor hinein. Der offizielle Dienst des Tages war beendet. Ihre Gespräche waren im Handumdrehen ziemlich schweinisch geworden. Mösler sprach bereits davon, was zu geschehen habe, wenn sich das Monokel im Schlüpfer der Gattin des Kommandeurs befände.

Hochbauer bereiteten diese Erörterungen steigendes Unbehagen. Verächtlich rief er: »Kaum noch zu ertragen!«

»Das denke ich auch immer, wenn ich dich sehe!« rief Mösler zurück.

Wieder lachten die Fähnriche wiehernd. Und Hochbauer sagte zu seinen Freunden: »Die lachen jetzt schon über jeden Dreck. Aber sie werden schon mal zur Vernunft kommen.«

Hochbauer war höchst unzufrieden mit seinen Kameraden. Das war, alles in allem, kein sonderlich glücklicher Tag gewesen.

»Ich glaube«, sagte er zu seinen Freunden, »da muß irgend etwas geschehen. Das gebietet schon der nackte Anstand.«

»Bitte um die Erlaubnis, Herrn Hauptmann sprechen zu dürfen«, sagte der Fähnrich Hochbauer, stramm und ergeben zugleich.

Der Hauptmann Ratshelm saß auf seinem Zimmer, in einem Sessel, unter einer Stehlampe. Muffig warmer Heizungsgeruch umgab ihn. Er hatte seinen Waffenrock abgelegt und das Hemd über der Brust ein wenig geöffnet. Das Rot seiner Hosenträger leuchtete. Seine Socken waren grauweiß. Saloppe männliche Gemütlichkeit strahlte er aus.

Der Fähnrich sagte artig: »Hoffe, Herrn Hauptmann nicht zu stören.«

Der Hauptmann Ratshelm produzierte eine überaus großzügige Geste. Er klappte das Buch zu, das er dösend betrachtet hatte. Es handelte sich um ein Werk der Kriegsgeschichte – die Schlachten des Großen Friedrich betreffend.

»Sie sind mir jederzeit willkommen, Fähnrich Hochbauer – wie jeder andere auch, natürlich. Dazu bin ich da. Nehmen Sie Platz, setzen Sie sich zu mir. Wollen Sie eine Zigarette rauchen. Nein? Sehr richtig! Rauchen ist ein Zeichen von Nervosität. Ich rauche auch nicht oder nur selten; und dann mehr zur Gesellschaft. Aber was haben Sie für Sorgen, mein Lieber? Wo drückt Sie der Schuh?«

Hochbauer setzte sich auf einen Stuhl in des Hauptmanns Nähe. Er betrachtete Ratshelms speckige, rosige Brust und war geneigt, allein schon diesen Anblick als ein Zeichen des Vertrauens – oder gar der Vertraulichkeit? – auszulegen.

»Wie Herr Hauptmann wohl wissen«, sagte er vertrauensvoll, »beschäftigte ich mich in meiner Freizeit mit gewissen privaten, teils aber auch dienstlich zu nennenden Studien.«

»Das ist mir sehr wohl bekannt – und ich begrüße das. Lassen Sie also hören.«

»Der Prinz Eugen, Herr Hauptmann, war ein Franzose in Österreichs Diensten; der Graf von Moltke ein Däne, der für Preußen Siege errang. Wäre es nun nicht erlaubt, vielleicht sogar geboten, die Behauptung aufzustellen, daß in beiden Heerführern gewissermaßen Wegbereiter des großdeutschen, gesamteuropäischen Gedankens gesehen werden können?«

»Ein ganz vorzüglicher Gedanke!« stimmte Hauptmann Ratshelm zu. »Auch ich habe ihn bereits gehabt. Und ich finde, daß die Folgerungen, die Sie, Fähnrich Hochbauer, daraus ziehen, außerordentlich bemerkenswert sind. Denn schließlich geht es ja nicht nur um Deutschland und die angeschlossenen Länder – sondern um weit mehr.«

Hochbauer lächelte dankbar. Eine geraume Zeit unterhielten sie sich, in schöner Einmütigkeit, über dieses schier unerschöpfliche Thema.

Und im Eifer des Gesprächs legte der Hauptmann auch kurz seine Hand auf das Knie des Fähnrichs, was ein deutliches Zeichen für die Beschwingtheit war, mit der diese Unterredung geführt wurde.

Dann jedoch gestand Hochbauer, sich ein wenig beschämt gebend, mit einem bestimmten Fall nicht ganz fertig werden zu können. »Ich weiß nicht recht, ob ich Herrn Hauptmann damit belästigen darf?«

»Nur keine falsche Scham, mein Lieber«, sagte Ratshelm ermunternd.

Hochbauer berichtete von der dekolletierten Kommandeursgattin und dem fallenden Monokel des tanzenden Fähnrichs. Und er beeilte sich, hinzuzufügen: »Natürlich erwarte ich von Herrn Hauptmann keine Lösung für meine Hausaufgabe. Aber ich muß eingestehen, daß mich der geschilderte Vorgang recht merkwürdig berührt hat.«

»Hm«, sagte Hauptmann Ratshelm nachdenklich und blickte auf seine Socken.

»Ich fand das Ganze, so möchte ich sagen, unästhetisch. Ja, für mich hat der Gedanke an einen derartigen Vorgang etwas nahezu Ekelerregendes.«

Ratshelm nickte. Er versuchte, sich vorzustellen: ein entblößter Busen; quellendes, weichliches, weißliches Fleisch... Auch der Hauptmann fand das nahezu ekelhaft. Eben: unästhetisch.

»In diesem Punkt stimme ich Ihnen zu, Fähnrich Hochbauer. Ein ausgeprägtes Schamgefühl ist stets ein Zeichen von hoher Moral – meiner Meinung nach.«

Daß sie sich hierin einig waren, empfanden sie als beglückend. Dennoch blieb sich der Hauptmann in jedem Augenblick seiner Verpflichtung bewußt. Er sagte – da in Gegenwart eines Untergebenen – kein tadelndes oder gar verletzendes Wort über den Aufsichtsoffizier. Das wäre nicht zu verantworten gewesen.

»Ich danke Herrn Hauptmann für das Verständnis!«

»Mein lieber Fähnrich Hochbauer«, sagte Ratshelm, »ich weiß das Vertrauen zu schätzen, das mir meine Untergebenen entgegenbringen. Und ich kann nur hoffen, daß sich das nicht ändert. Denn eine alte, bewährte Devise lautet: Vertrauen um Vertrauen. Beziehungsweise: Treue um Treue! Verstehen Sie, was ich damit meine?«

Der Fähnrich Hochbauer nickte. Jede Erklärung hierzu hielt er für überflüssig. Er tat sogar, als mangele es ihm an Worten – und zwar vor Ergriffenheit.

Ratshelm jedenfalls knöpfte sein Hemd zu, zog den Uniformrock über und seine Stiefel an. In herzlicher Kameradschaftlichkeit klopfte er Hochbauer auf den Rücken – ein wenig tief zwar, aber nur kurz.

»Ich bin kein Mann, der große Versprechungen macht«, sagte er. »Aber ich werde einiges unternehmen – das kann ich Ihnen versichern.«

»Kann ich Sie kurz sprechen, Hauptmann Feders.«

»Nein«, sagte der. »Ich bin nicht da – jedenfalls nicht für jeden.«

Hauptmann Ratshelm, in seiner Eigenschaft als verantwortlicher Inspektionschef, pflegte genau die Spielregeln einzuhalten. Er überging niemand, sofern nicht besondere Gründe vorlagen. Und deshalb hatte er auch zunächst einmal Hauptmann Feders, den hier gleichfalls zuständigen Taktiklehrer aufgesucht.

Aber Feders wünschte, nicht gestört zu werden. Er spielte Billard – und zwar mit sich allein. Auf diese Art konnte er jede Partie gewinnen.

»Es dauert nur ein paar Minuten«, versicherte Ratshelm, »und es handelt sich um eine Angelegenheit, über die ich Sie bitten muß, zu schweigen.«

»Na schön, Ratshelm, ich schweige.«

»Aber so habe ich das doch nicht gemeint, Feders«, sagte der Inspektionschef unwillig. »Ich meinte: was wir besprechen, bleibt unter uns. Ein Dienstgeheimnis sozusagen. Ich mache mir nämlich Sorgen wegen Oberleutnant Krafft. Ich habe da erhebliche Bedenken. Seine Methoden erregen mein Mißfallen. Er läßt den nötigen Ernst vermissen. Ich habe sogar das peinliche Gefühl, daß er sich über einiges lustig macht, das ihm heilig sein sollte – zumindest verpflichtend. Nun mal ganz offen, Feders – was halten Sie von Krafft?«

»Lassen Sie mich doch mit diesem Anfänger in Ruhe, Ratshelm«, sagte der Taktiklehrer unwillig. »Ich sehe rot, wenn ich nur an ihn denke. Und ich möchte jetzt einigermaßen klarsehen – ich spiele hier nämlich Billard.«

»Ihre Einstellung ist also durchaus negativ – wenn ich das so sagen darf.«

»Ratshelm, Sie sind der geborene Hellseher. Aber als solcher sollten Sie auch endlich merken, daß Sie hier andauernd im Weg stehen.«

»Sie sind ein Spaßvogel, Feders.«

»Kann schon sein – aber leider habe ich noch nicht herausgefunden, wie man es anstellen muß, daß andere sich totlachen.«

»Darf ich fragen, wie es Ihnen geht?« erkundigte sich Ratshelm verbindlich.

»Es geht so«, sagte die Majorsnichte. »Und bei Ihnen?«

»Danke – geht auch so!«

Dieses durchaus ernsthaft geführte und auch gemeinte Gespräch fand im Flur der Wohnung Major Freys statt: Wildlingen/Main, Marktplatz Nr. 7. Barbara Bendler-Trebitz, Hausdame, Dienstmädchen und Nichte in einer Person, begrüßte den überraschend eingetroffenen Gast.

Denn der Major mußte seine Filzpantoffeln durch Schnürschuhe ersetzen. Und die gnädige Frau ordnete vor einem Spiegel – echt venezianisch! – ihr dekorativ geknotetes Haar. Währenddessen also mußte Barbara, die Dienstmädchen-Nichte, die Honneurs machen.

Sie war ein offenbar sehr williges Mädchen. Sie half Ratshelm beim Ablegen des Mantels. Sie betupfte sogar seine Uniform – um hier und dort ein Stäubchen zu entfernen, ein Fusselchen, ein Fleckchen. Ratshelm fand das etwas übertrieben, aber sehr fraulich. Es rührte ihn. Barbara betupfte unterdessen seine Hinterseite, bis fast zum Ende seine Rükkens hinab.

»Danke verbindlichst«, sagte Ratshelm leicht verlegen. »Wenn es Ihnen nur gefällt!«

Ratshelm blieb eine Antwort hierauf erspart: Der Major erschien. Sein Ritterkreuz funkelte und seine Stimme klang herzlich: »Sie wissen«, versicherte er, »Sie sind immer in meinem Hause ein gerngesehener Gast.«

Das gleiche versicherte, unmittelbar danach, Frau Felicitas Frey noch einmal. »Ein Gläschen Madeira gefällig?«

Dieses Angebot, erkannte der Major, war ein sicheres Zeichen der Wertschätzung. Aus irgendeinem unerklärlichen Grund hielt Felicitas diesen Madeira für die Krönung aller Getränke. Nur erlesene Gäste bekamen ihn vorgesetzt – und er selbst. Dem Hauptmann jedenfalls gönnte der Major den Madeira. Denn Ratshelm konnte er nicht nur eine Inspektion anvertrauen, sondern auch seine Frau. Der würde, aus welchen Gründen auch immer, niemals die gebotenen Grenzen zu überschreiten trachten.

»Sie sind ein Mann mit Prinzipien, Ratshelm«, versicherte der Major. »Ich weiß das zu schätzen.«

»Ich bitte Sie«, wehrte der Hauptmann bescheiden ab, »man tut seine Pflicht – so gut man kann.«

»Schade«, sagte die Frau Major versonnen, »daß Sie noch nicht verheiratet sind, lieber Herr Ratshelm. Wirklich schade. Sie sind der geborene Familienvater – treusorgend, würdig und unbeirrt.«

»Nun«, sagte der Major bremsend, »zur Zeit hat unser Ratshelm mehr als genug mit seinen Fähnrichen zu tun – und mit einigen Offizieren dazu. Habe ich recht?«

»Wie immer!« versicherte Ratshelm schwungvoll. »Herr Major besitzen einen ausgeprägten Sinn dafür, sich anbahnende Schwierigkeiten rechtzeitig zu erkennen. Herr Major haben ein Auge für so etwas.«

Der Major lächelte geschmeichelt und hob gleichzeitig bescheiden abwehrend die Hände. Frau Felicitas aber warf ihrem Mann einen Blick zu, der alles andere als bewundernd war. Sie war verstimmt. Denn er hatte ihre Kreise gestört.

»Also schießen Sie vertrauensvoll los«, rief der Major ermunternd. »Lassen Sie die Katze getrost aus dem Sack.«

»Die Geschichte ist heikel«, sagte Ratshelm, »und wohl nicht für die Ohren einer Dame bestimmt.«

»Ich bin die Gattin eines Kommandeurs«, sagte Felicitas entschieden. »Und als solche nehme ich Anteil an allem, was das Amt meines Mannes betrifft.«

»Ich danke dir«, sagte der Major.

»Sie dürfen also mit aller Offenheit reden, lieber Herr Ratshelm.« Felicitas lächelte erwartungsvoll. »Schließlich sind wir lebenserfahrene Menschen, nicht wahr?«

Der Hauptmann Ratshelm nickte. Dann begann er zu berichten – und das mit spürbarem Widerwillen. Er bezeichnete das Beispiel, das der Oberleutnant Krafft gewählt hatte, um Anstandsunterricht zu erteilen, als peinlich und penetrant.

Der Major lächelte zunächst noch. »Nun, nun«, sagte er jovial, »ein etwas kühner Scherz, gewiß – aber doch nicht ungewöhnlich. Zu meiner Zeit, als ich noch Fähnrich war – und ich war der Beste meines Lehrgangs! –, da haben wir auch schon über genau die gleiche witzige Situation herzlich gelacht. Hahaha!«

Aber das Lachen verging ihm, als er das starre, empörte Gesicht seiner Gattin sah. Denn die hatte sofort, gewissermaßen mit fraulichem Instinkt, die eigentliche Unverschämtheit dieses Vorgangs sicher erfaßt. »Wie kannst du über so etwas lachen, Archibald! Erkennst du denn nicht, was dieser Mensch, dieser Krafft, damit bezweckt hat? Er versucht, mich lächerlich zu machen und damit dein Ansehen zu untergraben!«

»Aber wieso denn?« fragte der Major fassungslos.

»Wieso denn!« rief sie mit wütendem Hohn. »Dieser Mensch redet von der Gattin seines Kommandeurs – also von mir! Er behauptet, vor vierzig Fähnrichen, daß ich schamlose Dekolletés trage. Er spricht das Wort Busen öffentlich aus; im Zusammenhang mit mir! Er pflanzt in die jungen, unverdorbenen Gehirne die Vorstellung, sich einer Dame unsittlich nähern zu können. Und du, Archibald, lachst darüber!«

»Dieser Mensch scheint mir zum Aufsichtsoffizier nicht geeignet«, erklärte Ratshelm mit ehrlichem Bedauern. »Und gegen ihn spricht leider nicht nur diese Geschichte allein, über die er noch dazu einen Aufsatz schreiben läßt – auch sonst habe ich, in meiner Eigenschaft als Inspektionschef, vieles an ihm auszusetzen. Hauptmann Feders, der zuständige Taktiklehrer, urteilt in ähnlich ablehnender Weise.«

»Hauptmann Feders darf wohl kaum als ein Hort der Sittsamkeit und Moral ansehen werden«, sagte Frau Frey. »Aber wenn selbst er Anstoß an diesem Menschen nimmt, dann muß endlich etwas geschehen.«

Der Major nickte. »Nicht unbedenklich«, sagte er, »wahrlich nicht unbedenklich.«

»Es ist eine Schande!« sagte Frau Felicitas und schien betrübt. »Solche Leute mögen ja vielleicht geeignet für die Ausbildung von Rekruten sein. Aber man darf doch nicht in solche Hände das Schicksal junger wertvoller Menschen legen!«

»Prächtigstes Material, gnädige Frau«, versicherte Ratshelm. »Gnädige Frau sollten sich diese Jungens einmal ansehen – das Herz geht einem dabei auf.«

»Schon gut, Ratshelm«, sagte der Major, »Sie überzeugen mich. Aber werden wir auch den General überzeugen können?«

Sie konferierten die halbe Nacht. Sie legten Punkt für Punkt ihrer Beanstandungen sorgfältig fest. Am Ende waren sie selbst davon überzeugt, daß ihre Argumente einleuchtend waren.

»Das ist der entscheidende Punkt«, sagte Ratshelm. »Der General duldet keinerlei Schweinigeleien in seinem Bereich.«

»Gewiß, gewiß«, sagte der Major bedenklich. »Aber es ist natürlich ein Wagnis. Was der General tun wird, ist nie im voraus zu berechnen.«

»Diesmal wird er sich deinen Argumenten nicht entziehen können«, sagte Felicitas.

Am nächsten Morgen ließen sich der Major Frey und der Hauptmann Ratshelm bei Generalmajor Modersohn melden. Der General empfing sie unverzüglich. »Kommen Sie, bitte, ohne Umschweife zur Sache.«

Die beiden Offiziere trugen ihrem General alle ihre Einwände gegen Krafft vor, mit wohlüberlegten Worten. Und schließlich schilderten sie eindringlich das von Krafft angewendete Beispiel. Sie waren überzeugt davon, daß der General es höchst anstößig finden würde.

Als sie geendet hatten, sahen sie Generalmajor Modersohn erwartungsvoll an. Der aber blickte ungerührt durch sie hindurch, als wären sie aus Schaufensterglas. Sie glaubten den Schnee, der draußen fiel, wie Regen rauschen zu hören.

Schließlich sagte der General gedehnt: »Die Lösung der von Oberleutnant Krafft gestellten Aufgabe ist einfach: Ein Fähnrich trägt kein Monokel, es sei denn, er ist ein Fatzke. Wenn er aber ein Fatzke ist, kann er kein Offizier werden – jedenfalls nicht in meinem Bereich. Ich danke Ihnen, meine Herren.«

Und das war alles.

DER LEBENSLAUF DES MAJORS ARCHIBALD FREY
Oder:
DIE FREIHEIT DER ZIELSTREBIGEN

Ich heiße August Wilhelm Archibald Frey. Mein Vater war der angesehene Kolonialwarenhändler August Ernst Frey in Werdau in Sachsen. Meine Mutter hieß Maria Magdalena Frey geborene Ziergiebel und entstammte einer einflußreichen Grundbesitzerfamilie. Ich wurde am 1. Mai 1904 im obengenannten Werdau geboren, wo ich auch meine Kindheit verlebte und zur Schule ging.

Ein kleiner, schmächtiger Schatten – das ist meine Mutter. Ein ebenso kleiner, aber recht breiter Schatten, der immer hinter ihr her ist – das ist mein Vater. Mutter hat ein Spitzmausgesicht, und der Vater sieht mehr aus wie ein Hamster, kurz vor dem Winterschlaf. Mutter ist stets leise und betet viel. Vater ist fast immer laut. Sein Laden ist klein und dunkel, aber vollgefüllt bis zu den Balken. Auch noch in der Küche stehen Kisten, und auf dem Klo stapeln sich die Pakete mit den Waschmitteln. Doch die Kartons mit den Süßigkeiten und die Geldkassette stehen unter dem Bett, in dem der Vater schläft. Und wenn er schläft, hängt zumeist eine seiner Hände schützend abwärts – dorthin, wo das Geld steht. Außerdem hat der Vater einen sehr leichten Schlaf – das ist ausprobiert.

Der Herr Pfarrer ist ein mächtiger Mann – nach Ansicht meiner Mutter. Für den Herrn Pfarrer tut meine Mutter alles – meint mein Vater. Für meinen Vater ist auch der Herr Pfarrer ein Kunde, der gelegentlich Wachskerzen bei uns kauft und zu Weihnachten, zwecks Bescherung, auch diverse Lebensmittel. Vater verkauft alles, was sich verkaufen läßt –

und nicht nur Kolonialwaren. Ich darf auch im Kirchenchor singen, nachdem der Herr Pfarrer bei uns Öl für Lampen bestellt hat. Daran verdient der Vater, wie er sagt, so an die sieben Mark. Mutter aber spendet zehn Mark für die Kirche, wonach der Pfarrer einen Reingewinn von drei Mark hat, wie mein Vater noch wochenlang erwähnt. »Vielleicht lasse ich dich mal Geistlicher werden«, sagt mein Vater zu mir. »Das scheint sich zu lohnen.«

Im Laden sind zwei Glocken – eine an der Tür, eine an der Kasse. Die an der Tür klingt schrill und laut, die an der Kasse silberhell und lieblich. Beide sind bis in Vaters Büro, das sich auch in seinem Schlafzimmer befindet, ganz deutlich zu hören. Und wenn die Kasse läutet, ist er immer gleich da. Aber wenn beide Glocken zusammen erklingen, ist die an der Tür wesentlich lauter zu hören – und wenn man sich dabei räuspert, ist nur noch die Glocke an der Tür zu hören. Auch das ist ausprobiert. Aber sonderlich viel Bargeld ist niemals in der Kasse. Und wenn der Vater fehlende Beträge merkt, ist er fest davon überzeugt, daß er allein fast die ganze Kirche finanziert, was natürlich stark übertrieben ist. Die Mutter hat wirklich viel christliche Geduld, was ja auch dringend notwendig ist.

Die kleine Moldner, die Margarethe mit Vornamen heißt, ist das liebe Kind von der ganzen Stadt. Wenn der Pfarrer die Margarethe sieht, lächelt er immer, bis daß man seine ganzen Zähne sieht, die recht schlecht sind, was vielleicht daher kommt, daß der Zahnarzt eine andere Konfession hat. Der Lehrer sagt sogar manchmal zur Margarethe »unser kleiner Liebling«; der Amtsrichter hat sie gestreichelt und sie »Lockenkopf« genannt; und der Friseur an der Ecke grinst, wenn er sie sieht, und flötet: »Na, verehrtes Fräulein!« Dabei ist diese Margarethe erst genauso alt wie ich. Auch schielt sie und hat dicke Beine. Und von Locken keine Spur – Haare hat sie, wie die Pferde Mähnen haben. Aber ihrem Vater gehört die Baumwollfabrik – dort machen sie Socken und Unterhosen en gros. Und dem Bruder von ihrem Vater gehört das große Hotel am Markt, mit Café und Restaurant. Und deshalb hat die Margarethe immer Torte oder Schokolade, oder dicke Wurstbrote, oder Limonade, oder sogar Geld. Ich beschütze sie gerne, damit ihr die anderen nichts wegnehmen. Dafür ist sie mir sehr, sehr dankbar.

Der Bruder vom Vater der kleinen Margarethe Moldner, der Hotelier, ist ein netter Mann und außerdem Taufpate. Er kommt gerade dazu, wie ich einen verprügele, einen ganz besonders Frechen, trotzdem er zwei Jahre jünger ist. Der Freche hat die Margarethe beleidigt und behauptet, sie hat ihre Höschen naß gemacht, was eine Lüge ist – denn wir haben auf der Stelle nachgesehen. Jedenfalls: Ich verprügele ihn, und der Hotelier sagt: »Du bist ein guter Junge.« Und ich sage: »Die Margarethe lasse ich nicht beleidigen!« – »Das ist brav von dir«, sagt er, »du bist ein richtiger Kavalier. Und außerdem bist du doch der Junge vom Krämer Frey, nicht wahr?« Ich bestätige ihm, daß der Kaufmann Frey mein Vater ist, und er sagt: »Vielleicht kann ich mal gelegentlich ein Geschäft mit deinem Vater machen – frage ihn doch, was ein Sack Zucker kostet.« Und der Vater ist ganz außer sich. »Sonderpreis«, sagt er. »Der Sack vierunddreißig Mark.« – »Sonderpreis«, sage ich zum Hotelier, »der Sack sechsunddreißig Mark.« – »Fein«, sagt der Hotelier, »dann also drei Säcke.«

Diese Margarethe ist ein Biest. Sie ist dahintergekommen, daß ich sechs Mark verdient habe, und dann noch einmal sechs Mark und dann sogar acht Mark. Jetzt will sie petzen – sie weiß nur noch nicht, wem: ihrem Onkel oder meinem Vater. Aber Alfons, ein Freund von mir, gibt mir einen guten Rat – ich soll das tun, was er mit der Braut von seinem Bruder gemacht hat. Und das ist nicht schlecht. »Tu so was nicht«, sage ich daher zu Margarethe, »ich habe das Geld doch nur verdient, um dir ein Geschenk zu machen.« – »Wirklich?« fragt sie. »Ehrenwort«, sage ich und spucke dreimal aus. »Was willst du mir denn schenken?« fragt sie. »Ganz was besonders Schönes«, sage ich, »was nur die feinen Damen haben. Aber dazu muß ich erst mal was sehen.« Und wir gehen in den Wald hinter der Ziegelei, und dort muß sie mir viel zeigen. Das macht ihr sogar Spaß. So eine ist das also! Mir macht das auch Spaß, nur sage ich ihr das nicht.

Denn schließlich ist sie ein Biest und wollte mir eins auswischen. Und deshalb sage ich: »Wenn du noch mal frech wirst, dann erzähle ich allen Leuten, was du so im Wald mit den Jungens treibst. Und dann sollst du mal sehen, was dir dann passiert.«

»Lümmel«, sagt der Vater zu mir, nachdem er alles erfahren hat, »mißratener Sohn, Unglücksmensch! Wie konntest du denn nur so etwas tun! Hast du deinen ganzen Verstand verloren? Hast du vergessen, was ich dir beigebracht habe? Willst du mich unglücklich machen? Die Kleine ist doch die Tochter eines Fabrikbesitzers und ihr Onkel ist Hotelier – so was stößt man doch nicht vor den Kopf. Mit so was bleibt man befreundet, und zwar auf Deuwel komm 'raus!«

1918 beendete ich meine Grundschulzeit, nachdem ich mit meinen bescheidenen Kräften tätigen Anteil am vaterländischen Krieg genommen hatte. Dann besuchte ich das Gymnasium und verließ es, aus rein wirtschaftlichen Gründen, 1923 mit dem Zeugnis der Mittleren Reife. Nach schweren Jahren, in denen ich gezwungen war, in der Großindustrie an verantwortlicher Stelle zu arbeiten, faßte ich den Entschluß, Soldat zu werden. 1925 trat ich in die damalige Reichswehr ein, gewillt, nach Möglichkeit die Offizierslaufbahn zu ergreifen.

»Das Vaterland braucht Kanonen«, sagt der Lehrer. »Sammelt also Metalle.« Das geschieht. Ich leite in meiner Klasse die Sammel- und Suchaktion. Mit Erfolg. Schließlich übernehme ich die Aktion der ganzen Schule. Kupfer und Blei werden bevorzugt. Gelegentlich wird auch noch Gold gespendet. Nicht alles geschieht freiwillig – leider. Aber wir helfen nach, zum Wohle des Vaterlandes, zur Hebung des Ansehens unserer Bürger. Als schon der Krieg beendet ist, lagert bei uns immer noch Metall. Aber jetzt gilt es, das wertvolle Gut vor den Schnüffelkommissionen zu verbergen. Vater hilft kräftig dabei, allerdings nicht ganz selbstlos, was zu schweren Zerwürfnissen führt. »Damit finanziere ich dir deine höhere Schulbildung«, sagt der Vater. »Auch das heißt, im Interesse Deutschlands handeln.« Und ich bin überzeugt, daß er recht hat. Das geliebte Vaterland wimmelt über Nacht von Spekulanten, Schiebern und Kriegsgewinnlern. Da kann es doch nur noch heißen, die echten Werte zu wahren.

Dunkle, dornige Zeit! Das Vaterland, so heißt es, liegt am Boden, doch nicht zerschmettert oder vernichtet – nur entkräftet. Rote Fahnen machen sich breit. Lumpige Gesinnung herrscht. Der Mob zieht durch die Straßen, ein Heizer aus Moldners Baumwollfabrik wird Bürgermeister, und in Berlin sitzt ein Sattlermeister und nennt sich Reichspräsident. Alle Beamten kriechen. Alle Kriecher strecken sich nach der neuen Decke. Die Roten sitzen ganz dicht an der Futterkrippe. Mutter gilt als pfaffenhörig, und Vater wird zum Kapitalistenknecht erklärt – und das bei seinen schäbigen Gewinnspannen. Aber schließlich soll er mit dem Bruder des Fabrikanten Moldner, mit dem Hotelier und Kaiserknappen, Zucker sackweise gehandelt haben. Kurz: die Geschäfte gehen schlecht. Selbst Edelmetall ist kaum noch gefragt. Außerdem gehen die Vorräte mit rapider Schnelligkeit dem Ende entgegen. Armes Deutschland – kann man da nur sagen. Und seine Pflicht tun, auch als Schüler.

Zum Trost gibt es deutsche Frauen. Edeltraut zum Beispiel. Edeltraut Degenhart, Offizierswitwe. Leutnant der Kavallerie war ihr Mann, hat zuletzt eine Nachschubeinheit befehligt, wurde speziell für Metalltransporte eingesetzt, wollte sich nicht – so hieß es – von Meuterern die Schulterstücke abreißen lassen. Lieber sterben! Starb dann auch. Bei der Verteidigung seiner Ehre, sagt seine Frau. An Alkoholvergiftung, sagen schäbige Gesinnungslumpen in ihrer bekannten, alles niederziehenden, zersetzenden Art. Immerhin, selbst wenn sie teilweise recht haben sollten: indem der Leutnant Degenhart die ihm anvertrauten Schnapsflaschen lieber leertrank, als sie den Feinden des Vaterlandes in die schmutzigen Hände fallen zu lassen, hatte er so bis zuletzt seine Schuldigkeit getan. Seine jugendliche Witwe aber lebt in unserem Hause, in edler Trauer, des Trostes dringend bedürftig. Glücklicherweise habe ich Zeit – die Schule ist beendet, und ein passender Beruf für mich hat sich noch nicht gefunden.

»Diese Frau Degenhart«, sagt der Mann zu mir, »interessiert mich.« Ich verhalte mich äußerst reserviert. Der Mann heißt Korngiebler. Ich habe ihn gestellt, als er Frau Degenhart nachschlich – mit ganz eindeutigen Absichten, vermute ich. »Diese Frau Degenhart«, sage ich, »ist eine Dame.« – »Um so besser«, sagt der Korngiebler, »ich möchte sie gerne kennenlernen.« – »Wie habe ich das zu verstehen?« frage ich. Gewiß, ich bin erst zwanzig – er ist mindestens zwanzig Jahre älter. Aber ich weiß natürlich, was sich gehört. Ich habe mit der Tochter eines Fabrikbesitzers verkehrt, ich habe einem angesehenen Hotelier Geschäfte vermittelt, ich habe in leitender Position große Sammlungen durchgeführt – trotz meiner Jugend. Und: eine Offiziersdame hat sich mir anvertraut. Da darf ich doch wohl fragen: Wer ist eigentlich dieser Korngiebler, und was will er? »Ich vertrete eine große, renommierte, konkurrenzlose Firma«, sagt er. »Supersil, das Waschmittel für alle Hausfrauen – geht waggonweise weg. Also – es soll Ihr Schaden nicht sein. Können Sie mir die Bekanntschaft der Dame vermitteln?« – »Wenn Ihnen, wie ich glaube, die Sache ernst ist und Ihre Absichten ehrenwert sind – warum sollte ich da zögern?«

Sie heiraten – die Offizierswitwe Edeltraut Degenhart und der Generalvertreter Korngiebler. Ich bin Trauzeuge. Außerordentlich stimmungsvoll das Ganze. Wenn auch nicht gerade Kirche, so doch Klavier und Geige mit *Tannhäuser* und Sektfrühstück. Gerührter Korngiebler! Gesteht mir, nach feierlich durchzechter Nacht: »Erst wollte ich gar nicht, weißt du. Erst wollte ich bloß so . . ., doch darüber schweigt des Sängers Höflichkeit. Na ja – und als es dann passiert war, mit allen Folgen . . . Und wenn's nur ein Mädchen wird, ich bin zufrieden. Das kann ich mir leisten – todsichere Sache, dieses Supersil. Bin richtig stolz. Habe dir viel zu verdanken, Archi! Ist eine Frau, die repräsentieren kann. Wird den Umsatz heben. Ist zwar nicht nötig, kann aber auch nichts schaden. Und du steigst ein in das Geschäft. Zier dich nicht – du bist zu gebrauchen. Nicht wahr, Schatzi? Schatzi nickt.«

So organisiere ich denn – einen Waggon nach dem anderen, Lastwagen um Lastwagen. Rechte Hand des Generalvertreters Supersil, Bezirk Chemnitz. Die Arbeit macht keine sonderlichen Schwierigkeiten, nimmt auch nicht allzuviel Zeit in Anspruch, zumindest nicht für einen geborenen Organisator. So habe ich denn reichlich Gelegenheit, zu studieren, in Besonderheit: das Leben. Auch erweise ich mich des Vertrauens und der Freundschaft dieses Korngiebler würdig, indem ich mich seiner Gattin in aufmerksamster Weise widme. Das jedoch wird mißverstanden. »Archibald«, sagt dieser Korngiebler zu mir, »du warst im Schlafzimmer meiner Frau!« – »Gewiß«, sage ich, »ich wollte dich sprechen.« – »Ich bin aber nicht zu Hause gewesen, und es hat Stunden gedauert.« – »Stimmt genau«, sage ich, ehrlich wie ich bin, »ich habe nämlich auf dich gewartet.« Das ist die volle Wahrheit – sie wird mir aber nicht geglaubt.

Kommentiert mein Freund Alfons diesen Fall: »Du bist zu ehrenwert, das ist manchmal ein Nachteil. Du hättest diesem Korngiebler gar nicht die Wahrheit sagen sollen, die vertragen diese Menschen nicht. Sie wollen belogen werden. Und deshalb hättest du sagen müssen: Deine Frau ist nun mal so veranlagt, sie verführt jeden. Und der Erfolg? Er hätte sie zum Teufel gejagt, du aber wärst die rechte Hand eines Generalvertreters geblieben.«

Doch niemand kann über seinen Schatten springen. Ehre und Wahrheit gehen mir über alles. Kein Wort des Protestes, der Empörung oder auch nur der Scham für ihn, als seine Krämerseele mir allzu deutlich in Erscheinung tritt. Er kündigt mir die Freundschaft auf. Mehr noch: Er entfernt mich aus seinem Geschäft. Damit noch nicht genug: Seine Rachegelüste brüten finsterste Hinterhältigkeiten aus – er behauptet, ich – ich! – hätte Unterschlagungen begangen, zumindest in meine eigene Tasche gewirtschaftet. So blind und häßlich macht diese Leute die Gier nach Profit.

Aber meine kaufmännische Laufbahn ist dahin. Das schwache väterliche Vermögen hat die Zeit gefressen. Mich ekelt vor diesem Gewimmel der Wühlmäuse, die danach trachten, sich in Deutschlands schwacher Stunde schamlos zu bereichern. Alles in mir sehnt sich nach frischer Luft. So reihe ich mich denn in die Reichswehr ein. Mein lieber Freund Alfons ist bereits dort.

Im Jahre 1925 wurde ich bevorzugt, trotz meines ein wenig fortgeschrittenen Alters, in die Reichswehr aufgenommen, zumal gewichtige Bürgen für mich einstanden. Ich absolvierte die Laufbahn eines Berufssoldaten in der gewohnten Weise, bei zumeist regelmäßigen und einer außerplanmäßigen Beförderung. Mit dem Hereinbruch der neuen Zeit begann auch eine systematische Ausweitung der Reichswehr, welche schließlich zu einer Wehrmacht wurde. Im Jahre 1934 wurde auch ich dazu ausersehen, dem deutschen Vaterlande in Zukunft als Offizier zu dienen.

Welch ein schönes und wohl auch bezeichnendes Bild, dieses Foto aus dem Jahre 1925, das meine Kameraden und mich zeigt, im schlichten Grau der Uniform. Man sieht darauf den Zwinger in Dresden, und zwar seine Hauptkuppel. Davor nun wir, die 6. Korporalschaft, geschart um unseren Unteroffizier, der – unvergessen! – Schweinitzer hieß. Und nun das Besondere: Man sieht auf diesem Foto den Schweinitzer lächeln, was er auf dem Kasernenhof niemals tat. Und er – bitte, genau hinsehen! – lächelt mir zu. Jawohl. Und wenn ich auch nicht sagen will, daß ich ein glänzender Soldat war – ein schlechter Soldat war ich jedenfalls nicht.

Schon während meiner Rekrutenzeit wurde ich zum Stubenältesten ernannt. Bereits im zweiten Jahr war ich der beste Gewehrschütze unter den Mannschaftsdienstgraden meiner Kompanie. Im gleichen Jahre wurde ich auch bereits Hilfsausbilder. Ein knappes Jahr später war ich Korporalschaftsführer und leitete sogar den Kompaniechor, obgleich ich gar nicht sonderlich musikalisch bin. Kurz: so gut wie vorbildlich in allem! Beste Griffe im Exerzierdienst, höchste Marschleistung im Manöver, entscheidende Ergebnisse beim Preisschießen. Dazu noch: guter Schwimmer, guter Läufer, guter Radfahrer. Und meine vorzüglichen Vorschriftenkenntnisse wurden mehrmals lobend erwähnt. Dennoch: nichts anderes als ein Soldat unter Soldaten.

Fröhliche Stunden herzhafter Kameradschaftlichkeit: das Lokal Kaisersruh. So genannt, weil der Besitzer Kaiser hieß und Zimmer vermietete. Die Hauptattraktion: jeden Sonnabend Tanz. Hier nur wir Unteroffiziere an unserem Stammtisch. Dortselbst »geschlossene Gesellschaft« bis kurz vor Mitternacht – nur wir Männer, Biere trinkend, Reden führend, Mädchen begutachtend. Kern- und Trinksprüche zumeist von mir, desgleichen die Stammtischordnung, deren erster Paragraph lautete: Freizeit ist Frohzeit und die Kameradschaft währet ewiglich, zumindest bis um Mitternacht und wenn es sich nicht gerade um Mädchen handelt. So also scherzten wir! Dabei das große Knobeln – wer mit welchem Mädchen nach Mitternacht! Woraus sich die Rangfolge der ersten Tänze ergab. Besonders bemerkenswert: Unteroffiziere, Unterfeldwebel, Feldwebel, Oberfeldwebel und Stabsfeldwebel – keiner wünschte sich an solchen Abenden bevorzugt zu wissen, alle umschlang das gleiche enge Band der Kameradschaft.

Der Leutnant Pökelmann – prächtiger Offizier, vorbildlicher und beliebter Vorgesetzter – befiehlt mich zu sich. An sich keine Besonderheit: Er ist Rekrutenoffizier, ich bin, als Feldwebel und Zugführer, seine rechte Hand. Aber: es ist spät – fast zwei Uhr früh. Ich melde mich bei ihm, in seiner Wohnung, Kompaniegebäude, zweiter Stock, Eingang Treppenhaus. Pökelmann lacht mir herzlich entgegen, wenn auch reichlich mühsam. Er liegt im Bett und ein Mädchen liegt neben ihm – vor dem Bett Kleider und ein paar Flaschen. »Mein lieber Frey«, sagt der Leutnant Pökelmann zu mir, »zu Ihnen kann man Vertrauen haben, nicht wahr?« Ich versichere, daß dem so ist. Dann trinken wir zunächst. Der gute Pökelmann kann kaum noch etwas vertragen, aber das Mädchen, eine flotte Schallplattenverkäuferin – »Die Stimme seines Herrn« –, ist noch reichlich munter. »Frey«, sagt Pökelmann zu mir, »bring die Kleine aus der Kaserne hinaus – aber so, daß niemand was merkt.« Und dann dreht er sich um und schläft ein. Ich aber erfülle seinen Wunsch und bringe das Mädchen, eine Stunde später, aus der Kaserne hinaus – unbemerkt. Denn Alfons, mein Freund, ist zufällig in dieser Nacht Wachhabender.

»Mein lieber Frey«, sagt der Leutnant Pökelmann ein paar Tage später, »Sie sind nicht nur verläßlich, auch ritterlich und besitzen Taktgefühl. Die bewußte Kleine hat Ihr Vorgehen sehr gelobt. Und Diskretion scheint bei Ihnen eine Selbstverständlichkeit zu sein. Ich habe Sie schon seit längerer Zeit beobachtet, mein lieber Frey. Ihre soldatischen Qualitäten sind vorzüglich und Ihre menschlichen scheinen das auch zu sein. Hinzu kommt, daß Sie auch gesellschaftliche Fähigkeiten zu besitzen scheinen. Kurz: ich bin der Ansicht, daß Sie prädestiniert zum Offizier sind. Wir werden mal sehen, was sich da machen läßt.«

Bereits im Jahre 1935 erfolgte meine Ernennung zum Leutnant, nach mehreren, mit vorzüglichen Endbeurteilungen bestandenen Lehrgängen. Schon 1938 erfolgte meine Beförderung zum Oberleutnant, womit eine Tätigkeit als Adjutant eines Ausbildungsbataillons in Leipzig verbunden war. Bei Beginn des Krieges hatte ich das Glück, als Kompaniechef im Feldzug gegen Polen teilnehmen zu dürfen, wo ich das EK II und das EK I erringen konnte. Zu Weihnachten des gleichen Jahres erfolgte meine Verlobung mit Frau Felicitas Bendler-Trebitz. Nach dem Frankreichfeldzug, wo ich das Ritterkreuz verliehen erhielt, heiratete ich besagte Dame und wurde sodann, nach Dienstleistungen im Heimatkriegsgebiet, 1943 der Kriegsschule 5 als Lehrgangskommandeur zugeteilt.

Edelste Harmonie im Bereich des Kasinos. Der Kommandeur: ein Offizier der besten alten Schule, Junggeselle dazu – also exquisites Verständnis für dekorative Damen und ausgeprägten Sinn für gepflegte Geselligkeit. Unvergeßliches erstes Sommerfest in den Räumen des Kasinos, einschließlich Terrasse und Garten: mondklare, leuchtende Nacht, erfreulich milde Temperaturen, verzaubernde Klänge einer erlesenen Gruppe des Musikkorps, die hinter Taxushecken spielt

– Mozart, Lehár, Herms Niel. Schlichte Extrauniformen, stilvolle Abendkleider, schäumender Sekt, ein sprudelnder Springbrunnen und dortselbst: Herr Bendler-Trebitz, Rittergutsbesitzer von Groß- und Klein-Marching, Oberleutnant der Reserve, dienend in unserem Regiment. Netter Mann, gewiß – aber doch nichts gegen seine Gattin, Felicitas mit Vornamen, die da Hoheit und Würde mit Charme und Herzlichkeit zu verbinden versteht. Und der Kommandeur, obgleich eingefleischter Junggeselle, ruft begeistert aus: »Welch ein Weib!«

Harter, anhaltender, vielseitiger Dienst, der aber unentwegt Freude macht. Schwere Aufbauarbeit – saure Wochen, aber auch frohe Feste. Und immer wieder dieser Zauber der Organisation, diese leidenschaftliche Beschwingtheit, diese reine Lust am Exakten. Weltenweit der Krämergeist, dem man einst begegnet war, vorbei die jugendliche, ungestüme Sturm- und Drangperiode, fast vergessen die kleinen Verirrungen und die bescheidenen Irrtümer, wie sie nur in der krankhaften Luft einer von Anfang an zum Tode verurteilten Republik gedeihen konnten. Glasklar jetzt alles: erzieherischer Drill, weitschauendes Studium, raumgreifendes Verantwortungsbewußtsein – kurz: bewußter deutscher Geist. Und in den seltenen Mußestunden ein immer wieder auftauchendes, unvergeßliches Bild: Felicitas!

Freundschaft mit Bendler-Trebitz bei dessen nächster Reserveübung. Kein großer, aber ein guter Mann. Nicht gerade das, was man einen Vollblutsoldaten nennt, aber doch ein wirklich netter Kerl. Erste Einladung auf die Güter Groß- und Klein-Marching. Stattlicher Besitz. Erneute Vertiefung des Eindruckes, den Frau Felicitas gemacht hat. Sprachlose Sekunden, mit sprechenden Blicken. Kein Geständnis, nicht einmal ein andeutendes Wort – nur: Demonstration schlichter, bescheidener, hingebungsvoller Freundschaft. Dann der unvergeßliche 27. Mai 1939, Abschluß einer dreitägigen Frühjahrsübung, ungeheuer stimmungsvoller Abend unter Offizierskameraden, andauernd eine ganze Nacht. Und am frühen Morgen: Wettreiten. Unbekümmert sportlicher Einfall jüngerer Offiziere – Reserveoberleutnant

Bendler-Trebitz mitten unter ihnen. 05 Uhr und 48 Minuten in der Frühe: Sturz. Erst Gelächter. Dann Stille. Sturz mit tödlichem Ausgang. Kamerad Bendler-Trebitz ist nicht mehr. »Benachrichtigen Sie seine Witwe«, sagt der Kommandeur zu mir.

Dann, kurz danach, fast wie ein Glücksfall, der Vergessen und Überwinden beschert: der Krieg! Kampf und wieder Kampf und nichts als Kampf. Für Führer, Volk und Reich. Und für Felicitas – in heimlichsten Stunden gestehe ich mir das.

Dennoch lediglich ein paar lapidare Feldpostbriefe: Schreiten von Sieg zu Sieg ... bin der erste, der das EK II ... unaufhaltsam vorwärts ... bin wieder der erste, der das EK I ... niemand wird uns den Sieg streitig machen können ... erlaube mir ergebene Grüße.

Erste Kriegsweihnacht – 1939, verbracht auf den Gütern der Frau Bendler-Trebitz. Ungemein feierlich, mit Dorfkirche, Gesindebescherung, Festessen im kleinen erlesenen Kreis, dabei Truthahn und Burgunder. Danach Schampus – nur wir beide. Rauschende Seide, knisternder Kamin. Flammenschein fällt auf meine Orden, auf Felicitas' hold errötetes Gesicht. Unsere Hände finden sich – ganz zart und doch kraftvoll verlangend zugleich. Und draußen, in der schlesischen Winternacht, singen sie: Es ist ein Ros' entsprungen! Am Morgen danach betrachten wir uns als verlobt.

Glänzender Frankreichfeldzug! Gelte als Brückenkopfspezialist. Wo ich mit meinen Leuten erst einmal bin, da weichen wir nimmermehr – auch nicht, wenn tierische farbige Hilfstruppen gegen uns anrennen. Glühender Kampfgeist. Reihenweise müssen Panzer daran glauben. Leichte Trübung durch peinlichen Streit mit einer Flakabteilung, die behauptet, meine Panzer abgeschossen zu haben. Lediglich mittlere Verluste, kaum der Rede wert.

Dann: das Ritterkreuz! Ehrlicher Jubel um mich, doch auch Neider. Unentwegt weiter, bis Frankreich am Boden liegt. Völlig unzulängliche Soldaten – bis auf jene Einheiten, die mir gegenüberlagen. Dann Wochen, die ein einziges Siegesfest sind. Paris! Aber ich halte mich zurück, beteilige mich höchstens studienhalber und keinesfalls mit ganzem Herzen.

Denn ich kenne nur ein Ziel: Felicitas! Felicitas Bendler-Trebitz auf Groß- und Klein-Marching, achtzig Hufen insgesamt und edelstes Zuchtmaterial dortselbst. Ich halte um ihre Hand an, und sie wird mir gewährt.

13

EINE FORDERUNG WIRD GESTELLT

Herr Oberleutnant Krafft zu mir, bitte«, sagte der General. Er sagte das zu Sybille Bachner. Der offizielle Dienst des Tages war – laut Plan – beendet. Das Gebäude des Kommandostabes begann sich zu leeren.

Sybille Bachner ließ sich mit der Schreibstube der 6. Inspektion verbinden und teilte dem diensttuenden Schreiber mit: »Herr Oberleutnant Krafft wird gebeten, sich bei Herrn General einzufinden.«

Der Schreiber verständigte den Schreibstubenunteroffizier und dieser den Fähnrich vom Dienst. Der Wunsch des Generals hatte sich inzwischen in einen Befehl verwandelt. Er lautete: »Der Oberleutnant Krafft soll sich beim General melden.«

Der Fähnrich vom Dienst suchte den Oberleutnant Krafft auf. Und er verkündete: »Herr Oberleutnant zu Herrn General. Dringend!«

Das klang nicht gerade erfreulich. Aber erfreuliche Klänge waren aus der Richtung des Generals sowieso nicht zu erwarten. Krafft nickte, als wäre es für ihn die selbstverständlichste Sache von der Welt, zu ungewöhnlichen Tageszeiten mit Kommandeuren zu konferieren.

»Sagten Sie: dringend?« fragte der Oberleutnant.

»Jawohl«, behauptete der Fähnrich vom Dienst. »Dringend! Es ist eilig und wichtig – hat der Schreibstubenunteroffizier gesagt.«

»Aber die Hose werde ich mir doch noch wenigstens anziehen dürfen – oder?«

Krafft war gewillt, sich durch nichts überraschen, sich durch niemand aus dem Gleichgewicht bringen zu lassen. Er hatte, so glaubte er, nichts mehr zu verlieren – zumindest sah er im Augenblick weit und breit nichts, das zu gewinnen war.

»Also gut«, sagte der Oberleutnant, »ich komme sofort – in etwa einer Viertelstunde.«

Der Fähnrich hielt das für leichte Angabe. Er wußte, daß man einen General nicht eine Sekunde länger als unbedingt nötig warten ließ. Aber diese Sache ging ihn nichts mehr an – er hatte seinen Auftrag erledigt.

Der Oberleutnant Krafft zog sich in aller Ruhe an – kleiner Meldeanzug. Dann telefonierte er mit Elfriede Rademacher. »Ich werde mich vermutlich verspäten«, sagte er.

»Irgend etwas Besonderes, Karl?«

»Das übliche – vermutlich. Standpauke oder Hinauswurf. Ich muß mich beim General melden.«

»Hat etwa dieser Kater seine Pfoten im Spiel?«

»Das glaube ich kaum«, sagte Krafft freundlich. »Hier wird es sich weniger um eine Hinterhofintrige als vielmehr um eine streng dienstliche Intervention handeln. Aber die Hauptsache ist, daß du auf mich wartest.«

»Mit Ungeduld«, versicherte sie.

»Ich soll mich bei Herrn General melden, Fräulein Bachner.«

Sybille sah den Oberleutnant Krafft freundlich an. Das war immerhin ein Fortschritt. Aber bis zu einem vertraulichen Lächeln war vermutlich noch ein weiter Weg.

Krafft blieb wartend an der Tür stehen. Sybille Bachner betrachtete ihn prüfend und sagte dann: »Ich glaube nicht, Herr Oberleutnant, daß es sich um eine Meldung handelt. Der Herr General äußerte lediglich den Wunsch, Sie zu sprechen. Sie können also Koppel, Handschuhe und Mütze hier bei mir im Vorzimmer lassen.«

»Sie irren sich auch nicht, Fräulein Bachner?« fragte er.

Sybille Bachner schüttelte freundlich verneinend den Kopf. Dann sah sie auf ihre Uhr. »Noch etwa drei Minuten Geduld, bitte. Der General ist gerade dabei, ein Aktenstück abzuschließen.«

»Und woher wissen Sie, wann er damit fertig ist?«

»Der General pflegt immer vorher eine bestimmte Zeitspanne festzulegen – und sie dem Adjutanten oder mir mitzuteilen. Natürlich nur dann, wenn das für uns wissenswert ist.«

Krafft legte seine überflüssige »Kriegsbemalung« ab. Dabei fragte er: »Macht Ihnen Ihre Tätigkeit eigentlich Spaß?«

Sybille sah ihn erstaunt an. »Spaß?« fragte sie gedehnt und verständnislos zurück. »Was meinen Sie damit?«

»Gar nichts«, beeilte sich Krafft zu versichern. »Es war eine überflüssige Frage.«

»Das scheint mir auch so«, sagte Sybille und sah ihn mißtrauisch an. Dann fragte sie: »Wissen Sie eigentlich, warum Sie hier sind?«

»Nicht genau«, sagte der Oberleutnant. »Aber irgend etwas Dummes wird es schon sein – die Auswahl bei mir ist groß.«

»Bei den anderen auch«, sagte Sybille, »sie wissen es nur nicht immer.«

»Die haben es gut«, bemerkte Krafft.

»Heute morgen«, sagte Sybille Bachner, »haben die Herren Frey und Ratshelm den General aufgesucht.«

»Danke für den Hinweis«, sagte Krafft. »Wie kann ich mich revanchieren?«

»Ganz einfach – indem sie vergessen, was ich Ihnen soeben gesagt habe.«

»Schon vergessen, Fräulein Bachner. Und sonst kann ich nichts für Sie tun?«

»Nein«, sagte sie.

Ihre Tage verliefen, als wären sie von einer Maschine gestanzt. Tag für Tag das gleiche: 6.30 Uhr Aufstehen. 7.30 Uhr Frühstück. Dienst von 8.00 bis 18.00 Uhr. 18.30 Uhr Abendessen. Danach die üblichen Überstunden oder das, was hier Freizeit genannt wurde: Stopfen der Unterwäsche, Waschen der Strümpfe, gelegentlich ein Brief an die Eltern, ab und zu ein Buch oder ein Rundfunkkonzert, hin und wieder ein Kinobesuch unten in der kleinen Stadt – zumeist allein, gelegentlich gemeinsam mit der Frau des Adjutanten.

»Wenn Sie mich mal brauchen sollten«, sagte der Oberleutnant Krafft, »dann können Sie mit mir rechnen.«

»Danke«, sagte sie, »aber ich brauche niemand.«

»Ach was – Sie sind doch auch nur ein Mensch.«

»Bitte, Herr Oberleutnant Krafft – der Herr General wartet.«

»Zu welchen Ergebnissen«, fragte der General, »sind Sie beim Studium der Kriegsgerichtsakten über den Fall Leutnant Barkow gekommen, Herr Oberleutnant Krafft?«

Der Oberleutnant stutzte. Darauf war er nicht gefaßt gewesen. Er brauchte drei Sekunden, um sich auf diese überraschende Frage einzustellen. Er verdrängte hastig seine Argumente zum erwarteten Thema »Anstandsunterricht«, speziell »Unternehmen Monokel-Busen«.

Dabei entging ihm, daß der General etwas höchst Ungewöhnliches tat: Er gab seine steife, gereckte Haltung auf, drehte seinen Stuhl ein wenig herum und schlug die Beine übereinander.

»Die Aufsicht Heinrich«, berichtete der Oberleutnant, »war in den entscheidenden Augenblicken in zwei Gruppen eingeteilt. Die weitaus größere Gruppe, Stärke zweiunddreißig Mann, stand bereits in Deckung. Die restlichen acht Mann halfen Leutnant Barkow bei den letzten Vorbereitungen zur Sprengung. Ein normaler Vorgang. Denn es sollten mehrere Sprengungen stattfinden. Bei den ersten Vorbereitungen, wie Bündeln der Sprengladung, Abmessung der Zündschnur, Einführung der Sprengkapsel, war die ganze Aufsicht zugegen. Bei den letzten Vorbereitungen, beim Ansetzen der Ladung, bei der Verbindung von Sprengkapsel und Zündschnur, bei der Freilegung der Zündstelle, war aus Sicherheitsgründen jeweils nur eine Gruppe zugegen.«

»Soweit ist alles ohne jede Besonderheit.«

»Soweit schon, Herr General. Aber dann, als alle Vorbereitungen zur Sprengung abgeschlossen waren, geschah folgendes: In der weitaus größeren, der in Deckung wartenden Gruppe verstauchte sich einer der Fähnriche den Fuß. Leutnant Barkow begab sich sofort dorthin und stellte fest, daß nichts Schlimmeres passiert war. Hierauf begab er sich wieder an den Ort der Sprengung zurück. Er legte, wie üblich, das Ende der Zündschnur auf den Kopf eines Streichholzes und riß beides über die Reibfläche einer Streichholzschachtel. Die acht Mann liefen in Deckung. Der Leutnant Barkow, der errechneten Brenndauer vertrauend, erhob sich langsam. Und er begann, immer noch sehr langsam, sich zu entfernen. Aber da erfolgte plötzlich die Sprengung.«

Der General lehnte sich zurück. Es war, als habe er die Augen geschlossen. Und auch Krafft glaubte zu sehen, was der General sah: Acht eilig in Deckung laufende Fähnriche, gegen einen blaßblauen Himmel, flatternde Mäntel, pendelnde Arme, trampelnde Füße – und die Gesichter grau und starr im fahlen Licht. Ein Leutnant, hochaufgerichtet, schmale scharfe Konturen, betont beherrschte, gemessene Bewegungen, karg lächelnd über die Eile der Deckungsuchenden. Und dann ein zerberstender Knall, eine hervorbrechende, grelle, flächige Stichflamme; und sie springt den Leutnant an, mit vernichtender Gewalt, zerfetzt ihn und schlägt ihn nieder auf das Gesicht. Dann ist alles eingehüllt in eine Wolke aus Qualm und Dreck. Hierauf Stille.

»Wer waren diese acht?« fragte der General leise.

»Die Fähnriche Kramer, Weber, Andreas, Böhmke, Berger, Hochbauer, Mösler und Rednitz, Herr General.«

»Und der Mann, der sich den Fuß verstaucht hat?«

»Der Fähnrich Amfortas, Herr General. Diese Verstauchung des Fußes soll sich später lediglich als Prellung herausgestellt haben.«

»Existiert ein ärztlicher Befund?«

»Nein, Herr General. Der Fähnrich Amfortas meldete sich nicht krank. Zwar soll diese Prellung schmerzhaft gewesen sein, jedoch nur vorübergehend. Der Fähnrich Amfortas hielt es jedenfalls, seiner Angabe nach, für nicht unbedingt notwendig, damit zum Arzt zu gehen. Jetzt ist es natürlich zu spät, ein diesbezügliches Gutachten zu erhalten. Es existieren allerdings Zeugen, die blutunterlaufene Stellen gesehen haben wollen.«

»Ist das alles, was Sie herausgefunden haben, Herr Oberleutnant Krafft?«

»Das ist im Augenblick alles, Herr General. Es ist jedenfalls alles, was in dem vierzigseitigen Aktenstück an Brauchbarem vorzufinden war.«

»Und was haben Sie sonst noch unternommen?«

»Nichts, Herr General – jedenfalls nichts Direktes.«

Die Augen des Generals bekamen einen eisgrauen Schimmer. »Und wie gedenken Sie weiter vorzugehen, Herr Oberleutnant Krafft?«

»Ich versuche, die Fähnriche meiner Aufsicht kennenzulernen, Herr General. Ich glaube, das ist die beste Grundlage für die eigentlichen Nachforschungen. Das braucht natürlich eine gewisse Zeit ...«

»Und eben die haben Sie nicht!« warf der General ein.

Oberleutnant Krafft schwieg. Der General begann, wieder seine übliche Haltung einzunehmen. Er stellte die Füße auf den Boden und setzte sich aufrecht hin.

»Sie haben nicht viel Zeit, Herr Oberleutnant Krafft – zumal dann nicht, wenn Sie so weitermachen wie bisher. Ihr Inspektionschef und Ihr Lehrgangskommandeur sind keinesfalls begeistert von dem, was Sie sich leisten.«

Oberleutnant Krafft zog es vor, auch weiterhin zu schweigen. Er war versucht, zu antworten, daß die mangelhafte Begeisterung seiner Vorgesetzten für ihn auf Gegenseitigkeit beruhte. Aber das hätte wenig Sinn gehabt.

Der General sagte: »In den nächsten Tagen, möglicherweise schon morgen, erwarte ich einen Gast, den Sie betreuen werden, Herr Oberleutnant. Es handelt sich um Frau Barkow, die Mutter des toten Leutnants. Ich habe Sie aus zwei Gründen mit dieser Aufgabe betraut. Erstens: Sie sind der Nachfolger des Leutnants Barkow – Sie können also seiner Mutter am besten deutlich machen, wie ihr Sohn hier gelebt und was er getan hat. Zweitens: Sie sind meines Erachtens auch persönlich für diese Mission besonders geeignet.«

»Was darf ich Frau Barkow sagen, Herr General?«

»Das, was offiziell bekannt ist.«

Damit fühlte sich Krafft entlassen. Er erhob sich und der General nickte ihm andeutungsweise zu. Der Oberleutnant begab sich zur Tür, um hier die nun fällige Ehrenbezeigung zu absolvieren. Doch da hob der General die Hand.

»Krafft«, sagte der General, und diese nahezu vertrauliche Anrede schien ihm nicht leichtzufallen, »ich hoffe, daß ich mich auf Sie verlassen kann. Das heißt aber nicht, daß ich jedesmal bereit bin, mich schützend vor Sie zu stellen, wenn Sie sich unbedachte Extratouren leisten. Nur in einem ganz bestimmten Punkt – und Sie wissen, welchen ich meine – können Sie mit jeder erdenklichen Unterstützung von meiner Seite rechnen. Ich will den Mord an Leutnant Barkow gesühnt sehen! Dazu brauche ich Sie. Und deshalb erwarte ich von Ihnen, daß Sie keine Unbesonnenheit riskieren. Enttäuschen Sie mich nicht, Krafft!«

Der Oberleutnant machte stumm seine Ehrenbezeigung.

»Herr Oberleutnant Krafft«, sagte der General abschließend, »vergessen Sie das bitte nicht: Ihre Aufgabe ist klar und Ihre Zeit ist knapp. Und irgendeinen bequemen Ausweg gibt es für Sie nicht mehr.«

»Haben Sie einen Kognak in greifbarer Nähe, Fräulein Bachner?« fragte der Oberleutnant Krafft.

Sybille Bachner betrachtete ihn aufmerksam.

»Oder irgend etwas anderes, das sich trinken läßt. Von mir aus Methylalkohol!«

Er war sicher, ein entschiedenes »Nein« zu hören. Statt dessen sagte sie: »Wenn's weiter nichts ist, dann kann Ihnen geholfen werden. Ich glaube, ich kann es in Ihrem Fall verantworten.« Und sie holte ohne weitere Umstände aus dem Schreibtisch des Adjutanten eine Flasche und ein Glas hervor.

»Sagen Sie, Verehrteste«, fragte Krafft leicht erschöpft und lehnte sich gegen einen Aktenschrank, »wie reagiert der General eigentlich, wenn man seine Wünsche oder Anordnungen nicht respektiert?«

»Das weiß ich nicht, Herr Oberleutnant«, sagte Sybille Bachner. »Denn das ist bisher noch niemals vorgekommen.« Sie hielt ein gutgefülltes Glas Krafft entgegen und blickte ihn freundlich forschend an.

Der Oberleutnant trank das Glas in einem Zug aus. Wohltuende Wärme durchrieselte ihn. Eine wesentliche Erleichterung verspürte er dennoch nicht.

»Was stelle ich hier eigentlich dar?« fragte Krafft zornig. »Bin ich ein Seelenfänger mit verbundenen Augen und einer Maschinenpistole? Oder ein Weihnachtsmann, der Handgranaten an den Christbaum hängt? Wofür halten Sie mich eigentlich, Fräulein Bachner?«

»Für einen Mann, der klug genug ist, um einzusehen, daß der Herr General niemals Forderungen stellt, die er nicht verantworten kann.«

Jetzt lächelte Sybille Bachner ein wenig. Sie ist, dachte Krafft, genauso sparsam mit ihren Gefühlsäußerungen wie ihr General – ein Umgang, der abzufärben scheint. Aber immerhin: sie lächelte. Sie hatte gewiß in diesem Zimmer alle denkbaren Reaktionen von Offizieren erlebt, die unter dem Druck des Generals deformiert worden waren: die Stolzen, die Dummen, die Gläubigen, die Kriecher, die Selbstbewußten, die Toren, die Gleichgültigen und die Intriganten – und alle sagten »Jawohl«. Und Sybille lächelte dazu.

»Vielleicht sollten Sie sich ein wenig mehr Ihrem General widmen, Fräulein Bachner – ich meine: menschlich.« Krafft sprach das unbedenklich aus. Er fühlte sich herausgefordert; zumindest brauchte er jetzt jemand, auf den er einen Teil seiner grollenden Unzufriedenheit abwälzen konnte. »Sie sollten versuchen, ihn aufzuheitern – er scheint das dringend nötig zu haben.«

»Das ist gemein«, sagte Sybille Bachner.

»Ach was«, sagte Krafft unbeherrscht, »ich habe es Ihnen schon einmal gesagt: Sie sollten hier nicht die eiserne Jungfrau spielen! Sie sind schließlich nicht aus Einzelteilen von Schreibmaschinen zusammengesetzt. Sie sind doch eine Frau! Warum verhalten Sie sich nicht entsprechend? Das wäre ein wahrer Segen für uns alle; und für den General.«

»Vielleicht sagen Sie ihm das bei Gelegenheit selber!« schlug Sybille Bachner mit mühsam bewahrter Selbstbeherrschung vor. Sie schien ein wenig bleich geworden zu sein. Und ihre Hände waren zu kleinen Fäusten geballt.

Obwohl Krafft zu spüren glaubte, daß er sich schon wieder einmal einen Feind geschaffen hatte, brachte ihn ihre ernüchternde Bemerkung wieder ins Gleichgewicht.

»Sie haben völlig recht, Fräulein Bachner«, sagte er, »auch ich bin ein feiger Hund. Ich rede hier große Töne, aber ich hätte sie jenseits der Tür reden müssen.«

»Das ist immerhin schon ein Fortschritt«, sagte Sybille Bachner.

»Von mir wird zuviel erwartet«, sagte Krafft. »Ich bin doch auch nur ein armes Schwein. Und was noch schlimmer ist: Ich weiß das! Was meinen Sie, wie ich die anderen beneide, die so herrlich sicher und überzeugt davon sind, daß sie getrost und guten Gewissens schlafen können, während die Augen des lieben Gottes – oder auch die des Generals – mit Wohlgefallen auf ihnen ruhen. Aber in Zeiten wie diesen muß man ein Kind sein, um harmlos lächelnd in den großen Saustall blicken zu können.«

»Ich gebe Ihnen gerne noch einen Kognak«, sagte Sybille Bachner. Jetzt lächelte sie wieder. Und dieses Lächeln war frei von Spott – es verriet ferne Zuneigung.

»Sie sind gar nicht so übel«, sagte Krafft, »aber vielleicht wissen Sie das nicht.«

»Nun – jetzt weiß ich es«, sagte sie heiter.

»Schön – und vergessen Sie es nicht gleich wieder.«

»Kommen Sie gelegentlich vorbei und überzeugen Sie sich davon.«

Der untere Korridor im Gebäude des Kommandostabes lag still und verlassen da – wie eine nächtliche Fabrikhalle. Eine blauangepinselte Lampe brannte matt. Nur mühsam erreichte ihr Licht die leeren Wände und die dunklen Türen.

Die Verwaltungsbüros, die sich in diesem Korridor befanden, waren leer von Menschen. Nur durch das Schlüsselloch der Bibliothek schimmerte ein kaum wahrnehmbarer Lichtschein. Dort wartete Elfriede Rademacher auf Karl Krafft.

»Entschuldige«, sagte er, »aber ich konnte nicht früher kommen.«

»Du bist gekommen«, sagte sie, »und das ist die Hauptsache.«

Elfriede Rademacher klagte nicht; sie fragte nie; sie hatte keine Launen, keine extravaganten Einfälle, keine hysterischen Zustände, keine melancholischen Stunden. Sie war ein Glücksfall.

»Es ist schon reichlich spät geworden«, sagte er.

Krafft betrachtete den Bibliotheksraum mit forschender Gründlichkeit. Er überprüfte die Verdunkelungsvorhänge, schloß die Tür ab und hängte seine Mütze vor das Schlüsselloch. Dann zog er seinen Rock aus und drapierte ihn um die Tischlampe. Schließlich sammelte er alle vorhandenen Sitzkissen ein, dazu ein paar Fußmatten und Schreibmaschinenpolster und bereitete hieraus ein Lager. Elfriede reichte ihm die Decke, die sie mitgebracht hatte, und er breitete sie aus.

»Wenn man dir so zusieht«, sagte sie, »dann glaubt man fast, du machst das jeden Tag.«

»Glaube so was nicht«, sagte er gedämpft, »hilf mir lieber, die Decke glattzuziehen.«

Sie kniete sich neben ihn. »Müssen wir flüstern? fragte sie.

»Du kannst auch schreien«, sagte er, »– falls du Wert auf Zuschauer legst.«

Elfriede sah ein, daß es unter den gegebenen Umständen ohne Heimlichkeit nicht ging. Sie seufzte. »Jetzt weiß ich wenigstens«, sagte sie, »worin die besonderen Vorzüge einer Ehe bestehen.«

Krafft fand diese Bemerkung nicht unbedenklich. Wenn von Ehe die Rede war, fühlte er sich unbehaglich. Und ablenkend sagte er daher: »Ein gescheiter Einfall von dir – diese Zweckentfremdung einer Bibliothek.«

»Ach«, sagte sie, »diesen Einfall haben schon andere vor mir gehabt. Der zuständige Unteroffizier pflegt sie, gegen Zigaretten, umschichtig zu vermieten.«

»Still«, sagte er plötzlich und griff nach ihrem Arm.

Sie lauschten in die Nacht. Nichts regte sich. Nur ihr Atem war zu vernehmen.

»Du bist heute besonders vorsichtig, Karl«, sagte Elfriede.

»Ich möchte dich nicht gerne verlieren, Elfriede – deshalb.«

»Du wirst mich niemals verlieren, wenn du das nicht ausdrücklich willst. Und diese Bibliothek ist ja schließlich nicht der einzige Ort, an dem wir uns treffen können. Eine Bekannte von mir, die in der Schneiderwerkstatt arbeitet, ist verheiratet und hat unten in der Stadt ein kleines Zimmer, gemeinsam mit ihrem Mann natürlich. Aber der ist bei der Reichsbahn und daher viel unterwegs. Und diese Bekannte geht gerne ins Kino. Wenn wir ihr die Eintrittskarten bezahlen und ihr noch etwas zu rauchen oder zu trinken besorgen – dann würde sie uns gelegentlich stundenweise das Zimmer überlassen.«

»Das ist keine schlechte Idee«, stimmte Krafft zu. »Denn hier, in der Kaserne, ist mir das zu unbequem und auch zu unsicher. Meine Stellung wackelt sowieso schon bedenklich. Wenn ich in einer sogenannten heiklen Situation erwischt werde, dann sehe ich schwarz.«

»Komm«, sagte Elfriede lächelnd, »fassen wir uns – ehe sie uns fassen!«

Sie legte sich zurück und zog ihn zu sich. Krafft atmete den Duft ihrer Haut und seine Hände glitten über ihren Körper. Obwohl er sie ganz kannte, erschien sie ihm immer wieder neu.

In diesem Augenblick klopfte jemand an die Tür.

Die Liebenden schreckten hoch. Sie brauchten einige Sekunden, um in die rauhe Wirklichkeit zurückzufinden. Krafft bedeutete Elfriede, sich nicht zu bewegen. Er selbst stand vorsichtig auf und sagte laut: »Wer ist da? Stören Sie mich nicht. Ich habe zu arbeiten.«

»Ach nein!« rief eine muntere, etwas schwere Stimme. »Arbeiten nennen Sie das!«

Diese Stimme kam Krafft bekannt vor. Er sah zu Elfriede hinüber. Die nickte ihm zu und begann, wie befreit, zu lächeln. Sie erhob sich und stand in lässiger Haltung da, nur mangelhaft verhüllt. Dann sagte Elfriede, kaum gedämpft: »Hauptmann Kater – wer denn wohl sonst.«

»Nun machen Sie schon auf, Krafft«, polterte Kater fast gemütlich. »Ich will mich doch nur ein wenig mit Ihnen unterhalten.«

»Bedaure«, sagte der Oberleutnant Krafft durch die geschlossene Tür. »Ich muß Sie bitten, Herr Hauptmann, Rücksicht zu nehmen – ich bin nicht allein.«

»Aber das weiß ich doch, Menschenskind! Ich kenne sogar den Namen der Dame. Schönen Gruß an Fräulein Rademacher; sie braucht sich meinetwegen nicht zu genieren.«

»Einen Augenblick, bitte«, sagte der Oberleutnant Krafft. Er half Elfriede, das Kleid überzustreifen. Dann suchte er nach seinen Stiefeln.

Elfriede war nicht im geringsten verlegen. Sie schien fast Gefallen an dieser Situation zu finden. Und während sie die Decke faltete, sagte sie heiter: »Was kann der uns schon anhaben?«

»Ich wollte wirklich nicht stören!« versicherte der Hauptmann Kater.

Er betrat den Raum, der wieder einigermaßen in Ordnung gebracht worden war, munter, neugierig und mit seinem verbindlichsten Lächeln. Unter seinen linken Arm hatte er eine vierkantige Literflasche geklemmt, in der sich offenbar Cointreaux befand. Er blinzelte den Anwesenden zu, Elfriede vertraulich-väterlich, Krafft wissend, verständnisvoll, von Mann zu Mann.

»Tut mir aufrichtig leid, wenn ich zu früh gekommen sein sollte«, behauptete Kater augenzwinkernd, »zu spät wollte ich allerdings unter keinen Umständen kommen.«

»Woher wußten Sie, daß wir hier sind?«

»Aber ich bitte Sie, mein Lieber – man ist ja schließlich nicht der Dümmsten einer, man hat da seine Leute. Aber wollen wir uns nicht setzen?«

Der Hauptmann schaltete mit geschäftigen Bewegungen das Deckenlicht ein, rückte drei Stühle um einen Schreibtisch und stellte dort die Flasche Cointreaux hin. Er produzierte eine einladende Geste.

Elfriede ließ sich auf einem Stuhl nieder. Krafft fand, daß die fast noch volle Flasche die Anwesenheit des Hauptmanns Kater etwas erträglicher machte. Und deshalb setzte er sich auch.

»Im Grunde bin ich Ihr Freund«, versicherte Kater und angelte drei Schnapsgläser aus der Hosentasche. »Ich habe nur Ihr Bestes im Sinn.«

»Dann hätten Sie uns nicht stören sollen.«

Der Hauptmann Kater lachte meckernd auf, schon um zu zeigen, daß er den Witz verstanden habe und Gefallen an ihm finde. Er füllte die Gläser bis zum Rand und schob dann jedem eins davon zu.

»Sie dürfen nicht glauben«, versicherte Kater, »daß ich jemals eine derartige Situation ausnutzen würde – es sei denn, man zwingt mich förmlich dazu. Aber im allgemeinen bin ich ein Kavalier, sozusagen von altem Schrot und Korn. Ich vermag zu schweigen. Und ich gönne Ihnen von Herzen jede erdenkliche Freude.«

»Unter welchen Bedingungen, Herr Hauptmann?«

Kater antwortete nicht sofort; er war abgelenkt. Er starrte auf Elfriede, die ihre Strümpfe ungeniert glattstrich. Sie waren verrutscht gewesen; sie hatte sich vorhin zu schnell wieder anziehen müssen. Sie streckte ihre Beine aus, zuerst das rechte, dann das linke, hob sie ein wenig, so daß der Ansatz ihrer Schenkel sichtbar wurde. Ihre Hände glitten wie spielerisch, fast zärtlich daran entlang. Und mitten in dieser Beschäftigung blickte sie auf und sah Kater an, der hastig nach seinem Glas griff.

»Auf unser Wohl!« rief er, trank und verschluckte sich dabei.

Krafft lächelte Elfriede zu und trank ebenfalls. Ihm war sofort klargeworden, was Elfriede mit dieser Demonstration bezweckte – sie rächte sich so auf ihre Weise für die Störung. Endlich zog sie, mit kurzer Bewegung, den Rock über ihre Knie und griff ebenfalls nach einem Glas.

Nachdem sie getrunken hatten, sagte der Hauptmann Kater, noch ein wenig hustend: »Wie käme ich wohl dazu, irgendwelche Bedingungen zu stellen? Nichts liegt mir ferner. Ich habe Sie beide sozusagen in flagranti ertappt – aber warum sollte ich das gegen Sie ausnutzen, solange wir auf kameradschaftliche Weise miteinander befreundet sind? Ich weiß, ich könnte Ihnen, mein lieber Krafft, Schwierigkeiten machen, noch und noch – denn es gibt zahlreiche Leute, die Ihnen nicht gerade wohlwollend gegenüberstehen. Sie würden mit Wonne aufgreifen, was ich hier gesehen habe, und wofür sogar Zeugen existieren – der Unteroffizier zum Beispiel, der diese Räume verwaltet und den Sie mit Zigarren bestochen haben. Aber reden wir nicht davon!«

»Also los«, sagte Krafft grimmig, denn er hatte erkannt, daß er in eine Falle hineingeraten war. »Was verlangen Sie von mir?«

»Nichts, mein Lieber, rein gar nichts. Jedenfalls nicht im Augenblick. Aber ich werde Sie schon rechtzeitig wissen lassen, wenn auch Sie mir ein wenig gefällig sein können. Und Sie natürlich auch, verehrtes Fräulein Rademacher. Ja – was ich noch wissen wollte, mein Bester: Sie sollen, wie man so hört, Frau Barkow betreuen, die morgen ankommt?«

»Wie man so hört, Herr Hauptmann.«

»Die Sache interessiert mich – mich und einen meiner speziellen Freunde. Aus rein juristischen Gründen sozusagen, und aus staatserhaltenden Gründen auch. Aber das wird Ihnen sicherlich gleichgültig sein. Fest steht bisher jedenfalls, daß der General, über seinen Kommandostab, ein Zimmer für Frau Barkow bestellt hat – das beste Zimmer im besten Hotel. Was will diese Dame eigentlich hier?«

»Das Grab ihres Sohnes besuchen, sehen, wie er hier gelebt, wo er gearbeitet hat – was soll sie denn sonst wollen?«

»Immerhin: ein bißchen sehr viel Aufmerksamkeit für die Angehörige eines toten Soldaten – finden Sie nicht auch? Wo kämen wir denn da hin, wenn jedem Begräbnis gleich eine Besichtigung der Kriegsschule mit Offiziersbetreuung und anschließendem Abendessen mit dem Kommandeur folgte? Es sei denn, es handelt sich hier um ganz besondere, um sozusagen private Verbindungen.«

»Wie kommen Sie darauf?«

»Glauben Sie, mir ist nicht aufgefallen, daß der General ein ungewöhnliches Interesse an dem Fall Barkow entwickelt hat? Warum tut er das? Nur weil er hier Kommandeur ist? Oder weil ihm der Leutnant Barkow besonders nahestand? Ich meine: rein menschlich. Sozusagen intim. Sie verstehen?«

»Das trauen Sie dem General zu?«

»Ich traue jedem alles zu«, sagte Kater und füllte die Gläser erneut. »Sehen Sie, mein lieber Krafft, der General lebte immer wie ein Mönch. Er soll, sagt man, nach der schönen Sybille Bachner nie auch nur den kleinen Finger krumm gemacht haben. Aber als dieser Leutnant Barkow hier auftauchte, hat er sich sofort mehrmals mit ihm unterhalten; mehr noch als das: Er hat ihn sogar in seinen privaten Räumen empfangen, die sonst keiner betritt. Und da wir nun schon mal ganz offen und völlig unter uns sind, mein Lieber, will ich Ihnen auch noch eins verraten: Der General hat den Leutnant Barkow für seine Kriegsschule angefordert. Was sagen Sie nun?«

»Daß mir diese ganze Angelegenheit höchst gleichgültig ist! Das ist alles, was ich dazu zu sagen habe, Herr Hauptmann.«

»Von mir aus, mein Lieber, können Sie denken und sagen, was Sie wollen, und tun, wozu Sie Lust haben. Ob nun allein oder mit Fräulein Rademacher. Aber wenn Sie herausfinden, was es mit dem Verhältnis zwischen dem General und Barkow für eine Bewandtnis hat – dann bin ich heute abend blind und taub gewesen. Haben Sie mich verstanden?«

»Sie sind sehr deutlich – und keinesfalls mißzuverstehen.«

»Dann sind wir uns ja einig! Da kann ich nur sagen: auf gute Zusammenarbeit! Aber jetzt will ich Sie weiter nicht stören – Sie wollen sicherlich noch ein wenig allein sein. Und diesmal völlig ungestört; das garantiere ich Ihnen. Die Flasche können Sie behalten. Also – angenehme Nachtruhe, meine Lieben!«

14

DIESES LEBEN MUSS BEZAHLT WERDEN

Du kannst ruhig noch liegenbleiben«, sagte Marion Feders zu ihrem Mann. »Ich mach' schon alles, was notwendig ist.«

»Ich kann sowieso nicht mehr schlafen«, sagte der Hauptmann Feders.

»Bleib trotzdem liegen – schau zur Decke und döse vor dich hin.«

»Das geht nicht«, sagte Feders, »wenn ich das tue, fange ich an zu denken.«

»Dann denk doch irgend etwas Angenehmes!«

»Kann ich nicht«, sagte er. »Es gibt nichts, das angenehm ist.«

Das Morgenlicht fiel matt durch die Fenster auf die Betten in der kleinen Wohnung. Feders blinzelte in den Tag – dann drehte er sich herum. Jetzt war es nicht mehr das Licht, das ihn störte – jetzt sah er seine Frau vor dem Waschbecken stehen.

Feders wälzte sich auf den Rücken. Der Morgen war bleigrau und dumpf. Der schwere Geruch der Nacht haftete noch im Raum. Der Hauptmann schloß die Augen.

Sofort schienen die Morgengeräusche lauter zu werden: Wasser, das auf den Körper gespült wurde, das dort hinunterglitt, während geschäftige Hände die Haut rieben – Seife, die aufgegriffen und abgelegt wurde – Schritte von nackten Füßen. Und diese Füße – so hörte Feders deutlich – schritten über den nassen Boden, über einen Teppich, glitten in Hausschuhe hinein, wurden auf Fliesen wieder vernehmbar.

»Schließe deinen Bademantel besser«, sagte er, »binde dir ein Tuch um den Hals und eins um den Kopf.«

»Mir ist nicht kalt, Erich.«

»Tu das dennoch«, sagte er. Feders hatte nicht zu ihr

hingesehen – er wußte immer, was sie tat und was sie nicht tat. Er konnte die Augen geschlossen halten und sie dennoch deutlich vor sich sehen – es war nur nötig, daß sie sich in seiner Nähe befand.

»Entschuldige«, sagte sie und sah ihn, um Verzeihung bittend, an.

»Es gibt nichts zu entschuldigen«, sagte Feders. Nach wie vor sah er zur Decke hinauf, und ihm war, als sehe er dort Marions Gesicht. »Du hast nicht den geringsten Grund, mich für irgend etwas um Verzeihung zu bitten.«

»Schon gut«, sagte sie und ging in den Nebenraum, »ich binde mir ein Tuch um.«

Sie bereitete den Morgenkaffee vor, mit müden, mechanischen Bewegungen. Ihr Gesicht wirkte grau und schlaff.

Dann sah sie, durch die offene Tür, daß Feders aufstand. Er ging zum Waschbecken und entblößte seinen Oberkörper. Und sie betrachtete seine schweren und doch harmonisch wirkenden Schultern, seine kraftvoll modellierte, muskulöse Brust, die sehnigen, sicher zugreifenden Hände. Sie ging zur Tür.

»Du bist schön«, sagte sie.

»Kümmere dich lieber um deinen Kaffee«, sagte er, ohne sie anzusehen.

»Ich liebe dich!«

»Ich weiß – wie man ein Bild liebt oder eine Melodie.« Er sagte es mit fast höhnischer Bitterkeit.

»Du willst, daß man dir weh tut.«

»Wer verwundet ist, muß Schmerzen ertragen. Das ist die simple Wahrheit. Im übrigen kocht dein Kaffeewasser. Und das ist jetzt das Vordringlichste – denn ich muß zum Dienst.«

»Was erwartest du von mir?« fragte sie unruhig.

»Im Augenblick nichts weiter als ein Frühstück.«

»Wenn ich Sie nur sehe«, rief der Hauptmann Feders dem Oberleutnant Krafft entgegen, »dann wird mir immer wieder bewußt, daß diese Welt so traurig gar nicht ist, wie sie zumeist erscheint. Womit wollen Sie mich denn heute wieder erheitern?«

»Ich habe einen besonderen Wunsch, Herr Hauptmann.«

»Schon schlecht!« sagte Feders. »Ich bin kein Weihnachtsmann.«

Der Hauptmann Feders stand im Korridor der Unterrichtsbaracke, beim Fenster. Er rauchte eine Zigarette – denn er hatte die übliche Pause zwischen zwei Taktikstunden eingelegt. Die Fähnriche standen mit respektvollem Abstand in Gruppen herum und brüteten an einer sogenannten »kleinen Denksportaufgabe«. Ihr Taktiklehrer hatte sie – »Damit euch die Pause nicht zu langweilig wird!« – mit einer kleinen raffinierten Fangfrage beschäftigt.

»Darf ich an Ihrem Unterricht teilnehmen, Herr Hauptmann?«

Feders gab sich amüsiert. »Sie wollen doch nicht etwa meine Fähigkeiten und meine Methoden überprüfen, Krafft?«

»Die sind mir hinreichend bekannt«, sagte der Oberleutnant. »Ich beabsichtige lediglich, mir einige unserer Fähnriche näher anzusehen – wenn Sie mir das erlauben.«

»Sie sehen doch diese Herde Hammel Tag für Tag – vom frühen Morgen bis zum späten Abend. Haben Sie denn noch nicht genug davon?«

»Wenn ich mit den Fähnrichen zusammen bin, Herr Hauptmann, dann muß ich sie beaufsichtigen und unterrichten. Ich habe auch langsam herausgefunden, wie sie auf mich und meine Art reagieren. Nun möchte ich aber auch noch gerne wissen, wie sie sich bei anderen Offizieren benehmen.«

»Und damit kommen Sie ausgerechnet zu mir, Krafft? Obgleich Sie wissen, daß ich kein Freund der individuellen Betreuung bin? Bei mir reagiert jeder genauso, wie ich es haben will – und nicht wie er gerne möchte. Aber wenn Sie das durchaus erleben wollen – bitte.«

»Verbindlichen Dank, Herr Hauptmann«, sagte Krafft. Und er sagte das fast respektvoll und vergleichsweise bescheiden. »Es genügt mir, wenn ich irgendwo in einer Ecke sitzen kann.«

Der Hauptmann Feders sah den Oberleutnant prüfend an; eine tiefe Querfalte erschien auf seiner Stirn. »Es ist natürlich sinnlos, wenn ich annehme, daß Sie bei mir herumschnüffeln wollen, Krafft. In Ihrer Situation wäre das absurd. Außerdem traue ich Ihnen das nicht zu. Jede Dummheit – aber keine Gemeinheit. Und das trotz allem, was Sie über mich und von mir gehört haben.«

»Wenn Sie darüber zu sprechen wünschen, Herr Hauptmann ...«

»Ich wünsche es nicht, Herr Oberleutnant. Aber ich weiche einem derartigen Gespräch auch nicht aus.«

»Ich habe über alles, was Sie mir neulich nachts gesagt haben, nachgedacht. Und ich glaube, ich würde an Ihrer Stelle ähnlich denken und handeln wie Sie, Herr Hauptmann.«

Die tiefe Querfalte in Feders' Stirn verstärkte sich noch. Er biß die Zähne zusammen. Aber seine Augen begannen zu schimmern. Er sagte nichts; wohl weil gerade ein paar Fähnriche vorbeigingen. Und dann sah er hinaus, in den schmutzigen Schnee, auf dem die Februarsonne kraftlos entlangkroch.

Schließlich wandte er sich wieder Krafft zu und fragte: »Kennen Sie die Villa Rosenhügel?«

»Nein, Herr Hauptmann.«

»Ich werde sie Ihnen zeigen, Krafft – und dann werden Sie noch mehr von mir wissen. Es wird alles andere als eine erfreuliche Begegnung sein – aber lehrreich. Das kann ich Ihnen garantieren.«

»Ich lerne immer gerne zu.«

»Das merke ich. Und Sie haben sogar etwas ganz Wesentliches erkannt, scheint mir – Sie lernen auch aus Dummheiten und Gemeinheiten. Aber jetzt wollen wir zum Unterricht. Haben Sie einen besonderen Wunsch? Ich meine: wollen Sie, daß ich Ihnen ganz bestimmte Fähnriche in freier Dressur vorführe? Zieren Sie sich nicht. Nennen Sie getrost Namen.«

Der Oberleutnant Krafft zögerte nur kurz. Dann zog er ein paar Zettel aus seinem Ärmelaufschlag und schrieb auf einen davon acht Namen. Dann setzte er noch einen neunten Namen hinzu. Und diesen Zettel übergab er dem Hauptmann.

Feders warf einen kurzen Blick auf diese Liste. Dann begann er zu lächeln. Er sah Krafft freudig erstaunt an, als wäre der ein Fabeltier.

»Das sieht Ihnen ähnlich, Krafft! Genau, wie ich mir das gedacht habe – Sie rennen gegen Windmühlenflügel an.«

»Ich versuche, Ratten zu fangen – das, glaube ich, trifft die Sache eher.«

»Sie sind ein Don Quichotte«, sagte Feders beharrlich. »Aber für den habe ich schon immer eine Schwäche gehabt. Also los, kommen Sie – ich will Wind in Ihre Mühlenflügel blasen.«

»Achtung!« brüllte der Aufsichtsälteste.

Hauptmann Feders betrat den Unterrichtsraum wie einen Feldherrnhügel. Er winkte kurz ab, ehe noch eine Meldung vorgebracht werden konnte. Die Fähnriche ließen sich auf ihre Plätze fallen.

Feders bot dem Oberleutnant Krafft seinen Stuhl an. Die leidgeprüften Offiziersanwärter aber kamen gar nicht dazu, über die Anwesenheit ihres Aufsichtsoffiziers Verwunderung zu empfinden. Hauptmann Feders deckte sie bereits mit den ersten Fragen ein.

»Kramer, wie lautete die Aufgabe?«

Der fuhr hoch, wie von einer Wespe gestochen, und rief: »Eine Kompanie bezieht Quartier. Heimatkriegsgebiet oder Manövergelände. Welche Unterkunft läßt der Offizier für sich reservieren?«

»Mist«, sagte Feders kurz und schnell. »Sperren Sie gefälligst Ihre Ohren besser auf. Wir sind hier auf keiner Hotelfachschule. Hier werden nicht Zimmer reserviert, hier werden Quartiere beschlagnahmt, angewiesen, bezogen.«

Damit war zunächst einmal gleich der Aufsichtsälteste, der erfahrene, langjährige Unteroffizier, niedergebügelt worden. Doch niemand schien etwas Besonderes dabei zu empfinden – Krafft spürte das deutlich. Jeder der Fähnriche war allein mit sich selbst beschäftigt. Alle saßen sprungbereit da; und in fast allen Gesichtern war deutlich nachzulesen. daß sie mit einem Sprung ins Ungewisse rechneten.

Wie berechtigt diese schicksalsergebene Hoffnungslosigkeit war, erfuhr Krafft in erstaunlicher Kürze.

»Also los, Amfortas – welches Quartier beziehen Sie als Offizier? Immer unter der Voraussetzung, daß Sie überhaupt jemals Offizier werden. Antworten Sie schon, Mann. Welches Quartier?«

»Dasjenige, welches mir zugewiesen wird.«

»Völliger Quatsch, Amfortas!« sagte Feders mit verletzender Schärfe, doch ohne die geringste Lautstärke. »Für die Beschaffung von Kompaniequartieren ist im allgemeinen ein Unteroffiziersdienstgrad zuständig. Und kein Offizier läßt sich von einem Untergebenen irgendeine Bude zuweisen – er sucht sie sich aus! Welche sucht er sich aus, Böhmke?«

»Der Offizier bezieht das jeweils schlechteste Quartier, Herr Hauptmann«, rief der Fähnrich todesmutig, »denn er muß ein Beispiel geben.«

»Aber doch nicht ein Beispiel an Dämlichkeit, Mensch! Sie sind hier auf einer Kriegsschule – und nicht in einem Trainingslager für angehende Märtyrer.«

Hauptmann Feders war mit vernichtender Treffsicherheit am Werk – schnell, kühl, präzis. Krafft erkannte alsbald, daß niemand in der Aufsicht existierte, der seinem Taktiklehrer auch nur annähernd gewachsen war – und wenn es einen gab, dann hütete der sich, das zu zeigen. Feders machte den Leuten nicht nur eindeutig klar, daß ein Offizier immer recht hat – er zeigte ihnen auch, wie man es anstellen mußte, seine Untergebenen davon zu überzeugen.

Die Fähnriche starrten auf den Hauptmann, wie Kaninchen auf eine Schlange. Natürlich gab es auch da gewisse Nuancen. Einige – wie Amfortas, Andreas und Berger – demonstrierten gläubige Ergebenheit. Andere – wie Kramer, Weber und Böhmke – unterwarfen sich bedingungslos, oder doch zumindest bereitwillig, der Autorität. Wieder andere – wie Mösler und Rednitz – fahndeten aufmerksam nach Lücken, durch die sie möglicherweise hindurchschlüpfen konnten; aber sonderlich viel Hoffnung hatten auch sie nicht. Und einige wenige, wie Hochbauer, schienen nichts anderes zu wollen als die Bewährung; ohne Einschränkung.

Das nächste Opfer des Hauptmanns war der Fähnrich Berger. Auch er sprang hoch wie alle anderen, wie von Sprungfedern aufwärtsgeschnellt. Blaßblond und voll Eifer, leicht verkrampft und bis zum Zerbersten willig, holte er tief Luft: »Ich beziehe ein Quartier von mittlerer Qualität, schon um die Gemeinsamkeit, die Kameradschaft, zu unterstreichen.«

»Sie haben überhaupt nichts zu unterstreichen, Sie Niete, denn Sie sind kein Buchhalter. Gemeinsamkeit gibt es nur im Massengrab. Kameradschaft wird nicht durch die Wahl der Betten bewiesen. Der Nächste. Sie, Rednitz.«

»Ich beziehe natürlich das beste Quartier«, sagte der, ohne zu zögern.

»Warum, Rednitz?« stieß der Hauptmann sofort nach. »Etwa deshalb, weil jetzt keine andere Möglichkeit mehr zur Auswahl übrigbleibt?«

»Weil dem Offizier grundsätzlich das Beste zusteht, Herr Hauptmann.«

»Das könnte Ihnen so passen! Sie wollen vermutlich Ihren Krieg im Kasino führen, was? Kein Einsatz ohne Koffergrammofon, ohne Weinkiste, ohne Eau de Cologne und ohne Offizierspuff, was? Immer das Beste! Wenn Sie etwa deshalb Offizier werden wollen, meine Herren, dann können Sie sich begraben lassen.«

Dieses vernichtende Spiel betrieb Hauptmann Feders noch eine volle Viertelstunde. In dieser verblüffend kurzen Zeitspanne hatte er alle neun Fähnriche »rasiert«, die auf dem Zettel von Krafft standen. Erst dann erlaubte Feders den immer kleinlauter werdenden Fähnrichen, einige von ihm halbwegs gebilligte Formulierungen zu finden.

Danach sah das Resultat ungefähr folgendermaßen aus: Der Offizier bezieht das beste Quartier, weil er am meisten zu tun hat und sich deshalb auf kürzere Ruhezeiten beschränken muß, weil größere Pflichten größere Rechte nicht ausschalten – kurz: weil er eben ein Offizier ist; kein Unteroffizier, kein Mannschaftsdienstgrad.

Die Bleistifte der Fähnriche jagten hastig über das Papier. Sie gaben vor, derartige Erkenntnisse – ein für allemal –

schwarz auf weiß besitzen zu wollen, um sie dann getrost in den Krieg tragen zu können.

Als das erledigt war, befahl der Hauptmann: »Karten heraus, Meldeblöcke heraus! Wir benutzen das Meßtischblatt sechshundertvierundsiebzig.«

Die Fähnriche machten, wenn das überhaupt möglich war, noch betrübtere Gesichter als vorher. Dennoch versuchten sie, wie es sich gehörte, geschäftige Munterkeit zu zeigen. Sichtbare Depressionen brachten unweigerlich Minuspunkte ein. Major Frey hatte ihnen das zu Beginn des Lehrgangs unmißverständlich deutlich gemacht und einen seiner berühmten »Kernsätze für alle Lebenslagen« von Stapel gelassen. Dieser lautete: »Ich erwarte von euch, daß ihr stets mit Freude dabei seid – auch wenn ihr euch vor Angst in die Hosen macht.«

Derartige Parolen lagen Hauptmann Feders fern. Ob seine Fähnriche Freude mimten, war ihm gleichgültig. Hauptsache: sie waren unter Druck. Hatte er vorhin Einzelaktionen gestartet, war jetzt ein Angriff auf breiter Front fällig – und zwar mit Hilfe des Meßtischblattes sechshundertvierundsiebzig.

Diese Karte gehörte zu den sogenannten »Idiotenwiesen« – denn sie war bereits als primitives Lehrmittel präpariert. Sie wies nicht die üblichen Zeichen auf, sondern sie war außerdem noch in »Räume« eingeteilt: rote und blaue numerierte Kreise und Felder umfaßten bestimmte Gebiete; und diese konnten, je nach Wunsch und Willen des Lehrers, als gesperrte Räume, Bereitschaftsräume, Einsatzräume und so weiter bezeichnet werden.

Hauptmann Feders sagte: »Verlegung einer in Bereitschaft liegenden Kompanie aus dem Raum A vier zum Einsatz nach F sieben. Geben Sie den entsprechenden Kompaniebefehl. Zeit: fünfzehn Minuten. Anfangen.«

Der Hauptmann legte seine Uhr vor sich auf das Pult. Dann schien er sich lässig dem Studium einer Vorschrift zu widmen. Aber er las nicht – er beobachtete die Fähnriche.

Genau das gleiche tat auch der Oberleutnant Krafft. Er betrachtete einen nach dem anderen: Mösler und Rednitz schrieben ungeniert voneinander ab; Böhmke blickte hilflos verträumt ins Leere; Weber grübelte schwitzend; Amfortas und Andreas zeigten äußerst entschlossene Gesichter, doch war ihnen offenbar noch nicht klar, wozu sie eigentlich entschlossen waren. Hochbauer gehörte zu den wenigen, die mit großer Konzentration an der Arbeit waren; er wußte vermutlich genau, was er wollte.

Nach dreizehn Minuten sagte der Hauptmann: »Die Zeit ist um. Kramer, sammeln Sie die Arbeiten ein – aber nicht die von Mösler und Rednitz, die sind ungültig. Die Kerle haben voneinander abgeschrieben – aber bei mir produziert jeder seinen Mist alleine. Merkt euch das!«

Und während der Aufsichtsälteste dabei war, den Fähnrichen, die noch schnell letzte Korrekturen anbringen wollten, die Zettel zu entreißen, diktierte der Hauptmann Feders bereits: »Hausaufgabe für morgen: In der bezogenen Stellung im Raum F sieben fällt der zweite Zug aus. Ersetzen Sie ihn durch Gefechts-, Verpflegungs- und Gepäcktroß. Formulieren Sie den entsprechenden Kompaniebefehl. Der Unterricht ist damit beendet – 'raus mit euch! In zwei Minuten will ich hier keinen Schwanz mehr sehen.«

In zwei Minuten war der Unterrichtsraum leer. Nur noch Feders und Krafft standen einander gegenüber. Und der Hauptmann sagte: »Sie können den Dreck, den diese Burschen geschrieben haben, durchsehen, wenn Sie wollen. Sie können ihn auch mit auf Ihre Bude nehmen.«

»Sie werden diese Arbeiten dringend brauchen, Herr Hauptmann.«

»Ach was!« sagte Feders und packte seine Sachen zusammen. »Ich heize damit höchstens meinen Kanonenofen.«

»Sie sagen den Fähnrichen nicht am anderen Tag, was sie falsch gemacht haben?« fragte Krafft leicht verwundert.

»Ich sage ihnen, wie es richtig gemacht wird – das genügt. Die Elaborate dieser Burschen sind sowieso alle falsch oder unvollkommen oder ungenau. Sie wissen das auch und haben deswegen die Hosen gestrichen voll – und das ist genau der Effekt, den ich erzielen will. Warum? Um ihnen einen Vorgeschmack von der Hölle zu geben, die sie als Offizier erwartet. Ich zwinge sie dazu, nachzudenken – bis sie endlich erkennen, wie armselig sie sind. Denn das sind wir ja alle. Kommen Sie mit in die Villa Rosenhügel, und ich werde Ihnen das beweisen. Ich habe einen Wagen bestellt – er fährt in einer halben Stunde.«

Eine halbe Stunde später verließ der bestellte Wagen, ein halboffener Mercedes-Kübel, die Kaserne. Ein tiefvermummter Gefreiter, mit Pelzmütze, Ohrenklappen und Ohrenschützer, saß vorne am Steuer. Hinten saßen in ihren Tuchmänteln Feders und Krafft. Sie froren entsetzlich, und die Kälte schien ihren Atem in Rauch zu verwandeln.

Sie umfuhren Wildingen/Main und bogen auf die große Straße ein, die in Richtung Würzburg führte. Sanfte, flächige Hügel umgaben sie, und der abgelagerte Schnee verbreitete Melancholie.

»Saukalt«, sagte Feders. »Ich muß den Fähnrichen beibringen, was hartgefrorene Erde bedeutet. Sie erhöht die Sprengwirkung und erschwert das Anlegen von Gräbern.«

Sie verließen die breite Chaussee bald wieder; sie schlugen eine idyllische Nebenstraße ein, nach Ipfhofen zu, wo ein herrlicher Wein wuchs. Aber jetzt lagen die Berge leer, wie tot. Und die Pfähle zwischen den Rebstöcken erinnerten in ihrer starren Regelmäßigkeit an endlose Kreuzreihen, wie sie auf Heldenfriedhöfen standen.

»Was halten Sie von Hochbauer, Herr Hauptmann?« fragte Krafft vorsichtig.

»Der mit Abstand beste Mann der Aufsicht«, sagte Feders ohne zu zögern. »Ein ausgesprochen begabter Taktiker. Klardenkend, zielbewußt und entschlußfreudig. Und wenn er Ihnen noch so sehr im Magen liegt, Krafft – er ist der geborene Offizier.«

»Und seine Charaktereigenschaften?«

»Kümmern mich einen Dreck, Krafft. Was heißt schon Charakter, wenn es allein darauf ankommt, Tüchtigkeit, Energie und Ausdauer zu besitzen. Ein Offizier muß in erster Linie Befehle geben können – schnelle, klare, zweckmäßige und damit richtige Befehle. Mit Charakter allein werden Sie weder Stellungen halten noch gar welche erobern.«

»Aber die Charaktereigenschaften –«

»Sind absolut zweitrangig – von mir als Taktiklehrer aus gesehen! Was erwarten Sie eigentlich von einem Offizier, Krafft? Etwa Güte, Einsicht, Menschenliebe, Anständigkeit? Treue? Gläubigkeit? Wie kommen Sie mir vor? Damit kann man keine Kriege anfangen – und gewinnen schon gar nicht. Charaktereigenschaften! Fangen Sie doch mal an, Sie Traumtänzer, Ihre Vorgesetzten auf Charaktereigenschaften hin zu untersuchen. Fangen Sie am besten gleich damit bei Ihrem Obersten Befehlshaber an! Sagten sie was, Krafft?«

»Überflüssig«, sagte der.

»Ganz meine Meinung«, erklärte Feders. »Bleiben wir also bei unseren Fähnrichen. Glauben Sie mir, Krafft, wenn es eine Charaktereigenschaft gibt, über die ein Offizier verfügen muß, dann ist es Härte. Im Krieg bleibt uns keine andere Wahl. Denn der Krieg ist unbarmherzig, grausam und ekelerregend. Man krepiert oder man überlebt. Aber das ist noch nicht alles, Krafft. Es gibt auch einige, die überleben, obgleich sie krepiert sind. In spätestens einer halben Stunde werden Sie wissen, was ich meine.«

Sie fuhren schweigend weiter, durch winzige Weinstädte, in denen noch das Mittelalter atmete – vergessen in den Ecken des Landes, auf das die Vernichtung zurollte. Fast einsame Idylle zwischen Leichenfeldern – darin ein feldgrauer Kübelwagen, ein Fremdkörper, ein Käfer, der durch ein Kinderzimmer kroch.

Sie steuerten auf einen Seitenweg zu, bis vor ihnen, auf einem Hügel, eine Villa lag. Ein Hort für verträumte Einsamkeit, so schien es – romantische Lieblichkeit, in der Ferne wie umschlungen von dem grausilbernen Band einer Mainschleife.

»Nicht wahr«, sagte Feders bissig, »fehlt eigentlich nur noch, daß Harfentöne erklingen – oder fröhliches Schlittengeläute; denn schließlich haben wir Winter.«

Krafft war, beim Anblick dieser dekorativen Villa, auf alles gefaßt: auf einen verschwiegenen Offizierspuff ebenso, wie auf ein heimliches Warenlager oder eine geheime Versuchsanstalt.

»Das dort«, sagte Hauptmann Feders und blickte zur einsamen, wie ausgestorben daliegenden Villa hin, »ist sozusagen meine Kirche. Sie haben letztens in der Nacht bei mir einen Mann auf seiner untersten Stufe gesehen – ein schwatzendes, winselndes, hilfloses Menschenwrack. Aber diese meine Depressionen sind selten – und wenn sie mich zu überfallen drohen, dann flüchte ich mich hierher. Der Mann, der diesem Hause vorsteht, ist mein einziger Freund.«

Je näher sie der Villa Rosenhügel kamen, um so deutlicher wurde, daß sie in eine Zone völliger Abgeschlossenheit gerieten. Der direkte Weg war durch einen Schlagbaum abgetrennt. Daneben stand ein Schild: Verbotenes Gelände. Kurz danach kam ein hoher, dünner Stacheldrahtzaun.

Der Wagen hielt. Feders sprang hinaus und ging auf das Tor zu. Hier befand sich eine Sprechanlage. Der Hauptmann drückte auf einen Summerknopf.

»Bitte melden«, ertönte eine rostige Stimme aus einem Lautsprecher.

»Hauptmann Feders und zwei Begleiter.«

»Bitte passieren«, sagte die Stimme nach kurzer Pause.

Feders sprang wieder in den Wagen hinein. Ein surrendes Schaltgeräusch ertönte: das Tor wurde elektrisch geöffnet. Langsam – befohlene Höchstgeschwindigkeit zehn Stundenkilometer – rollte der Wagen auf die Villa zu.

Feders und Krafft stiegen aus. Der Fahrer des Wagens blieb sitzen; er schien, trotz der Kälte, keinerlei Wert darauf zu legen, die beiden Offiziere zu begleiten – möglicherweise war ihm das, bei einer seiner früheren Fahrten hierher, verboten worden. Er trampelte ein wenig mit den Füßen und zündete sich eine Zigarette an; das angebrannte Streichholz steckte er wieder in die Schachtel zurück.

»Wir sind am Ziel«, sagte der Hauptmann Feders. »Oder vielleicht sollte ich sogar sagen: Wir sind am Ende.«

Die Halle war leer – grellweiß ausgekalkt. Ihr Steinfußboden war zum Teil mit Läufern aus Sackleinwand belegt worden. In der Luft lag jener scharfe dumpfe Geruch, der sofort deutlich machte, zu welchem Zweck dieses Gebäude diente: Es war ein Krankenhaus – ein Lazarett. Aber eins, in dem lastende Stille herrschte.

Dann erschien, aus dem Hintergrund schnell auf sie zukommend, ein großer dürrer Mann in Offiziersuniform. Ihn umgab flatternd ein weitgeöffneter weißer Mantel. Die Bewegungen dieses Menschen waren pendelnd, doch ohne Gleichmäßigkeit. Sein Kopf hing ihm wie verkrampft zwischen den Schultern.

Und als dieser Mann näher kam, erkannte Krafft, daß er kein Gesicht hatte. Über seinen Schultern hing eine rosigbleiche, verquollene Masse, aus der, übergroß erscheinend, ein Auge funkelte. Ein leuchtend blaues, kluges und zugleich gütig blickendes Auge.

»Darf ich bekannt machen«, sagte Feders sehr förmlich. »Stabsarzt Krüger, mein Freund – Oberleutnant Krafft, ein Kamerad von mir.«

Der Stabsarzt reichte Krafft seine weit ausgestreckte Hand entgegen. Es war eine langfingrige, nervige, überaus feingegliederte Hand, die voller Zartheit und Kraft zugleich war. Die Hand eines Geigers oder eines Chirurgen, gezeichnet von hoher Sensibilität.

Ein Spalt öffnete sich in der verquollenen Masse, die einst ein Gesicht gewesen war – und was für ein Gesicht wohl, gemessen an der vollendeten Schönheit der Hände? Der Stabsarzt sagte: »Es wäre vermessen, Sie hier willkommen zu heißen, Herr Krafft. Aber ich pflege meinen außerordentlich seltenen Besuchern gewöhnlich zu sagen: Versuchen Sie, dennoch nicht zu verzweifeln.«

Der Oberleutnant blickte sich wie hilfesuchend nach Hauptmann Feders um. Der Stabsarzt sah diesen Blick und fragte dann: »Hast du unserem Gast bisher vorenthalten, was ihn hier erwartet, Erich?«

»Natürlich«, sagte Feders fest. »Er soll sehen, was diese Welt alles zu bieten hat – und wenn ihn dabei der Schlag trifft. Du würdest das, glaube ich, Schock-Therapie nennen – nicht wahr, Heinz?«

Der Stabsarzt Krüger nickte nachdenklich. Dann betrachtete er den Oberleutnant Krafft, als beabsichtigte er, eine Diagnose zu stellen. Sein Auge leuchtete in diamantklarem Blau.

Nunmehr öffnete sich der verquollene Spalt, der einst ein Mund gewesen war. »Mein Freund Erich Feders und ich – wir kennen uns seit unserer Schulzeit. Wir waren unzertrennlich. Wir hatten die besten Zeugnisse, wir waren die erfolgreichsten Sportler und die beliebtesten Tänzer, wir heirateten die schönsten Frauen – und wir wurden beide durch den Krieg, fast zur gleichen Zeit, verstümmelt. Seitdem das passiert ist, versuchen wir, ein neues, anderes Leben zu entdecken; aber noch können wir das alte nicht überwinden. Und manchmal hat Feders das verständliche Bedürfnis, nach einem Menschen zu suchen, der uns verstehen könnte – und dann bringt er ihn hierher.«

»Keine langen Vorreden, Heinz«, sagte der Hauptmann Feders ablehnend. »Ich habe lediglich in diesem Krafft ein brauchbar funktionierendes Gehirn entdeckt – und das möchte ich nicht gerne verkümmern sehen. Aber an ihm nagen verschwommene Ideale. Nur noch mit brutaler Rücksichtslosigkeit wegzuoperieren.«

Jetzt schien es, als lächele das eine Auge des Stabsarztes den Oberleutnant an. Und dann sagte er, mit seiner gepreßten Stimme, die ohne jeden Ausdruck war: »Wenn Sie das, was ich Ihnen nun zeige, Herr Krafft, noch niemals vorher gesehen haben oder vielleicht gar nicht einmal davon wissen, dann werden Sie erschrecken – eine andere Reaktion ist kaum denkbar. Und dann ist es vielleicht gut, wenn Sie eins wissen: Sie können wohl sehen, aber nicht gesehen werden. Sie sind von dem, was Sie sehen, getrennt durch eine Glasscheibe, die auf der anderen Seite wie eine dunkle Wand wirkt. Die Stimmen, die Sie hören, kommen aus Lautsprechern, die wir zur Kontrolle montiert haben. Wenn Sie keine Stimmen hören, dann sind diese Lautsprecher abgeschaltet. Kommen Sie also, lieber Freund.«

Der Stabsarzt ging voraus. Krafft folgte. Feders schritt hinterher. Sie gingen durch die grauweiße Halle hindurch, in einen engen Gang hinein. Die Wände waren glatt, kalt und lähmend hell. Und plötzlich weiteten sie sich zu einem hallenartigen Bau. Hier öffnete der Stabsarzt eine eiserne Tür und bedeutete Krafft, hineinzugehen.

Der Oberleutnant betrat einen schmalen Raum. Hier hockte ein Mann in einem weißen Kittel. Ein eckig gekrümmter Rücken, vornübergebeugt und fast bewegungslos. Der Kopf tief in den Schultern, halslos und starr. Ein deformierter Menschenkörper. Dieser Mann war als Krankenwärter tätig.

Hier standen Schaltapparaturen, eine Uhr, ein Verstärker, ein Mikrofon. Der Krankenwärter drehte, mit zuckenden Bewegungen, seinen Körper und blinzelte zu dem Eintretenden hinüber. Und dann, als wolle er den Blick des Oberleutnants lenken, zuckte er wieder herum und blinzelte zu der langen Wand hinüber.

Krafft blickte dorthin. Er sah eine Wand, die ganz aus Glas war – einem Schaufenster nicht unähnlich. Und hinter dieser Wand befand sich ein Raum, dessen Wände grünlich schimmerten. Betten standen in diesem Raum – schmale, flache, tiefstehende Betten, wie sie Kinder haben. Aber alle diese Betten war glatt und leer.

Krafft blickte aufwärts. Und jetzt sah er Bündel, die von der Decke herabhingen. Kantige, kistenförmige, plumpe Bündel. Sie baumelten hilflos ins Leere. Sie waren in gestreifte, blaßfarbene Stoffe gehüllt – Stoffe, die an Schlafanzüge erinnerten. Gurte aus Leder oder Jute umschlangen sie – wie ein weitmaschiges Netz, das einen Ball umfangen hält.

Diese Bündel – das sah der Oberleutnant Krafft jetzt – regten sich. Nicht alle, aber einige. Sie drehten sich langsam. Sie schaukelten sich. Und diese Bündel hatten Köpfe. Menschenköpfe.

Es waren Menschen, die dort hingen.

»Meine Patienten«, sagte der Stabsarzt, der hinter Krafft stand, leise.

Es waren Körper mit Köpfen – ohne Gliedmaßen. Eingehüllt in Schlafanzüge, umwunden von Tragegurten, angehängt an Haken, wie sie bei Fleischern Verwendung finden.

»Ich habe noch zwei weitere Krankensäle dieser Art«, sagte der Stabsarzt.

Diese Menschen schienen miteinander zu sprechen. Sie öffneten die Lippen – spaltbreit der eine, weit ein anderer. Ein dritter riß seinen Mund groß auf, als lache er. Oder gähnte er? Oder schrie er?

Aber alles das geschah mit gespenstiger, atembeklemmender Lautlosigkeit. Der Krankenwärter hatte die Lautsprecher abgeschaltet.

»Es sind Lebewesen, wie alle anderen Menschen auch«, sagte der Stabsarzt. »Nur daß sie nicht gehen und nicht greifen können. Sie sind bewegungslos und damit hilflos wie Kinder – aber mit dem Verstand, den Gefühlen und den Bedürfnissen von zwanzig- und dreißigjährigen Menschen.«

Der Oberleutnant fühlte, wie alle Kraft aus seinem Körper wich. Seine Glieder wurden weich, als zerfielen sie zu Watte; Leere entstand in seinem Gehirn und brachte ihn zum Taumeln. Er spürte eine Hand, die nach ihm griff; und das ließ ihn sein Gleichgewicht wiederfinden.

»Korbmenschen«, sagte der Hauptmann Feders. »Die letzte Ausgeburt an Grausamkeit, die der Krieg sich ausgedacht hat. Vielen dieser Menschen fehlen nicht nur Arme und Beine, sondern auch Lungenflügel, Kehlköpfe, Magenwände, Gehörwindungen und Geschlechtsteile.«

»Hören Sie auf!« sagte Krafft gequält. »Hören Sie doch auf. Es ist genug!«

»Diese Menschen«, sagte der Hauptmann Feders, »gelten als tot, als vermißt, als gefallen. Aber sie leben noch! Sofern man diesen Zustand überhaupt Leben nennen kann. Und wenn sie nicht eines Tages aus medizinischen oder aus Bequemlichkeitsgründen in ein gewiß schöneres Jenseits befördert werden – wie wohl werden sie ihren sogenannten Erdenwandel beschließen? In ihren Körben? Hilflos wie Säuglinge? Hoffnungslos – und nicht einmal mehr fähig, Selbstmord zu begehen. Und um sie herum keine Frau, kein

Freund, keine Angehörigen – nur Soldaten, gezeichnete Helfershelfer des Krieges, mit verkrümmter Wirbelsäule, entstellten Gesichtern und fehlenden Gliedmaßen.«

Der Oberleutnant Krafft wandte sich ab. Sein Gesicht war graubleich.

»Und jetzt, Krafft«, sagte der Hauptmann Feders mit wilder Eindringlichkeit. »versuchen Sie, noch eine Sekunde lang in Ihrem Leben völlig sorglos zu sein. Wenn Sie das jetzt noch können, dann –.« Er verstummte.

»Kommen Sie«, sagte der Stabsarzt leise und führte Krafft hinaus. »Sagen Sie nichts dazu – aber denken Sie nach. Dann werde ich Sie vielleicht einmal wiedersehen. Und dann werde ich Ihnen sagen: Willkommen.«

15

EINE DAME DARF SICH NICHT VERGESSEN

Archibald!« rief die Frau des Majors.

Aber ihr Mann meldete sich nicht. Immer, wenn Sie ihn brauchte, war er nicht da. Das fiel ihr auf – in der letzten Zeit.

Vor ihr lag die Teilnehmerliste für ihr geselliges Beisammensein. Und da gab es ein besonderes Problem.

»Archibald!« rief sie erneut.

Sie hörte, mit einer gewissen Erleichterung, eine Tür zuschlagen. Schlurfende Schritte erklangen auf dem Korridor. Der Major begab sich ins Schlafzimmer.

Frau Felicitas ging im sofort nach. »Archibald«, sagte sie, »ich muß dich dringend sprechen.«

Der Major saß auf seinem Bett, um seine Socken zu wechseln. Er sah unwillig auf, als er im leichten Befehlston seinen Namen hörte. Seitdem er Modersohn kannte, hatte er sich gewünscht, wie dieser nur dann angesprochen zu werden, wenn er ausdrücklich Erlaubnis dazu gab. Aber schließlich war er noch kein General und außerdem verheiratet.

»Bitte, was kann ich für dich tun, meine liebe Felicitas?« fragte er. Und seine Stimme klang außerordentlich bereitwillig.

»Läßt sich dieser Oberleutnant Krafft nicht vermeiden?« fragte sie suggestiv.

»Ich fürchte, nein«, sagte der Major bedauernd.

»Er wird die Harmonie meiner kleinen Gesellschaft stören«, vermutete die Frau Major.

Ihre geselligen Abende fanden alle vierzehn Tage statt, jeweils an einem Freitag. Und diese Veranstaltungen waren ihr ureigene Idee gewesen. Der Major hatte nur noch zustimmen können, und das war nicht ungerne geschehen. Denn die Gattin des Lehrgangskommandeurs II bewies so, daß sie nicht nur die erste Dame der Kriegsschule war, sondern auch einen entsprechenden Einfluß zu nehmen wußte.

»Ich wollte«, versicherte der Major, »ich könnte dir diesen Krafft ersparen. Aber hier geht es um ein Prinzip, liebe Felicitas. Du hast bisher immer, in bewundernswerter Weise, keinerlei Ausnahmen geduldet und stets deine Ziele trotz mancher Schwierigkeiten zu erreichen verstanden.«

Frau Frey nickte versonnen vor sich hin.

»Du mußt wissen, Archibald, daß ich bisher nur sieben junge Damen eingeladen habe.« Denn mehr gab ihrer Ansicht nach die Wildlinger Gesellschaft nicht her. »Wenn aber auch noch dieser Krafft kommt, dann sind es im ganzen acht unverheiratete Offiziere – also einer zuviel.«

»Aha«, sagte der Major und gab sich interessiert.

»Natürlich«, sagte Frau Felicitas, »muß jeder Offizier seine eigene Tischdame haben – sonst wird die Gefahr einer wilden Courmacherei heraufbeschworen.«

»Nun – und wie ist es mit deiner Nichte, mit Barbara?«

»Ausgeschlossen!« sagte sie. »Barbara wird dringend in der Küche gebraucht – wie soll ich ohne sie auskommen? Übrigens mußt du unbedingt noch eine Ordonnanz aus dem Kasino kommen lassen – anders schaffen wir das nicht. Ist das zu machen? Oder reicht dein Einfluß so weit nicht?«

»Natürlich ist das zu machen«, sagte der Major prompt. Seinen Einfluß anzuzweifeln kam einer Kränkung gleich. Felicitas wußte das – es war die sicherste Art, bestimmte Wünsche bei ihm durchzudrücken.

»Um noch einmal auf diesen Krafft zurückzukommen, Archibald – könnte der nicht dienstlich verhindert sein?«

»Er wird es sein, meine liebe Felicitas, falls der Abendzug, von Würzburg her, nicht rechtzeitig eintrifft. Denn Krafft hat den Auftrag – und zwar vom General persönlich – auf dem Bahnhof eine Frau Barkow in Empfang zu nehmen und sie dann in ihr Hotel zu geleiten.«

»Vom General persönlich?« fragte die Frau des Majors mit leichtgehobener Stimme.

»Du mußt nicht etwa denken, Felicitas, daß mich das auch nur im geringsten beeinflußt. Ganz im Gegenteil, möchte ich sagen. Zwischen dem General und mir hat es in der letzten Zeit erhebliche Differenzen gegeben. Ich stimme mit ihm in weltanschaulicher Hinsicht nicht mehr völlig überein, was unter Umständen einige Konsequenzen zur Folge haben könnte. Und der Oberleutnant Krafft ist mir sowieso ein Dorn im Auge. Wenn es auf mich persönlich ankäme, würde ich kein Wort mit ihm wechseln, zumal er sich heute fast den ganzen Nachmittag unentschuldigt irgendwo im Gelände herumgetrieben hat. Ausgerechnet noch dazu mit Hauptmann Feders.«

Frau Frey musterte ihren Mann. Er stand auf Socken vor ihr und heuchelte freundliche Anteilnahme an ihren Problemen – sie kannte ihn gut; zu gut, wie sie manchmal meinte. Natürlich nahm er Rücksicht auf den General; wenn er auch etwas anderes behauptete. Und dieser Krafft schien tatsächlich die Protektion Modersohns zu besitzen. Der Major hielt es für ratsam, diesen Umstand zu respektieren, wenn vielleicht auch mit Widerwillen. Sie war von dem passiven Verhalten ihres Mannes enttäuscht – was beklagenswerterweise in der letzten Zeit schon des öfteren der Fall gewesen war.

»Du solltest dir deine Hausschuhe anziehen, Archibald«, sagte sie. »Es ist nicht gut für deine Gesundheit, wenn du auf Socken herumläufst – und gut für die Socken ist das auch nicht.«

»Ich wollte sowieso gleich baden«, sagte der Major, sich entschuldigend. Als er eilig den Raum verließ, sah Frau Frey ihm längere Zeit nach; und ihr Blick verriet Betrübnis.

Es klopfte. Barbara erschien und meldete: »Draußen ist ein Fähnrich – im Auftrag von Hauptmann Ratshelm.«

»Der gute Ratshelm«, sagte die Frau des Majors angenehm berührt. »Er ist immer so ritterlich. Ein ganzer Mann!«

»Kann ich nicht finden«, sagte Barbara.

»Nun«, sagte Felicitas, »vielleicht verstehst du etwas anderes darunter als ich.«

»Kann schon sein«, gab Barbara zu. »Ich finde den Hauptmann Ratshelm jedenfalls nicht gerade sehr männlich.«

»Barbara!« rief die Frau des Majors entsetzt. »Wie kannst du so etwas sagen! Herr Hauptmann Ratshelm ist ein ausgezeichneter Offizier.«

»Kann schon sein«, sagte Barbara gleichmütig.

Felicitas Frey betrachtete ihre Nichte mit offener Mißbilligung. Was war das nur für ein Mädchen! Kein Lebensstil! Aber in der Küche gut zu gebrauchen – und das war nicht unwichtig.

»Wir reden noch darüber, Barbara«, sagte sie zurechtweisend.

»Schon recht«, sagte Barbara. »Kann jetzt der Fähnrich kommen?«

»Doch nicht ins Schlafzimmer! Ins Wohnzimmer natürlich. Ich lasse bitten.«

Es war ein Fähnrich von großer Ansehnlichkeit. Die Frau des Majors registrierte das sofort. Deutsche, lichte Blondheit strahlte sie an; von vorzüglichen Manieren auf das angenehmste ergänzt.

»Wenn Sie gestatten, gnädige Frau«, sagte ihr Besucher mit wohltuend formvollendeter Zurückhaltung, »mein Name ist Hochbauer, Fähnrich Hochbauer. Sechste Inspektion, Aufsicht Heinrich. Ich komme im Auftrag von Herrn Hauptmann Ratshelm und darf der gnädigen Frau einige Bücher übergeben.«

Frau Frey lächelte entzückt und hielt dem Fähnrich ihre Hand entgegen. Der trat, sozusagen mit artiger Kühnheit, darauf zu. Er beugte sich vor, um ihre Hand mit sanftem Druck zu ergreifen.

Felicitas Frey sah seidiges, sorgsam gekämmtes und sorgfältig links gescheiteltes Haar; dann eine hohe, gewölbte Stirn, die ihr einen entschlußfreudigen Denker verriet; treublickende Augen darunter, eine edel geformte, schmalrückige Nase, dazu ein Mund, wie ihn königliche Pagen hatten – ihrer Ansicht nach.

»Der gute Ratshelm!« sagte Frau Frey, weil ihr im Augenblick nichts anderes einfiel. »Bitte, setzen Sie sich doch, Herr Hochbauer. Was haben Sie mir Schönes mitgebracht?«

»Beste deutsche Literatur«, sagte der Fähnrich, der artig vor ihr Platz genommen hatte. Er öffnete die Aktenmappe, die vor ihm auf den Knien lag. »Eine Blütenlese unseres Geistes, gnädige Frau – Johst, Jelusich und Blunck.«

»Wie schön«, sagte Frau Frey und griff nach den Büchern, die seine Hände hielten. Es sind noch nicht die Hände eines Mannes, dachte sie, vielmehr sensible, zarte, edle Knabenhände. »Lesen Sie auch viel?«

»Gelegentlich schon«, sagte der Fähnrich vorsichtig, »wenn mir der Dienst dafür Zeit läßt. Und der Dienst geht natürlich allem anderen vor. Aber er schließt selbstverständlich nicht aus, daß man sich auch mit den geistigen Dingen, die unsere Nation bewegen, immer wieder beschäftigen muß.«

»Wie wahr!« sagte Felicitas Frey zustimmend. Und da sie hörte, wie ihr Mann im Badezimmer das Wasser ablaufen ließ, sagte sie abschließend: »Vielleicht unterhalten wir uns einmal bei Gelegenheit etwas ausführlicher über diese Dinge.«

»Es wäre mir eine Ehre, gnädige Frau!« versicherte Hochbauer mit wohltuender Dankbarkeit.

Dann stand der Fähnrich auf und beugte sich abermals über die ihm entgegengestreckte Hand. Er ergriff sie behutsam. Felicitas registrierte: zupackende Zärtlichkeit. Sein Handkuß bereitete ihr Wohlbehagen. Sie fühlte sich verehrt. Und das tat ihr gut.

»Hattest du Besuch?« fragte der Major, der im Bademantel hereinkam.

»Du solltest nicht unzulänglich bekleidet im Hause herumlaufen, Archibald«, sagte sie nahezu sanft, denn sie war in milder Stimmung. »Bitte bedenke doch, daß Barbara jeden Augenblick hereinkommen kann. Und ich möchte ihr diesen Anblick ersparen.«

»Ersparen?«

»Um sie nicht in Versuchung zu führen.«

Das leuchtete dem Major ein. Denn er hielt sich für einen stattlichen Mann, was er, landläufigem Urteil nach, ja auch war; besonders in voller Uniform. Doch wenn er sich auch geschmeichelt fühlte, so vergaß er nicht, daß er auf seine Frage keine Antwort bekommen hatte. »Wer war dieser Besuch?« wollte er wissen.

»Ein Fähnrich«, sagte sie leichthin. »Einer aus Hauptmann Ratshelms Inspektion. Er hat mir Bücher gebracht. Ein wohlerzogener Jüngling übrigens, mit vorzüglichen Manieren.«

»Ja«, sagte der Major, befriedigt über diese Auskunft. »Unser Menschenmaterial ist nicht schlecht – zumal es ja auch bei uns in gute Hände gerät, wenn man von Krafft absieht.«

»Das erinnert mich daran, daß mir immer noch eine junge Dame fehlt – falls es sich wirklich nicht vermeiden läßt, diesen Krafft heute abend hier zu empfangen.«

»Du könntest ja Fräulein Bachner einladen – die Sekretärin des Generals«, sagte der Major.

»Höre ich recht?« fragte Felicitas Frey unangenehm berührt. »Du versuchst, diese fragwürdige Person zu protegieren?«

»Ich habe dir lediglich einen Vorschlag gemacht«, versicherte der Major.

»Sie ist ein Generalsliebchen – das steht doch wohl fest.«

»Das läßt sich nicht beweisen«, sagte der Major. »Ich bitte dich, um Himmels willen, etwas vorsichtiger zu sein. Wie du mittlerweile bemerkt haben dürftest, ist mit dem General nicht zu spaßen!«

»Mit mir aber auch nicht«, sagte Felicitas.

»Ich bitte dich«, sagte der Major beschwichtigend. »Was soll man da machen! Wo die Liebe hinfällt, da fällt sie eben hin!«

»Nun«, sagte die Frau des Majors plötzlich mit feinem Lächeln, »da kannst du recht haben.«

»Na siehst du!« rief der Major zufrieden. »Außerdem ist das doch kein schlechter Schachzug – dieses Mädchen und der Oberleutnant Krafft! Das würde ich dem General gönnen!«

Frau Frey schüttelte bekümmert den Kopf, als sie endlich allein war, und seufzte tief. Sie strich ihr Kleid glatt. Und dabei fand sie, daß ihre Hüften einen schönen, fraulichen Schwung besaßen – nicht sonderlich füllig, aber fest. Sie war einst eine gute Reiterin gewesen.

Dann begann sie zu telefonieren.

»Liebes Fräulein Bachner«, sagte sie mit süßer Freundlichkeit, »schon immer wollte ich Sie einmal zu mir bitten. Ich habe schon lange diesen Wunsch gehabt. Wollen Sie mir nicht die Freude machen?«

»Welche Freude, gnädige Frau?«

»Mich zu besuchen, ganz zwanglos. Anläßlich einer netten kleinen Gesellschaft – nur erlesene Gäste, aber das brauche ich ja wohl nicht besonders zu betonen.«

»Das brauchen Sie wirklich nicht besonders zu betonen, gnädige Frau.«

»Sie kommen also, liebes Fräulein Bachner?«

»Wann, bitte?«

»Heute abend. Es wird mir eine ganz besondere Freude sein!«

»Mir auch, gnädige Frau«, sagte Sybille Bachner und beendete das Gespräch.

Felicitas begab sich unverzüglich zu ihrem Mann. Der hatte sich hingelegt, um ein Schläfchen zu halten. Sie registrierte das nicht ohne Erbitterung – er legte sich hin, und sie rackerte sich für ihn ab.

»Archibald«, sagte sie dennoch freundlich. »Es ist mir gelungen!«

»Was ist dir diesmal schon wieder gelungen?«

»Ich habe diese Sybille Bachner überredet – sie wird kommen.«

»Na bravo!« sagte der Major gähnend. »Dann kann die Festivität ja steigen!«

Die auserwählten Offiziere trotteten in kleineren Gruppen den Hügel hinunter, auf das Städtchen zu.

»Ich komme mir vor wie ein Fähnrich«, sagte einer der Offiziere.

»Schlimmer noch als ein Fähnrich«, sagte ein anderer. »Denn wir hören ja auf das Kommando einer Frau. Wir machen brav Männchen. Und dabei werden wir dann genauso begutachtet, überprüft und abgeurteilt, wie wir das selbst mit den Offiziersanwärtern machen.«

Und der Oberleutnant Rambler von der Vierten Inspektion behauptete überzeugt: »Das Ganze ist eine glatte Sauerei!«

»Ich glaube«, gab der Oberleutnant Webermann zu bedenken, »daß es sich hier vielmehr um Geltungsbedürfnis handelt, gekuppelt mit Fürsorgeverlangen. Oder um den Ausbruch mütterlicher Instinkte, gepaart mit Standesbewußtsein. Alles in allem also eine aufdringlich verdienstvolle Sache.«

»Ihre Hintertreppenphilosophie, mein lieber Webermann, ist mir völlig gleichgültig«, sagte Rambler, »was ich als Schikane empfinde, ist die Zeitbegrenzung, die sich die Kommandeuse ausgedacht hat. Gehobenes geselliges Vergnügen streng nach Dienstplan!«

Die befohlene Geselligkeit begann pünktlich um acht Uhr abends und sie endete, auf die Minute genau, um elf Uhr.

Das aber ging nicht nur auf Frau Freys ausgeprägten Sinn für militärische Pünktlichkeit zurück, das war auch ausgeklügelte Berechnung. Denn: die Offiziere hatten, laut besonderer Einteilung, die eingeladenen jungen Damen von zu Hause abzuholen, und zwar keinesfalls verfrüht, sondern gerade so rechtzeitig, daß sie genau zur angesetzten Zeit in der Wohung des Majors eintrafen. Das Ende verlief gleichermaßen unmißverständlich nach der Uhr – die Eltern der jungen Damen konnten sich haargenau ausrechnen, wann sich diese wieder am heimischen Herd einzufinden hatten. Damit glaubte die Frau Major, jede unerfreuliche Abschweifung tunlichst unterbunden zu haben.

»Alles muß dann immer blitzschnell gehen«, verriet der Oberleutnant Rambler bekümmert. »Dabei sind kaum Feinheiten möglich. Da geht es um Sekunden! Es ist schon wirklich eine Sauerei.«

Die anderen Offiziere enthielten sich jeglicher Stellungnahme hierzu. Die meisten von den jungen Damen verfügten keineswegs über die von Rambler angedeutete blitzschnelle Bereitschaft; sie wollten langsam und gründlich erobert werden. Eine richtiggehende Verlobung war zumeist die letzte unumgängliche Hürde vor dem ersehnten Ziel.

»Das Ganze ist eine ebenso unnötige wie unnatürliche Schikane«, behauptete Rambler, der auf diesem Gebiet eine Art Fachmann war, »fast möchte ich sagen: das verstößt gegen jedes gesunde Volksempfinden.«

»Herzlich willkommen!« sagte der Major zu jedem, der seine Wohnung betrat.

Er stand im Korridor, ließ sein Ritterkreuz blitzen und strahlte seine Gäste an: Held und Organisator, Offizier und Weltmann zugleich.

Er nahm die Ankommenden in Empfang und schob sie weiter, seiner Gattin zu, und auch diese sprach ihr herzliches Willkommen. Die Wohnung schien randgefüllt mit Harmonie.

»Diese Sybille Bachner ist noch nicht gekommen, Archibald«, flüsterte sie ihm zu. »Was denkt sich diese Person eigentlich?«

»Woher soll ich das wissen?« sagte der Major leicht nervös.

»Und dieser Krafft fehlt gleichfalls! Wir hätten beide praktisch gar nicht einzuladen brauchen! Aber ich richte mich viel zu sehr nach deinen Sonderwünschen – vielleicht ist das ein Fehler, Archibald. Jedenfalls fangen wir jetzt an. Oder willst du mir etwa zumuten, noch länger zu warten?«

Die nun fällige Geselligkeit begann mit einer allgemeinen Plauderei, die für munter gehalten wurde. Noch hatten sich die »jungen Leute« – die Offiziere und die von ihnen herantransportierten Damen – um die »ältere Generation« zu scharen, um die Frau Frey, den Major Frey und einige ausgesuchte Damen der örtlichen Prominenz. Letztere waren eingeladen worden, um die äußerste Seriosität des Unternehmens zu garantieren.

Da saßen sie nun: die Frau des Ortsgruppenleiters, der zugleich Bürgermeister, stellvertretender Kreisleiter und kommissarischer Landrat war; ein mondgesichtiges, vierzigjähriges Mädchen vom Lande mit durchdringender Kuhstallstimme und einem blökenden Gelächter. Die Frau des

Konditors und Hoteliers, Führerin der örtlichen Frauenschaft; ein kantiges Mannweib mit Gretchenfrisur und einer überraschend salbungsvollen Stimme. Die Frau des Bauunternehmers, schlicht »die Millionärin« genannt; eine scharfkantige Schönheit mit lebhaften, parketterobernden Bewegungen, die immer noch deutlich machten, daß sie einst eine gefeierte, langjährige Soubrette eines anspruchslosen Stadttheaters gewesen war.

Im Augenblick war das »Wunschkonzert« des Deutschandsenders das beherrschende Gesprächsthema. »Ist eine neue Art der Volkskunst entwickelt worden ... einfach gediegen ... und so lustig, wenn man von dem Ernst einiger Darbietungen absieht ... standen mir doch bei *Heimat, deine Sterne* die Tränen in den Augen ... sagte mein Mann: ja, die deutsche Innigkeit, die macht uns keiner nach ... und bei *Bomben auf Engelland* ging es einem durch und durch ... ist doch ein Krämerpack, gönnen uns diese Leute nicht Mitteleuropa bis zum Ural, und die Kolonien auch nicht, wo doch dieser Churchill saufen soll wie ein Loch .. aber *Mütterlein, lieb Mütterlein* war doch das Schönste ...«

»Ja«, sagte der Major stark und beherrschend, »bei uns herrscht noch das edle Gemüt – während sie etwa drüben in Amerika in krampfhafte Zuckungen verfallen, bei dieser völlig entarteten Jazzmusik.«

Nunmehr erschien Sybille Bachner. Sie stand im Korridor und sah von dort durch die geöffnete Tür in den sogenannten Salon hinein. Schlank, ein wenig blaß, mit dekorativ herabfallenden Haaren, wohlproportioniert und betont schlicht in Blau gewandet – so stand sie wartend da.

»Sie hat sich nahezu achtzehn Minuten verspätet!« sagte die Frau Major empört zu ihrem Gatten.

»Und sie kommt allein«, sagte der, sich gleichfalls empört gebend.

»Dieser Krafft«, sagte Felicitas Frey, »hat sie einfach nicht abgeholt – wie sich das doch gehört und auch geplant gewesen ist. Dieser Mensch ist einfach unmöglich!«

»Skandalös, so ein Benehmen«, stimmte der Major zu. »Das vergesse ich dem nicht so leicht.«

Dennoch bewahrte Frau Frey Haltung. »Herzlich willkommen!« rief sie auch Sybille Bachner entgegen. Dann aber überließ sie es ihrem Mann, die bevorzugte Mitarbeiterin seines Generals mit den Anwesenden bekannt zu machen.

Die älteren Damen betrachteten Sybille Bachner abschätzend, die jüngeren mit einigem Unwillen, denn sie witterten starke Konkurrenz. Die Offiziere waren angenehm überrascht – und sie stellten Kalkulationen darüber an, ob es angebracht sei, sie zu hofieren oder sie neutral zu behandeln. In die vermutlich internsten Bereiche des Generals einzudringen, war keinesfalls ratsam.

»Gefällt sie dir eigentlich?« fragte die junge Dame, die neben Rambler saß.

»Du gefällst mir besser«, flüsterte er ihr zu.

»Hoffentlich.«

»Das habe ich dir doch eindringlich bewiesen.«

»Vielleicht zu eindringlich«, sagte sie.

»Was willst du damit sagen? Das war doch nur so eine Redensart – oder?«

»Oder auch nicht«, sagte sie. Und dabei sah sie ihn derartig vertrauensvoll an, daß er sofort höchst mißtrauisch wurde.

»Ja – unsere jungen Damen!« sagte der Major väterlich schwärmend zu den älteren Damen, in deren Mitte er saß. »Wenn ich sie so vor mir sehe, dann beginne ich zu ahnen, wie hoffnungsvoll die Zukunft unserer Enkel ist.«

Noch saßen die jungen Damen abwartend und ein wenig scheu auf ihren Sitzflächen. Es war, als lauschten sie mit Anteilnahme den Gesprächen, die sie für geistreich zu halten willens waren.

Dabei blinzelten sie heimlich zu ihren Kavalieren hin. Sie waren gewillt, sie zu bewundern, zumal sie gehört hatten, daß es die besten Offiziere schlechthin seien: ausgesiebt und für würdig befunden, an der Kriegsschule – einer Universität der Vaterlandsverteidigung – zu lehren. Dekoriert sie alle, die meisten sogar mit dem Ritterkreuz. Und alle dringend verdächtig, dereinst General werden zu wollen.

Soviel erwärmenden Glanz um sie erhöhte wesentlich

ihre Temperatur. Einige transpirierten stark – was aber die Offiziere nicht unbedingt zu beeindrucken oder gar abzuschrecken vermochte.

»Das war doch nicht dein Ernst«, flüsterte Rambler seiner Dame zu. »Was du da vorhin angedeutet hast, kann doch wohl nicht gut stimmen.«

»Ich fürchte doch«, sagte sie.

»Das kann doch nicht stimmen!« sagte Rambler alarmiert. Er hatte verteufelte Mühe, harmlos um sich zu blicken.

»Ja«, sagte der Major tönend, »man muß schon einen Sinn für das Poetische haben – auch als Soldat. Sofern es sich um wirkliche Werte handelt. Wie zum Beispiel bei Theodor Körner!«

Damit war ein neues Stichwort gegeben. Als vorbildlicher Gastgeber sorgte der Major auch für angenehme Gesprächsthemen. Die kulturellen Ereignisse waren also an der Reihe – diesmal solche aus dem Bereich der Literatur.

»Wissen Sie, das Nordische, die Asen und so, da fühlt man sich direkt in der tiefsten Seele angesprochen ... lese ich doch immer wieder in der Edda, was einem neuen Mut gibt, womit ich natürlich nicht sagen will, daß ich andernfalls mutlos wäre... aber wenn wir den deutschen Geist nicht hätten... völlig dekadent, diese Franzosen, ganz schamlos, kein Wunder, wenn wir die in fünf Wochen an die Wand gedrückt haben ... und erst die Amerikaner, alles Gangster, von den Russen überhaupt nicht zu reden, da haben sich die Richtigen gefunden ... und dann das Erbe und so, das Bluterbe, Blut und Boden, die Scholle, die Erde... also mein Mann sagt: wenn ich so den Geruch der deutschen Erde einatme, dann schäme ich mich meiner Tränen nicht ... und was soll ich Ihnen sagen: eine Seite im Buch, Halbleder gebunden, mit Goldschnitt, war noch am nächsten Tag ganz feucht!«

Endlich erschien auch der Oberleutnant Krafft. Er blickte sich kurz um und ging dann auf die Frau des Majors zu. Er machte eine recht unvollkommene Verbeugung und sagte: »Guten Abend, Frau Frey.«

»Guten Abend«, sagte sie kühl.

Der Oberleutnant Krafft wandte sich an den Major und

sagte: »Bitte die Verspätung zu entschuldigen – ich bin dienstlich abgehalten worden.«

»Aber ich bitte Sie«, sagte der Major, mühsam das Gesicht wahrend, »der Dienst geht natürlich immer vor.«

»Jawohl, Herr Major«, sagte der Oberleutnant Krafft. Dann löste er sich von dieser Spitzengruppe der gepflegten Geselligkeit und schob sich durch den Raum, auf Sybille Bachner zu. Hier ließ er sich aufatmend nieder.

»Sie müssen mich entschuldigen«, sagte er gedämpft zu ihr. »Eigentlich sollte ich Sie ja abholen – aber der Zug hatte dreißig Minuten Verspätung.«

»Ist Frau Barkow gekommen?« fragte Sybille, offenbar stark interessiert.

»Ja«, sagte Krafft. »Ich habe sie in das Hotel gebracht. Und dort wartete der General bereits auf sie.«

»Was ist das für eine Frau, Herr Krafft?« wollte Sybille, nach kurzem Zögern, wissen.

Krafft sah sie an, und er begann ein wenig zu lächeln. Ihre Neugier war offensichtlich. Und er sagte: »Frau Barkow ist eine Dame, etwa vierzig Jahre alt. Der General scheint sie recht gut zu kennen – er hat sie geduzt.«

Der Oberleutnant Krafft begann nun, die Anwesenden näher zu betrachten. Das allgemeine Gespräch schien ein wenig zu stocken. Hoffentlich nicht meinetwegen, dachte Krafft mäßig beunruhigt. Er horchte den Worten nach, die an ihm vorüberflogen. Sie schienen ihm keinen rechten Sinn zu ergeben. Und er hielt nach etwas Trinkbarem Ausschau. Aber die Zeit für die Bowle war noch nicht gekommen.

»Manieren hat dieser Mensch!« flüsterte der Major seiner Gattin zu. »Nicht auszuhalten!« Damit stand er auf und entfernte sich. Er gedachte die Küche zu inspizieren. Denn dort standen die Getränke.

Die Frau des Majors versuchte indes, das versickernde, ziellose Gespräch wieder in geregelte Bahnen zu lenken. Die Offiziere gaben sich einige Mühe, sie dabei zu unterstützen; wie sich das ja auch der Gattin ihres Kommandeurs gegenüber gehörte. Die jungen Damen der örtlichen Gesellschaft verhielten sich immer noch passiv – sie waren bemüht, sich keine geistige Blöße zu geben, obgleich das kaum sonderlich aufgefallen wäre.

»Bist du wirklich sicher?« fragte Rambler besorgt. »Meinst du tatsächlich –?«

»Allem Anschein nach, ja.«

»Vielleicht hast du dich verrechnet?«

»Wie meinst du das?« fragte seine junge Dame und bekam große Augen.

»Ich meine – vielleicht hast du dich versehen? Im Kalender, verstehst du?«

»Ich kann ganz gut rechnen«, sagte sie.

Verdammt – dachte der Oberleutnant Rambler. Der Teufel soll diese Geselligkeit holen! Und diese Damen dazu!

Die jungen Damen saßen steif aufgerichtet und leicht vorgereckt, was zu ansehnlichen Effekten führte. Doch selbst jetzt noch wirkte sie durchaus unnahbar. Sie alle lächelten geziert und lachten silberhell, meist an den richtigen Stellen. Sie waren sich bewußt, die große Gesellschaft ihrer kleinen Stadt würdig vertreten zu müssen – solange sie Zuschauer hatten.

Es waren einige »gute Partien« unter ihnen, mit lockender Mitgift und standesgemäß: die Tochter des Bürgermeisters, klein, drall, munter, mit breiter Gesäßpartie, vollmondhaft wie ihre Mutter; sie war immer die erste, die transpirierte – aber auf ihren Namen waren bereits zwei Mietshäuser und ein beachtliches Baugelände zwischen Stadt und Kaserne im Grundbuch eingetragen. Die Tochter des Tankstellenbesitzers, mit angeschlossener Werkstatt, Autovermietung und Autovertretung; ein schmales, puppiges Wesen mit niedlichem Gesicht, aber langen, gelben Zähnen – sie war Alleinerbin. Ramblers Dame war die Nichte des Bauunternehmers, der auch die Kaserne umgebaut und mit allen dazugehörigen Zusatzbauten versehen hatte; eine vollbusige Person, immer etwas schwer atmend, stutenhaft, sportlich und politisch interessiert – sie leitete den BdM; ihr Onkel, der kinderlose Bauunternehmer, war ihr, wie stadtbekannt, sehr zugetan.

Und genau daran dachte jetzt der Oberleutnant Rambler.

Er begann, die ganze Angelegenheit in einem anderen Licht zu sehen. Wie es doch so schön in BdM-Kreisen hieß: Kinder als Garanten der Zukunft ...

»Woran denkst du?« fragte sie ihn. »Du lächelst.«

»Ich denke an dich«, sagte er, »an uns, an unsere Zukunft.«

»Ich habe gleich von Anfang an Vertrauen zu dir gehabt«, sagte sie.

»Ich bin Offizier«, sagte er schlicht. »Ich kenne meine Verpflichtungen.«

»Wir Frauen«, sagte Felicitas Frey, »wissen doch immer, was sich gehört – wären wir sonst Frauen, deutsche Frauen?«

Damit hatte sie endlich wieder ein Gesprächsthema gefunden. Stichwort: Wohltätigkeit und frauliche Verpflichtung. Speziell in Kriegszeiten.

»... wie auch mein Mann immer sagt: eine Frau muß sich bewußt sein, daß sie eine deutsche Frau ist, zumal in solchen Zeiten – wöchentlich einmal mindestens besuchen wir das Lazarett, wenn wir nicht gerade verhindert sind ... nein, wie dankbar sie dann immer sind, unsere lieben Soldaten ... bringe ich ihnen immer Blumen mit, auch von meines Mannes Rosen, da kenne ich nichts – Archibald, sage ich zu ihm, da darf man nicht kleinlich sein, auch wenn es um deine Spezialsorte Hindenburg geht – ganz vorzügliche Züchtung, müssen Sie wissen, alabasterweiß, Symbol der Sauberkeit, der seelischen natürlich ... und wie dann ihre Augen leuchten, wenn ich komme, kaum noch sprechen können sie vor Dankbarkeit ... einem ist der ganze Arm ab, denken Sie, dazu noch der rechte, aber er lachte – sagte zu mir: ›Ich bin nämlich Linkshänder‹, hahaha – so was von goldigem Humor, kann mir die Tränen in die Augen treiben.«

»Kann ich was zu trinken haben?« fragte der Oberleutnant Krafft laut.

Die Anwesenden waren bestürzt oder, je nach Temperament, verwundert. Frau Freys Reaktion durfte als entsetzt bezeichnet werden. Und nachdem sie mit Erfolg um Fassung gerungen hatte, sagte sie: »Herr Oberleutnant, dazu ist es noch zu früh.«

»Nicht für mich«, erklärte Krafft unbeirrt. Was sie da erzählt hatte, war ihm auf den Magen geschlagen: er brauchte Alkohol oder frische Luft.

Und die Frau Major sagte spitz: »Wenn Sie sich hier nicht wohl fühlen sollten, Herr Oberleutnant Krafft ...«

»Ich wollte sowieso bald gehen«, sagte Krafft und erhob sich. »Ich habe noch einiges für den General zu erledigen.«

»Bitte«, sagte die Frau Major, »wir halten Sie nicht auf.«

»Dann gehe ich auch gleich mit«, sagte Sybille Bachner und erhob sich ebenfalls.

»Bitte, wie Sie wünschen!« erklärte Felicitas Frey steif.

»Es war ein reizender Abend«, versicherte Sybille Bachner.

»Auch ich«, meinte Krafft, »kann da nur noch sagen: Verbindlichsten Dank!«

Sie gingen. Und sie hinterließen ein eisiges, anhaltendes Schweigen. Felicitas Frey atmete gepreßt – deutlich hörbar. Es schien fast, als drohe sie zu zerbersten.

Aber da erschien der Major. Seine Augen blickten kalt funkelnd zu seiner Frau hinüber. Doch sein Gesicht war ein einziges breites, wohlgefälliges Lachen – verzerrt zwar, aber ausdauernd. Er demonstrierte sein Prinzip: Jeder Situation gewachsen sein! Seine Stimme klang aufregend jovial.

»Ich glaube«, rief er aus, »wir könnten jetzt mit dem gemütlichen Teil beginnen. Machen wir ein kleines Tänzchen, meine Damen, meine Herren. Wie wäre es mit der Möwe, die nach Helgoland fliegt? Oder mit dem Blümelein, das da auf der Heide blüht und Erika heißt?«

Die erste Schallplatte schnurrte los. Einige Paare erhoben sich gehorsam. Sie begaben sich in den Nebenraum und begannen dort zu tanzen. Das Gespräch der älteren Generation kam langsam wieder in Gang.

Der Major aber nahm seine Gattin beiseite – höchst unauffällig, wie er glaubte. Und er sagte zu ihr: »Das hätte nicht geschehen dürfen, Felicitas! Darüber sprechen wir noch – und zwar eingehend. Verlaß dich darauf!«

»Jetzt haben wir endlich etwas Ruhe«, sagte Barbara Bendler-Trebitz, die Nichte der Frau Major. »Ich kenne das

– wenn erst die Bowle serviert ist, dann haben wir hier in der Küche Pause. Mindestens eine halbe Stunde. Was machen wir inzwischen?«

»Was Sie meinen, gnädiges Fräulein.«

» Warum sagen Sie eigentlich immer gnädiges Fräulein zu mir? Macht Ihnen das Spaß?«

»Das gehört sich doch wohl so, gnädiges Fräulein.«

Der Obergefreite Gemme stand am Küchentisch. Er war hier vom Kasino aus, also durch Hauptmann Kater, eingesetzt worden. Das war als Bestrafung gedacht – Gemme hatte eine von Hauptmann Katers privatesten Rotweinflaschen angeblich zerbrochen. Dafür sechs bis acht Stunden Aushilfe bei der Frau des Majors – wahrlich keine leichte Strafe.

Immerhin – diese Nichte, die dem Obergefreiten Gemme jetzt auf der anderen Seite des Küchentisches gegenüberstand, war gar nicht so übel. Jedoch: sie war die Nichte des Majors! Also – Vorsicht dringend geboten!

»Sind Sie oft auf solchen Gesellschaften?« wollte Barbara wissen.

»Gott sei Dank nein«, sagte Gemme. Aber er verbesserte sich sofort und erklärte: »Leider nein – wollte ich sagen.«

»So was steht Ihnen bis oben – nicht?«

»Das will ich nicht sagen«, meinte Gemme vorsichtig. »Immerhin sind Sie ja da.«

Barbara schob sich um den Tisch herum näher auf ihn zu. Gemme wich, vorsichtig, ein wenig zurück. Aber Barbara rückte nach. »Sie brauchen wirklich nicht gnädiges Fräulein zu mir sagen – ich bin hier Dienstmädchen.«

»Aber doch auch die Nichte des Majors!«

»Und das macht Ihnen Angst?«

»Angst? Immerhin – glauben Sie, ich kann es mir leisten, hier einfach mit einer Dame aus Offizierskreisen ...«

»Was?«

»Na ja – Sie wissen schon! Aber ich habe nichts gesagt. Kein Wort habe ich gesagt. Nur daß Sie die Nichte des Herrn Majors sind. Und daß Sie zu den Offizierskreisen gehören.«

»Ach Scheiße«, sagte Barbara mit schlichter Überzeugungskraft. »Der ganze Haufen kann mir gestohlen bleiben.«

Gemme horchte auf. »Meinen Sie das wirklich?« fragte er.

»Und ob!« sagte Barbara.

Gemme blickte sich um. Die Küchentür war zu. Im Korridor war niemand zu hören. Die Gesellschaft hielt sich im Salon auf. Das Grammophon röhrte – es wurde getanzt. Die Bowle war aufgetragen und gewiß noch halb voll. Der Major hatte seine Privatflasche diskret mitgenommen. Es würde mithin so leicht niemand in die Küche kommen. So faßte Gemme denn einen Entschluß – und Barbara.

»Du kannst ruhig fester zupacken«, sagte sie zu seiner Verblüffung. »Ich bin keine Offizierspuppe.«

»Du bist ja prima, Mensch!«

»Na also.« Sie lachte, leicht kreischend, auf.

»Läßt sich die Tür abschließen?« fragte Gemme dringlich.

»Komm – wir gehen in die Speisekammer. Da stört uns bestimmt niemand.«

»Mein guter Ruf«, sagte der Major Frey eindringlich, »geht mir über alles! Über alles, Felicitas!«

»Du brauchst mich nicht so anzubrüllen«, sagte sie. »Deine Manieren lassen sehr zu wünschen übrig, in der letzten Zeit.«

»Mein Haus ist ein sauberes Haus, ein gediegenes Haus, ein gastliches Haus! Und wer das nicht respektiert, der verdient auch meine zarte Rücksichtnahme nicht!«

Sie standen sich gegenüber und betrachteten sich – er streitbar, sie entsetzt. Sie dachten nicht daran, ihre Stimmen zu dämpfen. Die Gäste waren gegangen, die Wohnung war leer. Und Barbara schlief vermutlich schon. Aber selbst wenn sie noch nicht schlafen sollte – Herr und Frau Frey nahmen schon lange keine Rücksicht mehr auf sie.

»Hier geht es um meine Ehre, um mein Ansehen, um meine Karriere! Ist dir das etwa gleichgültig geworden? Vertraut habe ich dir, aufgesehen habe ich zu dir, ja geradezu angebetet habe ich dich! Und du? Was ist nur in dich gefahren? Wo ist denn dein Verstand geblieben?«

»Du verstehst mich nicht«, sagte sie klagend und verbittert, »du hast mich nie verstanden.«

»Hier handelt es sich lediglich um das Verständnis, Felicitas, das du mir entgegenzubringen hast! Ich bin hier der Kommandeur, und um meine Stellung geht es. Gut, wenn dir dieser Krafft nicht gefällt, dann versuche, ihn zu übergehen, kümmere dich nicht um ihn, schneide ihn. Mir gefällt er auch nicht. Aber deshalb werfe ich ihn doch nicht einfach hinaus! Und sogar das scheint dir noch nicht genügt zu haben – du hast es sogar fertigbekommen, ausgerechnet die Sekretärin des Generals vor den Kopf zu stoßen! Das kann ich mir nicht leisten! Das kann sich keiner leisten. Der General läßt sich nicht herausfordern, ohne darauf zu reagieren. Und deshalb erwarte ich von dir, daß du diese Sache schleunigst wieder bereinigst. Und zwar gründlich! Wie, das ist deine Sache!«

Felicitas Frey ließ sich in einen Sessel fallen.

»Du hast mich nie verstanden«, wiederholte sie. »Du hast nie erkannt, was in mir vorgeht.«

Aber er hörte sie nicht mehr. Er hatte sie verlassen. Um sich die Zähne zu putzen.

Zusammengesunken saß sie da und dachte: Was ist nur aus ihm geworden! Vorbei seine willige Anhänglichkeit, seine taktvolle Ritterlichkeit, seine elastische Jugendlichkeit. Die ergebene Zärtlichkeit und die schöne Demut des liebevollen Gatten und gehorsamen Geliebten – vorbei das alles. Dahin, dahin. Was nun, Felicitas?

»So kann man doch nicht mit mir umgehen«, sagte sie und straffte sich wieder. »Das lasse ich mir nicht bieten – er soll mich kennenlernen!«

DER LEBENSLAUF DES HAUPTMANNS KONRAD KATER

Oder:

DER SEGEN DER RATTEN

Mein Vater ist der Weinbauer Ephraim Gottlieb Kater. Meine Mutter ist dessen Ehefrau Klara geborene Klausnitzer. Sie lebten in Triebenbach, einem Dorf etwa sieben Kilometer nördlich von Trier. Hier wurde ich am 17. Juli 1900 geboren und verlebte auch dortselbst meine Kindheit und Schulzeit.

Das Haus, in dem wir hausen, ist klein und schiefergrau. Die Einrichtung ist dürftig. Wir haben oft Hunger, Durst aber niemals. Denn wir besitzen einen Weinberg. Doch der Wein, der dort wächst, ist immer ein wenig sauer. Er läßt sich schwer verkaufen. Daher trinkt ihn der Vater meistens selbst. Dabei singt er, sehr laut und innig. Lieder, die von der Liebe handeln. Machmal singe ich mit, nur so, ohne richtigen Text. Und die Mutter steht dabei. Ihr Gesicht ist grau, wie die Steine, aus denen unser Haus gebaut ist. Ich habe noch sechs Geschwister. Und die Leute in der Umgebung sagen: »Das kommt vom Wein, den dein Vater nicht verkaufen kann.«

Ich helfe meiner Mutter immer gerne. Meinen sechs Geschwistern gefällt das wenig. Aber sie sind dumm und faul, und das ist mein Glück. So werde ich mit ihnen meistens fertig – mit einem nach dem anderen. Denn ich lasse es mir nicht nehmen, Mutter zu helfen – besonders in der Küche. Ich schleppe Holz heran, schäle Kartoffeln und wiege auch das Mehl ab. Am liebsten aber rühre ich das Essen um –

besonders gerne dann, wenn niemand in der Küche ist. Dann probiere ich schnell ein paar Löffel voll. Manchmal verbrenne ich mich dabei, aber satt werde ich dadurch fast immer. Und die anderen sind böse, einige weinen sogar – und zwar vor Wut. Aber das alles kommt doch nur daher, weil sie ihrer lieben Mutter zuwenig helfen.

Der neben mir in der Schulbank sitzt, der Dicke mit den dummen Augen, hat immer Geld. Sein Vater ist Fleischer, und dessen Finger sind wie Würste. Seine Schwester ist auch fett, und ihre Lippen sind wie Gummipolster gewölbt. Alle riechen sie nach frischer Wurst. Und die Wurstsuppe, die sie zu Hause essen, die direkt aus dem dampfenden Kessel kommt, ist ganz große Klasse – Fleischstücke schwimmen darin, blutige Grütze und zerplatzte Würste. Oft esse ich mit. Und die fette Schwester mit den Negerlippen schiebt dann ihr Knie gegen mich. Was mich aber nicht weiter stört.

Ich strecke meine Hand aus. Und sie zittert nicht. Ich sehe die Handfläche, die nicht ganz sauber ist. Und ich sehe, höher, den Rohrstock, der auf diese Hand zuschnellt. Es brennt. Noch einmal fetzt der Rohrstock auf diese Hand und noch einmal. Rötliche Streifen werden dort sichtbar. Sie überkreuzen sich, laufen parallel, streben voneinander weg – wie Straßen auf einer Landkarte. Ich spüre das Brennen auf meiner Handfläche bis in den Hinterkopf hinein. Aber ich lasse meine Hand ausgestreckt. Und sie zittert immer noch nicht.

Die Frau, der ich das Paket gebracht habe, sitzt auf dem Sofa. Sie betastet meinen Arm. »Du bist stark«, sagt sie. »Es geht«, sage ich. Sie zieht mich neben sich, und ihre Finger gleiten in meinen Rock und fahren an den Muskeln meiner Brust entlang. »Du bist wirklich sehr stark«, sagt die Frau. Ihre Stimme ist leiser geworden. »Und Sie«, sage ich und greife nach ihrer Brust, »sind auch nicht gerade schwach.« »Nein«, sagt sie.

Nachdem ich nach Beendigung meiner Schulzeit auf der Besitzung meines Vaters zumeist mit Verwaltungsarbeiten beschäftigt worden war, empfand ich es als selbstverständlich, mich bereits 1917 zum

Einsatz an die Front zu melden. Ich hatte das Glück, angenommen zu werden, wurde nach zwar kurzer, doch vorbildlicher Grundausbildung im Osten bei einer Kampfeinheit eingesetzt. Nach offiziell beendetem Krieg blieb ich weiter der Waffe treu, kämpfte in Oberschlesien und schloß mich dann frühzeitig der Bewegung unseres Führers an. Um meinen Lebensunterhalt zu bestreiten und um gleichzeitig den hohen politischen Zielen zu dienen, reiste ich mit ausgesuchten Markenartikeln durch Süddeutschland, bis die Stunde der Entscheidung schlug.

»Wir haben kaum noch was zu fressen«, sagt der Vater, nachdem er sich durch einen Krug Wein gestärkt hat. »Die Zeiten werden immer schlimmer, und ihr wachst mir langsam über den Kopf. Wenn das so weitergeht, dann können wir uns begraben lassen, und zwar mit leerem Magen. Aber einige von euch sind Gott sei Dank alt genug, um beim Militär anzukommen. Meldet euch also freiwillig, ihr Fresser! Und ich kann nur hoffen, der Krieg dauert an.«

Wir taumeln. Vor uns schwankt die Erde. Die Luft flimmert. Die Kleidung klebt uns am Körper. Aber alles für das Vaterland, sagt unser Unteroffizier. Wir werfen uns in den Dreck und stoßen uns wieder hoch. Einer macht schlapp. Nach fünf Minuten noch einer. Die Stimme des Unteroffiziers ist heiser, aber sie verstummt nicht. Wir kriechen auf das Latrinengebäude zu, das am Rande des Exerzierplatzes liegt. »Dort hinein!« schreit der Unteroffizier. »Und die Köpfe in die Löcher gesteckt – damit ihr endlich wißt, was ihr seid!« Das ist vielleicht ein Spaßvogel, dieser Ausbilder!

Er kann Klavier spielen, dieser Kerl von Kamerad mit dem Mädchengesicht. Er klimpert mächtig auf den Tasten herum. Und die leeren Flaschen, die auf dem Klavierdeckel stehen, tanzen. Ich gehe hinzu und hacke mit zwei Fingern auf den rechten Tasten. Sie klingen wie zerspringende Gläser. Ich saufe und hacke weiter auf den Tasten herum – sie klingen immer noch wie zerspringende Gläser. Ein Polenweib steht in der Tür. Heißt Sonja oder so ähnlich. Starrt auf das Scheiß-Klavier, das ihr gehört. Und wir legen sie über das

Klavier. Der Kerl von Kamerad mit dem Mädchengesicht spielt weiter. Die Sonja blickt blöd, kann aber nicht schreien – einer hat ihr einen Socken in den Mund gestopft. Dann strampelt sie mit den Beinen, aber die halten wir fest. Und das alles auf dem Klavier, das dieser Sonja gehört.

Der Besten einer, dieser Hauser, den sie den »Haudegen« nennen, ist Offizier, macht sich aber nicht viel daraus, will nur Kamerad sein. Er ist aber eine Persönlichkeit und in jeder Lebenslage der respektierte Vorgesetzte. Sein rechter Arm ist blessiert, so hält er die Pistole in der Linken. Er kennt Oberschlesien wie seine Tasche und hat ein sicheres Gefühl für Menschen, sofern sie deutsch sind. Mir wird die Organisation der Verpflegung anvertraut – und zwar für das ganze Freikorps Hauser, das zwar klein ist, aber immer mitten drin, und daher einen guten Appetit entwickelt. Da bin ich in meinem Element – solange wir kämpfen, verpflege ich uns auch.

»Unteroffizier Kater«, sagt Haudegen Hauser zu mir, »diese Aufgabe ist beendet. Aber weitere Aufgaben werden folgen – man muß sie nur zu finden wissen. Kommst du mit?« Ich bejahe. Von Haudegen Hauser aufgefordert zu werden ist eine Auszeichnung. Und ein Vorteil besonderer Art. Das wahre Deutschland vergißt seine Helden nie. So ziehen wir denn in München ein.

Es ist nicht nur Bescheidenheit, die es mir verbietet, mich dem engeren Kreis des Führers Adolf Hitler anzuschließen. Auch in der Umgebung von Haudegen Hauser gibt es viel zu tun. Dennoch marschieren auch wir am 9. November 1923 mit, gewissermaßen die stabile Nachhut bildend, die dann standfest mithilft, eine Katastrophe zu verhindern. Gemeinsam mit Haudegen Hauser entkomme ich den Schergen des Staates. Der nationalbewußte Likörfabrikant Stobmeyer gewährt uns Unterkunft, was kräftig gefeiert wird. Denn Stobmeyers Lager sind respektabel.

»Ein edler Tropfen«, sage ich anerkennend. »Aromatisch, süffig, mit feinem anhaltendem Nachgeschmack.« – »Du verstehst was davon, Kamerad!« sagt Stobmeyer, obgleich er den Mannschaftsdienstgraden angehört. Aber wir sind da nicht kleinlich. »Ja«, sage ich bescheiden, »gelernt ist schließlich gelernt. Ich gehöre so gut wie zur Branche. Mein Vater ist Weingutsbesitzer in der Trierer Gegend.« – »Das trifft sich ja vorzüglich«, sagt Stobmeyer begeistert. »Gute, verläßliche Leute kann ich immer gebrauchen. Wie wär's?« – »Nun ja«, sage ich nach einigem Zögern, »wenn ich einem Kameraden einen Gefallen tun kann – warum nicht?«

Jahre im Dienste der Firma Stobmeyer, München – Stobmeyer Machandel, Stobmeyer Bitter, Stobmeyer Kräutergeist. Laut Etikett 45%. Bescheidene Anfänge: Aktentasche und per pedes. Dann Musterkoffer und Reichsbahn, 3. Klasse. Bald das erste Auto, kombiniert mit Lieferwagen. Knapp danach: eigenes Büro und Gründung von drei Filialen. Sekretärin. Schließlich: der Mercedes – wenn auch vorerst noch ohne eigenen Chauffeur. Und das alles mit simplen 15 Prozent Reingewinn.

Mädchen allerorten, verhältnismäßig preiswert und günstig zu haben. Doch auch hier zielstrebiger Aufbau und Ausbau. Primitive Schankmädchen zunächst, hier und da eine Kalte Mamsell, diverse Zimmermädchen drittklassiger Hotels. Doch das nur ein Übergang. Auch später noch fühle ich mich von Zeit zu Zeit immer wieder zum einfachen, bescheidenen Volke hingezogen; hier versteht man es, das Leben angenehm zu machen und bequem. Aber auch die sogenannte bessere Garnitur hat ihre Reize, zweifellos – so die Barfrauen, die Animierdamen, die Stimmungssängerinnen und die Tanzmäuse. Unbestreitbarer Höhepunkt: die Bassistin einer Damentanzkapelle, die in Nürnberg gastiert. Ich komme mir bei ihr vor wie ein meisterhaft beherrschtes Instrument.

Darüber jedoch unvergessen: das weltanschauliche Anliegen! Ausgeprägt nationalbewußte Restaurateure bekommen stets Sonderpreise – wenn auch zumeist auf Kosten der Firma Stobmeyer, die so Gelegenheit erhält, Gesinnungsgenossen zu fördern. Doch auch tiefsinnige Gespräche finden statt, in Nebenräumen und zu nächtlicher Stunde. Besuch von Kameradschaftstreffen, die selbstverständlich ebenfalls bevorzugt beliefert werden. Auch eine ausgedehnte Kampagne für den deutschen Weinbrand gehört dazu, die schließlich zu der Entstehung des beliebten Stobmeyer Bärenfang führt, zu dem eine reichlich bebilderte Broschüre mitgeliefert wird, die den Titel trägt: Die Germanen saßen zu beiden Seiten des Rheins. Ein Ausspruch, den jeder brave deutsche Mann kennt und mit dem Satz zu ergänzen weiß: Und tranken immer noch eins!

»Kameraden«, sage ich am 30. Januar 1933, »jetzt ist endlich die Stunde gekommen, auf die wir voll Sehnsucht gewartet haben!« Dabei stehen mir die Tränen in den Augen. Denn wir trinken aus diesem Anlaß einen Stobmeyer Feuergeist – 50%.

Mit dem Ausbruch der neuen Zeit und dem Aufkommen eines frischgestärkten Wehrwillens wurde auch in mir der Wunsch immer stärker, meine bescheidenen Kräfte für Großdeutschland und unseren Führer zur Verfügung zu stellen. So mußte denn ganz zwangsläufig die kommerzielle Tätigkeit meiner militärischen Laufbahn gegenüber in den Hintergrund treten. Bereits 1934 erledigte ich — da doch Unteroffizier des Weltkrieges, und als solcher dekoriert — meine erste Reserveübung, der bald weitere folgten. Bereits 1936 wurde ich Leutnant und 1938 Oberleutnant der Reserve, mit welchem Dienstgrad ich auch in das Feld zog und an entscheidenden Stellen tätig war, worauf 1940 meine Ernennung zum Hauptmann erfolgte, mit gleichzeitiger Verleihung des Kriegsverdienstkreuzes II. Klasse. 1942 wurde ich an die Kriegsschule S versetzt, wo ich die Stammkompanie übernahm, mit dem Erfolg, daß ich noch im gleichen Jahre das Kriegsverdienstkreuz I. Klasse verliehen bekam.

Unvergeßlicher deutscher Frühling 1933 – herrlicher Aufschwung allerorten, selbstverständlich auch in meinem Bereich. Begrüßenswerte Ausweitung der Geschäfte, Blitzgründung einer weiteren Filiale. Sich anbahnende Gespräche mit Stobmeyer über Partnerschaft. Rührend-romantische Stunde im *Hotel Königshof:* Batterie von leeren Flaschen –

die Kameraden schlafen bereits in den für sie und ihre Begleitung reservierten Zimmern – gedämpfte Musik von der Bar her – sitze sinnend in einem Sessel – vor mir der Bestellblock. Und ich male, wie gesagt, zu dem Stobmeyer noch ein: und Kater. Stobmeyer und Kater – Likörfabrik – en gros, en detail.

Anhaltende Aufschwungsstimmung – bis weit in den deutschen Sommer 1933 hinein. Bin oft im Mercedes unterwegs und beglückt über alles, was ich in unseren Landen an Vertrauen und langsam zunehmender Zahlungsfähigkeit antreffe. Beachtlich auch das Verständnis für die neuen, höheren Werte, wozu auch ein wachsender Familiensinn gehört. Werde des Alleinseins müde, was natürlich nichts mit dem zunehmenden Alter zu tun hat – wohl aber mit Edeltraut Marquardt. Liebenswerte Frau – sehr gediegen, sehr deutsch, sehr vielversprechend. Ihr gehört das Hotel *Zur silbernen Krone* in Stuttgart. Wohlrenommiertes Haus, glänzend aufgemacht, und zwar auf altdeutsch, gut besucht und daher höchst profitabel. Edeltraut hat bereits drei Kinder – zwei aus erster Ehe, eins unehelich. Ihr Mann ist vor einigen Jahren auf und davon – unstillbare Abenteuerlust oder so was; kein Geschäftsmann jedenfalls.

»Edeltraut«, sage ich, »deine Kinder brauchen einen Vater – ist das nicht so?« – »Das kann so sein«, sagt sie und sieht mich erwartungsvoll an. »Es sind liebe Kinder«, sage ich, »ich kenne sie zwar nur wenig, aber ob sie Qualitäten haben oder nicht, das spürt man. Was meinst du – wäre ich nicht ein guter Vater für sie?« – »Bestimmt«, sagt Edeltraut und lehnt sich an mich. Und dann sagt sie weiter: »Wie schön, daß du an die Kinder denkst – und nicht an das Hotel.« – »Aber ich bitte dich«, sage ich, »das Hotel ist mir völlig gleichgültig!« – »Dann ist es gut«, sagt sie glücklich.

Herrliche Hochstimmung hält an bis Frühjahr 1934. Habe alle Hände voll zu tun – nicht nur anläßlich der Hochzeit, die am 30. Januar 1934 stattfindet. Wohlüberlegte Wahl des Datums: deutsche Eheschließung plus Feier des 1. Jahrestages der Machtübernahme – doppeltes Freudenfest bei einmaliger Ausgabe. 1. Trauzeuge: Haudegen Hauser, jetzt

Schutzstaffel und zum Begleitkommando unseres Führers gehörend – bekommt zu meinem Ehrentag Urlaub von Hitler persönlich, was besonders gefeiert wird. 2. Trauzeuge: Kommerzienrat Stobmeyer, München, der deutschnationale Kaufmann – an diesem Tage jedoch leicht abwesend und sogar etwas bedrückt; vielleicht weil er meine kommerzielle Überlegenheit zu spüren beginnt, vielleicht auch nur deshalb, weil an diesem Abend kaum Stobmeyer-Liköre getrunken werden. Aber schließlich ist unser Schnaps für die Kunden da – wir trinken bessere Sachen.

Baue unser Vertreternetz groß aus – Stobmeyer ist bereits in fünf Gauen ein Begriff, dank meiner unermüdlichen Tüchtigkeit. Erst die Filialen in die Hand bekommen, denke ich – dann die Firma. Der nächste Schritt ist dann: der Hotelkonzern – von der *Silbernen Krone* ausgehend. Aber während ich in diesem Sinne tätig bin, erreicht mich ein Telegramm: Anwesenheit in München dringend notwendig! Ich hin – und was sehe ich? Stobmeyer in Tränen aufgelöst, außer sich, völlig konfus. Die ganze Firma ist im Eimer! Und warum? Weil dieser Stobmeyer, dieser Trottel, alles andere als ein arischer Volksgenosse ist! Wer wohl hätte das gedacht? Da ist dieser Mensch national bis auf die Knochen, alter Frontkämpfer, unterstützt vaterländische Organisationen – und ist nicht arisch! Hat man Töne! »Sie haben mich schwer enttäuscht«, sage ich bitter, »und hoffentlich ist da noch was zu retten.«

Aber da ist nichts mehr zu retten. Alles völlig versaut. Anstatt mit mir alles vorausschauend zu besprechen und zu regeln, anstatt mir die Firma rechtzeitig zu übergeben, zu treuen Händen oder in Form eines fingierten Kaufvertrages, denkt dieser Mensch, schäbig wie er ist, nur an sein Geld – und nicht an meine Arbeit. Natürlich lasse ich dennoch alle Minen springen – schließlich habe ich einflußreiche Freunde und Kameraden.

»Kamerad Hauser«, sage ich, »du mußt mir helfen. Du kennst doch schließlich alle maßgeblichen Leute. Ein Wort von dir genügt und der Gauwirtschaftsführer läßt mir freie Hand.« »Mensch, Kater«, sagt der Haudegen Hauser, »daß du noch die Stirn hast und dich hier blicken läßt! Du hast mich ja in eine schöne Sache hineingeritten. Wie konntest du es wagen, mich ausgerechnet mit diesem Stobmeyer als Trauzeuge zusammenzuspannen. Wenn das publik wird, bin ich erledigt. Aber dann mache ich dich zur Sau, Kater. Höre mir mal gut zu: Nimm deine Finger aus dieser Sache, distanziere dich, hau ab! Am besten, du tauchst für einige Zeit unter. Mach doch einfach eine Übung. Als Reserveoffizier bist du fein 'raus – und dann können wir weitersehen.«

Erste Reserveübung. Durchaus erfolgreich, da verständnisvolle Vorgesetzte, die – wie alle echten Männer – einen guten Tropfen nicht verschmähen. Wichtigste Tätigkeit: Pflege der Kameradschaft, die auf hohem Niveau stattfindet, da ich als Offiziersanwärter zum Kasino zugelassen bin. Haudegen Hauser, wohl geplagt von seinem schlechten Gewissen, stattet mir einen Besuch ab – ganz großes As im Führerbegleitkommando, wirkungsvoll uniformiert, mit *Pour le mérite*, und Adjutant. Festlicher Abend zu seinen Ehren, wobei ich zwischen ihm und dem Bataillonskommandeur sitze. Schließlich werde ich als Feldwebel entlassen, mit der Bemerkung: vorzüglich geeignet zum Reserveoffizier.

Neu gestärkt und mit frischem Mut wieder hinein in das kaufmännische Leben. Die Firma Stobmeyer ist nicht mehr – doch der Mann mit kämpferischem Herzen schaut stets vorwärts. Denn da ist das Hotel meiner lieben Frau Edeltraut. »Liebling«, sage ich, als wir traut beisammensitzen, »wir müssen einmal ein ganz ernstes Wort miteinander reden, die Silberne Krone betreffend.« – »Aber über das Hotel ist doch nichts zu reden, Konrad, Liebster«, sagt sie naiv. »Doch«, sage ich, »jetzt werde ich mal die ganze Sache in die Hand nehmen.« – »Aber das geht doch nicht, liebster Konrad«, sagt sie. »Denn das Hotel gehört mir doch gar nicht. Es gehört meinem ersten Mann, und der hat das auf die Kinder überschrieben. Ich verwalte es lediglich – unter der Aufsicht eines Notars.«

Zweite Reserveübung. Ähnlich der ersten. Nur ist alles noch intensiver, noch vielseitiger, noch erfolgreicher. Ganz langsam weicht sogar meine tiefe Enttäuschung über das unwürdige, hinterhältige Verhalten meiner Frau. Ich war zu gutmütig, zu vertrauensselig – ich hätte eingehende Unterlagen fordern müssen, und zwar vorher. Immerhin: da gibt es Hilde – der Nachname tut nichts zur Sache. Hilde aus dem Blumengeschäft, meine anschmiegsame Feierabendgestaltung, die so liebend gerne in meinem Mercedes fährt und mit Freuden neue Kleider trägt. Völlig selbstlos sonst. Gestärkt und erfrischt kehre ich wieder heim – als Leutnant.

Der Krieg beginnt. Das erfahre ich frühzeitig aus erster Quelle: Hauser. Wir sitzen im Künstlerhaus – Sonderzimmer, oberes Stockwerk. Verdienstvolle Leute um mich. Parteielite. Leider eine solche vom weltanschaulichen Sektor, nicht vom wirtschaftlichen. Dazu, erfreulicherweise, einige Tanzmäuschen von der Staatsoperette: zierliche Puppen und ganz schwer auf Draht. Rassig, biegsam und erstaunlich robust, eben durchtrainiert. Vertragen manchen Puff. Sind nicht gerade billig, lassen sich aber auch durch Einfluß bezahlen – so geht denn alles auf Staatskosten. Rauhe Männerstimmen, Qualm, schäumender Sekt, kicherndes Mädchenlachen, herber, betörender Parfümgeruch. Dann ein Telefonanruf für Haudegen Hauser. »Es ist soweit«, sagt er danach. »Es geht los.« Und er verschwindet und überläßt mir auch noch seine Hupfdohle – so habe ich denn zwei. Und als ich mitten zwischen ihnen am nächsten Morgen aufwache, haben unseren tapferen Truppen bereits die polnische Grenze überschritten.

Ehrenvolle und verantwortungsreiche Aufgaben am laufenden Band: Zunächst Sachbearbeiter im Wehrbezirkskommando – wichtige, doch recht routinemäßige Tätigkeit. Dann Leiter einer Musterungskommission im gleichen Bereich – auch sehr wichtig, zweifellos, doch wohl nicht ganz meinen besonderen Begabungen entsprechend. Anregender Briefwechsel mit Haudegen Hauser und sodann, auf Grund seiner Intervention: Leiter eines Verpflegungsnachschublagers bei Koblenz. Schließlich aber – vorläufige Krönung – Stadtkommandant in St. Pierre, nach siegreich beendetem Frankreichfeldzug. Dortselbst Konzentration auf Wehrbetreuung, sanitäre Verhältnisse, Kontakt mit der Zivilbevölkerung.

»Johanna«, sage ich zu dem Mädchen, »hast du dir schon einmal Gedanken darüber gemacht, warum du hier bist?« – »Weil ich Hunger habe und Geld gebrauchen kann«, sagt sie, »und außerdem heiße ich nicht Johanna, sondern Jeannette.« Ich schweige zunächst ein wenig betrübt. Ich betrachte das Zimmer, in dem wir liegen und das zum *Hotel Trois Roses* gehört: altmodisch, verwohnt, alles andere als sauber. Welch ein Volk, welch ein Land, welch ein Mangel an Moral! »Du sprichst unsere Sprache, Johanna«, sage ich. »Weil ich aus dem Elsaß komme«, sagt sie, »wir sprechen dort deutsch und französisch. Das hat manchmal seine Vorteile – wie eben jetzt.« – »In dir ist eine deutsche Erbmasse«, sage ich eindringlich, »in dir spricht die Sprache des Blutes – spürst du das denn nicht?« – »Nein«, sagt sie. »Das spüre ich nicht.«

O ja, es ist schon manchmal erhebend, ein Deutscher zu sein – aber nicht immer ganz ungefährlich. In St. Pierre, wo ich Stadtkommandant bin, treiben sich Elemente herum, die »Maquis« genannt werden. Wegelagerer, Strauchdiebe und Mordbrenner. Man ist seines Lebens kaum noch sicher. Wenn drei aufgehängt werden, tauchen drei Dutzend neue auf. Beklagenswertes Land – sie haben dort keinen Sinn für unsere Fürsorge, unser Wohlwollen, unsere Freundschaft. Ehrliche Enttäuschung ist es, die mich dazu bringt, ihnen den Rücken zu wenden – nicht etwa zunehmende Unbequemlichkeit oder gar lächerliche Furcht. Aber aus der Heimat kommt an mich ein ehrender Ruf: Eine Kriegsschule benötigt einen erfahrenen, zuverlässigen und vertrauenswürdigen Offizier. Das bin ich.

16

DER GENERAL VERSCHWEIGT NICHTS

Ich hätte nie geglaubt«, sagte Frau Barkow, »daß ich jemals dem Menschen gegenübersitzen würde, der meinen Sohn auf dem Gewissen hat.«

Und das sagte Frau Barkow zu Generalmajor Modersohn.

Sie saßen einander gegenüber – in einem reservierten Nebenzimmer des *Hotels Zum goldenen Widder* in Wildlingen/Main.

Sie hatten sich mit kargen Worten begrüßt und dann ein Abendessen eingenommen – auch das fast schweigend, der Bedienung wegen. Jetzt aber waren sie allein. Wein und Wasser standen auf dem Tisch. Niemand würde sie stören – es sei denn, sie betätigten die zwischen ihnen herabhängende Klingel.

Sie schwiegen. Bäuerliche, mainfränkische Solidität umgab sie: robuste und doch auch zierlich wirkende Möbel, eine sorgfältig geschnitzte Anrichte, farbige Bleiglasfenster, vor denen kraftvoll gewirkte Gardinen hingen. Der Raum war überdies von peinlicher Sauberkeit – der General registrierte das nicht ohne Zufriedenheit.

»Nein«, sagte Frau Barkow abermals bitter, »das hätte ich nie geglaubt. Aber es ist jetzt einfach für mich zuviel – ich habe nicht mehr die Kraft, mich gegen irgend etwas zu wehren. Nicht einmal mehr gegen dich.«

Der General hörte aufmerksam und scheinbar unbewegt zu. Er nahm ihre Vorwürfe entgegen, als spreche sie von einer unzureichenden Unterkunft. Dann sagte er, auffallend behutsam: »Ich hatte dich schon zum Begräbnis erwartet.«

»Ich war krank geworden«, sagte Frau Barkow. »Ich brach zusammen, als dein Brief kam.«

Frau Barkow vermied es, ihn anzusehen. Sie hatte nicht das Verlangen und den Mut, in dieses unbewegte, verschlossene Gesicht zu blicken. Das war ihr schon immer schwergefallen. Seit jeher schon war es, als habe er kugelsichere Glaswände um sich aufgerichtet.

Modersohn versuchte zu erkennen, was noch von dem Mädchen Susanne Simpson geblieben war. Die braunen sanften Augen? Gewiß; wenn sie jetzt auch viel von ihrer einst leuchtenden Zutraulichkeit verloren hatten. Die friedlich gewölbte Stirn, die neugierige Nase? Auch das war fast noch wie früher; wenn auch von feinlinigen Falten durchzogen. Der Mund, der weiche, immer ein wenig schwach und nachgiebig wirkende Mund? Nein, der war anders geworden; ein breiter Strich nur noch, mit rissigen, farblosen Lippen.

»Es ist mehr als zwanzig Jahre her, seit wir uns zum letzen Male gesehen haben«, sagte er nachdenklich.

»Zweiundzwanzig Jahre«, sagte sie bitter. »Genau zweiundzwanzig Jahre und drei Monate. Und ich sehe das alles noch deutlich vor mir.«

Auch Modersohn versuchte das, was geschehen war, vor sich zu sehen. Aber es gelang ihm nur mühsam, sich zu erinnern. Die Bilder seiner Vergangenheit waren zerfetzt, blaß geworden und bedeckt vom Staub der Zeit. Nur höchst undeutlich wurde einiges sichtbar: 1921 – Spätherbst – farbfroh leuchtende Wälder – grelles Gelb und blutiges Rot, letztes leuchtendes Grün dazwischen – ein Pferd, ein Hengst, der den Namen Hasso trug, ja, Hasso von Wangenheim – ein Jagdwagen, schwarz lackiert, mit schwarzer Lederplane, rote Polster – dann ein Mädchen in grauem Mantel, das ihn zutraulich anlächelte – ein unklares Gesicht, aber lieblich, mild, noch nicht geprägt – rehbraune Augen – Susanne Simpson.

»Ich war damals am Anfang meiner Karriere«, sagte der General nachdenklich. Er goß sich ein wenig Wein in sein Glas und schüttete viel Wasser dazu. Dann trank er.

»Und heute?« fragte sie, ganz ohne Neugier. »Wo bist du jetzt? Auf einem Höhepunkt deiner Karriere?«

»Vielleicht am Ende«, sagte Modersohn und trank abermals.

»Erwartest du, daß ich dich bedaure – nach all dem, was geschehen ist?«

Der General schüttelte, fast ein wenig unwillig, den Kopf. Und an dieser Geste erkannte sie ihn ganz. Diese dunkle, ernste Ablehnung, diese kalte, bewußt entwickelte Unzugänglichkeit, dieses schroffe Sich-Sperren gegen jegliches Gefühl – sie kannte es nur zu gut. Und sie hatte es nie vergessen können.

»Wenn man wüßte«, sagte der General, »wie das Leben aussehen kann, das man zu führen gedenkt ...«

»Dann würdest du es immer wieder so leben, wie du es gelebt hast, Ernst.«

»Nein, Susanne«, sagte er entschieden. »Nein. Das würde ich nicht tun. Das weiß ich jetzt ganz genau.«

»Du wolltest immer nur Offizier sein, Ernst, und nichts weiter sonst – kein Freund, kein Gatte, kein Vater.«

»Gewiß, Susanne, so war das damals. Offizier-Sein war für mich alles. Aber das ist vorbei – endgültig und für alle Zeiten. Denn man kann in dieser Welt nicht mehr Offizier sein, ohne Gefahr zu laufen, zu Verbrechen gezwungen zu werden.«

Susanne Barkow blickte den Generalmajor Modersohn zum erstenmal ganz offen an; und in ihren Augen stand ungläubiges Erschrecken. Es war, als zweifelte sie, einem Menschen gegenüberzusitzen, den sie zu kennen glaubte. Auf welch bestürzende Weise hatte er sich verändert!

Dabei waren die Bilder unauslöschlich deutlich, die sich ihr eingeprägt hatten: der Leutnant Modersohn vom Infanterieregiment 9 – ernst, strebsam, wahrhaftig; von ruhiger, kraftvoller Energie erfüllt, von gelassener, zurückhaltender Heiterkeit während seiner wenigen freien Stunden; wachend in den Nächten, über Pläne, Vorschriften und kriegswissenschaftliche Literatur gebeugt. Von allen Kameraden fast bewundernd respektiert, von den Vorgesetzten vorbehaltlos geachtet – für eine große, glänzende Karriere vorausbestimmt. Mit vierundvierzig Jahren Generalmajor und

Kommandeur einer Kriegsschule, mit höchsten Auszeichnungen dekoriert, für eine Verwendung im Oberkommando vorgesehen! Und ausgerechnet er wollte nicht mehr Offizier sein?

»Selbst wenn ich dich damals geheiratet hätte, Susanne – es wäre nicht anders gekommen mit mir. Es wäre alles nur bedrückender gewesen. Aber jetzt bin ich allein, und das ist gut so. Ich brauche auf niemand mehr Rücksicht zu nehmen. Ich werde niemandem weh tun, der an mich gebunden ist. Ich kann alle Konsequenzen ziehen, die ich für richtig halte.«

»Löscht das irgend etwas aus, Ernst?«

Frau Barkow blickte auf die weiße Tischdecke. Dann zog sie, fast mechanisch, das Glas zu sich, das er für sie eingegossen hatte. Aber sie trank nicht daraus. Sie fuhr fort: »Es war im Anfang sehr schwer, dich von mir gehen zu sehen. Aber ich habe es überwunden.«

Sie hatte es nie überwinden können; ihre Augen waren voll Trauer und verrieten sie. Und tapfer sprach sie weiter: »Ich habe bald danach Gottfried Barkow kennengelernt; und ich habe nicht gezögert, ihn zu heiraten. Er war ein guter Mensch, ein zärtlicher Gatte und ein liebevoller Vater – man sagt das gewöhnlich so hin; er aber besaß diese Eigenschaften wirklich.«

Gottfried Barkow, Textilhändler, ein ehrenwerter, angesehener Kaufmann, würdig und voller Güte, auf fast verlegene Weise heiter und stets hilfsbereit. Er vergötterte seine Frau; er liebte den Sohn seiner Frau, ohne zu vergessen, ihm diese Liebe auch deutlich zu zeigen. Er nahm seine Frau entgegen wie ein großes Geschenk. Und wenn er ihr auch keine blendende Karriere bieten konnte, kein rauschhaftes Glück, so gab er ihr doch Geborgenheit. Er fiel 1940 bei Verdun; nur wenige Kilometer von jener Stelle entfernt, an der 1916 sein Vater gefallen war.

»Ich habe dein Leben verfolgt«, sagte Modersohn bedächtig. »Gemeinsame Bekannte von damals haben mich immer wieder darüber unterrichtet.«

»Ich weiß es«, sagte sie einfach. »Auch mir war immer bekannt, wo du warst und wie es dir ging.«

»Ich habe dir von Zeit zu Zeit geschrieben«, sagte er, »die ganzen Jahre hindurch. Nicht um mich aufzudrängen, nicht um dich zu beeinflussen. Ich wollte dir nur die Gewißheit geben: Wenn du mich brauchst, dann werde ich zu deiner Verfügung stehen.«

Welch ein fürchterliches Wort in diesem Zusammenhang, dachte Susanne Barkow. Zur Verfügung stehen! Wie denn: Mit dem Geldbeutel, mit Rat und Tat, mit dem Namen? Und mit nichts weiter sonst? Für den Augenblick zuviel – für ein ganzes Leben zuwenig!

Aber auch damals, vor zweiundzwanzig Jahren und drei Monaten, stand er zur Verfügung – bleich, zutiefst getroffen, aber ganz und gar ehrenwert, wie es sein Kodex befahl. Seine Augen waren dunkel und kalt, wie das Wasser eines tiefen Sees, unter einer kristallklar geforenen Eisschicht. Und dann dieses: Ich bin selbstverständlich bereit, alle sich hieraus ergebenden Konsequenzen zu ziehen – bitte, verfüge über mich! Und da hatte sie gesagt: Nein, niemals, unter keinen Umständen!

Und ihre Wege trennten sich wie zwei Arme eines Flusses. Sein Leben strömte dahin, das ihre versickerte in den Teichen und Tümpeln eines alltäglichen Lebens.

»Ich hätte dich langsam vergessen«, sagte Susanne Barkow. »Man vergißt so vieles im Leben; es gibt kaum Wunden, welche die Jahre nicht heilen. Und je weiter das alles zurücklag, um so unproblematischer wollte es mir erscheinen. Es gab sogar Stunden, in denen die Erinnerung freundliche Farben annahm. Und eines Tages wäre das alles vielleicht eine schöne, wenn auch mißglückte Episode gewesen – wenn nicht Bernd, mein Sohn, dagewesen wäre.«

»Du hast ihn auf vorbildliche Weise erzogen«, sagte der General.

»Daß du etwas Derartiges feststellen würdest«, sagte Susanne bitter, »das habe ich fast vermutet. Und zwanzig Jahre lang habe auch ich geglaubt, daß ich ihn gut geführt und klug beeinflußt habe. Aber heute weiß ich, daß alles falsch war.«

Bernd Barkow, ihr Sohn – zuletzt Leutnant und Aufsichtsoffizier, in die Luft gesprengt und in Wildlingen/Main begraben. Einstmals ein Junge, wie hunderttausend andere Jungen auch, mit kindlichem Gesicht, einer stillen Freundlichkeit, der Mutter liebevoll ergeben, fleißig und aufmerksam in der Schule, immer unter den Ersten bei Sport und Spiel. Aber je größer, je reifer er wurde, je mehr sich sein Gesicht prägte – um so deutlicher trat ein neuer, blutjunger Modersohn in Erscheinung. Seine eisgrauen prüfenden Augen waren es zuerst gewesen, die der Mutter mit wundersamem Erschrecken aufgefallen waren.

»Wußte dein Mann, daß Bernd nicht sein Sohn war?« fragte der General.

Susanne nickte: »Er wußte auch, wer der Vater von Bernd war – oder vielleicht muß ich hier besser sagen: der Erzeuger. Denn mein Mann ist zu Bernd immer wie ein Vater gewesen – wie ein gütiger, gerechter, sorgender Vater.«

Aber sie war ihrem Mann nicht die Frau gewesen, die er in ihr erwarten durfte und die er verdient hätte. Sie fand in ihrem Sohn einen einzigen Mann wieder. Und der hatte sie einst, in mächtigem Ansturm, in Wolken des Glücks gehoben – und sie dann fallen, sie abstürzen lassen. Aber die trügerische Erinnerung zeigte ihr damals nur das große glückselige Schweben, jenen Zustand der vollkommenen Schwerelosigkeit, den sie nie vergessen konnte.

Und so begann sie, der Verführung zu erliegen. Sie fing an, in Bernd Barkow einen Bernd Modersohn sehen zu wollen. Sie förderte in ihrem Jungen alles das, was sie als Modersohnsche Tugenden zu erkennen geglaubt hatte. Sie bestärkte ihn in seiner vorerst nur zögernden Entschlußkraft; sie förderte jedes Anzeichen von Selbstdisziplin; sie lenkte seine Aufmerksamkeit auf die Geschichte, schließlich auf die Kriegsgeschichte. Und sie formte einen willigen, aufgeschlossenen, wißbegierigen Jüngling, bei dem der Wunsch immer mächtiger wurde, einst Offizier zu werden.

»Ich hätte Bernd beibringen müssen, diesen Beruf zu hassen«, sagte Susanne Barkow.

Der Generalmajor Modersohn schwieg, mit regungslosem, jetzt fast wie zu Stein erstarrtem Gesicht. Er hatte die Unterarme auf die Tischplatte gelegt und die Hände gefaltet; die Haut um die Knöchel seiner Finger war grauweiß.

Bernd wollte unbedingt Offizier werden – wie sein wahrer Vater, den er nicht kannte, von dem er nichts wußte. Als das Modersohn aus Briefen von Bekannten erfuhr, hatte er heimlichen Stolz empfunden; und ein Gefühl der Dankbarkeit der Mutter gegenüber. Er hatte Bernds Werdegang genau verfolgt.

»Er war ein guter Soldat«, sagte Modersohn.

»Aber warum mußte er sterben! Warum mußtest du ihn an dich ziehen, damit er hier stirbt!«

»Ich wollte ihn sehen«, sagte Modersohn.

Als der Generalmajor zum Kommandeur der Kriegsschule 5 ernannt worden war, hatte er den Leutnant Barkow angefordert – ein Vorgang, der keine besonderen Schwierigkeiten bereitete. Und dann sah er seinen Sohn. Er sah einen hochgewachsenen, ernsten jungen Mann, mit den kühlen grauen Modersohn-Augen; beherrschte, elastische Bewegungen; wohlerzogen und von gelassenem Selbstbewußtsein erfüllt. Ein Anblick, der ihm das verräterische Rot überraschter, heftiger Freude ins Gesicht trieb. In keiner Minute seines Lebens mußte er sich mehr beherrschen als in dieser.

»Du hast ihn also gesehen«, sagte Susanne Barkow. »Und ich habe in einem Brief meine Erlaubnis dazu gegeben. Auch das war ein Fehler. Auch er ist nicht mehr wiedergutzumachen.«

»Ich habe meinen Sohn gesehen«, sagte der General Modersohn versunken. »Und ich war in den wenigen Stunden, in denen wir zusammen waren, Bernd und ich, nur von Dankbarkeit erfüllt. Und zum zweitenmal begegnete mir das: was wohl gemeinhin als Glücksgefühl bezeichnet wird. Zwei Augenblicke reiner Freude – das war mein ganzes Leben.«

Das aber war nicht alles gewesen. Der General sagte nicht, daß ihn Beunruhigung überkam, wenn er seine Gespräche mit Bernd führte. Eine Beunruhigung, die an Furcht grenzte.

Dieser sein Sohn war wie er – hart wie er, entschlossen wie er, unnachsichtig fordernd wie er. Ein ebenso faszinierender wie beklemmender Vorgang: Der General erkannte sich in seinem Sohn. Alles wiederholte sich noch einmal und wohl immer wieder, so als beschreibe das Leben stets die gleichen taumelnden Kreise. Dieser sein Sohn war Offizier, nur Offizier, nichts anderes als Offizier. Er war bereit zu kämpfen und, wenn es sein mußte, zu sterben – wie Generationen Offiziere vor ihm auch. Für das, was Vaterland genannt wurde. Für das, was sie dafür hielten.

Aber der General hatte erkannt, daß ein solches Leben als Offizier nicht mehr möglich war.

Modersohn hatte versucht, dem Sohn – der nicht wußte, daß sein Vater zu ihm sprach – zu erklären, warum das alles so gekommen war. Preußen war tot; und das Preußentum war mit ihm gestorben. Früher einmal hieß es: für die Familie, die Heimat, das Vaterland, Jetzt wurde gerufen: Ein Reich, ein Volk, ein Führer! Der Soldat kämpfte nicht gegen Soldaten, er verteidigte nicht die Heimat, er schützte nicht den Menschen – er mußte, wie zu Zeiten der Landsknechte, Weltanschauungen bekämpfen, Religionen und Machtgruppen. Und – dies war das Schlimmste – er mußte Verbrechen dulden und sie damit sanktionieren – er nahm also an ihnen teil. Deutschland hatte seine Ehre verloren. Der Mann, der die Deutschen ehrlos gemacht hatte und Offiziere zu Verbrechern stempelte, hieß Hitler. Und um ihn die Handlanger und die Kriecher, die Antreiber und die Zuhälter der Politik. Und dann jene bornierten, dickstirnigen Deutschen, die sich für Edelprodukte und ihr Land für den Nabel der Welt hielten. Zu verachten! Anzuklagen! Zu verurteilen! Und keine schwache Güte für die Unbarmherzigen, für die Maßlosen, für die tönenden Hasser. Das prägte er dem Leutnant Barkow, seinem Sohn, ein. Und der erkannte es. Und deshalb mußte er sterben.

»Du hast mir diesen Sohn geschenkt«, sagte Frau Barkow schwer, »und bei dir ist er gestorben. Du hast mein Leben umgebrochen wie einen Acker und es dann zerstört. Oder fühlst du dich schuldlos?«

»Nein«, sagte der General. »Ich bin schuldig. Und ich bin entschlossen, diese Schuld zu begleichen – ganz gleich, was sich daraus ergibt.«

Das Licht der Lampe fiel auf die halbleeren Gläser, und der rote Wein leuchtete wie Blut. Es war, als hätten sie sich nun nichts mehr zu sagen. Die Geräusche aus dem Lokal wurden aufdringlich laut.

Der General bat um die Erlaubnis, sich zu verabschieden. Das tat er jedoch nicht, ohne einen Plan für den nächsten Tag festgelegt zu haben: Oberleutnant Krafft würde Frau Barkow gegen neun Uhr vom Hotel abholen, um sie zum Friedhof zu führen – er habe Order, sie am Grab allein zu lassen, solange sie es wünsche. Die Gärtnerei am Markt, drei Häuser vom Hotel entfernt, sei bereits angewiesen, einen Kranz nach Angaben von Frau Barkow zu binden, inklusive Doppelschleife, deren Beschriftung ebenfalls bestimmt werden möge. Anschließend wäre, ebenfalls unter der Führung von Oberleutnant Krafft, eine Besichtigung der Kriegsschule vorgesehen, speziell der Aufsicht Heinrich, bei der Leutnant Barkow zuletzt Dienst getan habe.

»Am Nachmittag«, sagte der General, »stehe ich dir dann wieder zur Verfügung – ab vierzehn Uhr, wenn es dir recht ist. Ich besitze noch ein paar kleine persönliche Erinnerungsstücke an Bernd, ein paar Fotos, einige seiner Arbeiten, zwei Bücher mit Randbemerkungen von ihm – ich werde sie dir übergeben, wenn du erlaubst.«

Susanne Barkow nickte. Der General geleitete sie durch das Lokal zur Hotelhalle. Er besorgte ihren Zimmerschlüssel und verabschiedete sich dann an der Treppe, die zu den Gästezimmern führte.

Dann sagte Modersohn zum Hotelbesitzer, der aufmerksam im Hintergrund stand: »Alles auf meine Rechnung, bitte.«

Als das geschehen war, ging der General mit schnellen Schritten in die Nacht hinaus.

»Sie haben noch viel zu lernen«, sagte der Hauptmann Kater gönnerhaft zu Irene Jablonski, »man sieht es Ihnen an.«

Auch sie saßen in dem gleichen Hotel. Auch für sie war eins der Nebenzimmer reserviert worden. Auch sie umgab bäuerliche, altfränkische Solidität. Der Wirt wußte, was seinen bevorzugten Gästen gebührte. Der General war für ihn ein vorzügliches Aushängeschild. Der Hauptmann Kater aber bedeutete lohnende Beziehungen. Vom wertvollen Hinweis bis zur Gestellung eines Lastwagens: mit Kater konnte man immer rechnen – sofern das auf Gegenseitigkeit beruhte.

»Kennen Sie den Unterschied zwischen Sekt und Champagner?« wollte der Hauptmann Kater wissen, während er genußvoll an seiner Zigarre sog.

Irene Jablonski verneinte betrübt. »Ich kenne weder das eine noch das andere – aber ich möchte es gerne kennenlernen. Würden Sie mir dabei helfen, Herr Hauptmann?«

»Warum nicht. Dabei – und noch bei einigen anderen Dingen, wenn Sie wollen.«

»Und ob ich will! Ich weiß wirklich noch wenig. Und ich möchte doch gern so ungeheuer viel wissen. Andere in meinem Alter sind da schon wesentlich weiter.«

»Nun ja«, sagte der Hauptmann Kater gedehnt. »Warum auch nicht.«

Und er betrachtete das Mädchen, das ihm gegenübersaß. Im Grunde war die Kleine noch ein Kind – und schon deshalb recht reizvoll. Immerhin war sie über die Sechzehn hinaus; das beruhigte.

»Ahnen Sie eigentlich, warum ich Sie hierher mitgenommen habe?« wollte der Hauptmann wissen.

»Weil Sie ein guter Mensch sind!« sagte Irene mit Eifer.

»Nun ja – wenn man bedenkt, daß man auf verschiedene Art gut sein kann, dann mag das stimmen. Sie gefallen mir, Kindchen.«

»Das freut mich aber! Sie gefallen mir auch.«

Das war nicht einmal gelogen, nur leicht übertrieben. Sie war ihm wirklich dankbar. Er hatte sie in das vornehmste Lokal der Stadt mitgenommen. Es hatte viele und gute Dinge zu essen gegeben. Auch Wein war getrunken worden. Sie fühlte sich satt und glücklich.

»Wir gefallen uns also gegenseitig«, stellte Kater fest. »Das ist wirklich erfreulich.«

»Sie sind immer so vornehm und so würdig und auch so väterlich!«

Hier stutzte der Hauptmann Kater. Er blickte in blaue, vertrauensvolle, ihn anstrahlende Kinderaugen. Und in ihm regte sich ein fürchterlicher Verdacht. Gab sich diese Kleine etwa nur so naiv? War sie etwa in Wirklichkeit reichlich gerissen? So eine Art kleines ausgekochtes Luder? Aber sie konnte doch nicht gut die Erfahrungen eines ausgewachsenen Frauenzimmers haben – dafür war sie doch viel zu jung! Betörend jung!

»Väterlich«, wiederholte er gedehnt. »Komme ich Ihnen so vor, Irene? Kann schon sein. Ich bin nicht mehr der Jüngste.«

»Sie sind aber keinesfalls alt«, versicherte Irene sofort mit wohltuender Heftigkeit. »Sie sind gesetzt. Und ich mag gesetzte Männer. Junge Schnösel kann ich nicht ausstehen.«

»Das ist verständlich«, sagte Kater versöhnt. »Diese jungen unerfahrenen Leute machen meistens nur Dummheiten. Sie richten mehr Schaden an, als daß sie Freuden bereiten. Sie wissen einfach nicht, zu leben.«

»Zu Ihnen aber kann man Vertrauen haben, das ist es. Ich möchte immer gerne in Ihrer Nähe sein – am besten auf einer Schreibstube. Ich will mir auch sehr viel Mühe geben, wirklich. Denn in der Küche versauert man doch. Haben Sie nicht irgend etwas für mich – bitte.«

»Nun, ich werde mal sehen.«

»Vielen, vielen Dank!«

»Nur langsam«, sagte Kater bremsend. »Ich habe nicht gesagt: ich werde es tun! Ich habe nur gesagt: ich werde mal sehen.«

»Aber das genügt doch! Bei Ihnen schon, Herr Hauptmann. Bei jedem anderen kann man zweifeln – aber doch nicht bei Ihnen.«

»Na schön, Kindchen – wenn das so ist, dann habe ich eigentlich eine Belohnung verdient – oder?«

»Aber ja! Doch wie soll ich das machen? Ich habe nichts.«

»Nun – da wird sich doch was finden lassen. Wie wär's zum Beispiel mit einem kleinen Kuß?«

»Geht das?«

»Warum soll das nicht gehen, Kindchen?«

»Darf ich wirklich?«

»Komm schon her. Komm näher. Noch näher. Na – was ist?«

»Danke.«

»Aber doch nicht auf die Stirn, Mädchen! Wo denkst du hin! Oder war das väterlich?«

»Aber nein! Ich bin so furchtbar verlegen. Ich habe so was noch nie gemacht. – War das besser?«

»Immerhin ein Anfang. Du mußt das üben. Probier's doch noch einmal.«

»Das geht jetzt nicht mehr. Ich muß fort.«

Irene Jablonski zog sich schnell wieder auf ihren Platz zurück. Sie schien mächtig verlegen zu sein – und doch auch heftig erregt. Kater betrachtete sie nicht unzufrieden.

»Nur nicht so schüchtern, Mädchen!« sagte er. »Und warum denn so eilig? Wir haben noch viel Zeit.«

»Ja – aber ich muß morgen ganz früh wieder in die Küche.«

»Brauchst du nicht. Du kannst ausschlafen, dafür sorge ich schon.«

»Oh – das ist sehr lieb, Danke schön, Herr Hauptmann. Aber ich muß trotzdem fort.«

»Nicht doch – wo der Abend erst gerade angefangen hat! Wir können ja hier noch etwas trinken und dann gehn wir noch zu mir – Bilder besehen.«

»Vielleicht ein anderes Mal, Herr Hauptmann – ja? Ach – darauf freue ich mich. Aber jetzt muß ich wirklich gehen.«

»Aber warum denn, zum Teufel.«

»Ich werde doch erwartet, Herr Hauptmann.«

»Du wirst erwartet? Von wem denn?«

»Von meiner Freundin, mit der ich auf der gleichen Stube liege – von Elfriede Rademacher. Sie kennen sie doch?«

»Und ob ich die kenne!«

»Die wartet auf mich – gleich nebenan im Lokal. Und sie hat gesagt, wenn ich nicht rechtzeitig komme, dann holt sie mich.«

»Das sieht der ähnlich! Weiß sie denn, daß du mit mir hier bist?«

»Aber ja doch«, erklärte Irene Jablonski. »Das habe ich alles genau mit ihr durchgesprochen. Sie weiß ja in solchen Sachen prima Bescheid. Also dann – auf Wiedersehn, Herr Hauptmann. Und Dank für alles! Ich freue mich ja so, daß ich in Zukunft bei Ihnen auf der Schreibstube arbeiten darf.«

Ein dünner Nebel hing in der Luft. Er schwebte, wie in willkürlich zerrissenen Fetzen, um die alten Fachwerkhäuser. Die Straßen schienen leer.

Die Schritte des Generals klangen nachzitternd von den Wänden wider. Er schlug seinen Mantelkragen hoch und senkte den Kopf. Er war allein.

Er schritt durch die Straßen, dem Hügel entgegen, auf dem die Kaserne lag. Etwa zwanzigtausend Einwohner hatte diese kleine Stadt. Und sie unterschied sich in nichts von vielen anderen kleinen Städten auch. Auch in vielen anderen gab es Kasernen. Diese hier jedoch ragte gleich einer massigen Krone aus Beton in den Himmel hinein. Diese Kaserne lag westlich; und so entzog sie die untergehende Sonne einige Minuten früher der Stadt. Sie glühte dann auf und beherrschte scharfkonturig den Horizont wie eine große Drohung.

Der General hatte noch niemals in seinem Beruf ein Vergnügen gesehen, aber lange Zeit hindurch auch keine Bedrohung. Er hatte danach getrachtet, ein schweres, hartes, demütiges Handwerk zu beherrschen. Es hätte, wenn es nach ihm ginge, in der Abgeschiedenheit ausgeübt werden müssen – nicht wesentlich anders, wie es manche Mönchsorden getan hatten. Für andere einstehen – für die Kinder, die Mütter, die Armen und die Gequälten. Für sie sterben, wenn keine andere Wahl blieb.

Dienen – dachte der General. Dienen! Aber wem?

Denselben Weg, den er in dieser Nacht hinaufging, auf die Kaserne zu, waren auch die sogenannten Honoratioren der Stadt gegangen – immer wieder. Das letztemal, als er hier als Kommandeur eingezogen war.

Sie kamen zu ihm – der Bürgermeister, der Ortsgruppenleiter, zwei Handwerksmeister, ein Unternehmer, die Vertreter der Frauenschaft, des Luftschutzes, des Roten Kreuzes – eine sich für befugt und zuständig haltende Abordnung der Bürgerschaft. Und sie hatten ihn, den neuen Kommandeur, willkommen geheißen und versichert, daß sie stolz und glücklich wären, den General und seine Soldaten unter sich zu wissen. Sie sprachen von dem guten Einvernehmen zwischen ihrem Militär und den Menschen dieser Stadt; und sie sprachen den Wunsch und die Hoffnung aus, daß das so bleiben und, wenn möglich, sich noch vertiefen möge. Und in ihren Augen stand die Gier nach Anerkennung, die Sucht nach Profit, die Lust am Soldatenspiel.

Der General hatte sie wortlos angeblickt und dann stehenlassen. Und diese Kreaturen fanden, daß er ein großer, sehr eigenwilliger Mann sein müsse, dem Achtung und Respekt gebühre. Seine bewußte Schroffheit bereitete ihnen wonniges Erschaudern – ein Mächtiger hatte ihnen in die Hintern getreten; der Kontakt, den sie gefunden hatten, war also sehr eng gewesen.

Der General schritt auf das Tor der Kaserne zu, mit einem Gesicht, das deutlich Widerwillen verriet – auch Widerwillen gegen sich selbst. Nur wenigen war es gegeben, so zu sein wie er – das war ihm klar. Was trieb ihn dazu, die verbissene Suche nach diesen wenigen nicht aufzugeben? Er war gezeichnet; an diesem Abend hatte er es mit einer Klarheit erkannt wie nie zuvor.

Als er durch das Tor schritt, wobei er den Gruß des Postens korrekt erwiderte, sah er zu dem Gebäude hoch, in dem der Kommandostab untergebracht war. Die Fenster, die zu seinem Zimmer gehörten, glänzten dunkel in die Nacht hinein. Aber im Fenster daneben erspähten seine scharfen Augen einen winzigen Lichtspalt – seine Sekretärin, Sybille Bachner, schien noch im Vorzimmer zu arbeiten.

Der General ging in das Gebäude hinein, die Treppen hinauf, zum Vorzimmer hin. Er öffnete die Tür und sah im Raum Sybille Bachner sitzen und ihr gegenüber den Oberleutnant Krafft. Eine Flasche und zwei Gläser standen zwischen ihnen.

Der General blieb im Türrahmen stehen. Krafft erhob sich unverzüglich. Und auch Sybille Bachner stand, nach kurzem Zögern, auf. Sie sagte: »Herr Oberleutnant Krafft und ich, wir brauchten dringend eine Stärkung.«

»Warum?« wollte der General regungslos wissen.

»Wir waren auf einer der sogenannten kleinen Abendgesellschaften, die Frau Frey regelmäßig gibt ...«

»Verstehe«, sagte der General. Er nickte kurz und ging dann durch den Raum, in seine Zimmer hinein. Die Tür hinter sich ließ er offen.

Sybille Bachner ging ihm nach und sagte: »Wir wollten sowieso gerade Schluß machen.«

Der General zog seinen Mantel aus und warf ihn über einen Stuhl. Er kehrte, von Sybille Bachner gefolgt, in das Vorzimmer zurück. Hier war Krafft gerade dabei, sich abmarschbereit zu machen.

»Herr Oberleutnant Krafft«, sagte der General, »ich kann verstehen, daß Sie das Bedürfnis haben, nach einer derartigen Veranstaltung zu trinken. Ich habe aber kein Verständnis dafür, daß ein derartiges Bedürfnis in meinen Büroräumen gestillt wird.«

»Jawohl, Herr General«, sagte Krafft gleichmütig.

»Ist das Ihre Kognakflasche, Herr Oberleutnant?«

»Nein, Herr General.«

»Nehmen Sie sie trotzdem mit. Auch Fräulein Bachner, wenn das gewünscht wird.«

Sybille beeilte sich, zu versichern: »Wir waren kurz davor, uns zu verabschieden, Herr General. Und wenn ich noch irgend etwas für Sie tun kann ...«

»Möglich«, sagte der General. Und dann ging er auf Oberleutnant Krafft zu, blieb vor ihm stehen, sah ihn prüfend an und fragte dann: »Wie weit sind Sie inzwischen in der bewußten Sache gekommen?«

»Nicht viel weiter, Herr General«, sagte Krafft.

»Zögern Sie nicht länger«, sagte der General eindringlich. »Versuchen Sie, zu einer Entscheidung zu kommen. Ich will wissen, genau wissen, warum es geschehen ist, wie es geschehen ist und wer es getan hat. Und das so bald wie nur irgend möglich. Und seien Sie darauf gefaßt, Herr Oberleutnant, daß ich Sie in Zukunft des öfteren zu mir bitten werde – der bewußten Sache wegen. Im Augenblick allerdings brauche ich Sie nicht.«

Der Oberleutnant blickte noch einmal zu Sybille Bachner hinüber. Die aber sah ihn nicht an – sie sah nur den General. Krafft produzierte eine Ehrenbezeigung, wie sie in der Vorschrift stand. Dann ging er hinaus.

»Nun zu Ihnen, Fräulein Bachner«, sagte der General und sah sie dabei offen an. »Ich bedauere, wenn ich Sie vorhin gestört haben sollte – aber Sie werden einsehen, daß ich mich deshalb nicht entschuldigen kann.«

»Ich habe mich zu entschuldigen, Herr General«, sagte Sybille. »Und es war auch keine Störung, wirklich nicht.«

»Nun, ich wollte, es wäre eine gewesen«, sagte der General mit kargem Lächeln. »Ich gönne Ihnen jede Abwechslung, wenn auch nicht gerade in unseren Diensträumen. Aber Oberleutnant Krafft ist – bei allen Einschränkungen – keine schlechte Wahl.«

»Er hat bestimmt seine Vorzüge«, sagte Sybille freimütig. »Aber für mich kommt er nicht in Frage.«

»Sondern – wer?«

Sybille sah den General mit großen Augen an; verwirrende Bestürzung war in ihnen ebenso wie kurz aufflammende Hoffnung. Sie war nahe daran, zu glauben, daß eine indirekte Aufforderung an sie ergangen sein könnte – aber ihr Verstand weigerte sich, das für möglich zu halten.

»Ich glaube, es ist an der Zeit, ein mögliches Mißverständnis zu klären«, sagte der General und richtete sich auf. »Mir ist nicht entgangen, daß Sie eine gewisse Sympathie für mich empfinden, Fräulein Bachner. Ich habe das immer als angenehm registriert, wenn auch als überflüssig. Ich möchte Sie nicht gerne verlieren – Mitarbeiter wie Sie sind selten.«

Sybille wurde von einer heftigen würgenden Erregung gepackt. Sie schien plötzlich alles, was um sie war, im grellsten blendenden Licht zu sehen. Sie vermochte kaum noch zu denken, obgleich sie wie verzweifelt nach Deutungen, nach Erklärungen, nach Ansatzpunkten für eine neue, wenn auch nur winzige Hoffnung suchte.

»Fräulein Bachner«, sagte der General, »ich brauche die Ausbildungspläne des Lehrgangskommandos Zwei für die kommende Woche – die detaillierten Pläne, nicht den Grundaufriß. Dazu die Erläuterungen des Chefs der Sechsten Inspektion. In drei Minuten, wenn ich bitten darf. Dann aber lassen Sie mich allein.«

17

AUCH RADFAHREN WILL GELERNT SEIN

Fünf Uhr dreißig früh – und ein klarer Morgen!« rief der Fähnrich vom Dienst. »Kommt hoch, ihr faulen Knochen! Oder ich mache euch Feuer unter die müden Hintern. Dankt Gott, daß ihr lebt, und lüftet eure Decken!«

Dieser Tag begann für die Fähnriche wie jeder andere auch. Nichts Ungewöhnliches schien sich anzukündigen. Vielmehr war alles voller Gewöhnlichkeit: das gellende Getriller einer Signalpfeife, das stereotype Geschrei des Fähnrichs vom Dienst, die dicke, stickige, stinkende Luft. Sie taumelten aus ihren Feldbetten und standen zunächst, einige Sekunden lang, stumm da. Dann bewegten sie sich – denn es war kalt.

»Kommt heraus, ihr faulen Hunde!« rief der Fähnrich vom Dienst. »Erhebt die Herzen und die Nachthemden!«

Das gewöhnliche Nachthemd war für Fähnriche sozusagen der vorschriftsmäßige Dienstanzug für die Zeit zwischen Zapfenstreich und Wecken. Nur Offiziere konnten Schlafanzüge tragen; geliefert vom Heeresbekleidungsamt, in drei Mustern und fünf Größen, in einer Preislage von 28,40 bis 34,80 Reichsmark. Jetzt jedoch hatten sie Nachthemden zu tragen, und zwar nur weiße; wobei eine Tasche auf der linken Brustseite zwar nicht erwünscht, aber auch nicht ausdrücklich verboten war.

Die »Kleiderordnung für die Nachtzeit« hatte Major Frey, der Lehrgangskommandeur entworfen. Der Major war ein anerkannter Meister im Entwerfen derartig gründlich durchdachter Bestimmungen. Wenn sich dennoch kaum einer der Fähnriche der Aufsicht Heinrich an diesen Sonderbefehl Nr. 78 hielt, so hatte das natürlich seinen besonderen Grund.

Denn der Oberleutnant Krafft war ja ein Neuling. Die Fähnriche wußten das und nutzten es unbedenklich aus. Krafft konnte praktisch noch nicht alle Feinheiten kennen, die der Lehrgangskommandeur ersonnen hatte. Und deshalb hatten sie ihn bieder gefragt: »Darf bei großer Kälte zusätzliche Nachtbekleidung getragen werden?«

Und der neuernannte Aufsichtsoffizier hatte ahnungslos geantwortet: »Von mir aus könnt ihr im Pelz schlafen!«

Die Fähnriche der Aufsicht Heinrich entstiegen also ihren Betten in den eigenwilligsten Vermummungen: Nicht wenige hatten Socken an oder sich Schals umgebunden; einige trugen ganz oder teilweise Unterbekleidung; und zwei hatten zusätzlich noch Strickjacken übergezogen.

Kramer, Weber, Amfortas und Andreas, und natürlich auch Hochbauer, registrierten derartige Vermummungen teils mit Unwillen, teils aber auch mit Besorgnis. Eines schönen Morgens nämlich würde garantiert Hauptmann Ratshelm diese wärmelüsterne Verweichlichung entdecken. Und das mußte zwangsläufig Unannehmlichkeiten nach sich ziehen. Denn wenn Ratshelm seine Fähnriche beim Wecken inspizierte, dann wollte er sie in Nachthemden sehen; wie es Vorschrift war.

»Da hilft kein Heulen und kein Zähneklappern!« rief der Fähnrich vom Dienst.

Die Fähnriche der Aufsicht H, verteilt auf acht Zimmer, zogen ihre Nachthemden aus und alles, was sie sonst anhatten. Dann griffen sie, gähnend, mürrisch, maulend, nach dem Sportzeug. Denn die erste halbe Stunde war die übelste Zeitspanne des ganzen Tages, höchstens noch mit dem Taktikunterricht bei Hauptmann Feders zu vergleichen: Der alltägliche Auftakt war Frühsport – fünfzehn Minuten lang.

An diesem Tag war Oberleutnant Krafft an der Reihe. Das konnte erfahrungsgemäß als nicht ungünstig bezeichnet werden. Denn jeder der Offiziere hatte seine eigenen Methoden. Und die von Krafft waren erträglich.

»Macht euch warm, Jungen!« pflegte er zu sagen. Dabei rauchte er dann ungeniert seine Morgenzigarette und paßte auf, daß ihn kein höherer Vorgesetzter dabei störte.

»Wie wär's mit einem kleinen Dauerlauf, Freunde!« rief der Oberleutnant Krafft seinen Fähnrichen zu.

Das war kein Vorschlag, das war auch keine Aufforderung – das war ein Befehl. Die Fähnriche trabten unverzüglich los. Das Tempo war mäßig. Denn immer noch lag ihnen die Morgenmüdigkeit in den Knochen.

»Immer dasselbe«, stöhnte der Fähnrich Mösler. »Jeden Morgen dasselbe! Wie mich das ankotzt!«

Es war alles wie jeden Morgen – so schien es. Dennoch geschah etwas, das zunächst niemandem auffiel. Der Oberleutnant Krafft sagte: »Rednitz – kommen Sie doch mal her!«

»Nanu«, sagte der Fähnrich Kramer, während er weiter seiner Aufsicht vorantrottete, »sollte dieser Rednitz schon wieder mal was ausgefressen haben? Zuzutrauen ist ihm das ohne weiteres.«

Rednitz verließ mit recht gemischten Gefühlen die mürrisch dahintrabenden Fähnriche. Gespräche mit Vorgesetzten pflegten kaum jemals erfreulich zu sein; schon gar nicht am frühen Morgen. Und deshalb näherte er sich seinem Aufsichtsoffizier mit einem behutsamen, als Test gedachten Grinsen.

Dieses sehr freundlich wirkende Grinsen wurde auf ähnliche Weise erwidert. Das schaffte sofort eine angenehme Atmosphäre. Wenn Rednitz auch nicht sonderlich viel von Krafft wußte – das eine wenigstens hatte er herausgefunden: Ein Menschenfresser war der nicht.

»Mein lieber Rednitz«, sagte der Oberleutnant, »ich möchte gerne eine Frage an Sie stellen, die Sie allerdings nicht zu beantworten brauchen, wenn Sie nicht wollen – obgleich ich überzeugt bin, daß Sie sie beantworten können.«

Die Worte machten Rednitz hell wach – und mißtrauisch. Allein schon die Anrede »mein lieber«, hatte die letzten Nachwehen einer dumpfen, trägen Nacht verscheucht. Rednitz witterte sofort, daß hier etwas Ungewöhnliches von ihm erwartet wurde. Mit klugen, neugierigen Augen blickte er den Oberleutnant an.

»Es handelt sich um folgendes«, sagte Krafft bedächtig. »Frau Barkow ist eingetroffen – die Mutter des Leutnants Barkow. Mir ist die Aufgabe zugefallen, sie zu betreuen – vermutlich weil ich der Nachfolger ihres Sohnes bin. Und im Verlaufe des Vormittags, voraussichtlich in der Unterrichtsstunde zwischen elf und zwölf Uhr, werde ich unsere Aufsicht der Frau Barkow vorstellen.«

Hier machte Krafft eine wohlberechnete Kunstpause. Er gab so dem Fähnrich Rednitz ausreichend Gelegenheit, sich auf diese Situation einzustellen. Und Krafft glaubte zu erkennen: in den zumeist heiteren, immer wachen und oft listigen Augen des Fähnrichs schimmerte Begreifen auf.

»Jawohl, Herr Oberleutnant«, sagte der Fähnrich erwartungsvoll.

»Das heißt also, Rednitz – Frau Barkow wird die Fähnriche kennenlernen, die beim Tod ihres Sohnes zugegen waren. Nun ist mir aber immer noch nicht klar, wie es zu diesem Tod gekommen ist. Klar ist mir auch noch nicht, wer eigentlich an diesem Tod, mehr oder weniger, gewollt oder ungewollt, zufällig oder absichtlich, Anteil haben könnte. Und daraus ergibt sich nun eine besondere Situation, bei deren Lösung Sie mir behilflich sein sollen.«

»Ich, Herr Oberleutnant?« fragte Rednitz mit äußerst vorsichtiger Ablehnung.

Dem Fähnrich war anzumerken, wie sehr er dieses Gespräch verwünschte. Dieser Krafft versuchte, ihn in eine gefährliche Zwickmühle zu bringen. Er, Rednitz, konnte jetzt das Wohlwollen des Oberleutnants erringen; das aber nur, wenn er auf verräterische Weise zu schwatzen anfing. Er konnte sich auch unwissend stellen und schweigen – damit aber würde er zugleich den Oberleutnant verstimmen oder ihn, noch ärger, leichtfertig zu seinem Feind machen.

»Rednitz«, sagte Krafft, der die Gedanken seines Fähnrichs genau zu erraten schien – er hatte sie im voraus berechnet – »so ist es doch nicht, daß ich Spitzeldienste oder Zuträgerei von Ihnen erwarte. Was ich erhoffe, ist lediglich ein Hinweis. Aber stellen Sie sich vor, was passieren könnte: Frau Barkow wird vielleicht mit dem einen oder anderen

Fähnrich sprechen, ihm die Hand geben und sich möglicherweise noch sogar bei ihm bedanken. Und ich glaube nun, es gibt einige in der Aufsicht, bei denen das nicht eintreten darf – Fähnriche, die Leutnant Barkow nicht verstehen wollten oder konnten, die ihn ablehnten, die ihn vielleicht sogar haßten.«

»Nun«, sagte Rednitz mühsam, nach längerer Pause, »ich würde Herrn Oberleutnant vorschlagen, Frau Barkow wendet sich an mich. Ich kann ihr mit reinem Gewissen die Hand geben.«

»Nur Sie, Rednitz?«

»Eine ganze Menge noch, Herr Oberleutnant – zumindest alle, die auf den hinteren Bänken sitzen.«

»Die auf den vorderen also nicht?«

Rednitz sah seinen Oberleutnant groß an, unruhig und staunend zugleich. Denn er hatte das Gefühl, schnell und prompt und ganz gegen seine Absicht in eine Falle hineingesegelt zu sein. Er suchte nach Worten, die ihm wieder heraushelfen sollten; und je länger er suchte, um so klarer wurde ihm, daß jede weitere Sekunde, die verging, seine persönliche Katastrophe nur verschlimmerte. Denn sein Schweigen war Zustimmung.

»Schon gut, Rednitz«, sagte der Oberleutnant Krafft abschließend. Und er gab sich den Anschein, als habe er nichts Wesentliches erraten oder gar erkannt. »Ich hatte gehofft, Sie könnten mir helfen. Aber das scheint leider nicht der Fall zu sein, was ja wohl nicht Ihre Schuld ist. Nehmen Sie das, was ich Ihnen gesagt habe, als vertrauliche Mitteilung. Und vergessen Sie alles – wenn Sie wollen. Danke Rednitz.«

Der Fähnrich Rednitz machte kehrt und lief davon. Er lief seiner Aufsicht nach, um sich dort einzureihen. Auf seiner jugendlichen Stirn bildeten sich Falten – so angestrengt dachte er nach. Die goldene Brücke, die ihm der Oberleutnant zum Schluß noch gebaut hatte, wollte ihm besonders verhängnisvoll erscheinen. Sie war ein aufdringlicher Beweis dafür, welches Ausmaß seine Unaufmerksamkeit angenommen und wie sehr ihn dieser Krafft durchschaut hatte.

»Was wollte der Sklaventreiber von dir?« fragte Kramer, der Aufsichtsälteste.

»Er wollte liebend gern von mir wissen, wer eigentlich von uns den Leutnant Barkow auf dem Gewissen hat«, erklärte Rednitz herausfordernd laut und schob sich wieder an seinen Platz.

»Alter Witzbold!« sagte Kramer mäßig belustigt. Denn er war absolut sicher, daß Rednitz wieder einmal einen seiner fragwürdigen Scherze vom Stapel gelassen hatte. Einige Fähnriche lachten. Auch sie fanden Rednitz' Behauptung erheiternd.

Aber der Fähnrich Andreas, zwischen Hochbauer und Amfortas, rief empört: »Mit so etwas treibt man doch keine Scherze, Mensch!«

»Sag das deinem Nebenmann!« rief Rednitz zurück.

»Und sag ihm bei dieser Gelegenheit auch gleich«, rief Mösler, »daß ich ihm nicht erlaube, mich am Arsch zu lecken – er könnte das womöglich als einen Gunstbeweis auslegen!«

»Das«, sagte Rednitz warnend zu Mösler, »wird er dir niemals vergessen.«

»Hoffentlich«, sagte Mösler unbekümmert.

Der Oberleutnant Krafft aber hatte seine Morgenzigarette zu Ende geraucht. Er warf sie in hohem Bogen mitten auf den Exerzierplatz und betätigte dann seine Signalpfeife: Der Frühsport war beendet.

Die Aufsichten Gustav und Ida trennten sich von der Aufsicht Heinrich. Die Fähnriche des Oberleutnants Krafft traben auf ihn zu, bauten sich vor ihm auf und warteten darauf, von ihrem Aufsichtsoffizier in die Baracke entlassen zu werden.

»Dienstplanänderung für heute vormittag«, verkündete der Oberleutnant Krafft. »Die erste Unterrichtsstunde, Kriegsgeschichte, fällt aus. Die vierte Unterrichtsstunde wird von mir abgehalten. Kein feststehendes Thema. Falls ich mich verspäte, wird der Aufsichtsälteste den Sonderbefehl vierundneunzig verlesen und durchsprechen. Die ersten drei Stunden übernimmt Hauptmann Feders. Taktikunterricht.«

»Scheiße«, sagte Mösler aus vollem Herzen.

»Freunde«, sagte der Hauptmann Feders erwartungsfreudig, »heute haben wir endlich einmal ausreichend Zeit, uns noch ein wenig eingehender als gewöhnlich mit der Materie zu beschäftigen. Ich sehe mit Vergnügen, daß euch diese Ankündigung bewegt.«

Die Fähnriche saßen ergeben in ihren Bänken. Sie ahnten, was ihnen bevorstand. Und sie täuschten sich nicht.

Der erste Höhepunkt war die Fahndung nach zwei Krafträdern, in der Fachsprache kurz Kräder genannt. Diese beiden Kräder hatten die Fähnriche, bei ihrer großen gemeinsamen, an die Wandtafel geschriebenen Aufstellung, vergessen.

»Trantüten, Hohlköpfe und Nachtwandler!« stellte Hauptmann Feders mit grimmiger Befriedigung fest. »Ein Verein für Pennbrüder! Ein Feudalklub für Tagediebe! Zwei Kräder zu vergessen, das bedeutet: zwei unbeschäftigte Kradfahrer, zwei Leute, die herumlungern, ihre Zeit totschlagen und auf dumme Gedanken kommen. Dann aber: Zwei links liegengelassene Kräder bedeuten, daß die Nachrichtenübermittlung in Frage gestellt ist, was unter Umständen zu Ausfällen, Unfällen und Todesfällen führen kann. Das alles und noch mehr kann passieren, ihr trüben Tassen, wenn man zwei Kradfahrer aus lauter Dämlichkeit beschäftigungslos herumstehen läßt.«

Die Fähnriche nahmen Feders hin wie eine Gottesgeißel. Sie duckten sich und schrieben ihre Hefte und Notizblocks voll. Schreiben war für sie stets wie ein kleiner, bescheidener Fluchtversuch – zumindest brauchten sie ihrem Taktiklehrer dabei nicht in die Augen zu sehen. Denn mit offenen Augen auf seinen scharf zupackenden Blick zu warten, kostete Nerven.

»Verflucht«, murmelte Rednitz.

Feders, das erkannte Rednitz recht deutlich, machte die Kriegsschule ganz bewußt zu einer Art Vorfeuer für die möglicherweise zu erwartende Hölle. Und der Oberleutnant Krafft – worauf hinaus wollte er?

Es war aber bei Hauptmann Feders kaum oder nur sehr schwer möglich, unterrichtsfremden Gedanken nachzugehen.

Seine Ausführungen glichen einem raffiniert angelegten Minenfeld. Nur allzuleicht konnte dort ein Fähnrich mitsamt seinen Offiziersträumen in die Luft gehen. Deshalb gab selbst Rednitz sich Mühe, seine ganze Aufmerksamkeit auf seinen Taktiklehrer zu konzentrieren.

»Es gibt noch einen ganz sicheren Beweis dafür, daß ihr eine Horde Waldaffen seid«, sagte der Hauptmann Feders genußvoll. »Als ich euch vorhin die Ausgangssituation gegeben habe, da erlaubte ich mir zu fragen: ›Alles klar? Keine Bemerkung? Keine Erklärung mehr nötig?‹ Und ihr habt genickt wie Schießbudenfiguren. Dabei habe ich euch auf das Glatteis geführt. Ich habe ganz bewußt einen Fehler gemacht. Welchen?«

Welchen Fehler? Die Fähnriche versuchten, überaus nachdenklich dreinzublicken. Dabei war ihr Bemühen, wie sie genau wußten, völlig sinnlos. Denn Hauptmann Feders hatte sie zu Beginn der Stunde, beim Umreißen der Ausgangssituation, mit zwanzig bis fünfundzwanzig Positionen eingedeckt, mit drei Dutzend Zahlen und Zeichen und Zeitangaben.

»Also«, sagte Feders. »Ich habe vorhin, zwischen Position fünfzehn und siebzehn, eine Leichensammelstelle genannt. Und das ist natürlich purer Mist, der euch sofort mächtig gestunken haben müßte. Aber eure Sinnesorgane scheinen völlig abgestumpft zu sein.«

Die Fähnriche, die Mehrzahl unter ihnen zumindest, wußten immer noch nicht genau, wo hier der eigentliche Fehler lag. War die Position unrichtig? War sie an falscher Stelle aufgezählt worden? War eine Leichensammelstelle bei der angegebenen Situation überflüssig oder unzweckmäßig oder nur verfrüht? Welch eine verwirrende Fülle der Möglichkeiten! Eben deshalb pflegten sie zu sagen: Taktik ist Glückssache. Und Taktik bei Hauptmann Feders war wie Blätterzählen im Hochwald.

»Es gibt überhaupt keine Leichensammelstellen«, erklärte Hauptmann Feders genußvoll. »Jedenfalls nicht im Gefecht. Es sei denn, Sie wollen Ehrenfriedhöfe anlegen, aber dazu ist im Krieg keine Zeit. Idiotensammelstellen hingegen scheinen mir da eher denkbar; die ganze Aufsicht könnte sich sofort dorthin in Marsch setzen.«

Keine Leichensammelstellen im Gefecht – schrieben die Fähnriche auf ihre Merkzettel.

»Warum nicht?« fuhr Feders fort. »Ganz einfach: Transportmittel sind für die kämpfende Truppe da und für den Nachschub – für Ausrüstung, Verpflegung und Munition. Wer tot ist, wird begraben. Das möglichst an Ort und Stelle, aber natürlich nicht vor Hauseingängen, auf Straßen, bei Unterkünften, neben Materiallagern oder in Stellungen. Särge überflüssig. Zeltbahn genügt; vorausgesetzt, daß es sich um eine Zeltbahn handelt, die nicht mehr für andere Zwecke verwendungsfähig ist; also durchschossene oder zerfetzte Zeltbahnen, Grabkreuz aus Birke wirkt dekorativer als eins aus anderen Hölzern. Nicht ganz kurzsichtige Offiziere werden übrigens immer dafür sorgen, daß ein angemessener Vorrat von vorgefertigten Grabkreuzen auf Lager ist. Jedenfalls: im Krieg gibt es Leichen, aber keine Leichensammelstelle.«

Die Fähnriche nahmen auch diese Erläuterungen mit gleichmütigem Lerneifer auf. Feders sah auf seine Uhr und klappte das Unterrichtsbuch zu. Die Fähnriche atmeten erleichtert auf.

»Da wir gerade von Leichen sprechen«, sagte Feders abschließend, »in der nächsten Stunde wird Oberleutnant Krafft einen Gast mitbringen: die Mutter des Leutnants Barkow. Und bei der Gelegenheit könnt ihr endlich einmal zeigen, wie hartgesotten ihr seid. Versucht doch mal, Frau Barkow offen in die Augen zu sehen – ehrenwert und hochanständig, wie ihr als zukünftige Offiziere zu sein habt.«

»Zehn Minuten Pause!« rief der Fähnrich Kramer. »Und ich mache darauf aufmerksam, daß das Rauchen im Unterrichtsraum und auf dem Korridor verboten ist.«

»Du brauchst ja nicht hinzusehen«, meinte Mösler und zog eine zerknüllte Zigarette aus der Brusttasche.

»Mein Geruchssinn ist aber sehr ausgeprägt, Mösler!«

»Nun«, sagte der und fahndete nach einem Streichholz,

»auf etwas mehr oder weniger Gestank kommt es doch hier gar nicht mehr an.«

Kramer schwieg. Er tat, als habe er gar nicht hingehört. Er beschäftigte sich mit dem Unterrichtsbuch.

Nicht wenige Fähnriche benutzten die Pause, um ihre Notizen zu vervollständigen. In den hinteren und in den vorderen Bänken bildeten sich zwei erkennbare Gruppen. Vorne begann Hochbauer die Theorie zu erläutern, daß Leichen vorzügliche Deckungen abgeben könnten – allerdings nur bei starkem Frost. Hinten aber gab Mösler eine seiner Sondervorstellungen. »Nur für die kämpfende Truppe!«

Mösler versammelte alle Vergnügungssüchtigen um sich. Diesmal waren die sogenannten Witwen-Witze an der Reihe, eine besonders ordinäre und brutale, sehr populäre Art der Unterhaltung.

Die Zuhörer lachten rauh und kräftig. Mösler fühlte sich durch soviel Beifall spürbar ermuntert. Und er übersah im Eifer, daß sich Hochbauer mit seinem Gefolge näherte und dann aufmerksam, mit bedrohlich ernstem Gesicht, stehenblieb. Nach der nächsten Zote drängte sich Hochbauer rücksichtslos vor. Er stellte sich vor Mösler hin und sagte schneidend: »Schwein!«

»Mösler. Sehr angenehm«, sagte der Fähnrich und brachte damit einen der ältesten und billigsten Witze an, die aber immer wieder einige Vergnüglichkeit hervorzurufen pflegten. Doch diesmal fand sich niemand, der zu lachen begehrte.

»Du bist ein dreckiger Saukerl«, sagte Hochbauer zu Mösler.

Nun war diese Bemerkung nicht ganz unrichtig, zumindest nicht in diesem Augenblick, und normalerweise hätte sie Mösler auch mit einiger Gelassenheit hingenommen. Daß es aber ausgerechnet Hochbauer war, der hier vorgab, Moral, Sitte und Anstand gepachtet zu haben, das empörte Mösler mächtig.

»Du hast es gerade nötig«, sagte er daher mit Heftigkeit, »hier den ehrenwerten Mann zu markieren! Du bekommst es sogar fertig, nachher der Mutter des Leutnants eine dicke Lobeshymne zu singen und ihr dein Beileid auszusprechen.

Und womöglich scheust du nicht einmal davor zurück, auch noch den Dank einzukassieren, für kräftiges Grabschaufeln.«

In diesem Augenblick schlug Hochbauer zu. Sein flacher Handrücken klatschte in Möslers Gesicht.

Mösler, gepackt von wilder Wut, wollte Hochbauer anspringen. Aber zwei Fähnriche – Amfortas und Andreas – hielten ihn fest. Und abermals schlug Hochbauer zu, mit derselben Hand, auf die gleiche Stelle.

Mösler versuchte, sich zu befreien, und sah sich nach Hilfe um. Aber Rednitz befand sich auf der Toilette, Egon Weber rauchte irgendwo draußen eine Zigarette, und die anderen Fähnriche fühlten sich als parteilose Zuschauer.

Lediglich Böhmke, der Poet, schnappte erregt nach Luft und rief Hochbauer zu: »So was kannst du doch nicht machen!«

»Halt deine Schnauze«, sagte Hochbauer.

Doch da rief Kramer, der Aufsichtsälteste, besorgt: »Auf die Plätze, Kameraden! Die Pause ist vorüber!«

Hochbauer drehte sich wortlos um und strebte seinem Platz in der vordersten Bankreihe zu. Sein Gefolge gab ihm Rückendeckung. Die Fähnriche setzten sich auf ihre Stühle und schlugen ihre Hefte auf. Mösler massierte rachebrütend seine rechte Wange. Und Böhmke, ehrlich empört über das, was er mit angesehen hatte, sagte wieder: »So was kann der doch nicht machen!«

»Fähnrich Böhmke«, rief der Aufsichtsälteste. »Du beziehst wie üblich Posten.«

Böhmke folgte gehorsam. Er ging hinaus und bezog seine gewohnte Beobachtungsstelle am Korridorfenster, von wo aus er einen guten Überblick über den Anmarschweg zur Unterrichtsbaracke hatte. Hier hielt er nach Oberleutnant Krafft Ausschau.

»Dem hast du es aber gegeben!« sagte Amfortas anerkennend zu Hochbauer.

»Dieses Schwein hat das verdient«, sagte Hochbauer entschieden.

»Immerhin«, gab Andreas zu bedenken, »wird der das nicht so einfach einstecken. Der wird prompt wieder das Maul aufreißen, sobald ihm Rednitz Rückendeckung gibt.«

»Wir müssen hier endlich einmal klare Fronten schaffen«, sagte Hochbauer. »So geht das nämlich nicht weiter. Entweder diese Burschen halten endlich freiwillig ihre Schnauzen – oder wir stopfen sie ihnen mit Gewalt. Eine dritte Möglichkeit gibt es da nicht!«

»Bitte um Ruhe, Kameraden!« rief der Fähnrich Kramer in seiner Eigenschaft als Aufsichtsältester. »Der Aufsichtsoffizier kann jeden Augenblick eintreffen. Und bis dahin beginnen wir weisungsgemäß mit der Unterrichtsstunde.«

Kramer sah fordernd um sich. Doch niemand zeigte sich disziplinunwillig. Nicht einmal Mösler – der brütete vor sich hin. Kramer sah das nicht ungerne. Er entfaltete den Sonderbefehl vierundneunzig und machte Anstalten, mit der Verlesung desselben zu beginnen.

Aber noch fehlte der Fähnrich Rednitz. Umfragen ergaben, daß der Vermißte zuletzt auf der Toilette gesichtet worden war, und zwar in einem grellbedruckten Schundheft lesend. Kramer sandte sofort ein Suchkommando aus. Dabei war er aber geschickt genug, niemand von Hochbauers Leibgarde abzukommandieren.

Mit einer Verspätung von sieben Minuten erschien Rednitz schließlich, gefolgt von seinem Suchkommando. Kramer wünschte, eine Erklärung hierzu zu vernehmen – zu dieser Forderung sei er nicht nur berechtigt, sondern auch verpflichtet. Wenn nicht, sehe er sich leider gezwungen ...

»Ich habe in einer Vorschrift gelesen«, erklärte Rednitz bereitwillig, »und die war so spannend, daß ich Zeit und Raum völlig vergaß.«

Kramer war mehr als nur mißtrauisch. Und die unbekümmerte Heiterkeit, die bei einem Großteil der Fähnriche auszubrechen drohte, irritierte ihn. So pochte er denn auf Autorität und versuchte, Rednitz klarzumachen, daß er wohlinformiert wäre. »Seit wann denn befinden sich auf dem Umschlag von Vorschriften grelle Farben und halbnackte Weiber?«

»Bei mir immer«, sagte Rednitz, den dieser Einwand nicht im geringsten beeindruckte. »Auf diese Weise pflege ich alle meine Vorschriften zu tarnen. Damit die Kameraden nicht glauben, daß ich auch ein Streber bin.« Dies mit einer feinen aber deutlichen Betonung des »auch«!

»Scharlatan!« rief Hochbauer unterdrückt.

»Bitte um Ruhe!« rief der Aufsichtsälteste. Dabei vermied er es, Hochbauer direkt anzusehen – seine Aufforderung schien somit an die Allgemeinheit gerichtet. »Und du, Rednitz, begibst dich unverzüglich auf deinen Platz. Ich beginne nunmehr also mit dem Verlesen des Sonderbefehls Nummer vierundneunzig.«

Dieser Sonderbefehl Nummer vierundneunzig war eins der zahlreichen organisatorischen Meisterwerke des Majors Frey. Er trug die Überschrift: Benutzung und Pflege von Dienstfahrrädern sowie Empfang und Rückgabe derselben. Er bestand aus vierzehn Paragraphen.

Kramer las dieses bemerkenswerte Geistesprodukt mit lauter, markiger Stimme vor; sauber nuanciert: kleine Pause bei einem Komma, größere Pause nach jedem Punkt, noch größere Pause nach jedem Absatz. Es war, als verkünde er Kriegsartikel, das Parteiprogramm oder gar eine neue Verfassung.

Kramer verlautbarte unter anderem folgendes: »Der Benutzer ergreift die Lenkstange, auf der linken Seite des Fahrrades stehend, mit jeweils einer Hand an jeweils einem Griff. Das linke Pedal muß den tiefsten Punkt erreicht haben.«

»Nicht nur das linke Pedal«, kommentierte der Fähnrich Rednitz. Und dabei vervollständigte er liebevoll einen Hampelmann, den er auf seinen Meldeblock zeichnete. Er erwartete ein zustimmendes Meckern von Mösler, der neben ihm saß. Aber Mösler schwieg. Das fand Rednitz eigenartig. Und das veranlaßte ihn dazu, seine ganze Aufmerksamkeit dem Freund zu widmen.

Unterdessen tönte Kramer weiter: »Nunmehr setzt der Benutzer den linken Fuß auf das linke Pedal, dabei das Körpergewicht gleichmäßig verteilend, worauf er sich mit dem rechten Fuß, ohne besondere Kraftanwendung, was dem zu erstrebenden Gleichgewicht nicht dienlich wäre, vom Erdboden nach vorwärts zu abstößt.«

Die Fähnriche ließen die Verlesung gleichgültig über sich ergehen. Einige machten sich, wie immer, Notizen. Die meisten aber dösten vor sich hin, dachten verschwommen an das Mittagessen, an den überstandenen Taktikunterricht und auch den bevorstehenden Besuch der Frau Barkow.

»Der Sauhund hat mich ins Gesicht geschlagen«, berichtete Mösler dumpf dem Freund. »Während du auf der Toilette warst.«

Rednitz erkannte sofort, daß es sich diesmal nicht um einen der Möslerschen Scherze handelte. Sein ansonsten immer sehr freundliches Gesicht wurde dunkel. Gedehnt fragte er: »Hochbauer?«

»Wer denn sonst«, sagte Mösler. »Ins Gesicht geschlagen hat mich dieses Schwein – zweimal.«

»Und der Anlaß?«

»Das übliche. Ich habe ihm die Wahrheit gesagt.«

»Du hast nicht zurückgeschlagen?«

»Sie haben mich festgehalten. Was sollte ich tun? Zu dir in die Toilette flüchten?«

Rednitz nickte bedächtig. Dann sagte er: »Der wird das nicht noch einmal tun. Dafür werde ich sorgen.«

»Bei nächster Gelegenheit«, sagte Mösler, jetzt wieder voll Hoffnung, »kaufe ich mir den Burschen – wenn ich ihn zufällig ohne Leibwache erwische. Und dann mache ich aus ihm Gulasch.«

»Das wirst du bleibenlassen«, sagte Rednitz. »Und das schon allein aus einem ganz einfachen Grund: Hochbauer ist dir körperlich überlegen – er würde aus dir Gulasch machen.«

»Dann wirst du mir eben helfen«, forderte Mösler, »du oder Egon Weber. Wozu seid ihr denn meine Kameraden.«

»Wir sind deine Freunde, Mösler – und das ist mehr. Das eine aber garantiere ich dir: Hochbauer wird für seine Ohrfeigen bezahlen – und zwar einen Preis, der ihm das Hemd vom Hintern zieht. Laß mich das nur machen.«

Kramer zitierte unentwegt den Sonderbefehl Nummer vierundneunzig: »Bei auftretenden Pannen ist a) der zuständige Vorgesetzte zu benachrichtigen, b) der Versuch einer

Beseitigung derselben zu unternehmen, c) die Ausgabestelle zu verständigen, gleichgültig, ob eine Beseitigung der Panne gelungen sein sollte oder nicht. Dabei sind folgende Pannen voneinander zu unterscheiden: Reifenpanne, hinten und vorne, Radpanne, ebenfalls hinten und vorne, Tretgestellpanne, Kettenpanne, Fahrgestellpanne, Lenkradpanne, Sattelpanne.«

Nunmehr folgte eine eingehende Beschreibung jeder einzelnen Pannenform, nebst ausführlichen Hinweisen für erste Behelfsreparaturen. Hierauf war eine peinlich genaue Detaillierung von Werkzeug, Flickmaterial und sonstigem Zubehör fällig. Doch von weiteren derartigen Feinheiten blieben für diesmal die Fähnriche bewahrt. Böhmke schoß herein und verkündete, leicht aufgeregt wie immer: »Oberleutnant Krafft kommt – mit besagter Dame!«

Kramer markierte eilig auf dem Sonderbefehl Nummer vierundneunzig die Stelle, bei der er seine Vorlesung abbrechen mußte. Seine Stimme wurde noch um einen Grad lauter. Er kommandierte die Aufsicht, als habe er eine weiträumig verstreute Paradetruppe vor sich.

»Achtung!« brüllte er. »Ich melde Herrn Oberleutnant! – Aufsicht Heinrich vollzählig zur Stelle!«

»Gnädige Frau«, sagte der Oberleutnant Krafft, auf die Fähnriche weisend, »das ist die Aufsicht Heinrich.«

Und nach einer kurzen Pause sagte er: »Meine Herren – Frau Barkow.«

Die Fähnriche standen starr und rührten sich nicht. Krafft machte auch keinerlei Anstalten dazu, ihnen irgendwelche Erleichterungen zu verschaffen. Er führte Frau Barkow zum Podium hin, von wo aus sie den besten Überblick hatte.

Die Fähnriche betrachteten, vorsichtig, die Mutter des Leutnants Barkow, die klein, hilflos und verlegen vor ihnen stand. Sie sahen ein bleiches Gesicht mit freundlichen und zugleich traurigen Augen.

Frau Barkow blickte ein wenig unruhig über die robusten, gereckten Jünglinge hinweg. Sie sah zumeist glatte, neugierige Gesichter. Sie glaubte aber auch in Augen zu blicken, in denen so etwas wie Anteilnahme schimmerte. Sie öffnete, mühsam, den Mund, und es war, als wollte sie ein paar Worte sagen. Aber Krafft ließ ihr keine Zeit dazu.

Der Oberleutnant erklärte: »Diese Unterrichtsbaracke hat zwei Räume – dieser hier ist fast ausschließlich für die Aufsicht Heinrich reserviert – Taktikunterricht, allgemeiner Unterricht, politischer Unterricht – zehn bis vierzehn Stunden in der Woche unterrichtet der Aufsichtsoffizier – hier das Pult, an dem auch Ihr Sohn gestanden hat – bei schriftlichen Arbeiten der Fähnriche halten wir uns zumeist hinten auf, bitte mir zu folgen, gnädige Frau – die Fenster bieten lediglich einen Ausblick auf Kraftfahrzeughallen, was sich als vorteilhaft für die Konzentration erwiesen hat ...«

Während Krafft das alles sagte und Frau Barkow durch den Raum geleitete, beobachtete er scharf die Aufsicht, in Besonderheit die vorderen Reihen. Aber er sah nicht das geringste, das ihm als Hinweis dienen konnte.

Alle Gesichter blieben starr und unbeweglich. Etwas zu starr, etwas zu unbeweglich, dachte der Oberleutnant, als er auf Hochbauer, Amfortas und Andreas und die anderen in den vorderen Bänken blickte. Aber sie jetzt bewußt herausfordern, das vermochte er nicht. Das konnte er Frau Barkow nicht antun. Sie war ein Mensch, der seine Zuneigung errungen hatte – ganz gegen seinen Willen und ganz ohne ihre Absicht.

So wie sie jetzt vor den Fähnrichen stand, so hatte er sie auch auf dem Friedhof stehen sehen: stille, traurige Ergebenheit um sie; kein würgendes, wildes Leid; keine stammelnden, Beileid heischende Worte; kein Verlangen nach billiger, redseliger Tröstung. Nur diese einfache Hinnahme des Unvermeidlichen. Glaswände um sie – wie bei Modersohn.

»Gnädige Frau«, sagte der Oberleutnant Krafft abschließend, »ich hoffe, Ihnen damit alles gezeigt zu haben, was Sie interessieren könnte.«

»Ich danke Ihnen, Herr Oberleutnant«, sagte Frau Barkow unbewegt.

»Einer unserer Fähnriche wird Sie bis an das Kasernentor geleiten, gnädige Frau – und zwar der Fähnrich Rednitz.«

Damit öffnete der Oberleutnant die Tür. Frau Barkow nickte noch einmal der Aufsicht zu, die immer noch unbeweglich dastand. Sie reichte Krafft die Hand. Dann ging sie davon.

Und der Fähnrich Rednitz stolperte, fassungslos, hinterher.

Der Oberleutnant Krafft aber wandte sich unverzüglich seiner Aufsicht zu. Er kannte die Frage, die seine Fähnriche jetzt bedrängte und die da etwa lautete: Warum ausgerechnet Rednitz? Aber er gab ihnen nicht die geringste Chance, darüber nachzudenken.

Er sagte: »Bitte, setzen Sie sich. Machen Sie sich schreibbereit. Die zur Verfügung stehende Zeit: zwanzig Minuten. Thema: Nachruf auf Leutnant Barkow. Anfangen.«

18

DIE VERSUCHUNG DES INSPEKTIONSCHEFS

Der Hauptmann Ratshelm wurde für würdig befunden, Zeuge eines bedeutsamen Vorgangs zu werden: Der Herr Major Frey, Lehrgangskommandeur II, machte sich Sorgen.

»Ich muß gestehen«, sagte der Major vertraulich, »daß neuerdings nicht weniges in meinem Bereich existiert, das mich sehr nachdenklich stimmt.«

Der Hauptmann nickte. Wenn er erleben mußte, daß einem Vorgesetzten besorgte Nachdenklichkeit aufgezwungen wurde, dann bewegte ihn das sehr.

Sie saßen einander im Dienstzimmer des Majors gegenüber. Daß Hauptmann Ratshelm hier sein durfte und Vertrauen genoß, erfüllte ihn mit schlichtem Stolz. Er fühlte sich gewissermaßen auserwählt – denn unter drei verdienstvollen Inspektionschefs bevorzugte der Major ihn. Welch eine Ehre! Und sicherlich ein Pluspunkt für seine Beförderungsaussichten dazu.

»Herr Major können in jeder Beziehung mit mir rechnen«, versicherte der Hauptmann.

»Mein lieber Ratshelm«, sagte der Major verbindlich und betont vertrauensvoll, »Sie sehen mich besorgt – und das nicht zuletzt Ihretwegen.«

Jetzt nickte der Hauptmann nicht mehr – er war vielmehr baß erstaunt, was sein Gesicht deutlich verriet. Denn er war absolut sicher, jederzeit seine Pflicht getan zu haben.

»Ihre Arbeit, mein lieber Ratshelm«, klärte ihn der Major auf, »ist vorbildlich; das kann ich Ihnen jederzeit gerne bestätigen. Aber selbst die vorbildlichste Arbeit kann bedroht sein. Und genau das, so will mir scheinen, ist hier der Fall.«

»Gewiß, Herr Major«, sagte Hauptmann Ratshelm ein

wenig steif. »Aber ich kann auch nicht mehr tun, als Mißstände festzustellen und um ihre Beseitigung zu bitten. Denn das Einsetzen und die Ablösung von Aufsichtsoffizieren oder gar von Taktiklehrern fällt leider nicht in meinen Bereich.«

»In meinen aber auch nicht«, sagte der Major sanft. Und dabei lächelte er bedauernd und warf einen kurzen Blick aufwärts, wie um anzudeuten, daß die dafür allein zuständige Stelle – der General nämlich – gewissermaßen in den Wolken schwebe.

»Überlegen wir doch einmal gemeinsam, mein lieber Ratshelm«, fuhr dann der Major werbend fort. »Die Sache ist doch so: Mir persönlich unterstehen direkt, unmittelbar, drei Inspektionschefs – und ich bin mit allen drei zufrieden; mit Ihnen in Besonderheit, mein Lieber. Aber nun haben Sie das Unglück, daß sich unter den Offizieren, die Ihnen direkt, unmittelbar unterstellt sind, zumindest einer befindet – wenn nicht zwei! – die Ihre Arbeit gefährden. Und nun frage ich Sie: Was ist da zu tun?«

Das wußte Ratshelm im Augenblick nicht. Auch fand er, daß der jeweilige Vorgesetzte, in diesem Falle also der Major, die Initiative ergreifen müsse. Und er war sicher, daß das geschehen würde. Aber da nun einmal seine Mitarbeit verlangt worden war, schien eine Stellungnahme unvermeidlich. Und deshalb sagte er vage: »Vielleicht sollten wir noch einmal versuchen, den Herrn General zu bitten ...«

Der Major lachte auf; und dieses Lachen war nur kurz und klang sehr bitter. Es stellte eine unmißverständliche Antwort auf des Hauptmanns Anregung dar. Es war Kritik in ihm enthalten – wenn nicht gar die Andeutung einer Anklage.

»Mein lieber, verehrter Ratshelm«, sagte der Major sodann, »wir sind uns doch wohl darüber einig, daß nichts, aber auch gar nichts uns daran hindern darf, unsere Pflicht zu tun.« Der Hauptmann nickte energische Zustimmung.

»Und deshalb dürfen wir uns nicht einfach mit gewissen bedenklichen Eigenmächtigkeiten stillschweigend abfinden. Allein schon der halbwegs offizielle Frauenbesuch in unserer Kaserne hat mich beunruhigt.«

»Mich auch!« stimmte der Hauptmann zu.

»Nicht einmal meiner eigenen Frau«, sagte der Major nunmehr gewichtig, »habe ich jemals gestattet, am Unterricht unserer Fähnriche teilzunehmen. Denn so etwas stört nicht nur den geregelten Gang jeglicher Ausbildung, es verletzt auch die herrschenden militärischen Formen. Es ist ein Verstoß gegen die Grundbegriffe unserer Ordnung. Und dagegen wehrt sich mein soldatisches Gefühl.«

Wiederum konnte Ratshelm ihm nur beipflichten. Der Major war jetzt siegessicher. Der Hauptmann Ratshelm war von ihm wie ein Grammophon aufgezogen worden; und die richtige Platte lag abspielbereit.

»Also, mein lieber Ratshelm – was wir jetzt brauchen sind Tatsachen und nochmals Tatsachen! Möglichst massive, unwiderlegbare Tatsachen! Denn mit Theorien und Erkenntnissen allein kommen wir ja keinen Schritt weiter. Und Sie sind der Mann, der an den Quellen sitzt. Sehen Sie sich also mit prüfenden Augen um, spitzen Sie Ihr feines Ohr, greifen Sie mit starken Händen unbedenklich zu, sobald sich eine günstige Gelegenheit ergibt. Können Sie mir folgen?«

»In jeder Hinsicht, Herr Major«, versicherte der Hauptmann Ratshelm.

»Ich wußte ja, daß ich mich ganz auf Sie verlassen kann, mein Lieber. Und ich bin auch sicher, daß ich keinen Besseren für eine derartige Aufgabe finden konnte.«

»Ist meine Frau nicht da?« fragte der Major und sah sich hoffnungsvoll um.

»Sie ist zur Frau des Bürgermeisters gegangen«, sagte Barbara und betrachtete Frey interessiert. Daß der besonders guter Stimmung war, hatte sie sofort erkannt. »Das dauert mindestens noch zwei Stunden, bis deine Frau zurückkommt.«

»Schön, schön«, sagte der Major zufrieden. »Ich gönne ihr diese Abwechslung von Herzen.«

»Ja«, sagte Barbara, »von Zeit zu Zeit sollte jedem mal eine Abwechslung gegönnt sein.«

Der Major betrachtete die Nichte seiner Frau von der Seite her, während er seinen Mantel auszog. Dabei dachte er: Komisches Mädchen – macht Augen wie eine Kuh, wirkt immer etwas schwerfällig und müde. Bettreif, sozusagen. Das war's! Die Kleine war auf träge Art sinnlich.

»Willst du was?« fragte Barbara und sah ihn mit leicht seitwärts geneigtem Kopf an.

»Was sagst du da?« fragte Frey perplex.

»Ob du was willst – Kaffee zum Beispiel oder einen Kognak.«

»Nein, nein«, sagte der Major erleichtert. »Vielleicht später. Zunächst einmal gedenke ich zu arbeiten.«

»Soll ich dich nachher wecken?«

»Ja«, sagte der Major, leicht verärgert über soviel Deutlichkeit. »Du kannst mich wecken – kurz bevor meine Frau kommt.«

Der Major begab sich in sein Arbeitszimmer – um von hier aus unverzüglich in das Schlafzimmer zu gehen. Er legte sich auf sein Bett, dehnte sich und blinzelte zufrieden zur Decke hoch.

Seine Zufriedenheit schien ihm wohlbegründet. Bei der Unterredung mit Ratshelm war ihm ein Meisterwerk an Diplomatie gelungen. Er hatte, einmal, ein Urteil ausgesprochen, ohne den Verurteilten näher zu bezeichnen und ohne doch einen Zweifel darüber zu lassen, wen er meinte. Er hatte, zum anderen, eine Anzahl Forderungen gestellt, ohne sie in einen direkten Befehl gekleidet zu haben. Die Aufgabe, die somit Ratshelm zu lösen hatte, war gewichtig und verpflichtend – seine, des Majors, Verantwortung dafür so gut wie Null!

»Hast du die Schuhe ausgezogen?« fragte Barbara von der Tür her.

»Störe mich nicht«, sagte der Major ungehalten, »ich bin im Nachdenken.«

»Das geht doch auch ohne Schuhe«, meinte Barbara. »Soll ich sie dir ausziehen?«

»Womöglich auch noch gleich die Hosen, was!« rief der Major empört.

»Warum nicht«, erklärte Barbara lässig. »Vor mir brauchst du dich doch nicht zu genieren. Ich weiß doch, wie du in Unterhosen aussiehst.«

»'raus!« sagte der Major. »Meine Schuhe ziehe ich mir allein aus.«

»Tu das aber bestimmt«, sagte Barbara. »Du weißt, deine Frau kann sehr ungehalten sein, wenn du die Bettwäsche schmutzig machst.«

Der Major sah ihr nach, wie sie davonging. Schau mal an, dachte er dabei – die Kleine hat ganz ansehnliche Schultern und eine unerwartet schmale Taille. Und einen Hintern wie ein Pferd. Das war als Kompliment gedacht. Der Major hatte eine Schwäche für Pferde.

Doch er zwang sich dazu, derartige Gedankengänge nicht weiter zu verfolgen. Irgendeine Geschichte mit der Nichte seiner Frau konnte er sich selbstverständlich nicht leisten.

So konzentrierte er sich denn auf andere Dinge. Er versuchte, an einen neuen Sonderbefehl zu denken. Der würde die Nummer einhundertvierzehn tragen. Betreffend: Pflege und Lagerung von Winterbekleidung, speziell bei hochsommerlichen Temperaturen, unter besonderer Berücksichtigung fehlender Konservierungsmittel.

»Ist dir nicht kalt?« fragte Barbara. Sie stand schon wieder in der Tür und äugte mit ihren Kuhaugen zu ihm hinüber.

»Nein«, sagte er abweisend, »mir ist ziemlich heiß.«

»Vielleicht hast du Fieber?« fragte sie und kam näher.

»Nein – ich bin völlig normal!«

»Wirklich?« fragte Barbara fast hoffnungsvoll.

»Jawohl – und jetzt störe mich, bitte, nicht länger. Ich gedenke mich auszuruhen, verdammt noch mal! Oder gönnst du mir das nicht?«

»Aber ich gönne dir doch alles!« versicherte Barbara und lächelte ihm zu. »Ich wollte dir eine Decke bringen.«

Der Major, auf dem Rücken liegend, sah zu ihr hoch. Alles an ihr schien großflächig und wohlgerundet. Auch der Major begann zu lächeln.

Nicht etwa, daß Frey die Nichte seiner Frau begehrte – aber ihn schmeichelte es, sich derartig umschwärmt zu wissen. Seine Anziehungskraft auf Frauen war eben enorm. Übrigens: schon immer gewesen!

»Nun mal ganz im Vertrauen, Barbara«, sagte er und

richtete sich ein wenig auf. »Wie ist es eigentlich mit dir und den Männern? Ich meine: Hast du dir schon mal den einen oder anderen näher angesehen?«

»Was verstehst du unter näher?«

»Nun, wie gefällt dir zum Beispiel der Hauptmann Ratshelm? Das wäre doch eine gute Partie – nicht wahr? Und du weißt, deine Tante würde das sehr begrüßen.«

»Aber doch nicht Ratshelm!« sagte Barbara entsetzt.

»Warum eigentlich nicht, Barbara? Was hast du an ihm auszusetzen?«

»Nun«, sagte Barbara offen, »ich kann ihn mir nicht im Bett vorstellen – ich meine: im Bett einer Frau.«

Der Major erschrak leicht. Er hatte Aufrichtigkeit erwartet – aber doch nicht derartige Deutlichkeiten! Was war das nur für ein seltsames Mädchen! Schockierend! Da hatte er nun monatelang mit ihr unter dem gleichen Dach gelebt und sie nicht durchschaut!

»Da wäre mir der Oberleutnant Krafft schon bedeutend lieber«, versicherte Barbara treuherzig. »Aber der ist auf diesem Gebiet ja wohl beschäftigt. Der kommt auf seine Kosten – sagt man.«

»Was sagst du da?« fragte der Major, teilweise entsetzt, teilweise aber auch stark interessiert. »Was ist mit dem los?«

»Der treibt es doch mit dieser Elfriede Rademacher – und wie! Angeblich sogar im Kino!«

»Kaum zu fassen«, sagte der Major. Damit meinte er zweierlei: einmal das, was Krafft tat; und die Kenntnis dieser Dinge kam ihm sehr gelegen. Weiterhin aber fand er die Tatsache unfaßbar, daß ausgerechnet Barbara, die er immer für eine Art Trampel gehalten hatte, derartig Bescheid wußte. »Sag mal – woher hast du das eigentlich?«

»So was spricht sich doch 'rum.«

»Bei wem spricht sich so was herum? Wer sagt dir solche Dinge? Mit wem unterhältst du dich eigentlich über so etwas?«

»Ach – mit dir, zum Beispiel; wie eben jetzt.«

»Barbara – ich werde das deiner Tante, mitteilen müssen.«

»Warum? Willst du sie mißtrauisch machen?«

»Geh jetzt!« rief er befehlend. »Das reicht mir!«

»Aber was willst du denn«, sagte Barbara zutraulich. »Du hast gefragt, ich habe geantwortet. Und ich habe dir gesagt, daß ich den Oberleutnant Krafft für einen Mann halte. Da ist doch nichts dabei. Dich halte ich auch für einen Mann – ist das wirklich so schlimm?«

»Hinaus, Barbara! Oder ich vergesse mich!«

»Wirklich?« fragte sie.

»Du gehst sofort hinaus! Ich bin müde, ich will schlafen.«

»Das ist etwas anderes«, sagte Barbara und ging.

»Bitte, ganz zwanglos, meine Herren!« rief der Hauptmann Ratshelm seinen drei Aufsichtsoffizieren zu. »Lassen Sie sich, bitte, nicht stören. Ich komme nicht als Inspektionschef, sondern lediglich, um mich ein wenig sportlich zu betätigen.«

Der Hauptmann Ratshelm, in knappsitzender Hose und ärmellosem Hemd, mischte sich unter seine Fähnriche.

»Wenn ich Ihre Pläne nicht über den Haufen werfe, meine Herren, dann würde ich jetzt gerne einige Ballspiele vorschlagen.«

»Selbstverständlich, Herr Hauptmann«, sagte der Oberleutnant Webermann, der von den drei Aufsichtsoffizieren der Sechsten Inspektion der Dienstälteste war.

Webermann trillerte auf seiner Pfeife und rief: »Ballspiele!«

Sofort bildeten die eingeteilten Fähnriche Gruppen und Mannschaften. Völkerball, Handball, Faustball.

Der Hauptmann reihte sich, wie rein zufällig, in die Aufsicht Heinrich ein. Eingeweihte hatten das erwartet. Doch diesmal tat Ratshelm etwas, das er für einen klugen und gelungenen Schachzug hielt: Er spielte gegen die Mannschaft, in der sich sein erklärter Liebling, der Sportskamerad Hochbauer, befand.

Immerhin hatte Ratshelm so die Möglichkeit, Hochbauer gewissermaßen Auge in Auge gegenüberzustehen. Und er konnte sich auf diese Weise an den präzisen und eleganten Reaktionen dieses ungemein prächtigen Menschen erfreuen.

Natürlich gewann der Hauptmann Ratshelm gleich das erste Spiel. Hochbauer nahm seine Niederlage und die seiner Mannschaft mit Haltung entgegen. Er ließ sogar durchblicken, daß es ihm geradezu Freude machte, gegen einen so großartigen Gegner zu verlieren. So vorbildlich, dachte Ratshelm, war der Sportsgeist dieses Fähnrichs.

Der Oberleutnant Krafft sah diesem munteren Treiben mit Gelassenheit zu. Da er seine Aufsicht wohlbetreut wußte, begab er sich zu Leutnant Dietrich, um ein wenig mit ihm zu plaudern. Das ließ sich ohne Schwierigkeiten bewerkstelligen. Denn Dietrichs Aufsicht spielte gegen die des Oberleutnants Webermann. Und Webermann hatte Einfälle und Ausdauer genug, um beide Haufen pausenlos zu bewegen.

»Mein lieber Krafft«, sagte der Leutnant Dietrich, während sie beide ungestört über den Sportplatz schlenderten, »haben Sie eigentlich schon einmal darüber nachgedacht, warum unser Inspektionschef eine derartige Vorliebe für sportliche Veranstaltungen entwickelt?«

»Haben Sie darüber nachgedacht, Dietrich?« fragte Krafft interessiert.

»Allerdings«, sagte der amüsiert. »Und ich bin vermutlich zu dem gleichen Resultat gekommen wie Sie. Aber wie Sie halte ich es für angebracht, darüber zu schweigen. Oder sollten Sie anderer Meinung sein?«

»Im Augenblick nicht, mein lieber Dietrich«, sagte der Oberleutnant bedächtig. Und dann stellte er, ganz offen, die Frage: »Warum wollen Sie mich warnen?«

»Vielleicht aus purer Kameradschaftlichkeit«, sagte jetzt Dietrich nicht minder offen; und ein spöttisches Lächeln überzog sein intelligentes Gesicht. »Vielleicht auch nur, um Sie daran zu erinnern, daß Sie hier lediglich ein Offizier unter ein paar Dutzend anderen sind – und es gibt in der Tat so etwas wie Korpsgeist.«

»Nicht doch, lieber Dietrich«, sagte Krafft abwehrend. »Sie wollen doch nicht etwa auf das eigene Nest hinweisen, das man nicht beschmutzen darf? In diesem Fall sind Sie bei mir an der falschen Adresse. Vielleicht sollten Sie sich lieber an Hauptmann Ratshelm wenden?«

Der Leutnant Dietrich, immer zurückhaltend, war einer der stillsten unter den lauten und geschäftigen Ingenieuren des Krieges, ein Mann von Verstand und Bildung. Und deshalb sagte er bedächtig: »Ich meine lediglich: wir alle haben unsere Schwächen. Aber entscheidend ist doch wohl nicht, daß diese Schwächen vorhanden sind, sondern: ob wir ihnen erliegen.«

Die beiden Offiziere mußten ihr Gespräch unterbrechen, denn Hauptmann Ratshelm beendete den Sport – zehn Minuten vor der üblichen Zeit. Aber Ratshelm hatte gerade wieder eine Partie Faustball mit einem schönen, runden Resultat abgeschlossen. Ein besserer Auslauf des sportlichen Nachmittags war kaum denkbar.

»Auf zum Duschen!« rief der Hauptmann den Fähnrichen zu.

Daß sich auch der Hauptmann Ratshelm am Duschen beteiligte, war üblich. Die Fähnriche sahen das nicht ungerne – und zwar aus rein praktischen Erwägungen: Auch das Duschen fand nach einer sorgfältig augearbeiteten Duschordnung statt. Denn der Verbrauch von warmem Wasser hatte sparsam zu sein. Ein Inspektionschef jedoch konnte Ausnahmen anordnen. Das tat Ratshelm zumeist auch, und deshalb war er den Fähnrichen willkommen.

Dieser Duschvorgang war im Sonderbefehl Nummer dreiundfünfzig festgelegt und sollte sich demgemäß folgendermaßen abspielen: Die Benutzer stellen sich unter die Dusche – hierauf zwei Minuten lang warmes Wasser – nunmehr Einseifen der Körper – sodann abermals zwei Minuten lang Wasser, erst warm, dann immer kälter werdend, aber achtzehn Grad nicht unterschreitend.

Wenn sich aber Hauptmann Ratshelm persönlich in einer Gruppe der Duschenden befand, dann wurden die festgesetzten Zeiten unbekümmert überschritten. Dann kommandierte er: Wasser frei – Wasser auf – Temperatur steigern – Temperatur halten. Und was gewöhnlich in fünf bis sieben Minuten abgetan war, das konnte sich nunmehr bis auf eine volle Viertelstunde ausdehnen.

»Wasser frei!« rief Ratshelm. »Den warmen Hahn voll aufdrehen!«

Ratshelm war ein Mann, der Sauberkeit liebte. Für ihn war ein blütenweißes Taschentuch ein sicheres Zeichen von Kultur. Weiß war seine erklärte Lieblingsfarbe – blütenweiß, schneeweiß, milchweiß.

Hier, unter seinen lieben Fähnrichen, atmete er saubere, erfrischende Natürlichkeit. Heu auf den Wiesen, ein Glas frische Milch, das schilfige Seewasser: elementare Ereignisse für unverbildete Sinne; und ihm war es gegeben, sich daran in urwüchsiger Weise zu erfreuen.

»Wasser halten!« rief er. »Temperatur bleibt auf dreißig.«

Der Fähnrich Hochbauer stand in seiner Nähe. Sie lächelten sich an, durch die Schleier aus sprühenden Wassertropfen hindurch. Und dieses Lächeln berichtete von der männlichen Freude an der gemeinsamen Betätigung. Die jungenhaften Körper der Fähnriche – wie ein Wall von Leibern um die ein wenig füllige Figur ihres Hauptmanns! Prustend, lachend, sich fröhliche Worte zuwerfend, nur für maskuline Ohren bestimmt – so tummelten sie sich umeinander. Welch ein schöner Anblick kameradschaftlicher Hüllenlosigkeit!

»Wasser zu!« rief Ratshelm. »Einseifen!«

Und während sie die nassen Körper mit Seife einrieben und massierten, sagte der Fähnrich Hochbauer zu seinem verehrten Inspektionschef: »Der Schlag, der Herrn Hauptmann den fünften Punkt eingebracht hat – den hätte niemand halten können. Niemand.«

»Ja – der war nicht von schlechten Eltern«, sagte Ratshelm. Und er reichte sein Stück Seife, das von besserer Qualität und reichlich parfümiert war, dem Fähnrich hinüber und sagte: »Nehmen Sie ruhig, Hochbauer – und geben Sie es dann weiter, an die anderen Kameraden.«

Die Kameraden waren sehr angetan von dieser Geste. Denn des Hauptmanns Seife stammte offenbar noch aus französischen Beutebeständen. Ihre Seife hingegen schäumte nur wenig und verbreitete einen herben Desinfektionsgeruch; vermutlich war sie aus Tierkadavern hergestellt – hoffentlich nur aus Tierkadavern! Auf alle Fälle war Hauptmann

Ratshelms Seife die Attraktion der duschenden Gruppe – sie schwand dahin wie Schnee auf einer Herdplatte.

Der Hauptmann freute sich darüber, seinen lieben Fähnrichen eine Freude gemacht zu haben. Der Anblick der von heißen Wassermassen wie aufgetaut wirkenden Frohnaturen erwärmte sein Herz.

»Vielleicht sollten wir innerhalb unserer Inspektion eine eigene Auswahlmannschaft aufstellen, Herr Hauptmann«, regte der Fähnrich Hochbauer an, indem er seine Achselhöhlen einseifte. »Unter der Führung von Herrn Hauptmann natürlich. Ich bin sicher, daß eine derartige Mannschaft innerhalb der Kriegsschule unschlagbar wäre.«

»Keine schlechte Idee, Hochbauer«, sagte der Hauptmann Ratshelm zustimmend. »Darüber sollten wir uns unterhalten – am besten gleich heute abend. Kommen Sie dann zu mir; möglichst mit einer ersten, provisorischen Mannschaftsliste. Ich habe das Gefühl: die Sache könnte sich lohnen.«

»Das Gefühl habe ich auch, Herr Hauptmann«, stimmte Hochbauer mit dankbarer Ergebenheit zu.

»Wasser voll auf!« rief Ratshelm. »Höchste Temperatur!«

»Sie sehen ziemlich müde aus, in der letzten Zeit«, sagte der Hauptmann Kater zu Elfriede Rademacher.

»Stört das den Dienstbetrieb – Ihrer Ansicht nach?«

»Aber keinesfalls, liebes Fräulein Rademacher. Bitte, mißverstehen Sie mich nicht. Das war doch kein Vorwurf, das war lediglich als Feststellung gemeint – aus einer sozusagen freundschaftlichen Besorgnis heraus.«

»Das ist wirklich unnötig, Herr Hauptmann«, versicherte Elfriede. »Haben Sie sonst noch etwas für mich – ich meine: etwas Dienstliches?«

Elfriede stand dem Hauptmann und Chef der Stammkompanie gegenüber. Kater war hinter dem Schreibtisch tief in seinen Sessel gerutscht. Er sah seine erste Schreibkraft vertraulich blinzelnd an.

»Fräulein Rademacher«, sagte er dann, »setzen Sie sich ruhig wieder hin. Wir haben noch eine Kleinigkeit miteinander zu besprechen.«

»Bitte«, sagte Elfriede. Sie nahm wieder ihren Stuhl ein, auf dem sie gewöhnlich zu sitzen pflegte, während der Hauptmann versuchte, ihr zu diktieren. Über einige Stichworte kam er dabei zumeist nicht hinaus. Doch das genügte. Es gab kaum mehr als zwei Dutzend Standardschreiben, und Elfriede kannte sie alle.

»Wie gesagt«, fuhr Kater fort, während er seine Hände rieb, »ich habe in der letzten Zeit das Gefühl, daß Sie sich zuwenig schonen. Sie arbeiten zuviel! Sie sollten hier, auf der Dienststelle, ruhig etwas weniger tun. Gelegentlich eine Pause einlegen, Kaffee trinken, ein Telefongespräch führen – oder eben das tun, wozu Sie sonst Lust haben. Eine ruhigere Dienstzeit – was sagen Sie dazu? Das könnte sich doch auch ganz angenehm auf Ihr Privatleben auswirken – nicht wahr?«

»Was heißt das, Herr Hauptmann? Wollen Sie Ihre Dienststelle verkleinern – oder Ihr Personal vergrößern?«

»Sie haben ein helles Köpfchen, Fräulein Rademacher. Ich habe das schon immer gewußt.«

»Sie wollen also das Personal Ihrer Dienststelle vergrößern, Herr Hauptmann.«

»Um Sie ein wenig zu entlasten, Fräulein Rademacher. Vielleicht auch, um meinem lieben Kameraden Krafft einen Gefallen zu tun.«

»Aha«, sagte Elfriede. »Ich weiß auch schon, wen Sie nehmen werden. Irene Jablonski, nicht wahr?«

»Sie sind großartig«, versicherte Kater tönend, um dadurch sein Erstaunen zu tarnen. »Aber so ist das nun einmal – wir beide wissen ziemlich viel voneinander. Sie haben es also erfaßt! Wir werden diese Irene Jablonski bei uns aufnehmen. Einverstanden?«

»Und was versprechen Sie sich davon, Herr Hauptmann?«

»Eine ganze Menge«, sagte der schwungvoll. »Zunächst einmal das: Ich fördere den Nachwuchs – ich gebe jungen Kräften die Gelegenheit, sich zu bewähren. Das Leistungsprinzip, Fräulein Rademacher. Eine Forderung unserer Zeit.«

»Ich fürchte aber, Irene kann kaum etwas anderes, als in der Küche arbeiten. Eine Schreibkraft ist sie nicht.«

»Nun, sie ist sehr lernbegierig. Ich bin überzeugt – man kann ihr allerhand beibringen.«

»Sie ist noch sehr jung, Herr Hauptmann Kater.«

»Das ist doch kein Nachteil – oder?«

»Irene Jablonski ist im Grunde ihres Wesens noch ein Kind.«

»Auch das kann ein Vorteil sein. Außerdem ist die Kleine achtzehn Jahre alt. Was wollen Sie also, Fräulein Rademacher? Anstatt mir dankbar zu sein, weil ich Sie entlasten will, werfen Sie hier Probleme auf, die es gar nicht gibt.«

»Für Sie offenbar nicht, Herr Hauptmann.«

»Was heißt das?« fragte jetzt Kater ungehalten. »Wollen Sie sich etwa dagegen wehren, daß diese Irene Jablonski zu unserer Dienststelle kommt?«

»Aber ganz im Gegenteil, Herr Hauptmann – ich begrüße das!«

»Was heißt denn das schon wieder?«

»Das heißt: Sie tun mir einen Gefallen, wenn Sie Irene Jablonski hier beschäftigen.«

»Damit tue ich Ihnen einen Gefallen?«

»Aber ja! Denn sehen Sie, Herr Hauptmann, ich fühle mich für Irene verantwortlich. Sie braucht jemand, dem sie sich anvertrauen kann und der auf sie aufpaßt. Und das kann ich doch besonders gut, wenn sie hier mit mir zusammen arbeitet. Das ermöglichen Sie – und deshalb bin ich Ihnen dankbar. Und Sie werden sehen, Herr Hauptmann – auf Irene werde ich aufpassen wie eine Löwin auf ihr Junges.«

»Fähnrich Hochbauer – wie befohlen zur Stelle, Herr Hauptmann.«

»Aber ich bitte Sie, mein Lieber«, sagte Ratshelm, »nur nicht so förmlich! Betrachten Sie Ihre Anwesenheit hier als einen – nun, sagen wir: freundschaftlichen Besuch.«

»Gerne, Herr Hauptmann. Verbindlichen Dank.«

»Kommen Sie, mein Lieber, setzen Sie sich zu mir. Wahre Kameradschaft kennt keine Dienstgradunterschiede – und respektiert sie dennoch immer. Das ist eine Frage des Taktgefühls – und das besitzen Sie. Nur näher, Hochbauer, näher!«

Hauptmann Ratshelm empfing den Fähnrich auf seinem Zimmer: karge Einrichtung, wie in allen anderen Räumen auch – doch durch eine geschickte Hand nicht unbeträchtlich verschönert. Auf dem Tisch lag eine bunte Bauerndecke aus dem Balkan. Aus Frankreich schien ein blau-weiß-rotes Kissen zu stammen. Rußland hatte zur Ausstattung einen Samowar beigesteuert, unter dem jetzt ein Kohlenfeuer brannte: Der Hauptmann bereitete sich und seinem Besucher einen Tee.

Sie tranken. Hochbauer erlaubte sich die Bemerkung: das Getränk schmecke vorzüglich. »Was zweifellos an der Zubereitung liegen muß!«

Ratshelm nahm dieses Kompliment lächelnd entgegen und erklärte dann, daß es sich um Tee handele, der aus Indien stamme; er wäre in Holland beschlagnahmt und in Belgien verkauft worden – und zwar von Schwarzhändlern an eine Marketenderei, von dieser wieder an Schwarzhändler und von denen an gewisse Mädchen, von denen eins die ständige Freundin eines seiner Kameraden gewesen wäre. »Ein schlampiges Wesen – ich hätte sie nicht mit der Feuerzange anfassen mögen. Aber da sie mir immer wieder erklärte, mir alles schenken zu wollen, was ich begehrte, nahm ich schließlich ihren Tee.«

Fähnrich Hochbauer lachte, wenn auch gedämpft. Dann sagte er: »Die Labilität des Weiblichen ist den großen ethischen Anforderungen unserer gewiß heroisch zu nennenden Zeit nur unvollkommen gewachsen.«

»Gewiß«, stimmte Ratshelm zu, »wir leben in einer Epoche des absolut Männlichen.«

»Und dafür lohnt es sich, zu leben!« sagte Hochbauer feierlich.

Der Hauptmann nickte und legte eine Hand mit schwerer, schweigender Zustimmung auf den Arm seines Besuchers. Karge, rauhe Zärtlichkeit wallte in ihm auf. Auch ein Hagen von Tronje, dachte er, hat einst seinen starken Arm um die Schultern seiner Gefährten gelegt und diese an sich gezogen, damit sie seinem Herzen, das nur für sie und den Kampf schlug, näher waren.

Sie schwiegen geraume Zeit. Der Hauptmann glaubte, Wellen edler Harmonie zu verspüren. Aber ihm entging auch nicht die schwere, fast düstere Ernsthaftigkeit, die auf seinem lieben Gast wie ein dunkler Schatten zu liegen schien. Und nach ein paar belanglosen Worten über Mannschaftsauswahl und Aufbau-Training fragte Ratshelm mit gewichtiger Anteilnahme: »Was bedrückt Sie eigentlich, mein lieber Hochbauer?«

»Herr Hauptmann sind ein guter Beobachter«, sagte der Fähnrich und schien zwischen Verlegenheit und Bewunderung zu schwanken.

»Ja«, sagte Ratshelm, »ich besitze ein Empfinden für die Gefühle der mir anvertrauten Soldaten. Ich weiß gewöhnlich mehr als ich sage. Und in Ihrem speziellen Fall, mein lieber Hochbauer, ist es mir nicht entgangen, daß Sie in letzter Zeit, in den letzten Tagen, einen nicht sonderlich glücklichen Eindruck machen.«

Hochbauer senkte ein wenig seinen schönen Kopf und sagte, wie aus tiefem Nachdenken heraus: »Der Tod von Leutnant Barkow geht mir doch näher, als es zunächst den Anschein hatte – das heißt: nicht der Tod an sich, der muß ja wohl für jeden Soldaten ein fast selbstverständlicher Vorgang sein. Mich beunruhigt aber, daß Anstrengungen gemacht werden, die Toten nicht ruhen zu lassen. Und da ich weiß, daß Herr Hauptmann Offenheit und Aufrichtigkeit lieben« – hier nickte Ratshelm zustimmend –, »muß ich leider sagen, daß Herr Oberleutnant Krafft alle Anstalten zu treffen scheint, den Tod von Leutnant Barkow klären zu wollen.«

»Aha«, sagte Hauptmann Ratshelm und gab deutlich zu verstehen, wie sehr ihn dieser Punkt interessierte. Doch er fügte hinzu: »Aber was ist denn da noch zu klären? Alle Untersuchungen sind doch bereits abgeschlossen – auch die kriegsgerichtliche, die ich stets für überflüssig gehalten habe, die aber wohl nach Lage der Dinge unvermeidlich war.«

»Herr Oberleutnant Krafft scheint die vorliegenden offiziellen Ergebnisse anzuzweifeln.«

»Was – er zweifelt die Ergebnisse einer kriegsgerichtlichen

Untersuchung an? Das ist doch nicht möglich! Hat er das gesagt?«

»Nein, Herr Hauptmann – deutlich ausgesprochen wurde das niemals. Aber ich bin absolut sicher, daß Herr Oberleutnant Krafft sich mit allen Einzelheiten befaßt, die zum Tode des Leutnants Barkow geführt haben.«

»Unglaublich«, sagte Ratshelm kopfschüttelnd. »Einfach absurd! Was soll das? Was bezweckt er damit?«

»Herr Oberleutnant Krafft sucht vermutlich einen Schuldigen, Herr Hauptmann. Und ich werde das Gefühl nicht los, daß ich es bin, den er sucht.«

»Unmöglich!« rief Ratshelm aus. »Es gibt doch nicht den geringsten Anhaltspunkt dafür, daß dieser Tod kein normaler Unfall gewesen sein könnte.«

»Leider, Herr Hauptmann«, sagte der Fähnrich mit gedämpfter, leidenschaftlicher Klage, »könnte ein derartiger Anhaltspunkt unter Umständen konstruiert werden.«

»Aber doch nicht gegen Sie, mein lieber Hochbauer!«

Der Fähnrich sagte in einer Weise, die ehrliches Bedauern aufklingen zu lassen schien: »Es hat große und bedauerliche Spannungen zwischen Leutnant Barkow und mir gegeben – von Anfang an; das ist leider nicht zu leugnen. Und Herr Oberleutnant Krafft wird das früher oder später herausfinden – wenn er es nicht schon herausgefunden hat.«

»Mein lieber Hochbauer – Spannungen können bekanntlich zu Hochleistungen führen. Erst die Gegensätze vermögen die großen Harmonien zu schaffen.« Hauptmann Ratshelm lauschte seinen eigenen Worten, nicht ohne das erhebende Gefühl, ganz vortrefflicher Gedankengänge fähig zu sein.

»Es gibt aber Gegensätze, Herr Hauptmann, die unüberbrückbar sind – etwa jene, deretwegen wir diesen Krieg auf uns genommen haben. Nicht wahr, Herr Hauptmann – es darf doch für einen Deutschen keine Gegensätze zu Deutschland geben?«

»Das natürlich nicht!« rief Ratshelm entschieden. »Wer nicht für Deutschland ist, der kann auch kein Deutscher sein!«

»Und unser Führer ist Deutschland nicht wahr?«

Hauptmann Ratshelm bejahte das mit großem Nachdruck. Das war ihm beigebracht worden und daran glaubte er, wie ein paar Millionen andere auch. Nichts schien ihm selbstverständlicher zu sein: Der Führer, der Reichskanzler, der Oberste Befehlshaber der Wehrmacht – er verkörperte Deutschland! So wie der Kaiser das Reich, Friedrich II. Preußen und Hermann der Cherusker Germanien. Daran gab es nichts zu rütteln. Alles andere war Hochverrat. Und Hochverrat wurde ganz einfach mit dem Tode ...

Hier stockte Ratshelm. Hier machte seine Phantasie halt – er selbst gab ihr das Kommando dazu. Und der Anblick von Hochbauer ließ ihm diesen Entschluß leichtfallen: Der war nur edler Taten fähig! Es konnte gar nicht anders sein.

»Ich habe es nicht glauben können«, sagte der Fähnrich, mit einer nahezu rührend hilflos wirkenden Gebärde – ein Egmont, erfüllt von Trauer über die Unzulänglichkeiten der Welt. »Aber Leutnant Barkow vermochte unserem Führer nicht einmal Respekt entgegenzubringen, geschweige denn Verehrung oder gar Liebe. Und schlimmer noch: Er zweifelte auch die Fähigkeiten unseres Führers an, er kritisierte ihn und schmähte ihn schließlich.«

»Das ist ja furchtbar«, sagte Ratshelm. Und er versuchte, sich Hochbauer in dieser entsetzlichen Situation vorzustellen: ein edler Jüngling, erfüllt von reinsten Schillerschen Idealen – »ans Vaterland, ans teure, schließ dich an!« –, beseelt von Körnerschem Feueratem – »du Schwert an meiner Linken, was soll dein heiteres Blinken?« –, durchglüht von der hochgemuten Gesinnung der Fichte, Arndt, Stein und Kameraden – »nichtswürdig ist die Nation, die nicht ihr Alles freudig setzt an ihre Ehre!« – – das war der Geist, dessen die deutsche Jugend so voll war. Mit ihm eilte sie zu den Fahnen und strebte zu höheren und höchsten Dingen – Offiziere des Führers wollten sie werden, tätigen Anteil nehmen an der erhabenen Größe der Zeit, der entscheidenden Stunde der Historie, des erhebenden Augenblicks, in dem das Schicksal dieser Welt entschieden wurde. Und da stießen sie auf einen Leutnant Barkow.

»Das ist ja wirklich furchtbar«, sagte Ratshelm abermals. Er brauchte einige Zeit, um sich etwas zu beruhigen. Dann fragte er: »Aber warum, mein lieber Hochbauer, sind Sie damit nicht früher zu mir gekommen?«

Und Hochbauer, der jetzt genau erkannt hatte, wo er hinzielen mußte, landete prompt einen zweiten Volltreffer. Er erklärte, das blonde Haupt senkend: »Ich habe mich geschämt.«

Da überkam es den Hauptmann Ratshelm mit Macht. Sein deutsches Soldatenherz schlug stark und heftig; seine Brust, voll hehren kameradschaftlichen Gefühls, schwoll an – und eine Träne stahl sich in seine gütig blauen Augen.

Der Hauptmann erhob sich, trat feierlich zu Hochbauer und legte ihm – der gleichgestimmten Seele, dem Bruder im Geiste, dem Mitkämpfer für ein wahres Deutschland – den Arm liebevoll um die jugendlichen Schultern.

Und der Hauptmann Ratshelm sprach mit männlicher Schlichtheit: »Mein lieber junger Freund – ich schäme mich mit Ihnen. Und nicht nur das – Sie dürfen darüber hinaus sicher sein, daß ich Sie nicht nur verstehe und Ihr Verhalten achte, sondern daß ich mit Ihnen fühle. Und fürchten Sie sich nicht; solange ich bei Ihnen bin, dürfen Sie auch mit mir rechnen. In dieser Sache werden wir, wenn es sein muß, gemeinsam, Schulter an Schulter, kämpfen – und zwar bis zum endgültigen Sieg.«

DER LEBENSLAUF DES GENERALMAJORS ERNST EGON MODERSOHN

Oder:

DIE SEELE DES SOLDATEN

Name: Modersohn, Ernst Egon. Geboren: 10. November 1898, in Planken, Kreis Stuhm. Vater: Modersohn, Maximilian, Verwalter auf Gut Planken. Mutter: Cäcilie Modersohn geborene von Knobelsdorf-Bendersleben. Kindheit und erste Schulzeit verbracht in Planken, Kreis Stuhm.

Großflächig, kalkweiß – so sind die Wände meines Zimmers. Die Einrichtung ist auf das Notwendigste beschränkt: Tisch, Stuhl, Hocker, Schrank, Kommode, Bett, Waschständer. Alles aus rohem, klobigem Holz, schwer und massiv, ungeleimt, nicht genagelt, nur gefugt. Kein Bild an den Wänden. Durch das schmale Fenster ist der kleine Wirtschaftshof zu sehen, der unmittelbar zum Gutshaus gehört. Von hier dringt der Lärm des Tages in mein Zimmer: Klappern von Eimern und Kannen, das Gewieher der Pferde, die Stimme des Kutschers, der mit den Tieren spricht.

»Jeder«, sagt der Vater, »hat seine Aufgabe, die erfüllt werden muß.« Er sagt das nicht fordernd, nicht mahnend. nicht befehlend – er sagt das mit großer Selbstverständlichkeit. Die erste Aufgabe, an die ich mich erinnern kann, betrifft Hasso, den Schäferhund. Ich bin fünf Jahre alt und habe Hasso jeden Tag einmal zu bürsten, zu kämmen, zu säubern – etwa zehn Minuten lang. Anschließend ist Hasso dem Vater vorzuführen, in seiner Abwesenheit der Mutter, in deren Abwesenheit dem Knecht Glubalke, der Vaters Pferde betreut. »Ernst«, sagt dann der Glubalke zu mir, »jedes Tier muß fühlen, daß sich jemand drum kümmert –

das ist die Hauptsache. Geschieht das nicht, verkommt oder verwildert es. Und mit den Menschen ist das nicht anders.«

»Heute kommt der Zuchtbulle aus Sarrnitz«, sagt der Vater beim Mittagessen. Und dabei sieht er zur Mutter hinüber. Mutter sieht ihn an, will etwas sagen, sagt aber nichts. Dann sieht der Vater mich an und sagt: »Du wirst mir helfen, die braune Kuh zu halten.« – »Ist er dafür nicht noch zu jung?« fragt die Mutter. »Du meinst«, sagt der Vater, »Ernst ist noch nicht stark genug dafür, eine Kuh zu halten, die gedeckt wird? Nun, ich werde ihn dabei unterstützen.« So geschieht es, wie immer alles geschieht, was der Vater sagt, den die Leute auf dem Gut immer nur »Herr Major« nennen. Und der Zuchtbulle aus Sarrnitz ist stark und wild, bespringt die Kuh mit schwerem Gewicht, so daß es alle meine Kraft erfordert, sie zu halten. Und meine Jacke ist voller Schaum, der von dem Maul der Kuh tropft.

Zu meinen Aufgaben gehört auch die Sauberhaltung meines Zimmers. Jeden Morgen lüfte ich die Betten. An jedem Abend trage ich frisches Wasser in zwei Krügen herbei. Vater ordnet an, wie weit das Fenster in der Nacht offenzuhalten ist. Die Säuberung des Fußbodens aber ist Sache von Emma, die eins unserer Dienstmädchen ist. Ich stehe im Sommer um sechs Uhr auf, im Winter um sieben, und gehe um acht, beziehungsweise um neun Uhr schlafen. Gelegentlich weckt mich der Vater mitten in der Nacht, etwa wenn eine Stute fohlt, wenn Rotwild in den Gemüsegarten eingebrochen ist oder wie damals, 1906, als die Remise brannte. Am Morgen danach darf ich länger schlafen, genauso lange wie die nächtliche Unternehmung gedauert hat.

Der Vater spricht nicht viel; und Mutter spricht noch weniger, wenn Vater anwesend ist. Ist sie allein, dann singt sie manchmal; und ihre Stimme ist schön. Aber Geschichten erzählt sie mir nicht – das macht Glubalke, wenn Vater und Mutter nicht in der Nähe sind und wenn Feierabend ist. Glubalke erzählt von Krieg und vom Kaiser und von seinem Bruder, der seine Frau umgebracht hat. »Er hat ihr auf den Schädel gehauen«, sagt er, »und zwar mit einer Axt. Denn sie hat ihn betrogen, und wenn ein Mensch einen anderen betrügt, dann soll man ihm eben mit der Axt auf den Schädel hauen. Das nämlich ist Gerechtigkeit.«

»Ist das wirklich Gerechtigkeit?« frage ich den Vater. Und der sagt: »Das ist die Gerechtigkeit der Knechte!«

Der Lehrer Fransen hat eine Stimme wie ein altes Weib. Dabei ist er kaum fünfundzwanzig Jahre alt, mit hellblauen Augen und einer rosigen, schweinsblonden Haut. Seine Hände bewegen sich immer, und manchmal scheinen sie umeinanderzukreisen wie flatternde Vögel. Er geht nicht – er scheint zu kriechen. »Er hat Angst vor mir«, sage ich zum Vater. »Unsinn«, sagt der, »wie kommst du darauf?« – »Er hat Angst vor mir«, sage ich, »weil ich dein Sohn bin – der Sohn des Gutsverwalters.«

Am nächsten Tag kommt Vater in die Schule, die Reitpeitsche in der Hand. Fransens Stimme wimmert fast, als der Vater mit ihm spricht. Sein Rücken ist krumm wie ein Flitzbogen, und seine Hände beben wie das Laub von Pappeln. »Herr Fransen«, sagt der Vater, als wir drei allein in der leeren Klasse sind, »das hier ist Ihr Schüler, daß er außerdem mein Sohn ist, darf Sie nicht kümmern. Er soll lernen! Und er soll auch lernen, denen zu gehorchen, die als Autorität eingesetzt sind. Sie mögen ein Waschlappen sein, Herr Fransen – aber für ihn sind Sie eine Autorität, kraft Ihres Amtes. Handeln Sie danach. Und du, Ernst, wirst dich danach richten.«

Ich sitze mit den Kindern des Dorfes in den gleichen Bänken. Mein Pausenbrot ist nicht größer als das ihre. Ich bin nicht besser gekleidet als sie. Aber ich lerne nicht nur mit ihnen, ich mache auch mit ihnen gemeinsam Schularbeiten, und Vater wünscht außerdem, daß ich mich an ihren Spielen beteilige. Wir lassen am See Fische frei, krauchen durch die Kanalröhren am Bahnübergang, stauen den Bach und überfluten eine Wiese. »Ernst«, sagt der Vater zu mir, »ihr habt einen erheblichen Schaden angerichtet – warst du dabei?« – »Ja, Vater«, sage ich. »Wirst du mir die Namen der beteiligten Jungen nennen, wenn ich dich darum ersuche?« – »Ich werde diese Namen nennen, Vater, wenn du darauf bestehst – aber ich bitte dich, nicht darauf zu bestehen.« – »Gut, mein Sohn«, sagt der Vater, »diese Sache ist erledigt, du kannst gehen.«

Volksschule in Planken, Kreis Stuhm, vom 6. bis 10. Lebensjahr (1904–1908). Kaiser-Wilhelm-Gymnasium in Stuhm, vom 10.–18. Lebensjahr (1908 bis 1916). Dortselbst Abitur. 1916 Meldung als Freiwilliger.

Sommer für Sommer geschieht, rein äußerlich betrachtet, nichts anderes als das: 5.00 Uhr aufstehen. 5.45 Uhr Frühstück. 6.10 Uhr Abmarsch zur drei Kilometer entfernten Bahnstation Romeiken. 6.52 Uhr bis 7.36 Uhr Fahrt im Personenzug, IV. Klasse, von Romeiken nach Stuhm. 8.00 Uhr bis 1.00 Uhr mittags Unterricht im Kaiser-Wilhelm-Gymnasium im Stuhm. 1.00 Uhr nachmittags bis 3.00 Uhr nachmittags erste Schularbeiten im Wartesaal III. und IV. Klasse der Bahnstation Stuhm. 3.07 Uhr nachmittags bis 3.51 Uhr nachmittags Rückfahrt von Stuhm nach Romeiken, von hier aus Fußmarsch nach Planken, Eintreffen dortselbst gegen 4.30 Uhr nachmittags. Hier abschließende Schularbeiten, Instruktionen durch den Vater, zumeist mit Stallbegehung verbunden, Abendessen, Schlafen. Und so Tag für Tag, den ganzen Sommer hindurch.

In den Wintermonaten – jeweils Anfang November bis Ende Februar – werde ich in der Schülerpension *Viktoria* in Stuhm, Schillerstraße 32, untergebracht. Inhaber dieser Pension: Frau Hannelore Rohrmeister, Stabsoffizierswitwe. Streng geregeltes Leben, von Montag früh bis Sonnabend mittag, genau nach Plan, einschließlich Beaufsichtigung der Schularbeiten. Von Sonnabendnachmittag bis Montagfrüh: Aufenthalt in Planken, im Elternhaus.

Noch drei andere bewohnen den gleichen Raum wie ich. Jeweils zwei Betten stehen übereinander. Rauchen ist verboten. Der Genuß von Alkohol hat Ausschluß zur Folge. Um zehn Uhr wird das Licht gelöscht. Die Mahlzeiten werden gemeinsam eingenommen. Jeder hat seinen eigenen Arbeitsplatz, zwei Quadratmeter groß, genau ausgemessen, und mit einstmals weißen Strichen auf der Holzplatte des

Gemeinschaftstisches abgezeichnet. Alle vier Wochen stellt Frau Rohrmeister, die Pensionsinhaberin und Stabsoffizierswitwe, Führungszeugnisse aus, die zu Hause vorgezeigt und dann abgezeichnet werden müssen.

»Ernst Modersohn«, sagt Frau Rohrmeister zu mir, nachdem sie mich in ihr Zimmer befohlen hat, »du bist ein anständiger und verläßlicher Junge, und ich weiß das zu schätzen.« Ich sage nichts. »Ich glaube«, sagt sie, »man kann Vertrauen zu dir haben.« Ich sage nichts. »Und deshalb«, sagt sie, »ziehe ich in Erwägung, dich zum Vertrauensmann für deine Stube zu ernennen.« – »Was ist die Aufgabe eines Vertrauensmannes?« frage ich. »Nun«, sagt sie, »er genießt mein Vertrauen. Er hilft mir, für Ordnung zu sorgen. Er paßt auf, was die anderen tun und sagen und berichtet mir dann darüber.« – »Bedauere«, sage ich, »aber das ist keine Aufgabe für mich.«

»Alles im Leben hat seinen Preis«, sagt der Doktor Engelhardt. »Für jede Vokabel, die ihr nicht wißt, gibt es einen Hieb auf den Hosenboden. Wollen mal sehen, wer den Rekord hält.« Den Rekord hält Fußmann. Es vergeht keine Lateinstunde, in der er nicht mindestens fünf Hiebe auf den Hintern bekommt. »Ich würde mich niemals schlagen lassen«, behaupte ich. »Du kannst gut reden«, sagt Fußmann, »du weißt ja sowieso alles.«

Der linke Unterarm des Vaters ist eine blutige, breiige Masse. Sein Gesicht ist schneeweiß. Er ist ausgeglitten, auf die rotierende Häckselmaschine zu. »Schneidet mir den Ärmel auf«, sagt er. »Und das Hemd auch. Ein frisches Laken her. Den Arm abbinden! Und sofort anspannen – ich muß zum Arzt.« Das ist alles, was er sagt. Seine Haltung ist noch gereckter als sonst. Eine Woche später steht er wieder mitten auf dem Gutshof. Daß sein linker Arm für alle Zeiten verkrüppelt ist, erwähnt er niemals – und auch kein anderer erwähnt es.

»Modersohn«, sagt der Doktor Engelhardt zu mir, »stehe auf! Und ich bin überzeugt, du bist ein tapferer Junge.« Engelhardt hat soeben das Klassenzimmer betreten. Er stellt sich vor mich hin und sagt: »Wie ich der neuesten Verlustliste entnehme, ist dein Vater, der Major Modersohn, bei der Schlacht in den Masurischen Sümpfen, als tapferer Soldat auf dem Felde der Ehre verblieben. Du kannst stolz auf ihn sein. Der Herr Direktor hat dir drei Tage Urlaub bewilligt.«

»Mutter«, sage ich, »sobald es geht, werde auch ich mich freiwillig melden.« – »Warum«, sagt sie nur. »Das kann ich dir nicht sagen. Ich muß es tun. Vater hat es auch getan.«

> *1916 Grundausbildung im Infanterie-Ersatzbataillon 779. Zuweisung zum Infanterie-Regiment Nr. 18, von Grolman. Erster Fronteinsatz Herbst 1916, im Westen, Abschnitt Douaumont. Ernennung zum Leutnant: 18.1.1918. Nach Kriegsschluß: Rückkehr nach Planken, Kreis Stuhm. Betätigung als Feldinspektor dortselbst.*

»Modersohn?« fragt der Oberst Treskow nachdenklich. Ich stehe vor ihm: kotbespritzt, im Drillichzeug, schweißnaß. Oberst Treskow, der ein Holzbein hat, inspiziert die Rekruten. »Modersohn?« fragt er abermals. »Ich hatte einen Kameraden, der so hieß. Major Modersohn aus Planken.« – »Das war mein Vater, Herr Oberst«, sage ich. »Er war ein guter Kamerad«, sagt der Oberst Treskow. »Versuchen Sie, seiner würdig zu sein.« Dann humpelt er auf seinem Holzbein davon.

Das Lokal trägt den Namen *Zum preußischen Adler*. Der Wirt ist der Onkel von einem meiner Kameraden. Wir feiern unseren Abmarsch zur Front. Mädchen sind dabei – einige, die aus dem Lazarett gekommen sind, in der Tracht der Pflegerinnen. Alkohol wird getrunken. Die Beleuchtung ist gedämpft. Die Stimmen sind laut. Neben mir ein Mädchen, das sich an mich drängt. »Komm«, sagt sie, »gehen wir nach draußen.« – »Ich bleibe bei meinen Kameraden«, sage ich. »Gefalle ich dir nicht?« fragt sie. »Nein«, sage ich. Und das ist die Wahrheit. Aber sie verträgt die Wahrheit nicht. Und sie sagt: »Was doch jetzt so alles Soldat wird!« Es ist zwecklos, ihr zu erklären, daß man gar nicht Soldat werden kann – man ist es oder man ist es nicht. Mehr ist dazu nicht zu sagen.

Fahles Mondlicht. Kraterlandschaft. Lauernde Stille. Leuchtkugeln, die hochzischen und flackernd verlöschen. Der süßliche Gestank von Leichen. Das kalte Maschinengewehr vor mir in meinen klammen Händen. Neben mir ein Kamerad, der den Kopf auf seine Arme gelegt hat – er schläft oder er ist tot. Und dann das langsam heraufkriechende Gefühl: Hinter mir steht stumm, unbeweglich, mahnend ein Mensch – der Vater.

Oberst Treskow steht neben mir, die Uhr in der Hand. »Noch sieben Minuten«, sagt er, »dann ist es soweit.« Er ist seit zwei Tagen wieder an der Front, hat das Regiment übernommen, will es zum Angriff auf die Höhe 304 führen. Er humpelt auf die Trittleiter zu. »Noch eine Minute.« Und dann stößt er sich hoch, richtet sich auf, humpelt auf den Gegner zu, zwei, drei Schritte – zuckt dann zusammen, taumelt, fällt. Ich werfe mich neben ihn. Und er röchelt: »Niemals aufgeben, Kamerad Modersohn, niemals aufgeben!« Und stirbt.

Champagner! Letzte Flaschen, aus den hintersten Ecken hervorgeholt. Mir zu Ehren. Strapazierter, schäbiger, blutdurchtränkter Uniformrock, sorgfältig gesäubert und mit den Schulterstücken eines Leutnants versehen. Offiziere um mich, ernst, feierlich. »Herr Kamerad«, sagen sie zu mir. Die Gläser klingen aneinander. Der Kaiser, das Reich, das Vaterland! Das Ende, das vor der Tür steht, scheint weltenweit. Keine Trauer. Wissen um die Ewigkeit der wahren Werte.

»Jetzt«, sagt Stunden später ein Rittmeister zu mir, »dürfen Sie, Herr Kamerad, in den Offizierspuff, wenn Sie wollen. Wollen Sie?« – »Nein«, sage ich.

Heimkehr nach Planken. Ein anderer Gutsverwalter hat Vaters Posten eingenommen. Mutter wohnt im Gärtnerhaus. Dort ist auch ein Zimmer für mich. »Daß du noch lebst, Junge«, sagt Mutter, »das ist die Hauptsache.« Alles ist eng um mich und fremd, die Heimat ist nicht mehr wie sie war.

Alles scheint anders geworden zu sein. Nur nicht das, was in uns ist.

1919—1921: Feldinspektor in Planken, Kreis Stuhm. 1921: Eintritt in eine jener Einheiten, aus denen die Reichswehr entstand. Später Aufnahme in das Infanterie-Regiment Nr. 3 als Leutnant. 1926: Beförderung zum Oberleutnant; 1930 Hauptmann; 1934 Major; 1937 Oberstleutnant; 1939 Oberst; 1940 Generalmajor.

Ein Volk, das im Unglück lebt, wird krank. Die Anstrengungen des großen Krieges waren zu gewaltig. So siechen sie denn dahin: profitgierig, blutarm, schwach. Der Vorteil des Tages erscheint ihnen allein erstrebenswert. Die Städte verrotten, das Land blutet aus. Die Mutter schweigt noch mehr als früher. Gier überschwemmt die Gesichter, und die Augen leuchten frech vor Schamlosigkeit. »Warum willst du nicht mit mir schlafen?« sagt die Frau des Verwalters, der auf dem Posten meines Vaters sitzt, zu mir. »Weil du mich anekelst«, sage ich zu ihr. Und ich denke: »Weil du ein Teil der großen Sinnlosigkeit bist, in einem Land, für das Millionen Menschen gefallen sind.«

Vier Ereignisse in jenem unvergessenen Sommer: Die Mutter stirbt – still und lächelnd, wie sie gelebt hat. Eines Morgens wacht sie nicht mehr auf. Dann: der neue Verwalter, der Nachfolger meines Vaters, schlägt mir ins Gesicht, mitten auf dem Gutshof, vor den versammelten Leuten, und er behauptet, ich habe versucht, seine Frau zu belästigen. Kein Wort von mir dazu. Ich gehe. Und drittens: ich ziehe wieder die Uniform an. Dann aber sehe ich Susanne. Alles das in jenem einen Sommer: Tod, Demütigung, Stolz und Liebe.

Der Rest des Lebens ist Arbeit, und Einsamkeit, und das Suchen nach dem Sinn des soldatischen Daseins.

Mehr ist nicht von mir zu berichten.

19

DIE NACHT, DIE DER ENTSCHEIDUNG VORANGING

Die Nächte der Kriegsschule waren nur kurz. 22.00 Uhr war die offizielle Zeit für den Zapfenstreich. Danach hatte absolute Ruhe im Kasernenbereich zu herrschen, zumindest bei den Fähnrichen; abgesehen von der »Arbeitserlaubnis« bis 24.00 Uhr.

Diese Arbeitserlaubnis – nur für Streber und Dummköpfe, wie ein paar Fähnriche meinten – war natürlich auch von Major Frey in einem seiner bestaunenswerten Sonderbefehle genau festgelegt worden. Dieser trug die Nummer 27 und in ihm war, unter anderem, folgendes nachzulesen: Lichtkörper sind tunlichst, durch Papier, Pappe oder Stoff, abzublenden, so daß die Schlafsuchenden nicht gestört werden; wobei aber darauf zu achten ist, daß das benutzte Abblendmaterial möglichst feuerfest ist und in einem gewissen Abstand, mindestens drei bis fünf Zentimeter, von der benutzten Glühlampe angebracht wird.

So hingen denn um diese Zeit in den Unterkünften der Fähnriche *Völkische Beobachter* und *Schulungsbriefe*, Unterhosen und Strickwesten über den Schirmen der Beleuchtungskörper. Auf den Tischen lagen Hefte, Karten, Notizblöcke und Vorschriften. Jeder dritte etwa arbeitete; oder er schrieb Briefe an Familie und Bräute; oder er sinnierte vor sich hin, weil er noch nicht schlafen gehen wollte. Denn dem bleiernen Schlaf, der immer von erschreckender Kürze zu sein schien, folgte ein schnelles, brutales Erwachen.

Einige wenige unterhielten sich flüsternd. Doch das allein war schon ein Verstoß gegen den Sonderbefehl Nr. 27. Denn dort stand unmißverständlich geschrieben: Gespräche sind, mit Rücksicht auf die Schlafsuchenden, nicht gestattet, worunter auch gedämpfte oder geflüsterte Gespräche zu verstehen sind. Lediglich kurze Verständigungen und Hinweise, diese nur in mäßigster Lautstärke, sind erlaubt.

So herrschte denn ab 22.00 Uhr lediglich noch vereinzeltes Gemurmel in den Unterkünften der Fähnriche. Die Angehörigen der Stammkompanie waren da schon etwas weniger eingeschränkt; für sie stand die Kantine bis 24.00 Uhr zur Verfügung. Hier allerdings würde auch nur die Andeutung eines Lärms sofort den Offizier vom Dienst auf den Plan gebracht haben.

Für die Offiziere der Kriegsschule war selbstverständlich alles anders. Das schon allein aus erzieherischen Gründen den Fähnrichen gegenüber. Denn die Offiziersanwärter sollten erkennen, wie erstrebenswert das Ziel war, das sie auf der Kriegsschule zu erreichen trachteten.

Die Offiziere konnten kommen und gehen, wann sie wollten – das Kasino stand ihnen, theoretisch, jederzeit offen. Sie konnten, wenn sie wollten, die ganze Nacht in ihren Zimmern und Wohnungen Licht brennen, sich gegenseitig besuchen, sich unterhalten, Spiele veranstalten, Flaschen leeren, das Kasernentor durchschreiten. Sie konnten natürlich auch kreuz und quer durch die Kaserne wandeln – letzteres zum Beispiel, um die ihnen unterstellten Fähnriche zu kontrollieren, wann immer sie es für richtig hielten. Räumlich und zeitlich band sie nur der Dienstplan.

Soweit, wie gesagt, die Theorie. Die Praxis sah ein wenig anders aus. Denn der General vertrat folgende Ansicht: Ein Offizier befindet sich immer im Dienst. Er hat die Freiheit, zu tun und zu lassen, was er will – aber er nützt diese Freiheit selbstverständlich nicht aus. Der General wachte darüber.

Daß der General wachte, konnte auf die Dauer niemand auf der Kriegsschule verborgen bleiben. Der General schwebte aber nicht nur wie ein großer Schatten über allem – er erschien auch immer wieder in persona zu den unmöglichsten Zeiten an allen möglichen Orten. Nur wenig blieb seinen prüfenden Augen verborgen: Er konnte zwischen den Kaffeeholern genauso auftauchen wie in einem Waschraum, in den Unterkünften, in den Hallen, im Krankenrevier.

Diese ständig über der Kriegsschule schwebende Gewitterwolke hatte andere, ähnliche Wolkenbildungen zur Folge. So wie er, pflegten bald auch die beiden Lehrgangskommandeure, die sechs Inspektionschefs und die achtzehn Aufsichtsoffiziere auszuschwärmen. In der Kriegsschule Wildlingen/Main gab es fast immer irgendwo Augen, die wachsam waren.

Doch die Nächte waren dunkel, das Gelände war groß, und es gab zahlreiche Ecken, Schlupfwinkel und Schleichwege. Soldaten mit Kriegserfahrung wußten sich zu helfen. Und selbst Modersohn konnte nicht überall zugleich sein.

Die Fähnriche Rednitz, Mösler und Weber, Egon, unterhielten sich ungeniert laut. Das konnten sie sich leisten, ohne wesentlich zu stören. Sie lagen mit dem Fähnrich Böhmke, dem Poeten, auf einem Zimmer; und wenn der im *Faust* las, vergaß er seine Umwelt.

»Ich appelliere an eure Kameradschaft«, sagte Mösler beschwörend, »ihr müßt mitkommen.«

»Warum denn«, sagte Rednitz. »Etwa um dir das Licht zu halten?«

»Es fällt für jeden etwas dabei ab«, versprach Mösler. »Dafür sorge ich schon. Die Hauptsache ist doch, daß keins der Mädchen allein herumsitzt – das schafft nur Brotneid. Aber wenn jede die Möglichkeit hat, sich zu beschäftigen, dann ist das wie mit dem Fronterlebnis, Kameraden – wenn einer es hat, wollen es die anderen auch haben.«

»Was für eine würde denn für mich abfallen?« wollte der Fähnrich Weber wissen. »Ich bin ja nicht wählerisch, aber mit Abfallprodukten gebe ich mich nicht gerne ab. Also – entspricht sie meiner Kragenweite? Ist sie wehrbetreuungswillig?«

»Ein prima Exemplar!« erklärte Mösler mit weiten formenden Gesten. »Genau das Richtige für einen starken Mann wie dich. Sie arbeitet übrigens in der Küche.«

Die letzte Bemerkung schien es Weber angetan zu haben. Für einen alten erfahrenen Krieger hatte ein Küchenmädchen nicht geringere Reize als eine Balletteuse für einen

Lebegreis. Webers Bedenken schmolzen dahin. »Wenn das so ist«, sagte er gönnerhaft, »dann habe ich nichts dagegen – dir zuliebe, Mösler.«

»Und du, Rednitz – machst du mit?«

»Ich bin müde«, sagte der und gähnte.

»Das wird dir vergehen«, behauptete Mösler mit Eifer. »Denn für dich ist eine prima Puppe vorgesehen – klein, zierlich, wie aus Quecksilber. Ehe du nur bis drei zählen kannst, läuft sie an dir 'rauf und 'runter.«

Aber das ließ Rednitz kalt. Und er erklärte abermals, müde zu sein und schlafen zu wollen. Das betrübte seine Kameraden, und sie beschworen ihn, kein Spielverderber zu sein. Und dann kam die gewöhnlich todsicher wirkende Frage: ob er etwa Angst habe? Aber damit war Rednitz nicht zu fangen; er lachte lediglich darüber.

»Die Sache ist nämlich so«, gestand Mösler schließlich. »Mein Mädchen liegt mit noch zwei anderen zusammen – und die passen ganz scharf auf. Sie wollen auch mal 'ran, verstehst du, aber sie haben offenbar den Bogen nicht so gut 'raus, wie mein Käfer. Da hängen sie sich eben an. Kurz und gut: mein Mäuschen kann nur kommen, wenn es die anderen beiden mitbringen darf.«

»Und wo soll die Chose stattfinden?«

»In der Turnhalle. Ich habe den ganzen Geräteraum gemietet, einschließlich einer Heizsonne und der dortlagernden Matten.«

»Wie bist du darauf verfallen?« fragte Weber.

»Ganz einfach«, erklärte Mösler stolz. »Ich habe dort zufällig den Geräteverwalter mit seiner Biene erwischt. Und da habe ich ihm ganz einfach erklärt: entweder er fliegt auf oder er läßt mich auch mal dorthin. Und jetzt ist die günstige Gelegenheit da – kurz vor Toresschluß habe ich die ganze Chose in der Kantine perfekt gemacht. In zwanzig Minuten warten die Mädchen am hinteren Korridorfenster von ihrem Stall. Von dort über den Rasen und dann hinein in die Halle zum Turnen.«

»Was zögern wir da noch!« rief Weber und sprang erwartungsvoll auf.

»Ich krauche nicht auf Umwegen durch die Gegend«, sagte Rednitz. »Dafür bin ich viel zu müde. Wenn schon, dann machen wir es auf die ganz dicke Tour.«

»Was verstehst du darunter?« fragte Mösler.

»Stahlhelm, Mantel und Karabiner«, sagte Rednitz, »so ziehen wir los – wie ein Doppelposten, der von einem Wachhabenden geführt wird. Das ist die sicherste Tarnung. Wir marschieren in diesem Aufzug freiweg mitten über die Hauptstraße der Kaserne. Wie Oskar! Und ich garantiere euch – da kann kommen, wer da will; keiner wird uns fragen, was wir da machen.«

»Das ist zu gefährlich«, sagte Mösler besorgt.

»Gefährlich ist die Sache so oder so«, sagte Rednitz. »Also – entweder mit voller Kriegsbemalung oder ohne mich.«

»Also los!« rief Weber, Egon. »An die Gewehre!«

Der Hauptmann Feders starrte auf die Glaswand, hinter der sich die Korbmenschen befanden. Jetzt lagen sie in kleinen, umzäunten Betten, wie sie die Kinder benutzen. Mattes rötliches Licht umstrahlte sie. Auch für sie war Nacht – sie dämmerten dahin.

»Sie schlafen fast völlig normal«, sagte der Stabsarzt Krüger, der hinter Feders stand.

Nur die beiden Freunde befanden sich in dem kahlen Bewachungsraum. Von Zeit zu Zeit pflegte der Doktor seine Patienten ganz allein, ohne jeden Wärter, zu beobachten – stundenlang oft. Und manchmal leistete ihm Hauptmann Feders dabei Gesellschaft.

»Du betäubst sie mit Morphium?« fragte Feders.

»Nicht alle«, sagte der Stabsarzt mit dem deformierten Gesicht. »Nur einige – aber auch sie nicht mit gleichstarken Dosen.«

»Du könntest sie also, wenn du wolltest, für immer einschlafen lassen?«

»Wenn ich das wollte, könnte ich das«, sagte der Stabsarzt mit seiner gepreßten Stimme. Sein Gesicht veränderte sich nie. Es war, als trage er eine totenstarre Maske – mitten durch das grausige Kostümfest des Krieges.

Feders saß rücklings auf einem Stuhl; er hatte seine Arme auf die Lehne gestemmt und sein Kinn daraufgelegt. Seine Augen waren nahezu geschlossen. Und dann fragte er leise: »Warum tust du es nicht?«

Stabsarzt Krüger gab hierauf keine Antwort. Es war nicht das erstemal, daß ihm diese Frage gestellt wurde.

»Warum tust du es nicht?« fragte Feders abermals. »Warum steigerst du nicht die tägliche Dosis Morphium – bis diese Menschenreste in den erlösenden Tod hinübertaumeln. Sie haben doch nur ganz wenige Schritte bis dorthin. Oder fürchtest du dich, die Verantwortung hierfür zu übernehmen?«

»Sie ist mir bereits abgenommen worden«, sagte Krüger mühsam. »Ich habe ausdrücklich die Erlaubnis bekommen, zu töten – unter ganz bestimmten, schriftlich klarumrissenen Bedingungen. Aber diese Bedingungen, Erich, erfüllt fast jeder meiner Patienten.«

»Und warum tust du es dann nicht?«

»Ich kann nicht morden«, sagte der Stabsarzt.

»Du beendest doch lediglich endlose Qualen! Du spendest endlich Erlösung. Du bringst den Schlaf, um den anhaltenden Würgegriff des Todes abzuschwächen.«

Der Doktor Krüger, dessen Gesicht keiner Regung mehr fähig war, hob seine Hände in stummer Bitte – und ließ sie dann, wie kraftlos, wieder fallen. Dann fragte er, kaum vernehmbar: »Wieviel Menschen hast du bisher getötet, Erich – wissend und wollend?«

»Das weiß ich nicht so genau«, sagte Hauptmann Feders nachdenklich. »Aber es wird eine ganze Menge gewesen sein.« Und er dachte an Handgranaten, die in Kellerfenster fielen; an ein Maschinengewehr, das sich auf ein Gebüsch zu leerspie; an den Kurzspaten, der gegen eine Schlagader sauste – er hatte das Nahkampfabzeichen in Silber.

»Es ist immer noch besser«, sagte er dann, »eine Leiche zu sein als einer dieser Korbmenschen. Es gibt nur zwei Möglichkeiten, sie zu erlösen: Entweder man stellt sie auf die Marktplätze der Menschheit, als dahinsiechende Märtyrer des Massenwahns; oder man befreit sie von diesem Leben, das unter vergeßlichen und gewissenlosen Kreaturen nicht mehr lebenswert ist.«

Der Stabsarzt schüttelte seinen deformierten Kopf. Und dann sagte er: »Ein Mensch ohne Beine und ohne Arme bleibt dennoch ein Mensch. Du, Erich, kannst alles, nur nicht mehr mit einer Frau schlafen. Und ich darf mein Gesicht nicht mehr zeigen, aber sonst darf ich alles tun. Solange ein Mensch noch sehen kann, solange ein Mensch noch hören kann, solange er noch sprechen, noch denken, noch fühlen kann, lebt er im Kreise der Schöpfung und hat Anteil an ihr. Die Welt ist niemals leer und tot, wenn von allen Sinneswahrnehmungen auch nur noch eine einzige existiert.«

»Nein«, sagte Feders hart, »ich will ganz leben – oder gar nicht.«

»Dann könntest du sie also töten?« fragte der Stabsarzt leise. Und er gab dem Freund Zeit, hierauf zu antworten. Aber er vernahm keine Antwort.

»Wenn du das wirklich kannst, Erich, ich würde dich nicht daran hindern, zu tun, was den Bestimmungen nach erlaubt ist – und mehr noch als das: ausdrücklich empfohlen wird. Nun, Erich – soll ich dir beibringen, wie man das macht?«

Hauptmann Feders sah den Freund prüfend an. Dessen Wunden schienen zu glühen. Seine Hände zitterten leicht, als der Hauptmann, wie hilfesuchend, nach ihnen griff.

»Wir haben heute ein beachtliches Stück Arbeit geleistet«, sagte der Hauptmann Kater und rieb sich zufrieden die Hände. »Aber so muß es sein – wenn es darauf ankommt, unsere Pflicht zu tun, dann werden wir niemals zögern.«

Kater sagte das in der Schreibstube der Stabskompanie – zu seinen engsten Mitarbeitern: dem Hauptfeldwebel Rabenkamm, der nichts anderes als ein Hauptfeldwebel war, ferner zu Elfriede Rademacher und Irene Jablonski, der neuen Hilfsschreibkraft.

Die jeweils jedes Vierteljahr fällige Soll- und Iststärkenmeldung nahm stets viel Zeit in Anspruch – allerdings nicht die von Kater. Er hatte vorzügliche Kräfte, auf die er sich verlassen konnte. Fast seine ganze Tätigkeit hierbei bestand darin, die abschließende Unterschrift zu leisten.

»Wirklich«, sagte der Hauptmann Kater anerkennend, »eine ganz vorzügliche Arbeit. Ich bin sehr zufrieden.«

»Fehlt nur noch das Datum«, sagte der Hauptfeldwebel, »und dann können Herr Hauptmann unterschreiben.«

»Das natürlich nicht, ohne daß ich noch einmal gründlich nachgerechnet habe«, sagte Kater. »In solchen Fällen bin ich für peinliche Genauigkeit. So eine Soll- und Iststärke stellt gewissermaßen die Visitenkarte einer Einheit dar. Und die muß sich bei mir natürlich sehen lassen können.«

Der Hauptfeldwebel warf einen kurzen Blick auf Elfriede Rademacher. Die lächelte amüsiert. Beide fanden, daß sich der Chef der Stammkompanie wieder einmal eine seiner kleinen Soloszenen leistete: Er stellte diesmal die Korrektheit dar. Und das gar nicht überzeugend. Allein für Irene Jablonski war diese Darbietung neu: Sie himmelte den Hauptmann Kater mit ihren Kinderaugen an.

»Also«, sagte Kater, »dann bitte ich darum, die Stärkemeldung zum Abschluß zu bringen.«

»Das ist in zwei Minuten geschehen, Herr Hauptmann.«

»Ich bitte, nichts zu überstürzen. Langsam, gründlich, genau – das ist in solchen Fällen meine Devise. Sehen Sie also das Ganze noch einmal durch, rechnen Sie die einzelnen Posten nach, spüren Sie den kleinsten Fehler auf.«

»Es ist wirklich alles in Ordnung, Herr Hauptmann.«

»Überprüfen Sie es dennoch! Wenn dann alles fertig ist, dann bitte ich die Unterlagen zu mir in meine Unterkunft – in einer halben Stunde etwa. Und damit Ihre Zeit nicht allzusehr in Anspruch genommen wird, genügt es völlig, wenn mir Fräulein Jablonski die Unterlagen bringt.«

Kater nickte Irene väterlich zu und ging hinaus.

Der Hauptfeldwebel aber legte die Papiere zusammen. Er trug das Datum ein, was knapp zehn Sekunden dauerte, und sagte: »Fertig.«

»Dann machen wir also Schluß für heute«, sagte Elfriede. »Höchste Zeit – ich habe sowieso noch was vor. Und du, Irene, verschwindest in deine Unterkunft – klar?«

»Aber ich muß doch noch zu Herrn Hauptmann Kater!«

»Das mußt du nicht«, sagte Elfriede entschieden. »Um diese Zeit gehörst du in dein Bett. Also los – geh auf dein Zimmer. In zehn Minuten komme ich nachsehen, ob du dich schon hingelegt hast.«

»Aber der Herr Hauptmann hat doch gesagt ...«

»Hauptmann Kater hat offenbar vergessen, auf die Uhr zu sehen. Du machst Schluß für heute. Keine Widerrede, Irene.«

Irene Jablonski fügte sich Elfriedes Anordnung und trabte maulend davon.

»Ich will mich ja nicht einmischen«, sagte der Hauptfeldwebel gelassen. »Aber ist Ihnen auch klar, Fräulein Rademacher, was Sie da unternehmen?«

»Das ist mir genauso klar wie Ihnen. Aber Sie brauchen sich deshalb keine Gedanken zu machen. Ich übernehme, wie man so schön sagt, die volle Verantwortung dafür. Und die gewünschten Unterlagen werden Sie Hauptmann Kater überbringen. Was meinen Sie wohl, wie erstaunt er sein wird, wenn Sie anstelle von Irene bei ihm aufkreuzen.«

Der Generalmajor Modersohn unterbrach seine nächtliche Arbeit. Er lauschte auf den eisigen Regen, der schwer gegen die Fensterscheiben fiel. Er knetete seine Hände; sie waren kalt und feucht. Und sein Kopf glühte. Er hatte Fieber – wie fast immer, wenn das Wetter umschlug.

Er zwang sich dazu, nicht an seinen Körper zu denken. Später, in seiner Unterkunft, würde er Chinin schlucken und Wasser dazu trinken.

Er rief den Adjutanten zu sich. Neuerdings war immer sein Adjutant anwesend, oder zumindest ein Schreiber, niemals aber Sybille Bachner allein, wenn er noch nach Dienstschluß zu arbeiten pflegte.

»Bitte, Herr Oberleutnant Bieringer«, sagte er, »bereiten Sie die Dienstpläne bis zum Schluß dieses Lehrgangs vor.«

»Bis zum Abschluß des ganzen Lehrgangs?« fragte der Adjutant verwundert.

Der General betrachtete seinen Adjutanten schweigend.

Und Bieringer beeilte sich, zu versichern: »Dienstpläne bis zum Schluß des Lehrgangs – jawohl, Herr General.«

»Wieviel Tage werden Sie dazu brauchen, Herr Oberleutnant?«

»Drei Tage, Herr General.«

»Also bis übermorgen, Herr Oberleutnant.«

»Jawohl, Herr General«, sagte der Adjutant.

»Sagen Sie, bitte, Fräulein Bachner, daß ich auf ihre Arbeit warte. Das ist im Augenblick alles, Herr Oberleutnant Bieringer.«

Der Adjutant verschwand im Vorzimmer. Hier blieb er einen Augenblick nachdenklich an der Tür stehen, die er behutsam hinter sich geschlossen hatte. Langsam wanderte er sodann zu seinem Schreibtisch hinüber, blätterte dort unruhig in seinen Akten und sah dann zu Sybille Bachner hinüber, die an ihrer Schreibmaschine saß.

Schließlich fragte der Oberleutnant Bieringer vorsichtig: »Haben Sie eine Ahnung, Fräulein Bachner, was hier eigentlich los ist?«

Sybille Bachner unterbrach ihre Arbeit und sah überrascht hoch. Augenblicke, in denen der Adjutant vertraulich wurde, waren von großer Seltenheit. Sie wußte das zu würdigen, sagte aber dennoch ein viel zu harmlos klingendes »Nein«.

»Ich kann mir nicht helfen«, sagte der Adjutant, »aber das, was hier vor sich geht, sieht verdammt nach Abschlußarbeiten aus. Woran arbeiten Sie eigentlich zur Zeit, Fräulein Bachner?«

»An den Abschlußbeurteilungen für Offiziere, wie sie zu jedem Lehrgangsende fällig sind.«

»Jetzt schon?« fragte Bieringer ehrlich besorgt. »Der Lehrgang dauert doch noch fast sechs Wochen. Oder handelt es sich lediglich um vereinzelte Beurteilungen?«

»Nein, Herr Oberleutnant. Nur ganz wenige sind noch nicht fertig. Und bei diesen wenigen Ausnahmen handelt es sich zumeist um Offiziere vom Lehrgangskommando Zwei, darunter einige der Sechsten Inspektion.«

»Ich verstehe das alles nicht«, sagte Bieringer nachdenklich. Es war ihm zwar bisher noch niemals ganz gelungen, den General zu durchschauen; doch bisher war auch keine von Modersohns Anordnungen unklar oder geheimnisvoll gewesen. »Das kann doch nur bedeuten«, sagte Bieringer, während er grübelnd vor sich hinstarrte, »daß der General hier Schluß macht.«

»Warum sollte er das tun?« fragte Sybille besorgt. »Vielleicht will er auf Urlaub gehen?«

Bieringer schüttelte den Kopf. »Der General hat erst voriges Jahr im Sommer Urlaub gehabt – unmittelbar bevor wir hier diesen Saustall übernommen haben. Nein, nein – diese abschließenden Arbeiten des Generals müssen etwas anderes bedeuten.«

Sybille Bachner war ein wenig verwirrt. Sie hatte ähnliche Anzeichen bemerkt wie der Adjutant, doch nicht gewagt, sie zu deuten. Sie wollte an die möglichen Folgen nicht denken. Bei Oberleutnant Bieringer war die Sache verhältnismäßig einfach – der General würde ihn mitnehmen – sie aber nicht.

»Der General wartet übrigens auf Ihre Arbeiten, Fräulein Bachner.«

Sybille nickte. Dann öffnete sie die oberste Schublade ihres Schreibtisches, wo ihr Spiegel lag. Sie stellte ihn vor sich auf den Schreibtisch und sah hinein, ohne sich durch die Gegenwart des Adjutanten irritiert zu fühlen.

Der Oberleutnant Bieringer betrachtete Sybille Bachner heimlich. Er sah die ein wenig fleischigen und doch graziösen Hände, die das Haar auflockerten und dekorativ ordneten. Dann aber löste sie die Spange, die ihr Haar im Nacken zusammenhielt – und dieses Haar fiel nun offen, in sanften Wellungen, zu den Schultern hinab. Hierauf kämmte sie es sorgfältig; dabei begann sie, zaghaft zu lächeln. Und Bieringer lächelte auch, aber sein Lächeln war nicht ohne Skepsis.

Sybille Bachner erhob sich, warf einen letzten, prüfenden Blick in den Spiegel, griff dann ihre Mappe mit den fertigen Arbeiten auf und begab sich damit in das Zimmer des Generals.

Modersohn sah ihr entgegen – oder vielmehr der Mappe

mit den Arbeiten. Er streckte die Hand aus, nahm die Mappe, schlug sie auf, sah hinein. Dann, nach einigen Sekunden, fragte er: »Sonst nach etwas, Fräulein Bachner?«

Sie nahm alle Kraft zusammen und fragte dann: »Stört Sie, Herr General, meine neue Frisur?«

»Nein«, sagte Modersohn, ohne von seiner Arbeit aufzusehen.

In diesem Augenblick fühlte Sybille sich beinahe glücklich. So karg die Antwort des Generals geklungen hatte, sie zeigte ihr zumindest eins ganz deutlich, und zwar das Wichtigste: Er hatte ihre neue Frisur bemerkt! Er sah sie also genau an, auch wenn er durch sie hindurchzusehen schien. Sein »Nein« war eine einzige Zustimmung, glaubte sie. Und ihre Augen leuchteten auf.

»Fräulein Bachner«, sagte der General, »ich wünsche, daß Sie sich über folgendes Gedanken machen: Wo würden Sie am liebsten arbeiten, wenn Ihre Arbeit hier im Kommandostab beendet werden müßte? Ich gebe Ihnen drei Tage Zeit, einen entsprechenden Wunsch zu äußern. Das ist alles für heute. Danke, Fräulein Bachner.«

Marion Feders, die Frau des Hauptmanns, betrat unruhig ihr Schlafzimmer. Hier schaltete sie die kleine Lampe ein. Sie sah zum Bett ihres Mannes hinüber. Das war leer, sauber und sorgfältig hergerichtet.

Dieser Anblick schien Marion Feders' Unruhe noch zu steigern. Sie wandte sich, ein wenig mühsam, um und sah in das Wohnzimmer zurück. Dort stand der Oberleutnant Seuter, der »Minnesänger«. Er füllte ein Glas mit Kognak und hielt es gegen das Licht. Dann trank er es aus, mit sichtlichem Genuß.

Marion Feders schloß kurz die Augen. Nach einigen Sekunden ging sie zu ihrem Bett und ließ sich rücklings darauffallen. Das Licht blendete sie; und mit einem schnellen, nervösen Griff drehte sie den Lampenschirm zu sich.

Dann blickte sie wieder in das Wohnzimmer hinein. Der Minnesänger drehte am Radioapparat herum, ohne einen Sender zu finden, der gefällige Musik ausströmte. Dann ging er zum Fenster und betrachtete das dorthängende Barometer, das auf »veränderlich« stand. Nunmehr sah er auf seine Armbanduhr. Dann goß er sich erneut ein Glas ein.

»Bist du bald fertig?« fragte er dann.

Marion Feders antwortete ihm nicht, obgleich sie jedes Wort deutlich hörte. Ihr Gesicht wurde maskenhaft starr; ihre Unruhe zeichnete sich jetzt nur noch in ihren Augen ab.

Der Offizier begann bereits im Wohnzimmer seinen Uniformrock aufzuknöpfen. Dabei setzte er sich in Bewegung, auf das Schlafzimmer zu. Seine Schritte waren die eines Mannes, der gelassen einem vertrauten Ziel entgegengeht. Doch im Türrahmen blieb er stehen, blickte verwundert auf das Bett und auf Marion Feders und sagte: »Nanu – was ist denn mit dir los?«

Marion Feders sah ihn an. Sie sah seine glatte, polierte männliche Schönheit, seine geschmeidige Athletenfigur, seine besitzwilligen Hände und sein überlegenes Lächeln – das Lächeln eines Mannes, der alle Veranlassung zu haben glaubte, mit sich zufrieden zu sein.

»Was hast du, Marion«, fragte er nun ein wenig unwillig. »Bist du krank?«

»Nein«, sagte Marion Feders.

»Oder hast du etwa Angst, dein Mann könnte zu früh kommen?« Der Offizier blickte erneut auf seine Armbanduhr, die ein prachtvolles Exemplar war: wasserdicht, bruchfest, mit Leuchtziffern und eingebauter Stoppuhr. »Er kommt niemals vor Mitternacht zurück, wenn er sich über Land fahren läßt. Wohin übrigens? Na, das tut wohl nichts zur Sache. Bis Mitternacht jedenfalls sind wir garantiert ungestört. Also, was ist – willst du dich ausziehen oder nicht?«

»Ich will nicht«, sagte Marion Feders.

Jetzt begann er, sich zu wundern. Obgleich er, ein Mann von Welt, immer auf Frauenlaunen gefaßt war – hier hatte er sie am allerwenigsten erwartet.

»Du willst also nicht?« sagte er und setzte sich zu ihr auf das Bett. Er beugte sich über sie und legte eine seiner Hände auf ihr Knie.

»Ich will nicht mehr«, sagte Marion Feders. »Ich kann nicht mehr. Fünf durchzitterte Minuten innerhalb von vierundzwanzig Stunden Leere – gefolgt von vierundzwanzig Stunden Ekel! Eine Krankheit des Körpers, die mit zunehmendem Alter verschwindet, eine Krankheit wie Masern oder Keuchhusten. Auch sie ist ein Übergang – wie die Entwöhnung von der Mutterbrust, das Herauswachsen aus den Windeln, die Neubildung der Zähne.«

»Was redest du da für einen Unsinn«, sagte er nachsichtig lächelnd. »Das sind doch nicht deine eigenen Gedanken – irgend jemand hat sie dir aufgeschwatzt.«

»Ich habe immer wieder darüber nachgedacht«, sagte sie. »Das, was wir tun, ist keine Lösung.«

»Komm, komm«, sagte er überlegen. »Du kannst ja doch nicht dagegen an.«

Und jetzt spürte sie, wie seine Hand sich zu bewegen begann. Sie verließ das Knie und glitt langsam aufwärts. Ihre Muskeln verkrampften sich, als seine Hand ihre Hüfte erreichte und von dort wieder abwärtsglitt.

»Ich will nicht mehr«, sagte sie vor sich hin.

Nein – sie konnte nicht mehr ertragen, ihren Mann stumm leiden zu sehen – mit hartem, zerquältem Gesicht, das er vor ihr zu verhüllen trachtete. Er hatte von ihr verlangt, sich jede erdenkliche Freiheit zu nehmen. Aber die wahre Freiheit, das glaubte sie erkannt zu haben, lag allein darin, daß sie entscheiden konnte, wie sie leben wollte. Und leben wollte sie mit ihm – mit ihrem Mann.

Abermals sagte Marion Feders: »Ich will nicht mehr.«

Der Oberleutnant Seuter lachte lediglich – er hielt ihre Verweigerung für raffinierte Herausforderung, die danach lechzte, mit Gewalt überwunden zu werden. Nun – warum nicht. Er packte energischer zu, warf sich über sie und spürte überrascht, daß sie kalt, starr und regungslos wie versteinert unter ihm lag.

»Du ekelst mich an«, sagte sie.

Das war zuviel für ihn. Er erhob sich, ordnete seinen Anzug und schritt hinaus, ohne sie auch nur noch eines Blickes zu würdigen.

»Es sind immer die großen Gedanken«, sagte der Hauptmann Ratshelm fast feierlich, »welche die Menschheit in Bewegung bringen.«

»Wie zum Beispiel die unseres Führers«, stimmte der Fähnrich Hochbauer ein.

Ratshelm nickte. »Aber die großen Taten«, fuhr er fort, »sind es erst, welche die Menschheit in Bewegung halten.«

»Wenn alle Offiziere so denken würden wie Herr Hauptmann«, versicherte der Fähnrich mit edler Begeisterung, »dann hätten wir diesen Krieg vielleicht schon gewonnen. Aber bedauerlicherweise denken nicht alle Offiziere so.«

Hauptmann Ratshelm senkte, wie in aufrichtiger Trauer, den Kopf. Bei jedem anderen wohl, der nicht wie er Offizier war, wäre jetzt sein ausgeprägtes Solidaritätsgefühl unmißverständlich in Erscheinung getreten. Er hätte unverzüglich die These vertreten: Alle Offiziere denken so, wie Offiziere eben denken müssen – möglich allerdings, daß sie sich ein wenig anders ausdrücken als ich. Aber die Haltung eines Offiziers ist immer klar, einwandfrei, sauber.

Wenn dieser Krieg noch nicht gewonnen war, so hätte er weiter gesagt, dann lag das nicht an den Offizieren, auch nicht an den Unteroffizieren, auch nicht an den Mannschaften – solange sie solche Offiziere hatten. Wenn es Hemmschuhe für den Endsieg gab, dann waren sie ganz woanders zu suchen – bei der traurigen Materialüberlegenheit des Feindes etwa, der fehlende soldatische Qualitäten durch phantastische Produktionsziffern zu ersetzen trachtete; bei den schäbigen, verständnislosen Zivilisten, die Miesmacher und Nörgler unter sich duldeten; bei den unwilligen, quertreibenden Fremdarbeitern, die sich von verkappten Kommunisten und potentiellen Hoch- und Landesverrätern aufhetzen ließen. Und so weiter und so fort. Aber doch niemals bei den Offizieren.

Das alles hätte der Hauptmann Ratshelm jedem anderen Fähnrich gesagt. Doch Hochbauer war in seinen Augen die große Ausnahme. Der dachte und handelte bereits wie ein Offizier.

»Wir Offiziere«, sagte Ratshelm erklärend, »erstreben

Vollkommenheit. Aber die Aufgeklärten unter uns, zu denen ich mich in aller Bescheidenheit rechnen darf, haben erkannt, daß es gar keine vollkommene Vollkommenheit gibt; höchstens eine annähernde. Aber das Höchstmaß des Annähernden muß erreicht werden!«

Hauptmann Ratshelm genoß diese erhebende Stunde. Er fühlte sich verehrt und geliebt; wie eben dankbare Schüler ihren Lehrer und Freund zu lieben pflegen. Platon kam ihm in den Sinn, wie der, lauschend und wachsam, zu Füßen des Sokrates saß, um ihn dann einst unsterblich zu machen.

Dieser Vergleich beglückte Ratshelm sehr. Von einer derartigen Sternstunde hatte er geträumt, seitdem er diese Kriegsschule betreten hatte. Er war voll von Wissen und nicht fern der Weisheit, wie er glaubte; aber er sah sich gezwungen, Kärrnerdienste zu leisten. Er mußte zwar willigen, aber doch nicht gerade begnadeten Fähnrichen die Grundsätze des Offizierstums einbleuen. Dabei hatte er sich danach gesehnt, eine Art Schule zu gründen, erkenntnisschwere Thesen zu verbreiten, eine Philosophie des Soldatischen ausreifen zu lassen. Das alles war ihm bisher verwehrt. Nun aber war Hochbauer in sein Leben getreten, der edle Jüngling, der an seinen Lippen hing.

»Vollkommenheit, wie gesagt, ist das Hochziel. Und es kann nicht erreicht werden, ohne das Unvollkommene abzustoßen; was zur Voraussetzung hat, daß es erkannt wird. Sie wissen, mein Lieber, was ich damit sagen will? Sie nicken? Sie verstehen mich! Ich erinnere an Hermann, den Cherusker; sogar in seinen Reihen gab es Schwächlinge. Selbst unter den zwölf Jüngern dieses Christus gab es einen Judas, einen Verräter. Doch wir wollen uns nicht auf kirchliche Gebiete verirren, nicht wahr? Schließlich sind wir die erste Nation, die das Mittelalter überwunden hat. Mit uns beginnt ein neues, glanzvolles Kapitel der Weltgeschichte. Finden Sie das nicht auch, mein lieber Hochbauer?«

Das fand der liebe Hochbauer auch.

»Herr Hauptmann«, sagte der Fähnrich dankbar, »Herr Hauptmann haben mir endgültig klargemacht und bestätigt, daß es so ist. Welch ein bedeutsames Wort, Herr Hauptmann, dieses: Vollkommenheit kann nur erreicht werden, wenn das Unvollkommene abgestoßen wird. Das erinnert mich an eine Geschichte, die ich einmal gelesen habe und die mich seither bewegt hat. Ein Offizier des Großen Friedrich saß in einer Schenke und vernahm dort, wie ein anderer Offizier den König schmähte. Er erhob sich, zog seine Pistole und schoß den Hochverräter nieder, wobei er die Worte ausrief: ›Ein Hundsfott, wer seinen König nicht liebt!‹«

»Ja«, sagte Hauptmann Ratshelm versonnen, »das waren noch große historische Zeiten.«

»Ein solcher Geist aber«, sagte der Fähnrich glühend, »darf nicht aussterben, Herr Hauptmann!«

Hauptmann Ratshelm nickte schwer und zustimmend. Was er da soeben sanktioniert hatte, ahnte er nicht. Er dachte allein an die gewaltigen heroischen Überlieferungen: an die spartanischen Mütter, die stolz auf ihre toten Söhne waren, wenn sie ihre Wunde auf der Brust trugen und nicht etwa im Rücken; an den großen König, der seinen Soldaten zurief: »Kerls, wollt ihr denn ewig leben!«; an die Garde, die stirbt, aber sich nicht ergibt; an den Kaiser, der von seinen Soldaten forderte, auch auf Vater und Brüder zu schießen, wenn er es verlangte – das war Hauptmann Ratshelms Welt. Die beste aller Welten.

Elfriede Rademacher dehnte sich zufrieden. Sie legte ihren Arm quer über die Brust von Karl Krafft. »Es ist herrlich«, sagte sie.

Auch er fand, daß es herrlich sei. Er hatte für Minuten alles vergessen können – bis auf die Frau, die neben ihm lag. Versunken war der Krieg, die Schule des Krieges, die kleine Stadt und das primitive Zimmer, das sie gefunden hatten. Es war die Wohnung von Elfriedes Freundin, die mit ihrem Freund ins Kino gegangen war. Und ihr Mann, ein vielbeschäftigter Eisenbahner, rollte Kriegsmaterial und Menschen kreuz und quer durch Deutschland.

Sie lagen erschöpft auf dem Sofa und begannen, auf ihre Herzschläge zu lauschen. Und es wollte ihnen scheinen, als klopften ihre Herzen dröhnend.

Aber es waren nicht ihre Herzen, die da dröhnten. Es war eine Faust, die gegen die Tür schlug. Und dann rief eine erregte, hohe, sich überschlagende Stimme: »Habe ich dich endlich dabei erwischt, du Miststück! Das sollst du mir büßen! Mach sofort die Tür auf! Den Kerl bringe ich um!«

Elfriede und Karl fuhren hoch. Sie lauschten überrascht, und ihre Gesichter verrieten Unruhe. Besorgt sahen sie sich an.

»Das kann eigentlich nur der Mann von meiner Freundin sein, der Eisenbahner«, vermutete Elfriede.

Diese Vermutung schien sich zu bestätigen. Der Eisenbahner trommelte gegen die Tür, als gedenke er einen ganzen Güterzug mit den bloßen Fäusten in Bewegung zu setzen.

»Auf frischer Tat habe ich dich erwischt, du Sauweib!« brüllte er. »Aber dem Kerl drehe ich jetzt das Genick um, ich knalle ihn nieder wie einen räudigen Hund – und dich dazu, du Luder.«

Krafft ging zur Tür und sagte: »Schreien Sie doch nicht, Mann! Das ganze Haus läuft ja zusammen. Ihre Frau ist überhaupt nicht hier drin.«

»Was!« brüllte der Eisenbahner empört. »Was! Mich für dumm verkaufen auch noch! Mich! Wo ich euch doch durch das Schlüsselloch gesehen habe, mit eigenen Augen!«

Jetzt lief auch Elfriede an die Tür und rief: »Aber ich bin doch gar nicht Ihre Frau! Nehmen Sie Vernunft an!«

Der wilde Eisenbahner dachte gar nicht daran, Vernunft anzunehmen. Seine Ehre war besudelt worden; dessen war er sicher. »Dir werde ich helfen, du Hure! Sich auch noch zu verstellen!«

Krafft sah ein, daß es völlig zwecklos war, den rasenden Rächer seiner vermeintlich geschändeten Ehre besänftigen zu wollen. Es blieb jetzt nur noch übrig, sich so schnell wie möglich anzuziehen und die Wohnung beschleunigt und möglichst unbeschadet zu verlassen.

Inzwischen schien der Brüller das ganze Haus alarmiert zu haben. Zahlreiche Menschen scharten sich zusammen – um das seltene Schauspiel zu genießen, um sich mit zu empören oder um ihre Gier nach Gewalttätigkeit loszulassen. Bedrohliches Gemurmel kam auf und steigerte sich zu keifendem Geschimpfe. Die Volksseele kochte.

Und der entfesselte Eisenbahner brüllte: »Gebt mir eine Pistole – ich lege den Hund um! Und das Saumensch dazu!«

Einige versuchten offenbar, ihn zu beruhigen; durch die Tür jedenfalls hörte sich das so an. Elfriede und Karl zogen sich in fliegender Hast an. Der Eisenbahner sprang wie ein Besessener gegen die Türfüllung.

»Laß mich das erledigen«, sagte Elfriede.

Karl Krafft schüttelte den Kopf. »Das ist Männersache!« erklärte er. Er drehte den Schlüssel vorsichtig herum. Dann öffnete er blitzschnell die Tür, und zwar genau in jenem Augenblick, als sich der tobende Eisenbahner wieder dagegenwerfen wollte. Und prompt sauste der Rächer seiner Ehre hinein, stolperte und fiel lang auf den Teppich.

Krafft beeilte sich, die Tür sofort wieder zu schließen. Hierbei mußte er sich einiger Zuschauer erwehren, die neugierig nachdrängten. Er nahm den Nächstbesten, benutzte ihn wie eine Kegelkugel und schob ihn in die anderen hinein. Damit war das Wichtigste geschafft.

Es kam jetzt nur noch darauf an, den deutschen Untertanengeist in der rechten Weise zu mobilisieren. Zu diesem Zweck ging der Oberleutnant auf den Eisenbahner zu, stellte sich vor ihm auf und begann, ihn drohend zu fixieren.

Der Rächer seiner Ehre war sichtlich verwirrt – und das nicht nur durch den kräftigen Fall auf seinem Teppich. Der unerwartete Anblick, der sich ihm in seiner eigenen Wohnung bot, ließ ihn verstummen. Er war sicher gewesen, seine Ehebrecher erwischt zu haben – und statt denen fand er Leute vor, die ihm völlig unbekannt waren. Zu allem Überfluß sah er einen ausgewachsenen Offizier vor sich – und den hatte er mehrfach bedroht!

»Name?« fragte Krafft fordernd.

»Behnke«, sagte der prompt.

»Beruf?«

»Eisenbahner.«

»Haben Sie gedient, Mann?«

»Jawohl, Herr Oberleutnant«, sagte der Eisenbahner verstört. Denn er hatte gedient; er war sogar als Unteroffiziersanwärter in Aussicht genommen worden.

»Dann ersuche ich Sie, uns nicht länger zu stören. Ihre Frau befindet sich im Kino. Abtreten!«

»Jawohl, Herr Oberleutnant«, sagte der völlig verwirrte Eisenbahner und trat ab.

Die drei Fähnriche – Rednitz, Mösler und Weber, Egon – hatten es sich mit ihren Damen »gemütlich« gemacht: Sie hockten, geradezu malerisch verstreut, im Geräteraum der Turnhalle auf den Matten. Sanftes rosiges Licht bestrahlte sie; das kam vom Heizkörper her und von der Skala des Radioapparates. Drei Flaschen standen zwischen ihnen.

»Freunde!« sagte Mösler. »Es geht doch nichts über eine gediegene Atmosphäre!«

Der Fähnrich Mösler war, seiner Ansicht nach, viel zu spät und an einem völlig falschen Ort geboren worden. Denn er hatte, seiner Ansicht nach, alle Eigenschaften eines Lebemannes, eines Dandy, an sich. Statt dessen hatte ihn das Schicksal mitten in diesen dreckigen Krieg hineingestoßen.

Das jedoch hielt Mösler nicht davon ab, seinen lebensfreudigen Leidenschaften mit einer gewissen Noblesse nachzugehen – wenn auch das obligate Souper im Kerzenlicht notgedrungen einem Schnaps bei Nachttischbeleuchtung weichen mußte.

»Was ich bereits an Opfern in diesem Krieg gebracht habe«, behauptete er, »das geht bestimmt auf keine Kuhhaut.«

Immerhin war sein Faible für das Dekor geblieben: milde Beleuchtung, sanfte Wärme und vor allem Musik. Ohne Musik, hier gleichbedeutend mit einem Radioapparat, gelangte Mösler niemals so recht in Stimmung. Und obgleich die Organisation dieses Musikkastens ihm fast doppelt soviel Mühe gemacht hatte wie die Organisation der drei Damen – Musik mußte sein.

»Am meisten schätze ich dabei Klaviermusik«, sagte er schwärmerisch. »Chopin oder Schumann – auch Mozart nehme ich noch in Kauf. Wenn man die Augen zumacht oder das Licht ausschaltet, muß man das Gefühl haben, den Mond sehen zu können. In Frankreich tranken wir außerdem Champagner, doch ohne dazu noch Kaviar zu essen. Champagner und Kaviar zusammen finde ich vulgär; es sei denn, es handelt sich um Krimsekt.«

»Da kannst du ja froh sein«, sagte der Fähnrich Weber, Egon, »daß ich keinen Kaviar mitgebracht habe. Ein kräftiger Kornschnaps ist auch nicht schlecht – was, Mädchen?«

Das Mädchen an Webers Seite lächelte geziert. Es war ein dralles, kompaktes Küchenkind, hatte aber einen deutlichen Drang zu Höherem. Ihr hatte es das Leben der Offiziersdamen angetan. In ihrem kleinen Hirn spukte die große Welt. Sie erhoffte ausgerechnet von Weber diesbezüglich Auskünfte und fragte: »Ist Kornschnaps nicht für gewisse Kreise zu ordinär?«

»Mein liebes Kind«, behauptete Weber munter, »in den gewissen Kreisen gibt es überhaupt nichts, das zu ordinär sein kann. Denn Menschen mit höherer Bildung haben auch ein komplizierteres Liebesleben.«

»Wollen wir nicht lieber«, schlug Mösler vor, »ein kleines Tänzchen riskieren?«

Rednitz schüttelte besorgt den Kopf. Und Weber meinte bieder: »Wozu diese Umstände? Und außerdem sollten wir alle überflüssigen Geräusche vermeiden.«

»Es ist alles einkalkuliert«, sagte Mösler groß. »Die Turnhalle liegt äußerst günstig, abseits der Hauptstraße, fern vom Postenweg. Außerdem habe ich gewissenhaft verdunkelt, und zwar mit der Ringkampfmatte, was zusätzlich noch eine Isolierung gegen Lärm abgibt. Wir könnten, wenn wir wollten, getrost den Radioapparat noch lauter stellen – uns wird niemand stören. Es sei denn, irgendeiner von den Offizieren bekommt plötzlich Lust, in der Nacht ein paar Reck- und Barrenübungen zu absolvieren; aber soviel Idiotie traue ich selbst unseren Offizieren nicht zu.«

Die Mädchen lachten; sie fanden die Fähnriche sehr lustig. Die meisten ihrer kleinen Abenteuer pflegten auf Felddecken oder Treppenstufen in großer Hast und völlig umweglos vor sich zu gehen. Diesmal war es erfreulicherweise anders: ein richtiges, kleines Fest.

Das Mädchen, das neben Mösler hockte, schnurrte fast vor Wohlbehagen. Das Mädchen neben Rednitz langweilte sich zwar ein wenig, blieb aber dennoch erwartungsvoll; obgleich ihr Fähnrich nicht sonderlich viel Anstrengungen machte, ihr Wohlgefallen zu erregen. Das dralle Küchenmädchen hingegen begehrte immer wieder, nähere Einzelheiten über die Sitten und Gebräuche im Offizierkorps zu erfahren.

»Wird eigentlich großer Wert auf die Herkunft von Offiziersfrauen gelegt?« wollte sie wissen.

»Zunächst einmal«, sagte Weber, »gibt es gar keine Offiziersfrauen – wenn sie erst soweit sind, werden sie Damen genannt. Und woher sie kommen, ist dann völlig wurscht.«

»Wirklich?« fragte das Mädchen hoffnungsvoll.

»Klar«, sagte Weber. »Es hat sogar schon bei uns einen Generalfeldmarschall gegeben, der ein Straßenmädchen geheiratet hat – das heißt: früher einmal war sie kräftig auf den Strich gegangen. Aber wie gesagt: als Gattin eines Generalfeldmarschalls war sie natürlich eine Dame. Sogar unser geliebter Führer hat sich dabei als Trauzeuge betätigt.«

»Ja«, sagte das Mädchen versonnen, »wenn ich an unseren Führer denke, da wird mir immer ganz anders ums Herz.«

»Wollen wir uns mal ein wenig absondern?« fragte Weber, der die Gelegenheit günstig fand. »Komm – gehen wir in die Halle.«

Aber das Mädchen wollte nicht, oder doch noch nicht; die Auskünfte, die sie über das Werden von Offiziersdamen vernommen hatte, interessierten sie ungemein. Daß sie Offizieren, zumindest Offiziersanwärtern, gefiel, das war erwiesen – die Jungen rissen sich förmlich um sie. Dieser Weber war ein besonders stattlicher Bursch; man sah es ihm an, daß er einst ein prächtiger Lamettaträger werden würde. Und dann sie an seiner Seite, oder an der Seite eines anderen, ähnlich stattlichen: kein schlechtes Paar! Mit ihr verglichen, konnte so manche Offiziersdame einpacken, dachte sie; zum Beispiel diese Frau Major, diese dürre Ziege.

»Kommst du nun?« fragte Weber ungeduldig. Aber seine Frage kam zu spät: Der Fähnrich Mösler war bereits mit seinem Käfer hinausgewalzt – und damit war die Turnhalle für die nächste halbe Stunde besetzt.

»Könntest du dir vorstellen«, wollte jetzt das Mädchen hartnäckig wissen, »daß ich die Frau eines Offiziers wäre?«

»Aber sicher«, sagte Weber und horchte in die Nacht, denn er glaubte, verdächtige Geräusche gehört zu haben. Aber es war wohl ein Irrtum – der Wind oder ein Lastwagen in der Ferne. Er drückte das Küchenmädchen mit den Offiziersdamengelüsten eng an sich. Verdammt – das war eine Nacht, die mächtig unruhig machte.

Der Major Frey begab sich in die Küche, um ein Glas Wasser zu trinken. Barbara saß am Küchentisch und beschnitt sich die Zehennägel.

Der Major betrachtete zuerst die Zehennägel, dann die Füße, dann die Beine.

»Sag mal, Barbara«, fragte er dann rauh, »schämst du dich eigentlich nicht?«

»Warum?« fragte sie zurück und sah ihn groß an.

Der Major sagte streng: »Man schneidet seine Zehennägel nicht in der Küche – nimm das bitte zur Kenntnis.«

Damit schlurfte der Major in seinen großen, wärmenden Filzpantoffeln hinaus und in sein Arbeitszimmer zurück. Hier saß seine Frau Felicitas und las in einem Buch – in einem besonders guten deutschen Buch, wie sich verstand. Sie blickte hoch und sah ihn ausdruckslos an.

Der Major ließ sich an seinem Schreibtisch nieder und begann zu schreiben.

»Woran arbeitest du, Archibald?« fragte Felicitas.

»An einem Sonderbefehl, Liebste«, sagte der Major.

»An was für einem Sonderbefehl?«

»Es handelt sich diesmal um eine Art Sammel-Sonderbefehl, Felicitas. Ich vereinige in ihm verschiedene kleinere Punkte, wie zum Beispiel: Haarschnitt, Ausgang, Namensgebung.«

Felicitas nickte und las dann in ihrem Buch weiter. Es

war eins jener Bücher, die ihr der gute Hauptmann Ratshelm geschickt hatte, durch diesen netten Fähnrich Hochbauer. Unwillkürlich seufzte sie auf.

»Fehlt dir irgend etwas, Felicitas?« fragte der Major mit mechanischer Aufmerksamkeit.

Sie verneinte, ohne ihn dabei anzusehen; sie tat vielmehr, als lese sie weiter. Und auch er beugte sich wieder über seinen Sonderbefehl; auch er ohne jede Konzentration.

»Was hältst du von dem Vornamen Egon?« fragte er plötzlich.

»Fürchterlich«, sagte sie.

»Ganz meine Meinung«, stimmte der Major zu.

»Ein entfernter Cousin meiner Mutter«, erklärte die Frau des Majors, »der ein durch und durch haltloser Mensch gewesen sein soll und natürlich kein Offizier, trug diesen scheußlichen Vornamen.«

»An und für sich«, sagte der Major, kann ja ein Mensch für seinen Namen nichts – er wird ihm bei der Geburt beziehungsweise bei der Taufe mitgegeben.«

»Das ist mir bekannt, Archibald.«

»Worauf ich hinauswollte«, erklärte der Major, »ist folgendes: Wir leben doch heute in einer Zeit, wo zufällige Namen nicht mehr endloser Ballast zu sein brauchen. Da heißt zum Beispiel einer Grabowski – das ist slawisch. Weil er aber ein Deutscher ist, läßt er sich fortan Grabow nennen, was doch sehr preußisch klingt, nicht wahr? Der dazugehörige gerichtliche Vorgang ist reine Formsache. Und ich bin nun der Meinung, daß ein deutscher Offizier auch einen deutsch klingenden Namen haben sollte. Und natürlich müssen da auch die Vornamen stimmen; zu seinem Glück hat ja der Mensch im allgemeinen mindestens zwei. Und Namen wie Egon will ich nicht hören. Das klingt nach Witzblatt, weißt du.«

Felicitas Frey gähnte; und es war nicht nur ihre Lektüre, die sie dazu veranlaßte. Sie hielt sich das Buch vor ihr Gesicht und gähnte abermals. Aber das Buch erinnerte sie wieder an den seidenblonden, gefälligen Fähnrich, der es ihr übergeben hatte. Nunmehr lächelte sie verträumt – und ihr

Mann legte dieses Lächeln als freundlich-versonnene Zustimmung aus.

»Eigentlich tun mir die Fähnriche leid«, sagte sie unvermittelt.

Der Major sah mit gerunzelter Stirn hoch; er vermochte den Sinn dieser Feststellung nicht zu erfassen. Und verwundert fragte er: »Was tun sie dir – leid?«

»Ja«, sagte Frau Felicitas. »Denn ich frage mich, wie wohl diese jungen Leute ihre Abende verbringen.«

»Na – sie arbeiten. Was sollen sie denn sonst tun?«

»Ich erinnere mich noch sehr gut«, sagte sie mit etwas abwesendem Lächeln, »an die Fähnriche meiner Jugendzeit. Da gab es Tanzstunden, Gesellschaften, Promenadenkonzerte, Ausflüge und Bälle.«

»Aber ich bitte dich«, sagte der Major, wobei er dezent seinen Kopf schüttelte. »Wir sind hier weder in Dresden noch in Berlin, meine Liebe. Und außerdem herrscht auch nicht tiefster Frieden, sondern wir befinden uns mitten im Krieg.«

»Dennoch«, sagte Frau Felicitas hartnäckig, »sollte alles Erdenkliche getan werden, damit die jungen Leute die gesellschaftlichen Verpflichtungen nicht vergessen. Durch sie ergeben sich erst die menschlichen Bindungen, prägt sich das sichere Gefühl für Rang und Stand. Habe ich nicht recht, Archibald?«

»Natürlich«, sagte der Major, »nur solltest du in Erwägung ziehen, daß uns einige Beschränkungen auferlegt sind.«

»Ich ziehe es in Erwägung«, sagte sie, mild gestimmt. »Aber dieses Problem beginnt, mich zu beschäftigen. Ich werde mich darum kümmern, wenn du erlaubst; in deinem Interesse. Könntest du dem guten Hauptmann Ratshelm morgen sagen, daß er mir wieder einige Bücher schicken möchte? Auf dem gleichen Wege wie letztens.«

Elfriede Rademacher eilte durch den eiskalten Regen auf ihre Unterkunft zu. Und hier stand ein Posten und versperrte ihr den Weg. »Sie sollen zu Hauptmann Kater kommen«, sagte er.

»Hat das nicht Zeit bis morgen?« fragte Elfriede.

»Es ist dienstlich«, sagte der Posten. »Der Hauptmann wartet in seinem Büro auf Sie.«

Dieser Aufforderung konnte sich Elfriede nicht entziehen. So ging sie denn zum Gebäude der Stabskompanie hinüber und begab sich durch die Schreibstube in das Dienstzimmer des Chefs.

Kater sah demonstrativ auf seine Uhr, als sie eintrat. Dann sagte er, wobei er sie wissend angrinste: »Reichlich spät geworden, was?«

»Wenn ich gewußt hätte, daß Sie hier auf mich warten«, sagte Elfriede streitbar, »dann hätte ich mich auch nicht mehr beeilt.«

Hauptmann Kater krümmte sich ein wenig zusammen: Der Ton, den dieses Frauenzimmer neuerdings anschlug, mißfiel ihm sehr. Dennoch gab er sein Grinsen nicht auf und fragte zwinkernd: »War es wenigstens nett?«

»Ich weiß nicht, was Sie sich darunter vorstellen«, sagte Elfriede. Denn sie beabsichtigte, ihm deutlich klarzumachen, daß sie auf derartige Gespräche keinerlei Wert legte. »Ich weiß auch nicht, was Sie zu dieser ungewöhnlichen Zeit von mir wollen. Aber wenn Sie beabsichtigen, sich mit mir über Irene Jablonski zu unterhalten, so hat das bestimmt bis morgen Zeit.«

»Wie kommen Sie eigentlich auf diese Idee?« fragte Kater und gab sich ahnungslos. »Was wollen Sie damit andeuten? Dieses Mädchen interessiert mich doch gar nicht.«

Elfriede Rademacher wußte mit Sicherheit: dadurch, daß sie Irene daran gehindert hatte, auf seine Bude zu gehen, hatte sie ihn schwer getroffen. Das würde ihr der Kater nicht so leicht vergessen. Er war schon dabei, sich auf seine Art dafür zu rächen.

»Setzen Sie sich doch, Elfriede«, sagte der Hauptmann.

»Ich heiße Rademacher«, sagte sie.

»Also bitte, Fräulein Rademacher«, sagte Kater knurrend. Er würde, dessen war er sicher, mit diesem Weibsbild schon fertig werden. Bestimmte Dinge tat man in seinem Bereich nur einmal und dann nie wieder.

»Fräulein Rademacher«, sagte Kater, wobei er aus dem großen Schubfach seines Schreibtisches ein vollgefülltes Weinglas hervorholte und davon trank, »Sie sind in der letzten Zeit mehrmals verspätet in die Kaserne, beziehungsweise in Ihre Unterkunft zurückgekommen.«

»Das ist meine Privatangelegenheit, Herr Hauptmann«, sagte Elfriede bestimmt.

»Nicht ganz«, sagte Hauptmann Kater und stärkte sich abermals durch einen kräftigen Schluck Wein. »Es ist nämlich nicht ganz unwichtig, wo, unter welchen Umständen und mit wem Sie Ihre Zeit verbringen. Und da ich nun mal für Sie verantwortlich bin, müssen Sie mir auch erlauben, daß ich mir über Sie Gedanken mache – und über den Herrn, mit dem Sie zur Zeit verkehren.«

»Worauf wollen Sie eigentlich hinaus?« fragte Elfriede.

Kater grinste überlegen vor sich hin. Er wußte genau, worauf er hinauswollte. Denn an diesem Tag, der nur noch wenige Minuten zu leben hatte, waren drei Dinge geschehen, die ihm warnend aufzeigten, daß Eile geboten war. Erstens: Seine Untergebene, diese Rademacher, hatte es gewagt, sich in seine persönlichsten Angelegenheiten zu mischen. Zweitens: Der General hatte von ihm einen Abschlußbericht über seine Tätigkeit verlangt. Drittens: Der Oberkriegsgerichtsrat Wirrmann hatte ihm einen drängenden persönlichen Brief geschrieben.

»Ich habe eine Schwäche für Sie, Fräulein Rademacher. Was mir aber ein wenig Sorge macht, ist die Tatsache, daß ich auch einige Sympathien für Ihren Oberleutnant, diesen Krafft, empfinde. Ich mag den guten Jungen! Und ich finde es bedauerlich, daß er meine Zuneigung so wenig erwidert.«

»Das geht mich nichts an«, sagte Elfriede ablehnend.

»Das können Sie mir glauben«, fuhr Kater fort als wäre er überhaupt nicht unterbrochen worden, »er hat in seiner Situation Freunde dringend nötig. Ich kenne mindestens zwei, die ihn liebend gerne absägen würden.«

»Und ich glaube, ich kenne jetzt sogar noch einen dritten.«

Hauptmann Kater grinste geradezu geschmeichelt. »Nicht doch«, wehrte er ab. »Natürlich kann ich vieles, wenn ich will – aber warum sollte ich, wenn es sich um einen Freund handelt? Andrerseits aber habe ich als Offizier meine ganz bestimmten Verpflichtungen. So müßte ich zum Beispiel eine Meldung erstatten, wenn ich um unsittliches und moralgefährdendes Verhalten weiß. Aber weiß ich darum? Manchmal setzt mein Gedächtnis eben aus. Auch gibt es Dinge, die ich unter Umständen nicht zur Kenntnis nehme – weil ich eben für einen Freund einstehe. Aber es müßte sich auch klar herausstellen, wer mein Freund ist und wer nicht.«

»Warum sagen Sie mir das alles?« fragte Elfriede heftig. »Sie sollten das Oberleutnant Krafft sagen.«

»Schauen Sie, mein schönes Kind«, sagte Hauptmann Kater, »ich will mal ganz offen zu Ihnen sein; es hört uns ja keiner zu. Also: Ihr Oberleutnant Krafft ist ein ziemlich gerissener Bursche, das steht für mich absolut fest. Ich kann mir keine direkte und derartig offene Unterredung mit ihm leisten, ohne daß er versuchen würde, mich festzunageln. Und deshalb schalte ich Sie ein. Sie nämlich werden ihm alles das sagen, was ich ihm nicht mit der gebotenen Deutlichkeit sagen kann. Aber wenn dann irgend etwas schiefgeht – dann habe ich natürlich gar nichts gesagt, nicht das geringste. Verstehen Sie? Ich habe mich dann lediglich mit Ihnen über rein dienstliche Dinge unterhalten, und über nichts sonst. Oder wollten Sie, als die Geliebte des Oberleutnants Krafft, versuchen, das genaue Gegenteil von meiner Behauptung zu beschwören? Dann rutscht ihr beide in einen Skandal, der sich gewaschen hat. Und Ihr Krafft bricht sich dabei garantiert den Hals.«

»Ich verstehe«, sagte Elfriede angewidert, aber ergeben. Sie dachte an das, was in dieser Nacht passiert war: Wenn sich die Geschichte mit dem brüllenden Eisenbahner bis zu Kater herumsprechen sollte, dann war das Wasser auf seine Mühlen.

»Na also!« sagte der Hauptmann befriedigt. Er stellte, als sei nunmehr jede Tarnung überflüssig, die Flasche und das Glas auf seinen Schreibtisch. »Warum muß man denn erst immer stundenlang herumreden, wenn es sich um ganz selbstverständliche Dinge handelt.«

»Also gut«, sagte Elfriede Rademacher, »ich werde mit ihm reden.«

»Hören Sie zu, schönes Kind: Dieser Krafft soll jetzt endlich seine Karten auf den Tisch legen. Ich will wissen, in welchem Verhältnis der General zu Leutnant Barkow, beziehungsweise zu Frau Barkow steht – er muß das doch herausbekommen haben; er hat sich doch nicht umsonst stundenlang mit der Dame herumgetrieben. Was ich sonst noch von ihm wissen will, werde ich ihm dann später sagen. Na – und wenn der Gute überhaupt nichts sagt, dann muß ich leider meine Pflicht tun, von wegen Moral und Sittlichkeit. Es gibt natürlich auch noch eine dritte Möglichkeit, Elfriede: Sie opfern sich sozusagen für ihn, falls man so etwas Opfer nennen kann. Auch das sollte mir willkommen sein. Denn die Schwäche, die ich für Sie habe, ist ziemlich groß.«

Der Oberleutnant Krafft schlenderte langsam auf seine Unterkunft zu. Der kalte Regen begann, sich in dichte, klebrige Schneeflocken zu verwandeln. Sein Mantel war schwer, und sein Gesicht glänzte vor Nässe.

Aber das alles kümmerte den Oberleutnant nicht. Er hatte eine Abkühlung dringend nötig.

Die Sache mit dem Eisenbahner war gefährlich – wenn diese Geschichte in einen der vielen Zuträgerkanäle hineingeriet, die zur Kriegsschule führten, dann konnte es Unannehmlichkeiten geben. Und in diesem Punkt kannte der General sicherlich keinen Spaß – zumal ihm Modersohn gesagt hatte: Jetzt sich keine Blöße mehr geben ... Aber der General hatte gut reden; um ihn war auch keine Elfriede Rademacher.

Der Oberleutnant verlangsamte seine Schritte noch mehr und horchte in die Nacht: lastende Stille um ihn – kein Fetzen Musik, kein ferner Eisenbahnzug, kein Schlagen einer Kirchturmuhr, nichts.

Aber dann vernahm Krafft schnell herannahende polternde Soldatenstiefel: das gleichmäßige Marschieren auf Beton; ohne sonderlichen Schwung allerdings, fast ein wenig matt. Schließlich war Mitternacht bereits vorüber – die Soldaten waren müde und außerdem fühlten sie sich unbeobachtet. Je näher sie kamen, um so deutlicher merkte das der erfahrene Troupier.

Es waren drei Soldaten, die an ihm vorüberstampften: zwei Posten offenbar, geführt von einem dritten – unklare Schemen zwischen Nachtdunkel und Schneefall. Der führende Soldat grüßte, und zwar überraschend zackig.

Auch der Oberleutnant Krafft legte seine Hand an die Mütze und sah den Davonschreitenden leicht verwundert nach. Diese betont forsche Art, in der Dunkelheit zu grüßen, war ungewöhnlich. Hauptmann Ratshelm hätte darüber gewiß Genugtuung empfunden; der Oberleutnant Krafft aber wurde mißtrauisch.

Er sah jetzt genauer hin. Und der Gang der Soldaten, besonders der des anführenden, kam Krafft bekannt vor. Sofort begann sein vorzügliches Erinnerungsvermögen zu funktionieren. Und er rief verwundert: »Ist das nicht Rednitz!«

Die Soldaten stampften, mit leichterhöhtem Tempo, weiter. Das war das einzige, was sie in ihrer Situation tun konnten – in der Hoffnung, der Nachrufer würde sich jetzt fragen, ob er sich geirrt haben könnte. Krafft aber eilte den drei Musketieren nach und kommandierte: »Abteilung – halt! Ganze Abteilung – kehrt!«

Und da standen sie vor ihm: Rednitz, Mösler und Weber, Egon. Eine Laterne beschien sanft ihre bestürzten und jetzt sehr bleich wirkenden Gesichter. Sie blickten Krafft an, als wäre ihr Urteil bereits gesprochen – aber die Hoffnung auf Gnade war noch nicht ganz erloschen. Sie sagten kein Wort; schließlich waren sie ja auch nicht gefragt worden.

Der Oberleutnant Krafft witterte sofort, daß hier irgend etwas nicht in Ordnung war. Er überlegte rasch: Kein Wachdienst war angesetzt, kein Sonderauftrag war vergeben, keine spezielle Anordnung getroffen worden. Und außerdem rochen diese Burschen nach Alkohol.

»Ihr meldet euch in fünf Minuten bei mir«, befahl der Oberleutnant Krafft.

Und dann kommandierte er: »Stillgestanden. Ganze Abteilung – kehrt. Abteilung – marsch.«

Sie stampften davon, mit hängenden Schultern und weichen Knien.

»Was machen wir jetzt?« fragte Weber besorgt, als sie in ihrer Unterkunft angelangt waren.

»Vielleicht«, schlug Mösler zögernd vor, »sagen wir dem Oberleutnant ganz einfach, daß wir Wachdienst geübt haben.«

»Knallkopf!« rief Rednitz.

Bei diesem Ausruf wachte der vierte Mann der Stube auf, der Fähnrich Böhmke. Er streckte seinen zerzausten Kopf aus den Decken hervor; der *Faust* lag auf seinem Kopfpolster. »Seid ihr schon wieder zurück?« fragte er freundlich.

»Stell dich tot«, sagte Rednitz. »Du hast nichts gehört und nichts gesehen, du weißt von nichts – du hast *Faust* gelesen und bist darüber eingeschlafen. Was wir inzwischen gemacht haben, ist dir nicht bekannt. Klar? Wenn du das nicht sagst, dann nimmt dich Krafft aus wie eine Weihnachtsgans. Und das möchten wir dir gerne ersparen. Drei Leichen genügen für eine Nacht.«

»Du bist ein guter Kamerad«, sagte Böhmke dankbar. Und um seine Dankbarkeit auch zu beweisen, zitierte er: »Alles kann der Edle leisten, der versteht und rasch ergreift.« Dann verkroch er sich endgültig.

»Wir sind geliefert«, sagte Weber dumpf. »Er kann mit uns machen, was er will.«

»Die Frage ist nur«, sagte Rednitz nachdenklich, »was wird er mit uns machen wollen?«

Ihr Schicksal lag in Kraffts Hand. Er konnte dafür sorgen, daß sie schon morgen die Kriegsschule verließen. Und dann: Adieu, Offizierslaufbahn, Zurück ins Glied.

»Irgend etwas zu verschweigen hat wohl nicht viel Sinn?« fragte Mösler geknickt.

»Nicht bei Oberleutnant Krafft«, sagte Rednitz überzeugt.

»Aber die Damen bleiben aus dem Spiel«, forderte Weber, Egon. »Ich bin schließlich Kavalier. Oder sollen wir auf die Tour reiten, daß wir verführt worden sind?«

Es war alles zwecklos; sie sahen das sehr schnell ein. Sie schlichen sich zu der Tür von Oberleutnant Kraffts Zimmer, klopften bescheiden und gingen dann hinein. Sie blieben zerknirscht stehen, und es war, als wagten sie es nicht, ihren Aufsichtsoffizier anzusehen.

Der Oberleutnant Krafft aber sagte: »Nun hört mir mal gut zu, Freunde. Es ist mir recht, daß ihr nicht schlafen gegangen seid, denn ich möchte mich gerne noch ein wenig mit euch unterhalten. Ich möchte einige Fragen an euch stellen. Und zwar Fragen, die mit dem Tod von Leutnant Barkow zusammenhängen. Versteht mich richtig: diese Fragen allein interessieren mich. Wenn sie aufrichtig und erschöpfend von euch beantwortet werden, dann habe ich keinerlei andere Fragen mehr. Ist das klar?«

Die Fähnriche nickten. Sie hatten jetzt nur noch die Wahl zwischen zwei Möglichkeiten: Entweder sie flogen von der Schule, oder sie sagten die Wahrheit.

»Wir werden die Wahrheit sagen«, erklärte der Fähnrich Rednitz.

20

EINE SPRENGLADUNG WIRD VORBEREITET

Sie schreiben einen Aufsatz«, sagte der Oberleutnant Krafft zu seinen Fähnrichen. »Zeitdauer: eine halbe Stunde. Thema: Es ist so süß, fürs Vaterland zu sterben! Anfangen.«

Damit hatte der Oberleutnant Krafft seine Sprengladung gelegt. Und er verspürte mit einiger Genugtuung, daß sich niemand darüber klargeworden zu sein schien. Die Fähnriche sahen ihn kurz betrübt an. Dann starrten sie grübelnd vor sich hin. Sie hatten schon viele idiotische Themen über sich ergehen lassen müssen; auf eins mehr oder weniger kam es da wohl kaum noch an.

»Also los, Freunde«, sagte Krafft ermunternd. »Worauf wartet ihr denn noch? Heißt es nicht: Rasch tritt der Tod den Menschen an? Also! Ehe das passiert, ist es vielleicht ganz gut, wenn ihr euch ein paar Gedanken darüber macht.«

Der Oberleutnant Krafft lümmelte sich über sein Stehpult und betrachtete seine Aufsicht wie ein gelassen-wachsamer Bernhardiner. Er sah übermüdet aus. Aber einige seiner Fähnriche hatten eine nicht minder unruhige Nacht hinter sich, so Rednitz, Mösler und Weber, Egon. Krafft hatte sie ausgepreßt wie Zitronen. Es war drei Uhr früh geworden, ehe sie, völlig erledigt, in ihre Betten krauchen konnten.

Krafft aber hatte noch eine weitere Stunde gebraucht, um ein paar Notizen anzufertigen. Und als er sie endlich zum Abschluß gebracht hatte, sah er den Weg, den er gehen mußte, im grellen Licht.

Diese Notizen hatte der Oberleutnant auf kleine Zettel geschrieben, mit seiner sorgfältigen, wie gedruckt wirkenden

Schrift. Sie gaben, stark gekürzt und konzentriert, alles das wieder, was Krafft für wichtig hielt. Und diese Notizen sahen so aus:

Zettel 1 – Fähnrich Weber, Egon: Leutnant Barkow war nur Offizier; daneben ließ er nichts anderes gelten, auch nicht die Partei und den Führer. Einige Fähnriche, wie Amfortas, Andreas und natürlich Hochbauer, stellen den Führer über alles. Ihr Lieblingswort: Offiziere des Führers. Das führte zu Auseinandersetzungen. Die Haltung von Leutnant Barkow war eindeutig. Die besagten Fähnriche mußten fürchten, ihren Lehrgang nicht zu bestehen. (Weber, wörtlich: »Ihnen ging der Arsch mit Grundeis! Nur Hochbauer wollte den Schwanz nicht einkneifen.«) Beim Pionierdienst am Horcherstand ist mir nichts Besonderes aufgefallen. (Weber, wörtlich: »Aber schließlich ist ja nichts unmöglich, und einigen traue ich alles zu.«)

Zettel 2 – Fähnrich Rednitz: Leutnant Barkow machte bei jeder Gelegenheit deutlich, daß es sich hier um einen Lehrgang für Offiziersanwärter handelte, nicht um einen Lehrgang für Parteianwärter. Lieblingsausspruch von Leutnant Barkow: Man kann immer nur einer Sache ganz ergeben sein, entweder der Armee oder der Partei. Einwand aus Richtung Hochbauer: Die Armee ist der Führer und die Partei ist der Führer auch, somit ist alles eine unerschütterliche Einheit. Antwort von Barkow: Blödsinn! Wer Soldat sein will, muß es ganz sein – oder gar nicht. Beim Pionierdienst am Horcherstand wurden vor der großen Sprengung mehrere Zuleitungen probeweise präpariert, darunter eine, die später zum Einsatz gekommen sein könnte; Brenndauer derselben: fünf Sekunden. Angefertigt von Amfortas, unter der Assistenz von Hochbauer und Andreas. (Rednitz, wörtlich: »Acht Mann waren in der letzten, entscheidenden Phase dabei; davon haben mindestens drei im Stehen gepennt. Aber es gibt ja immer einige, die sich bei jeder Gelegenheit in den Vordergrund drängen.«)

Zettel 3 – Fähnrich Mösler: Leutnant Barkow war immer ganz eisern. (Mösler, wörtlich: »Wie eine Miniaturausgabe von unserem General, wenn ich mir die Bemerkung erlauben darf.«) Der Leutnant hatte gewissermaßen alle soldatischen Ideale gepachtet. Aber auch Hochbauer hatte seine Ideale und schwenkte kräftig seine Fahne. (Mösler, wörtlich: »Vielleicht war auch alles nur Angabe von Hochbauer. Auf alle Fälle: bei Barkow standen seine Aktien schlecht. Vielleicht hatte er sich deshalb so kräftig hinter seinem Führer verschanzt.«) Kurz bevor die Sprengung begann, als die Zündschnur angefeuert wurde, rief uns Hochbauer zu: Nichts wie in volle Deckung! (Mösler, wörtlich: »Und das haben wir denn auch getan, denn Hochbauer ist nicht auf den Kopf gefallen. Und in diesem Augenblick haben wir ihm auch glatt zugetraut, daß er genau wußte, was los war.«) Zündschnur und Sprengkapseln waren reichlich vorhanden, und kleine Mengen davon konnten jederzeit unauffällig verschwinden.

Soweit die drei ersten Notizzettel, die sich der Oberleutnant Krafft angefertigt hatte. Er betrachtete sie nachdenklich: Manches davon war abzustreichen, weniges einzuschränken, und einiges konnte vielleicht als Übertreibung ausgelegt werden. Dennoch blieb noch mehr als genug übrig, um das Raubwild in der Richtung der ausgestellten Falle zu jagen.

Oberleutnant Krafft verließ sein Stehpult. Er begann, durch die Reihen der wildschreibenden Fähnriche zu wandern, bis zur Rückwand des Unterrichtsraumes hin. Hier blieb er stehen und betrachtete versonnen die gebeugten Rücken. Geduldiges Papier begann, sich mit Buchstaben zu füllen, aus denen Worte, Sätze, Absätze wuchsen – geistiges Sprengmaterial; von hoffentlich großer Durchschlagskraft. Es ist so süß, fürs Vaterland zu sterben!

»Ich möchte Sie nicht gerne stören, Herr Kollege«, sagte der Hauptmann Feders und schaute in den Unterrichtsraum hinein. »Ich hätte Sie aber gerne ein paar Minuten gesprochen.«

»Selbstverständlich, Herr Hauptmann«, sagte Krafft und verließ sofort seinen rückwärtigen Beobachtungsposten.

Feders hatte sich zur ersten Bankreihe hinbegeben. Hier

sah er einem Fähnrich neugierig über die Schultern. Und als er herausgefunden hatte, um welches Thema es sich handelte, zwinkerte er Krafft freudig zu.

Dann sagte der Hauptmann zu den Fähnrichen: »Laßt euch aber bei diesem Aufsatz nicht gleich alle Zähne ausbrechen, Freunde! Behaltet noch einige für mich übrig, damit ich sie euch ziehen kann.«

Die Fähnriche sahen zu Hauptmann Feders hoch und belachten seinen Witz, wie es üblich war und geboten schien. Aber ihr Lachen klang recht mühsam. Dieser Feders, sagten sie sich, hatte natürlich sofort herausgefunden, daß dieses Thema »ein ganz dicker Hund« war. Dieser süße Tod fürs Vaterland war von ihnen zunächst für ein typisches Quasselthema mit zahlreichen Allgemeinplätzen gehalten worden. Doch langsam begann sich der provozierte Gedankenbrei als äußerst schwer verdaulich zu entpuppen. Sie würgten mächtig an diesem Brocken herum.

»Lassen wir also diese Burschen schmoren«, sagte der Hauptmann Feders. »Gehen wir ein wenig auf den Korridor hinaus.«

»Passen Sie in der Zwischenzeit auf den Haufen auf, Kramer«, sagte der Oberleutnant Krafft zum Aufsichtsältesten. »Gesprochen wird kein Wort, verstanden? Und ich will nicht hoffen, daß ich nachher bei Vorder-, Hinter- oder Seitenmännern artverwandte Gedanken finde. Das wäre geistiger Diebstahl. Und ich habe keine große Lust, kriminelle Fähnriche heranzuzüchten.«

»Dazu habt ihr immer noch genügend Zeit, wenn ihr erst einmal Offiziere geworden seid«, fügte Hauptmann Feders unbekümmert hinzu.

Dann ließen Feders und Krafft die Aufsicht allein. Sie begaben sich in den Korridor, zur Fensterfront hin. Hier waren sie ungestört, hier konnte sie niemand hören.

»Wen wollen Sie eigentlich mit Ihrem süßen Tod abkochen, lieber Krafft?« wollte Feders zunächst augenzwinkernd wissen.

»Herr Hauptmann«, sagte Krafft offen, »können Sie sich vorstellen, daß einer oder einige unserer Fähnriche den

Leutnant Barkow mit voller Absicht in die Luft gesprengt haben?«

»Natürlich kann ich mir das vorstellen«, sagte Feders ungerührt. »So was kommt vor. Der Prozentsatz derartiger Fälle ist zwar verschwindend gering, aber das ist vermutlich darauf zurückzuführen, daß die Angst vor Vorgesetzten immer ungleich größer ist als die Wut auf sie.«

»Herr Hauptmann, hier handelt es sich um Tatsachen.«

»Von eben solchen spreche ich«, sagte Feders. »Im tiefsten Frieden habe ich einmal einen Soldaten erlebt, der seinem Unteroffizier mitten im Exerzierdienst den Karabiner auf den Schädel knallte. Der Soldat war geschliffen worden, geriet in Erregung und schlug zu. Weiter: Gleich anfangs des Krieges fuhr ein Gefreiter unseren Hauptfeldwebel eine steile Böschung hinunter. Der Wagen war total zu Bruch gegangen und der Hauptfeldwebel auch. Der Gefreite aber war rechtzeitig abgesprungen. Und weiter: Bei einem Sturmangriff fiel der Chef einer Nachbarkompanie, der seinen Leuten vorauseilte, platt auf das Gesicht. Er war in den Rücken geschossen worden; und zwar gleich zweimal.«

Für Feders gab es offenbar nichts mehr, das ihn überraschen konnte. Für ihn war selbst der Tod nur noch ein Kinderschreck.

»Sie glauben also«, fuhr Feders fort, »daß ein paar von unseren Fähnrichen den Leutnant Barkow umgelegt haben? Und daß der so dämlich war, sich umlegen zu lassen? Na ja, die Fähnriche haben das offenbar mit einigem Geschick erledigt. Vorteil für sie! Sie nehmen doch wohl nicht im Ernst an, mein lieber Krafft, daß es Ihnen jetzt noch gelingen könnte, den oder die Täter ausfindig zu machen?«

»Und wenn mir das tatsächlich gelingen sollte, Herr Hauptmann?«

»Dann bin ich der erste, der Ihnen beim Abrechnen helfen wird, Krafft. Aber geben Sie sich keinen frommen Hoffnungen hin, mein Lieber – die Füchse haben die Ente gerissen und sind nun in ihrem Bau verschwunden.«

»Ich werde versuchen, sie wieder herauszulocken!«

»Na, dann kann ich nur sagen: Weidmannsheil, mein

lieber Krafft! Aber seien Sie vorsichtig im Gebrauch mit Schußwaffen – sie könnten so präpariert sein, daß sie nach hinten losgehen.«

»Wir werden sehen«, sagte Krafft, dem dieses Gespräch wenig ermutigend erschien.

»Das sieht Ihnen ähnlich«, sagte Feders grimmig. »Ich habe das kommen sehen, Krafft. Seit Tagen spüre ich, worauf Sie hinauswollen. Und weiß der Teufel, wer Sie dazu inspiriert hat! Sie wollen mit Ihren bloßen Händen Gebirge aus Mist abtragen. Sie sind der geborene Selbstmordkandidat. Im Grunde sind Sie ähnlich wie ich. Sie tun mir leid, Krafft. Denn ich habe Sie gern.«

»Ich habe Sie auch gern, Hauptmann Feders.«

Feders sah Krafft groß an. Dann nickte er voll Bitterkeit. Er schlug dem Oberleutnant rauh gegen den Arm. Dann nickte er abermals; irgendwelcher Worte schien er im Augenblick nicht fähig. Er drehte sich schroff um und ging davon.

»Sie wollten doch noch irgend etwas von mir, Herr Hauptmann?« rief ihm Krafft nach.

Feders blieb stehen und sah sich um. »Richtig«, sagte er dann. »Ich wollte Sie bitten, mich in der nächsten Stunde zu vertreten. Geht das in Ordnung?«

»Selbstverständlich«, sagte Krafft. Und er fragte routinegemäß: »Ist der Inspektionschef informiert oder der Lehrgangskommandeur?«

»Weder – noch«, sagte Feders, jetzt wieder gleichmütig. »Ich gedenke, eine private Angelegenheit zu erledigen, ich will dem Minnesänger meiner Frau ins Gewissen reden. Sie scheint ihn gestern nacht hinausgefeuert zu haben. Was halten Sie davon, Krafft?«

»Ich an Ihrer Stelle würde das begrüßen.«

»Sie sind aber nicht an meiner Stelle, Krafft. Und vor ein paar Tagen hätte ich Ihnen noch gesagt, seien Sie froh darüber! Jetzt aber weiß ich nicht mehr so recht, wer von uns beiden mehr zu bedauern ist – Sie mit Ihrem lädierten Gehirn oder ich mit meiner anderweitigen Lädierung.«

»Jeder hat eben sein Teil zu tragen«, sagte Krafft, »auch Ihre Frau.«

»Aber ich bemühe mich, ganz ehrlich, Krafft. Ich versuche, meine Frau nichts entbehren zu lassen. Warum wehrt sie sich dagegen?«

»Weil sie endlich genau an jenem Punkt angelangt ist, wo Sie sie haben wollten, Feders.«

»Wie kommen Sie darauf, Krafft? Das ist ein gefährliches Gebiet, auf das Sie sich da vorwagen. Ich warne Sie!«

»Ach was«, erklärte Krafft unbekümmert, »Sie mischen sich in meine Angelegenheit – ich beschäftige mich mit der Ihren. Wir fangen eben an, uns gegenseitig zu durchschauen.«

»Na schön – und was glauben Sie dabei herausgefunden zu haben?«

»Etwas recht Einfaches – nämlich die simple Tatsache, daß Ersatz eben nichts anderes als Ersatz ist. Sie stoßen Ihre Frau förmlich darauf. Sie verweigern ihr nichts – im Gegenteil: Sie bieten ihr alles an. Und das, damit sie früher oder später herausfindet, daß das alles gar nicht so begehrenswert ist, wie man gemeinhin glaubt. Aber sie hat es kennengelernt. Und das bedeutet: sie kann es wissend ablehnen. Sie ist geheilt. Sie kehrt dorthin zurück, wo sie hingehört. Und das eigentlich in erstaunlich kurzer Zeit – finden Sie nicht auch, Feders?«

»Krafft«, sagte Feders bewegt, »jetzt erst wird mir klar, wer Sie wirklich sind. Ich habe Sie bisher immer für eine Art Traumtänzer gehalten. Aber das stimmt nicht. Sie taumeln hier gar nicht in Ihre Abenteuer hinein, wie ich immer dachte – Sie gehen sehend und wissend darauf zu.«

»Hauen Sie den Minnesänger in die Flucht und sprechen Sie sich mit Ihrer Frau aus.«

»Noch nicht«, sagte Feders. »Denn eins habe ich von Ihnen gelernt, Krafft – Sie haben Geduld und Ausdauer. Sie können warten. Ich werde das genauso machen.«

Abermals wandte sich der Hauptmann um und wollte gehen. Wieder blieb er dann stehen und sah zu Oberleutnant Krafft zurück. Er schien zu zögern. Doch dann setzte er sich erneut in Bewegung, kam auf Krafft zu und stellte sich dicht vor diesem auf und sagte bedächtig:

»Um noch einmal auf Ihre derzeitige Lieblingsrolle als Sherlock Holmes zurückzukommen, lieber Krafft – es wird sicherlich nicht genügen, den Schuldigen zu suchen und ihn dann zu stellen. Sie dürfen nicht übersehen, daß offenbar mehrere an dieser Tat beteiligt waren, wenn auch vermutlich einer der Anführer gewesen sein wird. Aber bedenken Sie die Reihenfolge: ein Anführer, einige Beteiligte und Helfershelfer und eine ganze Anzahl wissender oder unwissender Zuschauer. Der sich hieraus ergebende Gedankengang sollte nun wohl folgender sein: Warum gibt es keine einwandfreien Beweise, warum wird geschwiegen, warum gibt es keinen greifbaren Anhaltspunkt? Nur Vermutungen, Verdächtigungen, Annahmen.«

»Auch darüber habe ich mir Gedanken gemacht, Herr Hauptmann.«

»Ich hoffe es, mein Lieber. Und zu welcher Folgerung sind Sie gekommen? Vermutlich werden Sie ein Geständnis brauchen, wenn Sie das Verfahren vor ein Kriegsgericht bringen wollen. Oder sollten Sie etwa die Absicht haben, sich selbst als Richter zu betätigen? Das traue ich Ihnen zu – aber ich warne Sie davor. Wenn Sie den Schuldigen stellen wollen, Krafft, dann müssen Sie folgendes tun: Sie müssen ihn isolieren, Sie müssen ihn aus seiner Clique heraushauen, Sie müssen seinen Einfluß brechen – bis er ganz allein auf weiter Flur dasteht. Dann erst können Sie zupacken. Meinen Sie das nicht auch, Krafft?«

»Ich bin bereits dabei«, sagte der Oberleutnant einfach.

»Gut«, sagte Hauptmann Feders. »Aber machen Sie vorher Ihr Testament.«

»Eure Zeit ist um«, sagte der Oberleutnant Krafft zu seinen Fähnrichen. »Kramer – sammeln Sie die Arbeiten ein. Zehn Minuten Pause.«

Die Fähnriche verließen den Unterrichtsraum. Sie schoben sich in den Korridor hinein und formierten sich hier zu kleineren Gruppen.

Egon Weber erklärte dunkel: »Sterben ist leichter, als darüber zu schreiben.«

»Geht auch schneller«, sagte Mösler.

»Wissen möchte ich nur«, fragte Rednitz, »was sich eigentlich der Oberleutnant Krafft bei diesem Thema gedacht hat – denn irgend etwas dabei gedacht wird er sich ja wohl haben.«

»Kann man nie so genau wissen«, meinte Mösler. »Vielleicht war der Oberleutnant auch nur müde, oder er hatte einfach keine Lust, zu unterrichten.«

»Süßer Tod«, sagte Weber versonnen, »pfui Teufel!«

»Deine Entrüstung hat dich aber vermutlich nicht daran gehindert«, sagte Rednitz heiter, »trotzdem zu erklären, daß du bereit bist, dich für das Vaterland sogar auf die süße Tour zu opfern.«

»Was will man machen!« sagte Weber resigniert.

»Es ist so süß, fürs Vaterland zu schlafen«, sagte Mösler grinsend. »Das würde ich mir als Thema für einen ganzen Lehrgang gefallen lassen.«

»Arbeiten wie befohlen eingesammelt«, meldete der Fähnrich Kramer, der Aufsichtsälteste.

»Auf mein Pult damit«, sagte Krafft.

»Jawohl, Herr Oberleutnant«, sagte Kramer. Er nahm die Arbeiten und schichtete sie sorgfältig vor Krafft auf. Er gab sich sichtlich Mühe und ließ sich Zeit dazu.

Der Oberleutnant betrachtete den Fähnrich interessiert. Kramer war ungemein willig – das sah man ihm an. Er fühlte sich zu der Clique um Hochbauer hingezogen – Krafft glaubte das beobachtet zu haben. Hier jedenfalls ergab sich die Möglichkeit, einen Stein aus jener Mauer zu entfernen, die niedergerissen werden mußte. Und viel Zeit war nicht mehr zu verlieren.

»Sagen Sie mal, mein lieber Kramer«, fragte Krafft, »wie lange sind Sie eigentlich hier schon Aufsichtsältester?«

»Seit Beginn des Lehrgangs, Herr Oberleutnant.«

»Und haben Sie die Absicht, bis zum Ende des Lehrgangs Aufsichtsältester zu bleiben?«

Mit dieser direkten, listigen Frage war der Fähnrich Kramer überfordert. Er suchte und suchte, fand aber keine

Antwort hierauf, soviel Zeit ihm auch der Oberleutnant hinterhältigerweise ließ.

Dabei hatte Kramer sofort gemerkt, was diese Frage zu bedeuten hatte: Sein Posten als Aufsichtsältester war in Gefahr. Dieser Posten brachte zwar eine Menge kleiner zusätzlicher Arbeiten, aber auch erhebliche Vorteile mit sich. Denn ein Aufsichtsältester stand gewissermaßen zwischen den Fähnrichen und ihren Ausbildungsoffizieren – er war Bindeglied und Helfer, Vertrauensmann und Zutreiber. Er war ausgewählt worden – und wenn es nicht gerade mit dem Teufel zuging, würde er den Lehrgang als einer der Besten bestehen. Das war ganz sicher – es sei denn, er klaute silberne Löffel oder er vergewaltigte die Frau des Kommandeurs, oder er wurde als Aufsichtsältester abgelöst. Und dafür war der Oberleutnant Krafft zuständig.

»Ich möchte Sie nicht gerne verlieren, Kramer«, sagte Krafft mit vernichtender Freundlichkeit. »Aber ich fürchte, genau das wird der Fall sein, wenn Sie versäumen sollten, die wichtigste Grundregel für Ihren Posten zu beachten. Ich meine: Unparteilichkeit. Sie sind mir unterstellt und für die ganze Aufsicht da, nicht nur für eine Gruppe. Sie haben weder eine Clique noch irgendeine Interessengemeinschaft zu bevorzugen. Sie stellen weder Zensuren aus, noch haben Sie Beurteilungen durchzuführen – das überlassen Sie, bitte, Ihren Ausbildungsoffizieren. Sie müssen sich um völlige Objektivität bemühen. Wenn Sie nicht genau wissen, was darunter zu verstehen ist, können Sie mich jederzeit danach fragen. Bin ich richtig verstanden worden, Fähnrich Kramer?«

»Jawohl, Herr Oberleutnant«, sagte der konsterniert.

»Und Sie sehen auch ein, daß meine Hinweise berechtigt sind?«

»Jawohl, Herr Oberleutnant.«

Kramer sah alles ein. Er hatte keine andere Wahl. Er war gewillt, von nun an demonstrativ objektiv zu sein, um dem Ziel des Lehrgangs möglichst ungefährdet entgegenstreben zu können. Und dieses Ziel konnte er nur mit Hilfe des Oberleutnants Krafft erreichen, keinesfalls gegen ihn – es sei denn, sie bekamen im Verlaufe des Lehrgangs noch einen dritten Aufsichtsoffizier. Das war zwar möglich, aber nicht unbedingt wahrscheinlich.

»Nun«, sagte Krafft, »ich hoffe also auf weitere gute Zusammenarbeit.«

»Jawohl, Herr Oberleutnant.«

Krafft hatte inzwischen begonnen, die Aufsätze seiner Fähnriche durchzusehen. Das tat er recht flüchtig; denn was er vorfand, entsprach genau seinen Erwartungen. Allein einem einzigen Aufsatz widmete er sich mit besonderer Anteilnahme. Und diese Lektüre schien ihn zu entzücken – hier wurden offenbar seine kühnsten Erwartungen noch übertroffen. Das ihm außerordentlich kostbar dünkende Elaborat legte er fast sorgfältig zur Seite.

Kramer beschäftigte sich in der Zwischenzeit mit dem Unterrichtsbuch. Er saß auf seinem Platz und machte seine Eintragungen. Doch immer wieder äugte er zu seinem Aufsichtsoffizier hinüber.

»Gestatten Herr Oberleutnant eine Frage?« erlaubte er sich schließlich zu sagen.

»Bitte, Kramer.«

»Darf ich mir erlauben zu fragen, ob Herr Oberleutnant bestimmte Wünsche haben – bezüglich der Zusammenarbeit?«

»Kramer«, sagte der Oberleutnant Krafft freundlich, »in Ihrer Eigenschaft als Aufsichtsältester sind Sie doch sozusagen in meiner Abwesenheit mein Stellvertreter – sagt das nicht schon alles? Sie brauchen also nur das tun, von dem Sie glauben, daß ich es auch tun würde. Das ist doch ganz einfach.«

»Jawohl, Herr Oberleutnant«, sagte Kramer ergeben.

»Im übrigen«, erklärte Krafft, »werde ich Sie natürlich wissen lassen, wenn ich besondere Wünsche habe. Im Augenblick ist das noch nicht der Fall. Ihre nächste Tätigkeit besteht darin, die Pause zu beenden. Sagen wir: in fünf Minuten. Bis dahin werde ich auch den Rest der Arbeiten durchgesehen haben.«

»Pause beendet!« rief der Aufsichtsälteste im Korridor. »Los, los – trabt an. Keine Müdigkeit vorschützen! Oder soll ich euch Beine machen?«

Die Fähnriche strömten in den Unterrichtsraum herein. Kramers Antreibermethoden nahmen sie gelassen hin. Das gehörte hier zum Umgangston, daran hatten sie sich gewöhnt. Daß Kramer heute besonders forsch war, fiel ihnen zunächst gar nicht auf. Sie warfen lediglich einige verstohlene forschende Blicke auf ihren Aufsichtsoffizier. Und als gewiegte Beobachter von Vorgesetztenlaunen erkannten sie dabei, daß ihr Oberleutnant offenbar nicht unguter Stimmung war. Das erleichterte sie sehr. Fast erwartungsvoll bezogen sie ihre Plätze.

»Fangen wir also an«, sagte der Oberleutnant Krafft.

Der Aufsichtsälteste veranstaltete sofort das obligatorische Kasernenhofgebrüll. Und diesmal in ohrenbetäubender Lautstärke. Damit wollte er vermutlich beweisen, wie vorzüglich er seinen Posten versehe. Er schrie: »Achtung!« und meldete.

Krafft winkte ab. Kramer brüllte: »Hinsetzen!«

Die Fähnriche plumpsten, wie Mehlsäcke aus größerer Höhe, auf ihre Stühle.

Krafft musterte seine erwartungsvolle Gefolgschaft vieldeutig. Für diese Beschäftigung ließ er sich Zeit, was die allgemeine Unruhe nicht wenig steigerte. Schließlich deutete der Oberleutnant auf die Aufsätze, die er vor sich aufgestapelt hatte: »Freunde – nach flüchtiger Durchsicht schon drängt sich mir die Frage auf, warum ihr eigentlich noch alle lebt, wo es doch – euren eigenen, eindringlichen Versicherungen nach – unvergleichlich süß ist, für das Vaterland zu sterben.«

Die Fähnriche duckten sich ein wenig. Aber sie blinzelten ihrem Oberleutnant interessiert entgegen. Sie waren bei ihren Offizieren, nicht zuletzt durch Hauptmann Feders, immer auf überraschende Auslegungen gefaßt.

»Daß jeder einmal sterben muß«, sagte der Oberleutnant Krafft, »das ist so ziemlich das einzige, was uns mit absoluter Sicherheit in unserem Leben bevorsteht. Unklar ist lediglich der Zeitpunkt und die näheren Umstände. Die Möglichkeiten sind außerordentlich zahlreich. Angefangen beim Säugling, der an seiner Milchflasche erstickt, bis zum Greis, dessen Herzmuskeln erschlaffen. Dazwischen gibt es eine erstaunliche Auswahl an sogenannten natürlichen und gewaltsamen, an gewaltsam-natürlichen und an natürlich-gewaltsamen Todesarten, darunter den Tod auf dem sogenannten Feld der Ehre. Und dieses Feld der Ehre kann eine blumengeschmückte Wiese sein oder ein Misthaufen, ein romantisch dahinfließender Bach oder eine Dreckpfütze. Der Tod hat ein unerschöpfliches Repertoire.«

Die Fähnriche sahen sich verstohlen an. Sie wurden sich langsam darüber klar, daß ihre ganze mühsame Arbeit eine nicht ungefährliche Fehlleistung gewesen war – nach Ansicht von Oberleutnant Krafft, dessen Ansicht hier allein maßgeblich war. Der »süße Tod« war ganz offenbar eine raffinierte Falle gewesen.

Der Oberleutnant Krafft griff, scheinbar völlig wahllos, ein paar Arbeiten auf und zitierte daraus. »Hier zum Beispiel schreibt der Fähnrich Mösler: ›Schon die alten Griechen starben gerne für ihr Vaterland.‹ Das mag noch angehen; das Gegenteil davon läßt sich jedenfalls schwer beweisen. Außerdem gibt es immer und zu allen Zeiten ein paar, die gerne sterben – Selbstmörder zum Beispiel. Und Helden natürlich. Aber wenn hier der Fähnrich Amfortas unter anderem schreibt ›Es gibt keinen schöneren Tod‹ – dann muß ich mich aber denn doch wundern. Ich kann mir nämlich durchaus ein paar Todesarten vorstellen, die zumindest genauso schön sind wie die auf dem Schlachtfeld. Und der Fähnrich Andreas scheint sich sogar mit dem lieben Gott persönlich über sein Aufsatzthema unterhalten zu haben, denn er schreibt: ›Die Vorsehung hat den Soldaten dazu ausgewählt, den denkbar herrlichsten Tod zu sterben.‹ Und da kann ich nur noch sagen: Mögen denn also die Auserwählten sich vordrängen, damit die weniger von der Vorsehung Bedachten bescheiden zurückbleiben können.«

Die Fähnriche begannen zu glauben, daß Anlaß zur Heiterkeit vorhanden wäre. Vereinzeltes Lachen kam auf – zunächst noch mit einiger Vorsicht, dann immer ungehemmter.

Krafft griff nunmehr nach dem Aufsatz, den er vorhin sorgfältig zur Seite gelegt hatte. »Hier«, sagte er dann, »habe ich ein besonderes Prachtexemplar von Zuckerbäckerei entdeckt – die wohl süßeste Torte anhand des gestellten Themas. Und nunmehr erlaube ich mir eine Kostprobe davon abzuschneiden. Ich zitiere: ›Der Tod bedeutet den Edelsten der Menschheitsgeschichte reinstes Entzücken. Er muß als Krönung eines heldischen Lebens angesehen werden. Er ist süß im Sinne des Genießens der Unsterblichkeit.‹ Und nun frage ich mich: Wie kann ein normaler Mensch einen derartigen Bockmist verzapfen!«

Jetzt erhob sich der Fähnrich Hochbauer und stand groß und bleich da. Er bekannte sich heroisch zu seinem geistigen Pfauenrad – vermutlich weil er genau fühlte, daß ihm keine andere Wahl blieb.

»Herr Oberleutnant«, sagte er, »ich wollte mit dem, was ich geschrieben habe, die Ansicht vertreten, daß der Tod für das Vaterland der ehrenwerteste Tod ist.«

»Selbst darüber läßt sich streiten«, meinte Krafft, »allerdings, wie ich gerne zugebe, nicht mit jedem. Ich persönlich vermag mir noch einige andere ehrenwerte Todesarten vorzustellen – aber nicht eine einzige, die süß ist. Von wegen: reinstes Entzücken! Der Mensch auf dem Schlachtfeld krepiert – manchmal im Bruchteil einer Sekunde, und manchmal kann sich das auch tagelang hinziehen.«

»Daß der Tod für das Vaterland süß ist«, verteidigte sich Hochbauer hartnäckig, »muß doch wohl als ein unantastbares klassisches Vermächtnis angesehen und entsprechend ausgelegt werden, Herr Oberleutnant. Dieser Spruch schmückt heute noch viele Ehrenmale und Triumphbögen, er steht in Lesebüchern und wird bei Feierstunden zitiert.«

»Seitdem im rosigen Altertum irgendwelche scharfmachenden Barden von der Süße des Todes gefaselt haben, sind ein paar tausend Jahre ins Land gegangen«, sagte Krafft, der Hochbauers Hartnäckigkeit sehr zu begrüßen schien. »Inzwischen sind die Menschen zwar nicht wesentlich klüger geworden, aber sie haben doch allerhand Erfahrungen sammeln können – wenn auch das Gedächtnis, selbst in punkto

Krieg, beklagenswert miserabel ist. Dennoch hat sich herumgesprochen, daß so ein Krieg alles andere als süß ist. Noch vor ein paar Jahrzehnten sang man: Gestern noch auf stolzen Rossen, morgen durch die Brust geschossen. Aber der Krieg pfeift auf die Visionen der Dichter. Er schießt nur selten glatt durch die Brust. Er zerfetzt, reißt auf, walzt platt, pulverisiert. Von Süße weit und breit keine Spur.«

»Das, Herr Oberleutnant«, sagte der Fähnrich Hochbauer steif und ablehnend, »ist auch die Ansicht der Herren Remarque, Renn und Barbusse!«

Die Fähnriche sahen erschrocken hoch. Sie erkannten sofort, daß Hochbauers letzte Argumente von gefährlicher Schlagkraft waren – rücksichtslos ausgeteilte, als vernichtend gedachte Tiefschläge. Genau wie damals, als der Leutnant Barkow anstelle von Oberleutnant Krafft vor ihnen stand. Barkow hatte mit kalter Ablehnung reagiert. Der Oberleutnant Krafft aber strahlte geradezu, als wäre ihm soeben ein höchst willkommenes Geschenk gemacht worden. Die Fähnriche fielen verblüfft von einem Staunen ins andere.

Krafft hatte in der Tat einige Mühe, sein Triumphgefühl zu verbergen. Hochbauer war genau an dem Punkt angelangt, wo der Oberleutnant ihn haben wollte. Er hatte sein Opfer gestellt; er brauchte jetzt nur noch zuzustoßen.

Und Krafft sagte einfach: »Ich stelle fest, Hochbauer, daß Sie die Stirn haben, die Ansichten unseres Führers für die des Herrn Erich Maria Remarque auszugeben.«

Dieser Satz stand im Raum wie eine mächtige Säule, gegen die der Fähnrich Hochbauer mit seinem Schädel angerannt war. Hochbauer blickte völlig benommen um sich. Er vermochte nicht zu fassen, was der Oberleutnant soeben gesagt hatte. Vollendete Ratlosigkeit beherrschte sein Gesicht. Die Fähnriche reckten sich sensationslüstern hoch; sie begannen zu ahnen, daß sie einem seltenen Schauspiel beiwohnen durften.

Und Hochbauer fragte fast hilflos:

»Unser Führer?«

Krafft nickte mit freudigem Grimm: »Allerdings! Ich spreche von unserem Führer, Hochbauer. Und ich kann nicht dulden, daß Sie ihn mit Remarque vergleichen. Ich finde es einfach unerhört, daß Sie unseren Führer in einer derartigen Weise verdächtigen, wenn nicht gar schmähen. Wie wollen Sie Offizier werden, wenn Sie nicht einmal gewillt sind, die Ansichten Ihres Obersten Befehlshabers zu respektieren?«

Hochbauer wußte nicht, wie ihm geschah. War ihm wirklich ein Fehler unterlaufen – ausgerechnet ihm, der sich für den treuesten und ergebensten Soldaten seines Führers hielt? Er fand keine Worte. Die Fähnriche rissen Mund und Augen auf.

»Sie sollten gelegentlich«, sagte Krafft, »einen Blick in Adolf Hitlers Buch *Mein Kampf* werfen, Hochbauer. Das ist eine Lektüre, für die Sie offenbar noch keine Zeit gefunden haben, die ich Ihnen aber dringend empfehle. Oder sollten Sie etwa nicht die Absicht haben, ein Offizier Ihres Führers zu werden? Das scheint mir beinahe so. Und daraus werde ich wohl leider meine Konsequenzen ziehen müssen.«

Hochbauer starrte fassungslos auf seinen Aufsichtsoffizier. Was hier mit ihm geschah, war einfach ungeheuerlich! Hatte er richtig gehört, dann wurde hier genau das angezweifelt, was er für den Sinn seines Lebens hielt. Und dabei ging ihm doch sein Führer über alles, über alles in der Welt!

Nunmehr belehrte Krafft den zur Zeit im weiten Umkreis ergebensten Gefolgsmann des Führers, daß Adolf Hitler, der Frontsoldat des Ersten Weltkrieges, ein Schlachtfeld keineswegs für eine Konditorei halte. Von einem »süßen Tod« sei bei ihm nirgendwo die Rede – ganz im Gegenteil: der Führer habe betont, daß das Sterben kein Honigschlecken sei. Und darauf ritt nun der Oberleutnant Krafft mit Ausdauer herum, bis der Fähnrich Hochbauer mürbe wurde und allmählich einsah, daß er sich zu schämen hatte.

Das war ein Vorgang, der die ganze Aufsicht mächtig bewegte. Sie waren Zeuge geworden, wie Hitze durch Schneidbrenner bekämpft werden konnte. Der Fähnrich Hochbauer war zum erstenmal schwer angeschlagen worden – mit seinen eigenen Waffen. Und Mösler stöhnte fast vor Wonne und meinte: »Er hat ihm das Gehirn ausgeblasen wie eine Kerze!«

Der Oberleutnant Krafft aber sagte abschließend: »Ich behalte mir die Möglichkeit vor, Hochbauer, Ihre Ansichten als wehrkraftzersetzend zu bezeichnen. Wenn es um den Führer geht, dann kenne ich kein Pardon. Merken Sie sich das!«

21

DIE GESTALTUNG DER FREIZEIT

Herrschaften«, sagte der Fähnrich Mösler, als er erwachte, »heute ist Sonnabend! Und das ist der Tag der Herren Offiziersanwärter! Laßt uns frohlocken und ab Mittag fröhlich sein. Denn am Abend werden wir das Leben genießen, bis uns dabei schlecht wird!«

Und der Fähnrich Egon Weber wälzte sich aus seinem Bett, gähnte herzhaft und erklärte: »Freunde, wenn ich mich an einem Sonnabend erhebe, dann denke ich nur noch daran, wie ich mich wieder am besten hinlegen kann.«

»Auch eine Sorge!« sagte Rednitz erheitert und zog sich das Sportzeug an.

»Und ob das eine Sorge ist, Mensch!« erwiderte Weber. »Was mich nämlich immer wieder beunruhigt, das ist folgendes: Die planenden Stäbe versagen! Wie soll man da den Krieg gewinnen? – frage ich. Wird nicht offenbar, daß die Kurzsichtigkeit dieser Leute den Endsieg gefährdet, wenn nicht gar sabotiert?«

»Fehlt dir irgend etwas?« fragte Rednitz und gab sich besorgt. »Soll ich dich krank melden?«

»Laß mich doch erst ausreden!« rief Weber empört. »Was ist das für eine idiotische Planung, frage ich mich. Wie kann ein halbwegs normaler Schreibtischoffizier eine ganze Kriegsschule in eine derartig gottverlassene Gegend verpflanzen? Der Mann muß impotent oder homosexuell sein. Denn die weibliche Zivilbevölkerung mittleren Alters ist doch keinesfalls unseren Ansprüchen gewachsen – auch nicht zu einem bescheidenen Teil.«

»Bravo!« rief Mösler anerkennend. »Du solltest eine diesbezügliche Eingabe machen.«

»Wirklich, Freunde – kein Ferienheim in der Nähe, kein

Internat für höhere Töchter, nicht einmal ein Lager des weiblichen Arbeitsdienstes! Nichts als Notlösungen bleiben uns übrig!«

Das Geburtenregister des Städtchens Wildlingen/Main konnte hierüber erschöpfend Auskunft geben. Jeder KON-Lehrgang schlug sich auch hier aktenkundig nieder – im Durchschnitt waren jeweils dreißig bis fünfzig außereheliche Geburten zu verzeichnen. Der stattliche Rest war statistisch überhaupt nicht zu fassen. Der beliebte Hinweis: »Es war ein Fähnrich!« – reichte gewöhnlich nicht aus. Es gab tausend Fähnriche in jedem Lehrgang; und sie waren so furchtbar schwer auseinanderzuhalten.

Praktiker wie Mösler hatten sehr schnell den besonderen Vorteil erkannt, der sich ihnen hier anbot. »Man darf niemals seinen richtigen Namen nennen«, vertraute er dem Kameraden Rednitz an. »Ich selbst bezeichne mich neuerdings immer als Hochbauer; und zwar als Adolf Hochbauer, was doch ein großartiger Witz ist.«

Rednitz pflegte derartige Bemerkungen ohne große Heiterkeit über sich ergehen zu lassen. Hinzukam, daß alles, was mit Hochbauer zusammenhing, ihm schon lange kein Vergnügen mehr bereitete. Und das nicht erst, seitdem dieser Hochbauer dem wehrlosen Mösler ins Gesicht geschlagen hatte.

»Ja«, sagte Böhmke, der Poet, versonnen, »das Ewig-Weibliche!« Damit hatte er den Tag sozusagen mit einem Goethezitat begonnen. Zufrieden blinzelte er um sich.

»Unser Böhmke«, sagte Weber, »hat schon wieder einmal ein Problem erschöpfend ausgedeutet. Also, Kameraden – was mich besorgt macht, ist die Tatsache, daß sich hier die Mäuse langsam für Elefanten halten. In normalen Zeiten waren die Küchenmädchen selig, wenn sie ein Kattunreißer herumschwenkte. Jetzt aber muß es mindestens ein Offiziersanwärter sein, möglichst einer mit Generalschancen. Was ist das bloß für eine versaute Welt!«

»Will dein Käfer heute abend nicht kommen?« fragte Mösler amüsiert.

»Stellt euch vor«, erklärte Weber vertraulich, »das kleine

Küchenluder fängt an, mir Bedingungen zu stellen. Sie will sich gesellschaftlich anerkannt wissen! Aber das treibe ich ihr aus – und wenn ich dabei halb Wildlingen zu Bruch schlagen muß.«

»Hast du irgend etwas gegen mich?« fragte der Fähnrich Hochbauer.

Er stand vor Rednitz, der sich im Waschraum den Oberkörper abrieb. Rednitz sah kurz hoch, ohne seine Tätigkeit zu unterbrechen.

»Weder gegen dich – noch für dich«, sagte Rednitz gleichmütig und seifte seine Brust ein.

»Es wäre schade, wenn wir uns mißverstehen würden«, sagte Hochbauer fast verbindlich. »Findest du das nicht auch?«

»Nein«, sagte Rednitz. »Denn das ist mir völlig gleichgültig.«

»Mir nicht«, sagte Hochbauer ein wenig betonter. »Vielleicht sollten wir uns einmal gelegentlich zu verständigen suchen. Das könnte sich möglicherweise als vorteilhaft für uns beide herausstellen.«

»Völlig zwecklos«, sagte Rednitz und lenkte den Wasserstrahl gegen seine Brust. »Ich suche keine Vorteile, schon gar nicht durch dich.«

»Vielleicht ändert sich deine Meinung noch«, sagte Hochbauer, bevor er sich entfernte. »Laß mich wissen, wenn es soweit sein sollte.«

Hochbauer begab sich auf seine Stube. Er öffnete seinen Schrank und begann, sich anzuziehen. Die Innenwand seiner Schranktür zierte ein Bild des Führers; wehender Mantel vor wolkigem Hintergrund, forsch-spähender Blick in die Weite gerichtet, genialisch gesträhntes Haupthaar und das energische Bürstenbärtchen zwischen fliehender Stirn und Boxerkinn – Hitler als Feldherr, ein Vierfarbendruck.

Hochbauer hielt es für dringend angebracht, sich über seine augenblickliche Situation auf der Kriegsschule ernsthafte Gedanken zu machen. Der Oberleutnant Krafft hatte gestern den letzten Anstoß dazu gegeben. Und wenn auch der Fähnrich noch immer nicht klar erkennen konnte, was er eigentlich mit dem »süßen Tod« angerichtet hatte – das eine spürte er deutlich: Seine Stellung war gefährdet. Nicht nur einige Fähnriche waren gegen ihn, wie etwa Rednitz und Genossen, sondern sogar sein eigener Aufsichtsoffizier.

Hochbauer blickte um sich. Den Fähnrichen in seiner Unterkunft saß offenbar noch die allgemeine Morgenmüdigkeit in den Knochen – sie bewegten sich langsam und murrten vor sich hin. Sie schienen Hochbauer nicht zu beachten. Und der fragte sich bohrend: Hat das irgend etwas zu bedeuten? – Tun die das mit Absicht? – Sondern die sich von mir ab?

Hochbauer stellte zunächst Andreas. Er ergriff dessen Arm und sagte zu ihm: »Ich habe mein Handtuch im Waschraum liegenlassen. Gehst du, es mir holen?«

»Ich muß noch meine Stiefel putzen«, sagte Andreas mürrisch.

»Du willst nicht?« fragte Hochbauer gedehnt.

»Ich gehe ja schon«, sagte Andreas mißmutig. »Warum sollte ich nein sagen, wenn du mich um einen Kameradschaftsdienst bittest?«

»Schon gut«, sagte Hochbauer, nunmehr ein wenig zufriedener. Er ließ den Arm seines Stubenkameraden los und begann, sein kühles, überlegenes Lächeln zu zeigen. »Du kannst dir den Weg in den Waschraum sparen. Ich erinnere mich, daß ich mein Handtuch mitgebracht habe.«

»Na also!« sagte Andreas erleichtert. Er griff seine Stiefel auf und begab sich auf den Korridor.

Hochbauer sah seinem Kameraden nach. Sonderlich hilfreich war der nicht, aber kraß ablehnend hatte er sich auch nicht gezeigt. Und durchaus möglich auch, daß er wirklich noch nicht ganz ausgeschlafen war. Immerhin: man mußte offenbar auf der Hut sein. Jede Stellung wollte nicht nur erobert, sondern auch gehalten werden.

Und deshalb begab sich Hochbauer zu Amfortas. Er stellte sich vor ihm auf, betrachtete ihn mit forschender Freundlichkeit und fragte dann: »Nimmst du nachher meine Sachen zum Unterricht mit?«

»Kannst du sie nicht allein tragen?« fragte der.

Aber im gleichen Augenblick erkannte Amfortas auch, was ihm bevorstand. Er wartete erst gar nicht ab, bis sich Hochbauer näher auf ihn zuschob und sein bewährtes »Du willst nicht?« anbringen konnte. Eilig versicherte Amfortas: »Aber wenn ich dir damit einen Gefallen tun kann, dann nehme ich deine Sachen selbstverständlich mit. Vermutlich willst du kurz vorher austreten gehen.«

»So ist es«, sagte Hochbauer, nicht ohne Schärfe. Doch unmittelbar danach fragte er fast werbend: »Du kannst dir doch nicht vorstellen, nicht wahr, daß ich jemals irgendwas Unrechtes fordern oder gar tun würde.«

»Natürlich kann ich mir das nicht vorstellen«, sagte Amfortas mit Eifer.

Hochbauer nickte gewichtig – was er tat, das tat er niemals für sich – sondern, seiner Ansicht nach, für Deutschland. Deshalb sammelte er die Kameraden um sich, dafür war er jedes Opfer auf sich zu nehmen bereit; das allein berechtigte ihn auch dazu, Opfer zu fordern. Er war also – seiner festen Überzeugung nach – völlig selbstlos, und da sich das Gute immer durchsetzte, zumindest in Deutschland, hatte er Kameraden, die sich ihrer Verpflichtung ihm, also der Sache gegenüber, bewußt waren. Das schloß nicht aus, daß dieses Bewußtsein manchmal gestärkt werden mußte. Auch ließ der Triumph des Guten so manchen Schlechten auf der Strecke, ewigen Gesetzen folgend.

Wie vorzüglich seine Ansichten waren, wurde Hochbauer alsbald wieder einmal bewußt: in der ersten Unterrichtsstunde des Tages, die der allseitig verehrte Hauptmann Ratshelm vor der ganzen Inspektion abhielt. Thema: Der Fahneneid – geleistet an den Führer und Obersten Befehlshaber der Wehrmacht.

Hierzu Hauptmann Ratshelm, abschließend: »Der Fahneneid ist das Heiligste was der Soldat hat. Kapiert? Fenster auf – hier stinkt es schon wieder. Große Pause.«

Der Inspektionschef zeichnete die Eintragungen in den Dienstbüchern der einzelnen Aufsichten ab, mit schwungvollem, fast künstlerisch zu nennendem Schnörkel, und rief dann den Fähnrich Hochbauer zu sich.

Der erschien unverzüglich. Es war fast, als habe Hochbauer darauf gewartet. Vorbildlich straff baute er sich vor Ratshelm auf und strahlte ihn dezent-ergeben an.

Der Hauptmann lächelte, gleichfalls dezent. Er beugte sich ein wenig vor und fragte: »Würden Sie mir einen persönlichen Gefallen erweisen, Hochbauer?«

»Jawohl, Herr Hauptmann!« rief der Fähnrich.

»Frau Frey«, sagte Hauptmann Ratshelm vertraulich, »hat den Wunsch nach weiterer Lektüre geäußert. Und wenn ich die gnädige Frau recht verstanden habe, dann scheint ihr die Übermittlung der in Frage kommenden Bücher durch Sie, mein lieber Hochbauer, genehm zu sein. Und zwar am heutigen Nachmittag, zur Teestunde. Das ist ein schönes Zeichen von Vertrauen. Zumal die gnädige Frau nicht nur eine Dame von Kultur, sondern auch eine solche mit erheblichem Einfluß ist.«

»Danke, Herr Hauptmann«, sagte der Fähnrich Hochbauer warm.

Dann begab er sich wieder zu den Kameraden seiner Aufsicht. Die dunklen Gedanken des frühen Morgens waren so gut wie vergessen. Der hochangesehene und einflußreiche Inspektionschef schätzte ihn; er war dazu auserwählt worden, in Verbindung mit höheren Offizierskreisen zu treten.

»Was wollte der Chef von dir?« fragte Andreas vertraulich.

»Ein persönlicher Auftrag«, sagte Hochbauer überlegen.

»Ja«, sagte Amfortas, »zu dir hat er Vertrauen – was?«

»Nun«, sagte Hochbauer, »wir kennen uns recht gut.«

Auch andere schoben sich interessiert näher. Daß Hochbauer von Ratshelm ausgezeichnet worden war, das hatten sie nicht übersehen – sie verlangten die Gründe hierfür zu wissen.

»Herrschaften«, sagte Hochbauer gönnerhaft, »bedrängt mich nicht. Aber Vertrauen gegen Vertrauen – ich bin in die Wohnung von Major Frey eingeladen, heute nachmittag.«

»Allerhand«, sagten die Fähnriche respektvoll. »Allerhand.«

Derartige Bemerkungen verschafften Hochbauer ein

angenehmes, erhebendes Gefühl. Es hielt den ganzen Vormittag an – sogar während der nächsten drei Stunden, in denen die erste große Taktikarbeit des Lehrgangs geschrieben wurde. Hochbauer erledigte sie in knapp zweieinhalb Stunden – und zwar völlig fehlerlos, wie er glaubte.

Den Oberleutnant Krafft sah Hochbauer an diesem Tag nicht mehr. Auch das kam seinem wieder zunehmenden Selbstbewußtsein sehr zugute.

»Das eine sage ich euch«, verlautbarte er, »solange es noch Vorgesetzte wie Hauptmann Ratshelm oder Major Frey unter uns gibt, ist alles in bester Ordnung. Dann werden sich Begabung und Können immer wieder durchsetzen. Ihr werdet das ja erleben – denkt an meine Worte!«

»'raustreten zum Waffenappell« rief der Fähnrich vom Dienst. »Nehmt die Beine in die Hand und klemmt euch die Knarre unter den Arm. Das letzte Rennen des Tages beginnt!«

Es war 14.00 Uhr. Der dienstliche Teil dieses Tages pflegte offiziell mit einem Waffenappell zu enden. War der überstanden, durfte die Freizeit als gesichert gelten.

»Nach dem Waffenappell«, verkündete der Fähnrich Kramer, »habe ich einen Sonderbefehl zu verlesen.«

»Schon wieder!« riefen die Fähnriche prompt.

Die Verlesung des jeweils letzten Sonderbefehls pflegte fast immer an einem Sonnabend stattzufinden. Das hatte sich der Major Frey so ausgedacht. Denn auf diese Art bemühte sich der rührige Lehrgangskommandeur, seine Fähnriche noch schnell mit seinem Geist zu beflügeln – ehe sie sich ihren diversen Wochenendvergnügungen entgegenstürzten.

Zunächst jedoch warteten die Fähnriche auf ihren Aufsichtsoffizier. Der aber kam nicht. An seiner Stelle erschien Leutnant Dietrich von Aufsicht I und fragte lapidar: »Alle Waffen im appellfertigen Zustand?«

»Jawohl, Herr Leutnant«, sagten die Fähnriche. Eine andere Antwort war gar nicht denkbar.

»Dann ist damit der Waffenappell beendet«, erklärte der Leutnant Dietrich.

Nach diesen Worten ging er einfach davon und ließ die überraschten Fähnriche stehen.

Damit war praktisch der Dienst des Tages, der Dienst einer ganzen Woche beendet. Was nun noch folgte, war lediglich lästige und überflüssige Routine: Der Aufsichtsälteste verlas den neuesten Sonderbefehl. Er trug die stattliche Nummer einhunderteinunddreißig.

Die Fähnriche schwiegen zwar, aber kaum einer von ihnen hörte richtig zu. Ihre Gedanken schweiften ab; die meisten davon beschäftigten sich bereits mit dem kommenden Abend. Einige Fähnriche lümmelten sich auf ihr Gewehr, als wäre ihre Waffe eine Art Spazierstock. Andere dösten vor sich hin. Und der Fähnrich Mösler, wie üblich im dritten Glied, reinigte sich seine Fingernägel mit dem Seitengewehr, wobei ihn niemand störte.

Der erste Abschnitt des Sonderbefehls handelte vom Ausgang: Vorbereitungen zu demselben; Anzugordnung mit besonderer Berücksichtigung des Zubehörs, wie Taschentuch, Truppenausweis und Präservativ, letzteres mit ausdrücklichem Hinweis auf hygienische Verpflichtungen; Benehmen in der Öffentlichkeit. Das waren Klippschulweisheiten für Rekruten, aber ungemein wortreich ausgeschmückt.

»Kannst du nicht schneller lesen?« fragte ein Fähnrich den Aufsichtsältesten freundlich.

Ein anderer schlug vor: »Das Verlesen der Überschriften genügt.«

Und Mösler meinte herzlich: »Häng doch den Sonderbefehl einfach auf die Latrine. Denn dort kommt jeder hin und nimmt sich außerdem noch Zeit dafür.«

»Ruhe!« brüllte Kramer empört. Er war in den letzten Tagen sehr empfindlich geworden, wenn es um sein Ansehen als Aufsichtsältester ging. »Oder will mich etwa hier jemand hindern, meine Pflicht zu tun? Der soll sich melden.« Und dann fügte Kramer hinzu, als fürchte er, es könne tatsächlich jemand seiner Aufforderung nachkommen und sich melden: »Außerdem bin ich gleich fertig.«

Und Kramer verkündete mit einiger Hast: »Nächster

Abschnitt: Namensgebung. Unter besonderer Berücksichtigung nationaler und völkischer Gegebenheiten.«

Die Fähnriche ließen auch das noch geduldig über sich ergehen. Und sie vernahmen – soweit sie überhaupt noch hinhörten –, daß Namen keinesfalls Schall und Rauch seien, sondern vielmehr Kennzeichen und Hinweise auf Herkunft, Denkungsart und Leitbildverlangen. Kein echter deutscher Mensch – und schon gar nicht ein Offizier! – wolle Karfunkelstein heißen oder Greczinsky, nicht Isaak und auch nicht Iwan. Jüdische Namen, slawische Namen, ergo: undeutsche Namen müßten als unerwünscht angesehen werden, als belastend und unwürdig. Und: »Egon zum Beispiel ist ein Witzblattname.«

»Was ist Egon?« fragte der Fähnrich Weber alarmiert.

»Ein Witzblattname«, erklärte Mösler beglückt. »Hast du denn keine Ohren im Kopf? Nach Ansicht deines Majors und Lehrgangskommandeurs bist du der Träger eines Witzblattnamens.«

Die Fähnriche lachten schallend. Sogar Hochbauer stimmte in das allgemeine Gelächter mit ein.

Allein Kramer versuchte, Ernst und Würde zu wahren. Aber er sah sehr schnell ein, daß das zwecklos war. Er verzichtete darauf, den Rest des Sonderbefehls zu verlesen und rief statt dessen: »Dienst beendet! Wegtreten.«

Die Fähnriche umringten den empörten Weber, Egon, und schoben sich mit ihm in ihre Baracke hinein. Ihre Stimmung war großartig.

»Das muß ein Irrtum sein«, sagte Weber. »Dabei kann es sich nur um ein Versehen handeln.«

»Ein Offizier«, erklärte Mösler beglückt, »irrt sich nie; und schon gar nicht, wenn er Major und Lehrgangskommandeur an einer Kriegsschule ist. Eins jedenfalls steht fest: Als Egon wirst du diesen Lehrgang kaum bestehen. Immerhin noch denkbar, daß eine Witzblattfigur Offizier wird – aber wenn einer auch noch einen Witzblattnamen trägt, dann hört der Witz natürlich auf.«

»Das kann doch nur ein Irrtum sein!« rief Weber abermals kopfschüttelnd.

»Ja – aber ein Irrtum von dir«, meinte Mösler lächelnd. »Gegen diesen Namen hättest du schon in der Wiege protestieren müssen. Du hast eben kein frühentwickeltes Offiziersbewußtsein gehabt – das ist der Beweis dafür.«

»Kameraden«, sagte Egon Weber abschließend, »ich verkünde hiermit feierlich folgendes: Wer sich in Zukunft über meinen Vornamen lustig macht, den schlage ich zusammen – ohne Rücksicht auf Verluste! Auch wenn es sich um einen Major oder Lehrgangskommandeur handelt. Ist das klar, Kameraden?«

Das war klar.

»Sammeln wir also unsere Kräfte!« rief Mösler und ließ sich auf sein Feldbett fallen. »Damit wir nachher die Freizeit möglichst ausgeruht gestalten können.«

Jeder Samstag in dieser Gegend wurde von einem ganz primitiven Rechenexempel beherrscht: Etwa achthundert der tausend Fähnriche strömten zu Tal. Sie verteilten sich auf zwei Kinos, achtundzwanzig Restaurants und Gaststätten und etwa siebzig bis achtzig einsatzbereite Mädchen und vorübergehend alleinstehende Frauen – die der näheren Umgebung von Wildlingen/Main miteingerechnet. Und was bei diesem krassen Mißverhältnis überhaupt möglich war, das mußte in der knappen Zeitspanne von 18.00 bis 24.00 Uhr geschehen.

Den Offizieren der Kriegsschule ging es nicht viel besser als ihren Fähnrichen. Einige von ihnen wichen nach Würzburg aus – doch das war umständlich, zeitraubend und bedurfte der Genehmigung des Kommandeurs. Glücklich da die Verheirateten und Verlobten. Wer vorgab, in einer Bürgersfamilie von Wildlingen Fuß fassen zu wollen – dessen Samstage waren gerettet. Dem stattlichen Rest aber blieb kaum etwas anderes übrig, als dem General nachzueifern und zu arbeiten. Doch im Gegensatz zu ihm legten die Offiziere längere Pausen ein. Und die verbrachten sie im Kasino. Hier waren sie der Gnade von Hauptmann Kater ausgeliefert.

»Meine Herren«, pflegte der gewöhnlich zu sagen, »ich

bin kein Unmensch, wie sich ja wohl inzwischen herumgesprochen haben wird. Ich genehmige gerne ein Fläschchen Wein – für drei Personen. Weitere Zuwendungen nach persönlicher Rücksprache, bitte.«

»Gestatten, gnädige Frau?« fragte der Fähnrich Hochbauer in vorzüglicher Haltung. »Ich erlaube mir, der gnädigen Frau ein paar Bücher zu überreichen – im Auftrag von Herrn Hauptmann Ratshelm.«

Felicitas Frey lächelte wohlwollend und geziert. »Das freut mich! Wie geht es Ihnen, Herr Hochbauer?«

»Danke verbindlichst, gnädige Frau«, sagte der und fügte hinzu: »Gnädige Frau sind sehr gütig.«

Hochbauer fand, daß ihn gepflegte Wohnkultur umgab. Er durfte sich setzen und eine Tasse Tee entgegennehmen. Und obgleich ihm Tee immer Abscheu eingeflößt hatte – hier vermeinte er, Genuß zu empfinden: Eine erlesene, duftende Köstlichkeit stand vor ihm, kredenzt von einer Dame, der es gegeben war, selbst noch stupide britische Gepflogenheiten zu adeln. Außerdem glaubte er gehört zu haben, daß auch der Führer Tee bevorzugte – und zwar indischen; was wohl damit zu erklären war, daß sich die Inder gleichfalls arischer Abstammung rühmen durften.

»Ich möchte Sie natürlich nicht aufhalten, Herr Hochbauer«, sagte Felicitas Frey.

»Davon, gnädige Frau«, versicherte der Fähnrich mit Eifer, »kann wirklich nicht die Rede sein.«

»Nun«, sagte Felicitas mit verständnisvollem Lächeln, das jetzt allerdings ein wenig gequält wirkte, »sicherlich wird irgendwo auf Sie eine junge Dame warten.«

»Keinesfalls, gnädige Frau«, behauptete der Fähnrich außerordentlich glaubhaft. »Für diese Dinge habe ich keine Zeit.«

»Vielleicht ist das sehr schade«, gab Felicitas Frey zu bedenken, und ihr Lächeln wirkte noch um Grade verständnisvoller.

Hochbauer erlaubte sich die Bemerkung: »Ich glaube herausgefunden zu haben, gnädige Frau, daß es jüngeren

Damen, auch solchen der besten Gesellschaft, noch sehr an geistiger Tiefe mangelt.«

»Da könnten Sie nicht unrecht haben«, gab Felicitas willig zu.

»Den jüngeren Damen von heute«, sagte Hochbauer behutsam, »scheinen weitgehend die feineren Empfindungen zu fehlen – die Kultur sozusagen. Das soll natürlich kein Vorwurf sein. Dabei wird es sich vielmehr um eine kriegsbedingte Erscheinung handeln. Und damit müssen wir uns selbstverständlich abzufinden versuchen. Dennoch beklage ich diesen Zustand.«

»Das spricht sehr für Sie! Und ich vermag mir gut vorzustellen, daß Sie unter diesen Unzulänglichkeit leiden.«

»Ich vermag Sie aber zu ertragen, gnädige Frau, denn im allgemeinen nimmt mich der Dienst ausschließlich gefangen. Doch wenn ich den Vorzug habe, eine derartig gepflegte Umgebung wie diese zu genießen, werde ich mir mancher erstrebens- und wünschenswerter Dinge wieder bewußt.«

Auf diese Weise plätscherte das Gespräch munter fort. Sie tranken Tee und fühlten sich verstanden.

Und Felicitas Frey gestand: »Diese Begegnung macht mir viel Freude.«

Diese Begegnung wurde dann allerdings ziemlich rauh unterbrochen. Major Frey erschien. Er deutete dem Fähnrich, der diensteifrig aufgesprungen war, mit raschem Wink an, daß er wieder Platz nehmen möge. Und dann sagte der Major zu seiner Frau: »Ich muß dich dringend sprechen.«

»Kann das nicht später sein, Archibald?«

»Es ist sehr dringend«, behauptete der Major und verließ den Salon.

»Schade«, versicherte Frau Felicitas mit aufrichtigem Bedauern. »Es war ein ungemein anregendes Gespräch, das wir geführt haben, Herr Hochbauer.«

Das fand der Fähnrich Hochbauer auch. Dennoch konnte er nicht umhin, sich zu verabschieden, mit einem formvollendeten Handkuß.

»Ich hoffe«, sagte sie, »auf ein weiteres anregendes Gespräch. Möglichst bald.«

»Es wäre mir eine Ehre, gnädige Frau.«

»Hoffentlich nicht nur das«, sagte sie ein wenig kokett.

»Es wäre mir eine große Freude, gnädige Frau.«

Dann schritt er davon – wie ein junger germanischer Gott, fand Felicitas.

»Felicitas – bitte!« rief der Major aus dem Nebenzimmer. »Es ist dringend. Ganz dringend!«

»Sieh dir das an!« sagte der Major zu seiner Frau.

»Archibald«, sagte sie unzugänglich, »ich muß schon wieder einmal mit Bedauern feststellen, daß deine Umgangsformen in letzter Zeit zu wünschen übriglassen. Wie kannst du mich mitten in einer Unterhaltung derartig brutal unterbrechen.«

»Ach was!« rief der Major rauh. »Du kannst doch nicht von mir verlangen, daß ich neuerdings sogar Rücksicht auf Fähnriche nehme. Wer nimmt eigentlich Rücksicht auf mich? Ich habe entscheidende Dinge mit dir zu besprechen. Sieh dir das doch endlich einmal an!«

Der Major tippte mit schwerer Hand auf ein Blatt Papier, das vor ihm lag. Felicitas trat unwillig näher. Sie sah den Sonderbefehl Nummer einhunderteinunddreißig.

»Das«, sagte der Major dumpf, »hätte nicht geschehen dürfen. Aber es ist geschehen! Obgleich ich dich um deine Stellungnahme gebeten hatte, Felicitas. Aber offenbar hast du nicht die Tragweite deiner Zustimmung übersehen, oder, was noch schlimmer ist: du hast Dinge, die mich beschäftigen, die für mich entscheidend sind, für unwesentlich gehalten. Um es noch deutlicher zu sagen, Felicitas: Du hast mich im Stich gelassen.«

»Ich weiß überhaupt nicht, wovon du redest«, sagte sie empört. Sie fühlte sich mißverstanden, gequält, herausgefordert. »Da versuche ich immer wieder, dir zu helfen, dir beizustehen! Ich gebe mir sogar Mühe, über deine Fähnriche Klarheit zu gewinnen. Doch was ist der Dank dafür? Du machst mir Vorwürfe! Was soll das?«

Der Major hielt ihr wortlos seinen Sonderbefehl Nummer einhunderteinunddreißig entgegen. Er trug den Eingangsstempel des Kommandostabes vom heutigen Tag. Und ein Satz darin war unterstrichen – mit Grünstift, wie ihn in der Kriegsschule nur der General zu benutzen pflegte. Dieser Satz lautete: »Egon, zum Beispiel, ist ein Witzblattname.« Und neben diesem Satz stand auf dem Rand des Schreibens eine einzige Bemerkung des Generals, eine gefährlich lapidare Stellungnahme, ebenfalls in Grünstift. Sie lautete: »Zur Kenntnis genommen. Ernst Egon Modersohn, Generalmajor.«

»Das ist eine ganz entsetzliche Katastrophe«, sagte der Major wie vernichtet. »Dazu hätte es niemals kommen dürfen! Egon heißt der General mit Vornamen. Du hast versagt, Felicitas – du hast ganz einfach versagt.«

»Du kannst mich doch nicht einfach für deine Fehler verantwortlich machen«, sagte sie.

»Wenn du aufgepaßt hättest«, behauptete er, »wäre das niemals geschehen. Aber offenbar ist dir alles gleichgültig geworden, was mich bewegt.«

»Du bist undankbar«, sagte sie heftig. »Was wärst du denn ohne mich?«

»Ein ruhiger und zufriedener Mensch, vermutlich«, sagte der Major.

»Das ist schlimm«, sagte Frau Felicitas steif. »Das ist sehr schlimm. Ich entnehme deiner Reaktion, wie wenig ich dir bedeute, Archibald. Du liebst mich nicht mehr – das steht jetzt für mich fest. Denn sonst hättest du mir derartige Vorwürfe niemals gemacht.«

Nachdem sie das gesagt hatte, rauschte sie hinaus und knallte die Tür zu.

»Wenn sie nicht bald Vernunft annimmt«, sagte der Major gepreßt, »dann passiert was!«

Der Fähnrich Hochbauer stand auf dem Marktplatz von Wildlingen/Main. Er fühlte sich immer noch beglückt von dem Erlebnis trauter Harmonie mit einer höheren Offiziersdame. Er wußte noch nicht recht, was er jetzt unternehmen sollte.

Es gab für ihn mehrere Möglichkeiten. Zunächst: der

Weg zurück in die Kaserne, zu den Büchern, Vorschriften und Notizen. Dann: ein nachdenklicher Spaziergang durch die gefrorene, widerstandslose Natur. Schließlich: die Entspannung durch geistigen Genuß in Form eines wertvollen Films, wie zum Beispiel *Ohm Krüger*.

Kurzentschlossen begab sich Hochbauer zum Kino, das sich hochtrabend *Filmpalast* nannte. Hier, eingekeilt in einer willig starrenden Menge, ließ er das erhebende, staatspolitisch wertvolle Filmwerk über sich ergehen.

Hochbauer sah mit steigender Empörung die Greueltaten der Briten, welche die wehrlose Bevölkerung Südafrikas niedermetzelten oder sie in Lagern quälten, so daß sie reihenweise dahinstarben vor Hunger, Durst und Erschöpfung – das perfide Albion verfluchend. Und bei diesen braven, wackeren, grundehrlichen Südafrikanern handelte es sich nicht etwa um rassisch minderwertige Geschöpfe, wie schmierige Farbige, lästige und gefährliche Ausländer niederer Gattung oder gar um Juden – sondern vielmehr um Buren, rein arischen Geschlechts. Einwandfrei Hochwertige waren es, die hier von entmenschten, machtberauschten Sadisten, eben: Briten, terrorisiert wurden. Hochbauer zitterte fast vor Erregung. Und einige Menschen neben ihm rissen ihre Münder auf – entweder um zu staunen oder um Süßigkeiten zu verschlingen.

Gestärkt in seiner Überzeugung – obgleich Hochbauer eine derartige Stärkung kaum nötig hatte – verließ der Fähnrich das Kino. Er blickte himmelwärts, als wolle er den Herrgott fragen, ob das, was der Film gezeigt hatte, vereinbar mit der Schöpfung wäre. Aber rechtzeitig besann er sich noch darauf, daß er jegliche religiöse Bindungen ablehnte, aus Überzeugung und auf Anraten seines Vaters. Und das war recht so! Denn auch die Briten beteten zu Gott.

Hochbauer verspürte das Bedürfnis, etwas zu trinken. Und das brachte ihn auf die Idee, zum Gasthof *Zum bunten Hund* zu pilgern. Denn dortselbst pflegten sich, wie er wußte, an jedem Sonnabend größere Teile der Aufsicht zu treffen; zwecks Geselligkeit, unter der Leitung des Aufsichtsältesten, des Fähnrichs Kramer.

Dieser *Bunte Hund* lag am Mainufer und war durch einige winklige Seitengassen vom Marktplatz aus in zehn Minuten zu erreichen. Hochbauer ließ sich Zeit. Er schlenderte an den alten Fachwerkhäusern vorbei und musterte sie fast duldsam: Wahrzeichen einer engen, beschränkten Epoche, dachte er; ganz niedlich und heimelig, aber auch brüchig und veraltet. Zum Untergang verurteilt! Der Sturm der neuen Zeit würde über sie hinwegfegen wie über Treibsand. Historische Ruinen, aus denen neues Leben blühen würde – dank des deutschen Volkes erwachter Tüchtigkeit.

Hochbauer betrat den Schankraum: fröhlicher Lärm und atembeklemmender Dunst schlug ihm entgegen. Der Gasthof war prall gefüllt mit Fähnrichen. Nur vereinzelt saßen Mädchen im Raum – helle Tupfen inmitten von beherrschendem Feldgrau. Die Schiebeturen zu den Nebenraumen waren weit geöffnet, und dort hinten saß auch die Aufsicht Heinrich. Hochbauer hob grüßend die Hand.

»Prächtig, daß du kommst!« rief ihm Kramer entgegen. »Macht Platz, Kameraden.«

Das Erscheinen von Hochbauer erregte einiges Aufsehen. Bisher hatte er sich von derartigen Veranstaltungen ausgeschlossen. Doch jetzt erklärte er, indem er sich an den Stühlen vorbeiwand: »Muß doch auch mal die Geselligkeit pflegen.«

Und Mösler meinte mit biederer Miene: »Hoffentlich verstehst du darunter dasselbe wie wir. Aber das wird sich ja wohl schnell herausstellen – nehme ich an.«

»Das eine sage ich euch, Freunde«, erklärte der Hauptmann Feders und mischte die Skatkarten zum nächsten Spiel, »wenn hier noch einmal jemand versucht, mir die Hosen auszuziehen, dann soll er mich kennenlernen.«

Ein fast fröhlich klingendes Gelächter kam auf. Die Stimmen hörten sich rauh und brüchig an, auch fistelnd und gequetscht. Dennoch war eine gewisse Fröhlichkeit unverkennbar. Nur lachte niemand laut.

»Die Hosen ausziehen« war ein Fachausdruck; denn sie spielten Skat: Feders, Krafft und der Stabsarzt Krüger. Alle drei in weißen Ärztekitteln, die sie über ihre Uniform gezogen hatten. Sie saßen in der Villa Rosenhügel. Aber diese drei Offiziere waren nicht allein. Jeder von ihnen hatte einen Partner.

»Es soll schon mal vorgekommen sein«, sagte Krafft zu Feders, »daß sich jemand tot gemischt hat.«

Der Stabsarzt Krüger blickte mit seinem einen Auge kurz und warnend zu Krafft hinüber. Denn der hatte eben einen Fehler gemacht. Zwar gehörte auch diese Bemerkung zum Fachjargon der Skatspieler; aber gewisse Begriffe waren in diesem Kreis streng verpönt – dazu gehörten: Alkohol, Frauen, Tod.

Denn die Partner dieser drei Offiziere hingen hinter ihnen. Es waren Korbmenschen. Sie baumelten in ihren Gestellen tief von der Decke herab, so daß sie fast bequem über die Schultern der Sitzenden sehen konnten.

Der Mann, der hinter Oberleutnant Krafft hing, trug die Nummer dreiundsiebzig. Sein Gesicht war hager, faltenreich und grob geformt. Das Gesicht eine Arbeiters, der sich viel im Freien aufgehalten hat – auf Baustellen, in Wäldern, im Lastwagen. Krafft wußte nur von ihm, daß er Willi hieß.

»Jetzt aber«, sagte Willi, »werden wir den anderen mal zeigen, was eine Harke ist. Jetzt gehen wir aufs Ganze – was, Herr Oberleutnant?«

»Das können wir uns leisten«, sagte Krafft und nickte seinem Partner zu. »Bei dem Vorsprung, den wir haben.«

»Wir sollten eigentlich immer zusammen spielen«, sagte Willi, der Mensch mit der Nummer dreiundsiebzig. »Wir ergänzen uns ganz gut – meinen Sie nicht auch?«

»Und ob!« sagte Krafft. »Wir beide packen alle anderen ein. Vielleicht organisieren wir hier mal eine Meisterschaft – die gewinnen wir dann bestimmt.«

Krafft griff die Karten auf, die Feders zu ihm hinüberwarf. Er ordnete sie langsam und sah dann zu seinem Partner nach rückwärts. Sie hatten eine vielversprechende Herzserie. Dazu noch zwei Buben. Krafft ließ seinen rechten Zeigefinger über die guten Karten gleiten. Willis Kopf nickte und brummte Zustimmung.

Krafft sah in die Runde. Und er stellte mit Genugtuung fest, daß ihn der Stabsarzt nicht mehr beobachtete. Er machte seine Sache also richtig. Der Hauptmann Feders blickte ihn kurz anerkennend und dankbar an.

Diese Skatpartien waren Feders' Idee. Der Stabsarzt hatte nur zögernd zugestimmt. Eine Serie Schachspiele war diesem Versuch vorausgegangen. Und eine weitere Voraussetzung dafür war die Einrichtung eines sogenannten Spielzimmers gewesen. Denn am Spiel beteiligen durften sich immer nur soviel Korbmenschen, wie Partner vorhanden waren.

Die Vorbereitungen dazu waren ungemein kompliziert. Stabsarzt Krüger überprüfte bei jedem seiner Patienten, der für ein derartiges Spiel in Frage kam, die geistige, körperliche und seelische Verfassung. Aber die Freude derjenigen, die zumeist ohne Wissen der anderen ausgewählt wurden, war immer groß und ehrlich – nicht zu groß, dafür sorgte Krüger, denn das wäre gefährlich gewesen. Das Spiel durfte niemals den Reiz des Ungewöhnlichen bekommen.

Dafür hatten die Partner zu sorgen. Als Partner beteiligte sich zumeist das Pflegepersonal, immer der Stabsarzt und oftmals Hauptmann Feders. Krafft war zum ersten Male hier.

»Haben Sie eine Zigarette da?« fragte Willi hinter Krafft.

Der Oberleutnant Krafft blickte schnell zu Stabsarzt Krüger hinüber. Der nickte unmerklich. Krafft zündete sich eine Zigarette an, nahm ein, zwei Züge davon und gab sie dann an Nummer 73, an Willi, weiter: er steckte sie ihm in den Mund.

Willi rauchte und schnaufte dabei zufrieden. Er ließ keinen Blick von den Karten, die Krafft vor ihm in der rechten Hand hielt. »Jetzt machen wir ein Faß auf – was, Herr Oberleutnant?«

Der Oberleutnant Krafft begann, Zahlen zu nennen. Eigentlich wäre das Willis Aufgabe gewesen, aber der rauchte. Krafft steigerte an seiner Stelle, mit seinem Einverständnis, die Wertzahlen. Die beiden anderen Korbmenschen antworteten ihm. Sie taten das zumeist langsam, oft erst nach geflüsterter Beratung mit ihren Partnern. Aber sie allein hatten das Entscheidungsrecht – es war ihr Spiel. Die drei Offiziere liehen ihnen lediglich ihre Gliedmaßen – und nur gelegentlich ihren Rat.

Krafft zögerte. Er wollte das Spiel nicht weiter steigern, ohne seinen Partner zu befragen. Er drehte sich zu Willi hin und nahm ihm die Zigarette aus dem Mund. »Was meinen Sie?« fragte er. »Sollen wir noch höher gehen?«

»So hoch wir nur irgend möglich!« rief Nummer 73.

Grelles Licht lag über ihnen. Es fiel auf die Karten, die sich in Händen der Offiziere befanden. Es leuchtete die Gesichter der drei Korbmenschen aus, die auf diese Karten starrten. Es waren unterschiedliche Gesichter: grob und scharf das eine, weich und flächig das andere, deformiert das dritte: gespalten von der Schädelmitte bis zum linken Kinn. Sie alle dachten jetzt nur an ihr Spiel – an nichts sonst. Krügers Auge blinzelte mild und freundlich – es verriet, daß er glücklich war.

»Sie sind ein guter Partner, Oberleutnant Krafft«, sagte der Stabsarzt.

»Jawohl«, bestätigte Willi unverzüglich. »Und deshalb riskieren wir jetzt auch ein Spiel, das sich gewaschen hat. Grand Hand – Schneider angesagt.«

»Also schön«, sagte Krafft. Er steckte den Rest der Zigarette, die er inzwischen weitergeraucht hatte, dem Menschen mit der Nummer 73 wieder in den Mund. Dann spielte er, auf Weisung seines Partners, die Buben aus und zog die ganze Herzflöte nach. Er knallte eine Karte nach der anderen auf den Tisch.

»Mit der Faust!« rief Willi Krafft zu, zwischen den Zähnen die Zigarette haltend. »Immer mit der Faust auf den Tisch! Daß es nur so kracht!«

Und Krafft lieh seine Hand der Nummer 73, dem Korbmenschen, der Willi hieß. In diesem Augenblick waren beide eins. Sie wußten es nicht, sie dachten nicht daran – aber es war so. Gemeinsam hatten sie die Nähe des Todes ausgelöscht – durch eine unsagbar profane Beschäftigung.

»Mein lieber Freund«, sagte Krafft zu Nummer 73, nachdem das Spiel gewonnen war. »Nur so weiter!«

»Kameradschaft ist eine schöne Sache«, sagte der Fähnrich Hochbauer im Hinterzimmer des *Bunten Hundes*, »ich bin auch sehr dafür – aber sie beruht natürlich auf Gegenseitigkeit. An mir soll es nicht liegen.«

Hochbauer zwängte sich zwischen Kramer und Amfortas in eine Bank. Er gab sich fröhlich, versöhnlich und guter Dinge und begann, seine Umgebung näher zu betrachten: Fast dreißig Fähnriche waren gekommen. Das konnte vermutlich darauf zurückgeführt werden, daß es dem Aufsichtsältesten gelungen war, einen guten Kontakt zum Gastwirt herzustellen. Denn vor jedem Fähnrich stand ein Schoppen Wein. Und ein wohlgefüllter Fünfzehnliterkrug stand unter dem Sitz von Kramer. Er war in der glücklichen Lage, sogar über ein ganze Faß zu verfügen, denn er hatte dafür zwei Fotoapparate eingetauscht. Jedenfalls war Kramers Beliebtheit ungemein – seine Aufsicht konnte sich keinen besseren Ältesten wünschen.

»Trink, Hochbauer«, sagte Kramer gönnerhaft. »Wir haben es ja dazu!«

Und Kramer sah triumphierend in die Runde – und auch zum Nebentisch hinüber, wo Fähnriche von einer anderen Aufsicht saßen. Und zwar so gut wie auf dem Trockenen! Der Wirt hatte jedem von ihnen lediglich einen Schoppen Wein bewilligt. Das kam eben davon, gab Kramer zu verstehen, wenn man nicht den richtigen Aufsichtsältesten hatte.

»Wohlsein, Kameraden!« rief er groß. Und seine Leute prosteten ihm freudig zu. Kramer war sicher, daß seine zwei Fotoapparate vorzüglich angelegt waren: in Zukunft, dachte er ahnungslos, würden ihn seine Fähnriche stets willig respektieren.

Hochbauer bemerkte nun auch einige »Damen« – irgendwelche Küchentrampel vermutlich. Diese sicherlich höchst fragwürdigen Mädchen saßen am unteren Ende der Tafel, dort, wo sich natürlich auch Mösler und Rednitz aufhielten. Und selbstverständlich auch Weber, Egon. Der jedoch diesmal erstaunlicherweise ohne »Dame«. Dafür fixierte er unentwegt eine fleischige Landschönheit, die bei den Fähnrichen am Nebentisch saß.

Hochbauer griff nach seinem Glas und leerte es in einem Zug. Der Anblick dieser willig-primitiven weiblichen Wesen erfüllte ihn mit gelindem Schaudern. Nur Fleisch, dachte er angewidert; kein Geist, keine Grazie, keine damenhafte Überlegenheit wie in höheren Offizierskreisen.

»Sag mal, Hochbauer«, wollte jetzt Mösler augenzwinkernd und mit peinlicher Lautstärke wissen, »warum bringst du nicht auch mal ein nettes Mädchen mit? Kannst du nicht – oder willst du nicht?«

»Der könnte bestimmt eine haben«, sagte eins der Mädchen im Hintergrund sachverständig. »So wie der aussieht.«

»Auf das Aussehen allein«, sagte Mösler herausfordernd, »darf man nicht viel geben. Auf die Machart kommt es an! Und da soll es eben einige geben, die nicht wollen, weil sie nicht können.«

Hochbauer wollte empört aufspringen. Aber Kramer legte ihm beruhigend die Hand auf den Arm – er wollte keinen Streit. Der Abend stand unter seiner Leitung. Er sorgte für die Getränke und somit für das Wohlbefinden und das Wohlwollen der Kameraden. Es war also sein Abend; und er mußte in voller Harmonie verlaufen.

Deshalb stellte Kramer demonstrativ den Fünfzehnliterkrug auf den Tisch und sagte: »Kameraden – Reden ist Silber und Saufen ist Gold. Und bei uns kann schließlich jeder auf seine Fasson selig werden.«

»Wie recht du hast«, sagte Mösler, den dieser Anblick des Fünfzehnliterkruges versöhnlich stimmte. »Dieses Gefäß hat wirklich eine Fasson, die mich selig macht. Reich den Apparat 'rüber! Denn wenn ich saufe, kann ich nicht reden. Und wenn ich ins Glas sehe, dann brauche ich Hochbauer nicht zu sehen. Und so kann das noch ein ganz gelungener Abend werden.«

So wanderte dann der Krug über den Tisch und von hier aus wieder in den Keller, um erneut gefüllt zu werden. Die Fähnriche am Nebentisch machten finstere Gesichter. Kramer legte das als seinen persönlichen Triumph aus; er genoß die mächtig steigende Fröhlichkeit seiner Aufsicht sehr. Harmonie, dachte er, das ist vielleicht Harmonie!

Und dann redete Kramer kameradschaftlich beschwichtigend auf Hochbauer ein. Er sprach eindringlich von rauher Gemütlichkeit, von den munteren und lockeren Spaßvögeln, die man aber nicht ernst nehmen dürfe. »Lachen muß man über sie«, meinte er. »Dann freuen sie sich – wie die Kinder. Mehr wollen die nämlich gar nicht.«

»Aber manchmal geht mir eben die Infantilität dieses Mösler und seiner Genossen auf die Nerven«, sagte Hochbauer unversöhnlich.

Kramer redete ihm weiter gut zu. Er gab sich redliche Mühe, diesen Abend zu einem rechten Erfolg werden zu lassen. Und während er sich so Hochbauer widmete, entging ihm völlig, was inzwischen am hinteren Ende der Tafel geschah – dort wo Weber, Egon, saß.

Der Fähnrich Weber war an diesem Tag weit weniger gesprächig als sonst gewesen. Er hatte sogar auf seinen Nachmittagsschlaf verzichtet – so dunkel und dumpf war die Unruhe, die ihn seit Verlesen des Sonderbefehls Nr. 131 erfaßt hatte.

Dabei hatte Weber, Egon, in seinem Soldatenleben schon manch eine Herausforderung und Beleidigung über sich ergehen lassen müssen: Da war sein Rekrutenunteroffizier gewesen, auf dessen Befehl hin er siebenmal durch die Latrine robben mußte. Da hatte es einen Feldwebel gegeben, durch den er gezwungen wurde, die Socken auszuziehen, und zwar auf offener Straße, wenn auch in wenig verkehrsreicher Gegend – wobei seine Füße, wie vermutet, in der Tat nicht gerade als sauber bezeichnet werden konnten. Na ja – und dann war da zum Beispiel noch jenes Mädchen in Frankreich gewesen, in Dreux, das den Inhalt eines Nachtgeschirrs über ihn auszugießen versucht hatte. Alles Dinge, über die er, sobald sie überstanden waren, von Herzen lachen konnte.

Nicht so in diesem Fall, wo sein Name zum Gespött der ganzen Kriegsschule gemacht worden war. Dabei war er auf diesen Namen immer ein wenig stolz gewesen; natürlich ohne das jemals deutlich zu zeigen. Hinzu kam, daß es ihm gegeben war, seinem Namen einiges Ansehen zu verleihen: Sie nannten ihn alsbald den flotten Egon, den scharfen Egon, oder auch Muskel-Egon oder gar Feger-Egon, was alles sehr für seine besonderen Qualitäten sprach. Und nun plötzlich sollte Egon ein höheren Orts getadelter und unerwünschter Witzblattname sein?

»Ich muß mich heute besaufen«, sagte er dumpf.

Diese peinliche Sache mit seinem Namen war aber nicht alles, was in Weber, Egon, zur Zeit heftig würgte. Es gab da noch etwas anderes, das sein Blut in Wallung brachte. Und dieses »Etwas« trug lange Haare und saß am Nebentisch, bei irgendwelchen Fähnrichen von einer anderen Aufsicht. Diese Fähnriche gehörten, Webers Ansicht nach, zu einem laschen, kraft- und saftlosen Haufen, der von einem Offizier beaufsichtigt wurde, der bezeichnenderweise unter dem Spitznamen »Minnesänger« bekannt war.

»Ich habe große Lust, diesen Schießbudenverein auseinanderzunehmen«, gestand er seiner Umgebung.

Jenes Mädchen reckte ihren stattlichen Busen und blinzelte gelegentlich zu Weber hinüber. Das wollte ihm wie eine einzige Herausforderung erscheinen. Denn er kannte sie in- und auswendig, seit jener Nacht im Geräteraum der Turnhalle. Doch offenbar hatte er nicht genügend auf ihr Seelenleben Rücksicht genommen, denn sie wollte sich nicht nur begehrt, sondern auch respektiert und geehrt fühlen; sie wollte auch mit ihm ausgehen und dabei als Dame behandelt werden.

Egon Weber beugte sich vor und sagte lallend: »Komm 'rüber, Erna. Setz dich zu uns!«

Erna sagte hoheitsvoll: »Du siehst doch, daß ich in Gesellschaft bin.«

»Meine ist besser!« versicherte Egon Weber.

Die Fähnriche, die Erna umringten, wurden unruhig. Und einer, der Weber an Körperkraft nicht viel nachzustehen schien, sagte: »Misch dich nicht in unsere Angelegenheiten, Kleiner. Das Mädchen haben wir mitgebracht – und damit fertig!«

»Das Mädchen gehört aber zu mir«, sagte Weber, wobei er sich Mühe gab, noch gemütlich zu wirken. »Meine Rechte sind da ein paar Tage älter – ist das nicht so, Erna?«

»Du bist kein Kavalier!« sagte Erna abweisend. »Ich muß dich bitten, mich nicht länger zu belästigen.«

»Hast du das gehört?« fragte der robuste Fähnrich der anderen Aufsicht. »Diese Dame wünscht, von dir nicht mehr belästigt zu werden.«

»Komm 'rüber, Erna«, sagte Egon Weber. »Du wirst doch nicht den ganzen Abend, und womöglich noch Teile der Nacht, mit solchen trüben Tassen verbringen wollen!«

»Pfui, Egon!« sagte das Mädchen.

»Wie heißt der?« fragte der robuste Fähnrich staunend-beglückt. Denn das verhängnisvolle Stichwort war gefallen. »Habe ich richtig gehört? Egon? Habt ihr gehört, Kameraden? Der heißt Egon! Und das ist, laut Sonderbefehl, ein Witzblattname!« Sie lachten schallend.

Da stand der Fähnrich Weber auf, bleich und bebend. Er ging auf den Robusten zu und knallte ihm, völlig wortlos, seine Faust unter das Kinn. Der Robuste sackte zusammen – mit glasigen Augen glitt er, im Zeitlupentempo, zu Boden. Sein Gesicht zeigte erstarrtes Staunen.

Mösler sprang kampfeslustig hoch und rief: »Damen bitte in den Hintergrund! Ring frei! Und jetzt nichts wie 'ran, Kameraden!«

Dabei fing Mösler, nicht ungeschickt, einen Stuhl auf, der ihm entgegengeschleudert wurde. Er taumelte ein wenig, stand aber gleich darauf wieder fest auf den Beinen. Und dann schwang er den Stuhl hoch und feuerte ihn, mit voller Kraft, mitten unter die gegnerische Aufsicht.

Damit begann die Schlacht.

Webers Arme hatten sich in Keulen verwandelt; sie sausten auf alle erreichbaren Köpfe nieder. Mösler unterlief die Gegner und trug den Kampf bis weit in die hinteren Reihen. Der praktisch veranlagte Rednitz montierte einige Stuhlbeine ab und verteilte sie unter seine Mitkämpfer.

Kramer stürzte entsetzt vor, um die Streithammel zu trennen. Hochbauer folgte ihm unverzüglich ins Kampfgewühl. Denn einmal hatte er das elektrisierende Wort »Feigheit« neben sich gehört. Zum anderen war Kramers Aufforderung, ihm zu helfen, gleichfalls unüberhörbar gewesen. Drittens, schließlich, war er prinzipiell ein Mann der Ordnung. Und so preschten denn Kramer und Hochbauer vor – Amfortas und Andreas nibelungentreu hinter ihnen.

»Seid friedlich, Leute, seid doch friedlich!« brüllte Kramer.

Und er verstummte unmittelbar danach. Eins der von Rednitz verteilten Stuhlbeine, das in die Hände der Gegner gefallen war, sauste auf ihn hernieder. Er sank unter den Tisch und riß im Fallen seinen Fünfzehnliterkrug mit sich. Zum Glück war nur noch wenig Wein darin. Aber dieses wenige floß ihm über das Gesicht und durchtränkte seine Uniform.

Der Fähnrich Hochbauer, der gerade zwei Kampfhähne zu trennen versuchte, erhielt einen mächtigen Stoß in den Rücken. Er prallte vor, mitten in die feindliche Aufsicht hinein. Hier blieb ihm keine andere Wahl, als verbissen um sich zu schlagen – glaubte er doch, um sein wertvolles Leben kämpfen zu müssen.

Der Lärm war ungemein anfeuernd: Gläser klirrten, Stuhlbeine krachten, Tische zersplitterten, Mädchen kreischten, Männer keuchten – hier und dort schrie einer gurgelnd auf. Und der Wirt appellierte brüllend zunächst an die Vernunft, dann an das Ehrgefühl; und schließlich brüllte er nach der Polizei.

In knapp fünf Minuten war alles vorüber: Die Gastwirtschaft war gründlich demoliert und die feindliche Aufsicht hinausgeprügelt worden. Schwer atmend, blutend und mit glänzenden Augen blieben die Sieger auf der Stätte.

»Herrschaften«, stöhnte Mösler beglückt, »das nenne ich Freizeitgestaltung!«

DER LEBENSLAUF DER ELFRIEDE RADEMACHER

Oder:

DAS VERLANGEN UND DIE GELEGENHEIT

Mein Name ist Elfriede Rademacher. Am 21. September 1919 wurde ich in Neustadt am Inn geboren. Mein Vater, Ernst mit Vornamen, war Hallenmeister beim Reichsbahnausbesserungswerk. Meine Mutter hieß mit Vornamen Margot und war eine geborene Gutsmut. Ich habe vier Geschwister, die alle wesentlich älter sind als ich. Meine Kindheit verlebte ich in meiner Geburtsstadt, und dort ging ich auch zur Schule.

Die Decke in der Kammer ist dicht über mir. Sie ist schräg, rauh und kalt. Ich liege darunter auf einer Matratze, und wenn ich meine Hände ausstrecke, berühre ich diese von Regenwasser zerfressene Decke über mir. Ich stemme mich dagegen, aber die Decke weicht nicht. Meine Hände werden weiß, und ich zittere, so heftig stemme ich mich hoch, aber die Decke weicht immer noch nicht. Und ich liege, seit Stunden allein, und starre in die Höhe. Ich höre nichts, nur den Regen; und dann höre ich auch den Regen nicht mehr. Nur noch diese schräge Decke und ich sind auf der Welt – sonst niemand, auch meine Mutter nicht. Und langsam kommt die Decke auf mich zu – oder schwebe ich ihr entgegen? Und mir ist, als liege ich, hilflos, bewegungslos, wortlos, in einer riesigen Presse, die sich zu schließen beginnt. Ich schreie! Sofort erschrecke ich, daß mir die Stimme wegbleibt. Denn mir ist verboten worden, laut zu sein.

Der Hund, mit dem ich spiele, hat ganz lange Haare – sie reichen bis auf den Fußboden; und man kann sie dem Hund um die Ohren wickeln, sie unter dem Bauch verknoten oder sie, besonders im Rücken, zu Zöpfen flechten. Am Alltag binde ich dem Hund eine blaue Schleife ins Fell, an Sonntagen ist diese Schleife grün, an Fest- und Feiertagen will ich, daß sie rot ist; zum Geburtstag meiner Eltern aber, auch zu meinem Geburtstag soll die Schleife gelb sein. Aber ich muß lange warten, bis die Farben wechseln –, viel zu lange.

Viele Menschen sind unten in unserem kleinen Haus. Arbeitskollegen von Vater. Sie feiern, weil Vater Geburtstag hat. Und sie sind laut – ihre Stimmen dröhnen und flattern zu mir herauf. Und wenn einer lacht, dann lachen alle anderen mit. Aber warum sie lachen, weiß ich nicht. Was sie sagen, kann ich nicht verstehen. Ich steige aus meinem Bett und gehe zur Tür, ganz, ganz leise, auf meinen nackten Füßen. Ich öffne die Tür und sehe hinunter, in den schmalen Flur, der wie ein enger Schlauch ist. Und dort steht, neben der offenen Kellertür, der Vater. Er hat Bierflaschen im Arm. Und er ist weiß wie Kreide, atmet schwer, verzerrt das Gesicht und bricht dann zusammen – und ist tot.

Ich habe Fieber, und der Mond sieht mir zu. Er kommt zu mir ins Zimmer und setzt sich auf mein Bett. Ich strecke die Hände nach ihm aus, aber er läßt sich nicht greifen. Da stoße ich ihn von mir. Doch er geht nicht. Was soll ich nur mit ihm anfangen?

Meine Freundin Marina, bei der ich manchmal sein darf, schaut in den großen Spiegel, der im Schlafzimmer ihrer Mutter hängt. Und ich stehe dicht neben Marina und schaue ihr zu. Das Gesicht meiner Freundin sieht jetzt nachdenklich aus, und ein wenig besorgt. Und Marina beginnt langsam, sich dabei im Spiegel betrachtend, ihr Kleid aufzuknöpfen; sie streift es sich über die Schultern, zerrt es an sich herunter und läßt es dann zur Erde gleiten. Sie hebt sich das Hemd über den Kopf und wirft es weg. Dann sagt sie zu mir: »Tu das doch auch.« Und ich tue das auch. Und wir betrachten uns lange.

Das Fräulein, das uns in Deutsch, Religion und Geschichte unterrichtet, hat Hände, die unsagbar schön sind, mit langen, feingegliederten, spitzzulaufenden Fingern, mit rosigen, halbrund gefeilten Nägeln, die matt schimmern wie Elfenbein. Diese Hände tanzen mit der Kreide über die Tafel, liegen auf dem Klassenbuch, gleiten vor mir, Worte untermalend, die ich nicht höre, durch die Luft, greifen nach meiner Hand – was mich beruhigt. Und ich lege meine Wange auf diese wunderschöne Hand, spüre die samtweiche Haut, atme den Duft von Lavendel ein. »Aber Elfriede«, sagt sie. Und ich sage: »Ich will einmal so werden wie Sie!« Und sie nimmt meinen Kopf in beide Hände, sieht mich traurig an und sagt: »Lieber nicht.«

In unserem kleinen Haus ist jetzt ein Mann, der meines Vaters Stelle einnimmt. Und Mutter tut alles, was er will. Meine Geschwister aber haben das Haus verlassen. Nur wir drei sind noch da. Und seine Augen sind überall, wohin ich mich auch begebe – sie ruhen beim Essen auf meinen Händen; sie lesen mit mir in den Schulbüchern und betrachten die starren, geraden Buchstaben, die ich schreibe; sie verfolgen mich, wenn ich den Kamm durch mein Haar ziehe, wenn ich die Schuhe zuschnüre oder das Geschirr spüle. Und Mutter sagt: »Geh sofort auf dein Zimmer!«

Wenn ich in den Tagen, die mich quälen, endlich allein bin, verschließe ich die Tür, riegele sie ab und lege die Kette vor. Dann stelle ich mich vor den Spiegel und blicke hinein; ich beuge mich vor, um besser sehen zu können, und dann sehe ich meine Augen. Ich sehe tief in sie hinein, wie gebannt, und ich finde Müdigkeit in ihnen und wesenlose Leere. Meine Haut ist schlaff, großporig und grau – und ich ekele mich vor diesem Anblick. Ich lege mich lang hin und horche in mich hinein, und ich spüre einen ziehenden Schmerz, der endlos abwärts zu sickern scheint. Mein Blut ist faul, denke ich; und ich bin schmutzig und schlecht. Ich habe Angst vor diesen Tagen.

Der Mann, der mit Mutter wie mein Vater lebt, schlägt mir zumeist, wenn er vorbeigeht, aufs Gesäß – und er geht immer vorbei, wenn ich die Fußböden im Hause scheuere. Mehr tut er nicht. Er schlägt nur – ohne daß es weh tut, kurz, tändelnd, als handele es sich um ein fröhliches Spiel. Ich erwarte ihn, wenn ich über den Boden krieche oder gebückt dastehe; ich weiß, daß er kommen wird. Und ich erschaudere jedesmal, wenn ich seine Hand fühle. Fast ist es, als hätte ich Verlangen, diese Hand zu spüren, als empfände ich Sehnsucht danach. Ich rege mich nicht. Ich halte still. Ich schließe die Augen und denke: Wann wird er mehr tun als nur das, wann endlich? Aber er geht vorbei.

Die Hände des Jungen, der neben mir am Blumenbeet kniet, sind stark. Sie greifen in die Erde hinein, reißen sie auf, schichten sie mit sicher zugreifenden Fingern um die Pflanzen. Und ich denke: Wenn diese Hände wollen, können sie die Blumen umbrechen, ausreißen, wegwerfen, gleichermaßen sicher, hart und stark. Und als ich später die Hände auf meinem Körper fühle, auf meiner Schulter zuerst, dann im Rücken, hierauf, sich vortastend, zur Achsel hin – da stoße ich ihn zurück, um diese Hände nicht fühlen zu müssen, die Erde und Blumen und Essen und Menschen betasten, und ich denke an den Schmutz in meinem Leib, vor dem es mich ekelt, und ich weine, weil das so ist.

In den Jahren 1933 bis 1936 ging ich in die Lehre, und zwar bei der Firma Halliger. Hier wurde ich im Büro beschäftigt. Nach Ablauf dieser Zeit leistete ich ein Landjahr ab, und danach arbeitete ich bis 1940 in mehreren Büros, zumeist als Stenotypistin. 1940 wurde ich kriegsdienstverpflichtet. Und auf diese Weise kam ich nach Wildlingen/Main.

»Mädchen«, sagt der alte Halliger zu mir, »wie alt bist du?« – »Fast fünfzehn«, sage ich. »Kaum zu glauben« sagt der alte Halliger, »du siehst älter aus – und ich weiß auch weshalb. Du lachst zuwenig! Stimmt das? Keine Antwort? Na, lach doch mal!« – »Lachen auf Kommando kann ich nicht«, sage ich. »Du kannst überhaupt nicht richtig lachen«, sagt der alte Halliger, »nicht einmal über mich, wo ich doch wie ein Gartenzwerg aussehe.« Und da muß ich wirklich lachen – denn der sieht tatsächlich aus wie ein Gartenzwerg. Und sagt das auch noch! »Mädchen«, sagt der alte Halliger dann noch, »wenn du wüßtest, wie saukomisch diese Welt ist – du würdest aus dem Lachen überhaupt nicht mehr herauskommen.«

Das Büro ist groß, und ich bin meistens allein – der strenge, schwere Geruch von Saatgetreide umgibt mich, und ich atme ihn gerne ein, denn er ist stärker als jeder Geruch, den die Menschen ausströmen. Manchmal sitzt mir der alte Halliger am Schreibtisch gegenüber – ohne viel zu reden. Aber von Zeit zu Zeit zwinkert er mir mit dem rechten Auge zu, und ich muß dann immer lachen, weil es so komisch aussieht. Und dann sagt er: »Spaßig, dieses Leben – was?« Und das finde ich jetzt auch – wenn er da ist.

Aber wenn der Lagerleiter da ist, der Kroppke, der das Saatgetreide betreut, dann ist es gar nicht mehr so spaßig. Kroppke sieht mich an wie der Mann, der an die Stelle meines Vaters getreten ist. Und als er wieder einmal so vor mir steht, die Lieferzettel in der Hand, und mich dabei anglotzt, da schnallt sich der alte Halliger ganz langsam und in aller Ruhe seinen Leibriemen ab und damit läßt er einen kräftigen Schlag über Kroppkes Kreuz sausen. »Jungchen«, sagt er zu Kroppke, »glotz dir nicht deinen Verstand aus dem Kopp – du hast nicht viel davon.« Und als der hochrot weggegangen ist, sagt der alte Halliger zu mir: »Ist nur ein Aufschub für dich – früher oder später wird jeder mal schwach. Und dann ist meistens keiner da, der einem geilen Bock rechtzeitig einen Fußtritt verpaßt.«

Zwei Männer stehen im Büro – sie haben Mäntel an, dunkelgraue Regenmäntel. Aber draußen regnet es nicht. »Halliger«, sagt der eine von diesen Männern, »jetzt ist es soweit. Wir haben lange Geduld mit Ihnen gehabt, aber Sie mußten ja Ihre vorlaute Schnauze immer wieder aufmachen. Damit ist jetzt Schluß, und zwar endgültig. Kommen Sie mit.« Der alte Halliger erhebt sich, nimmt seinen Hut, nimmt eine Aktentasche, die seit Monaten in seinem Schreibtisch bereitliegt, und geht. Doch bevor er den Raum verläßt, wendet er sich noch einmal zu mir um und sagt: »Komische Welt – was?« Dann geht er endgültig. Und ich sehe ihn nie mehr wieder.

Die Führerin, die mich in meinem Landjahr betreut, heißt

Charlotte – Charlotte Kerr. Sie ist groß, hat breite Schultern und geht wie ein Mann. Aber sie ist gut; zu mir ist sie immer gut. »Elfriede«, sagt sie zu mir, »hast du einen Freund?« – »Nein«, sage ich. »Dann werde ich dir einen besorgen«, sagt sie, »denn das ist gut für die Gesundheit, so ein Freund fördert das Wohlbehagen – sonst erfüllt so ein Mann kaum noch einen nützlichen Zweck. Das wirst du bald merken.« – »Ich bin gesund«, sage ich, »und ich fühle mich wohl. Ich brauche keinen Freund. Und außerdem bin ich nach der Arbeit immer so müde, daß ich nur noch schlafen will.« – »Da sieht man wieder«, sagt Charlotte Kerr, »wofür so ein Landjahr eigentlich gut ist.«

Ich will nicht mehr in das kleine Haus zurück, wo jetzt der Mann ist, der die Stelle meines Vaters eingenommen hat. Ich will auch nicht zu meinen erwachsenen Geschwistern, die alle schon verheiratet sind. Sie sind mir fremd geworden – fast so fremd, wie mir meine Mutter ist. Denn diese Mutter hat zu ihrem neuen Mann mit einem Blick auf mich gesagt: »Wenn sie dir so gefällt – für dich ertrage ich alles. Ich liebe dich doch, das weißt du.« Deshalb bin ich gegangen. Ich will nur noch allein sein. Aber war ich nicht schon immer allein?

Der Mann, der mein neuer Chef ist, benimmt sich anders als sonst. Ich sah ihn immer am Schreibtisch vor mir sitzen, sah seinen Nacken, der breit und gedrungen war, immer sorgfältig ausrasiert – das dichte, dicke braune Haar, dann, übergangslos, die glatte graue Haut. Wie nackt. Aber doch gradlinig, sauber, korrekt. Darunter die breiten, wuchtigen Schultern, den leichtgekrümmten Rücken und dann den Schreibtischsessel, der den Mann aufnahm, in dem er verschwand. So sah ich ihn. Jetzt ist er vor mir, dicht vor mir, und seine Arme umspannen mich. Ich bin zu müde, mich zu wehren. Und ich denke: Es muß wohl einmal sein; und wenn es nicht der ist, wird es ein anderer sein. Und später denke ich: Warum mußte es denn gerade der sein!

Der Schutthaufen, der vor mir liegt, war einmal das kleine Haus, in dem ich gelebt habe. Hier habe ich das erste Wort gesprochen, hier begann ich zu gehen, hier haben Menschen gelacht, Vater ist hier gestorben. Hier habe ich geträumt und geweint, hier haben Marina und ich unsere Körper gefühlt und den Schmutz geahnt, von dem die Welt voll ist. Hier, wo die zerborstenen Ziegel liegen und die Balkentrümmer in den Himmel ragen, wo der Rasen welkt und die Bäume sterben. Und hier, irgendwo dort unten, liegt Mutter – soll Mutter liegen; und ich wende mich ab, ohne weinen zu können.

»Der Geschlechtstrieb«, sagt der Mann mit der Brille vor mir und lehnt sich tief in seinen Sessel, »hat nun einmal seine Funktion und will sie erfüllen. So wie die Hände greifen, die Augen sehen, die Ohren hören wollen. Das ist ein Gesetz der Natur, also ist es natürlich – also ist, ganz folgerichtig, alles andere unnatürlich. Sehen Sie das ein?« – »Nein«, sage ich, »aber vermutlich bin ich kurzsichtig.« – »Ich kann Ihnen eine brauchbare Stellung anbieten«, sagt der Mann mit der Brille vor mir und sieht mich nachsichtig lächelnd an. Ich nicke. Und ich sage: »Ihre Argumente sind sehr überzeugend.«

Der Mann, der vor dem anderen Mann steht, der mein Chef ist, sieht ergeben hoch. In seiner Haltung liegt die Bereitschaft, zu nicken. Die Augen, die auf meinen Chef gerichtet sind, erinnern mich an Hundeaugen, erinnern mich an jenen Hund, den ich als Kind besessen habe, der sich Zöpfe flechten und Schleifen einbinden ließ. »Jawohl«, sagt er. »Selbstverständlich«, sagt er. »Sie können jederzeit auf mich rechnen«, sagt er. Und dann geht er, rückwärts schreitend, sich verbeugend, hinaus. Und der Chef lächelt befriedigt. Und ich lächle auch – und ich gebe mir keine Mühe, meine Verachtung zu verbergen. Männer! denke ich. Sklaven sind das, Kreaturen! Ich werde mich nie mehr unter ihnen schwach fühlen.

Der erste nahm mich mit schnellem Zugriff, seine Gier war groß und seine Zeit knapp – und fortan wich ich ihm aus, wie man einer Krankheit aus dem Weg geht. Der zweite war ein Mann, den ich noch von der Schule her kannte, ohne ihn damals beachtet zu haben – wir preßten unser gemeinsames Leben zusammen auf drei Nächte – dann mußte er an die Front, und dort fiel er. Der dritte warb um mich mit

Zartheit und Ausdauer; seine Erfahrung war groß – und als er mir endlich sagte, daß er bereits verheiratet war, verblaßte er in meinen Augen wie ein grauer Tag. Der vierte fiel über mich her während eines Bombenangriffes, als ich fast wehrlos war vor Angst und zuviel getrunken hatte – beim zweiten Angriff, in der gleichen Nacht, begrub ihn, nachdem ich geflohen war, der zusammenstürzende Keller. Der fünfte war der Verlobte meiner Jugendfreundin Marina – sie lieh ihn mir aus, wie sie sagte, und ich konnte nicht widerstehen, denn er war schön wie ein Gott, aber verkommen wie ein Schwein. Mit dem sechsten habe ich mich verlobt, bis ihn mir Marina wegnahm, und er ließ das wie selbstverständlich geschehen. So war das – Männer um mich und eine Leere in mir, die niemand auszufüllen vermochte. Wirklich niemand?

Aber eines Tages ist alles anders! Er sieht mich nicht an. Ich weiß nicht, was er sieht, wohin er sieht, warum er mich nicht ansieht. Seine Augen sind nicht bei mir, aber ich fühle seine Hände; und die Stimme des Mannes bei mir sagt: »Ich bin müde und schwach. Wenn es nach mir ginge, würde ich ewig schlafen, um vergessen zu können. Erwarte nichts. Hoffe nichts. Aber bleibe bei mir – solange es geht.« Solange es geht? – denke ich. Und dann denke ich nichts mehr. Dieser Mann heißt Karl Krafft.

22

DER SONNTAG GEHT AUCH VORÜBER

Das Schicksal, das bekanntlich immer seinen Lauf nimmt, schritt am frühen Sonntagvormittag, und zwar leicht schnaufend, den Hügel nach Wildlingen/Main hinunter. Es trug die Züge des Hauptmanns Kater, des Chefs der Stammkompanie. Er verließ die Kaserne mit feierlichem Gesicht, obgleich er glänzend gefrühstückt hatte. Aber der gewichtige Ernst, den er jetzt zu verbreiten bestrebt war, hatte seinen guten Grund: Kater marschierte auf die Kirche zu.

Nicht etwa, daß Hauptmann Kater ein sonderlich frommer Mann gewesen wäre – er war lediglich unterwegs, um zu repräsentieren und gute Kontakte zu schaffen. Natürlich blieb er auch in der Kirche immer Soldat.

Hauptmann Kater blinzelte in den sonnenlichtdurchfluteten Vormittag hinein. Freundlich grüßte er jeden, der auch ihn zuvor gegrüßt hatte; und das waren nicht wenige. Kater war in Wildlingen/Main eine stadtbekannte Erscheinung.

Denn als Chef der Stabskompanie kam der Hauptmann Kater immer wieder mit der Zivilbevölkerung in Berührung: Er kaufte in großem Umfang ein; er handelte, tauschte und verhandelte; er gab Ratschläge, Hinweise und Auskünfte; er konnte sogar, wenn er wollte, Fahrzeuge, Benzin und Leute zur Verfügung stellen. Und vor allem: Er repräsentierte! An seinem Einfluß gemessen war der Stabsintendant kaum mehr als ein gehobener Laufbursche. Denn der mußte sich genau an seine Vorschriften halten und konnte außerdem nicht als vollwertiger Offizier gelten.

Der Hauptmann Kater genoß das Vertrauen weiter Kreise – und er genoß es, im schönsten Sinne des Wortes. Galt es, einen neuen Jahrgang des edlen Frankenweins anzutrinken – Hauptmann Kater war dabei. Wurde ein neues Haus eingeweiht, ein angesehener Bürger beerdigt, ein Vereinsfest gefeiert – nicht ohne Hauptmann Kater. Und der *Wildlinger Beobachter* berichtete dann am nächsten Tag: »... sah man auch unter den Anwesenden Herrn Hauptmann Kater, den Vertreter des Kommandeurs unserer Kriegsschule, Herrn Generalmajor Modersohn ...« Oder: »... überbrachte Herr Hauptmann Kater die aufrichtigen Glück- und Segenswünsche, welche er in wohlgelungene Worte zu fassen verstand ...« Oder: »... unter den zahlreichen Trauergästen Herr Hauptmann Kater, welcher einen erhebenden Nachruf verlas und sodann einen repräsentativen Kranz niederlegte ...«

Repräsentation gehörte zu seinen Amtspflichten. Und so unangenehm sie auch manchmal erscheinen mochten – auf die Dauer gesehen brachten sie nicht unwesentliche Vorteile mit sich. Selbst Kirchenbesuche pflegten sich auszuzahlen. Denn in diesem kleinen, malerischen Städtchen, abseits der großen Straßen, herrschte noch rührende Rückständigkeit, was das religiöse Leben anbelangte. Sogar einflußreiche Parteigenossen pilgerten hier noch in die Kirche.

So konnte denn Kater auf dem Platz vor der Kirche den Stellvertreter des Bürgermeisters begrüßen, der die Stadtkasse verwaltete, und auch noch ein paar angesehene Kaufleute, Verwaltungsbeamte und Vereinsvorstände. Er sagte zu den Damen konstant »gnädige Frau« und zu den Herren bevorzugt »mein lieber Freund«. So erfreute er sich denn einiger Beliebtheit und galt als vorbildlicher Kavalier.

Nachdem es Kater gelungen war, ein paar erfolgversprechende Verabredungen zu tätigen, begab er sich in die Kirche. Dort drückte er sich in eine der vorderen Bänke und tat, als versenke er sich in ein Gebet – gut sichtbar der befriedigten Gemeinde.

Betont demutsvoll senkte er seinen Blick und betrachtete bei dieser Gelegenheit seine Schuhe. Dabei konnte er feststellen, daß sie ordentlich geputzt waren, wenn auch leider nicht mit jener Intensität, die lackartigen Glanz verschaffte. Das ließ ihn an seinen Putzer denken, der ein schlampiger

Kerl geworden war, aber leider zuviel wußte, um einfach hinausgefeuert zu werden. Während das alles Kater beschäftigte, bei sanft rauschender Orgelmusik, schob sich eine gewichtige Gestalt neben ihn. Und er vernahm eine gedämpfte, vertraulich klingende Stimme: »Gott zum Gruß, Herr Hauptmann.«

Kater löste den Blick von seinen Schuhen und sah vorsichtig auf. Er erkannte neben sich Rotunda, einen angesehenen Bürger und Weingutsbesitzer, den Inhaber der Wirtschaft *Zum bunten Hund.* Katers feierliches Gesicht verfiel in ein diskretes, freundliches Lächeln, und er flüsterte zurück: »Gott zum Gruß, mein lieber Herr Rotunda.«

Und dann tauschten sie, verstohlen unter der Kirchenbank, einen herzlichen Händedruck aus. Die Orgel brauste auf, um zum Chorgesang überzuleiten. Gebetbücher wurden aufgeklappt.

Dieser Herr Rotunda war Herrn Kater lieb und wert. Denn der Hauptmann hatte schon so manches Mal, mit auserlesenen Kameraden, im lauschigen Hinterzimmer des *Bunten Hundes* gespeist, wo es köstliche Forellen gegeben hatte – und dazu einen wahrhaft berauschenden Wein. Denn Rotunda gehörte eine der besten Lagen im ganzen fränkischen Weinbaugebiet; seine *Wildlinger Mainleite* entzückte selbst verwöhnte Kenner, und seine *Wildlinger Harfe* wurde sogar vom Reichsmarschall gepriesen. Ein paar Flaschen von diesem edlen Getränk jedenfalls konnte Kater recht gut gebrauchen, möglichst Jahrgang 33, Sylvaner, oder gar Trokkenbeerenauslese.

So beugte sich denn der Hauptmann vertraulich vor und fragte: »Wie geht es Ihnen, mein lieber Rotunda? Was machen die Geschäfte?«

»Schlecht«, flüsterte Rotunda mit Eifer, »ganz schlecht.«

»Das ist aber sehr bedauerlich«, flüsterte Kater zurück. Und er lauschte ein wenig dem Chorgesang, der gerade ein gleichsam überirdisches Piano erstrebte, was weitere Unterhaltungen sehr erschwerte. Kater überbrückte diese Behinderung, indem er eine Weile feierlich ins Leere blickte – bis Rotunda wieder zu flüstern begann.

»Ja«, murmelte Rotunda, »die ganze Wirtschaft haben mir diese Burschen gestern abend demoliert.«

»Vermutlich wegen irgendwelcher Weibsbilder – was?«

Rotunda sagte zustimmend: »Das auch!« Und er dachte: Es ist doch immer dasselbe mit diesen Fähnrichen – bekommen sie nicht genügend zu saufen, machen sie Krach; bekommen sie zuviel zu saufen, machen sie auch Krach. Wenn das so weitergeht, dann decken am Ende nicht einmal mehr die Einnahmen, die fast mühelos zu machen sind, die Unkosten, die unentwegt entstehen. »Können Sie da nichts für mich tun?« fragte Rotunda vorsichtig.

Der Hauptmann tat, als denke er angestrengt nach. Auch er fand, daß es immer dasselbe mit diesen Fähnrichen war: Fast regelmäßig gab es unten in der Stadt kleinere oder größere Karambolagen. Sie wurden zumeist totgeschwiegen oder unterderhand bereinigt. Nach einem Krawall waren nüchterne Fähnriche willige Zahler. Und kaum ein Wirt legte Wert auf große Untersuchungen – seine Konzession geriet dabei nur allzuleicht in Gefahr. Aber mit Hauptmann Kater als Verbündetem ließen sich so manche Klippen umschiffen. »Haben Sie eigentlich noch ein paar Flaschen in Ihrer hintersten Ecke?« fragte er.

»Aber für Sie doch immer, mein lieber Hauptmann«, versicherte Rotunda.

Sie konnten jetzt ungenierter miteinander reden, denn die ganze Gemeinde sang mit vereinten Kräften ein gewaltiges Lied, und der Organist zog alle Register.

»Ich drücke ja sonst gewöhnlich ein Auge zu«, versicherte der Wirt und Weingutsbesitzer Rotunda. »Aber in diesem Fall sind die Fähnriche entschieden zu weit gegangen. Eine ganze Aufsicht war am Werk.«

Hauptmann Kater tat, als singe er kräftig mit. Dabei fragte er, ohne sonderliches Interesse: »Sie wissen natürlich nicht, um welche Aufsicht es sich dabei gehandelt hat?«

»Doch«, sagte Rotunda, »diesmal weiß ich es zufälligerweise ganz genau. Es war die Aufsicht Heinrich von der Sechsten Inspektion.«

Hauptmann Kater hielt seinen Mund noch einige Zeit

auf, ohne irgend etwas zu sagen – dann klappte er ihn zu. Seine Augen begannen zu funkeln. Sein knolliges Gesicht strahlte stimmungsvolle Zufriedenheit aus.

Dann sagte er leise zu Herrn Rotunda: »Was Sie mir da soeben erzählt haben, mein lieber Freund, ist nicht uninteressant. Ich werde mich dieser Sache annehmen – aus Freundschaft; Ihnen zuliebe. Wieviel Flaschen, sagten Sie, können Sie im Augenblick entbehren?«

»Zwanzig?« fragte Rotunda vorsichtig.

Hauptmann Kater nickte zustimmend. Das sollte ihm, vorerst, genügen – denn er war ja nicht kleinlich. Und schließlich hätte er diesen willkommenen, ausbaufähigen Fall auch ohne Honorar übernommen. »Weitere Einzelheiten später«, flüsterte er dann und sang nun geradezu hingebungsvoll mit.

Nach dem Gottesdienst hatte der Hauptmann noch eine ausführliche informatorische Unterredung mit Herrn Rotunda. »Denn«, so sagte Kater, »man kann niemals gründlich genug sein, wenn man in der rechten Weise nachhelfen will.«

»Sie glauben gar nicht, Herr Hauptmann«, versicherte Rotunda, »wie dankbar ich Ihnen bin. Ich bin überzeugt, daß diese peinliche Angelegenheit in die denkbar besten Hände geraten ist.«

»Davon dürfen Sie auch überzeugt sein, mein Lieber. Die Bearbeitung derartig heikler Fälle ist eine meiner Spezialitäten.«

»Mein lieber Hauptmann Ratshelm«, sagte Kater tönend, »tut mir aufrichtig leid, daß ich Ihre Sonntagsruhe stören muß – aber was soll man machen!«

»Aber ich bitte Sie, lieber Herr Kater«, sagte Ratshelm mit gemessener Höflichkeit. »Keine Entschuldigung! Denn irgendwie sind wir ja immer im Dienst – nicht wahr? Also – was kann ich für Sie tun?«

Hauptmann Ratshelm sah leicht betrübt auf das Buch, in dem er geblättert hatte. Es war ein Lexikon. Und Ratshelm war in seiner Lektüre gerade bei »Reich« angelangt. Das war ein Begriff, der mit seinen Abwandlungen mehr als zwölf Seiten füllte: Reichsabgabenordnung, Reichsakademie, Reichsämter, Reichsangehörigkeit, Reichsanstalt, Reichsanwaltschaft, Reichsapothekerordnung, Reichsarbeitsdienst, Reichsarbeitskammer, Reichsaufsichtsamt, Reichsautobahnen – und so weiter. Nur widerstrebend legte Ratshelm das imponierende Reichslexikon zur Seite.

»Ich weiß nicht recht, wie ich beginnen soll«, sagte Kater und gab sich verlegen. »An sich gehört das, womit ich Sie vertraut machen will, nicht unbedingt in meinen Zuständigkeitsbereich. Aber es gibt da so etwas wie eine Kameradenpflicht – und der möchte ich mich nicht entziehen.«

»Ich weiß das zu würdigen«, behauptete Ratshelm.

»Das habe ich erhofft!« sagte Kater – ganz dankbare Anerkennung. »Lassen Sie mich also ganz aufrichtig sein.«

Doch zunächst kam der Hauptmann Kater auf seinen Kirchgang zu sprechen, den er als eine halbamtliche Pflicht bezeichnete. Er klärte Ratshelm umständlich darüber auf, daß er, durch sein Amt, zwangsläufig eine Art Bindeglied darstelle, zwischen den Organen der Kriegsschule und den Zivilisten unten in der Stadt. Er bat Ratshelm eindringlich, nicht ungeduldig zu werden.

Kater erreichte dadurch prompt, was er beabsichtigte: Ratshelm wurde ungeduldig. Er schien nervös und unruhig. Und als das erreicht war, kam Kater auf den Kern der Sache: Demolierung eines Wirtshauses – gewaltsame Vertreibung der Gäste – gemeinschaftlich begangene Körperverletzungen – erpresserische Bedrohungen des friedliebenden Hausherrn – Absingen schmutziger Lieder. »Und das alles hat die Aufsicht Heinrich getan.«

»Unmöglich«, sagte Ratshelm entsetzt. »Sie müssen sich irren, Herr Kater.«

»Ich irre mich nie«, behauptete der überzeugt, »schon gar nicht bei solchen Dingen.«

»Völlig unmöglich«, sagte Hauptmann Ratshelm abermals. »Es kann sich niemals um die ganze Aufsicht Heinrich handeln, nicht einmal um größere Teile derselben. Gewiß, auch in der Aufsicht Heinrich gibt es unsichere Elemente, für die ich nicht meine Hand ins Feuer legen möchte. Ich bin sogar versucht zu sagen: Gerade in dieser Aufsicht gibt es mehr fragwürdige Kantonisten als anderswo; was mit einer beklagenswerten personellen Fehlbesetzung zu tun hat.«

»Sie meinen Oberleutnant Krafft?« fragte Kater begierig.

»Ich fühle mich nicht befugt, dazu irgendeine Erklärung abzugeben«, sagte Ratshelm mit Festigkeit, um dann sofort hinzuzufügen: »Aber Sie haben den Kern der Sache erkannt. Wie dem aber auch immer sein möge – es kann unmöglich die ganze Aufsicht Heinrich an diesem Skandal beteiligt sein. Denn gerade in dieser Aufsicht gibt es auch ein paar ungewöhnlich prächtige junge Menschen – allerbestes Offiziersmaterial.«

»Tut mir leid – aber es war fast die ganze Aufsicht Heinrich«, behauptete Kater unbeirrt. »Mindestens dreißig Mann davon.«

Ratshelm schüttelte konsterniert den Kopf. So weit konnte selbst der schlechteste Einfluß kaum gehen. Wenn das stimmte, dann war Hauptmann Ratshelms Lehrgangsziel auf das schwerste gefährdet. Dann mußte sogar sein Versagen als Inspektionschef in Erwägung gezogen werden.

»Also«, sagte Hauptmann Kater befriedigt. »ich lasse Sie jetzt mit Ihren Problemen allein. Sie werden mich ja gewiß auf dem laufenden halten. Aber ich rate dringend, die Sache beschleunigt zu klären; denn sonst könnte sich der Geschädigte gezwungen sehen, die Polizei zu verständigen. Und dann ist der Skandal fertig. Außerdem muß dann der General eingeschaltet werden. Und was das bedeuten könnte, wissen Sie ja.«

»Unmöglich«, sagte der Hauptmann Ratshelm und schüttelte seinen Kopf. »Völlig unmöglich!«

Es kam gelegentlich vor, daß er mit sich selbst sprach. Das war eine Art Ausgleich für seine, wie er glaubte, undurchdringliche Schweigsamkeit in Gegenwart anderer. Wenn er allein war, dann entließ er sich aus der strengen, selbstgewählten Zucht. Dann redete er vor sich hin, hielt Vorträge,

Ansprachen und Standpauken. Auch probierte er besonders wirksame Gesten aus.

»Hier muß etwas geschehen!« sagte er zu sich. »Und zunächst einmal werde ich mich davon überzeugen, daß mein Instinkt mich nicht betrogen hat.«

Und um das zunächst einmal zu klären, befahl der Hauptmann Ratshelm den Fähnrich Hochbauer zu sich.

Aber allein schon der Anblick von Hochbauer ließ des Hauptmanns Wunschtheorien dahinschwinden wie Wasser, das durch einen Ausguß fließt. Hochbauers griechisches Jünglingsgesicht war leicht demoliert – verunziert durch ein Heftpflaster und mehrere blaurote Schlagstellen. Und der ergebene Blick des Fähnrichs besagte: *mea culpa.*

»Also auch Sie, Hochbauer!« stellte Ratshelm betrübt fest.

»Herr Hauptmann«, erklärte der Fähnrich, »ich bin bereit, jede von Herrn Hauptmann für notwendig erachtete Konsequenz aus meinem Verhalten zu ziehen.«

»Wie konnte es denn nur dazu kommen?« fragte Ratshelm besorgt.

Doch je länger er Hochbauer ansah, je fester der dem prüfenden Blick standhielt, um so klarer wurde es dem Hauptmann: erhebliche, schwerwiegende Beweggründe mußten vorgelegen haben. Wenn sogar sein prächtigster und vielversprechendster Fähnrich Veranlassung für ein Eingreifen gesehen hatte, dann mußte vorher ungeheuerlich Provozierendes geschehen sein. »Es werden vermutlich irgendwelche besonderen Gründe vorgelegen haben – nicht wahr, Hochbauer?«

»Jawohl, Herr Hauptman«, sagte der Fähnrich sofort. Geschickt griff er das ihm zugeworfene Rettungsseil auf. »Ich wollte einige Streitende beschwichtigen und dabei geriet ich in ein Handgemenge.«

»Aha«, sagte Hauptmann Ratshelm, »so ist das also.« Und dann, nach intensivem Nachdenken, fuhr er überzeugt und getröstet fort: »Es kann ja auch gar nicht anders sein.«

»Meine Freunde und ich, darunter auch der Aufsichtsälteste, haben alles versucht, um einen von der Gegenseite provozierten Streit zu beenden. Aber wir wurden angegriffen, so daß uns gar keine andere Wahl blieb, als uns zu verteidigen.«

»Sehr gut, Hochbauer, das glaube ich Ihnen. Sie wollten also mit einigen Kameraden für Ruhe und Ordnung sorgen, aber leider ist Ihnen das nicht gelungen, obgleich Sie sich redliche Mühe gaben – nicht wahr?«

»Wir haben nach Kräften alles Erdenkliche versucht, Herr Hauptmann.«

»Und wie entstand dieser Streit, mein lieber Hochbauer?«

»Das kann ich nicht mehr genau sagen, Herr Hauptmann. Ich weiß nur soviel, daß ein Fähnrich einer fremden Aufsicht von einem unserer Kameraden, dem Fähnrich Weber, behauptet hatte, er trage einen Witzblattnamen. Ob das zu Recht oder zu Unrecht geschah, kann ich nicht sagen. Fest steht nur, daß diese Behauptung in der Öffentlichkeit gemacht worden war, also auch im Beisein von Zivilisten, sogar von solchen weiblichen Geschlechts.«

»Fragwürdige Weibspersonen also! Sie haben doch hoffentlich nicht mit ihnen zu tun gehabt, Hochbauer?«

»Ich verabscheue diese Art von Lebewesen, Herr Hauptmann.«

»Nun gut, mein Lieber«, versicherte Ratshelm, recht befriedigt von den Auskünften seines Fähnrichs. »Wir werden diese Sache klären.«

Hochbauer beantworte nun eine Reihe allgemeiner Fragen, wie zum Beispiel über Anzahl und Namen der bei der Auseinandersetzung anwesenden Fähnriche. Auch gab er genaue Uhrzeiten an und versuchte, detaillierte Aussagen über den Beginn und die Entwicklung – die Fehlentwicklung – der erstrebten Verteidigungsmaßnahmen zu machen.

»Ich danke Ihnen, mein lieber Hochbauer«, erklärte der Hauptmann abschließend.

»Darf ich Herrn Hauptmann noch einmal versichern, wie sehr ich die Entwicklung dieser Angelegenheit bedaure.«

»Schon gut, mein Lieber. Es war gewiß nicht Ihre Schuld – davon glaube ich überzeugt sein zu dürfen.«

»Ich bin Herrn Hauptmann für dieses Vertrauen sehr dankbar.«

»Nichts zu danken, lieber Hochbauer«, sagte Ratshelm und reichte seinem Fähnrich die Hand. »Hoffentlich haben wir bald wieder einmal privat ein Stündchen für uns Zeit.«

»Das beruhigt mich immerhin«, stellte der Hauptmann Ratshelm sich selbst gegenüber fest. »Aber die Berechtigung, sorglos und zufrieden zu sein, habe ich nicht.«

Ratshelm traf diese Feststellung, während er durch sein Zimmer schritt. Er bewegte die Hände, als müsse er vor einem aufgeregt lauschenden Auditorium jedes seiner Worte bedeutsam unterstreichen. Ein schöpferischer Denkprozeß ersten Ranges, so glaubte er, fand statt.

»Erstens«, stellte er fest, »ist die Tatsache nicht aus der Welt zu schaffen, daß die Demolierung des Lokals stattgefunden hat. Zweitens aber – ein mildernder Umstand: besagte Demolierung ist auch aus ehrenwerten Beweggründen erfolgt. Dennoch bleibt, drittens, das Delikt einer Gewalttätigkeit bestehen.«

Das waren schwerwiegende Probleme, die er zu wälzen hatte. Und je länger er nachdachte, um so deutlicher wurde ihm, daß er nicht in der Lage war, die ganze Verantwortung hierfür zu tragen. Er mußte also jemanden finden, der ihm einen Teil davon abnahm – einen möglichst stattlichen Teil.

Und zu diesem Zweck begab sich der Hauptmann Ratshelm zu Oberleutnant Krafft.

Hier angekommen, mußte sich der Hauptmann zunächst mit einem höchst bedenklichen und ihm recht unangenehmen Anblick abfinden. Denn Ratshelm fand den aufgesuchten Oberleutnant nicht allein vor. In dessen Zimmer hielt sich, auf dem Bett sitzend, ein weibliches Wesen auf. Und diese Person musterte den Hauptmann und Inspektionschef ungeniert und geradezu neugierig.

Ratshelm blieb steif an der Tür stehen; wortlos zunächst, als warte er auf eine Erklärung seines Aufsichtsoffiziers. Aber diese Erklärung kam nicht – ganz offensichtlich hielt sie dieser Krafft für überflüssig. Er sagte lediglich: »Bitte, Herr Hauptmann?«

»Pardon«, sagte Ratshelm reserviert, »aber ich habe nicht

erwarten können, hier Damenbesuch vorzufinden – es ist nicht üblich.«

»Darf ich dir Herrn Hauptmann Ratshelm vorstellen«, sagte Krafft unbekümmert zu Elfriede. »Darf ich Sie, Herr Hauptmann, mit meiner Braut bekanntmachen – Fräulein Rademacher.«

»Das«, beeilte sich Ratshelm zu versichern, »ist natürlich etwas anderes.«

Der Hauptmann schaltete sofort auf Kavalierspflicht um. Er schritt auf Elfriede zu und versicherte, ohne zu zögern: »Es ist mir ein besonderes Vergnügen, Ihre Bekanntschaft zu machen!«

Und das sagte Ratshelm, obgleich er ziemlich genau wußte, wer Elfriede Rademacher war, woher sie kam, wo sie Dienst tat und was sie womöglich schon alles hinter sich hatte. Aber ein Offizierswort mußte ihm genügen: Vor ihm stand ein Fräulein Braut. Eine vollendete Tatsache. Nichts dagegen zu sagen. »Meine verbindlichsten Glückwünsche, Herr Oberleutnant.«

»Danke, Herr Hauptmann.«

Krafft war nicht gerade ausgesprochen glücklich über den spontanen Einfall, Elfriede zu seiner Braut zu erklären. Aber das war gewiß, dachte er, die bequemste Lösung – wenigstens doch für die Zeit, in der er noch hier an der Kriegsschule tätig war.

»Pardon, gnädiges Fräulein«, sagte Hauptmann Ratshelm formvollendet, »aber ich fürchte, ich werde Ihren verehrten Verlobten entführen müssen. Wir haben noch eine dienstliche Angelegenheit miteinander zu besprechen.«

Elfriede Rademacher schien ihre neue, überraschende Rolle als Offiziersbraut einigen Spaß zu bereiten. Sie nickte Hauptmann Ratshelm gönnerhaft zu, wie das Wildlingens Offiziersdamen zu tun pflegten. Und sie traf diesen lässig-verbindlichen Salonstil überraschend gut. Zu Krafft aber sagte sie mit vergnügtem Lächeln und betont gezierter Jungmädchenstimme: »Geh nur, mein Liebling – aber laß deine kleine Braut nicht allzulange warten.«

Krafft hatte einige Mühe, sich zu beherrschen; er erkannte,

daß er noch sehr viele Überraschungen mit seiner »kleinen Braut« erleben würde. Jetzt jedoch blieb ihm keine Zeit mehr dazu, sich das ausführlicher auszumalen.

Denn Hauptmann Ratshelm drängte hinaus – in den Korridor zunächst, dann auf den Appellplatz. Er sah sich um, ob auch niemand störe. Dann kam er ohne Vorrede zum Kern der Sache.

»Wissen Sie eigentlich, Herr Oberleutnant Krafft, was sich Ihre Aufsicht gestern abend geleistet hat?«

»Nein«, sagte Krafft wahrheitsgemäß.

»Ihre Fähnriche, Herr Krafft, haben sich gestern abend geprügelt.«

»So etwas Ähnliches habe ich mir schon gedacht«, erklärte Krafft unbekümmert. »Denn ich sah heute einige meiner Leute reichlich lädiert und leicht zerknirscht herumlaufen.«

»Und das«, sagte der Hauptmann empört, »ist alles, was Sie dazu zu sagen haben?«

»Was soll ich denn dazu sagen«, meinte Krafft mit harmlosem Gesicht. »Was die Fähnriche in ihrer Freizeit tun, ist doch allein ihre Sache. Von mir aus können sie sich dabei die Schädel spalten, soviel sie wollen – Hauptsache, es ergibt sich daraus keine dienstliche Behinderung. Warum sollen wir denn eine Haupt- und Staatsaktion inszenieren, wenn es sich vielleicht nur um eine kleine Posse handelt? Nehmen wir doch einfach an: die Fähnriche haben eine Schneeballschlacht veranstaltet, oder sie sind gemeinsam eine Kellertreppe hinuntergefallen, oder sie sind beim Lesen von Vorschriften gegen einen Bettpfosten gerannt.«

»Sie haben eine ganze Gastwirtschaft demoliert«, sagte Hauptmann Ratshelm aufgebracht. »Noch dazu in Gegenwart von Zivilisten, sogar von weiblichen.«

Krafft betrachtete seinen Hauptmann aufmerksam und fragte dann gedehnt: »Woher wissen Sie das? Ist irgendeine Meldung erfolgt?«

»Ich bekam lediglich einen privaten, kameradschaftlich gedachten Hinweis.«

»Vergessen Sie ihn, Herr Hauptmann«, riet Krafft.

»Er kam von Herrn Hauptmann Kater!«

»Dann vergessen Sie ihn erst recht«, sagte Krafft. »Warum wollen Sie unbedingt heiße Eisen aufgreifen, die Ihnen nicht einmal fachgerecht hingehalten werden. Und wenn die Fähnriche wirklich eine Dummheit gemacht haben sollten, dann lassen Sie ihnen Zeit, sie wieder auszubügeln. Nehmen Sie meinen Rat an, Herr Hauptmann: Warten Sie einfach auf eine offizielle Meldung, auf eine Anzeige bei der Polizei oder auf so etwas Ähnliches. Und ich wette: Sie werden vergeblich darauf warten.«

»So geht es nicht, Herr Krafft!« rief der Hauptmann ungehalten. »So geht das unter keinen Umständen – jedenfalls nicht in meinem Bereich!«

Da hatte er nun gedacht, dieser Oberleutnant Krafft würde ihm sofort beispringen, unverzüglich die Verantwortung mit ihm teilen, die Untersuchung vorantreiben, Schuldige suchen und Unschuldige entlasten! Doch dieser Krafft besaß lediglich die Stirn, Ratschläge darüber zu erteilen, wie man am sichersten aus der Schußlinie herauskommen konnte. Und das ausgerechnet ihm, Hauptmann Ratshelm, dem bewährten und oft dekorierten Kämpfer und Offiziersausbilder!

»Herr Krafft«, sagte Ratshelm stark, »ich gebe Ihnen den dienstlichen Befehl, Herrn Hauptmann Feders, in seiner Eigenschaft als Taktiklehrer der Aufsicht Heinrich, über diese bedauerlichen Vorkommnisse zu unterrichten. Ersuchen Sie ihn ferner, sich für eine Besprechung mit Herrn Major Frey bereitzuhalten. Das gleiche gilt natürlich auch für Sie. Wann diese Besprechung genau stattfinden wird, hängt von den besonderen Umständen ab – aber auf alle Fälle noch im Laufe des heutigen Nachmittags. Bin ich verstanden worden, Herr Krafft?«

»Jawohl, Herr Hauptmann«, sagte der Oberleutnant gedehnt. »Wenn Sie unbedingt Wert darauf legen, dann sollen Sie Ihren Willen haben. Aber ich an Ihrer Stelle würde das nicht tun.«

»Sie sind aber nicht an meiner Stelle!« rief Ratshelm ungehalten.

»Glücklicherweise«, sagte Krafft.

»Ihre Ansichten«, sagte der Hauptmann Ratshelm mit

eindeutigem Verweis, »sind mir schon immer nicht unbedenklich erschienen. Ich sage Ihnen das offen – denn Offenheit gehört zu meinen Prinzipien. Ich finde Ihre Methoden geradezu gefährlich.«

»Für wen, Herr Hauptmann?«

»Ich habe wenig Lust, mit Ihnen zu debattieren, Herr Krafft – schon gar nicht jetzt. Ich begebe mich jetzt zu Herrn Major. Und Sie tun gefälligst das Ihre, Herr Krafft!«

»Das werde ich tun«, versicherte der Oberleutnant.

»Nun, verehrte Dame«, sagte der Oberleutnant Krafft zu Elfriede Rademacher, »darf man fragen, wie du dich fühlst.«

»Reichlich dumm«, sagte Elfriede. »Und ich beginne, mir deinetwegen Sorgen zu machen. Du bist recht unbekümmert in der Wahl deiner Mittel.«

»Irrtum«, sagte Krafft. »Fast genau das Gegenteil ist der Fall – ich pflege zumeist Dinge zu tun, die ich mir genau überlegt habe.«

Krafft stand vor Elfriede, die immer noch auf seinem Feldbett saß. Er war sofort nach der Unterredung mit Hauptmann Ratshelm wieder in sein Zimmer zurückgekommen. Er hatte jetzt eine Menge zu tun – aber was er mit Elfriede zu besprechen hatte, das war das Wichtigste.

»Jedenfalls«, sagte sie, »fand ich deinen Scherz recht gewagt.«

»Das war gar kein Scherz«, sagte Krafft.

»Nun gut, dann war es eben ein spontaner Einfall, eine Art Schachzug. Du wolltest eine peinliche Situation überspielen. Deshalb hast du mich als deine Verlobte ausgegeben – ist das nicht so?«

Er lächelte sie an, setzte sich dann neben sie, legte seinen Arm um ihre Schultern und sagte heiter: »Du hast aber ganz schön mitgespielt, Elfriede.«

»Ja, schon – deinetwegen«, sagte sie zögernd. »Und am Anfang hat mir diese Rolle sogar Spaß gemacht.«

»Dann bleiben wir doch dabei«, schlug Krafft vor. »Die Zeiten sind ernst genug – warum sollten wir auf etwas verzichten, das dir Spaß macht?«

»Meinst du das im Ernst?« fragte sie zaghaft.

Er sah sie vergnügt an und erklärte dann augenzwinkernd: »Die Sache ist nämlich so, mußt du wissen – überall, wo ich war, befinden sich jetzt Bräute von mir: zwei in Schlesien, drei in Polen, vier im Rheinland, sieben in Frankreich und eine in Rußland. Das ist eben so meine Art.«

»Das ist nicht deine Art!«

»Na schön«, sagt er, plötzlich recht verlegen, »kann schon sein, daß du recht hast. Immerhin: einmal muß man ja wohl anfangen – nicht wahr?«

»Karl«, sagte sie leise, »ich habe nichts Derartiges von dir verlangt.«

»Deshalb tue ich es ja auch, Mädchen!«

Daß er sie als seine Verlobte ausgegeben hatte, war gewiß ein spontaner Einfall gewesen – aber nicht ohne innere Bereitschaft dazu.

»Also gut«, sagte sie einfach. Dann küßte sie ihn ganz schnell, ganz flüchtig auf die Wange – denn nun war auch sie verlegen.

»Ich fürchte nur«, sagte er heiter, »wir werden heute nicht viel Zeit und Gelegenheit finden, unseren Brautstand gebührend einzuweihen. Denn wenn mich nicht alles täuscht, wollen ein paar Ochsen den Versuch unternehmen, hier ein Traberderby zu veranstalten. Ich werde ihnen die Rennbahn ein wenig herrichten, wenn du erlaubst.«

»Ich erlaube dir doch alles.«

»Du kannst so bleiben«, sagte er und umarmte sie.

»Ich bleibe immer so, wie du mich haben willst, Karl.«

Er erstarrte ein wenig, löste sich von ihr, sah sie sekundenlang an und sagte dann: »Elfriede – eins mußt du mir aber versprechen: Du darfst nie versuchen, dein Leben dem meinen anzugleichen. Du sollst dir keine Mühe geben, so zu denken wie ich. Du mußt sogar vermeiden, wie ich zu handeln. Du mußt so bleiben, wie du bist – nicht irgendein Echo von mir, eine Art Ergänzung oder ein Schatten. Versprichst du mir das?«

»Mach dir deshalb, bitte, keine Sorgen. Und laß dich nicht länger aufhalten. Ich bin jetzt beschäftigt. Ich muß nämlich darüber nachdenken, was man als Verlobte alles anstellen kann.«

»Tu das«, sagte er und lachte erleichtert auf.

Dann verließ Krafft sein Barackenzimmer. Auf dem Korridor schnappte er sich den ersten Fähnrich, der ihm über den Weg lief. Er befahl ihm, die Fähnriche Kramer, Weber und Rednitz herbeizuschaffen – in spätestens drei Minuten!

Die drei Fähnriche erschienen unverzüglich. Sie bauten sich vor Krafft auf und sahen ihren Aufsichtsoffizier mit vorsichtiger Ergebenheit an. Ihr Gewissen war schlecht, ihre Angst war groß, ihre Hoffnung winzig – sie waren so ziemlich auf alles gefaßt. Das jedoch, was nun kam, hatte niemand von ihnen erwartet: Der Oberleutnant lachte schallend! Der Anblick der buntscheckigen, malerisch zerprügelten Köpfe schien ihm ein heftiges, für Sekunden ungetrübtes Vergnügen zu bereiten. Die Fähnriche deuteten ein zaghaftes Lächeln an. Dann warfen sie sich verstohlene Blicke zu.

Die siegreiche Schlägerei war erhebend gewesen, das Erwachen am Morgen danach aber grausam. Und irgend jemand hatte die schwarze Kunde verbreitet: beim vorigen Lehrgang wäre eine ganze Aufsicht geschlossen »nach Hause«, also an die Front geschickt worden – wegen gemeinsamer Verschwörung gegen die Grundregeln der Kriegsschule. Doch ganz vorsichtig flackerte Hoffnung auf: Wenn einer helfen konnte, dann Krafft! Sie waren kurz davor gewesen, eine Delegation zu ihm zu senden. Aber würde der helfen wollen? Jetzt schien es beinahe so.

»Ihr seht aus wie die bunten Hunde!« rief Krafft genußvoll aus.

Die Fähnriche erkannten sofort: der Oberleutnant wußte Bescheid! Er kannte sogar den Namen des Lokals, in welchem ihr Pyrrhussieg stattgefunden hatte.

Und Kramer begann mitteilsam: »Wenn wir Herrn Oberleutnant berichten dürften ...«

»Was geht mich eure Freizeitgestaltung an«, sagte Krafft. »Mich interessiert kein Bericht darüber. Ich habe euch lediglich kommen lassen, um euch eine kleine Geschichte zu erzählen, die mir gerade eingefallen ist.«

Die Fähnriche schwiegen und staunten. Sie begriffen schnell, daß ihr Aufsichtsoffizier nicht die mindeste Lust hatte, zu ihrem Mitwisser und Spießgesellen zu werden. Aber er lehnte es auch ab, sich als ihr Richter aufzuspielen. Was also bezweckte er?

»Im Frankreichfeldzug«, plauderte der Oberleutnant, »beschlagnahmte ich einmal einen Weinkeller. Ein ganz vorzügliches Objekt. Und ich war auch recht stolz darauf; zumindest im Augenblick der Beschlagnahme. Aber bald danach, am nächsten Morgen, glaube ich, wurde mir klar, daß ich gar nicht berechtigt gewesen war, etwas Derartiges zu tun – und nicht nur das: Es war sogar strafbar. Nun kamen aber auch etliche Vorgesetzte dahinter, durch Dritte auf diese Spur gebracht. Na, was soll ich euch sagen – als die Vorgesetzten den angeblich beschlagnahmten Weinkeller in Augenschein nehmen wollten – war überhaupt kein Weinkeller mehr da.«

Jetzt verstanden die Fähnriche – der Funke hatte gezündet. Ihre Mienen hellten sich auf. Dankbar blickten sie sie auf ihren Oberleutnant.

Und der Fähnrich Kramer sagte: »Darf ich Herrn Oberleutnant für mich und meine Kameraden um Erlaubnis bitten, in die Stadt zu gehen? Wir denken dort eine vordringliche geschäftliche Erledigung zu tätigen.«

»Genehmigt«, sagte der Oberleutnant Krafft.

Die Fähnriche machten unternehmungsfreudig kehrt und eilten davon. Krafft rief, nach kurzem Überlegen, den Fähnrich Rednitz zurück. Der kam sofort. Er baute sich vor Krafft auf und sah seinen Oberleutnant mit fast vertraulichem Lächeln an.

»Noch eine Frage«, sagte Krafft, »ganz unter uns, Rednitz. War Hochbauer daran beteiligt?«

»Und ob, Herr Oberleutnant! Er wollte zwar zunächst gar nicht, aber er hatte keine andere Wahl. Ich habe mir erlaubt, ein wenig nachzuhelfen. Er schoß in die gegnerischen Reihen hinein wie eine Kanonenkugel.«

»Und wer oder was, glauben Sie, Rednitz, hat diese Auseinandersetzung ausgelöst?«

»Genau besehen: der Sonderbefehl einhunderteinunddreißig, Herr Oberleutnant«, erklärte der Fähnrich freundlich. Er bemerkte, daß in dem Gesicht seines Aufsichtsoffiziers leichtes Staunen aufschimmerte. Daran erkannte Rednitz, daß Krafft offenbar gar nicht wußte, was es mit diesem Sonderbefehl für eine Bewandtnis hatte. »Er erreichte die Aufsicht am Sonnabend mittag und wurde dann, wie üblich, unmittelbar danach verlesen. In diesem Sonderbefehl wird, unter vielem anderen, auch erklärt, daß beispielsweise Egon ein Witzblattname wäre. Und ausgerechnet das bekam der Fähnrich Weber von der gegnerischen Aufsicht an den Kopf geworfen. Er schlug prompt zu.«

»Um welche Aufsicht hatte es sich gehandelt, Rednitz?«

»Um die Aufsicht Bruno vom Lehrgang Eins, Herr Oberleutnant.«

Und jetzt zeigte Krafft zum ersten Male eine Reaktion auf den Bericht des Fähnrichs: Er lächelte. Krafft wußte jetzt, daß er bei der kommenden, offenbar unvermeidlichen Konferenz auch mit der Schützenhilfe von Hauptmann Feders würde rechnen können. Denn die Aufsicht Bruno war die des Minnesängers. Das aber konnte schlachtentscheidend sein.

»Brauchbare Auskünfte, mein lieber Rednitz«, sagte der Oberleutnant Krafft. »Damit wird sich einiges machen lassen. Aber jetzt will ich Sie nicht mehr länger aufhalten – schließlich haben Sie und Ihre Kameraden eine dringende Mission unten in der Stadt.«

»Wir werden vermutlich eine knappe Stunde dazu brauchen, Herr Oberleutnant.«

»Lassen Sie mich das Resultat sofort wissen, Rednitz – ganz gleich, wo ich mich gerade aufhalte. Und wenn Sie mich mitten aus einer Konferenz herausholen müssen!«

Die außerordentliche, geheime Konferenz begann um sechzehn Uhr. Sie war verhältnismäßig kurz und endete für einige recht schmerzvoll. Sie fand im Dienstzimmer des Lehrgangskommandeurs II statt. Teilnehmer: Major Frey, Hauptmann Ratshelm, Hauptmann Feders und Oberleutnant Krafft – letztere als die verantwortlichen Ausbildungsoffiziere der angeklagten Aufsicht H.

»Meine Herren, ich bin entsetzt!« So begann der Lehrgangskommandeur. Er saß straff, würdevoll und sich überlegen dünkend, in seinem Sessel.

»Ich bedauere es, meine Herren«, führte Major Frey weiter aus, »Ihre Sonntagsruhe stören zu müssen. Auch ich hätte es vorgezogen, im trauten, harmonischen Kreise zu weilen. Denn zur Stunde empfängt meine Gattin, wie Sie wohl wissen, die Damen der verheirateten Herren Offiziere meines Bereichs. Die leichtfertig heraufbeschworene Situation zwingt mich aber, auf ein Beisammensein mit den Damen meines Offizierkorps zu verzichten. Was haben Sie dazu zu sagen, Herr Oberleutnant Krafft?«

»Nichts, Herr Major«, erklärte Krafft einfach.

Der Lehrgangskommandeur schien kurz nach Luft schnappen zu müssen. Dann sagte er mit fordernder Schärfe: »Ihre Aufsicht, für die Sie in erster Linie verantwortlich sind, prügelt sich in einem öffentlichen Lokal in rüder Holzfällermanier – und Sie haben nichts dazu zu sagen!«

»Zunächst einmal«, erklärte Krafft friedlich, »halte ich es für noch gar nicht erwiesen, daß überhaupt eine Schlägerei mit anschließender Zertrümmerung des Lokals stattgefunden hat. Dann aber wäre immer noch zu klären, ob die Aufsicht Heinrich schuldig, mitschuldig oder vielleicht sogar völlig unschuldig ist. Denn maßgebend beteiligt an dieser möglichen Auseinandersetzung scheinen auch einige Fähnriche zu sein, die sich bisher eines ungewöhnlich guten Rufes erfreuen. Ist das nicht so, Herr Hauptmann?«

Ratshelm schnappte nach diesem Hinweis wie ein Hund nach einem Knochen. »In der Tat«, stimmte er äußerst bereitwillig zu, »das ist ein Punkt, der besondere Berücksichtigung zu verdienen scheint. Fast könnte man sagen: sogar die besten und vielversprechendsten Fähnriche sind in diese fatale Sache hineinverwickelt worden, was doch wohl sehr zu denken gibt.«

»Wodurch aber nichts aus der Welt geschafft wird!« sagte der Major, offenbar fest entschlossen, ein Exempel zu statuieren. »Und vergessen Sie nicht, Herr Oberleutnant Krafft, daß im Grunde Sie allein die ganze Verantwortung zu tragen haben.«

»Bin gerne bereit dazu, Herr Major«, versicherte Krafft unbekümmert, »wenn ich auch noch nicht genau weiß, welche Art Verantwortung Sie meinen. Um das Bild zu klären, sollte man wohl auch die andere beteiligte Aufsicht nicht unberücksichtigt lassen. Und zwar handelt es sich hierbei um die Aufsicht Bruno vom Lehrgang Eins.«

»Um welche Aufsicht?« fragte Feders ungläubig.

Der Oberleutnant Krafft gab bereitwillig Auskunft, und Feders lachte schallend und reichlich respektlos auf.

Der Major fragte befremdet: »Ich wüßte nicht, was es dabei zu lachen gibt, Herr Hauptmann!«

»Herr Major«, versicherte Hauptmann Feders, »ich finde, das Ganze ist eine höchst komische Angelegenheit.«

»Ich bedauere, Herr Hauptmann Feders«, erklärte der Major mit schroffer Ablehnung, »aber das finde ich nicht. Darf ich Sie also bitten, möglichst ernsthaft zu bleiben.«

»Ich will es versuchen«, sagte Feders und zwinkerte Krafft zu. »Aber es wird mir schwerfallen.«

»Zumal der Ausgangspunkt dieser Auseinandersetzung ein wenig seltsam anmutet«, behauptete Krafft. »Das Streitobjekt war nämlich die Bezeichnung Witzblattname für Egon.«

»Das kann doch wohl nicht wahr sein«, sagte Hauptmann Feders, der sich abermals mächtig erheitert fühlte. »Das ist doch völlig absurd!«

»Auch ich«, stimmte Hauptmann Ratshelm ahnungslos zu, »finde die Behauptung des Oberleutnants Krafft ausgesprochen grotesk. Man kann uns doch nicht einreden, daß eine derartig alberne Bemerkung zu vandalischen Ausschreitungen geführt haben könnte.«

»Leider ist das tatsächlich der Fall«, behauptete Krafft beharrlich. »Den Ausdruck Witzblattname, als Verhöhnung gebraucht, empfand einer der Fähnriche als ehrenrührig und setzte sich entsprechend zur Wehr. Und was nun die angeblich alberne Bemerkung anbelangt, so bin ich sicher, daß der Herr Major eine wesentlich andere Ansicht darüber hat.«

Die drei Herren blickten auf ihren Major, der recht unruhig geworden war. Eine gelinde Röte überzog sein sonst so energisch wirkendes Kämpfergesicht. Er blickte unwillig, und seine Finger betrommelten nervös die Tischplatte.

Nach bewährter Tradition versuchte nun der Major Frey sofort, einen Angriff durch einen Gegenangriff zu beantworten. »Ich entnehme aus Ihrem Erstaunen, meine Herren, daß Sie bedauerlicherweise meinen Sonderbefehl Nummer hunderteinunddreißig nicht zur Kenntnis genommen zu haben scheinen. Ich finde, das wirft ein merkwürdiges Licht auf die Art und Weise, mit der meine schriftlichen Befehle aufgenommen werden. Der fragliche Befehl verließ nämlich meine Schreibstube gestern gegen zehn Uhr und sollte noch am gleichen Tag, zwischen zwölf und vierzehn Uhr, verlesen werden. Damit war den Herren Inspektionschefs und Taktiklehrern reichlich Zeit gegeben, sich damit vertraut zu machen. Aber offenbar hatte das absolut niemand für nötig befunden.«

Das war in der Tat so. Befehle kamen an, wurden abgezeichnet, prompt weitergereicht und nur gelegentlich zur Kenntnis genommen. Das kam dem Major schmerzlich zu Bewußtsein. Seine Sonderbefehle, wohldurchdacht und glänzend formuliert, sehenswerte Früchte soldatischen Geistes, wurden nicht gelesen! Nicht einmal von dem sonst so verläßlichen Ratshelm. Betrüblich.

»Das jedoch«, sagte Krafft, der unentwegt am Ball blieb, um sein entscheidendes Tor zu schießen, »ändert aber doch wohl nichts an der Tatsache, daß der Ausdruck Witzblattname für Egon die eigentliche Veranlassung zu dieser Schlägerei gewesen war.«

»Ein Versehen«, versicherte der Major hastig. Denn er war bemüht, so schnell wie nur irgend möglich über diesen heiklen Punkt hinwegzukommen. »Nichts weiter als ein Versehen!«

»Die Auseinandersetzung der Fähnriche?« fragte Krafft ungeniert.

»Die Bezeichnung Witzblattname für Egon«, sagte der Major schnell. »Aber lassen wir das aus dem Spiel – es wird korrigiert werden.«

»Immerhin«, sagte Krafft mit einer Beharrlichkeit, die langsam sehr peinlich zu werden begann – und zwar für den Major, »immerhin hat ausgerechnet dieses Versehen zu – wie sagten die Herren doch gleich? – vandalischen Holzfällerausschreitungen geführt. ›Witzblattname Egon‹ war das Stichwort – immer vorausgesetzt, die angebliche Zertrümmerung eines Lokals ist Tatsache. Aber finden Sie nicht auch, daß es besser, klüger und einfacher wäre, wenn wir annehmen, daß überhaupt nichts passiert ist?«

Der Major sagte nicht nein; was von den Anwesenden als außerordentlich bemerkenswert empfunden wurde. Frey saß an seinem Schreibtisch wie ein Herrschaftskutscher auf seinem Bock – gereckt, aufgeplustert und auf nicht unwürdige Art subaltern. Er war an einem Punkt angelangt, wo er nur noch wünschte: Irgend jemand möge ihm einen verbindlich klingenden Befehl übermitteln, damit er daran Halt finde. Suchend blickte er um sich.

In diesem Augenblick erschien einer seiner Schreiber. Er verkündete, daß ein Fähnrich der Aufsicht H seinen Aufsichtsoffizier zu sprechen wünsche – in einer dringenden Angelegenheit. Frey erteilte die Erlaubnis hierzu – schon weil auf diese Weise die geheime Konferenz unterbrochen wurde. So brauchte er in den nächsten Minuten weder Erklärungen abzugeben, noch gar Entschlüsse zu fassen.

Der Major fragte lediglich, nachdem Krafft den Raum verlassen hatte: »Also, meine Herren, was sagen Sie dazu?«

Die Herren sagten nichts dazu, zumindest nichts Verbindliches. Feders zeigte sich völlig desinteressiert. Und Ratshelm ließ durchblicken, daß er es vorziehe, sich der Meinung des Herrn Major anzuschließen, sobald sich dieser verbindlich geäußert habe. Aber gerade darauf schien Frey keinen sonderlichen Wert zu legen.

Denn darüber war sich der Major klargeworden: Wenn er wirklich darauf bestehen sollte, hier, wie zunächst beabsichtigt, ein Exempel zu statuieren, dann konnte am Ende er selbst der Leidtragende sein. Wenn der General nämlich von dieser Katastrophe erfuhr, die der »Witzblattname Egon« ausgelöst hatte – nicht auszudenken! Ernst Egon Modersohn würde den Major Frey möglicherweise zu Kleinholz verarbeiten.

Doch dann erschien der Oberleutnant Krafft wieder und erklärte munter: »Meine Herren, ich erhielt soeben durch einen meiner Fähnriche die Nachricht, daß die ganze fragwürdige Angelegenheit bereinigt ist. Herr Rotunda, der Wirt des *Bunten Hundes* erklärt nicht nur, von einer Anzeige selbstverständlich absehen zu wollen – er ist sogar darüber hinaus bereit, zu bezeugen, daß lediglich ein Mißverständnis vorlag. Im Grunde wäre der gestrige Abend genauso normal verlaufen wie andere Abende auch.«

»Na also!« sagte Feders. »Warum denn erst das Theater!«

Der Major atmete mächtig erleichtert aus – ein Alpdruck war von seiner Kommandeursseele gewichen. Er war gerettet. Genau jenes Glück war ihm wieder einmal hold gewesen, das auf die Dauer bekanntlich nur der Tüchtige hatte. Diese Erkenntnis gab ihm großen Auftrieb. Und in bewährter Vorgesetztenmanier begann er sofort wieder, das hohe Roß zu besteigen, von dem er eben erst gefallen war.

»Meine Herren«, sagte er souverän, »da nunmehr feststeht, daß einige von Ihnen einem Irrtum erlegen waren, kann ich nunmehr auch in aller Offenheit erklären: Ich hatte von Anfang an kaum etwas anderes erwartet. Um so mehr habe ich mich über vereinzelte Reaktionen wundern müssen. Sie, Herr Hauptmann Ratshelm, hätten mich, als Ihren Kommandeur, niemals mit einer derartig ungeklärten Angelegenheit behelligen dürfen. Sie, Herr Hauptmann Feders, sollten in Zukunft ein wenig mehr sittlichen Ernst spüren lassen und davon Abstand nehmen, komplizierte Untersuchungen mit ›Theater‹ zu bezeichnen. Sie schließlich, Herr Oberleutnant Krafft, sollten sich getrost ein wenig mehr um Ihre Aufsicht kümmern; denn die abschließende Meldung, die Sie mir soeben gemacht haben, hätte gleich zu Beginn unserer Unterredung erfolgen müssen. Aber Sie wissen, meine Herren, daß ich nicht kleinlich bin – ich trage Ihnen nichts nach. Ich danke Ihnen, meine Herren!«

Als die drei Offiziere ihren Kommandeur verlassen hatten, war dieser sicher, wieder einmal eine schwierige Situation in glänzender Manier gemeistert zu haben.

So nahm denn der Major Frey einen blütenweißen Bogen Papier und schrieb darauf jene Worte, die am nächsten Tag die Kriegsschule in Entzücken und Erstaunen versetzen sollten – vom General angefangen bis hinunter zum letzten Fähnrich. Diese denkwürdigen Worte lauteten folgendermaßen:

NACHTRAG ZUM SONDERBEFEHL NR. 131

Betrifft: Berichtigung.

Im oben bezeichneten Sonderbefehl hat sich in Abschnitt III, Absatz 2c, ein bedauerlicher Schreibfehler irrtümlicherweise eingeschlichen. Zu streichen ist das Wort »Egon«, gemeint war vielmehr »Ede«.

gez.: Frey
Major und Lehrgangskommandeur II

23

EINE EINLADUNG UND IHRE FOLGEN

Sie ist nicht da«, sagte der Unteroffizier zu Hauptmann Kater.

»Was heißt das: sie ist nicht da!« fragte Kater ungehalten. »Ist sie verschwunden?«

»Das ja wohl nicht, Herr Hauptmann«, sagte der Unteroffizier. »Sie wird ausgegangen sein.«

»Ausgegangen?« fragte Kater gedehnt. »Wie kommt sie dazu?«

Beide, der Chef der Stabskompanie und sein Schreibstubenunteroffizier, sprachen von Irene Jablonski, der neuen Hilfskraft.

»Habe ich nicht ausdrücklich angeordnet«, sagte Kater verärgert, »daß diese Irene Jablonski Bereitschaftsdienst hat?«

»Jawohl, Herr Hauptmann.«

»Und warum ist sie dann nicht in Bereitschaft?«

»Fräulein Rademacher hat das anders bestimmt.«

»Wer?« fragte Kater alarmiert. »Diese Rademacher? Wie kommt sie dazu?«

»Das weiß ich nicht, Herr Hauptmann«, sagte der Schreibstubenunteroffizier geduldig. »Sie hat nur gesagt: Wenn Herr Hauptmann irgendwelche Wünsche haben, dann steht sie zur Verfügung.«

»Aha«, sagte Kater aufhorchend. »Hat sie das tatsächlich so gesagt?«

»Jawohl – wenn Herr Hauptmann irgendwelche Wünsche haben.«

»Na schön«, sagte Kater, leicht versonnen. »Sie können abtreten.«

Der Unteroffizier verließ die Unterkunft des Hauptmanns. Kater aber blieb längere Zeit nachdenklich stehen. Dann schüttelte er, lächelnd, den Kopf und sagte: »Diese Weiber!« Hierauf begab er sich an das Fenster.

Das Fernglas des Hauptmanns Kater war von ausgezeichneter Qualität – deutsche Wertarbeit. Es war im Rahmen der Kriegsschule nur für eine Verwendung durch Offiziere vorgesehen. Hauptmann Kater jedoch pflegte damit weder das Verhalten des Feindes zu überprüfen noch das der eigenen Soldaten – er blickte, von seinem Zimmer aus über die Straße hinweg, auf den gegenüberliegenden Block. Dort wohnten die weiblichen Zivilangestellten.

Hauptmann Katers Beobachtungen konzentrierten sich auf die Fenster eines Raumes, der im ersten Stock lag. Dort war Elfriede Rademacher untergebracht – gemeinsam mit dieser Irene Jablonski und einigen anderen Mädchen. Aber im Augenblick schien dieser Raum leer zu sein.

Kater setzte sein Fernglas ab. Was diese Mädchen mit ihm aufzuführen versuchten, das gab ihm zu denken. Das war gar nicht so einfach, fand er, wie es zunächst den Anschein hatte. Wenn diese Rademacher behauptete, die kleine Irene beschützen zu wollen – so war das natürlich ein Vorwand! Das wurde langsam ganz deutlich: die Rademacher wollte selbst an die Krippe – sie traute sich nur nicht, das offen einzugestehen.

Warum eigentlich nicht, sagte sich Kater. Denn diese Irene war doch nur eine kleine Anfängerin – nicht reizlos, gewiß nicht. Aber mit Elfriede Rademacher doch kaum zu vergleichen! Die war ein voll ausgereiftes Prachtexemplar.

In der Tat – sie begann ihn in letzter Zeit mehr und mehr zu beschäftigen. Ihre immer leichtrenitente Art konnte gut und gerne als Reaktion auf unbefriedigte Wünsche ausgelegt werden. Und die Episode mit Krafft war ein Übergang. Schließlich war sie nicht dumm. Sie mußte ahnen, daß die Position ihres Oberleutnants gefährdet war. Kluge Weibsbilder satteln immer rechtzeitig um.

Hauptmann Kater beugte sich ein wenig vor, als könne er dadurch genauer oder besser sehen. Er erblickte durch das zweckentfremdete Fernglas Elfriede Rademacher, die gerade ihr Zimmer betreten hatte. Sie hatte das Licht eingeschaltet und sah sich um: Niemand außer ihr befand sich im Raum. Sie begann sich, versonnen, die Bluse aufzuknöpfen. Und während sie das tat, kam sie zum Fenster und zog die Vorhänge zu.

Hauptmann Kater ließ sein Fernglas sinken. Mit einiger Hast vervollständigte er seine Kleidung, bis er im vorschriftsmäßigen kleinen Dienstanzug dastand: Er gedachte zu inspizieren. Und da er die Unterkünfte der weiblichen Zivilangestellten zu inspizieren gedachte, konnte er das natürlich nicht bequem bekleidet oder gar im Bademantel tun. Zwar war es üblich, daß er derartige Inspektionen nur in Begleitung der ältesten weiblichen Zivilangestellten unternahm. Aber in Notfällen durfte er ohne weiteres auch allein in Aktion treten. Und eine Art Notfall hielt er jetzt durchaus für gegeben.

Kater verließ sein Zimmer, nicht ohne vorher noch einmal in den Spiegel gesehen zu haben – er war sicher, einen recht stattlichen Eindruck zu machen. Er durchschritt die Korridore, verließ den Kommandostab, überquerte die Straße und betrat den Block, auf dessen Eingangstür groß geschrieben stand: UNTERKUNFT FÜR FRAUEN. UNBEFUGTEN IST DAS BETRETEN STRENG VERBOTEN. Aber er war natürlich befugt, denn schließlich trug das Verbotsschild die Unterschrift: *Kater, Hauptmann und Chef der Stammkompanie.*

Vor der Tür mit der Nummer einhundertundzwei blieb Kater kurz stehen und überprüfte noch einmal, mit nervösen Griffen, den Sitz seiner Uniform. Nachdem er sich sodann vorsichtig umgesehen hatte, ging er hinein – ohne anzuklopfen.

Der Anblick, der sich ihm hier bot, war ganz dazu angetan, seinen Blutdruck zu erhöhen: Elfriede Rademacher stand, leicht gebückt, vor ihrem Schrank, lediglich mit Höschen und Büstenhalter bekleidet. Ihre so dargebotenen Formen entsprachen seinen Vorstellungen auf das vollkommenste.

Elfriede Rademacher richtete sich fragend auf. Sie verriet weder sonderliche Überraschung noch gar etwas wie Scham. Sie war es gewöhnt, von Männern sozusagen »im Geiste«

ausgezogen zu werden, und sagte sich daher, daß auch Kater im Augenblick nichts anderes zu sehen bekam, als was er schon immer an ihr, eben »im Geiste«, gesehen hatte.

»Was haben Sie hier zu suchen?« fragte sie scheinbar gleichmütig. »Und warum klopfen Sie nicht an?«

»Ich wollte Ihnen eine Einladung überbringen, Elfriede«, sagte er von der Tür her mit belegter Stimme.

»Für Sie heiße ich nicht Elfriede, sondern Rademacher«, erklärte sie abweisend. »Und außerdem nehme ich von Ihnen keine Einladung an. Verlassen Sie, bitte, das Zimmer, oder wenden Sie sich wenigstens ab, bis ich mir einen Mantel übergezogen habe.«

»Von mir aus«, sagte Kater, »können Sie so bleiben, wie Sie sind. Mich stört das nicht.«

»Aber mich«, sagte Elfriede. Und damit drehte sie ihm den Rücken zu, griff nach ihrem Bademantel und warf ihn sich über.

Kater schnaufte. Er hatte das dringende Bedürfnis, sich zu setzen – sich hinzulegen, wenn das möglich gewesen wäre. Aber der kühle, amüsiert-abweisende Blick von Elfriede gab ihm wenig Hoffnung.

»Hören Sie mal zu«, sagte Kater, der immer noch an der Tür stand, mit gepreßter Stimme. »Sie brauchen mir doch nichts vorzumachen. Ich weiß genau, worauf Sie hinauswollen – und das entspricht ganz meinen Wünschen. Ich weiß, Sie sind ein vernünftiges Mädchen und ausgesprochen praktisch veranlagt. Und Sie gefallen mir.«

»Sie gefallen mir aber gar nicht«, versicherte Elfriede. Das klang sehr überzeugend – doch nicht für Hauptmann Kater.

Denn Kater war sicher, sie durchschaut zu haben. Alles, so dachte er, war eine Frage des Preises – und er war durchaus entschlossen, nicht unbedingt kleinlich zu sein. »Wir werden uns einig werden«, versprach er. »Kommen Sie so gegen zehn Uhr zu mir.«

»Das könnte Ihnen so passen!« rief Elfriede und lachte unbekümmert.

»Das paßt mir sogar sehr gut«, sagte er. »Ab zehn Uhr abends sind wir völlig ungestört.«

»Ich bin verlobt«, sagte jetzt Elfriede, »und zwar mit Oberleutnant Krafft.«

»Aber das macht doch nichts«, versicherte Kater grinsend. »Mich stört das nicht im geringsten. Fast möchte ich sagen: ganz im Gegenteil – das ist sogar sehr günstig. Denn das wird Ihre Bereitschaft, mir die Ehre zu geben, sicherlich noch erhöhen. Ein Wink von mir nämlich genügt, und Ihr angeblicher Verlobter ist von der Kriegsschule verschwunden, wie ein Huhn im Kochtopf. Unterschätzen Sie niemals meine Beziehungen, Elfriede; und denken Sie immer daran, daß ich mehr weiß als für manche gut ist. Ich brauche morgen früh nur zum General zu gehen und ihm ein paar Details ins Ohr zu flüstern. Wenn Sie also durchaus wollen, daß Ihre angebliche Verlobung ein schnelles und gründliches Ende findet ... Also! Ab zehn Uhr – und lassen Sie mich nicht allzulange warten, Elfriede; ich bin jetzt schon ziemlich ungeduldig.«

»Da werden Sie lange warten können«, sagte Elfriede. »Heute abend bin ich besetzt – und die nächsten Monate und Jahre auch.«

»Das wird sich ändern«, versicherte Kater, »ich garantiere dafür. Aber ich bin entgegenkommend – Sie können auch eine Vertretung schicken. Irene Jablonski zum Beispiel. Am besten aber, Sie kommen selber, Elfriede. Warum sollen wir hinausschieben, was sowieso eintreten wird, nicht wahr?«

Elfriede Rademacher sah in den Spiegel. Sie war völlig gelassen; kühl und unberührt wie frischgefallener Schnee. Und sie dachte, überrascht: Meine Haut ist anders; frisch, glatt und sauber. Mein Hirn denkt nicht mehr so wie früher; ich kenne keine willige Gleichgültigkeit mehr; ich will bewahrt bleiben für nur noch einen. Ich habe mich verändert, und das ist wie ein Geschenk. Aber gibt es überhaupt Geschenke im Leben?

Doch sie hatte weder Zeit noch Lust, sich weiter mit derartigen Fragen zu beschäftigen. Sie wurde erwartet. Und nichts war wichtiger.

Sie zog sich schnell an und schrieb auf einen Zettel, wo

sie hinging. Und diesen Zettel legte sie auf das Bett von Irene Jablonski.

Dann lief sie hinaus, über die Hauptstraße der Kaserne, zu jener abseitsstehenden Baracke hin, in welcher die Aufsicht H und ihr Aufsichtsoffizier untergebracht waren.

Das Zimmer, das sie betrat, hatte rissige, verrauchte Holzwände. Darin befand sich ein strapaziertes Feldbett, zu dem ein schäbiger Läufer hinführte. Und hier stand Karl Krafft.

Er lächelte, in zärtlicher Erwartung. Die große Selbstverständlichkeit, die er ausstrahlte, ging auf sie über. Was er auch tat – bei ihm fühlte sie sich geborgen.

Sie stürzte sich ihm entgegen, als wolle sie bei ihm Schutz suchen. »Endlich«, sagte sie, »endlich!«

»Nicht so stürmisch«, sagte er, sie umarmend. »Du hast entweder ein schlechtes Gewissen oder ein unangenehmes Erlebnis gehabt.«

»Kater hat mich belästigt«, sagte sie.

»Nun«, sagte er, sie beruhigend, »seine ganze Existenz ist eine einzige Belästigung.«

»Kann er dir irgendwie schaden?« wollte Elfriede wissen.

»Auch eine Laus kann Schaden anrichten«, sagte er ruhig. »Nicht nur, daß Läuse Fleckfieber übertragen, sie können sogar ein Uhrwerk ruinieren.«

Elfriede erzählte Krafft alles, was sich ereignet hatte.

»Was soll ich tun?« wollte sie schließlich wissen. »Soll ich ihm bei nächster Gelegenheit eine herunterhauen?«

»Höre einfach nicht zu, versuche, durch ihn hindurchzusehen, tu so, als existiere er für dich nicht. Schließlich bist du jetzt eine sogenannte Dame, Elfriede – die Verlobte eines Offiziers. Da mußt du dich eben entsprechend benehmen.«

»Leichtfallen wird mir das nicht, Karl – das kann ich dir sagen!«

»Du wirst dich schon daran gewöhnen«, sagte er. »Denn du bist eine Frau – und anpassungsfähig.«

»Das bin ich wirklich«, sagte Elfriede, wohltuend beeinflußt von seiner gelassenen Heiterkeit. Sie schmiegte sich an ihn und legte ihre Arme um seinen Hals. »Dir jedenfalls, Karl«, sagte sie, »passe ich mich furchtbar gerne an.«

Er machte sich behutsam frei. »Du wirst gleich Gelegenheit haben, dich als Offiziersdame zu üben. Wir sind eingeladen.«

»Wir bleiben heute nicht hier?« fragte sie enttäuscht.

»Zunächst einmal«, sagte er, »müssen wir zu Hauptmann Feders und seiner Frau. Beide wollen dich kennenlernen. Freut dich das nicht ein wenig? Eine offizielle Einladung, sozusagen.« — »Die erste meines Lebens«, sagte sie verlegen.

»Man muß immer wieder einmal etwas völlig Neues im Leben anfangen.

»Aber ausgerechnet Hauptmann Feders?«

»Kennst du ihn?«

»Nein – nicht persönlich. Ich weiß nur, was über ihn geredet wird – über ihn und seine Frau.«

»Vergiß das, Elfriede. Geredet wird immer viel – auch über uns.«

»Dir gefällt dieser Hauptmann Feders, nicht wahr? Man spürt das, wenn du von ihm redest. Oder gefällt dir seine Frau?«

»Beide interessieren mich. Sie sind ungewöhnlich. Du wirst in Hauptmann Feders und seiner Frau zwei Menschen kennenlernen, die wesentlich andere Probleme zu lösen haben als wir. Komm – gehen wir.«

Sie wanderten einträchtig durch die Kaserne. Frischer Schnee war gefallen. Die blendende Weiße ließ an idyllische Weihnachten denken und an wundersame Schlittenpartien. Ihre Hände griffen nach einander, und sie waren von wohltuender Wärme: Die Verlobten begannen, sich an ihre Verlobung zu gewöhnen.

»Immer herein mit den Liebenden von Wildlingen!« rief der Hauptmann Feders ihnen entgegen.

»Haben Sie uns eingeladen«, fragte Krafft lächelnd, »um uns wie Wundertiere zu bestaunen?«

»Sie haben es erraten«, sagte Feders und führte beide seiner Frau zu. »Und wir konnten es kaum erwarten, ein glücklich liebend Paar in Augenschein zu nehmen – nicht wahr, Marion?«

Marion Feders begrüßte ihre Gäste recht zurückhaltend, fast ein wenig scheu. Sie fürchtete offenbar, Menschen vor sich zu haben, die auf sie mit robustem Selbstbewußtsein herabsehen würden.

»Wir haben Ihnen sehr für diese Einladung zu danken«, sagte Elfriede zu Marion Feders. Und offenherzig fügte sie hinzu: »Für mich ist es die erste offizielle Einladung meines Lebens.«

»Armes Kind!« rief Feders mit lauter Herzlichkeit. »Daß Sie dabei ausgerechnet an uns geraten müssen!«

»Ein schwerer Anfang muß nicht unbedingt ein schlechter Anfang sein«, sagte Marion freundlich.

»Danke«, sagte Elfriede. »Sie machen es mir wirklich leicht.«

Marion Feders lächelte Elfriede Rademacher zu und bot ihr einen Stuhl an. Ihre Vorurteile waren unberechtigt gewesen. Das Mädchen war ihr recht sympathisch – einfach und unkompliziert und von einer rustikalen, vollblütigen Schönheit.

Sie gruppierten sich um einen niedrigen Tisch, auf dem bereits Gläser und eine Flasche Wermut standen. »Eigentlich«, sagte Feders, »müßten wir ja jetzt Champagner trinken. Aber wir sind weder Krösus noch Kater. Und eigentlich kann kein Getränk schlecht sein, das man unter Freunden trinkt.«

Sie tranken das erste Glas schweigend.

»Unsere Verlobung scheint sich erstaunlich schnell herumgesprochen zu haben«, meinte Krafft.

»Das System der Buschtrommeln«, sagte der Hauptmann Feders, »ist bei uns durch Telefone ersetzt worden. Und während die Wilden von barbarischer Offenheit sind, macht die Technik aus uns wispernde Einflüsterer. Der gute Hauptmann Ratshelm, unser heldisches Waschweib, hatte kaum von Ihrer Verlobung vernommen, da hing er auch schon am Telefon. Und natürlich tuschelte er zuerst der verehrten Frau Kommandeur diese sensationelle Neuigkeit zu.«

»Nun – das erspart uns das Verschicken von Verlobungsanzeigen«, sagte Krafft.

»Das bewahrt Sie aber nicht vor der Neugierde unserer Kommandeuse«, sagte Feders und füllte die Gläser erneut. »Die Frau Major wird das Fräulein Braut garantiert unter die Lupe nehmen. Machen Sie sich auf die unmöglichsten Fragen gefaßt, Fräulein Rademacher. Zum Beispiel: Kommen Sie aus einer angesehenen oder wenigstens wohlhabenden Familie?«

»Mein Vater war Hallenmeister im Reichsbahnausbesserungswerk, außerdem sang er im Kirchenchor«, erklärte Elfriede Rademacher unbekümmert.

»Höchst ehrenwert, gewiß – wird die Frau Major sagen.« Feders begann, Gefallen an diesem Spiel – und an Elfriede – zu finden, und fuhr munter in seinem imitierten Kommandeusen-Verhör fort. »Und wie steht es mit der werten Schulbildung, Pensionate et cetera?«

»Volksschule – nichts weiter sonst.«

»Nun ja, wird die Frau Major sagen, hoffen wir also auf Herzensbildung, was vieles ausgleichen kann. Wie aber steht es mit Ihrer werten Gesundheit – in bezug auf Mutterschaft?«

»Man müßte es ausprobieren.«

Hauptmann Feders lachte schallend. »Prächtig«, sagte er. »Wenn Sie das alles unserer Lehrgangsleitziege gesagt haben, bleiben Sie garantiert vor weiteren Fragen verschont. Fräulein Rademacher – nochmals willkommen.« Er hob sein Glas. »Ich trinke auf Ihr Wohl.«

»Und wie ist es eigentlich mit der Mutterschaft der Frau Major?« wollte nun Elfriede wissen. »Das ist zum Beispiel eine Frage, die ich ihr stellen könnte, wenn sie mich entsprechend ausfragt.«

»Verehrtes Fräulein Rademacher«, erklärte Hauptmann Feders amüsiert, »erlauben Sie, daß ich auf eine der wichtigsten Regeln aufmerksam mache, mit der man Armeen auf Vordermann bringt, Staatsgebilde formt und erfolgreich Kriege führt. Sie lautet: Die Ochsen dreschen des Königs Korn. Darunter ist etwa folgendes zu verstehen: Zum Krieg gehören Opfer – die Soldaten müssen sie bringen. Zum Wohlstand gehört Geld – die Kleinen müssen zahlen. Staaten brauchen Bürger – das Volk hat sie zu liefern. Generale fallen selten; Staatsmänner sind niemals arm; und die Damen der Gesellschaft weisen viel geringere Geburtenziffern auf als die Frauen aus dem Volke. Und eben deshalb ist es auch gar nicht weiter verwunderlich, daß gewisse weibliche Wesen die Mutterschaft proklamieren, ohne Mutter zu sein.«

»Vielleicht tust du Frau Frey unrecht«, gab Marion Feders zu bedenken. »Manchmal habe ich den Eindruck, daß sie durchaus mütterliche Gefühle hat.«

»Meinst du«? sagte Feders. »Die hat, als sie heiratete, bestimmt nicht an Kinder, sondern an Karrieren gedacht. Sie hat ihren Mann erst genommen, nachdem er ein hochdekorierter Held und stabsoffiziersverdächtig war. Die Idee, daß ausgerechnet sie mütterliche Gefühle haben könnte, erscheint mir ein bißchen kühn. Wie kommst du darauf, Marion?«

»Du weißt, ich mag Frau Frey nicht sonderlich –«

»Ich habe schon immer deinen vorzüglichen Geschmack zu schätzen gewußt!«

»– aber als sie neulich, bei ihrer öden Kaffeestunde für die Ehefrauen der Offiziere, von den jungen Fähnrichen sprach, da tat sie das mit sehr viel Wärme, mit einer bemerkenswerten, bei ihr recht ungewöhnlichen Aufgeschlossenheit.«

»Was weiß denn diese Dame schon von unseren Fähnrichen«, sagte Feders. »Sie kommt doch über den Offizierskreis nicht hinaus. Soweit, daß sie unsere Aufsichten inspiziert, sind wir glücklicherweise noch nicht.«

»Ich glaube, du irrst dich«, sagte Marion Feders, die nicht nachließ, ihren Standpunkt weiter zu verteidigen; außerdem war ihr aufgefallen, daß Oberleutnant Krafft ihren Ausführungen mit lebhaftem Interesse folgte. »Wenigstens einen der Fähnriche kennt Frau Frey bestimmt.«

»Und zwar«, sagte Krafft behutsam, »handelt es sich um einen Fähnrich, der ihr gelegentlich Bücher bringt – nicht wahr?«

»Ja«, sagte Marion Feders lebhaft. »Das stimmt! Woher wissen Sie das?«

»Ganz einfach«, erklärte Krafft zufrieden, »jeder Fähnrich, der die Kaserne verläßt, ob dienstlich oder privat, hat sich vorher bei seinem Aufsichtsoffizier abzumelden. Sonderbefehl Nummer neununddreißig.

»Und wer ist der Auserwählte?« fragte Feders neugierig.

»Genau der Richtige«, sagte Krafft. »Es ist tatsächlich der, an den auch Sie denken.«

»Sieh mal einer an!« rief Feders. »Das könnte Wasser auf Ihre Mühlen sein, nicht wahr, Krafft? Immer unter der Voraussetzung, daß Sie genügend Korn zu mahlen haben. Aber wenn ich Ihnen damit einen Gefallen tun kann, dann will auch ich gerne unserer verehrten Frau Major ein paar Bücher übersenden – zu einer günstigen Zeit, auf dieselbe Art, mit dem gleichen Mann.«

»Wird dankend angenommen«, erklärte Krafft.

»Darf man fragen«, wollte Elfriede wissen, »worüber wir uns eigentlich im Augenblick unterhalten?«

»Mein liebes, verehrtes Fräulein Rademacher«, sagte Feders heiter, »wir unterhalten uns über die Vorzüglichkeit unserer Kontrollsysteme, mit dessen Hilfe man in unserer Fabrik die Ausschußware erkennen kann – immer vorausgesetzt, man versteht es, unsere Apparaturen richtig zu bedienen.«

Sie tranken sich zu, und es war plötzlich, als wären sie schon viele Stunden zusammen gewesen. Frau Marion lächelte entspannt, und Elfriede fühlte sich sichtlich wohl. Den berüchtigten Hauptmann Feders als überraschend munteren Gesprächspartner zu erleben, bereitete ihr Freude.

»Ich bewundere Ihren Mut, mein lieber Krafft«, versicherte Hauptmann Feders. »Was Sie tun, das tun Sie offenbar ganz. Nun, im Fall Ihrer Verlobung kann ich das durchaus verstehen. Ich hoffe, Sie haben nicht außerdem noch die Absicht, sich mit der höheren Gerechtigkeit zu verloben? Ich warne Sie! Bei uns in Deutschland geht diese Dame periodenweise auf den Strich.«

»Mein Mann«, sagte Marion Feders lächelnd zu Elfriede, »hält derartige Beispiele für besonders treffend.«

Feders lachte und hob sein Glas.

»Kommen Sie, Fräulein Rademacher«, sagte Marion Feders und stand auf, »gehen wir in den Nebenraum. Ich will

Ihnen zeigen, wie die Frau eines Offiziers wohnt. Wie sie lebt, das wissen Sie vermutlich schon.«

Sie entfernten sich und gingen in den Nebenraum.

»Ich glaube übrigens«, sagte Krafft zu Feders, als sie allein waren und nachdem sie ihre Gläser geleert hatten, »ich kenne inzwischen Ihr eigentliches Problem – es liegt bei den Korbmenschen. Bisher waren Sie ganz sicher, daß für diese Menschen der Tod die einzige und wahre Erlösung bedeutet. Lieber sterben, sagten Sie sich, als so weiterleben! Aber das können Sie jetzt nicht mehr sagen, denn Sie haben inzwischen erkannt: ein Funke Leben genügt. Auch ein zerstückeltes Leben ist nicht ohne Hoffnung: Hoffnung auf ein Buch, ein Bild, Fetzen von Musik, ein Skatspiel – oder eben auf die Liebe einer Frau.«

»Sie sind ein ganz gemeiner, ausgekochter, hinterlistiger Bursche, Krafft«, sagte Feders rauh. »Sie erinnern mich an meinen kleinen Bruder. Niemand konnte in ihn hineinsehen. Eines Tages lebte er nicht mehr – er war wildgewordenen Pferden in die Zügel gesprungen, und sie zerstampften ihn. Allerdings hatte er dadurch zwei Menschenleben gerettet: das einer Hure und das eines Betrügers.«

»Ich fühle mich wildgewordenen Pferden einigermaßen gewachsen«, sagte Krafft nachdenklich. »Ich habe das schon einmal ausprobiert.«

»Sind es nicht Pferde, werden es Panzer sein. Panzer aus Vorurteilen. Lokomotiven, die mit Lügen geheizt worden sind. Sehen Sie sich vor, Krafft! Sie bekommen es fertig, gegen einen Wasserfall anschwimmen zu wollen.«

»Im Augenblick«, sagte Krafft, »gedenke ich lediglich ein Nachtgeschirr auszuleeren. Es ist jetzt zehn Uhr – und ich bekomme es nicht über das Herz, Hauptmann Kater warten zu lassen. Er wartet nämlich auf meine Braut.«

»Um diese Zeit?« fragte Feders aufmerkend. »Dienstlich?«

»Ganz im Gegenteil – höchst privat.«

»Ah«, sagte Feders freudig, »ich verstehe: Sie wollen ihm Ihre Verlobung mitteilen!«

»Das ist gar nicht mehr nötig – er weiß bereits davon.«

»Und trotzdem?«

»Gerade deshalb, vermutlich. Ihn stört das nämlich nicht im geringsten – hat er sich erlaubt zu bemerken. Sie entschuldigen mich also, Herr Hauptmann. Und wenn ich Fräulein Rademacher so lange hier lassen darf, bin ich Ihnen dankbar – länger als eine Viertelstunde wird die Sache kaum dauern.«

»Nehmen Sie mich mit«, forderte Feders, »ich bitte Sie darum. Tun Sie mir den Gefallen!«

»Vielleicht«, sagte Krafft versonnen, »ist es besser, wenn kein Dritter als Zeuge anwesend ist.«

»Ganz im Gegenteil«, behauptete Feders. »Das Sicherste ist ein Zeuge, der unter Umständen bestätigen kann, daß Sie Samthandschuhe angehabt haben. Also sagen Sie schon ja!«

»Also gut, einverstanden!«

Feders rieb sich unternehmungslustig die Hände. »Mein lieber Krafft«, sagte er, »Sie machen mir damit eine große Freude.«

»Ich kann kein sonderliches Vergnügen darin erblicken«, sagte der Oberleutnant.

»Das findet sich schon«, sagte Feders. Er begab sich zur Tür des Nebenzimmers, öffnete sie und sagte: »Erlaube mir, den Damen mitzuteilen, daß wir einen kleinen Erbauungsspaziergang zu unternehmen gedenken – von etwa einer halben Stunde Dauer.«

»Was habt ihr vor?« fragte Marion Feders.

»Wir haben die Absicht, für eine Kühlung überhitzter Gemüter zu sorgen.«

»Das kann bestimmt nichts schaden«, sagte Elfriede.

Sie verließen das Gästehaus. Durch die Vorhänge des Zimmers, das der General bewohnte, fiel ein schmaler Lichtstreifen. Feders wies mit ausgestreckter Hand dorthin.

»Vermutlich«, sagte der Hauptmann gut gelaunt, »arbeitet der Alte an einem Standardwerk über die Ethik des Offiziers – unter besonderer Berücksichtigung des Preußentums, wie es sich der kleine Moritz zu Recht vorstellt.«

Die erwartungsfrohe Lebhaftigkeit, die von Feders ausging, beunruhigte Krafft. Und als sie sich dem Kommandostab näherten, sagte er behutsam: »Sollte ich nicht doch lieber mit Hauptmann Kater allein sprechen?«

»Nicht doch, mein Lieber, nicht doch! Ich werde schon das Richtige tun!«

»Aber schließlich ist das allein meine Angelegenheit.«

»Sie irren, mein Lieber – das geht Ihre Braut genauso an, wie Ihren Freund. Und außerdem sollten Sie praktisch denken, Krafft. Wenn Sie allein diesen Kater aufs Kreuz legen, dann könnte das unter Umständen ein tätlicher Angriff auf einen Vorgesetzten sein. Wenn ich das aber tue, dann ist das allerhöchstens ein handgreiflicher kameradschaftlicher Überredungsversuch. Endlich einmal bekomme ich so eine Sittensau vor die Flinte – und da lasse ich mir mein Schußfeld nicht mehr verstellen.«

Feders eilte voran. Er ging auf Hauptmann Katers Zimmer zu, stieß dort die Tür auf und rief: »Besuch für Sie, Kater!« Dann ließ er dem Oberleutnant Krafft den Vortritt.

Kater, bereits im Bademantel, erhob sich. Zunächst war er lediglich unwillig über diese grobe Störung seiner nächtlichen Erwartungsfreude. Dann begann er zu staunen; schließlich wurde er unruhig und strich sich mit zitternden Händen den Bademantel glatt.

Oberleutnant Krafft trat vor und sagte: »Fräulein Rademacher, meine Verlobte, kann leider nicht kommen, um Ihnen persönlich eine herunterzuhauen. Es ist mein Bestreben, ihr jede schmutzige Arbeit zu ersparen.«

»Was wollen Sie von mir?« rief Kater und er zog sich dabei, schutzsuchend, hinter seinen Sessel zurück. »Ich weiß nicht, wovon Sie reden! Und wie sprechen Sie überhaupt mit einem Ihnen vorgesetzten Offizier!«

»Wir sprechen hier nicht mit einem Vorgesetzten, sondern mit einem Sauhund!« erklärte Feders freundlich grinsend. »Und wir erlauben uns, wie gesagt, Fräulein Rademacher zu vertreten. Also los, fangen Sie an – versuchen Sie doch mal, uns unters Kinn zu fassen.«

Kater stand starr. Er blickte hilfesuchend um sich – offenbar versuchte er, einen Fluchtweg zu erspähen. Aber er hatte zwei kräftige Hindernisse vor sich. Und rufen konnte er auch nicht; das Gebäude des Kommandostabes war kaum bewohnt. Das schöne Ungestörtsein, das er sonst hier zu genießen pflegte, entpuppte sich plötzlich als eine gefährliche Falle. So blieb ihm denn keine andere Wahl, als auf sanfte Versöhnung zu schalten. »Aber ich bitte Sie, meine Herren, hier kann doch nur ein Irrtum vorliegen.«

»Bei Ihnen, Kater!« sagte Feders und sah sich prüfend um. »Was uns anbelangt, so irren wir uns nicht. Sie sind ein ganz schäbiger Lump! Kapiert?«

»Wenn Sie jedenfalls noch einmal meine Verlobte belästigen«, verkündete Krafft entschieden, »dann schlage ich Sie grün und blau!«

»Das ist eine Drohung!« schnappte Kater prompt zu. »Dafür kann ich Sie vor ein Kriegsgericht bringen!«

»Vorher aber landen Sie in einem Lazarett!« rief Krafft.

»Langsam, Freunde, nur langsam!« sagte Feders. »Zunächst einmal: von einer Drohung kann überhaupt keine Rede sein – darauf leiste ich jeden Eid. Wir plaudern hier lediglich. Wir sind völlig harmlos, ganz genauso wie Sie, Kater. Klar? Und vergessen Sie nie: hier stehen zwei Aussagen gegen eine – zwei Frontkämpfer gegen einen Etappenheini noch dazu, was vor Kriegsgerichten erfahrungsgemäß immer starken Eindruck macht.«

Der Hauptmann Kater sah ein, daß seine Lage reichlich hoffnungslos war – wenn seine rabiaten Besucher Ernst machten. Er wich an die Wand zurück und seine Knie wurden weich.

»Kommen wir also zur Sache«, sagte Hauptmann Feders. »Wie wäre es mit einem stärkenden Getränk, Kater? Schließlich haben wir noch allerhand vor.«

Kater wies, mit bebender Hand, auf den Tisch. Hier standen einige Flaschen und Gläser – vermutlich als Auftakt für eine rauschende Nacht gedacht.

Feders trat lässig hinzu, hob eine der Flaschen hoch und betrachtete deren Etikett. Dann schüttelte er mißbilligend den Kopf. Hierauf ließ er die Flasche auf den Boden fallen, so daß sie zerschellte. Der Schnaps versprühte über den

Teppich und gegen die Möbel. Ein scharfer, dumpfer Alkoholgeruch machte sich breit.

»Nicht gut genug für uns!« stellte Hauptmann Feders lakonisch fest. »Was denken Sie sich eigentlich? Schäbiger Obstbranntwein? So billig kommen Sie nicht davon!«

Und nun nahm Feders eine Flasche nach der anderen und ließ sie auf den Boden fallen, wo sie zerschellte. Dann durchsuchte er Schrank und Kommode und brachte weitere Flaschen zum Vorschein. Sie gingen den gleichen Weg.

Die verschiedenen hochprozentigen Schnapssorten vermengten sich zu einem fürchterlichen Gestank. Ein »ganz dicker Hecht hing im Raum«, wie der Fachausdruck dafür lautete. Ein Splitterfeld und eine riesige Lache bedeckten den Fußboden – und mitten darin stand Kater, in Filzpantoffeln, mit ratlosen Augen und zitternden Gelenken. Die Vandalen waren über ihn gekommen! Und er war ihnen rettungslos ausgeliefert – im Augenblick wenigstens.

Feders sah sich um. Aber noch war seine Zufriedenheit nicht vollkommen. Deshalb sagte er schließlich: »Hier ist es viel zu eng – finden Sie nicht auch, Krafft?«

Der nickte bereitwillig und meinte: »Das Bett ist überflüssig, meiner Ansicht nach.«

»Richtig!« sagte Feders. »Das hat mich schon die ganze Zeit gestört. Und außerdem müssen wir ja unseren Kameraden davor bewahren, daß er sein Bett mißbraucht.«

Und so nahmen sie denn mit vereinten Kräften das Feldbett auseinander und wuchteten die einzelnen Teile auf den Korridor hinaus. Dann krachten sie sämtliche Sitzgelegenheiten hinterher. Als das geschehen war, steckten sie den Türschlüssel nach außen.

Doch bevor der Hauptmann Feders den geduckten Kater von der Außenwelt abschloß, erklärte er: »Verbindlichen Dank für diesen außerordentlich gemütlichen Abend! Wir werden davon zu rühmen wissen – falls wir danach befragt werden sollten.«

24

DAS GEWISSEN IST LENKBAR

In Hauptmann Kater würgte die nackte Wut. Und dieser Zustand hielt an: jene ganze unbequeme Nacht hindurch, in welcher er in so beschämender Weise bloßgestellt worden war. Und diese nackte Wut blieb ihm noch am nächsten Vormittag unvermindert erhalten. In diesem Zustand segelte er den Hügel nach Wildlingen hinunter – direkt in das Büro des Bürgermeisters hinein.

Dieser Bürgermeister, Hundlinger mit Namen, war zugleich Kreisleiter und Landrat – mithin also ein gewichtiger, einflußreicher, vielbeschäftigter Mann. Dennoch empfing Hundlinger den allseits geschätzten Hauptmann Kater sofort. Soviel Entgegenkommen beruhigte Kater nicht nur – er empfand es als schmeichelhafte Würdigung seiner Persönlichkeit. Hier wurde er geschätzt, hier fand er Achtung, hier war er wer!

»Was kann ich für Sie tun, mein lieber Hauptmann Kater!« rief ihm Hundlinger herzlich entgegen. Für ihn verkörperte der Hauptmann, als geschätzter Verbindungsoffizier zwischen Kriegsschule und Bevölkerung, eine der drei Säulen des Großdeutschen Reiches: die Wehrmacht. Die anderen zwei Säulen – Partei und Staat – verkörperte er, Hundlinger, selber.

»Ich wollte nur mal vorbeischauen«, behauptete Kater mit recht bieder wirkender Verlogenheit.

»Sie sind mir jederzeit herzlich willkommen«, erklärte Hundlinger, nicht minder bieder als sein Besucher. Dabei hatte er Kater in den ersten zehn Sekunden durchschaut. Denn Hundlinger wußte aus langer Erfahrung, daß Kater ein reichlich gerissener Geschäftsmann war – der tat so gut wie nichts, ohne dabei seinen Vorteil im Auge zu haben. Auf alle Fälle war Hundlinger auf diverse Forderungen des Kater gefaßt. Das machte ihm aber nichts aus – auch er gedachte diverse Forderungen anzubringen.

»Ja, ich habe da eine kleine Sorge«, berichtete Kater schließlich in treuherzigem Ton, »und zwar des Herrn Rotunda wegen.«

»Aha!« sagte Hundlinger; dabei registrierte er sofort: Rotunda, kleinerer Weingutsbesitzer und Wirt des *Bunten Hunds;* Parteigenosse neueren Datums, ohne besonderen Einfluß; was gleichbedeutend damit war, daß man auch keine besondere Rücksicht auf ihn nehmen mußte. Ein kleinerer Fisch also. Aber das brauchte Kater natürlich nicht zu wissen.

Und nun stürzte sich Kater, nicht mehr zu bremsen, auf Rotunda. Er gedachte, durch den Gastwirt eine Lawine ins Rollen zu bringen, die Krafft und vielleicht auch Feders, gemeinsam mit ihrer Aufsicht, verschütten sollte. Dieser Rotunda, erklärte Kater, habe ihn schmählich im Stich gelassen. Ein fragwürdiger Kantonist sei der Mann – weich und nachgiebig, beeinflußbar und unzuverlässig. Nicht der rechte Mann für eine Zeit wie diese.

»Er appellierte an meine Hilfsbereitschaft – und ich bin da kein Unmensch, schon gar nicht weil ich glaubte, eine lohnende, eine wertvolle Aufgabe übernehmen zu können. Ich setze mich also oben in der Kriegsschule für ihn ein. Aber was macht dieser Rotunda? Er macht einen Rückzieher. Er läßt sich von den beeinflußten Fähnrichen beschwatzen und tut so, als ob nichts gewesen wäre. Und da sitze ich nun – als der Dumme, der wieder einmal versucht hat, die Belange der Zivilbevölkerung als ehrlicher Makler zu vertreten, und der nun nichts anderes erntet als nur Undank und Mißverständnis.«

Hundlinger machte ein nachdenkliches Gesicht. Die Sachlage war ihm völlig klargeworden – dabei war nicht sonderlich viel zu holen: ein Lastwagen für eine Woche; höchstens. Es sei denn, Hauptmann Kater hatte noch rein persönliche Gründe, was durchaus möglich schien. So ohne weiteres machte ein erfahrener Fuchs aus einer Bagatelle keine ausgewachsene Intrige. Telefonanruf hätte genügt. Was also steckte dahinter? Hundlinger klopfte unverzüglich auf den Busch.

»Lassen Sie mich das nur machen«, sagte er großzügig. »Ich werde Rotunda eindringlich zureden und ihm klarmachen, daß er sich in diesem Falle ausschließlich nach Ihren Weisungen zu richten hat.«

»Das«, versicherte Kater sofort, »würde nicht ganz meinen Wünschen entsprechen.«

Hundlinger rückte seine stattliche Wohlbeleibtheit im Sessel zurecht. Damit erhöhte sich automatisch der Preis: Er würde jetzt zwei Lastwagen verlangen, für zwei Wochen, mit Fahrer und Beifahrer und Benzin.

»Das läßt sich arrangieren«, erklärte er. »Für Sie, lieber Hauptmann, immer! Denn schließlich ist unsere Zusammenarbeit von jeher äußerst ersprießlich gewesen. Und das soll natürlich so bleiben. Ich werde also Rotunda persönlich auf Vordermann bringen, ohne daß Ihr Name dabei fällt.«

»Wir verstehen uns«, versicherte Kater gerührt. »Wobei ich aber noch darauf hinweisen möchte, daß ich es für ganz entscheidend halte, daß sich Rotunda direkt an den General wendet. Direkt an den General! Das darf nicht vergessen werden.«

Sie wurden sich alsbald handelseinig. Die Kriegsschule stellte eine Arbeitsgruppe mit zwei Lastwagen für zwei Wochen der Stadt Wildlingen/Main für angebliche »Notstandsarbeiten« zur Verfügung. Benzin zu Lasten der Kriegsschule. Einsatz auf Anordnung des Bürgermeisters. Hundlinger seinerseits verpflichtete sich, die »besprochene Sache zu bereinigen«.

Sie trennten sich, wie sie sich begrüßt hatten: Brüder im gleichen Geiste – Wahrer und Mehrer von Volksgütern und patriotischen Gedanken. »Es gibt noch Deutsche, auf die man sich verlassen kann! Ist das nicht ein schönes Gefühl?« Und ob das ein schönes Gefühl war! Auch darüber herrschte volle Einigkeit.

Was dann kam, zeigte Hundlinger, den Beherrscher des zivilen Wildlingen, äußerst erfolgreich und mit verblüffender Kürze am Werk; eine Telefongespräch genügte vollkommen.

Ein interner Hinweis auf eine mögliche Überprüfung des Rotundaschen Geschäftsgebarens reichte aus, um jedes erwünschte Zugeständnis hervorzuzaubern.

»Ich will Sie natürlich nicht beeinflussen, Parteigenosse Rotunda«, sagte Hundlinger, ganz in seiner Eigenschaft als Kreisleiter. »Ich gebe Ihnen lediglich einen guten Rat.«

»Verstehe, Kreisleiter«, sagte der ergeben.

»Was Sie tun, das tun Sie völlig freiwillig. Ich befehle Ihnen nichts. Denn wenn ich erst einmal befehlen muß, Parteigenosse Rotunda – dann kann es sehr hart werden. Dann kenne ich keine Freundschaft mehr – nur noch die Partei. Und das wollen Sie doch nicht etwa herausfordern – oder?«

»Natürlich nicht, Kreisleiter.«

»Na sehen Sie, mein lieber Rotunda – wir verstehen uns. Ich habe auch nichts anderes erwartet. Also begeben Sie sich hinauf und tragen Sie dem General – dem General persönlich! – die Angelegenheit vor. Mehr brauchen Sie nicht zu tun.«

»Ich bin Ihnen sehr zu Dank verpflichtet, daß Sie mich empfangen haben, Herr General«, sagte der Gastwirt Rotunda.

»Keine Umstände, bitte«, sagte der Generalmajor Modersohn. »Worum handelt es sich?«

Rotunda trug in wohlgesetzten Worten seinen Fall vor: Schlägerei, Demolierung des Inventars, Belästigung ziviler Gäste – herbeigeführt durch die Aufsicht Heinrich. Dabei kam sich Rotunda recht unbehaglich vor. Das nicht etwa, weil ihn sein Gewissen plagte. Was ihn auf verwirrende Weise bedrückte, war das Gefühl, auf ein Standbild einzureden.

Modersohn saß, wie üblich, völlig unbeweglich in seinem Stuhl. Sein Gesicht schien versteinert, und seine Augen blieben unbewegt: sie waren – ohne Unterbrechung – auf Rotunda gerichtet. Und als der mühsam geendet hatte, fragte der Generalmajor lediglich: »Haben Sie das soeben Gesagte bereits schriftlich niedergelegt, Herr Rotunda?«

»Jawohl, Herr General!« rief der voll Eifer und fast erleichtert darüber, daß der schweigende Gewaltige auch sprechen konnte. Rotunda hatte unwillkürlich Haltung angenommen. Der sichere Instinkt eines deutschen Zivilisten ließ ihn nicht im Stich: Er zollte der militärischen Macht willig Respekt. Leicht verkrampft, doch beglückt, daß er einem Verlangen eines hohen Vorgesetzten entsprechen konnte, hielt er dem General seine schriftliche Anzeige entgegen. »Ich habe mir erlaubt, sie als eine Art informierenden Bericht abzufassen.«

Modersohn nahm das Blatt Papier, ohne die Haltung seines Oberkörpers auch nur im geringsten zu ändern – er hatte lediglich die Hand ausgestreckt. Er legte das Schriftstück vor sich auf die Schreibtischplatte und sagte: »Sie werden von mir hören, Herr Rotunda.«

Der Gastwirt und Weingutsbesitzer Rotunda sah sofort ein, daß die Audienz für ihn beendet war. Er brach in den Deutschen Gruß aus, den der General aber nicht mehr zur Kenntnis nahm. Modersohn war beschäftigt: Er überlas das ihm überreichte Schreiben – langsam und offenbar sehr gründlich.

»Heil Hitler, Herr General!« rief Rotunda.

»Grüß Gott«, sagte der, ohne aufzusehen.

»Fräulein Bachner zu mir, bitte«, ordnete der General an.

Sybille tänzelte herbei, mit langen, welligen Locken, in einem dekorativen anliegenden Kleid in Beige. Sie stellte sich vor dem General auf, zierlich den linken Fuß ein wenig nach seitwärts gespreizt, und sagte:

»Bitte, Herr General?«

Der Generalmajor Modersohn streifte seine in letzter Zeit immer weiblicher aussehende Schreibkraft mit kurzem verwundertem Blick. Aber Sybille vermochte keine sonderliche Mißbilligung in seinen prüfenden Augen zu erkennen. Das stimmte sie fröhlich. Doch nach spätestens drei Sekunden erkannte sie, daß für ihre Fröhlichkeit nicht der geringste Grund vorhanden war.

»Folgendes Schreiben«, sagte der General mit ernüchternder Sachlichkeit. »Beiliegender Vorgang an Lehrgangskommando Zwei. Eilt. Um Stellungnahme wird ersucht.«

Der General legte das Schreiben des Gastwirtes Rotunda an die rechte Seite seines Schreibtisches. Das bedeutete: Erledigt – Ausgang! In die Hand jedenfalls gab Modersohn das Schreiben seiner Sekretärin nicht – das war bei ihm nicht üblich.

»Das ist alles«, sagte er abschließend.

Dieses heikle Schriftstück landete eine halbe Stunde später auf dem Tisch des Lehrgangskommandeurs II, Major Frey. Der las zunächst die lakonische Bemerkung des Generals. Sie stellte eine der üblichen Formulierungen dar und besagte nicht viel. »Um Stellungnahme wird ersucht« war Routine – normalerweise nichts weiter sonst.

Dann aber las der Major das beiliegende Schreiben des Gastwirtes Rotunda. Und das geschah nicht ohne Bestürzung. Frey verfärbte sich leicht.

Die dezente, anhaltende Blässe des Majors bei dieser Lektüre war verständlich. Das zumindest aus zwei Gründen: Einmal wurde hier wieder eine Sache aufgewühlt, die Frey bereits schon als erledigt betrachtet hatte. Dann aber wurde dem Major klar – und nunmehr wechselte seine Gesichtsfarbe langsam von Weiß auf Rot –, daß jetzt sein peinlicher Sonderbefehl Nummer einhunderteinunddreißig erneut zur Sprache kommen konnte. Das aber war höchst bedenklich! Wenn der General herausbekam, daß dieser unglückselige Sonderbefehl der unmittelbare Anlaß zu dieser Schlägerei gewesen war – nicht auszudenken, was dann folgen konnte. So sah denn Frey Komplikationen über Komplikationen auf sich zurollen.

Aber auch der Major war ein Mann der militärischen Praxis: Er kannte die Segnungen des Dienstweges. Sie verschafften nicht nur, geschickt gehandhabt, Atempausen, sie ermöglichten es auch dem besonders Geschickten – und dafür hielt er sich –, die Verantwortung abzulagern; möglichst nach unten.

Daher erweiterte der Major Frey das ihm vorliegende Schreiben mit folgender Bemerkung: »Dringend! Zur beschleunigten Stellungnahme zuständigkeitshalber weitergereicht an Chef Sechste Inspektion.«

So flatterte denn der Vorgang automatisch weiter. Seine nächste Station war der Hauptmann Ratshelm. Der las zunächst die Bemerkung seines Kommandeurs, dann die seines Generals, schließlich das Schreiben des Rotunda.

Ratshelm war, wie immer, bereit, die Ansichten und Entscheidungen seiner Vorgesetzten zu respektieren – mehr noch: er war stets bestrebt, ihnen nachzueifern und ihrem Beispiel zu folgen. Er war betrübt über die Entwicklung der Dinge. Aber er mußte hinnehmen, was kam. Und er reichte prompt weiter, was sich weiterreichen ließ.

So fügte denn der Hauptmann Ratshelm diesem Vorgang folgende bezeichnende Bemerkung hinzu: »Äußerst dringend! Um unverzügliche, ausführliche Stellungnahme wird ersucht. Zuständigkeitshalber weitergereicht an Aufsichtsoffizier H.«

Diesen dreifach weitergeschobenen Vorgang erhielt schließlich der Oberleutnant Krafft.

Der Oberleutnant befand sich gerade mitten in einem Unterricht über Schriftverkehr. Auch er las zunächst die kargen Bemerkungen seiner Vorgesetzten. Er sah sofort, daß sich das »Eilt« in »Dringend« verwandelt hatte und daß dieses am Ende zu einem »Äußerst dringend« geworden war.

Aber Krafft fühlte sich dadurch nicht belustigt. Das Schriftstück Rotunda war eine gefährliche Sache – er erkannte das alsbald. Er las es zweimal, mit bohrender Langsamkeit.

Daß diese Lektüre offenbar wenig angenehm war, schienen seine Fähnriche zu spüren. Sie begannen, sich zu beunruhigen. Mit dem Instinkt der schwergeprüften, vielbewachten, allzeit umlauerten Offiziersanwärter witterten sie Schwierigkeiten. Das sich verdüsternde Gesicht ihres Aufsichtsoffiziers sagte ihnen mehr als genug.

»Herrschaften«, verkündete der Oberleutnant schließlich aufblickend, »da wir gerade bei dem Thema Schriftverkehr sind, will ich euch hier ein wohlgelungenes Beispiel für die sachgemäße Bearbeitung von Beschwerden durch die Zivilbevölkerung nicht vorbehalten. Hört also gut zu.«

Und nunmehr leistete sich der Oberleutnant Krafft einen

reichlich kühnen Einfall: Er verlas das ganze, ihm vorliegende Schriftstück. Das tat er, ohne auch nur ein Wort auszulassen; angefangen von Briefkopf und Datum – fünfter März neunzehnhundertvierundvierzig – bis hinunter zu den Randbemerkungen des Kriegsschulkommandeurs, des Lehrgangskommandeurs, des Inspektionschefs.

Als Oberleutnant Krafft geendet hatte, herrschte zunächst bedrücktes Schweigen. Kramer, der Aufsichtsälteste, schnaufte empört. Rednitz bekam hellwache Augen. Hochbauer biß die Lippen zusammen. Und lediglich Mösler erklärte ganz aufrichtig: »Das ist ja eine ausgemachte Sauerei!« Worauf nicht wenige kräftig nickten und zustimmende Worte murmelten.

»Freunde«, sagte Krafft bremsend, »ich verbitte mir jede persönliche Bemerkung hierzu. Hier handelt es sich – vorerst noch – um einen Unterrichtsgegenstand, und um nichts anderes sonst. Ich will also keine Polemik hören, sondern ganz klare sachliche Stellungnahmen. Verstanden?«

Die Fähnriche begannen zu verstehen. Im Verlauf der vier Wochen, in denen Oberleutnant Krafft ihr Aufsichtsoffizier war, hatten sie viel gelernt. Krafft hatte ihnen beigebracht, das Wesentliche zu sehen und Fallstricke zu vermeiden. Er hatte sie aus dem Gestrüpp der Vorschriften befreit, auf eine zwar reichlich robuste, aber sehr wirksame Art – ein Verfahren, das langsam Früchte zu tragen begann. Und eben deshalb konnte es sich jetzt der Oberleutnant leisten, sie ganz offen, wenn auch unter dem fadenscheinigen Mantel »Schriftverkehr«, mit einer Angelegenheit vertraut zu machen, die ein glühendheißes Eisen war.

Mösler gehörte zu den ersten, die begriffen, was hier vorging. Allerdings reagierte er darauf in seiner Weise. Er erhob sich strahlend und erklärte: »Ich schlage vor, vorliegendes Schreiben mit folgendem Zusatz zu versehen: Eilt! Dringend! Äußerst dringend! Zuständigkeitshalber von Aufsichtsoffizier über Aufsichtsältesten mit dem Ersuchen einer ausführlichen, unverzüglichen, äußerst beschleunigten Stellungnahme weitergereicht, und zwar an den Fähnrich Hochbauer, der seiner eigenen Aussage und Ansicht nach alles weiß und über alles reden kann.«

Die Aufsicht lachte, etwas erleichtert, auf – und das auf Kosten von Hochbauer, der Mösler einen vernichtenden Blick zuwarf. Oberleutnant Krafft überging diesen Vorgang großzügig. Er erklärte: »Beim letzten Offizier hört die Zuständigkeit derartiger Schreiben gewöhnlich auf. Also versuchen Sie getrost wieder einmal, sich bereits als Offiziere zu fühlen. Ich bin neugierig, was dabei herauskommen wird.«

Nunmehr meldete sich Rednitz und erhielt die Erlaubnis, seine Ansichten vorzutragen. Er stand auf und erklärte: »Eine Anzeige, gleichgültig woher sie kommt, sollte zunächst auf ihren Wahrheitsgehalt hin überprüft werden. Gar nicht einmal so selten pflegt sich dann herauszustellen, daß die darin geschilderten Tatbestände den tatsächlichen Ereignissen nicht ganz oder gar höchst unvollkommen entsprechen.«

»Schon möglich, Rednitz«, gab der Oberleutnant Krafft zu. »Aber Sie übersehen offenbar, daß dieser Vorgang das Datum des heutigen Tages trägt.«

»Es kann nur ein Mißverständnis sein«, würgte Kramer rauh. »Wir haben doch alles zur vollsten Zufriedenheit geklärt.«

Abermals meldete sich Rednitz, dem die Stellungnahme von Kramer offenbar ein wenig zu aufdringlich war. Er meinte: »Oft stellt sich bei näherer Betrachtung heraus, daß eine klärende Unterredung, verbunden mit ausreichendem Schadenersatz, ausreicht, um derartige Dinge zur vollsten Zufriedenheit zu bereinigen, ohne daß eine schriftliche Anzeige als Notwendigkeit hingenommen werden muß.«

»Und wie, meinen Sie wohl«, fragte Krafft neugierig, »müßte eine derartige Klärung in der Praxis aussehen?«

Der Oberleutnant erhielt reichliche und erschöpfende Auskünfte, wie zum Beispiel: Man geht zu dem Betroffenen hin, gibt ihm die Hand, ist freundlich, klärt ihn auf, versucht, ihn zu überzeugen, bietet großzügig Schadenersatz an, eventuell sogar Schmerzensgeld, worauf man ihm nochmals die Hand gibt.

Alles in allem: Krafft erfuhr auf diese Weise jede Einzelheit der Versöhnungsaktion der Fähnriche am Sonntag – ohne direkt danach gefragt zu haben. Und diese Einzelheiten waren ihm von allen Seiten zugetragen worden, unter reger, heftig interessierter Beteiligung. Eigentlich hatte sich nur eine kleine Gruppe um Hochbauer an dieser spontanen Kundgebung des Vertrauens nicht beteiligt – sie blieben abwartend und reserviert. Aber gerade diese Haltung war Krafft willkommen.

»Hochinteressante Gesichtspunkte«, sagte der Oberleutnant und faltete den Vorgang wieder zusammen. »Ich werde euch jetzt auf unbestimmte Zeit allein lassen. Der Aufsichtsälteste übernimmt inzwischen hier das Kommando. Und damit ihr euch nicht allzusehr langweilt, werdet ihr mir einen Beileidsbrief schreiben – anläßlich des Ablebens meiner Cousine. Sie starb vorgestern. Klar?«

Die Fähnriche blickten zunächst baß erstaunt. Dann begannen sie zu grinsen: Hier war also schon wieder einmal eine der originellen Stilübungen fällig, Machart Krafft. Nun, derartige Effekte vermochten sie kaum noch zu überraschen – ein wenig beunruhigt waren sie allerdings durch die fehlende Zeitangabe. Wieviel Minuten hatten sie zur Verfügung? Vermutlich hing das davon ab, wo Oberleutnant Krafft hinging – ob auf die Toilette, in seine Unterkunft, zur Inspektion oder gar nach Wildlingen hinunter, ein Glas Wein trinken.

Krafft hatte inzwischen sein Koppel umgeschnallt und die Mütze aufgesetzt. Doch bevor er verschwand, gedachte er noch einen gutgezielten Seitenhieb zu landen. Er war bereits an der Tür, der Aufsichtsälteste schrie »Achtung!« und die Fähnriche standen da wie die Salzsäulen.

Da drehte sich der Oberleutnant Krafft noch einmal herum und sagte, ruhig, aber sehr deutlich: »Sie hätten getrost an unseren gemeinsamen Bemühungen, diese Angelegenheit zu klären, etwas mehr Anteil nehmen können, Hochbauer – zumindest ebenso viel Anteil wie an der Schlägerei, an der Sie ja nicht unmaßgeblich beteiligt waren.«

Damit war der Fähnrich Hochbauer wieder einmal eindeutig abgestempelt. Starr und gereckt saß er in seiner Bank. Irgendeine Bemerkung wagte er nicht. Vorsicht schien geboten. Im Augenblick sympathisierte ein Großteil der Fähnriche mit diesem Krafft.

»Herrschaften«, sagte der Fähnrich Egon Weber unter allgemeiner Zustimmung, »der Karren steckt total im Dreck – aber wenn ihn einer wieder flottkriegt, dann ist das unser Oberleutnant.«

»Aber wie der das machen will, ist mir schleierhaft«, meinte Mösler. »Denn zaubern kann der ja auch nicht.«

Böhmke aber, der Poet, ließ eins seiner »Faust«-Zitate vom Stapel und rief:

»Alles kann der Edle leisten,
Der versteht und rasch ergreift.«

»Ich möchte den General sprechen«, sagte Krafft.

Oberleutnant Bieringer, der Adjutant, sah von seiner Arbeit hoch. Er mißbilligte deutlich das Auftreten und den Tonfall des drängenden Besuchers. Das war nicht die Art, in der sich Soldaten, und auch nicht Offiziere, in diesen geheiligten Räumen zu benehmen hatten. Aber Bieringer verlor erstaunlicherweise kein Wort darüber – er blickte lediglich zu Sybille Bachner hin.

Sybille aber sagte freundlich: »Der Herr General erwartet Sie bereits.«

»Mich?« fragte Krafft ungläubig.

Sybille nickte. »Seit etwa einer Stunde schon. Gehen Sie getrost hinein, Herr Oberleutnant.«

Krafft räusperte sich. Das ging ihm ein wenig zu schnell und zu glatt – das nahm ihm viel Wind aus den Segeln. Er straffte sich, überprüfte den Sitz seiner Uniform und ging dann – wie üblich ohne anzuklopfen – in das Zimmer des Generals.

»Nun?« fragte Modersohn und musterte den Oberleutnant mit seinen hellen Augen. »Berichten Sie.«

»Es handelt sich, Herr General, um die Schlägerei in der Wirtschaft *Zum bunten Hund*, an der auch meine Aufsicht beteiligt war.«

»Lassen Sie die Vorreden«, sagte Modersohn, »kommen Sie zum Kernpunkt der Sache, Herr Oberleutnant.«

»Herr General«, sagte der Oberleutnant, »die Anzeige dieses Rotunda beruht auf Tatsachen. Die Prügelei hat stattgefunden – Alkohol, Weiber, Wirtshausstimmung; die üblichen Anlässe. Aber am nächsten Tag hat meine Aufsicht versucht, diese Sache zu bereinigen. Und Rotunda gab seine Zustimmung dazu. Damit wäre die Angelegenheit also praktisch erledigt gewesen. Aber einen Tag später wurde dieser Rotunda wieder umgestoßen – und das offenbar, um mir eins auszuwischen.«

»Durch wen umgestoßen, Herr Oberleutnant?«

»Durch Hauptmann Kater«, sagte Krafft überzeugt.

»Warum?« wollte der General prompt wissen.

»Aus mehreren Gründen, Herr General.«

»Und aus welchem Grund in Besonderheit, Krafft?«

»Wegen einer Frau, Herr General«, sagte Krafft. Er war überzeugt davon, daß in der letzten Offenheit seine größte Chance lag, aus dieser Sache ohne sonderlichen Schaden herauszukommen. »Es handelt sich um Fräulein Rademacher.«

»Ich habe von dieser Dame gehört«, sagte der General und erhob sich. Dann, nach einer gewichtigen Pause, erklärte er: »Herr Oberleutnant Krafft – ich gratuliere Ihnen zunächst zu Ihrer Verlobung. Sodann aber muß ich Ihnen meine Mißbilligung aussprechen – nicht der Schlägerei wegen, so etwas kann vorkommen, sondern wegen der unvollkommenen Erledigung dieser Angelegenheit. Ich liebe es nicht, wenn mir die Aufgabe zufällt, die Versäumnisse meiner Offiziere zu bereinigen. Bitte, sorgen Sie dafür, daß mich Herr Rotunda unverzüglich aufsucht. Lassen Sie weiterhin meinen Adjutanten wissen, daß sich Hauptmann Kater sofort bei mir zu melden hat. Sie, Herr Oberleutnant, halten sich zu meiner Verfügung. Das ist alles, im Augenblick.«

Bald darauf fand das statt, was in der Umgebung des Generalmajors Modersohn gemeinhin mit »Schlachtfest« oder »Schützenfest« bezeichnet wurde.

Der erste, der sich vor ihm aufbaute, war Hauptmann Kater.

»Herr Hauptmann Kater«, fragte der General sanft bohrend, »haben Sie in der Angelegenheit ›Schlägerei im *Bunten Hund*‹ interveniert?«

»Wenn ich Herrn General erklären darf ...«

»Ja oder nein, Kater?«

»Jawohl, Herr General, denn ich dachte ...«

»Was Sie sich dabei gedacht haben, Herr Hauptmann, ist mir gleichgültig – entscheidend ist das Resultat. Und das lautet: Schädigung des Ansehens der Kriegsschule! Bereiten Sie die Übergabe Ihrer Geschäfte als Chef der Stammkompanie vor. Ich werde Ihre Versetzung veranlassen. Bis zu diesem Zeitpunkt wird Ihnen ein Offizier zugeteilt, ohne dessen Zustimmung Sie in Zukunft keine Entscheidung mehr treffen werden. Ich denke dabei an Hauptmann Feders. Sie können abtreten, Herr Hauptmann Kater.«

Der zweite, der dem General vor das Visier geriet, war Herr Rotunda.

»Herr Rotunda«, sagte der General, »ich habe Ihre Anzeige gelesen und entsprechende Recherchen unternommen. Und ich frage mich nun, ob Sie diese Anzeige aufrechterhalten wollen – oder ob nicht ein Irrtum Ihrerseits vorliegt.«

»Herr General«, sagte Rotunda ausgemacht bieder, »hier handelt es sich doch allein um mein gutes Recht.«

»Das Ihnen niemand bestreitet, Herr Rotunda. Ich gebe lediglich einen besonderen Gesichtspunkt zu bedenken.«

»Und der wäre, Herr General?«

»Herr Rotunda«, sagte Modersohn gewichtig, »wenn tatsächlich alles zutreffen sollte, was in Ihrer Anzeige steht, und wenn ich somit gezwungen wäre, eine Untersuchung durchzuführen, dann würde sie vermutlich eine exemplarische Bestrafung der schuldigen Fähnriche zur Folge haben.«

»Recht muß schließlich Recht bleiben, Herr General.«

»Gewiß, Herr Rotunda – und ich bin gerade dabei, Ihnen die dann unvermeidlichen Rechtsfolgen klarzumachen. Also, Herr Rotunda, sollte sich herausstellen, daß Ihre Anzeige auf keinem Irrtum beruht, dann wird folgendes geschehen müssen: Ich verbiete allen Soldaten den Besuch Ihres Lokals. Dieses Verbot wird öffentlich bekanntgegeben. Ferner behalte ich mir vor, einen Antrag an den Bürgermeister und Landrat zu stellen, daß Ihr Lokal geschlossen wird.«

»Aber«, stotterte Rotunda, durch Blattschuß zur Strecke gebracht, »aber das kann doch gar nicht ...«

»Das kann und das wird«, sagte Modersohn. »Es sei denn, es handelt sich bei Ihrer Anzeige um einen Irrtum und Sie ziehen sie zurück.«

Die wildesten Bilder schossen durch Rotundas Hirn: die mit dicken Bohlen verrammelte Tür seines Gasthauses; dumpf und bedrohlich blickende Posten davor; im *Wildlinger Beobachter* eine Anzeige mit dem Inhalt: Deutsche – meidet Rotunda! Ihm schauderte. Und weiter jagten seine Gedanken: Rotunda – ein Volksfeind – jagt ihn, zertrümmert seinen unrechtmäßigen Besitz, gießt seine Weine in die Tröge der Schweine – er hat sich der großen Zeit nicht würdig erwiesen und den Wehrgeist geschmäht und verraten – löscht ihn aus!

Was Rotunda aber am meisten beschäftigte, war ein Gedanke, der wie ein Rettungsanker vor ihm aufgetaucht war. Denn was hatte er dem Bürgermeister, Kreisleiter und Landrat versprochen?

Doch nur das: zum General zu gehen und ihm die Anzeige vorzulegen! Nichts anderes. Mehr war nicht vereinbart worden. Was dann aus dieser Anzeige wurde, hatte nicht zur Debatte gestanden.

Und auch deshalb beeilte sich Rotunda, erleichtert zu erklären: »Es war ein Irrtum, Herr General. Ich ziehe meine Anzeige zurück.«

Der dritte, den sich der General vornahm, war der Oberleutnant Krafft.

»Herr Oberleutnant«, sagte der General, diesmal mit fernem Bedauern, »Sie haben mich enttäuscht.«

»Das tut mir leid, Herr General«, sagte Krafft.

»Mir auch«, sagte Modersohn. »Ich habe Sie schon einmal ersucht, sich nicht auf irgendwelche fragwürdigen Abenteuer einzulassen, damit ich nicht immer wieder autoritär eingreifen muß. Ich habe Sie statt dessen gebeten, sich auf eine einzige Sache zu konzentrieren, die ich für wichtig erachte. Warum tun Sie das nicht?«

»Irgendwie hängt das alles damit zusammen, Herr General«, wagte Krafft zu behaupten.

»Diese Schlägerei ebenso wie Ihre Verlobung? Hauptmann Katers Gegnerschaft und Ihre ständigen Kontroversen mit Ihrem Lehrgangskommandeur und Ihrem Inspektionschef? Alles das soll mit Leutnant Barkow zusammenhängen, beziehungsweise mit dem Mann, der ihn in die Luft gesprengt hat?«

»Herr General«, sagte Krafft und wagte einen letzten kühnen Sprung, »ich habe die besagte Angelegenheit niemals aus den Augen gelassen.«

»Und wie weit sind Sie gekommen, Krafft?«

»Ich könnte den Namen des wohl allein in Frage kommenden Fähnrichs nennen, Herr General – aber noch fehlen mir die letzten Beweise. Dennoch darf ich sagen: Ich bin kurz davor.«

Der Generalmajor Modersohn nahm Abstand von Krafft, als könne er ihn so besser sehen, ihn sicherer überblicken. Seine Augen – jetzt eisgrau wie hartgefrorener, abgelagerter Schnee, verließen nicht den Bruchteil einer Sekunde lang das Gesicht des Oberleutnants. Aber seine starre, ablehnende Haltung begann sich langsam zu lösen.

»Gut«, sagte der General dann. »Sie haben noch ein paar Tage Zeit, Krafft. Aber dann will ich Resultate sehen – so oder so! Und hüten Sie sich davor, sich noch einmal in irgendein Abenteuer einzulassen. Mit meiner Hilfe ist dann nicht mehr zu rechnen. Sie sind gewarnt. Lassen Sie mich jetzt, bitte, allein.«

DER LEBENSLAUF DES FÄHNRICHS OTTO MÖSLER

Oder:

DIE FREUDEN DER UNBEKÜMMERTEN

Ich heiße Mösler, Otto. Ich wurde 1922 geboren, am 1. Mai. Mein Geburtsort heißt Klein-Zachnow, Kreis Luckenwalde. Mein Vater, ebenfalls Otto mit Vornamen, arbeitete damals bei der Reichsbahn. Meine Mutter, Emma, war eine geborene Kressenfuß. Zunächst lebten wir in Klein-Zachnow. Hier begann ich auch, in die Volksschule zu gehen.

Das Pferd, das bei uns im Stall steht, heißt Wilhelm – und zwar Wilhelm III., denn es ist das dritte Pferd, das Wilhelm heißt. Außerdem gehört es meinem Großvater, und der ist sehr kaisertreu und von Beruf Gendarm. Der Großvater Kressenfuß, der Vater von Mutter, ist bei uns im Dorf so etwas wie ein König, wenn der Gutsbesitzer von Keibel nicht da ist. Und der Keibel ist meistens nicht da – der ist fast immer in Berlin, wo er Politik macht. So hat denn der Großvater, der Gendarm, freie Hand und kommandiert alle – das ganze Dorf, auch seine Tochter, die meine Mutter ist, und auch meinen Vater, der heimlich darüber flucht.

»Dieser Rübezahl«, sagt der Vater über den Vater von Mutter, »geht mir immer mehr auf die Nerven.« – »Er ist ein guter Mensch«, sagt die Mutter, »außerdem wohnen wir bei ihm. Erst mußt du mehr verdienen, dann kannst du eine Lippe über ihn riskieren.«

Großvater Kressenfuß, der Gendarm, kann alles: reiten, pflügen, mähen und die Leute auf Vordermann bringen.

Wenn er in der Kirche singt, ist das noch im Gasthaus zu hören. Wenn er aber im Gasthaus singt, dann hört es das ganze Dorf. Er läßt sich eine Milchkanne mit Bier vollfüllen; er setzte sie an und trinkt sie aus. Breitbeinig steht er da, sein Gesicht ist tomatenrot und glänzt. Das Bier läuft ihm aus den Mundwinkeln wieder heraus, in den Kragen hinein. Und der Lehrer, der nichts verträgt, sagt: »Ein guter Magen wehrt sich gegen Alkohol.« Und der Großvater, der Gendarm Kressenfuß, kann da nur sagen: »Armleuchter!«

»Dieser Betrieb hier ödet mich an«, sagt der Vater. »Ich muß hier hinaus, sonst ersticke ich.« – »Bei der Reichsbahn«, sagt die Mutter, »kommst du bestimmt auf keinen grünen Zweig. Dort wirst du ja nicht einmal Beamter.« – »Weil ich dort nicht Beamter werden will!« sagt der Vater. »Aber schließlich bin ich ja noch jung, ich werde schon meinen Weg machen. Ich haue ab nach Berlin!« – »Und was soll aus mir und Otto werden?« will die Mutter wissen. »Ihr kommt nach«, sagt der Vater und fügt hinzu: »Wenn ich es geschafft habe.«

Die Blasmusik spielt, eine Fahne weht und der Kriegerverein marschiert, vorbei an dem Gutsbesitzer von Keibel, der seine Reserveoffiziersuniform angezogen hat und die Hand an den Helm legt. Einer meiner Onkel marschiert in der ersten Reihe, ein anderer in der vierten, ein dritter in der achten. Ich singe im Schulchor, und zwar erste Stimme. Mutter winkt mit einem Taschentuch den Onkels zu. Großvater Kressenfuß aber ist ganz Gendarm: Er überwacht Ruhe und Ordnung. Doch als der von Keibel von Deutschland spricht, vom Schandfrieden von Versailles und vom Dolchstoß in den Rücken, da wischt sich auch der Großvater eine Träne verstohlen aus dem Auge – es ist das linke. Und ich reiche ihm ein Taschentuch.

Der Onkel aus der vierten Reihe ist ein besonders netter Mann. Seitdem Vater in Berlin ist, wo er auch Politik macht, kümmert sich der Onkel manchmal um Mutter. Er ist immer gut zu mir und weiß auch genau, welche Schokolade ich am liebsten esse. Er packt meine Haare und schüttelt meinen Kopf, wobei er lacht – er lacht mich an und auch Mutter.

Und er lacht auch noch manchmal, wenn er mit Mutter im Nebenzimmer ist. Meistens aber stöhnt er dort nur.

»Ordnung«, sagt der Gendarm Kressenfuß, mein Großvater, »wir brauchen Ordnung.« Und dann trinkt er sein Bier und sieht versonnen vor sich hin. »Du bist meine Tochter«, sagt er zu Mutter, »und deshalb weißt du auch genau, was Ordnung ist.« Und dann trinkt er wieder von seinem Bier. »Du aber«, sagt er zu mir, »bist mein Enkel – und eines Tages wirst auch du wissen, was Ordnung ist.« Und ich sage: »Ich weiß schon heute, was in Ordnung ist und was nicht.« Er nickt lächelnd, schiebt mir sein Bier zu und läßt mich davon trinken.

Dann ist plötzlich wieder der Vater da. Und es geht ihm gut – man sieht es an seinem Anzug, man hört es an seiner Stimme. »Ich habe es geschafft«, sagt er, »ich bin auf dem richtigen Dampfer. Eine neue Zeit bricht an, und ich habe das rechtzeitig kommen sehen. Ich bin jetzt bei der Geheimen Staatspolizei – da staunt ihr, was?« Und wir staunen wirklich. Dem Großvater bleibt der Mund weit offenstehen. Und die Mutter fragt: »Verdient man dabei gut?« – »Bestens!« sagt mein Vater.

Im Sommer 1933 zogen wir nach Berlin um, wo mein Vater eine Stellung hatte. Wir wohnten in Charlottenburg, Uhlandstraße. 1936 war meine Schulzeit beendet. Dann ging ich bei der Firma Rahmke, Installateure, in die Lehre.

Hier in Berlin geht es auch nicht viel anders zu, als in Klein-Zachnow. Nur sind hier mehr Menschen. Aber anders sind sie nicht. Statt zwei Gastwirte gibt es hier zweihundert, vielleicht sogar zweitausend. Aber besoffen sind die Menschen überall gleich. Vier oder fünf im Dorf scheuten die Arbeit, zwei betrogen, sieben brachen die Ehe, einer war ein Dieb, einer verführte Kinder, sechs verfälschten Nahrungsmittel, zwei waren trunksüchtig – alles das gibt es hier in der Stadt auch, nur hundertmal und hundertmal mehr. Und die Straßen sind gerade, wie Furchen auf den Feldern, Autos stehen wie Pferde da, und in den Kneipen fließt das Bier aus gleichen Hähnen. Und wo man hinschaut: Klobraun und Hakenkreuze. Auch Onkels gibt es, die sich um Mutter kümmern, wenn Vater nicht da ist. Alles wie in Klein-Zachnow. Nur mehr, viel mehr.

Sie heißt Magda und wohnt bei uns im Haus. Ich mag sie, und sie mag mich – sie muß so an die Dreißig sein. Sie steht oder sie liegt. Stehen tut sie an der Ecke Uhlandstraße-Kurfürstendamm. Liegen tut sie in ihrem Bett – allein, wenn ich bei ihr bin; mit irgend jemand, wenn die Tür verschlossen ist. »Armer Junge«, sagt sie manchmal zu mir und drückt mich an ihre Brust, wobei ich nur knapp Luft bekomme. Aber es geht viel Wärme von ihr aus und alle mögen sie sehr. Auch mein Vater, wenn er gerade mal zu Hause ist.

»Otto Mösler«, sagt der Lehrer zu mir, »was willst du eigentlich später einmal werden?« – »Das weiß ich doch nicht!« – »Du weißt doch aber sonst alles«, sagt der Lehrer. »Das aber nicht«, sage ich. »Nun«, meint er, »du mußt doch einen Lieblingswunsch haben – oder?« – »Nun ja«, sage ich, »am liebsten würde ich der ständige Freund von Magda werden.« – »Pfui«, ruft er aus, »wie kannst du so was sagen!« Woraus man ersieht, daß auch er genau wußte, wer Magda war.

»Der Junge weiß zuviel«, sagt die Mutter zum Vater, als der gerade wieder mal zu Hause ist. »Das ist doch wohl immer noch besser, als wenn er zuwenig weiß«, sagt der Vater. Und die Mutter sagt: »Er lernt Schweinereien!« »Nicht bei mir«, sagt der Vater. »Du solltest ihm ein Vorbild sein«, sagt die Mutter, »er braucht so was.« – »Da kannst du recht haben«, sagt der Vater. »Ich werde mich mal gelegentlich um ihn kümmern und ihm beibringen, was das so mit dem Leben auf sich hat.«

»Otto«, sagt der Vater zu mir, »deine Schulzeit ist bald vorüber und dann mußt du einen anständigen Beruf erlernen.« – »Kann ich nicht das werden, was du bist?« frage ich ihn. »Das laß lieber bleiben, Otto«, sagt der Vater. »Das ist nichts für dich. Sieh mal – dein Großvater war Beamter, und für Klein-Zachnow hat das ausgereicht. Ich bin bei der

Staatspolizei und rieche mächtig in das Leben hinein. Und deshalb weiß ich, wo der Weizen am besten wächst. Handwerk, sagt man, hat einen goldenen Boden – das mag sein. Aber Handwerk und gleichzeitig ein Geschäft – das ist die Masche, davon wird der Kohl fett, das ist die richtige Sache für dich.«

Meister Rahmke sagt zu uns beiden, seinen Lehrlingen: »Unsere Kundschaft muß nach zwei Gesichtspunkten betrachtet werden: nach ihren Ärschen und nach ihren Geldbeuteln. Denn schließlich sind wir Installateure. Und unsere Kunden sind nur dann zufrieden, wenn sie gut bei ihren großen Geschäften sitzen können. Das zu erreichen, ist unser Ziel. Also achtet auf die Geldbeutel und die Ärsche. Und merkt euch, daß beides meistenteils miteinander übereinstimmt. Das nämlich ist Pischologie. Nur wer es sich leisten kann, viel zu fressen, hat dann auch das Bedürfnis, viel zu ..., na, ja!« Und wir nicken und verstehen den Meister, der ein großer Spaßvogel ist und ein guter Geschäftsmann obendrein. Und Vater, dem ich das erzähle, sagt von Meister Rahmke: »Er hat eben einen goldigen Humor, der alte Sauhund.«

Sie scheint nicht sehr erfahren in dem Geschäft, was aber, wie ich gehört habe, den Reiz erhöhen soll. Wir fahren auf dem Kettenkarussell, schon dreimal; und die Erde fliegt davon, und die Lichter flimmern, und manchmal kreischt sie auf – zum Beispiel dann, wenn ich wie zufällig, so als ob ich mich halten will, an ihre Brust fasse, die stark und fest ist. Und ich frage mich: Tut die nur so – oder will die wirklich nicht? Aber da klammert sie sich auch schon an mich, und auch ihre Hände suchen einen Halt und greifen in meinen Oberschenkel. Und dann gehe ich mit ihr, um etwas Luft zu schnappen, wie ich sage, hinter die Rummelplatzbuden in das Dunkel. Sie gefällt mir, ich bin ganz wild nach ihr – und es ist zum ersten Male, daß es geschehen soll. Aber sie stößt mich wie verrückt zurück, schlägt nach mir, ruft »du Schwein!« und läuft davon. Und ich starre ihr nach und kann nur noch denken: Die ist ja nicht normal!

»Höre mir mal gut zu, Otto«, sagt der Vater zu mir.

»Du bist nicht auf den Kopf gefallen, und das ist schon viel wert. Aber du hast noch nicht richtig in das Leben hineingerochen, und deshalb will ich dir mal was aus meiner Praxis erzählen. Eins mußt du in erster Linie wissen: Kein Mensch ist besonders stark im Kreuz. Man kann jeden weichmachen. Alles ist eine Zeitfrage. Für den sogenannten starken Mann braucht man lediglich etwas mehr Zeit, bis er in die Knie geht. Heute hatte ich einen vor mir, zwecks Vernehmung; und das war eine Nulpe. Er schwitzte bereits nach einer Stunde; er sabberte nach zwei Stunden; nach drei Stunden Verhör blickte er um sich wie ein angestochenes Kalb. Der Mann trieb mich zum Gähnen. Nach weiteren drei Stunden sagte er alles, was ich hören wollte. Und morgen wird er alles beschwören, was ich verlange. Und in diesem Augenblick wird er sogar daran glauben. In diesem Augenblick schon. Aber übermorgen nicht mehr, doch dann ist es zu spät. Siehst du, Otto, so sind die Menschen. Alles an ihnen ist unvollkommen – sogar ihre Schwäche.«

Für diesen Augenblick habe ich einige Wochen lang gespart: Ich gehe in Magdas Zimmer, lege das Geld vor sie hin und frage: »Reicht das?« – »Wofür soll das reichen?« fragt Magda. »Für die Liebe.« – »Du bist ein kleiner Idiot«, sagt Magda. »Steck sofort dein Geld ein.« – »Du willst nicht?« frage ich und bin schwer enttäuscht. »Oh, du kleiner Idiot«, sagt Magda, »wer sagt denn, daß ich nicht will? Aber warum willst du bezahlen, was du auch umsonst haben kannst? Schau mich nicht so blöd an, schließ lieber die Tür ab.«

Meine Lehrzeit ging 1939 zu Ende. Im gleichen Jahr wurde ich eingezogen, um meine Dienstpflicht abzuleisten. Ich tat in verschiedenen Einheiten Dienst und wurde schließlich zum Offiziersanwärter ernannt und dann zur Kriegsschule kommandiert.

Der Kommißbetrieb ist im Grunde nicht viel anders als der Schulbetrieb auch. Viel beibringen kann mir keiner – das meiste weiß ich schon im voraus. Aber wer Vorgesetzter ist, will sich fühlen. Soll er doch, wenn ihm das Freude macht! Von mir aus kann sich einer aufführen wie ein Pfau oder wie eine angestochene Wildsau – da zucke ich nicht einmal mit der Wimper.

»Otto«, sagt der Vater zu mir, als ich zum erstenmal in Uniform nach Hause komme, »jetzt bist du ein Mann, und wie zu einem Mann will ich jetzt auch zu dir reden. Stell ein paar Flaschen Bier kalt, Emma, und dann laß uns allein. Was wir zu besprechen haben, das ist nichts für Weiber. Also, Otto, da wir jetzt ganz unter uns sind, will ich dir mal sagen, was ich vom Leben halte. Nämlich: nichts! Hast du mich recht verstanden? Nichts. Denn alles ist Scheiße.«

»Otto«, sagt der Vater weiter, »ich habe in meinem Leben viele Leichen gesehen und eine ganze Anzahl, die lebende Leichen waren. Wie auf einem Fließband produziert – nicht nur durch uns, sondern von dem, was gemeinhin Leben genannt wird. Denn was wird ein Mensch? Eine Leiche wird er. Das ist der Gang der Dinge. Das ist das Leben, Otto. Denk immer daran!«

In so einem Krieg lernt man die Leute kennen. An jeder Ecke lauert irgendein Monstrum von Mensch: ein größenwahnsinniger Vorgesetzter, ein wimmernder Feigling, ein superblöder Idealist, ein geifernder Feldherr – zum Brüllen, dieser Haufen!

Ich kann nicht mehr richtig sehen. Mein Schädel dröhnt, und die Augen fallen mir immer wieder zu. Jemand brüllt meinen Namen, und ich zwinge mich, die Augen aufzureißen. Mein Kopf taumelt, und die Flaschen, die auf dem Tisch vor mir stehen, scheinen zu tanzen, und das spärliche Licht tanzt mit. Und durch den Qualm, durch den Zaun der geleerten Flaschen, durch das Licht hindurch, sehe ich das Mädchen auf einem Sofa liegen. Und ich sehe einen offenen Mund, aus dessen Winkeln ein wenig Speichel fließt, sehe die wippenden Brüste, die auf mich zuzukommen scheinen. Und die Kameraden werfen das nackte Mädchen auf mich. Aber mir wird schlecht, und ich erbreche mich – Mensch, bin ich besoffen! Mensch, haben wir gelacht!

Gottlieb Degersweiler fühlt sich zu mir hingezogen. Er hat kein Glück bei Frauen, und da helfe ich manchmal nach.

Das hat seine Vorteile, denn Gottlieb ist Feldgendarm und hat Freunde in den Kompanien der Bäcker und Fleischer. Gelegentlich gibt er eine Privatvorstellung für mich. Das Schild um seinen Hals, das ihn als Feldgendarm ausweist, schaukelt ein wenig, während er dem Offizier die Aktentasche entreißt. Der greift danach, aber Gottlieb umspannt seine Finger und biegt sie zurück. Der wird dienstlich. Aber Gottlieb sagt nur: »Mensch, halt die Klappe.« Die Aktentasche ist verschlossen. Gottlieb fordert den Offizier auf, den Schlüssel herauszugeben, aber der will nicht. Quasselt irgendwas von dienstlichem Auftrag. Gottlieb schlitzt mit dem Seitengewehr die Aktentasche auf. Inhalt: Rauchwaren und Konserven. Immer dasselbe! »Beschlagnahmt«, sagt Gottlieb. »Verhaftet«, sagt Gottlieb.

Sie heißt Marita Schiffers, und ich habe sie einem Major ausgespannt. Das ging verhältnismäßig leicht, denn der Major ist ein müder Mann und Marita hat Blut geleckt. Sie ist so hemmungslos wie der Krieg und so gehorsam wie der letzte Rekrut. Sie kniet, wenn ich es verlange. Ein Fingerdruck genügt, und sie wälzt sich zur Seite. Ich komme am Tage, in der Nacht, am frühen Morgen, und ich sage: Jetzt! Und sie tut, was ich sage. Und ich fühle, daß ich sie brauche, weil sie mich bestätigt. Und sie bestätigt mich, weil sie nicht anders kann. Weil ihr Wille mein Verlangen ist, und weil mein Wille zu ihren Wünschen wird. So ist die Welt. Sie ist in die Tasche zu stecken, wenn man darum weiß.

Aber dann kommt der Tag, wo mir auch diese Marita Schiffers nichts anderes bereitet als Widerwillen. Ich gebe sie dem Major zurück. Und der ist geradezu gerührt. Will sich dankbar erweisen. Heult fast vor Glück. Und so werde ich Offiziersanwärter.

25

DER FEHLTRITT AUS BERECHNUNG

Ein widerlicher Bursche«, sagte der Fähnrich Hochbauer überzeugt und betrachtete den Oberleutnant Krafft, der am Unterrichtspult stand. Natürlich sagte das Hochbauer lediglich leise, flüsternd. Und seine nähere Umgebung schien das nicht gehört zu haben. Doch immerhin: er hatte es gesagt – aufrecht, wie er war.

Denn der Fähnrich Hochbauer hatte erkannt, daß der Oberleutnant Krafft sein Freund nicht war. Zu dieser Erkenntnis gehörte wahrlich nicht viel, aber Hochbauer hatte sie sich trotzdem nicht leicht gemacht. Jetzt aber war er sicher, jetzt erst gedachte er, seine endgültigen Folgerungen zu ziehen.

Hochbauer war immer darauf gefaßt, auf Menschen zu stoßen, die nicht seine Farben trugen. Er dachte: Hemmschuhe gibt es überall; und wer siegen will, muß vorher kämpfen.

O ja – Hochbauer wußte um das Geschmeiß, das ein Held zertreten mußte. Sankt Georg, der den Drachen besiegte, war trotz dessen kirchlicher Herkunft schon immer eine seiner Lieblingsfiguren gewesen – nur, daß seine Drachen fremdstämmige, jüdische Züge trugen; oder sie blickten mit verlogener christlicher Sanftmut um sich; oder sie hemmten mit bäurisch-barbarischer List den wahren Fortschritt – wie dieser Oberleutnant Krafft. »Abschaum!« flüsterte Hochbauer vor sich hin.

»Meine Herren«, sagte der Oberleutnant Krafft und hielt einen Stoß Zettel in die Höhe, »ich habe mir neulich erlaubt, Sie zu einem formgerechten Beileidsschreiben zu inspirieren – anläßlich des angenommenen Todes meiner

Cousine. Hier nun sind die Resultate! Und ich kann Ihnen sagen: sie entsprechen nicht nur meinen kühnsten Erwartungen – sie übertreffen sie sogar noch.«

Die Fähnriche hinter Hochbauer lachten albern und einige sogar bedrückt, andere wieder blökten schafsartig – dies nach Ansicht von Hochbauer. Es war eben nicht wenig Herdenvieh, das ihn umgab. Diese Feststellung traf er mit großer Selbstverständlichkeit: Ausnahmemenschen waren selten – eben diese Seltenheit war es ja, die sie zu Ausnahmemenschen stempelte. Er rechnete sich dazu. Das aber brachte bestimmte Verpflichtungen mit sich: es galt, das Niedere zu überwinden, das Gemeine abzustoßen, die Hindernisse zu beseitigen. Ausleseprozeß!

Der Oberleutnant Krafft jedoch – so dachte Hochbauer weiter – war wohl mehr als nur ein Hindernis; er war eine Gefahr. Je länger ihn Hochbauer beobachtete, um so deutlicher schien das in Erscheinung zu treten. Allein das Auftreten dieses Offiziers: herausfordernde Uneleganz, bäuerliche Bulligkeit, unstandesgemäße Manieren! Nichts von jener strengen Grazie, die innere Spannkraft verriet; kein Schimmer von einer bewußt herrischen Führerelite; nirgendwo ein Hauch klassischer, reinrassiger Schönheit. Ein gewitzter Straßenköter des Krieges – kaum mehr.

»Wie ich gerne gestehe«, sagte nunmehr der Oberleutnant Krafft augenzwinkernd, »hat mich die rege Anteilnahme meiner Aufsicht an dem besagten Trauerfall tief beeindruckt. Ich möchte es daher nicht versäumen, Ihnen einige besonders gefühlvolle Zeilen vorzulesen. Dem Fähnrich Berger zum Beispiel hat meine Ankündigung nicht genügt; er hat sich vorsichtshalber noch eine Zeitung gekauft und schreibt: Nachdem ich nun auch in der Zeitung die traurige Nachricht gelesen habe, ist mir der schmerzliche Verlust, den Sie, verehrter Herr Krafft, erlitten haben, zur unerträglichen Gewißheit geworden.«

Die Fähnriche lachten. Und Hochbauer drehte sich um und musterte sie verachtungsvoll. Dieser Oberleutnant Krafft – so glaubte Hochbauer feststellen zu müssen – war ein typisches Element der Zersetzung; nach Treitschke: ein Ferment der Dekomposition! Nichts Aufbauendes war ihm zu eigen. Ihm fehlte der sittliche Ernst. Und schon gar nicht besaß er das Gefühl für die heilige Verpflichtung den ewigen Werten des deutschen Volkes gegenüber. Das war es! Dieser Krafft hatte alles das in sich, was als entartet, vergiftend, kurz: fremdrassig genannt werden konnte. Sein Blut mußte jüdisch verseucht sein!

»Der Fähnrich Mösler«, fuhr Krafft im Verlesen der Beileidsschreiben fort, »enthüllt sogar ein Herzensgeheimnis und überrascht mich mit folgenden Zeilen: Noch tief erschüttert von dem Ableben Ihrer von uns so überaus geschätzten Cousine, suche ich vergeblich nach passenden Worten ... Nun, die letzte Bemerkung ist treffend; und was die auch von mehreren anderen so überaus geschätzte Cousine anbelangt, so hoffe ich nicht, daß etwa jemand familiäre Beziehungen zu mir sucht, um auf diese billige Tour den Lehrgang bestehen zu können.«

Hoffnungslos – dachte der Fähnrich Hochbauer. Ohne Größe, ohne Tiefe, ohne Sinn für Wert und Würde. Nie ein Wort über das Vaterland, über Volk, Reich und Führer. Immer nur diese zersetzenden, zerstörenden Redensarten. Und das zu einer Zeit, wo sich alles zum Endkampf rüstete. Ausgerechnet in einer solchen Situation brachte dieser Mensch die bescheidene, aber doch empfangsbereite Gehirnsubstanz einiger armer, gläubiger, leicht zu verführender Fähnriche völlig durcheinander. Das aber war doch wohl, genau besehen, Wehrkraftzersetzung.

Natürlich ahnte der Oberleutnant Krafft nicht, daß er hier einer derartig vernichtenden Kritik unterzogen wurde. Er fuhr ungetrübt fort, zur hemmungslosen Freude der meisten Fähnriche, aus der Fülle der Beileidsschreiben zu zitieren: »Unser Böhmke, er läßt einen wahren Gefühlsvulkan ausbrechen und schreibt: Nun ist sie von Ihnen gegangen, sehr geehrter Herr Krafft. So jung war sie und welkte doch dahin. Und ich fühle mit Ihnen den Schmerz. Kaum ist er tragbar, aber es hat wohl so sollen sein.«

Selbst nach diesem schamlosen, von brüllendem Lachen quittierten Zitat gab der Fähnrich Hochbauer – wie er sich einredete – die Hoffnung nicht ganz auf. Denn immer noch war eine gewisse ernsthafte Wendung in der Unterrichtsgestaltung denkbar. Es boten sich da mehrere Möglichkeiten an. So etwa der Hinweis darauf, daß Cousine ein Fremdwort sei und eine Eindeutschung geboten erscheine. Auch war denkbar, daß nunmehr die Todesanzeige und das Beileidsschreiben im allgemeinen abgehandelt werden könnte, mit einem besonderen Hinweis auf vorbildliche, heroische Haltung in großen Zeiten.

Hochbauer war also – seiner Ansicht nach – durchaus bereit, selbst noch diesem Unterricht eine aufbauende, positive Note zu geben. Er reckte sich auf und blickte zum Oberleutnant hin. Auf diese bewährte Weise deutete er an, daß er bereit und willens sei, gefragt zu werden.

Aber der Oberleutnant Krafft sah über Hochbauer hinweg. Er zitierte weder aus dem Beileidsschreiben des Fähnrichs, noch stellte er eine Frage an ihn. Es war, als existierte Hochbauer für Krafft überhaupt nicht.

Weitere sieben oder acht Zitate folgten und führten zu weiteren Heiterkeitsausbrüchen. Und Hochbauer dachte verächtlich: Auch eine Methode, die sich willig blöd machenden Fähnriche einzufangen! Man mußte sie schützen – in ihrem eigenen Interesse.

Oberleutnant Krafft aber erklärte abschließend: »Ich muß schon sagen, ich bin tief gerührt.« Und ganz trocken, mit völlig unbewegtem Gesicht, fügte er hinzu: »Bei einer derartigen Form von Anteilnahme muß das Sterben direkt ein Vergnügen sein.«

Diesen Satz, zumindest den wesentlichen Teil davon, schrieb Hochbauer in sein Notizbuch. Dann sah er wieder forschend zu Oberleutnant Krafft hinüber.

Das nächste Thema befaßte sich mit Disziplinarstrafen; Schwerpunkt: Formulierung, Eintragung und Löschung derselben. Zu diesem Zweck ließ der Aufsichtsoffizier eine Vorschrift verlesen, während er selbst, an der hinteren Wand lehnend, gleichgültig ins Leere zu starren schien. Er gähnte sogar.

»Lauter!« sagte er lediglich. »Sonst schläft hier alles ein.«

Hochbauer jedenfalls machte weiter Bilanz. Und bei dieser Beschäftigung wurde er in dem Gefühl bestärkt, daß nun bald Entscheidendes geschehen müsse, wenn er den Lehrgang erfolgreich – möglichst als Lehrgangsbester – bestehen wollte. Ein paar günstige Voraussetzungen waren gegeben: Hauptmann Ratshelm, der Inspektionschef, stand ihm mit unverkennbar herzerwärmender Sympathie gegenüber. Hauptmann Feders, der Taktiklehrer, gab seinen Arbeiten die jeweils höchsten Noten. Bei Major Frey, dem Lehrgangskommandeur, verkehrte er sogar gewissermaßen privat. Allein dieser Oberleutnant Krafft – war das große Hindernis, das zu überwinden immer schwieriger zu werden schien.

»Das kann man sich doch auf die Dauer nicht bieten lassen«, sagte der Fähnrich Hochbauer. Und diese Bemerkung war ein wenig lauter als die vorhergehenden. Denn Krafft hielt sich hinten auf.

Die Fähnriche, die neben Hochbauer saßen, duckten sich ein wenig. Sie gaben vor, mit ihren Notizen voll beschäftigt zu sein. Hochbauer lachte verächtlich auf.

»Wenn Sie irgend etwas zu verkünden haben«, rief Krafft prompt aus dem Hintergrund, »dann bitte so laut, Hochbauer, daß es alle verstehen können. Also – was haben Sie uns zu sagen?«

»Nichts, Herr Oberleutnant«, sagt der steif.

»Sie haben also nichts zu sagen – und Sie geben es zu! Das ist immerhin schon etwas. Und es klingt auch recht überzeugt. Die Frage bleibt nur offen – um was für eine Überzeugung handelt es sich dabei eigentlich?«

»Sag mal, Hochbauer«, fragte der Stubenkamerad Amfortas vertraulich, als sie wieder in ihrer Unterkunft waren, »hat dieser Oberleutnant Krafft etwas gegen dich?«

»Ich habe einiges gegen ihn, und das merkt er – das ist ihm unangenehm«, behauptete Hochbauer, wobei er sich sehr gleichmütig gab.

Sie waren allein im Raum. Die Mittagspause hatte gerade erst begonnen, und die Gelegenheit für ein internes Gespräch war günstig.

Hochbauer bedeutete Amfortas, ihm beim Ausziehen der Stiefel behilflich zu sein. Der klemmte sich die Stiefel zwischen die Beine und ließ sich willig in den Hintern treten.

Dabei bemerkte Amfortas, lediglich um eine angenehme Atmosphäre zu schaffen: »Was kann er dir schon anhaben – bei deinen Beziehungen?«

Hochbauer gestattete Amfortas, sich neben ihn auf das Feldbett zu setzen. Der so ausgezeichnete Fähnrich lächelte dankbar. Denn er wußte die Vorzüge sehr wohl zu schätzen, die ein Umgang mit Hochbauer bot – immer noch bot. Da waren die zahlreichen Pakete mit den hochwertigen Lebensmitteln, von denen für Hochbauers engsten Freundeskreis immer einiges abfiel. Da war das reiche militärische Fach- und Spezialwissen des Stubengenossen, das schwierige Hausaufgaben gelegentlich erleichterte. Und da waren seine ausgezeichneten Beziehungen.

»Diese sogenannten Beziehungen«, erklärte der Fähnrich Hochbauer dem willig lauschenden Amfortas, »kommen doch nicht von ungefähr. Dazu müssen bestimmte Voraussetzungen vorhanden sein – Können, Fähigkeiten, besondere Talente.«

»Die hast du!« versicherte Amfortas. Er hoffte in Besonderheit, von Hochbauers nächster Taktikarbeit zu profitieren – die klare, schlackenlose Befehlsgebung bereitete ihm immer noch Schwierigkeiten.

»Nun ja«, gab Hochbauer nach kunstvollem Zögern zu, »in Taktik bin ich einer der Besten.«

»Der Beste!« beeilte sich Amfortas zu behaupten. »Das steht doch wohl einwandfrei fest.«

»Ich will das nicht bestreiten«, gab Hochbauer zu. »Und was Hauptmann Ratshelm, unseren Inspektionschef, anbelangt, so bin ich mit ihm so gut wie befreundet.«

Amfortas nickte; das war bekannt. »Der hat mächtig viel für dich übrig!«

Hochbauer streifte seinen Kameraden mit einem schnellen, kühlen, prüfenden Blick – aber er erblickte nichts anderes als harmlos-freundschaftlichen Eifer.

»Hauptmann Ratshelm und ich«, sagte Hochbauer, »wir

betreiben gemeinsame Studien – streng im dienstlichen Rahmen, versteht sich.«

»Versteht sich!« sagte Amfortas wie ein Echo.

»Nur Oberleutnant Krafft gefällt mir wenig.« Und ganz plötzlich, wie zustoßend, fragte er: »Oder gefällt er dir etwa?«

Amfortas verneinte unverzüglich. Er war mit Hochbauer immer einer Meinung – wenigstens doch so lange, wie der in seiner Nähe war. Wenn auch Hochbauers einst so strahlender Stern bereits im Verblassen zu sein schien – er konnte auf absehbare Zeit nicht übersehen und nicht übergangen werden. Mochte dieser Krafft auch noch so mächtig sein – Hochbauer war näher.

»Dieser Oberleutnant Krafft verbreitet einige merkwürdige Ansichten – findest du das nicht auch, Amfortas?«

Amfortas fand das auch. »Das kann man wohl sagen«, behauptete er. »Seine Ansichten sind mehr als nur merkwürdig.«

»Du meinst zum Beispiel die leichtfertige Art, wie er über den Tod eines Menschen redet, nicht wahr, Amfortas?«

»Zum Beispiel das – jawohl!«

»Du hast also auch den Eindruck, daß ihm nichts heilig ist – auch nicht das Reich und der Führer?«

»Genau das!« sagte Amfortas völlig ahnungslos.

»Wenn das so ist«, sagte Hochbauer mit fordernder Eindeutigkeit, »dann solltest du das schriftlich niederlegen. In Form einer Meldung, einer Beschwerde – vielleicht sogar als Unterlage für einen Tatbericht.«

»Aber ...«, stotterte der überrumpelte Fähnrich und riß die Augen weit auf, »aber das kann doch nicht ...«

»Doch, Amfortas, das ist mein voller Ernst. Und ich nehme dein Angebot an. Du wirst alles das aufschreiben, was du soeben gesagt hast, und zwar noch heute.«

»Und wenn ich das tu, Hochbauer – was dann?«

»Was dann geschieht, Amfortas, das kannst du getrost mir überlassen. Schließlich bist du mein Freund und Kamerad.« Und er blickte den bleichgewordenen Fähnrich unnachsichtig an. »Oder bist du das etwa nicht?«

»Nein«, würgte Amfortas in wilder Abwehr. »Das mache ich nicht mit. Das kannst du nicht von mir verlangen. Eine Gemeinheit ist genug!«

Hochbauer sah sich um – sie waren immer noch allein im Raum. Niemand störte sie. Die Mittagspause dauerte noch geraume Zeit. Und die anderen beiden Insassen dieser Unterkunft hatten Ordonnanzdienste abzuleisten.

Der Fähnrich Hochbauer packte Amfortas und riß ihn hoch. Dann schleuderte er ihn, über zwei Hocker hinweg, zu Boden. Sofort sprang Hochbauer nach, krallte sich erneut in Amfortas' Uniformrock, so daß dessen Nähte zu platzen drohten. Der abermals Hochgerissene blickte in ein kaltes, bleiches, wie versteinertes Gesicht – und er erhielt etliche Sekunden lang die Gelegenheit, das zu tun.

Dabei sagte Hochbauer bannend leise, mit einer Stimme, in der die knirschende Schärfe eines Rasiermessers lag, das in Watte schneidet: »Sag so was nicht noch einmal! Behaupte niemals wieder, daß ich eine Gemeinheit von dir verlange. Vergiß diese Sache mit Leutnant Barkow, oder ich mache dich fertig.«

Und dann löste der Fähnrich Hochbauer langsam eine Hand von der Brust des Amfortas. Und mit dieser Hand schlug er dem anderen ins Gesicht, mit knallender, jäh explodierender Heftigkeit: einmal, zweimal! Dann ließ er den Geprügelten stehen und ging, ohne sich noch einmal umzuwenden, zu seinem Schrank.

Hier angekommen, griff Hochbauer, völlig ruhig und mit sicheren Händen, nach einer NfD-Vorschrift – Nur für den Dienstgebrauch. Er schlug sie auf und las darin.

Hochbauer war sicher, daß er richtig gehandelt hatte. Ein kräftiger Appell an Mut und Ehrgefühl, dachte er, war von Zeit zu Zeit unvermeidlich. Denn der Mensch ist schwach und ständig Anfechtungen unterworfen, ehe er ruhig und sicher im Strom schwimmt.

Der Fähnrich Hochbauer setzte sich hin und begann, einen Brief zu schreiben. Der gemaßregelte Amfortas, der mit brennendem Gesicht in seiner Ecke stand, wurde keines Blickes gewürdigt.

Hochbauers Brief war an seinen Vater gerichtet, den Kommandanten der Ordensburg, und fing ganz harmlos an. Hochbauer berichtete zunächst Allgemeines, Unverbindliches und versicherte auch, daß er sich prächtigster Gesundheit erfreue. Sodann ließ der Fähnrich ein paar große und erhabene Gedanken über den nationalsozialistischen großdeutschen Patriotismus aufklingen. Hierauf tastete er sich langsam zu seinem eigentlichen Anliegen vor: Er erkundigte sich nach dem Wohlergehen des Bruders seines Vaters, der im Justizministerium an leitender Stelle Dienst tat. Denn dieser Bruder hatte einen Neffen im Führerhauptquartier und der wiederum war eng mit einem Generalrichter vom Oberkommando des Heeres befreundet.

Und jetzt schrieb Hochbauer folgendes:

»Während ich so manche der mir vorgesetzten Offiziere schätzen gelernt habe, unter anderen meinen sehr verehrungswürdigen Inspektionschef, Herrn Hauptmann Ratshelm, bin ich aber auch auf einen Offizier gestoßen, dessen Tätigkeit mich ehrlich betrübt, und nicht nur mich, sondern auch noch andere Fähnriche. Ich sträube mich, diesen Offizier als destruktiv zu bezeichnen, aber das dürfte wohl der treffende Ausdruck für sein Verhalten sein. Dieser Mensch ist nicht nur sadistisch veranlagt, er leistet sich vor allem abfällige Bemerkungen über Volk, Reich und Führer, und das noch dazu mit einer Hinterlist, die schwer zu fassen ist. Ich finde, solche Menschen dürften nicht Offizier sein, und es wäre gewiß im Sinne der Allgemeinheit, wenn sich um derartige fragwürdige Existenzen verantwortungsbewußte vorgesetzte Dienststellen kümmern würden. Es handelt sich hier um einen gewissen Oberleutnant Krafft, Karl, zur Zeit Aufsichtsoffizier der 6. Inspektion an der Kriegsschule 5.

Abschließend folgten dann noch ein paar allgemeine, unverbindliche Bemerkungen, gekrönt von den besten Wünschen für Gesundheit und Wohlergehen und einem kräftigen »Heil Hitler«. Als Postskriptum stand zu lesen: *»Herzlichste Grüße auch an Deinen Bruder, meinen verehrten Onkel, im Justizministerium. Er wird sich sicherlich freuen,* *wenn Du ihm diesen Brief zeigst. Wie immer Dein Dich liebender gehorsamer Sohn.«*

Hochbauer klebte seinen gewichtigen Feldpostbrief zu. Dabei überlegte er, wie er wohl weiter die Seinen zur Gefolgschaftstreue zwingen könnte. So hatte er sich zu fragen, ob Andreas genauso zu behandeln war wie Amfortas, und auf welche Art des Zuredens Kramer am besten reagieren würde. Doch während ihn das alles beschäftigte, erschien der »Fähnrich vom Dienst« und legte ein Paket Bücher ab.

»Hochbauer«, sagte der Fähnrich vom Dienst, »Befehl von Hauptmann Feders! Du sollst diese Bücher heute nachmittag, gleich nach dem Außendienst, bei Frau Frey abgeben. Sie erwartet dich – läßt Hauptmann Feders sagen.«

»Schon gut«, sagte Hochbauer und gab sich gleichgültig. Dabei fühlte er Stolz und Genugtuung in sich aufsteigen. »Du kannst die Bücher dort auf den Tisch legen.«

Der Fähnrich vom Dienst sagte etwas enttäuscht: »Du tust ja so, als wäre das die selbstverständlichste Sache von der Welt.«

»Für mich ist das jedenfalls nichts Besonderes«, erklärte Hochbauer. »Ich bin schon mehrmals in der Wohnung des Lehrgangskommandeurs gewesen – ich habe dort sogar schon Tee getrunken.«

Der Fähnrich vom Dienst stieß einen anerkennenden Pfiff aus. Einen derartigen Umgang wußte er zu würdigen. Daß jedoch dieser vertrauliche Auftrag durch den »Unbestechlichen«, durch Hauptmann Feders, erteilt wurde – das sprach doch wohl Bände! Ehre und Vorteil für Hochbauer.

Auch Hochbauer hielt diesen Auftrag für eine indirekte Auszeichnung. So sammelten sich denn um ihn die Zeichen des Vertrauens – die Zuneigung von Ratshelm, die Anerkennung von Feders und vielleicht sogar das Wohlwollen der einflußreichen Gattin des Majors: Das alles konnten entscheidende Trumpfkarten in seiner Hand sein.

»Also, Amfortas«, fragte Hochbauer, wobei er das ihm anvertraute Bücherpaket betrachtete, »bekomme ich nun das gewünschte Schreiben bis morgen – oder nicht?«

»Aber ja«, sagte Amfortas müde. Denn auch er war stark

beeindruckt davon, daß jetzt sogar schon Feders den Hochbauer auszuzeichnen begann. »Du wirst doch hoffentlich den richtigen Gebrauch davon machen.«

»Worauf du dich verlassen kannst«, sagte Hochbauer, wobei er versonnen mit dem Bücherpaket spielte.

Der Nachmittagsdienst verging schnell, wenn auch für Hochbauer nicht schnell genug. Unterricht am Sandkasten fand statt. Das Thema lautete: Einsatz eines Zuges! Derartig primitive Grundbegriffe beherrschten halbwegs erfahrene Fähnriche sozusagen im Schlaf. Das war für sie ödeste Routine, mit dem einzigen Vorzug, nicht sonderlich gefährlich für die Leistungsbeurteilungen zu sein.

Hochbauer ließ seine Gedanken abschweifen. Er dachte an Felicitas Frey und an die Möglichkeiten, die sich durch sie boten. Krafft störte ihn in derartigen Gedankengängen nicht.

Der Unterricht am Sandkasten endete genauso lapidar wie er angefangen hatte. Der Oberleutnant Krafft sagte ganz einfach: »Schluß für heute« und verschwand.

»Wie sich ein richtiger Offizier zu benehmen hat«, sagte Hochbauer zu seiner Umgebung, »davon hat der keine Ahnung – wollen wir wetten?«

Niemand wollte mit Hochbauer wetten. Der ließ seinen Kameraden auch keine Zeit dazu. Er bemerkte: »Dieser Krafft war bisher erst zweimal in der Wohnung von Major Frey – ich aber bin jetzt schon zum drittenmal dort hingebeten worden. Sagt das nicht alles?«

Der engere Kreis um Hochbauer bestaunte und beneidete ihn mit Vorsicht. Und sie sahen ihrem Leithirsch zu, wie der sich ausgehfertig machte.

Hochbauer wechselte sogar die Socken. Auch rieb er sein fast bartloses Kinn behutsam mit einem herbduftenden Rasierwasser ein. Doch lehnte er es ab, sein Taschentuch zu wechseln, als ihm der willige Amfortas aushelfen wollte. »Taschentücher, mein Lieber«, sagte der Fähnrich Hochbauer in vorzüglicher Stimmung, »sind für Rotz oder Tränen da – beides kommt bei mir nicht in Frage!«

Hochbauer griff sein Bücherpaket auf. Zunächst hatte er sich bei Oberleutnant Krafft, seinem Aufsichtsoffizier, abzumelden – wie es vorgeschrieben war. »Also, Kameraden«, sagte er, »dann wollen wir mal sehen, wer hier mehr zu sagen hat – ein Taktiklehrer oder ein Aufsichtsoffizier.«

Der Fähnrich fand den Oberleutnant, leicht gebeugt, an seinem Tisch sitzend vor. Doch Krafft arbeitete nicht etwa, wie es zunächst den Anschein hatte. Er war lediglich dabei, ein Käsebrot zu betrachten, bevor er es verzehrte.

Hochbauer baute sich auf und sagte: »Ich bitte Herrn Oberleutnant um die Erlaubnis, in die Stadt gehen zu dürfen. Ich habe den Auftrag von Herrn Hauptmann Feders, ein Bücherpaket an Frau Frey auszuhändigen.«

»In Ordnung«, sagte der Oberleutnant lässig, ohne von seiner Beschäftigung aufzusehen.

Hochbauer war zunächst mehrere Sekunden lang verwundert. Was, fragte er sich – keine Überprüfung des Anzuges, keine unbequemen Fragen, keine Beanstandung – nichts? Was hatte das zu bedeuten? War er etwa dem Oberleutnant Krafft völlig gleichgültig geworden?

Solche Gedanken beschäftigten ihn, während er den Hügel hinunterging, auf die kleine Stadt zu. Was war nicht alles bei Krafft denkbar – raffiniertes Täuschungsmanöver, vorübergehende Müdigkeit, langsam gewachsene Gleichgültigkeit, neugewonnene Überzeugung, vorsichtiges Ausweichen wegen Druckes von anderer Seite, kluges Erkennen eines verlorenen Spiels. Möglich war alles! Aber die angenehmste Lösung war Krafft am wenigsten zuzutrauen. Das verdüsterte die Gedanken des Fähnrichs erheblich.

Doch dieses Dunkel lichtete sich sogleich, als er Felicitas Frey erblickte: Eine Dame lächelte ihm zu, voller Reife und Würde, Charme und Schönheit – und mit den anerkannt besten Beziehungen weit und breit. »Willkommen, mein Lieber«, sagte sie. »Herzlich willkommen.«

Er beugte sich mit jugendlichem Feuer über ihre wohlgepflegte Hand und küßte sie voll edler Begeisterung. Als er wieder aufsah, bemerkte er entzückt, daß Frau Felicitas dezent errötet war.

»Daß ich hier sein darf«, versicherte er glutvoll, »ist für mich wie ein großes Geschenk.«

»Und für mich eine reine Freude!«

Zunächst jedoch begannen sie über Bücher zu sprechen. Dabei wurde ein schwerer Madeira kredenzt – des Majors Lieblingsgetränk, das ihn erfahrungsgemäß aufzumuntern pflegte. Das jedoch kam nur noch selten vor; der Madeira war knapp geworden und wurde nur noch zu ganz besonderen Gelegenheiten hervorgeholt. Und ohne daß Hochbauer genau wußte, welche ungewöhnliche Bevorzugung ihm hier zuteil wurde – er ahnte es: Die zärtlichen Blicke der Frau Frey verrieten es ihm.

»Wenn Sie aber lieber einen Tee wollen«, sagte sie, »dann will ich ihn gerne zubereiten. Nur würde das ein wenig dauern. Ich bin ganz allein in der Wohnung – meine Nichte ist unterwegs und wird erst am späten Abend wieder zurückkommen. Und mein Mann ist dienstlich beschäftigt. Der General veranstaltet schon wieder einmal ein Planspiel – und so was kann bis Mitternacht dauern.«

»Ja«, sagte der Fähnrich ein wenig mühsam, »so ist das.«

»Wollen Sie also?« fragte sie freundlich.

Hochbauer sah Frau Felicitas an. Er verstand sie nicht recht und beugte sich ein wenig vor.

»Ich meine – ob sie Tee wollen?« korrigierte sich Felicitas leicht verlegen.

»Ich richte mich in jeder Beziehung nach Ihnen, gnädige Frau.«

Und sofort sprachen sie wieder von Büchern. Diesmal war jene Sorte Literatur an der Reihe, die von harten Kämpfen und strahlenden Siegen handelte, von deutschem Wesen, männlicher Kraft und fraulicher Blüte.

»Ja, das Königliche«, sagte sie, an ihrem Madeira nippend. »Das Königliche ist noch niemals ausschließlich an die Person eines Königs gebunden gewesen – auch in seinem Gefolge gab es königliche Gestalten, die von königlichen Gedanken beseelt wurden.«

»Wie richtig, gnädige Frau!« versicherte Hochbauer. »Auch in unserer Zeit, natürlich, existieren diese Ausnahmemenschen – wenn auch unter erheblich anderen Gattungsnamen.«

So schlugen sie Funken aus Papier, und die Buchseiten fingen an zu knistern. Und die Dämmerung schlich sich mit blauen Schatten in den Raum und hüllte sie ein wie in watteweiche Decken.

Um die stimmungsvolle Harmonie nicht zu zerstören, zündete Frau Felicitas eine honiggelbe, sanftstrahlende Kerze an. In ihrem Licht schimmerte der Madeira mit geheimnisvollen Reflexen auf. Dabei wurde sichtbar, daß der Inhalt der Flasche langsam zu Ende ging. Aber sie waren auch bereits, ohne ihr Thema zu wechseln, bei einem außerordentlich bewegenden Punkt angelangt: die Königin und ihre Pagen – beziehungsweise: die Königliche und ihre Recht auf Anbetung; ihre Pflicht, sich anbeten zu lassen.

»Dieser Zustand edelsten Dienens«, versicherte Hochbauer gedämpft, ihre beglückten Augen suchend, »ist ein Tribut an das Königliche schlechthin, das in allen edlen Frauen wohnt, von den besten Schriftstellern der Nation als solches erkannt und besungen.«

»Und irgendwie zeitlos gültig – meinen Sie?«

»Gültig gerade in unserer Zeit, wo die wahre Größe wieder zu alleinigem Maßstab geworden ist, wo auch die Liebe die Aufgabe erfüllen muß, den Kampf um das Dasein zu beflügeln – damit wir seelisch gestärkt dem endgültigen Sieg entgegenschreiten können.«

Felicitas Frey fühlte sich wundersam beschwingt. Das Kerzenlicht vergoldete mit sanftem Schimmer eine Welt, die sich in diesem Augenblick nur um zwei Menschen drehte: einen demütig-dienstwilligen, gläubig-glühenden, vor edlem Verlangen leuchtenden Pagen – und seine Königin.

Sie streckte ihm die Hand hin. Und er ergriff sie und preßte sein heißes Gesicht darauf. Aber es war nicht nur ihre Hand, deren er sich bemächtigte. Wie magisch angezogen, Halt und Schutz suchend und beides zugleich gewährend, tastete er sich weiter vor, über den Arm zu ihren Schultern hin – das alles wortlos, mit einer sanften, dienenden Gewalt.

Von diesem Augenblick an vergaß Felicitas Frey alles, was um sie war – nur nicht sich und ihren Pagen, den sie gewähren ließ. Aber das Zimmer, in dem sie sich befanden, löste sich auf, ihr planendes und ordnendes Leben versank in einem Strudel königlicher Gefühle. Und auch der Major war nicht mehr. Versunken die Hoffnungen, die er nicht erfüllte; vergessen die Enttäuschungen, die er ihr bereitet hatte – dahin das alles!

Später, wesentlich später, sagte sie: »Hier – nimm mein Taschentuch!«

Denn Hochbauer hatte sein Taschentuch nicht hervorziehen wollen; der Zustand desselben entsprach nicht der erhebenden Situation. Er hätte sich eben doch ein anderes, ein neues, einstecken sollen. Denn nicht nur Rotz und Tränen, wie er gesagt hatte, ließen die Benutzung eines Taschentuches geboten erscheinen; das zumindest hatte er in dieser Stunde dazugelernt.

So nahm er denn ihr Taschentuch, das aus hauchdünnem bläulichem Gewebe war. Er betrachtete kurz das graziöse, deutlich lesbare Monogramm FF. Erst dann benutzte er dieses Taschentuch und steckte es ein – wie eine Trophäe.

26

EIN ABEND UNTER KAMERADEN

Hört mal her«, sagte der Fähnrich Kramer. »Was haltet ihr eigentlich davon, wenn wir einen Kameradschaftsabend veranstalten?«

»Ein gemeinsames Besäufnis also«, sagte der Fähnrich Mösler. »Nun, mir soll das recht sein. Hauptsache: Alkohol ist in ausreichenden Mengen vorhanden. Alles andere findet sich von selbst.«

»Ich denke gar nicht daran«, sagte Hochbauer ablehnend, »mich mit irgendwelchen Radaubrüdern zusammen zu setzen.«

»Freunde!« rief der Fähnrich Kramer beschwichtigend. »Hier geht es weder um eine Sauferei noch um eine Prügelei – hier handelt es sich ausschließlich um Kameradschaft, die zu pflegen ist.«

»Na ja«, bemerkte einer, »wenn das so ist, dann muß das ja wohl so sein.«

»Ist das wirklich nicht zu vermeiden?« fragte Amfortas, von Hochbauer inspiriert.

»Kameraden«, sagte der Fähnrich Kramer groß und blickte fordernd die Aufsicht an, die in der Unterrichtsbaracke vor ihm saß, »mein Vorschlag ist wohlüberlegt, wie das ja wohl auch selbstverständlich ist.«

Die Fähnriche sahen sich grinsend an. Sie kannten ihren Kramer. Der ergriff immer gern die Initiative – schon damit niemand anders sie ergreifen konnte. Besonders wenn es sich um Kameradschaftsabende und ähnliche organisierte Freizeitfreuden handelte, kannte seine Begeisterung kaum Grenzen. Denn bei derartigen Gelegenheiten konnte er sich als unbestrittener Leithammel der Aufsicht aufspielen.

»Die Sache ist nämlich so«, sagte Kramer. »Zunächst

einmal handelt es sich, wie schon gesagt, um Pflege der Kameradschaft. Dann aber müssen wir Hauptmann Feders und Oberleutnant Krafft einladen – zwecks Schaffung einer nützlichen, harmonischen Atmosphäre. Denn es sind Zwischenbeurteilungen fällig.«

Das allerdings war ein entscheidendes Argument.

»Also«, sagte Kramer, »mein Vorschlag ist somit einstimmig angenommen. Ich habe auch nichts anderes erwartet. Wer sich bei so was ausschließt, beweist damit doch nur, daß er keinen Kameradschaftsgeist besitzt. In einen derartigen Verdacht wird doch wohl niemand geraten wollen – oder? Erscheinen ist also Pflicht!«

»Wir erlauben uns, Herrn Hauptmann zu einem Kameradschaftsabend zu bitten!«

Das sagte der Fähnrich Kramer zu Hauptmann Feders vor versammelter Aufsicht. Der Taktiklehrer durchschaute die Beweggründe dieser Einladung sofort. »Aha«, sagte er freundlich, »ihr wollt mich milde stimmen – der fälligen Zwischenbeurteilungen wegen.«

»Der Kameradschaftsabend«, versicherte Kramer tapfer, »war schon seit längerer Zeit geplant.«

»Aber jetzt ist der Zeitpunkt besonders günstig – was?« Hauptmann Feders lachte unbekümmert. »Doch das eine kann ich euch versichern, Freunde, von mir aus könnt ihr ein Galaessen geben, dabei kopf stehen und das Horst-Wessel-Lied singen – dadurch ändert sich meine Ansicht von euren Leistungen nicht im geringsten. Aber schön – heute abend werde ich euch unterhalten, morgen versucht ihr euer Glück.«

Diese »Zwischenbeurteilungen« ließen sich nicht vermeiden. Es sollte sich hierbei um eine kurze, möglichst deutliche, hinweisgebende Wertung der bisherigen Arbeit der Fähnriche handeln. Im persönlichen Gespräch zwischen Schüler und Lehrer wurde Bilanz gezogen.

»Einer nach dem anderen zu mir«, sagte der Hauptmann Feders und ließ sich in einer Ecke des Unterrichtsraumes nieder. »Drei Minuten für jeden.«

Bei Hauptmann Feders verlief dieser Vorgang genauso, wie es von ihm erwartet wurde. Feders bezeichnete einen nach dem anderen als Trantüte, Müllkutscher, Erztrottel und – wenn es hoch kam! – als Paradeesel. Seiner unverblümt geäußerten Ansicht nach war nicht ein einziger Fähnrich dazu fähig, ein Offizier zu sein. Selbst Hochbauer nicht. Allerdings wurde dieser unter die Paradeesel eingereiht, was einem guten Abschneiden gleichkam.

»Einer nach dem anderen zu mir«, sagte sodann der Oberleutnant Krafft.

Der Aufsichtsoffizier verabfolgte seine »Zwischenbeurteilungen« in seiner Unterkunft. Im Gegensatz zu Feders ließ er sich Zeit. Auch führte er freundliche Gespräche mit seinen Fähnrichen.

»Mein lieber Freund«, pflegte der Oberleutnant Krafft einleitend zu sagen, »jetzt wollen wir mal herauszufinden versuchen, was wir voneinander zu halten haben.«

Dann stellte der Aufsichtsoffizier seinen Fähnrichen ein paar Fragen, die völlig harmlos klangen, was zunächst sehr verwirrte. Etwa: »Was halten Sie von Kameradschaft?«

Die meisten hielten davon nur das Allerbeste. Sie erklärten Kameradschaft für eine große Selbstverständlichkeit, für eine echt männliche Regung, für eine ausgeprägte soldatische Tugend – kurz: erstrebenswert, stets zu würdigen, jederzeit zu pflegen.

»Und wie ist es mit der Kameradschaft den Unkameradschaftlichen gegenüber?« fragte dann der Oberleutnant Krafft wie nebensächlich.

Über diese Klippe stolperten nicht wenige. Dennoch blieb Krafft freundlich, und seine Formulierungen klangen hoffnungsvoll. Die Fähnriche schritten schließlich gestärkt und befriedigt von dannen.

»Alles halb so wild«, stellten die meisten fest.

»Fragwürdig wie immer«, sagte Hochbauer zu seinen Freunden.

Der Fähnrich Kramer aber erklärte überzeugt: »Da sieht man es wieder einmal, was doch die Pflege der Kameradschaft zur rechten Zeit ausmacht. Unsere Einladung hat eben Wunder gewirkt – anders sind diese erfreulichen Resultate doch wohl kaum zu erklären.«

Allerdings stellte sich dann, ein wenig später nur, heraus, daß sich diese »Zwischenbeurteilungen« in fataler Weise glichen. Doch nicht genug damit: Sie waren, genau besehen, dazu noch von einer undurchschaubaren Zweideutigkeit. Denn Kraffts abschließende Standardbeurteilung pflegte folgendermaßen zu lauten: »Mein lieber ...« – hier wurde der jeweilige Name eingesetzt – »wenn Sie so weitermachen wie bisher, dann besteht bei Ihnen über den Ausgang des Lehrgangs gar kein Zweifel.«

Nun, den Fähnrichen blieb somit nur übrig, auch weiterhin gute Miene zum bösen Spiel zu machen. Schließlich stand fest, daß mindestens achtzig Prozent aller Offiziersanwärter derartige Lehrgänge zu bestehen pflegten. Das war amtlich. Der Krieg brauchte dringend Offiziere. Allzuviel Ausschußware durfte die Fabrik nicht verlassen; stabile Produktionsziffern war das dringliche Gebot der Stunde.

»Immerhin hoffe ich«, sagte der Oberleutnant Krafft abschließend zu seiner Aufsicht, »daß ihr selbst hieraus einiges gelernt haben werdet. Wegtreten!«

»Sie spielen außerordentlich vorsichtig«, sagte Felix, der die Nummer dreiunddreißig trug.

»Das ist so meine Art«, sagte der Oberleutnant Krafft und zögerte immer noch, die nächste Spielphase zu wagen.

Felix betrachtete seinen Partner gelassen und aufmerksam zugleich. Seine Augen waren dunkel und groß, von sanfter Schönheit. Sein Gesicht lächelte dabei – aber dieses Lächeln war von fast maskenhafter Starre.

Der Oberleutnant Krafft vermied es, Felix anzusehen. Er sah auf das Schachbrett, das vor ihm stand. Dahinter pendelte der hilflose Körper im Ledergestell vom Haken herab. Nummer dreiunddreißig gehörte zu den ein wenig glücklicheren Korbmenschen: Er hatte es gelernt, Bücher zu lieben; er verstand einiges von Musik; und er spielte Schach.

Das aber war ein Glücksfall besonderer Art: Felix benötigte lediglich einen Partner, der Hände hatte. Jeder Zug wurde angesagt – der Sinn und der Genuß dieses Spiels blieb somit erhalten. Und mit der rein mechanischen Hilfe eines Sanitäters oder Pflegers konnten sogar zwei Korbmenschen miteinander spielen. Aber nur wenige von ihnen beherrschten Schach.

»Langweilt Sie meine etwas mühsame Art?« fragte Krafft.

»Nein«, sagte Felix. »Denn einmal habe ich sehr viel Zeit. Zum anderen aber ist Ihre Methode, Schach zu spielen, recht interessant.«

»Ich weiß – ich bin reichlich unkonventionell. Ich halte mich nicht einmal an die erprobten Grundregeln.«

»Das ist ein Vorteil«, sagte Felix höflich. »Sie verstehen es, Ihre Mitspieler durch ungewöhnliche Schachzüge zu überraschen – vielleicht sogar zu verwirren. Ist das Berechnung – oder mehr Zufall?«

»Es ist meine Eigenart, schätze ich.«

Dann schwiegen sie längere Zeit. Allein Felix machte seine lapidaren Angaben: Figurenbezeichnung – alte Feldangabe – neue Feldangabe: zwei Buchstaben, zwei Zahlen. Sie befanden sich allein im Raum, zwischen weißen Wänden, überflutet von einem grellen Deckenlicht. Denn die Sehkraft von Nummer dreiunddreißig war behindert, seine Augen tränten. Von Zeit zu Zeit beugte er seinen Kopf vor, legte ihn auf eine Art Halskrause, um so die Flüssigkeit aus den Augenwinkeln zu wischen.

»Warum sind Sie hier?« fragte Felix plötzlich.

»Um mit Ihnen zu spielen«, sagte Krafft und zog seinen Läufer vier Felder vor. Dabei knöpfte er sich den Ärztekittel zu, den er wie immer bei seinen Besuchen über der Uniform trug. »Sie sind am Zug.«

»Was haben Sie für eine Verwundung?« wollte Felix wissen. Daß der Oberleutnant vor ihm körperlich noch unbeschädigt war, hielt Nummer dreiunddreißig für ausgeschlossen. Wer sich in diesen Räumen aufhielt, war gezeichnet. Und selbst wenn rein äußerlich nichts davon zu sehen war – irgend etwas mußte fehlen: ein Großteil der Lunge – ein Teil des Magens – eine Niere. Vielleicht wanderten Stahlsplitter durch seinen Körper, auf das Herz zu? Vielleicht zersetzte sich sein Blut zu Wasser? Vielleicht besaß er kein Gleichgewichtsgefühl mehr?

»Lassen wir das«, sagte der Oberleutnant Krafft. »Beschäftigen wir uns lieber mit unserem Schachspiel.«

»Haben Sie auch manchmal dieses bedrückende Gefühl der völligen Sinnlosigkeit?« fragte Felix beharrlich. »Wissen Sie – hier zu hängen, das wäre vielleicht gar nicht einmal so schwierig, wenn man irgendeine Begründung dafür finden könnte. Nehmen wir an, ich hätte eine Brücke gesprengt, um anderen das Leben zu retten, und dabei wäre dann das alles passiert – gut, warum nicht? Oder: ich schlage einem General vor versammelter Mannschaft ins Gesicht, und dafür werde ich zusammengeschossen – nun, man wüßte wenigstens warum. Ich aber schlief. Und als ich wieder erwachte, war ich, wie ich jetzt bin.«

»Sie sind nicht der einzige, der im Schlaf am Tod vorübertaumelte«, sagte der Oberleutnant Krafft scheinbar gleichmütig.

»Und Sie?« fragte Felix unbeirrt. »Wie ist es mit Ihnen? Haben auch Sie darüber nachgedacht, warum Sie verstümmelt worden sind?«

»Bei mir ist lediglich versucht worden, mir das Gehirn auszukratzen«, sagte der Oberleutnant Krafft. »Aber das ist wohl nicht weiter schlimm. Für die meisten ist ein Gehirn sowieso nur ein überflüssiger Körperteil. Aber passen Sie auf – Ihre Dame ist in Gefahr. Ich biete Ihnen Schach.«

»Ich kann nicht mehr richtig sehen«, sagte Felix, die Nummer dreiunddreißig. »Meine Augen tränen zu stark. Unterbrechen wir für heute dieses Spiel – wenn es Ihnen recht ist.«

»Es ist mir recht«, sagte der Oberleutnant Krafft.

»Das Gehirn also«, sagte Felix mit geschlossenen Augen. »Und war das auch sinnlos gewesen? Oder haben Sie dadurch Kameraden das Leben gerettet, Kinder und Frauen beschützt – oder sonst irgend etwas Sinnvolles getan? Oder auch nur etwas, was Sie für sinnvoll hielten? Nein?«

»Machen wir Schluß«, sagte der Oberleutnant Krafft schwer.

»Wissen Sie«, sagte Felix, der Korbmensch mit der Nummer dreiunddreißig, müde, »wenn ich noch fähig wäre, irgend etwas zu tun, ich würde versuchen, einen Sinn für dieses klägliche Leben zu finden. Eine tödliche Wahrheit hinausschreien, einen Mörder entlarven, für einen Menschen sterben, einen Fetzen Schönheit bewahren, eine Lüge ersticken, einen Garten betreuen – irgend etwas. Verstehen Sie das?«

»Ja«, sagte Krafft. »Mir geht es genauso.«

»Der Kameradschaftsabend beginnt!«

Die Aufsicht hatte sich vollzählig im *»Bunten Hund«* versammelt. Die Wahl dieses Lokals hielt Kramer für einen ganz besonders gelungenen Schachzug. Denn auch die triumphierende Umschiffung einer gefährlichen Klippe – die Anzeige des Gastwirtes Rotunda nämlich – mußte gefeiert werden. Daß sie hier saßen, war das sicherste Zeichen dafür, wie vollkommen dieser Triumph war.

»Ich melde den Herren Offizieren!« rief Kramer.

Die Aufsicht stand da »wie ein Mann«. Der Aufsichtsälteste schritt Feders und Krafft entgegen, baute sich vor ihnen auf und sah mitten durch sie hindurch. Das war Taktik. Kramer wollte vermeiden, einen der Offiziere zu bevorzugen. Er schmetterte beiden seine Meldung entgegen.

»Damit sind wir mitten im gemütlichen Teil«, sagte Feders zu Krafft.

Da saßen sie nun einträchtig nebeneinander; an einer gedeckten Hufeisentafel: die Fähnriche der Aufsicht H und mitten unter ihnen, auf Ehrenplätzen, der Taktiklehrer und der Aufsichtsoffizier. Fast feierlich zunächst alles: frischrasierte Gesichter, sauberkupierte Haare, sorgfältig gebürstete Ausgehanzüge mit Hosen, die mindestens eine Nacht unter der Matratze gebügelt worden waren. Wohlabgemessene Fröhlichkeit, gedämpfte Stimmen, unforcierte Bewegungen – kurz: gediegen! Wie sie das ja beim gemeinsamen Mittagessen mit dem Aufsichtsoffizier gelernt hatten.

»Kameraden«, sagte der Fähnrich Kramer, »ich schlage vor: wir singen ein Lied.«

»Jawohl«, sagten die Fähnriche bereitwillig.

»Dürfen wir Herrn Hauptmann bitten«, sagte Kramer, ergeben und aufmerksam zu Feders gewandt, »uns zu sagen, durch welches Lied wir Herrn Hauptmann erfreuen dürfen?«

»Wenn ihr unbedingt Wert darauf legt«, sagte Feders, »dann von mir aus: *Lüneburger Heide.*«

»Auf der Lüneburger Heide!« verkündete Kramer mit raumfüllender Stimme. »Auf besonderen Wunsch von Herrn Hauptmann. Zwei – drei!«

Die Fähnriche sangen. Sie sangen rauh und herzinnig – wesentlich lauter als schön. Der Hauptmann Feders lauschte diesem wohlorganisierten Gebrüll mit kargem Lächeln.

In der weit offenen Flügeltür aber stand der Wirt Rotunda und betrachtete mit demonstrativem Wohlgefallen seine Gäste: Er hätte sie sich kaum friedfertiger vorstellen können – solide, nette, wohlerzogene junge Leute. Kaum zu begreifen, daß es genau die gleichen waren, die vor wenigen Tagen dieses Lokal in einen Trümmerhaufen verwandelt hatten – noch dazu in phantastisch kurzer Zeit.

Jetzt aber ließen sie die *Lüneburger Heide* erdröhnen und schrien die Freuden der Jagd, des Muskatellers und der Liebe aus sich heraus. Vierzig Münder klappten auf und zu. Vierzig Augenpaare musterten verstohlen die Reaktionen ihrer Offiziere – das mit Erleichterung: Taktiklehrer und Aufsichtsoffizier schienen zufrieden. Zumindest wirkte keiner sonderlich aggressiv. Kraftvoll-freudig endete das Lied.

»Das Wort hat Herr Hauptmann Feders!« verkündete sodann Kramer, der Aufsichtsälteste.

Feders stutzte kurz; dann erhob er sich. Er räusperte sich und sagte, in gewohnter Präzision zwar, doch geradezu mild: »Ich entsinne mich nicht, hier irgend jemand um das Wort gebeten zu haben – schon deshalb nicht, weil es hier niemand gibt, der es mir erteilen könnte. Aber da ich nun schon einmal aufgestanden bin, so möchte ich es nicht versäumen, euch auf eine winzige Kleinigkeit aufmerksam zu machen. Auf die Tatsache nämlich, daß hier kein Taktikunterricht stattfindet – was sicherlich als Glücksfall angesehen wird. Als Privatmann aber möchte ich euch folgendes sagen: Brüstet euch niemals mit großen Taten, gebraucht keine dicken Worte, haltet euch nicht für Übermenschen! Mißtraut allem und jedem und am meisten euch selbst – denn der Mißbrauch mit den Menschen ist groß. Und jetzt vergeßt das alles, wenn ihr könnt; vielleicht sogar bis morgen.«

Die Fähnriche hatten scheinbar aufmerksam zugehört und einige nickten sogar – obgleich sich kaum einer klar darüber war, ob sie soeben eine ausgekochte Bosheit oder eine abgelagerte Weisheit gehört hatten. In Zweifelsfällen war es üblich, sich nachdenklich zu geben – nicht unoptimistisch und nicht ohne tatkräftige Überlegenheit anzudeuten. Sie tranken Hauptmann Feders zu, nachdem ihnen dieser die Erlaubnis dazu gegeben hatte.

Nunmehr erhob sich wieder Kramer, der lediglich an den richtigen Ablauf der präzise geplanten Veranstaltung dachte. Er sagte, zu Krafft gewendet, mit sorgfältig geprobter Formulierung: »Dürfen wir nunmehr Herrn Oberleutnant bitten, sein Lieblingslied zu nennen und uns die Erlaubnis zu geben, es singen zu dürfen.«

»Im Feldquartier, auf hartem Stein«, sagte Krafft.

Kramer lächelte zufrieden: Er hatte die Nennung dieses Liedes erwartet und es daher vorausschauend noch einmal mit der Aufsicht geübt. Daß Krafft dieses *Feldquartier* bevorzugte, war Kramer bereits früher schon aufgefallen – nun, vielleicht kannte der Oberleutnant kein anderes Lied, oder es gefiel ihm wirklich. Doch das war gleichgültig – Hauptsache: er äußerte einen Wunsch und seine Aufsicht erfüllte denselben.

Sie sangen gefühlsträchtig und fast schicksalsschwanger; dunkel gedrehte Wortfetzen, wie durch dickflüssige Sehnsuchtstränen gezogen.

»Zum Heulen schön«, flüsterte Mösler, zwischen zwei Strophen, seinen Kumpanen zu. »Kann mir einer sein Taschentuch borgen? Meins ist mir dafür zu schade. Außerdem besitze ich nur eins, und das ist in der Wäsche.«

Einige wenige, unter ihnen natürlich auch Böhmke, der Poet, schienen wirklich gerührt ob ihres Gesanges: *Im Feld-*

quartier, auf hartem Stein, streck' ich die müden Glieder! Sogar Krafft schien nicht ohne Anteilnahme zu lauschen – und das war keine Täuschung: Krafft träumte ein wenig vor sich hin, verführt von einer melancholischen Melodie, in welcher sich Kirchengesang und Volkslied mischte. Es war ein Lied der Herdfeuer und des Halbdunkels – es war kein Lied, um danach zu marschieren.

Als der letzte Ton verklungen war – und nicht wenigen war das Lied zu schlapp, zu weich, zu lau erschienen –, zog Kramer, der Aufsichtsälteste, sofort wieder die Zügel fester. Wattierte Melancholie war bei einem beginnenden Kameradschaftsabend ebenso unangebracht wie entfesselte Heiterkeit. Eine straffe Organisation war in solchen Augenblicken alles. Und Kramer sagte einladend zu Krafft: »Herr Oberleutnant werden gebeten, das Wort zu ergreifen.«

»Prost!« sagte Krafft.

Damit hatte er das Wort ergriffen und es umweglos, auf dem schnellsten aller Wege, dem erwünschten Ziel entgegengeführt. Und ehe noch die Fähnriche staunen konnten, trank er ihnen auch schon zu. Das fanden sie, wenn auch mit einiger Vorsicht, erheiternd.

»Feuer frei!« sagte nunmehr Kramer. »Es darf geraucht und gesprochen werden.«

So plauderten sie denn dahin. Die meisten mimten fröhliche Freizeitgestaltung: Sie gaben sich heiter, waren dabei aber keinesfalls laut. Ihre Gesprächsthemen konnten an Harmlosigkeit kaum überboten werden. Kein Wort, das nicht für die Ohren der Offiziere geeignet gewesen wäre.

Zwischendurch sangen sie immer wieder. Das war die anerkannt sicherste Art, irgendwelche Fehlleistungen zu vermeiden. Auch waren die sorgfältig ausgewählten Lieder fast völlig frei von irgendwelchen Anzüglichkeiten grob-sexueller oder primitiv-politischer Art. Daher blieb die Stimmung ungetrübt.

Dennoch waren sie alle erleichtert, als Hauptmann Feders und Oberleutnant Krafft Anstalten machten, sich zu verabschieden.

»Wenn ihr wieder einmal ein Lokal zertrümmern wollt«,

sagte Hauptmann Feders grinsend, »dann versucht euch wenigstens vorher über die Bedingungen und die Preise klarzuwerden. Auch ist die Bereitstellung von Schuldigen empfehlenswert. Spätestens beim Eintreffen von Polizei muß die Gesamtsituation geklärt sein. Der stets sicherste Entschuldigungsgrund ist der Krieg. Damit läßt sich alles regeln. Es ist viel einfacher, im Namen der Gerechtigkeit, des Friedens oder der Freiheit ein Dorf in Brand zu setzen oder eine Stadt auszuradieren als aus überschüssiger Lebensfreude eine Weinflasche zu zertrümmern. Womit ich aber nicht etwa das Sich-Austoben infantiler Gemüter empfohlen habe.«

Der Oberleutnant Krafft aber sagte abschließend: »Um Mitternacht seid ihr also wieder in der Kaserne, Freunde – aber ohne Gesang, ohne Lärm, ohne Kraftakte. Im übrigen: viel Vergnügen!«

»Nunmehr beginnt der gemütliche Teil!« rief der Fähnrich Kramer.

Das war eine völlig überflüssige Aufforderung. Denn kaum hatten sich die beiden Offiziere entfernt, da fiel die Kasinohaltung der Fähnriche zusammen wie ein Kartenhaus. Lärm brandete auf. Die Gläser leerten sich mit verblüffender Schnelligkeit. Und eine knappe Minute später stand der erste auf seinem Stuhl, um eine Rede zu schwingen.

»Kameraden!« rief er. »Jetzt sind wir endlich unter uns. Jetzt nichts wie hoch mit den Tassen und her mit den Flaschen.«

»Kameraden«, sagte der Fähnrich Kramer besorgt, »seid friedlich – seid gemütlich!«

Was jedoch die Fähnriche unter Gemütlichkeit verstanden, zeigte sich im Handumdrehen. Einige brüllten den Wirt herbei und verlangten zu trinken; wobei sie mit unmißverständlichen Andeutungen nachhalfen. Und Rotunda wollte lieber Wein fließen lassen, als noch einmal Blut fließen sehen. Vor allen Dingen aber wollte er niemals wieder Schwierigkeiten mit dem Bürgermeister haben und vor den General zitiert werden. Und ein Blick auf die Uhr beruhigte ihn etwas: Es war kaum mehr als ein knappe Stunde Zeit. Sollten sie also saufen – bis zu einer gefährlichen Trunkenheit würden sie es nicht mehr schaffen.

»Bei mir soll jeder zu seinem Recht kommen«, versprach daher Rotunda bereitwillig. »Ich bin schließlich kein Spielverderber!«

»Keine langen Vorreden!« riefen die Fähnriche.

Der Wirt verschwand eilig. Drei Minuten später wurde der erste Steinkrug herangeschleppt. Fröhliches Gebrüll begrüßte sein Erscheinen.

Noch einmal versuchte Kramer, als Aufsichtsältester, den Kameradschaftsabend in etwas sichere Bahnen zu lenken. Also kommandierte er mit Kasernenhofstimme erneut: »Kameraden – ein Lied!«

»In Hamburg, da bin ich gewesen!« rief Mösler sofort.

Und ehe Kramer noch protestieren konnte, stimmte die Gruppe um Mösler das vorgeschlagene Lied an. Kramer setzte sich resigniert: Wohl hatte er richtig geschaltet, aber dennoch einen Fehler gemacht. Er hätte nämlich nicht nur Gesang anordnen, sondern zugleich bestimmen müssen, was zu singen war. Nun grölten sie also dieses Lied, das ohne sonderliche Übertreibung als reichlich schweinisch bezeichnet werden konnte. Diese Hymne auf die willigen Mädchen der Freude wäre bei niederen Soldaten verzeihlich gewesen, fand Kramer – höchst bedenklich aber bei Offiziersanwärtern; und ganz und gar unmöglich bei Offiziersanwärtern, für die er verantwortlich war.

Dennoch sang Kramer mit, um die Gemeinsamkeit nicht zu zerstören. Aber als die Stelle kam, wo im angenäherten Zuhälterjargon der »Taler« registriert wurde, den das Mädchen der Freude »für die Arbeit an der Tür« willig gezahlt hatte, wurde Kramers Stimme recht undeutlich. Und als gar der Wirt die Schiebetür schloß, damit die wenigen Bürger im Schankraum nicht allzusehr belästigt wurden, empfand der Aufsichtsälteste seinen kleinen Fehler als beschämendes Versagen. Das brachte ihn in Wut.

»Du hättest solche Lieder niemals erlauben dürfen!« redete Hochbauer auf ihn ein.

»Das geht dich einen Dreck an!« rief Kramer unbeherrscht. Das Bewußtsein, versagt zu haben, würgte so mächtig in ihm, daß jede Bemerkung hierzu seine gestaute Wut zum Überlaufen brachte.

»Man kann doch wohl noch einen Hinweis geben!« sagte Hochbauer gekränkt.

»Mach es doch besser, wenn du kannst«, sagte Kramer, gereizt wie ein Stier. »Ich habe dich schon lange im Verdacht, daß du hier an meiner Stelle Aufsichtsältester werden willst.«

Hochbauer schwieg betroffen. Natürlich war das schon immer sein Wunsch gewesen, aber er hatte ihn doch niemals geäußert. Dieser Kramer allerdings fing in letzter Zeit an zu schwanken wie ein Rohr im Winde. Ein neuer Aufsichtsältester schien wirklich notwendig zu sein – aber der konnte nicht gegen den Willen des Aufsichtsoffiziers ernannt werden. Da lag der Hase im Pfeffer!

Inzwischen ging das beliebte Lied dem Ende entgegen. Hochbauer und Kramer taten so, als sängen sie mit. Dabei betrachteten sie sich heimlich, lauernd. Einer erwartete vom anderen, daß der sich bei ihm entschuldige. Und beide warteten vergebens.

Schließlich war Hochbauer, als der Klügere, bereit, nachzugeben. Es erschien ihm nicht ratsam, auch noch Kramer zum Feind zu haben – er hatte Feinde genug. Kramer war in Hochbauers Augen ein harmloser Trottel, ein williges Werkzeug – wenn man es richtig handhabte.

Aber Hochbauer kam vorerst gar nicht dazu, den Aufsichtsältesten wieder auf seine Seite zu ziehen. Denn der lärmende Haufen am unteren Tischende trat in volle Aktion. Der Schreihals Mösler erhob sich und rief: »Ich fordere hiermit unseren lieben Kameraden Böhmke auf, ein eigenes Gedicht zu verlesen – und zwar möglichst eins über die Liebe!«

Böhmke sträubte sich – er wollte gebeten werden! Das geschah denn auch, mit sehr munteren und auch rüden Bemerkungen, die der Dichter für Komplimente nahm – was ja im Grunde auch der Fall war. Schließlich, nach weiterem Drängen, erklärte Böhmke, er wäre zwar willens, ein Opus neueren Datums von sich zu geben, doch leider nicht in der Lage, ein solches über die Liebe zu zitieren. Denn was er von seiner Produktion – rein zufällig! – bei sich habe, befasse sich lediglich mit dem Krieg und der Natur.

»Abgelehnt!« rief Mösler, als Sprecher der disziplinunwilligen Lärmmacher. »Mit Gedichten über den Krieg lockst du keinen Hund, geschweige denn einen Fähnrich hinter dem Ofen hervor. Nur die Liebe kommt in Frage!«

»Aber im Augenblick«, verteidigte sich Böhmke, »habe ich so was wirklich nicht auf Lager!«

»Wozu bist du ein Dichter!« rief Mösler zum allgemeinen Vergnügen. »Du dichtest eben! Du verziehst dich an einen stillen Ort – und legst los! Niemand wird dich stören, das garantiere ich dir. Wir setzen einfach eine Ehrenwache davor; eine, auf die Verlaß ist – Hochbauer zum Beispiel.«

»Können wir nicht lieber ein Lied singen«, schlug Hochbauer vor. »Zum Beispiel: *Jenseits des Tales!* Was meinst du dazu, Kramer?«

Aber Kramer kam nicht dazu, seine Zustimmung zu geben oder seine Ablehnung zu zeigen. Mösler stieß plötzlich vor wie ein Tiger, der einen Elefanten anspringt. Es war fast, als habe er auf diesen Einwand gewartet – auf irgendeinen Einwand, sofern er nur von Hochbauer kam. Mösler rief: »Hast du was gegen dieses Thema einzuwenden?«

Diese gewiß nicht gerade harmlos gemeinte Frage war herausfordernd laut gestellt worden. Die Fähnriche begannen, aufmerksam zu werden. Sie stießen sich gegenseitig an und unterbrachen sogar ihre Gespräche. Einige beugten sich neugierig vor und andere redeten noch kurz aufeinander ein. Schließlich nahmen sie alle erwartungsvoll ihre Plätze ein, und das nicht ohne eine gewisse Vorfreude. Sie ahnten, daß sie sozusagen Logenplätze bezogen hatten. Es war nur nötig gewesen, Mösler und Hochbauer etwas genauer anzusehen; auf deren Gesichtern lag die Entschlossenheit von Gladiatoren.

»Also, wie ist das«, wollte Mösler streitbar wissen, »hast du irgend etwas gegen die Liebe einzuwenden?« In ähnlicher Weise mußten während der Religionskriege die Gegner aneinander die Frage gestellt haben, warum sie sich nicht zum rechten Glauben bekannten. Mösler jedenfalls tat ganz so, als ziehe er für der Menschheit besseren Teil vom Leder.

Hochbauer wandte sich an Kramer und fragte: »Muß ich mir das gefallen lassen?«

Der aber sagte ablehnend: »Warum soll er denn nicht eine Frage stellen?« Damit gab sich Kramer, wie es ja auch der Aufforderung Kraffts entsprach, streng neutral. Außerdem konnte, wer ihn um seinen Posten als Aufsichtsältesten bringen wollte, natürlich nicht mit seinem Wohlwollen rechnen.

»Also wie ist das nun?« fragte Mösler verbissen. »Du bist wohl nicht für die Liebe, was? Du würdest wohl am liebsten ein Gedicht auf deinen Hauptmann Ratshelm hören, wie? Am Ende glaubst du sogar, die Liebe und der Hauptmann sind ein und dasselbe?«

Die Fähnriche blickten mit angespannten Gesichtern auf die beiden Gegner – diesmal war ein Kampf bis aufs Messer zu erwarten. Die offenbar größere Gruppe, von Rednitz und Weber angeführt, hielt zu Mösler. Eine kleinere, aber sicherlich nicht minder schlagkräftige Gruppe sympathisierte mit Hochbauer. Eine dritte Gruppe, unter Kramer, hielt sich, vorerst noch, betont neutral. Lediglich Böhmke, der Poet, war unglücklich und beklagte sein Geschick – er war bereit gewesen, die Musen anzurufen. Diese Horde Banausen jedoch hielt es schon wieder mit Mars.

Der Fähnrich Hochbauer übersah, fast als einziger, die gegebene Situation mit sachlicher Klarheit. Er hatte schon seit Tagen erkannt, daß die bequemen Zeiten vorüber waren, in denen er Mösler ungehindert auf das vorlaute Maul schlagen konnte. Er wußte, daß ein Teil der Aufsicht, von Krafft inspiriert, gegen ihn war; daß dieser Teil allerdings schon derartig gefährlich groß war, das hatte er bisher noch nicht gewußt. An eine handgreifliche Auseinandersetzung war somit nicht zu denken; sie wäre wahrscheinlich aussichtslos gewesen.

Aus diesen Gründen hielt es Hochbauer für richtig, zunächst einen taktisch klugen, wohlgeordneten Rückzug zu unternehmen. Er zwang sich zu einem Lächeln, das ihm recht glaubhaft gelang, und sagte: »Warum soll ich mich mit dir streiten, Mösler? Ich weiß gar nicht, was du willst. Deine Anspielungen treffen mich nicht – sie lassen mich völlig gleichgültig.«

Mösler brauchte einige Sekunden, um diesen Schlag ins Leere zu überwinden. Einen Augenblick lang sah es fast so aus, als habe er Anlauf genommen, um ein Hindernis zu überspringen, das es gar nicht gab. Er schüttelte unwillig seinen dicken Kopf, wie ein Pferd, das eine schlechtgefüllte Krippe vorfindet.

»Habe ich richtig gehört?« fragte Mösler sich erneut zum Kampf stellend. »Du verleugnest die zarten Bande edler Sympathie, die zwischen dir und deinem lieben Hauptmann vorhanden sind?«

»Welch ein Unsinn!« rief Hochbauer und lachte sogar dabei, was eine großartige Demonstration von Selbstbeherrschung war. Und nicht nur, daß er glänzend parierte – er ging sogar zum Angriff über, jede Schwäche seines Gegners geschickt nutzend. Nicht ohne Kühnheit erklärte er: »Ich bin völlig normal veranlagt – wenn du das etwa meinst. Ich bin mindestens so normal wie jeder andere hier, und bestimmt so normal wie du, Mösler.«

»Was du nicht sagst!« rief der perplex, wobei er sich vergeblich nach Unterstützung umsah. Die Gruppe der Neutralen vergrößerte sich. Und Mösler rief, leicht erregt: »Sag das doch nochmal!«

»Du kannst das sogar schriftlich haben«, erklärte Hochbauer. »Immerhin gehöre ich nicht zu denen, die es mit den willigen kleinen Mädchen halten, die man bei jeder Gelegenheit im Dutzend kriegen kann. Das ist mir zu primitiv. Ich bevorzuge Damen – und zwar solche aus höheren und höchsten Kreisen.«

»Was du nicht sagst!« würgte Mösler abermals; mehr wußte er im Augenblick nicht zu bemerken.

Hochbauer genoß sein stark ausgeprägtes Überlegenheitsgefühl von Sekunde zu Sekunde mehr. Die ihm hörigen Fähnriche sahen voller Bewunderung zu ihm hoch. Und einige der Neutralen, Kramer an der Spitze, zögerten nicht, wohlwollend zu nicken. Das gab Hochbauer mächtigen Auftrieb. Mit kaum verborgenem ironischem Lächeln sah er auf diese Kleingärtner der banalen Gefühle, auf die Tagelöhner niedrigster Vergnügungen herab.

»Ich könnte euch Dinge erzählen«, sagte er schließlich, »bei denen euch die Augen übergehen würden. Keine kleinen, unsauberen und eiligen Sachen, wie sie allgemein üblich sind. Ganz etwas anderes! Sachen, von denen gerade solche Leute, die über ihre angeblichen Abenteuer immer weit das Maul aufreißen, kaum zu träumen wagen.«

Und nunmehr zog Hochbauer ein bläuliches hauchdünnes Gewebe aus der Brusttasche – zur allgemeinen, staunenden Verwunderung. Dieses zart erscheinende Gebilde – ein Taschentuch offenbar – schwenkte er lässig vor sich und roch kurz, sehr genießend, daran. Die Fähnriche rissen Mund und Augen auf. Rednitz in Besonderheit ließ keinen Blick von diesem eigenartigen Schauspiel. Hochbauer aber steckte, mit eleganten Bewegungen, das Tuch wieder in seine Brusttasche zurück.

»Diesen Fetzen möchte ich mir gerne einmal genauer ansehen«, flüsterte Rednitz seinem Freund Mösler zu.

Der jedoch hörte nicht darauf. Er war ganz damit beschäftigt, irgendeinen neuen Angriffspunkt bei Hochbauer zu entdecken. Und er glaubte auch, ihn gefunden zu haben. »So ist das also!« rief er erregt. »Du gehörst also angeblich zu jenen Kavalieren, die da genießen und schweigen. Das kannst du deiner Großmutter erzählen oder deinem Hauptmann Ratshelm. Mit solchen Märchen kann ja jeder kommen!«

»So geht das natürlich nicht!« rief Böhmke mit poetischem Feuer. »Der Name einer Dame ist immer tabu!«

»Der ist Wurscht!« mischte sich Egon Weber ein. »Und was heißt denn hier Dame! Die Machart bleibt schließlich immer dieselbe!«

»Du willst wohl Adressen sammeln!« rief Amfortas streitbar.

Und Egon Weber brüllte zurück: »Was heißt denn hier Adressen! Mir genügt, wenn jemand Röcke trägt. Und was unsere sogenannten kleinen willigen Mädchen anbelangt – so lasse ich mich nicht beleidigen! Und schon gar nicht durch jemand, der sich für einen Kavalier hält – uns aber für miese Witzblattfiguren! Wer wagt zu behaupten, daß ich eine Witzblattfigur bin? Den schlage ich zusammen und schleppe ihn vor den General, der ja, wie sich herausgestellt hat, auch Egon heißt. Merkt euch das!«

»Kameraden!« brüllte Kramer beschwichtigend, »Kameraden – so geht das nicht!«

So ging das auch nicht – die Fähnriche sahen das ein. Egon Webers raumgreifende Tirade hatte sie alle ein wenig verwirrt. Eine gewisse Klarheit war dringend nötig. Dieses hochinteressante Thema durfte nicht einfach im Sande verlaufen.

»Darf ich dazu mal etwas sagen?« fragte Rednitz sanft.

»Nein!« rief Hochbauer sofort. »Du nicht!«

»Laß ihn doch«, sagte Kramer neutralitätswillig. »Vielleicht hat er einen guten Gedanken.«

»Ich finde«, sagte Rednitz zu seinen aufmerksamen Zuhörern, »die Sache ist doch verhältnismäßig einfach. Unser Freund Mösler beschuldigt den Kameraden Hochbauer, daß er möglicherweise unnormaler Gefühle fähig sei. Und ich meine nun, das ist eine schwere Anschuldigung, die wir unserem Mösler nicht durchgehen lassen dürfen – unter keinen Umständen, alles was recht ist.«

»Na also!« rief Amfortas. »Das erste vernünftige Wort in dieser Sache.« Und er wollte noch mehr sagen, aber Hochbauer bedeutete ihm, zu schweigen.

»Nur weiter!« rief Kramer aufmunternd.

»Wie gesagt«, fuhr Rednitz fort, »wir dürfen derartige Anschuldigungen natürlich nicht dulden. Nun, somit kommt es jetzt lediglich darauf an, das Gegenteil zu beweisen!«

»Wie stellst du dir das vor?« fragte Kramer.

»Nichts leichter als das«, erklärte Rednitz bereitwillig. »Hochbauer bringt uns den schlichten, überzeugenden Gegenbeweis dafür – das dürfte ihm doch gar nicht so schwerfallen. So wie er gebaut ist! Bei seinen Erfolgen bei Damen!«

»Das könnte euch so passen!« rief Hochbauer mit empörter Ablehnung. »Mit diesen kleinen schmierigen Mädchen gebe ich mich nicht ab. Dazu bin ich mir zu schade!«

»Wenn das deine ganzen Sorgen sind«, sagte der vielerfahrene Egon Weber, »so kann dir leicht geholfen werden. Es gibt da in diesem schönen Städtchen ein Kind – sind die Türen zu, Kameraden? –, also ich sage euch: wie Milch und Honig. Das Wasser fließt einem bei ihrem Anblick im Munde zusammen. Schön wie eine vom Film und rein wie eine von der Kirche. Garantiert Jungfrau – nach übereinstimmenden Aussagen. Mein Wort darauf: Mit der verglichen ist eine sogenannte Dame nur ein alter Gaul. Maria Kelter heißt das Kind.«

Kramer fand, daß dieser Vorschlag entschieden zu weit ging. Und Rednitz schien das auch zu finden. Aber Mösler brüllte: »Das schafft der Hochbauer nie! Ich kenne die Kleine – die schaffe ich nicht mal!«

»Das ist doch kein Maßstab!« sagte Hochbauer gereizt.

»Tu doch nicht so!« konterte Mösler sofort. »Dazu fehlt dir doch jeder Mut. Das bekommst du niemals fertig. Wenn dir das gelingt, dann kannst du mich in Zukunft Armleuchter nennen und mir vor versammelter Aufsicht in den Hintern treten – mein Offiziersanwärterehrenwort darauf!«

»Ich nehme dein Angebot an!« erklärte Hochbauer blaß, doch mit großer Entschiedenheit. Er schöpfte Kraft aus den aufmunternden und anerkennenden Blicken, die ihm entgegenleuchteten.

»Bravo!« brüllten die Fähnriche im Chor.

»Topp! Die Wette gilt!« rief Mösler. »Reichen dir zehn Tage?«

»Fünf Tage genügen«, erklärte Hochbauer. Er war fest entschlossen, sein Ansehen um jeden Preis zu wahren und zu mehren. Selbst um diesen.

27

DER TAG, AN DEM DIE KATASTROPHE BEGANN

Die ersten, die jeden Tag in der Kaserne aufstanden, waren die Küchenhilfskräfte – die Wache weckte die hierfür eingeteilten Leute um vier Uhr früh. Sie wälzten sich aus ihren Betten, zogen sich schlaftaumelnd an und schlurften dann zum Küchengebäude. Hier machten sie Feuer unter den Kesseln und brauten verdrossen jene Lorke zusammen, die offiziell Kaffee genannt wurde.

Um fünf Uhr früh schlug die Stunde für einige Ordonnanzen des Kasinos, für die Fahrbereitschaft und für jene Soldaten, die zum besonderen Ausgabedienst eingeteilt waren. Kurz nach fünf Uhr standen auch diejenigen Offiziere auf, die Spezialkontrollen beabsichtigten – mit ihnen zumeist der General. Fast zur gleichen Zeit wurden in den Inspektionen auch die Fähnriche vom Dienst geweckt.

Um fünf Uhr dreißig mußte die Stammkompanie aus den Betten gepfiffen werden, soweit es sich um einfache Soldaten handelte. Unteroffiziere pflegten gewöhnlich eine Stunde länger zu schlafen, sofern sie keinen Frühdienst hatten. Hauptmann Kater allerdings, der Chef, war in seinem Bereich noch niemals zu einem derartigen Zeitpunkt gesehen worden – es sei denn, er kam von einer nächtlichen Sitzung aus dem Kasino oder von einer ausgedehnten Feierstunde aus dem Städtchen.

Ab sechs Uhr begann die Kaserne erst richtig wach zu werden: Achthundert Fähnriche – aufgemuntert und angefeuert von sechzehn Fähnrichen vom Dienst – verließen fluchend, murrend und maulend ihre Betten, umgellt von dem Getöse der Trillerpfeifen und den hellen Rufen der eingeteilten jugendlichen Antreiber. Das alles nach dem Motto: Je größer der Lärm, um so leichter das Erwachen.

Genau eine Viertelstunde später strömten die Fähnriche, noch leicht taumelnd, ins Freie. Sie rotteten sich aufsichtsweise zusammen, vereinigten sich zu Inspektionen und wurden von den Frühdienst tuenden Aufsichtsoffizieren in Empfang genommen: Auf sechs Appellplätzen gleichzeitig begann der lästige, zumeist dumpf hingenommene Frühsport, der genau fünfzehn Minuten dauerte – es sei denn, daß der eine oder der andere Aufsichtsoffizier fror oder müde war, oder einfach unlustig. Das jedoch war praktisch wiederum davon abhängig, ob ein höherer Vorgesetzter – etwa gar der General – in Reichweite war.

Nachdem dies überstanden war, verwandelte sich die Kaserne automatisch weiter in einen wohlorganisierten Ameisenhaufen: Die Kaffeeholer strömten zu den Küchen, die Flurreiniger bewaffneten sich mit Eimer, Lappen und Besen, ein Teil der Fähnriche bevölkerte die Waschräume, andere die Toiletten, wieder andere gaben ihren Stiefeln den letzten Glanz, einige dösten lediglich vor sich hin, und nicht wenige begannen bereits zu essen.

Gegen sieben Uhr standen auch die restlichen Offiziere auf, ebenso die Unteroffiziere der Stammkompanie und sogar die kasernierten weiblichen kriegsdienstverpflichteten Zivilangestellten. Die Offiziere trabten ins Kasino, um dort ihr bescheidenes Frühstück unter mäßigem Geplauder zu verzehren. Sie sahen dem kommenden Dienst des Tages mit ähnlichen Gefühlen entgegen wie die Fähnriche.

Der offizielle Dienst begann – laut Plan – auf die Minute genau um acht Uhr.

Für den Oberleutnant Krafft fing dieser Tag recht heiter an. Er schritt neben Hauptmann Feders auf das Gebäude der Stammkompanie zu. Beide gedachten, sich Hauptmann Kater – in großdeutscher Dressur vorgeführt – zu ihrem Zeitvertreib anzusehen.

»Das dürfen Sie sich nicht entgehen lassen«, versicherte Feders. »Seitdem mich der General dem lieben Kater vor die

Nase gesetzt hat, ist hier mehr als nur ein Weltbild ins Wanken geraten: Eine völlige Umwandlung bahnt sich an! Der Kater ist kurz davor, sich für eine Maus zu halten – und dabei helfe ich ihm natürlich.«

Feders und Krafft, der Taktiklehrer und der Aufsichtsoffizier, konnten sich diesen gemeinsamen kleinen Besuch leisten, denn in der ersten Unterrichtsstunde dieses Tages trainierte Hauptmann Ratshelm, der Inspektionschef, die vereinigten Fähnriche in Weltanschauung und versuchte, ihnen beizubringen, welch einen besonderen Sinn diesmal das Sterben hatte. Schließlich war bisher jeder Krieg aus einem anderen Anlaß geführt worden, jedenfalls hatte man das immer behauptet. Die Aufgabe der Verbreiter von sogenannten Weltanschauungen bestand nun darin, die geistigen Schrumpfköpfe in aller Herren Länder mit tönenden Parolen vollzustopfen, was erfahrungsgemäß keine sonderlichen Schwierigkeiten bereitete.

Hauptmann Kater jedenfalls fand in diesen Tagen kaum noch Zeit, an die großen Dinge zu denken – der ihm kommissarisch vorgesetzte Hauptmann Feders deckte ihn mit einer Unmenge Kleinarbeit ein.

Diese jeweils täglich eine Stunde andauernde Heimsuchung fand nicht zu einer festgelegten Zeit statt. Hauptmann Feders erschien, wenn er es gerade für richtig hielt. An diesem Tag also um acht Uhr früh. Und Hauptmann Kater war bereits zur Stelle.

»Setzen Sie sich, Kater«, sagte Feders zur Begrüßung. »Oberleutnant Krafft begleitet mich, damit es mir nicht zu langweilig wird, wenn ich hier Klippschulunterricht geben muß. Sie haben doch hoffentlich nichts dagegen, Kater?«

»Treiben Sie es nicht zu weit, Feders«, sagte Kater böse, hinter seinem Schreibtisch verschanzt. »Ich bin Ihnen zwar im Augenblick ausgeliefert – aber das muß kein Dauerzustand sein.«

»Nicht doch, mein lieber Kater«, sagte Feders freundlich, »nicht diese Töne! Drohungen stimmen mich nämlich immer heiter; und das können Sie doch kaum bezwecken.« Er setzte sich bequem hin und wies Krafft einen Platz an.

Hauptmann Kater knurrte ein paar unverständliche, aber unverkennbar unfreundliche Worte. Die Anordnung des Generals hatte ihm diesen Feders auf den Hals gehetzt, und Feders spielte mit ihm Kriegsschule – mit ihm, einem ausgewachsenen Hauptmann! Dieser Mensch verlangte sogar, die Dienststunden genau einzuhalten – von acht bis zwölf Uhr und von vierzehn bis achtzehn Uhr. Und schon das allein war Kater, solange er Offizier war, noch nie passiert.

»Kann ich die Unterschriftsmappe sehen?« fragte Feders freundlich.

Hauptmann Kater nickte unwillig und schob seinem Aufseher die bereitliegende Mappe zu. Hauptmann Feders nahm sie, schlug sie gelassen auf und begann, darin zu blättern. Gleich beim Anblick des ersten Schreibens zog er einen gutgespitzten Rotstift aus der Tasche, schüttelte lächelnd mit dem Kopf und machte dann einen dicken Strich über das Blatt, von links unten nach rechts oben.

»Mein lieber Hauptmann Kater«, sagte er dann, »ich lese hier zu meiner Verwunderung, daß Sie glauben, annehmen, der Ansicht sind ... Das ist natürlich nicht ungeschickt – denn wer wird sich schließlich gerne festlegen? Die Sache hat aber einen grundlegenden Fehler, der eigentlich kaum noch einem Unteroffizier unterlaufen sollte. Wissen Sie, was ich meine?«

»Sagen Sie es doch schon!« knurrte Kater. Und in seinen Augen schimmerten ferne Mordgedanken auf, was Feders durchaus verständnisvoll registrierte.

»Der Fehler liegt in der Überschrift, mein lieber Kater«, erklärte Feders bereitwillig. »Dort steht nämlich das Wort: Meldung! In einer Meldung aber sind nur Tatsachen zu verzeichnen. Kurz, knapp und so erschöpfend wie möglich. Sobald Sie aber erst einmal zu glauben anfangen – was ein Soldat sowieso nicht tut, das ist bekanntlich Sache der Kirche –, sobald Sie etwas anzunehmen beginnen, eine bestimmte Ansicht zu vertreten gedenken, dann handelt es sich nicht um eine Meldung, sondern allenfalls um eine Stellungnahme. Habe ich recht, Krafft? Sie als Lehrer für Schriftverkehr müßten das am besten wissen.«

»Sie haben recht, Herr Hauptmann«, sagte Krafft.

»Das freut mich«, versicherte Feders. Und zu Kater gewandt sagte er verbindlich: »Darf ich Sie also bitten, mein Lieber, das zur Kenntnis zu nehmen und sich in Zukunft danach zu richten?«

Kater knurrte machtlos: »Machen Sie nur so weiter!«

»Sehr gerne!« sagte Feders verbindlich und kam dieser Aufforderung unverzüglich nach.

Von zwölf vorliegenden Schreiben beanstandete der Hauptmann Feders neun; die restlichen drei waren ausgefüllte Formulare. Und nach jeder Belehrung wurde Kater kleiner und kleiner.

»Was halten Sie von einem Kognak?« fragte Feders schießlich, nachdem Kater den Unterricht über Schriftverkehr überstanden hatte. »Haben Sie noch welchen?«

»Was wollen Sie denn eigentlich noch von mir!« rief Kater, sich windend. »Sie haben doch schon alle Getränke beschlagnahmt, die sich in meinem Besitz befunden haben!«

»Mein lieber Hauptmann Kater«, sagte Feders, »bitte nicht immer diese irreführenden Formulierungen! Ich habe nichts beschlagnahmt. Ich habe lediglich einiges registriert und sichergestellt; eine Maßnahme, die Sie angeblich übersehen hatten. Und dann hat es sich doch auch nicht um Dinge gehandelt, die sich in Ihrem Besitz befunden haben – Sie verwalteten sie lediglich, nicht wahr? Also, wie ist das nun – haben Sie noch einen Kognak oder nicht?«

»Na schön«, sagte Kater. Denn er glaubte, sich auf diese Art wenigstens für einen Tag von diesen anstrengenden Belästigungen loskaufen zu können. »Ich bin ja nicht so!« Und dann schloß er seinen Schreibtisch auf und angelte eine volle Flasche Kognak – Remy Martin – hervor; dazu drei Gläser.

Feders quittierte diese Vorbereitung mit zufriedenem Lächeln. Dann aber erklärte er: »Ihre Gläser können Sie ruhig wieder wegpacken, Kater. Ich habe kein Wort davon gesagt, daß ich einen Kognak trinken will; ich habe Sie lediglich danach gefragt, ob Sie noch Kognak haben. Denn ich habe geahnt, daß Sie noch über schwarze Bestände verfügen. Und ich muß gestehen, das gefällt mir gar nicht.

Denn ich hatte Sie doch vor einigen Tagen um eine vollständige Warenliste gebeten. Von der Zubilligung irgendwelcher Privatbestände war niemals die Rede gewesen.«

Kater, erneut hereingefallen, blickte Feders mit unverhüllter Bösartigkeit an. »Das alles wird man noch einmal bereuen – irgendwann!« Und Kater meinte damit nicht nur Feders, sondern auch den General.

»Wenn unser Kater könnte, wie er wollte, dann würde er mir am liebsten ins Gesicht springen – und dem General dazu«, erklärte Feders prompt. »Aber er kann nicht – und so hofft er denn auf ein Wunder. Aber die sind bekanntlich selten. Bis dahin jedenfalls, mein lieber Kater, sind Sie der ausgleichenden Gerechtigkeit ausgeliefert. Setzen Sie also auch diese Flasche Kognak auf unsere Liste. Und denken Sie mal scharf nach, ob Sie noch weitere Flaschen haben. Wenn Sie wollen, kann ich Ihnen dabei helfen.«

»Sie wollen eine Durchsuchung bei mir machen?«

»Kein schlechter Ratschlag, Kater. Aber im Augenblick interessiert mich eine andere Sache mehr. In der Fahrbereitschaft befinden sich fünf Personenkraftwagen, nicht wahr? Davon sind zwei in Reserve; einer steht ständig dem General zur Verfügung; ein weiterer den Lehrgangskommandeuren, je nach Anforderung; und ein Wagen schließlich ist dem Chef der Stammkompanie zugeteilt. Stimmt das?«

»Jawohl«, sagte Kater, »das stimmt. Der Chef der Stammkompanie braucht ständig einen Personenkraftwagen – für laufende Besorgungen, Aufrechterhaltung von Kontakten und so weiter.«

»Gar nichts dagegen einzuwenden«, sagte Feders. »Bis auf eine Kleinigkeit: Nicht Sie sind hier praktisch der Chef, sondern ich. Damit steht auch nicht Ihnen der Wagen zur Verfügung, sondern mir. Und zwar ab sofort. Richten Sie sich, bitte, danach. So, mein lieber Kater, das wäre alles für heute.«

An diesem Tag war für die Sechste Inspektion in der Zeit von neun bis zwölf Uhr Geländedienst vorgesehen. Thema, laut Plan : Gruppeneinsatz. Ort: Horcherstand. Leitung: Inspektionschef und Aufsichtsoffiziere.

In geringen Abständen verließen die drei Aufsichten – G, H und I – die zur Sechsten Inspektion gehörten, die Kaserne. Der Weg zum vorgeschriebenen Ziel war nicht sonderlich weit, die Anmarschzeit also kurz; um so schneller und genauer mußten die üblichen Kontrollen erfolgen.

Leutnant Dietrich, der Aufsichtsoffizier von I, schaltete alle Komplikationen – wie Reden im Glied, Unaufmerksamkeit und überflüssige Fragen – einfach dadurch aus, daß er mit aufgesetzter Gasmaske marschieren ließ. Der Oberleutnant Krafft hielt sich zumeist im Rücken seiner Aufsicht H auf, um sie besser beobachten zu können. Er rügte fast nie etwas; er registrierte lediglich – und zwar alles.

Oberleutnant Webermann hingegen, der Offizier der Aufsicht G, gefiel sich in allen Spielarten der gängigen Kasernenhoferziehung. Er redete unentwegt und fand ständig etwas zu beanstanden: Da hatte der eine Fähnrich beim Marschieren »die Nase im Dreck«; ein anderer »verwechselte sein Gewehr mit einem Regenschirm«; ein dritter »stelzte verkrampft durch die Gegend!« wieder ein anderer pendelte zu stark mit den Armen; mehrere ließen ihre Stiefel schleifen; und fast allen fehlte »der freie, vorwärtsdrängende Blick«. »Ein Sauhaufen!« rief der Aufsichtsoffizier mehrmals.

Hauptmann Ratshelm, mal vorpreschend, mal zurückbleibend, blieb immer wieder gerne auf einem Hügel stehen. Von hier aus genoß er das Bild, das ihm seine Fähnriche boten und das er für prächtig hielt – nicht ganz zu Unrecht; denn immer, wenn die Fähnriche seiner ansichtig wurden – und er stand ja auch zumeist an gut sichtbaren Punkten –, dann strafften sie sich, hoben die Stiefel, verstärkten ihren Gesang. Das nicht etwa, weil er Ratshelm, sondern nur weil er ihr Inspektionschef war. Er jedoch genoß: die elastisch dahinschreitende jugendliche Männlichkeit, federnde Gelenke, blitzende Augen, straffe Hüftpartien.

Auf dem sogenannten Horcherstand angekommen – zwei Kilometer oder zwanzig Marschminuten von der Kaserne entfernt – verloren sich die Aufsichten im Gelände. Wer eine exerziermäßige Dienstgestaltung erstrebte, wie Aufsicht

Wobermann, bevorzugte die Idiotenwiese. Wer auf unkomplizierte körperliche Ertüchtigung aus war, wie die Aufsicht Dietrich, hielt sich in der Nähe des Steinbruchs. Wer aber, wie die Aufsicht Krafft, auf möglichst ungestörte Tätigkeit Wert legte, zog zum Kastenwald hin.

Hier angekommen, ließ Oberleutnant Krafft seinen Haufen ausschwärmen – in Schützenkette; mit Flankensicherung und Sicherung gegen Baumschützen. Getarnt durch die geknöpfte, übergezogene Zeltbahn, beschwert mit der ganzen Kriegsausrüstung, einschließlich Spaten – so trabten sie durch das Gelände und hielten dabei weisungsgemäß nach einem Feind Ausschau, von dem es hieß, er sei »angenommen«. Gefechtsgerechtes Verhalten also! »Das Weiße im Auge des Gegners erspähen« und das möglichst rechtzeitig. Oder, wie Rednitz formuliert hatte: Lest Karl May und ihr habt mehr von der Kriegsschule.

Allein Böhmke, der Poet, schien an diesem Spiel keinen sonderlichen Anteil nehmen zu wollen – er suchte nicht nach Feinden, er sah versonnen zu Boden. Krafft sah das mit einiger Verwunderung und fragte: »Böhmke, mimen Sie hier eigentlich einen vorgehenden Schützen, oder suchen Sie Pilze?«

Die Antwort, die Böhmke gab, zeigte deutlich, daß der Poet gar nicht immer so versponnen war, wie allgemein geglaubt wurde. Er verfügte über eine gute Portion Mutterwitz. Denn er erklärte, zu Kraffts Freude: »Ich achte auf Minen, Herr Oberleutnant«.

»Dann passen Sie ja gut auf«, meinte der Aufsichtsoffizier. »Es wäre schade, wenn Sie danebentreten würden.«

Dieser Scherz war rauh, aber soldatisch. Und mit ihm wurde wieder jene angenehme Harmonie zwischen dem Oberleutnant und seiner Aufsicht hergestellt, die sich in den letzten Tagen mehr und mehr vergrößert zu haben schien. Denn die Fähnriche hatten erkannt, daß Krafft jene zwei wichtigen Eigenschaften besaß, die jeden Vorgesetzten auf erträgliche Art respektgebietend machten: Er hatte Verständnis für seine Soldaten und er ließ sich von ihnen nicht über das Ohr hauen. Einige waren daher kurz davor, ihn zu lieben.

Und die Zahl derjenigen aber, die ihn ablehnten, wurde immer geringer.

»Eingraben!« befahl der Oberleutnant Krafft.

Damit waren seine Fähnriche für die nächsten zehn Minuten hinreichend beschäftigt. Und Krafft hatte Zeit, erneut darüber nachzudenken, wie er wohl in seiner Aufsicht weiter die Gewichte zu seinen Gunsten verschieben könnte. Wo er den Hebel anzusetzen hatte, wußte er genau. Es galt eigentlich nur, die wirksamste Methode zu finden.

Versonnen betrachtete Krafft die grabenden Fähnriche: Dort, wo die größten Erdverschiebungen stattfanden, war Hochbauer zu vermuten. Und dorthin begab sich der Oberleutnant.

»Hochbauer«, sagte Krafft, »ziehen Sie die Aufsicht zusammen und üben Sie Zielansprache«.

»Jawohl, Herr Oberleutnant«, rief Hochbauer prompt. »Aufsicht zusammenziehen! Zielansprache üben!«

Hochbauer hätte den Befehl auch dann mit aller Promptheit wiederholt, wenn er völlig sinnlos gewesen wäre – wenn er etwa gelautet hätte: Fertigmachen zum Vierteilen! Abmarschieren Richtung Hölle! Daß sich allerdings hinter diesem Wort »Zielansprache« eine kleine Teufelei verbarg, wußte Hochbauer sehr wohl, zeigte es aber nicht. An diesem Thema hatte sich nämlich erst vor wenigen Tagen die Aufsicht die Zähne ausgebissen; denn es war durch Vorschriften nicht ganz zu fassen. Einsatzbefehle, Feuerbefehle, Gefechtsanordnungen, alles das konnte im wesentlichen ziemlich genau vorher festgelegt werden – die Zielansprache aber nicht. Hier war das Gelände der entscheidende Faktor.

Hochbauer versammelte die Aufsicht um sich. Und sofort schob er die Verantwortung weiter und zwar, womit Krafft gerechnet hatte, Rednitz zu. Denn der gute Rednitz war kein Dummkopf, dachte Hochbauer offenbar, der würde die Situation retten oder sich eben blamieren – was ihm durchaus zu wünschen wäre.

Die Fähnriche spitzten die Ohren.

Rednitz wußte ebenfalls genau, daß die »Zielansprache« zu jenen seltenen Themen gehörte, die selbst Hochbauer nicht sehr sicher beherrschte. Und deshalb legte er unbekümmert los: »Entfernung tausend einzelner Kugelbaum.«

»Falsch«, warf der Oberleutnant Krafft gelassen ein.

»Falsch!« rief nunmehr auch der Fähnrich Hochbauer.

Und Rednitz schaltete jetzt mit verblüffender Schnelligkeit. Er hatte die dienstliche Achillesferse des Fähnrichs Hochbauer prompt erkannt – dank Kraffts Hinweis. Außerordentlich bieder fragte er: »Was ist daran falsch, Hochbauer?«

»Sagen Sie es ihm«, forderte nun auch Krafft Hochbauer auf.

Aber der wußte den Fehler nicht. Er stand unruhig da und sah sich hilfesuchend um. Er biß die Lippen aufeinander und wurde blaß. Doch kein Retter war in seiner Nähe. Die Busenfreunde hatte Egon Weber abgedrängt. Die restlichen Fähnriche aber sahen angestrengt in Richtung »einzelner Kugelbaum auf tausend«.

»Hochbauer«, sagte nunmehr Krafft mit sanfter Stimme, »daß Sie unzureichende Kenntnisse in Kriegsgeschichte besitzen, das mag noch angehen. Daß Sie für die Bestrebungen unseres Führers nicht die notwendigen Erkenntnisse aufbringen können, ist zu bedauern. Daß Sie aber sogar bei den primitivsten Grundbegriffen versagen, setzt mich in Erstaunen. Damit Sie in Ruhe darüber nachdenken können, übernimmt an Ihrer Stelle die Aufsicht der Fähnrich Weber.«

Weber drängte sich breitspurig nach vorne. Hochbauer trat, rot geworden, zurück. Er zitterte vor Empörung darüber, daß er versagt hatte, und auch darüber, daß Krafft den vielleicht einzigen Punkt herausgefunden hatte, an dem er sich bedauerlich unvollkommen fühlte. Das, fand er, war eine Niederlage – und um so beschämender, als sie mit einem derartig geringen Aufwand herbeigeführt worden war.

Weber, Egon, übernahm also die Aufsicht. Er blickte prüfend in die Runde. Obgleich er einer der wenigen war, die diese Materie beherrschten, hütete auch er sich vor unnötigen Komplikationen. Und er sah, leicht verwundert, daß sich Rednitz wieder meldete.

»Jetzt weiß ich, worin der Fehler bestand«, erklärte Rednitz mit völlig harmlosem Gesicht. »Ich habe vergessen, die Richtung anzugeben. Die verlangte Zielansprache muß also lauten: Geradeaus auf tausend Kugelbaum. Zwei Fingerbreit links davon Zahnbürstengebüsch. Darin feindliches MG.«

»Stimmt«, sagte der Fähnrich Weber. Und er blickte, leicht den Kopf schüttelnd, zu Hochbauer hinüber. Dem kam erst jetzt die ganze Hinterhältigkeit dieses Rednitz zu Bewußtsein: Der hatte sich als Lockvogel betätigt, und er war ihm auf den Leim gegangen.

»Richtig«, sagte der Oberleutnant Krafft zufrieden. »Warum nicht gleich so!«

Zwischen elf und zwölf Uhr konferierte der General, nacheinander, mit den beiden Lehrgangskommandeuren der Kriegsschule. Für jeden der beiden Herren waren genau dreißig Minuten vorgesehen. Aber während der Lehrgangskommandeur I lediglich zwanzig Minuten der vorgesehenen Zeit verbraucht hatte – seine Ergebnisse entsprachen immer haargenau den Wünschen des Generals – saß der Lehrgangskommandeur II, Major Frey, bereits fünf Minuten über der vorgesehenen Zeit fest.

Der Generalmajor verlor kein Wort darüber. Er hatte lediglich einmal nach der Uhr geblickt und dabei die Augenbrauen hochgezogen. Das konnte als vernichtender Vorwurf ausgelegt werden. Der Major fühlte sich unbehaglich.

Der General pflegte nie sehr viel zu sprechen, aber jetzt schwieg er bereits volle sieben Minuten. Eine einzige Zahl schien seine ganze Aufmerksamkeit zu beanspruchen – sie lautete: dreiundsechzig Prozent. Er verglich sie mit allen anderen vorliegenden Zahlen; und sie alle lagen zwischen einundachtzig und siebenundachtzig Prozent. Das aber bedeutete: alle Aufsichten erreichten die verlangten Prozentzahlen – nur eine Aufsicht nicht, die Aufsicht H.

»Wie erklären Sie sich diesen auffälligen Unterschied, Herr Major?«

Der Major Frey fühlte sich versucht, zu behaupten, daß es hierfür überhaupt keine Erklärung gebe; zumindest keine einleuchtende. Er hatte die hier vorliegenden Zahlen erhalten und sie dann pflichtgemäß weitergegeben. Er hatte sich zwar auch ein wenig darüber gewundert, aber beanstandet hatte er sie nicht. »Da ja diese Zwischenergebnisse keine endgültigen Ergebnisse sind, nehme ich an, daß sie noch korrigiert werden.«

»Ist das alles, was Sie annehmen, Herr Major?«

Langsam hatte der Major das Gefühl, daß die Temperatur in diesem Raum sehr hoch sein müsse. »Eine sehr eigenwillige Ausdeutung der festgelegten Prüfungsmethoden, denke ich.«

»Was denken Sie sonst noch, Herr Major?«

»Diese Zahlen werden sich bis zum Schlußergebnis sicherlich verändert haben, glaube ich.«

Der General verengte die Augen. Er sagte: »Sie nehmen an, Sie denken, Sie glauben! Was wissen Sie?«

»Herr General«, sagte nun der Major mit der Kühnheit jener, die kaum noch etwas zu verlieren haben, »von Hauptmann Feders haben schon immer, bei jedem Lehrgang, recht eigenwillige Zahlen vorgelegen. Aber jetzt, wo ausgerechnet noch dieser Oberleutnant Krafft mit ihm zusammen arbeitet, ist es offenbar ganz schlimm geworden. Fast möchte ich sagen: diese beiden sabotieren gemeinsam unsere Arbeit; sie stören das Gleichgewicht – diese Zahlen dürften das beweisen.«

»Hauptmann Feders«, sagte der General kühl, »ist der anerkannt beste Taktiklehrer in unserem Bereich – von ihm stammen die maßgeblichen Entwürfe für die Unterrichtsgestaltung an allen Kriegsschulen. Und auch der Oberleutnant Krafft scheint mir ein Mann von ungewöhnlichen Qualitäten zu sein.«

»Gewiß«, gab der Major sofort zu, »beide verstehen ihr Handwerk – das will ich nicht bestreiten«.

»Wenn also zwei Offiziere von diesem Format«, sagte der General, »übereinstimmend erklären, daß nur etwa dreiundsechzig Prozent aller Fähnriche offizierstauglich sind und nicht, im Durchschnitt, wie allgemein behauptet, vierundachtzig Prozent – was schließen Sie dann daraus, Herr Major?«

Der Major Frey hütete sich, voreilige Schlüsse zu ziehen. Ihm war auch nicht klar, worauf der General hinauswollte. Und deshalb sagte er vage: »Mißverständnisse sind ja wohl immerhin möglich.«

Der General schloß kurz die Augen; er hatte Mühe, seine Verachtung nicht zu zeigen.

»Überlegen Sie, bitte, folgendes, Herr Major: Was dann, wenn diese beiden Offiziere mit ihren Ergebnissen recht haben – die anderen aber nicht? Vielleicht ist unser ganzes System falsch oder unvollkommen, also verbesserungsbedürftig? Vielleicht schicken wir tatsächlich von jedem Lehrgang zwanzig Prozent Offiziersanwärter hinaus, deren Qualifikation höchst mangelhaft ist? Wissen Sie, was das bedeuten könnte, Herr Major Frey? Haben Sie sich schon einmal darüber Gedanken gemacht?«

»Jawohl, Herr General«, behauptete der Major mit Festigkeit, wobei er sich einen kräftigen Ruck gab, so daß sein Ritterkreuz heftig schwankte. Natürlich hatte er sich noch niemals derartig abwegige Gedanken gemacht. Was dachte sich dieser General eigentlich! Fast vierzig Prozent Ausschuß – und das mitten im Krieg, kurz vor dem Endsieg? Das wäre ja eine Katastrophe! Daran dachte doch ein aufrechter deutscher Mann gar nicht. Das hieß doch, den Sinn, bestimmt aber den Zweck einer Kriegsschule gründlich verkennen.

»Sind wir denn eine Fabrik, Frey!« rief der General aus.

Der Major war kurz davor, das zu bestätigen – in gewissem Sinne war es doch auch so. Sie formten hier Offiziere – so wie anderswo Kochgeschirre, Stahlhelme und Granaten geformt wurden. Nur eben daß ihre Tätigkeit hier weitaus komplizierter, verantwortungsvoller, bedeutsamer war. Dort Maschinen, Arbeiter und Ingenieure – hier Geist, Sinngebung und ein schöpferisches Offizierkorps. Unser Endprodukt: der Leutnant.

Aber das dem General zu sagen, war sinnlos – und auch nicht ungefährlich, bei dem bekannten Eigensinn dieses Menschen. Nun war der Major Frey, seiner Meinung nach, nicht der Mann, der feige auswich; er kämpfte lediglich auf seine Art. Und daher erklärte er: »Ich sehe in den Zwischenzahlen von Hauptmann Feders und Oberleutnant Krafft keinesfalls das Ergebnis genauester Überprüfung, sondern ein sehr eigenwilliges Vorgehen.«

»Ist das wieder eine Ihrer Annahmen«, fragte Modersohn aufmerksam, »oder verfügen Sie diesmal über konkrete Beweise?«

»Ich erlaube mir, auf eine Stellungnahme von Hauptmann Ratshelm hinzuweisen«, sagte der Major. Denn natürlich dachte er gar nicht daran, sich hier etwa persönlich festzulegen. »Danach scheinen wesentliche Unterschiede in der Art und Weise der Beurteilung zu existieren. Besonders bezeichnend ist hier wohl – dies die Ansicht des Hauptmanns Ratshelm! – der Fall eines Fähnrichs, der Hochbauer heißt. Dieser Fähnrich bringt ganz wesentliche Voraussetzungen mit. Er kommt aus einer hochangesehenen alten Soldatenfamilie. Sein Vater soll sogar Kommandant einer SS-Ordensburg ...«

»Herr Major, woher einer kommt, interessiert mich nicht sonderlich. Allein entscheidend ist, was einer leistet.«

»Das ist auch meine Meinung, Herr General. Ich erlaubte mir lediglich, die Ansichten von Hauptmann Ratshelm zu zitieren. Immerhin scheint dieser Hochbauer insofern bemerkenswert, als die Meinungen über ihn außerordentlich widerspruchsvoll sind. Oberleutnant Krafft zum Beispiel hält Hochbauer für völlig ungeeignet, Offizier zu werden. Hauptmann Feders behauptet, daß Hochbauer taktisch ungewöhnlich begabt sei, im übrigen schließt er sich jedoch der Meinung von Oberleutnant Krafft an. Hauptmann Ratshelm schließlich hält Hochbauer in jeder Hinsicht für geeignet zum Offizier; und zwar in hervorragender Weise.«

»Das ist interessant«, sagte der General. »Bitte, legen Sie mir alle diesbezüglichen Unterlagen vor. Bis spätestens heute nachmittag.«

Von zwölf bis zwei Uhr verzeichnete der Dienstplan: Mittagspause. Doch diese Zeitspanne hatte mit einer »Pause« nicht das geringste zu tun: Auch das Mittagessen war Dienst und in seinem Ablauf genau geregelt.

Bevor es jedoch dazu kam, mußten die gröbsten Spuren des Vormittagsdienstes beseitigt werden. Hatte Unterricht stattgefunden, wurden die jeweiligen Notizen schnell vervollständigt und verstaut. Kamen die Fähnriche vom Außendienst, mußten die »Klamotten« grob gereinigt werden. Umziehen mußten sie sich auf jeden Fall: Das Mittagessen fand im Ausgehanzug statt, sofern es sich um ein »offizielles« Mittagessen handelte. Das war an fünf Tagen der Woche, von Montag bis Freitag, der Fall.

Der Zeitplan der ständig unter Druck gesetzten Fähnriche war äußerst knapp bemessen. Zwölf Uhr fünf: Rückkehr vom Dienst. Zwölf Uhr fünf bis zwölf Uhr fünfzehn: Letzte, abschließende Handgriffe des Vormittagsdienstes, wie das Verstauen von Waffen, Gerät, Schreibmaterialien, Arbeitsuniformen. Zwölf Uhr fünfzehn bis zwölf Uhr zwanzig: Umziehen zum Mittagessen, einschließlich Kämmen der Haare und Säubern der Fingernägel. Zwölf Uhr zwanzig bis zwölf Uhr dreißig: 'raustreten zum Mittagessen; kurzes Überprüfen von Anzug und Besteck durch den Aufsichtsältesten; Abmarsch zur Küche II; Eintreffen dortselbst; schließlich Aufstellung rund um die zusammengeschobenen, mit Papierdecken überzogenen Tische, die für die Aufsicht zur Verfügung standen. Nunmehr: Warten auf den Aufsichtsoffizier.

Die Aufsichtsoffiziere trafen gewöhnlich um 12 Uhr fünfunddreißig ein; kaum jedoch später als zwölf Uhr vierzig. Sie stellten sich hinter den für sie reservierten Stirnplatz und nahmen die Meldung des Aufsichtsältesten entgegen. Hierauf sagten sie: »Der Tischspruch!«

Dieser »Tischspruch« gehörte zur Tradition. Zur Kaiserzeit hatte er vorwiegend aus Aussprüchen Seiner Majestät bestanden. In der Weimarer Zeit hatte man sich mit den Kernsprüchen »großer, deutscher Soldaten« beholfen, woran gewiß kein Mangel war. Und nun also wurde konstant der Führer zitiert. Solange allerdings Krafft die Aufsicht führte, herrschte gewissermaßen Narrenfreiheit: Immer einer nach dem anderen durfte getrost das vom Stapel lassen, was ihm gefiel. Die Reihenfolge bestimmte das Alphabet, der Aufsichtoälteste oder das jeweilige drängende Verlangen eines einzelnen.

An diesem Tag war wieder einmal der Fähnrich Böhmke an der Reihe – seine Kameraden pflegten ihm diese Beschäftigung gerne abzutreten. Und wie meistens zitierte Böhmke aus seinem geliebten *Faust*. Diesmal sagte er folgendes auf:

»Säume nicht, dich zu erdreisten,
Wenn die Menge zaudernd schweift;
Alles kann der Edle leisten,
Der versteht und rasch ergreift.«

»Na, dann guten Appetit, meine Herren!« rief der Oberleutnant Krafft und setzte sich.

Die Fähnriche folgten dem Beispiel, das ihnen der Aufsichtsoffizier gab. Auch sie setzten sich und schlürften ihre Suppe. Zunächst fand keine Unterhaltung statt, was aber nicht besagte, daß etwa die Fähnriche über den »Tischspruch« nachdachten. Sie hatten Hunger. Selbst die dünnflüssige, fadschmeckende Kartoffelsuppe war ihnen willkommen.

Rechts von Krafft saß Kramer, links von ihm hatte Rednitz Platz genommen. Das war weder Zufall noch Berechnung – es war das Ergebnis des täglichen Wechsels der Plätze. Lediglich der Aufsichtsoffizier pflegte nirgendwo anders als an der Stirnseite der Tafel zu sitzen.

Und während sich am unteren Ende der Fähnrich Mösler mit zielstrebiger Albernheit über Goethes Zivilistendeutsch verbreitete, fragte der Oberleutnant Krafft seinen Aufsichtsältesten: »Schon mal was von Homosexualität gehört, Kramer?«

»Jawohl, Herr Oberleutnant«, sagte der. »So was soll vorkommen, ist aber strafbar.«

»Und macht sich nicht auch der strafbar«, fragte Rednitz, »der von einem derartigen Vergehen weiß, es aber nicht meldet?«

Von einer Beantwortung dieser überaus heiklen Frage blieb Krafft zum Glück ebenso verschont wie der Aufsichtsälteste. Denn eine Ordonnanz erschien und meldete, daß Herr

Oberleutnant am Telefon gewünscht werde – dringend, in wichtiger Angelegenheit.

Krafft zögerte nicht, dieser Aufforderung nachzukommen. Vorher jedoch ordnete er an, daß in seiner Abwesenheit weitergespeist werden könne. Das bedeutete praktisch: Wenn ich nach der Suppe nicht zurück bin, kann ruhig mit dem sogenannten Braten in Bratlingssoße angefangen, ja, sogar der wässerige Hirsepudding mit Sirup darf verzehrt werden.

Am Telefon meldete sich Hauptmann Feders. Seine Stimme klang weit weniger gelassen als sonst, vielmehr rauh, drängend und entschieden. »Sie müssen heute nachmittag meine Unterrichtsstunden übernehmen, Krafft. Ich habe keine Zeit für diesen Quatsch – ich muß hinaus zur Villa Rosenhügel.«

»Ist dort irgend etwas passiert?« wollte der Oberleutnant wissen.

»Noch nicht«, sagte Feders hastig. »Aber seit einer Stunde macht sich dort ein amtlicher Mörder breit – ein Generalarzt, mit großdeutschem Medizinerethos und zeitgemäßen Vollmachten. Ich weiß noch nicht, was passieren wird.«

»In Ordnung, Feders«, sagte Krafft unverzüglich. »Ich übernehme selbstverständlich den Nachmittagsdienst bei unserer Aufsicht. Und wenn ich Ihnen sonst noch irgendwie behilflich sein kann, dann lassen Sie es mich wissen.«

Damit war das Telefongespräch beendet. Der Oberleutnant begab sich wieder an seinen Platz zurück. Erwartungsgemäß waren die Fähnriche bereits beim zweiten Gang, dem sogenannten Braten. Die einzelne Portion sollte, laut Küchenzettel, 100 Gramm wiegen; dazu waren 250 Gramm Kartoffeln vorgesehen, ferner eine Soße, die kräftig mit Wasser gestreckt worden war, aber dennoch einen starken, alles durchdringenden Geruch verströmte: Produkt einer kriegstüchtigen Lebensmittelchemie.

Oberleutnant Krafft zersäbelte seine zähe Fleischscheibe. Dabei sagte er zu Kramer: »Der Taktikunterricht, der für heute nachmittag vorgesehen war, fällt aus. An seiner Stelle wird ein Geländedienst stattfinden.«

Und der Fähnrich Rednitz fragte aufmerksam und neugierig: »Mit welcher Zielsetzung, Herr Oberleutnant?«

»Wir haben noch etwas ganz Bestimmtes nachzuholen«, sagte Krafft bedächtig. »Es gibt ein Unterrichtsthema, das lediglich angefangen, dann aber unterbrochen wurde. Nun, wir werden es heute zu einem Abschluß führen.«

Kramer blickte seinen Aufsichtsoffizier verständnislos an. Aber Rednitz hatte begriffen. Er sagte: »Pionierdienst. Sprengung eines Bunkers. Genau wie damals, als Leutnant Barkow starb.«

»Genau«, sagte der Oberleutnant Krafft und zerquetschte eine Kartoffel. »Treffen Sie alle entsprechenden Vorbereitungen.«

Um vierzehn Uhr begann der Nachmittagsdienst, der gewöhnlich bis gegen siebzehn Uhr andauerte.

Wieder sammelten sich die Aufsichten und strömten dann – entsprechend dem Organisationsplan – an ihre Wirkungsstätten: Unterrichtsräume, Exerzierplatz, Sporthalle, Gelände.

Die Aufsicht H bewaffnete sich zunächst im Ausgabeschuppen III mit Pioniergerät: Spaten, Hacken, Brechstangen, Vorschlaghammer, Sprengmaterial, Zündgerät. Die dafür bestimmten Fähnriche quittierten jede Kleinigkeit, jeden Fetzen Isolierband. Dadurch allein verging eine knappe halbe Stunde, ehe die Aufsicht schließlich ins Gelände marschierte.

Als sie auf dem Horcherstand angekommen war, fand zunächst einmal zeitraubender Arbeitsdienst statt. Denn ein Bunker, der gesprengt werden sollte, mußte zunächst einmal gebaut werden.

Ein solider Bunker aber brauchte seine Zeit. Vierzig Mann waren neunzig Minuten vollauf damit beschäftigt, das zu bauen, was dann in einem Bruchteil einer Sekunde in die Luft zu fliegen hatte. So hackten und schaufelten die Fähnriche denn emsig, und damit sie sich nicht allzusehr an planvoller Arbeit behinderten, ließ Krafft zusätzlich noch einen Laufgraben anlegen.

Auch in der Kaserne schritt inzwischen die Bearbeitung der Fähnriche weiter fort. Die Offiziere sammelten Plus-

oder Minuspunkte und vermerkten sie in ihrem Gedächtnis oder in ihren Notizbüchern. In den Schreibstuben schichteten sich die Unterlagen: Zwischenbeurteilung 1, Zwischenbeurteilung 2, eine große Taktikarbeit, zwei kleinere; jeweils drei Proben aus dem Unterricht der Aufsichtsoffiziere, ein Aufsatz über Weltanschauung, diverse Leistungstabellen für Sport und Exerzierdienst, der ärztliche Untersuchungsbefund und die Listen über Ausrüstungs- und Lehrgegenstände, wie Kompaß, Spezialkarten und Meßinstrumente. Für jeden Fähnrich existierte ein dickes Aktenstück. Auf jeweils vier Fähnriche kam ein Soldat, der allein ihretwegen Dienst tat. Auf vierzig Fähnriche kamen zwei Offiziere; auf fünfzig Fähnriche eine Frau.

Frauen direkt mit den Fähnrichen in Kontakt zu bringen, war neuerdings streng verpönt. Das war bei den ersten Kriegslehrgängen leichtfertigerweise übersehen worden, mit dem Erfolg, daß diverse weibliche Angestellte den Fähnrichen nicht nur sich selbst, sondern auch alle gewünschten Akten zur Verfügung stellten. Bei Generalmajor Modersohn jedoch kamen weibliche Hilfskräfte dienstlich niemals direkt mit den Fähnrichen in Berührung.

So arbeitete Elfriede Rademacher beim Chef der Stammkompanie, Marion Feders beim Stabsintendanten. Seitdem sie sich kennengelernt hatten, telefonierten sie oft miteinander. Und gelegentlich suchten sie sich auch während der Dienstzeit auf – mit einem Aktenstück unter dem Arm, was als Vorwand für ein Plauderstündchen gewöhnlich ausreichte.

Neuerdings trafen sie sich zumeist in der Stammkompanie – nicht nur, weil Katers Vorrat an Bohnenkaffee immer noch nicht zur Neige ging. Sie hatten auch erkannt, daß der Hauptmann Kater stets einen großen Bogen um sie zu machen pflegte – er tat, als sehe er sie überhaupt nicht. Was hingegen die beiden nicht sahen, war die Tatsache, daß sich Kater jedesmal eine Notiz machte; und zwar über den Zeitpunkt und die Dauer dieser ahnungslos verplauderten Stunden.

»Ich mache mir Sorgen«, sagte Marion Feders. »Ich habe mir zwar schon immer Sorgen um meinen Mann gemacht, doch in letzter Zeit hat er sich auf seltsame Weise verändert.«

»Sie wollen damit sagen«, fragte Elfriede Rademacher nicht minder offen, »daß Sie die Freundschaft Ihres Mannes zu Oberleutnant Krafft beunruhigt?«

Marion Feders nickte. »Haben Sie nicht auch das Gefühl«, fragte sie, »daß diese beiden ein ungewöhnliches Paar abgeben? Seitdem sie sich gefunden haben, brüten sie die gefährlichsten Ideen aus.«

»Ich verstehe zuwenig davon«, sagte Elfriede ausweichend.

»Aber Sie fühlen das doch auch, nicht wahr?«

»Ich habe keinen Einfluß auf Oberleutnant Krafft.«

»Sie sind aber mit ihm verlobt!«

Elfriede lächelte. »Wir lieben uns; jedenfalls glauben wir das. Aber daraus darf ich doch keinerlei Rechte ableiten!«

Marion Feders betrachtete Elfriede Rademacher nachdenklich. Und dann sagte sie herzlich: »Sie lieben ihn sehr, nicht wahr? Elfriede, Sie dürfen nichts unversucht lassen, um ihn vor Dummheiten zu bewahren. Denn diese beiden Männer sind doch gezeichnet! Wer sie näher kennt, der merkt ihnen das an; auch wenn sie noch so sehr versuchen, Mauern um sich zu errichten. Ich will Ihnen ganz offen gestehen: im Anfang war ich darüber glücklich, daß sich diese beiden Außenseiter angefreundet hatten. Aber langsam bekomme ich Angst.«

»Sie wollen, Marion, daß sie wieder getrennt werden?«

»Ja«, sagte Frau Feders mit überraschender Festigkeit. »Zusammen sind sie eine Gefahr – beziehungsweise: sie beschwören eine Gefahr herauf; zweifellos aus den besten und anständigsten Motiven. Wenn wir sie wieder trennen können, dann halbiert sich automatisch diese Gefahr. Und das ist Ihre Aufgabe, Elfriede.«

»Warum sollte ich das tun?« fragte Elfriede Rademacher ablehnend. »Und warum sollte ausgerechnet mir das gelingen? Ich kenne den Oberleutnant Krafft erst wenige Wochen; Sie aber, Marion, sind mit Hauptmann Feders verheiratet – seit langem schon.«

»Sie wissen doch, Elfriede, wie diese Ehe aussieht, was aus ihr geworden ist, seit der Verwundung meines Mannes. Ich habe nur noch wenig Einfluß auf ihn. Bei Ihnen, Elfriede ist das alles anders, ganz anders, wie mir scheint. Und deshalb müssen Sie alles Erdenkliche versuchen, um diese beiden voneinander zu trennen – bevor es zu spät ist.«

Der Oberleutnant Krafft hatte am Horcherstand die Figuren zur entscheidenden Partie bereits gestellt:

Er selbst machte die Sprengladung fertig; acht vorher einzeln bestimmte Fähnriche hielten sich in seiner unmittelbaren Nähe auf; der Rest wartete, in fünfzig Meter Entfernung, in Deckung. Alle Vorbedingungen für einen genauen Lokaltermin schienen erfüllt.

Das Wetter war von kristallkalter Klarheit. Die Bäume ragten scharf umrissen gegen den fahlblauen Himmel. Die Erde war hart gefroren; und es war, als hätten sie Beton unter den Füßen. Jeder Hauch verwandelte sich in frostigen Nebel.

Aber keinem der Fähnriche war kalt.

Die Fähnriche blickten schweigend auf alles, was der Oberleutnant Krafft tat. Sie sahen seine lässigen, wohlabgezirkelten Bewegungen; sie hörten seine knappen, klaren und offenbar genau durchdachten Anordnungen. Er wirkte fast noch beherrschter als sonst, und sein Gesicht war von gleichmäßigem Ernst.

Langsam begriffen die Fähnriche, daß hier nichts anderes, nichts geringeres beabsichtigt war, als genau die Situation zu rekonstruieren, die zum Tod des Leutnant Barkow geführt hatte – mit allen, auch den geringsten Details. Das Werkzeug lag in gleicher Menge auf den gleichen Plätzen; und die Fähnriche bildeten dieselben Gruppen wie damals.

Der Oberleutnant Krafft begann, die Zehn-Kilo-Ladung zu verstauen. Er kniete inmitten der frisch aufgeworfenen Erde und blickte hoch: Acht Fähnriche umstanden ihn. Zwei davon, Andreas und Hochbauer, befanden sich in seiner unmittelbaren Nähe; drei, und zwar Kramer, Weber und Berger, standen einige Meter entfernt; und die restlichen drei hielten sich abseits – das waren Mösler, Rednitz und Böhmke.

»Wer hat damals Leutnant Barkow assistiert?« fragte der Oberleutnant.

»Ich«, sagte der Fähnrich Hochbauer. Und er war bemüht, das mit einiger Gelassenheit zu sagen.

»Dann versuchen Sie, Hochbauer, bei mir genau das gleiche zu tun, wie damals bei Leutnant Barkow.«

»Jawohl, Herr Oberleutnant«, sagte Hochbauer scheinbar willig. »Das werde ich versuchen.«

Hochbauer begab sich an die Seite von Krafft und kniete sich ebenfalls nieder. Beide betteten nun die Ladung ein, legten sie fest und verschlossen sie durch ein paar Steine und einige Hände voll Sand. Die Zündschnur schlängelte sich über den Boden, an harten Erdbrocken vorbei.

Als das geschehen war, erhob sich der Oberleutnant. Er verließ die zur Sprengung vorgesehene Stelle und blickte dabei kurz auf seine Uhr. Dann begab er sich, mit leicht beschleunigten Schritten, zu der größeren Gruppe seiner Aufsicht – etwa fünfzig Meter über das Gelände. Hier angekommen wandte er sich an den Fähnrich Amfortas.

»Amfortas«, fragte er, »wo, genau, haben Sie sich damals Ihren Fuß verstaucht?«

Amfortas war sichtlich nervös. Er beeilte sich, die Stelle zu zeigen – ein Hasenloch; er stand nur wenige Meter davon entfernt. Und auf die Frage von Krafft, was dann damals geschehen wäre, sagte Amfortas: »Herr Leutnant Barkow wurde gerufen; er kam, wie jetzt Herr Oberleutnant gekommen sind. Er untersuchte kurz meinen Fuß und ordnete dann an, daß ich mich in voller Deckung hinzusetzen habe. Das war alles.«

»Also gut – hinsetzen – volle Deckung!«

Der Oberleutnant Krafft begab sich wieder – etwa fünfzig Meter über das Gelände – zu der kleineren Gruppe zurück. Abermals blickte er auf die Uhr: Mehr als vier Minuten waren inzwischen vergangen. Als er wieder die Stelle erreicht hatte, an der die Sprengung stattfinden sollte, fragte er: »Was ist hier inzwischen geschehen?«

»Nichts«, sagte der Fähnrich Hochbauer.

»Und was ist damals, bei Leutnant Barkow, geschehen?«

»Auch nichts, Herr Oberleutnant«, behauptete Hochbauer und sah zu den anderen Fähnrichen hin.

»Andreas«, fragte Krafft den in unmittelbarer Nähe befindlichen Fähnrich, »haben Sie damals irgend etwas bemerkt?«

»Nichts, Herr Oberleutnant«, versicherte der sofort. »Nicht das geringste.«

Krafft befragte beharrlich einen nach dem anderen, obwohl er die Resultate zu kennen glaubte. Kramer, Weber und Berger besannen sich nicht darauf, irgend etwas gesehen zu haben – sie hätten sich unterhalten. Mösler, Rednitz und Böhmke erklärten, daß sie gar nicht in der Lage gewesen wären, von ihrem Standpunkt aus irgend etwas zu sehen. Krafft prüfte diese Angabe sofort nach: Sie stimmte, sowohl die Sprengladung als auch die Zündschnur lagen nicht im Blickfeld dieser Fähnriche.

»Geht in volle Deckung«, sagte der Oberleutnant. »Hochbauer bleibt hier.«

Die Fähnriche entfernten sich. Sie waren offensichtlich froh darüber, diesem verteufelten Spiel entronnen zu sein. Die Sachlichkeit, mit der hier ein Tod rekonstruiert wurde, war ihnen auf die Nerven gegangen. Sie trabten in Eile auf die Deckung zu.

Krafft und Hochbauer blieben allein zurück. Der Oberleutnant sah den Fähnrich prüfend an, und der wich diesem Blick nicht aus. Sie schwiegen längere Zeit. Keiner von beiden verriet das geringste Anzeichen von Nervosität.

»Jetzt weiß ich, wie sich die Sache damals abgespielt hat«, sagte der Oberleutnant Krafft. »Der Leutnant Barkow wurde zu Amfortas gerufen. Während der Leutnant dort hinging, den Fuß des Amfortas untersuchte und dann wieder hierher zurückkehrte, vergingen vier Minuten. Und in vier Minuten kann viel geschehen. Werfen Sie einen Blick auf Ihre Uhr, Hochbauer.«

Nun entfernte Krafft mit schnellen, unauffälligen Griffen die Steine und den Sand, mit denen die Sprengladung abgedichtet war. Er zog die Zündschnur mit der Zündkapsel heraus und ersetzte sie durch eine andere, die er griffbereit in seiner Manteltasche hatte. Dann schob er wieder die Steine vor die Sprengladung und füllte die Lücken mit einigen Händen voll Sand. »Nun, wieviel Zeit habe ich gebraucht?«

»Nicht ganz drei Minuten«, sagte Hochbauer, mit leichtbelegter Stimme.

»So war das also«, erklärte Krafft.

Der Fähnrich zwang sich dazu, zu lächeln. Und er sagte: »Eine ausgezeichnete Theorie, Herr Oberleutnant.«

Und Krafft sagte: »Der Rest der praktischen Nutzanwendung sah folgendermaßen aus!«

Der Oberleutnant legte das Ende der Zündschnur auf die Reibfläche einer Streichholzschachtel und ein Streichholz dazu. Nach einem kurzen Blick auf Hochbauer riß Krafft die Schachtel weg, das Streichholz flammte auf, und im gleichen Augenblick begann die Zündschnur zu zischen. Als das geschehen war, sah Krafft den Fähnrich groß und forschend an.

Der Fähnrich Hochbauer aber starrte, mit weit aufgerissenen Augen, auf dieses schwach zischende, sich schnell vorwärtsbewegende Glimmen, das auf die Sprengladung zueilte – mit wachsender Schnelligkeit. Des Fähnrichs Gesicht wurde bleich wie frostklarer Schnee. Seine Hände ballten sich in wilder Erregung zu Fäusten. Dann stürzte er vor, mit verkrampften, hektischen Bewegungen. Er warf sich auf die Sprengladung zu und riß die Zündschnur heraus.

Dann setzte sich der Fähnrich, wie entkräftet, auf die Erde; mit bebenden Gliedern. In seinen Augen stand nackte, unverhüllte Wut. Und er sagte, schwer atmend: »Und wenn ich es getan habe – Sie werden es nie beweisen können.«

»Sie haben es getan«, sagte Oberleutnant Krafft leise.

»Jawohl, ich habe es getan!« sagte Hochbauer unbeherrscht und triumphierend zugleich. »Und ich hatte ein Recht dazu. Mindestens genau soviel Recht wie Sie, als Sie jetzt versuchten, einen von uns in die Luft zu sprengen – oder eben beide. Denn dazu waren Sie entschlossen, das war Ihnen anzusehen. Ich wenigstens bekenne mich zu meiner Tat, aber nur Ihnen gegenüber. Keinem anderen sonst. Denn niemand kann mir irgend etwas beweisen. Niemand. Und das wissen Sie auch ganz genau, Herr Oberleutnant Krafft!«

»Mir genügt Ihr Geständnis«, sagte Krafft ruhig. »Und ich habe jetzt gesehen, daß Sie schwache Nerven haben, Hochbauer – Sie halten diese Sache nicht durch. Sie werden weich werden – früher oder später bringe ich Sie soweit. Denn ich habe jetzt mehrere schwache Punkte bei Ihnen entdeckt; zwei davon heißen Amfortas und Andreas. Ich kann Ihnen nur raten – machen Sie Ihr Testament.«

»Mich kriegen Sie nicht klein«, sagte Hochbauer, fast fiebrig glühend vor Kampfeswillen. »Und meine Nerven sind eisern!«

»Ihre Nerven sind erbärmlich, Hochbauer. Und Sie haben nicht mehr Verstand als eine Mücke. Sie haben mich für einen Idioten gehalten, der es Ihretwegen riskiert, sich in die Luft sprengen zu lassen. Aber ich bin weder ein Narr noch ein Selbstmörder. Sehen Sie sich doch einmal die von mir verwendete Zündkapsel an – sie ist leer. Die brennende Zündschnur hat nicht den geringsten Kontakt gehabt. Sie sind mir auf den Leim gegangen!«

Um siebzehn Uhr war der Hauptdienst des Tages beendet – aber vor neunzehn Uhr wurde niemand offiziell aus den Tretmühlen entlassen. Lediglich der Masseneinsatz der ausbildenden, lehrenden und überprüfenden Offiziere unterblieb während dieser Zeit.

Die Fähnriche durften in diesen zwei Stunden ein wenig freier atmen und sich etwas unbeobachteter fühlen. Die Dienstpläne verzeichneten dann wechselweise: Putz- und Flickstunde, Waffenreinigen, Arbeitsstunde, Chorsingen, respektive Chorsprechen oder Stimmübungen, sogar Bibelstunden – letztere aber außerordentlich selten und ausschließlich für Freiwillige und sodann noch zumeist erst nach Dienstschluß. Um diese Zeit waren auch die willigsten Gläubigen garantiert müde.

In diesen zwei Stunden tauchten nur noch gelegentlich Offiziere auf. Aber es mußte jederzeit mit ihnen gerechnet werden. Die routinemäßige Aufsicht führten meist die ausgesuchten älteren Dienstgrade, die sogenannten Aufsichtsältesten.

An diesem Tag war die Gefahr einer Offizierskontrolle außerordentlich gering. Denn der Generalmajor Modersohn hatte schon wieder einmal zu einem Planspiel aufgerufen – diesmal vor dem Abendessen, was auf eine mögliche zeitliche Begrenzung schließen ließ. Immerhin war der Beginn auf siebzehn Uhr dreißig angesetzt worden. Und wenn auch das Abendessen im Kasino gewöhnlich um neunzehn Uhr fünfzehn serviert wurde – es konnte auch einundzwanzig Uhr und mehr werden, ehe sich der General zufrieden gab.

»Hoffentlich dauert es nicht zu lange«, sagte Hauptmann Feders nervös, »ich habe einfach keine Zeit – ich muß dringend wieder zurück in die Villa Rosenhügel, ehe ein größeres Unglück passiert.«

Krafft erkannte, daß der sonst so beherrschte Hauptmann Feders von einer seltsamen Unruhe befallen war. »Wird die Sache ernst, Feders?«

»Möglich, Krafft! Ich muß hier fort. Und wenn der General sein Narrentreiben über eine Stunde ausdehnt, dann stehe ich einfach auf und gehe hinaus. Dann ist mir alles gleich.«

»Nun«, sagte Krafft, »ich will sehen, was da zu machen ist.«

Damit verließ der Oberleutnant die im großen Kasinoraum wartenden Offiziere und begab sich – kraß gegen das Zeremoniell verstoßend – in den Vorraum. Hier wartete er auf den General, der schon nach wenigen Minuten erschien, begleitet von seinem Adjutanten.

Der Oberleutnant Krafft salutierte, blickte in die kühlen, prüfenden Augen von Modersohn und sagte: »Bitte Herrn General um die Erlaubnis, das Planspiel vorzeitig verlassen zu dürfen, gemeinsam mit Herrn Hauptmann Feders. Wegen der bewußten Sache.«

Bieringer, der Adjutant, der hinter dem General stand, schüttelte entgeistert den Kopf und verdrehte die Augen – es fehlte nicht viel, und er würde die Hände gerungen haben. Was hier passierte, das war ein militärischer Fauxpas allerersten Ranges: Ein Oberleutnant fängt den General ab! Unter den Augen des gesamten Offizierkorps!

Modersohn blickte Krafft mit seinen eisgrauen Augen mehrere Sekunden lang an. Dann sagte er: »Ihr Haarschnitt ist unüblich, Herr Oberleutnant.« Und damit ließ er Krafft stehen und begab sich, von Bieringer eilfertig gefolgt, in den großen Raum hinein. Der Oberleutnant Krafft trottete langsam hinterher.

Der General nahm die Meldung des Lehrgangskommandeurs I, des dienstrangältesten Offiziers also, wortlos entgegen. Er nickte lediglich – was bedeutete: Die Herren werden gebeten, ihre Plätze einzunehmen. Hierauf begab sich der General an den Mitteltisch, ließ sich dort nieder und wartete so lange, bis völlige Lautlosigkeit herrschte. Dann sagte er:

»Herr Oberleutnant Bieringer, bitte.«

Vierzig Augenpaare blickten auf den Adjutanten. Und der Oberleutnant Bieringer verkündete: »Planspiel. Thema: Großbrand in der Kaserne. Zum dritten Male. Lage nach Karte.«

»Nicht zu fassen«, flüsterte der Hauptmann Feders Krafft zu. »Der Alte läßt nicht locker. Was mag er für heute wieder ausgebrütet haben?«

Der Adjutant rollte, über eine der Tafeln im Hintergrund, eine wandgroße Karte aus – offensichtlich eine Spezialanfertigung. Gegenstand: die Kaserne. Maßstab: 1 : 100. Schwarze Grundrisse und darüber verwirrend viel rote Kreise, Striche, Wellenlinien und nierenförmige Gebilde: die Kennzeichnung der Brandherde – und zwar im bereits vorgeschrittenen Stadium.

Hauptmann Feders übersah die so dargestellte Situation mit einem Blick – vermutlich war er der einzige, dem dieses Kunststück gelang. »Herrschaften«, sagte Feders, und seine fachliche Anerkennung überwog einen Augenblick fast seine nervöse Unruhe, »das ist das Chaos persönlich. Ich habe selten etwas derartig Ausgekochtes gesehen. Daran werden sich garantiert neun Zehntel die Zähne ausbeißen.«

Und ganz plötzlich fiel dann die Freude des Hauptmann Feders über dieses Meisterwerk der Taktik zusammen wie ein Kartenhaus; und düster sagte er zu Krafft: »Wenn das der General richtig ausspielt, dann sitzen wir noch bis Mitternacht hier. Verdammt!«

Verdammt! – das dachten auch die Offiziere. Der General betrachtete sie unbeweglich, aus leichtverengten Augen. Sein Gesicht zeigte keine Regung.

Inzwischen verlas der Adjutant, wie üblich, die Besetzungsliste. Und wie immer wurde niemand dabei vergessen: jeder hatte sich an diesem Rennen zu beteiligen – ohne Ausnahme. Sogar die beiden Lehrgangskommandeure wurden eingeteilt, der eine als kommissarischer Bürgermeister, der andere als Bahnhofskommandant – ein sicheres Zeichen für den Umfang, das dieses Planspiel annehmen würde.

Deshalb war auch kaum einer sonderlich verwundert darüber, daß sogar einer der Offiziere zum »Kommandeur der Kriegsschule 5« auf Planspieldauer ernannt wurde. Und zwar traf dieses Los, das zunächst ganz wie eine Ehrung aussah, Hauptmann Ratshelm. Der erhob sich stolz.

»Ich habe den Ratshelm schon immer für einen Armleuchter gehalten«, sagte Feders. »Aber das, was ihm jetzt bevorsteht, wünsche nicht einmal ich ihm.«

Knapp vier Minuten später wurde überdeutlich, wie treffsicher Feders' Voraussage gewesen war. Gleich bei Ratshelms erstem Befehl – »Die Kaserne wird sofort gesperrt!« – griff der General ein. Nach zwei Minuten war Ratshelm am Boden zerstört, denn Modersohn wies ihm nach, daß eine Sperrung der Kaserne in einer derartigen Situation glatter Selbstmord wäre. »Selbst ein Fähnrich müßte nach einem flüchtigen Blick auf die Lagekarte erkannt haben, daß eine wirksame Brandbekämpfung nur noch mit Hilfe von außen möglich wäre.« Daher die Einplanung eines Kommissarischen Bürgermeisters, daher die Ernennung eines Bahnhofskommandanten, daher die Einzeichnung aller Feuerwehren der Umgebung. Und so weiter, und so fort.

Nach neun Minuten war Ratshelm erledigt. Seine Ernennung zum »Kommandeur der Kriegsschule« wurde rückgängig gemacht – ein Hilfslöschzug mit Eimern wurde ihm zugeteilt. Ratshelm taumelte auf seinen Platz zurück. Er ließ sich auf seinen Stuhl fallen und begriff die Welt nicht mehr.

Der Major Frey aber war bleich geworden und duckte sich – er begann als einziger zu ahnen, was hier wirklich gespielt wurde: Sein Vormittagsgespräch mit dem General zeitigte existenzgefährdende Folgen. Auch er begann, um Amt und Würden zu fürchten.

Ehe jedoch der General in seiner Vernichtungsschlacht fortfuhr, sagte er, mit vollendeter Sachlichkeit, in genau derselben kühlen, unbeteiligten Art, mit der er seine Anordnungen zu treffen pflegte: »Herr Hauptmann Feders und Herr Oberleutnant Krafft sind von der weiteren Teilnahme an diesem Planspiel befreit.«

»Sie hätten nicht mitzukommen brauchen, Krafft«, sagte der Hauptmann Feders. »Was ich zu tun habe, das kann ich auch allein schaffen.« Und dunkel fügte er, als Krafft nur den Kopf schüttelte, hinzu: »Und versuchen Sie ja nicht, mich daran zu hindern!«

Sie preschten über die vereisten Straßen und schleuderten den Wagen rücksichtslos durch die Kurven. Die Scheinwerfer waren verdeckt, bis auf schmale Schlitze. Aber der Schnee leuchtete durch das Abenddunkel, und die Straßen waren leer – einsames, verlassen wirkendes Heimatkriegsgebiet; jenseits der großen Blutbahnen, wo pausenlos der Nachschub für die Vernichtung rollte.

Der Hauptmann saß am Steuer, der Oberleutnant neben ihm. Den zuständigen Kraftfahrer hatten sie in der Kaserne zurückgelassen – Feders konnte sich das leisten, als bevollmächtigter Chef der Stammkompanie. Der Motor heulte schrill und riß den klappernden Kübelwagen vorwärts.

»Der Generalarzt, den Sie dort vorfinden werden«, erklärte Feders, »ist ein salbungsvolles Schwein, das von Ethik grunzt und Vollmachten hat. Er will die armen Kerle, die dort in der Villa hängen, einfach abspritzen lassen.«

»Geben Sie Gas, Feders!«

»Mehr gibt diese Karre nicht her. Aber wir werden nicht zu spät kommen – dank Ihrer Intervention beim General. Denn zum Abendessen habe ich für den Generalarzt in einem Gasthaus Quartier gemacht – dort konnte er frische Leber-

und Blutwürste fressen und sich vollaufen lassen. Und jetzt werde ich ihm eine Nachspeise servieren, die ihm im Hals steckenbleiben wird.«

»Und wenn er wirklich ein Mensch mit einem sittlichen Empfinden ist und gar keinen abspritzen läßt – was dann?«

»Dann werde ich an seiner Brust gerührt weinen, Krafft.«

Sie bogen von der Hauptstraße ab und ließen den Wagen durch die Nebenwege rasen – der Villa Rosenhügel entgegen. Die Sperrzone war nicht blockiert – das Tor war offen, der Schlagbaum war hoch, das Gebotsschild »10 km« existierte nicht für sie. Sie fuhren auf den Haupteingang zu: Dort stand bereits ein Wagen – die Mercedes-Limousine des Generalarztes; sein Fahrer schlief vorne im geheizten Wagen. Auch er hatte wohl einiges von dem ländlichen Abendessen mit Frankenwein abbekommen.

Feders und Krafft sprangen ab und eilten auf die Tür zu. Hier stand bereits der Stabsarzt Krüger unter einer Lampe. Das fahle Licht, das auf sein Gesicht fiel, ließ es noch verwüsteter und zerklüfteter als sonst erscheinen. »Willkommen, Herr Oberleutnant Krafft«, sagte er und streckte seine Hand aus.

»Nun?« wollte Feders wissen.

»Neunzehn«, sagte Krüger.

»Dieses Schwein«, sagte Feders und ging dann in den Vorraum hinein. Hier blieb er stehen und sagte zu Stabsarzt Krüger: »Du hältst dich aus der Sache heraus, Heinz – geh zu deinen Korbmenschen, die brauchen dich jetzt. Das andere überläßt du uns. Kommen Sie mit, Krafft.«

Sie ließen Krüger zurück, der den Kopf gesenkt hielt, und gingen durch einige leere Ordinationsräume in das Zimmer des Stabsarztes. Und hier saß er, den sie suchten: der Generalarzt. Ein kleinerer rosiger Herr, mit einem blanken, runden, gutmütig wirkenden Gesicht und wasserblauen Augen. Die Hände hatte er artig gefaltet, wie es brave Kinder tun. Und hochbefriedigt blickte er auf ein Schriftstück, das vor ihm lag; dann sah er zu den Eintretenden hin.

»Da sind Sie ja wieder, mein Lieber!« rief er Hauptmann Feders zu. »Ich dachte schon, ich müßte weiterfahren, ohne mich von Ihnen verabschieden zu können – wo wir uns doch am Nachmittag so ausgezeichnet miteinander unterhalten haben. Das Abendessen übrigens, das ich Ihrer Fürsorge verdanke, war ganz exzellent. Und erst der Wein, mein Lieber – Veithöchsheimer Wölflein, Auslese, neunzehnhundertdreiunddreißig; ein Gedicht. Aber was haben Sie? Fühlen Sie sich nicht wohl?«

»Sie haben Ihre Arbeit hier beendet?« fragte Feders und schob sich näher. Er unterließ es, Krafft vorzustellen. Der schloß die Tür hinter sich und lehnte sich dagegen, als gedenke er den Ausgang zu blockieren.

»Allerdings«, sagte der Generalarzt, ein wenig verstimmt, doch nicht beunruhigt. »Eine schwere, verantwortungsvolle Arbeit, die mir niemand abnimmt – ich habe sie beendet, jawohl. Mit einem Resultat, das vorauszusehen war. Es ist mir wahrlich nicht leichtgefallen; aber hier handelt es sich um meine Pflicht, eine zwar traurige, aber unvermeidliche Pflicht. Sie wissen ja – die Bestimmungen, das Gebot der Stunde, das ethische Bewußtsein.«

»Sie wollen also ganz einfach neunzehn Menschen abspritzen lassen – nur weil das angeblich Ihre Pflicht ist?«

»Erlauben Sie mal!« sagte der Generalarzt, der langsam unruhig zu werden begann. »Ganz so einfach liegen ja die Dinge nun doch nicht. Hier spielen mehrere Faktoren mit, Herr Hauptmann, die ich Ihnen als Laie nicht so ohne weiteres erklären kann – Sie würden sie doch nicht verstehen.«

»Versuchen Sie trotzdem, mir das zu erklären.«

»Ich wüßte nicht, was das für einen Sinn haben sollte«, sagte der Generalarzt. Und jetzt war seine sanfte Rosigkeit einer fleckigen Röte gewichen. »Ich bin nämlich Arzt, und als solcher habe ich Menschenleben zu erhalten, gewiß. Es ist aber auch meine Aufgabe, Schmerzen zu lindern. Und der Tod kann Erlösung sein. Darüber hinaus bin ich aber auch noch Soldat . . .«

»Und Parteigenosse, vermutlich.«

»Ich weiß, was Gnadentod ist«, sagte der Generalarzt erregt. »Nicht einmal einem Pferd wird er verweigert. Und dann bedenken Sie doch die Forderungen der Zeit! Die Erlösung vom Irrsinn, von ewigem Siechtum, vom qualvollen Dahinvegetieren. Bedenken Sie auch: Die Lazarette sind überfüllt, Ärzte sind knapp, das ausgebildete betreuende und pflegende Personal gleichermaßen. Auf jedes Bett warten drei Schwerverwundete ...«

»Halten Sie Ihre Fresse!« sagte Feders.

»Wie bitte?« fragte der Generalarzt fassungslos, absolut sicher, sich verhört zu haben.

»Sie sollen Ihre Fresse halten«, sagte Feders ruhig. Und dann griff er nach dem Schreiben, das vor dem Generalarzt lag. Er las es aufmerksam durch.

»Was wollen Sie eigentlich von mir?« fragte der Generalarzt mühsam.

»Ganz einfach«, sagte Feders und zerriß das Schreiben, das er gelesen hatte. »Sie werden Ihren Befund noch einmal schreiben. Und Sie werden dann zu dem Ergebnis kommen, daß keiner – nicht einer! – von diesen armen Menschen ins Jenseits zu befördern ist. Verstanden?«

»Aber das ist ..., das ist ...«

»Erpressung!« sagte der Oberleutnant Krafft von der Tür her. »Und das ist immer noch besser als Mord!«

Und nun kam Krafft langsam auf den verstörten Generalarzt zu. Dabei öffnete er seine Pistolentasche. Als er dicht an dem Tisch war, zog er seine Pistole hervor und knallte sie auf die Platte. »Also los«, sagte er drohend, »setzen Sie ein neues Schriftstück auf, mit dem verlangten Befund.«

»Also gut«, sagte der Generalarzt würgend und bleich, »ich weiche der Gewalt«.

»Sie haben fünfzehn Minuten Zeit«, sagte Feders. Und er setzte die Schreibmaschine auf den Tisch und spannte einen Bogen ein. Der Generalarzt aber begann, mit bebenden Fingern zu schreiben.

Feders hatte inzwischen Krafft zur Tür gezogen. Und hier sagte er, flüsternd: »Sie müssen jetzt noch mehr für mich tun, Krafft – für mich und unsere Freunde, die drüben in ihren Körben hängen. Schaffen Sie mir den Wagen des Generalarztes mitsamt dem Kraftfahrer vom Hals. Sagen Sie dem Kraftfahrer ganz einfach: Sie beide fahren voraus, zur

Kaserne meinetwegen, und ich bringe seinen Chef später nach. Wollen Sie das für uns tun?«

»In Ordnung, Feders. Aber arbeiten Sie gründlich – sonst gehen wir beide dabei vor die Hunde. Und ich will noch ein wenig leben. Ich habe noch einiges zu erledigen.«

Um neunzehn Uhr endete der tägliche Dienstplan offiziell. Von diesem Zeitpunkt ab wurde keine bestimmte Dienstleistung mehr befohlen – wohl aber erwartet. Der fehlende Plan bedeutete noch lange nicht mangelnde Tätigkeit.

Immerhin: es gab jetzt gewisse Freiheiten. So konnte das Abendessen, das auf den Stuben eingenommen wurde, ein wenig hinausgezögert und ausgedehnt werden. Auch war ein Gang in die Kantine möglich, wo es allerdings nur labbriges Schwachbier gab. Und wer kulturelle Bedürfnisse fühlte, der konnte sogar das sogenannte Lesezimmer aufsuchen, wo schöne deutsche Zeitschriften auslagen, wie das *Reich*, das *Signal* und *Unsere Wehrmacht*. Dabei röhrte ein Radioapparat ermunternde volkstümliche Weisen.

Das alles war möglich, aber zeitraubend. Denn Dienstplan oder nicht – eine ganze Reihe Dinge mußte dennoch getan werden. So waren Uniformen zu reinigen, Waffen und Geräte zu säubern, Notizen abzuschließen, schriftliche Arbeiten zu erledigen. Hinzu kamen die Vorbereitungen auf den Dienst des nächsten Tages.

An Ausgang jedenfalls war mitten in der Woche gewöhnlich nicht zu denken. Das war einmal eine reine Zeitfrage, dann aber auch abhängig von den Ansichten der Aufsichtsoffiziere. Die seltene Erlaubnis, nach Dienstschluß in die Stadt zu gehen, bekam nur, wer a) versicherte, seine Sachen in ordentlichen Zustand gebracht zu haben; b) nachweisen konnte, daß er sich auf den Dienst des nächsten Tages vorbereitet hatte; c) in der Lage war, eine ausreichende Begründung für sein Verlangen anzugeben.

Derartige Begründungen waren in allen erdenklichen Variationen möglich, mußten aber unbedingt seriös wirken. Am beliebtesten waren sogenannte halbdienstliche Gründe, wie: Einkauf von Schreibmaterial, Anfertigen von Paßbildern,

Kunststopfen von Uniformteilen. Wesentlich verdächtiger waren schon jene Begründungen, die kulturellen Charakter trugen, wie: Besuch eines national wertvollen Films, Entleihung von Büchern, Besichtigung von Bauwerken. Hier war stets erhöhtes Mißtrauen geboten. Denn auch wenn die Aufsichtsoffiziere genau wußten, daß die Fähnriche ausschließlich der Weiber, des Essens und des Trinkens wegen in das Städtchen pilgerten – eine wohlklingende Ausrede konnten sie dennoch verlangen.

An diesem Tage aber waren die Aufsichtsoffiziere nicht greifbar – sie schmorten, auch noch um zwanzig Uhr, im Kasino, beim Planspiel des Generals. In solchen Fällen hatten die Aufsichtsältesten die Gesuche auf Verlassen der Kaserne zu begutachten und zu entscheiden. Soweit die Theorie. Die Praxis aber sah nicht selten so aus, wie Fähnrich Mösler sie vorexerzierte.

Mösler erschien bei Kramer und erklärte: »Ich geh' mal hinunter, in das Kaff.«

»Das heißt also«, erklärte Kramer, gewillt, sein Ansehen zu wahren, »daß du um Stadturlaub nachsuchst.«

»Nur nicht so geschwollen!« sagte Mösler unbekümmert. »Ich haue ab, und du darfst das in deine Liste eintragen. So kameradschaftlich handele ich an dir.«

»Und mit welcher Begründung beantragst du diesen Stadturlaub?«

»Eine brauchbare Begründung zu erfinden, überlasse ich deinem Scharfsinn!«

»So einfach geht das ja denn doch nicht!« rief Kramer ungehalten. »Du wirst mir schon irgendeinen Grund sagen müssen, der Hand und Fuß hat.«

»Na schön«, sagte Mösler freundlich, »Weiber!«

»Aber das kann ich doch unmöglich in meine Liste eintragen, Mensch!«

»Dann schreibst du ganz einfach: Pflege der Beziehungen zwischen Wehrmacht und Zivilbevölkerung.«

Und damit ließ Mösler den grollenden Kramer stehen. Aber er verließ nicht gleich die Kaserne; er ging zunächst noch einmal zu Weber hinüber. Mit diesem hatte er eine zwar nur kurze, aber inhaltsreiche Unterredung, bei der sie Übereinstimmung erzielten.

Danach begab sich Weber zu Rednitz und klärte ihn über seine Unterredung mit Mösler auf. Rednitz hörte sich das an und sagte dann: »Macht doch, was ihr wollt!« Das legte Weber als Zustimmung aus und wanderte weiter.

Nun kam Hochbauer an die Reihe. Weber zog ihn in eine Ecke und begann: »Ich hoffe, du erinnerst dich noch an deine Wette.«

»Natürlich«, sagte Hochbauer unwillig. »Und ich werde sie auch gewinnen.«

»Viel Zeit dafür bleibt dir nicht mehr, Hochbauer.«

»Laß das ruhig meine Sorge sein, Weber.«

»Du wirst doch eine hilfreich ausgestreckte Kameradenhand nicht wegstoßen wollen!« sagte Weber bieder. Und wie immer, wenn er ein so schönes Wort wie Kameradschaft gebrauchte, blickte er leicht ergriffen auf seinen Gesprächspartner. »Und außerdem ist heute eine besonders günstige Gelegenheit.«

»Das brauchst du mir nicht zu sagen, Weber – daran habe ich selbst schon gedacht.«

»Na prima«, sagte der. »Das paßt ganz ausgezeichnet. Da kommen wir alle mit – gewissermaßen als diskrete Zeugen. Und unter uns, Hochbauer, ganz im Vertrauen: deine Position innerhalb der Aufsicht ist zur Zeit nicht gerade glücklich. Dagegen muß dringend was getan werden – und hier bietet sich eine erstklassige Sache an. Zeige ihnen, daß du ein Mann bist, Hochbauer! Das ist dringend notwendig.«

So kam es denn, daß Kramer von einer ganzen Invasion Stadturlauber heimgesucht wurde: Nach Mösler erschien Weber, der bei den zu erwartenden Ereignissen des Abends gewissermaßen die Funktion eines Schiedsrichters übernommen hatte. Mit ihm erschien Böhmke, der noch gar nicht ahnte, worum es hier ging; er war als Sachverständiger ausersehen worden. Hochbauer wiederum wurde von Amfortas begleitet, der dem Gesinnungsfreund zu assistieren gedachte. Nach diesen kamen die Schlachtenbummler – acht an der Zahl.

Kramer war verzweifelt. Aber da er bereits Mösler Urlaub gegeben hatte, konnte er nicht umhin, auch bei den anderen gutmütige Miene zum leichtfertigen Spiel zu machen. Er selbst jedenfalls hielt sich, wie offenbar auch Rednitz, aus der Sache heraus.

Alles verlief – zunächst! – wesentlich unkomplizierter als allgemein angenommen worden war. Hochbauer führte das auf die Wirkung seiner Persönlichkeit zurück, womit er nicht ganz unrecht hatte. Und er genoß den bewunderden Respekt der ihn umschleichenden Kameraden.

Die erste Station war folgende: Die Fähnriche warteten, in getrennten Gruppen, vor dem Kreiskulturhaus, wo ein BdM-Heimabend stattfand. Er war, wie erfahrene Beobachter wußten, gegen zwanzig Uhr dreißig beendet – dann strömten die verbündeten deutschen Mädchen ins Freie. Unter ihnen Maria Kelter, das Opfer. Hier nun trat Weber verabredungsgemäß in Aktion und belästigte die Kleine, was er sehr überzeugend tat. Hochbauer kam hinzu, verbat sich eine derartige Belästigung und erlaubte sich sodann, Maria Kelter unter seinen Schutz zu stellen.

»Ich danke Ihnen«, sagte Maria Kelter dankbar. »Das war sehr liebenswürdig.«

»Es war meine selbstverständliche Pflicht«, versicherte Hochbauer mit gewinnender Ernsthaftigkeit. »Und ich muß mich für diesen Menschen entschuldigen, der ja schließlich mein Kamerad ist.« Auch diese Formulierung wirkte glaubhaft. »Darf ich Sie begleiten?«

»Gerne«, sagte Maria Kelter; und der Stimme glaubte man anzumerken, daß dieses Mädchen errötete. Doch die Straßen waren nicht beleuchtet.

Die zweite Station sah so aus: Im *Café Popp*, das allgemein nur Café Puff genannt wurde, saß Hochbauer mit der kleinen Maria Kelter in einer von Weber reservierten Ecke. Sie plauderten von angenehmen Dingen, und das Mädchen überkam zunehmende Bewunderung für den schönen, eleganten Fähnrich, für den im Augenblick nichts auf der Welt zu existieren schien als sie. Ein paar andere Fähnriche, die ausgesprochen harmlos wirkten, saßen ebenfalls im Café. Und als Hochbauer erneut zwei Tassen Tee bestellte, erhielt er reinen Rum, in Teetassen natürlich – eine Starthilfe des Fähnrichs Weber, der seine Beziehungen hatte spielen lassen. Denn im Café Puff war er Stammgast.

»Ich gehe sonst kaum in Lokale«, sagte Maria Kelter zutraulich.

»Das ehrt Sie«, versicherte Hochbauer prompt und erfreute sich an den anerkennenden Blicken seiner Kameraden, die hinter Maria Kelters Rücken saßen.

»Ich bin mehr für die Natur«, sagte das Mädchen.

»Das bin ich auch«, behauptete Hochbauer, der sofort die sich hier zeigende günstige Gelegenheit ergriff. »Ein Spaziergang in Gottes freier Natur ist das Schönste, was sich denken läßt. Auch jetzt im Winter – finden Sie nicht auch?«

Das fand Maria Kelter auch. Und so zögerte sie denn nicht, Hochbauer zu folgen und sich mit ihm gemeinsam an den nächtlichen Schönheiten der Natur zu erfreuen. Und dabei sah sie erfreut zu ihrem stattlichen, schlanken Begleiter hoch, der ihr ungemein ritterlich dünkte. Wie das Käthchen von Heilbronn kam sie sich vor – scheu, anschmiegsam und ergeben schritt sie neben ihm her.

Die dritte Station war diese: Im Stadtpark pirschten sich einige Fähnriche, Weber allen voran, auf das Kriegerdenkmal zu. Hier befanden sich Hochbauer und Maria Kelter. Es handelte sich um einen wohlerprobten, an Samstagen viel benutzten Ort. Die Stufen und die Sockelverstrebungen boten gute Anlehnungspunkte.

»Bitte nicht«, sagte plötzlich Maria Kelter erregt abwehrend. Und mit verwirrtem Erstaunen fügte sie hinzu: »Das dürfen Sie doch nicht tun!«

»Der schafft das tatsächlich!« sagte Weber anerkennend zu Böhmke, der neben ihm in die halbdunkle Nacht starrte. Er hatte einige Wortfetzen deutlich vernommen, während das Paar selbst nicht ganz sichtbar war. Und jetzt drängte Hochbauer das Mädchen auf die Steintreppe nieder – sie verschwanden ganz aus dem Blickfeld der Beobachter.

»Was geschieht dort?« fragte Böhmke aufgeregt.

»Dreimal darfst du raten«, sagte Weber.

»So was darf er doch nicht tun!« Böhmke war außer sich. »Das Mädchen wehrt sich – hörst du das nicht?«

»Quatsch doch keine Opern, Mann!« sagte Weber rauh. »Alle tun beim erstenmal so, als ob sie sich wehren! Das gehört mit dazu. Und die Kleine ist auch nicht besser als die anderen. Na, das hat sie nun davon – mich verschmähen! Dabei ahnt sie gar nicht einmal, daß Hochbauer nur ein ganz schäbiger Ersatz für mich ist.«

»Ihr seid Schweine!« stammelte Böhmke entsetzt und zitterte vor Empörung.

»Ach was«, sagte Weber, »wir sind Männer – das verwechseln manche.«

Sie saßen nebeneinander auf dem Feldbett: Elfriede Rademacher und Karl Krafft. Sie befanden sich in dem Barackenzimmer des Oberleutnants. Gegen den Besuch einer Verlobten war nicht viel einzuwenden. Und die Tür ließ sich abschließen.

»Karl«, sagte Elfriede Rademacher sanft und vorsichtig, »manchmal – besonders in der letzten Zeit – habe ich ganz dumme Wünsche.«

»Vergiß sie schnell wieder«, riet ihr der Oberleutnant Krafft. »Weihnachten ist erst vor knapp drei Monaten gewesen.«

»Ich wünschte, Karl«, sagte sie, »wir könnten mehr zusammen sein. Ich liebe dich nämlich. Und ich will mit dir leben. So lange, wie es nur irgend geht.«

»Elfriede«, sagte Karl Krafft ernst, »habe ich dir jemals in dieser Hinsicht ein Versprechen gegeben?«

»Nein.«

»Habe ich dir Anlaß gegeben, mich in dieser Beziehung mißzuverstehen?«

»Nein, Karl.«

»Gut, Elfriede. Das ist also klar. Wir lieben uns, aber wir haben uns vorgenommen, niemals daran zu denken, wie lange diese Liebe dauern könnte. Sie kann noch lange dauern – sie kann aber auch jeden Tag zu Ende sein. Irgendein Befehl, der vielleicht jetzt schon irgendwo unterschrieben ist, kann uns auseinanderreißen. Du kannst eines Tages aufwachen – und ich bin nicht mehr da. Das kann schon morgen sein! Also gewöhnen wir uns daran und sprechen wir nicht mehr davon.«

»Karl«, sagte sie, »dabei könnte doch alles viel unkomplizierter sein. Das hier ist dein erster Lehrgang; mindestens noch zwei oder drei könnten folgen – wir hätten also noch Monate vor uns. Und das ist in so einem Krieg eine unendlich lange Zeit – und es wäre für uns eine glückliche Zeit, Karl. Ich möchte ganz fest daran glauben.«

»Tu das nicht, Elfriede.«

»Du brauchtest hier doch nur ganz einfach deine Arbeit zu tun!« rief Elfriede heftig. »Nicht mehr und nicht weniger. Das würde vollauf genügen, uns ein halbes Jahr und mehr zu sichern. Statt dessen aber läßt du dich in Abenteuer ein, die du nicht verantworten kannst, und bindest dich an Menschen, deren Umgang gefährlich für dich ist.«

»Ich glaube, es ist schon sehr spät«, sagte Karl Krafft ruhig, »zu spät. Du mußt gehen.«

Sie erhob sich, verstört, und sah ihn verständnislos fragend an. Und sie sah, daß er lächelte. Es war ein Lächeln, das den Schmerz verdecken sollte.

»Elfriede«, sagte der Oberleutnant Krafft und legte den Arm um sie, »versuche einem Esel zu erklären, daß es nicht gut für ihn ist, wenn er lange Ohren hat; versuche einem Stier einzureden, daß Rot eine freundliche Farbe ist. Das wird dir eher gelingen, als mich vor mir zu bewahren.«

Er half ihr in den Mantel, zog auch den seinen über, schloß die Tür auf und führte sie in den Korridor hinaus. Und hier stand, von mattem Licht beschienen, der Fähnrich Rednitz. Er salutierte, ohne ein Geräusch zu verursachen.

»Darf ich Sie kurz sprechen, Herr Oberleutnant?«

»Sie haben hier auf mich gewartet, Rednitz?«

»Seit einer Viertelstunde, Herr Oberleutnant – aber ich wollte nicht stören.«

Der Oberleutnant nickte. Der Fähnrich wußte also um sein Privatleben Bescheid und möglicherweise hatte er sogar einiges mitgehört. Nun, solange es sich hierbei nur um

Rednitz handelte, mochte die Sache noch angehen. Krafft sagte zu Elfriede: »Geh, bitte, ein paar Schritte voraus – ich komme gleich nach. Oder haben Sie die Absicht, mich längere Zeit aufzuhalten, Rednitz?«

»Drei Minuten, Herr Oberleutnant; kaum mehr.«

Der Oberleutnant Krafft begab sich, von Fähnrich Rednitz gefolgt, in sein Zimmer zurück. Sein erster Blick fiel auf das zerwühlte Bett, aber Rednitz schien es nicht zur Kenntnis zu nehmen. Der sah nur seinen Oberleutnant an.

»Herr Oberleutnant«, sagte der Fähnrich offen, »darf ich fragen, worüber Sie sich heute nachmittag vor dem Auslösen der Sprengung mit Hochbauer unterhalten haben?«

Krafft schien nicht im geringsten über diese Frage erstaunt; und wenn er das dennoch war, so zeigte er es nicht. Er sah den Fähnrich mit der gleichen Offenheit an, wie dieser ihn. Und er sagte: »Danach brauchen Sie sich doch nicht erst zu erkundigen, Rednitz – das wissen Sie ganz genau.«

»Und das Ergebnis, Herr Oberleutnant – darf ich das erfahren?«

Krafft betrachtete seinen Fähnrich genauer; und was er sah, war Aufrichtigkeit und Vertrauen – mehr noch als das: Anteilnahme. Und daher sagte der Oberleutnant, nach kurzem Zögern: »Ich will Sie nicht danach fragen, Rednitz, warum Sie das wissen wollen – ich kann Ihnen nur soviel sagen: Hochbauer hat seine Tat zugegeben.«

»Nun«, sagte der Fähnrich Rednitz befriedigt, »dann ist ja alles klar.«

»Leider ist nichts klar, mein Lieber«, sagte der Oberleutnant und senkte den Kopf. »Hier handelt es sich um kein Geständnis, sondern lediglich um eine Feststellung, für die es keine Zeugen gibt – und die Hochbauer ableugnen wird; auch das hat er mir gesagt. Und um das Maß vollzumachen, Rednitz – ich habe keine Beweise, nicht einen einzigen überzeugenden Beweis. Das aber heißt: Ich kenne einen Mörder, aber ich kann ihm nichts anhaben. So sieht es aus, Rednitz. Ist es das, was Sie wissen wollten?«

»Wenn es tatsächlich so aussieht, Herr Oberleutnant – dann gibt es vielleicht noch eine andere Möglichkeit. Ein

Umweg; aber er könnte zum Ziel führen. Oder beabsichtigen Sie, die ganze Angelegenheit fallenzulassen?«

»Reden Sie schon, Mann! Zeigen Sie her! Was haben Sie im Rohr?«

Und der Fähnrich Rednitz präsentierte drei Dinge:

Erstens: eine ziemlich umfangreiche und sehr genaue Liste, auf welcher fein säuberlich jeder Besuch – mit präzisen Zeitangaben – aufgeführt worden war, den der Fähnrich Hochbauer seinem Inspektionschef, Hauptmann Ratshelm, privat abgestattet hatte. Zeugen waren aufgeführt, diesbezügliche Äußerungen notiert.

Zweitens: ein zartgewebtes Taschentuch in Bleu, leicht verunreinigt, geziert mit dem Monogramm: FF – was Felicitas Frey bedeutete.

Drittens: die Adresse einer gewissen Maria Kelter, wohnhaft in Wildlingen/Main, Kranichgasse 4; zusätzlich mit folgenden Angaben versehen: Stadtpark, Kriegerdenkmal, gegen einundzwanzig Uhr fünfunddreißig.

»Mann«, sagte Krafft überzeugt, »das reicht.«

Um zweiundzwanzig Uhr war offiziell der Tag der Kaserne zu Ende: Zapfenstreich.

Der Kantinenwirt expedierte die letzten Gäste hinaus und drehte das Licht im Schankraum ab. Der Wachtposten verriegelte das große Tor und schloß auch das kleine – ohne es abzuschließen. Ein weiterer Soldat der Wache begann, seinen Streifenweg abzugehen.

Die Vorposten für Ordnung und Disziplin traten in Tätigkeit: der Unteroffizier vom Dienst bei der Stammkompanie; die Fähnriche vom Dienst bei den Inspektionen; das Mädchen vom Dienst bei den kasernierten weiblichen Zivilangestellten. Sie schritten ihre Reviere ab; sie stellten fest, wer anwesend war und wer nicht – die letzteren mußten auf den Urlaubslisten, beziehungsweise Ausgangslisten verzeichnet sein. Im allgemeinen wurde alles in Ordnung befunden.

An diesem Tag herrschte im Kasino noch voller Betrieb: Die Offiziere hatten gerade erst ihr Abendessen heruntergewürgt – denn das Planspiel schien, wie vorausgesagt, kein

Ende nehmen zu wollen; es war weit über die übliche Zeit hinausgezogen worden. Zahlreiche Opfer lagen auf der Strecke – Hauptmann Ratshelm, als kapitalstes Wild, an der Spitze. Jetzt aber war pro Offizier eine halbe Flasche Wein bewilligt worden; und die hatten sie dringend nötig. Immerhin wußte jetzt wenigstens so ziemlich jeder, wie er sich bei einem Großbrand zu verhalten hatte.

Viele Fähnriche schliefen noch nicht – die meisten arbeiteten, wobei sie sich vorschriftsmäßig ruhig verhielten. In der Aufsicht H allerdings ging es recht lebhaft zu. Das »Unternehmen Kriegerdenkmal«, von Weber angeführt, von Hochbauer erfolgreich beendet, wurde gefeiert. Die Teilnehmer waren, da sie sich ein wenig verspätet hatten, über den Zaun zurückgekehrt.

Lediglich Böhmke sonderte sich ab – er war auch der einzige des Unternehmens, der rechtzeitig heimgekehrt war. Und sein empörtes Herz hatte er bei Rednitz ausgeschüttet. Jetzt suchte er weiteren Trost im *Faust* und verweilte nachdenklich bei jener Stelle, die da lautete:

Doch im Erstarren such' ich nicht mein Heil,
Das Schaudern ist der Menschheit bestes Teil.

In der Vermittlung aber herrschte um diese Zeit noch Hochbetrieb, was durchaus kein normaler Zustand war. Die beiden hier diensttuenden Mädchen kamen kaum dazu, sich durch einige Fähnriche ablenken zu lassen: Der Luftlagedienst beschäftigte sie – mehrere Einflüge waren gemeldet worden.

»Ach was!« sagte einer der Besucher. »Hierher kommen sie ja doch nicht. Ich wette, die haben dieses Kaff gar nicht einmal auf ihren Karten.«

»Mach es dir bequem, Mädchen«, sagte der Hauptmann Kater. »Fühl dich hier ganz wie zu Hause. Oder gefällt dir meine Bude nicht?«

»O ja«, versicherte Irene Jablonski und sah sich neugierig um. »Hier gefällt es mir sehr.«

»Setz dich doch«, sagte Kater, »wohin du willst. Auf das Bett, zum Beispiel.«

»Danke«, sagte Irene artig und ließ sich auf dem bezeichneten Platz nieder.

Was sie sah, gefiel ihr wirklich. Der Raum wollte ihr verschwenderisch groß erscheinen – fünf oder sechs Mädchen mußten sonst zugleich mit einem ähnlichen Zimmer vorliebnehmen. Auch war hier ein Teppich vorhanden, und farbige Gardinen aus schwerem Material wirkten ungemein dekorativ. Auf dem Bett lag eine fellartige Decke.

»Du kannst ruhig die Schuhe ausziehen«, sagte Kater großzügig. »Du wirst kalte Füße haben – bei dem scheußlichen Wetter draußen. Und eine Erkältung holt man sich leicht.«

»Mir macht das Wetter nichts aus«, sagte Irene.

»Zieh die Schuhe trotzdem aus«, empfahl Kater. »Du kannst die Füße unter die Decke legen. Das ist angenehm warm.«

Irene Jablonski tat, wie ihr angeraten. Sie war willig und bescheiden. Auch fühlte sie sich auserwählt: Die anderen Mädchen hockten auf den schäbigen Stuben oder drückten sich in irgendwelchen Ecken herum – sie jedoch besuchte den gestrengen Chef, den Hauptmann Kater.

»Heute spendiere ich eine Flasche Champagner«, eröffnete der, »zur Feier des Tages.«

»O fein!« sagte Irene Jablonski mit beseligt-ergriffenen Untertönen.

Kater öffnete das Fenster und holte die Flasche herein, die er draußen zwecks Kühlung stehen gehabt hatte. Sodann angelte er zwei stilechte Champagnergläser hervor – aus Kasinobeständen. Er setzte sich zu Irene auf das Bett und sagte: »Na, dann wollen wir mal!«

Er goß die Gläser voll. Champagner schäumte über und tropfte auf ihr Kleid. Kater versuchte, den Flecken, der sich dort gebildet hatte, wegzureiben. Er tat das recht intensiv, während sie verschämt und geziert kicherte, denn sie war kitzlig.

»Trinken wir«, empfahl Kater.

»O fein!« rief Irene wiederum, nachdem sie getrunken hatte. In Wirklichkeit schmeckte ihr der Champagner gar nicht sonderlich: Selterwasser war auch nicht viel anders.

Dann aber sagte sie, dezent schmollend: »Sie haben in den letzten Tagen wenig Zeit für mich gehabt – ich dachte schon, Sie hätten mich vergessen.«

»Ja, mein liebes Kind«, sagte Kater, »man kann leider nicht immer so, wie man gerne will. Da ist der Dienst, verstehst du, da gibt es Komplikationen, da habe ich manchmal tagelang alle Hände voll zu tun.«

Kater sah mit Genugtuung, daß Irene verständnisvoll nickte. Sie gab sich wenigstens Mühe, ihn zu verstehen. Und sie war, dachte er, zum Glück, mit einer gewissen Einfalt gesegnet – das hatte entschieden seine Vorteile, wie die Erfahrung lehrte.

Jedenfalls: die Gelegenheit schien günstig. Feders kutschierte mit seinem Busenfreund Krafft irgendwo in der Gegend herum. Elfriede war bei Frau Feders. Der Betrieb in der Kaserne hatte Nachtruhe. Störungen waren also kaum zu befürchten.

»Der Fleck in deinem Kleid«, sagte Kater, »ist doch schlimmer als ich dachte. Zieh doch das Kleid aus – ich habe ein ausgezeichnetes Fleckenmittel.«

»Ich weiß nicht recht –«

»Hier ist es doch warm genug – oder?«

»Soll ich wirklich?«

»Aber warum denn nicht!« sagte Kater und tat so, als handele es sich hier um etwas ganz Selbstverständliches. »Wir sind doch hier ganz unter uns. Und der Fleck darf doch nicht bleiben. Es wäre ja schade um das schöne Kleid. Außerdem werde ich dir noch ein neues besorgen – wenn du willst.«

»Sie sind so gut zu mir«, versicherte Irene.

»Komm schon, Mädchen – genier dich nicht. Komm etwas näher – ich helfe dir dabei. So, das ist schon besser. Noch etwas näher. Na, siehst du!«

Irene Jablonski ließ sich das Kleid über den Kopf ziehen.

»So ist es doch angenehmer – was?« Er beeilte sich, die Gläser zu füllen. Dabei betrachtete er sie: zierliche, doch schon frauliche Schenkel; eine geradezu herausfordernde Brust; dazu der sinnlich geöffnete feuchte Mund. Katers Hände begannen zu beben. Wieder sprudelte der Champagner über, diesmal ungewollt, und ergoß sich über seine Hose.

»Na so was!« sagte er. »Die muß wohl auch gereinigt werden – was?«

»Scheint so«, sagte Irene Jablonski schwer.

In diesem Augenblick schrillte das Telefon. Es schrillte anhaltend, pausenlos, ausdauernd. Kater blickte auf Irene Jablonski, die sich zurückgelehnt hatte, dann auf das Telefon, das keine Ruhe geben wollte; schließlich nahm er den Hörer ab und rief: »Zum Donnerwetter – was soll das! Um diese Zeit! Mitten in der Nacht! Kann man denn nicht einmal ungestört sein!«

»Ach so«, sagte er dann, nur wenige Sekunden später. »Das ist etwas anderes. Ich komme gleich.«

»Mußt du weg?« fragte Irene leise.

»Ja«, sagte er mit ehrlichem Bedauern.

»Schade.«

»Es ist Fliegeralarm«, sagte der Hauptmann Kater. »Zieh dich wieder an.«

Durch die Nacht, auf Wildlingen zu, steuerte der Hauptmann Feders seinen Kübelwagen. Neben ihm saß der Generalarzt und hielt sich krampfhaft am Türgriff fest. Denn die Fahrt war schnell und die Straße war schlecht.

»Das wenigstens hätten Sie mir ersparen können«, sagte der Generalarzt grollend. »Ich habe doch alles getan, was Sie von mir verlangt hatten. Auch noch meinen Wagen umzudirigieren, war überflüssig.«

»Nichts ist überflüssig und nichts wird Ihnen erspart!« rief Feders und gab noch mehr Gas.

Die Mütze des Generalarztes rutschte ihm in die Stirn. Er versuchte, ihren Sitz zu verbessern, verlor aber dabei fast seinen Halt. Sein rosiges Gesicht war zu einer wütenden Grimasse verzerrt.

Plötzlich trat der Hauptmann Feders auf die Bremse. Der Wagen schoß auf der glatten Straße dahin wie ein Schlitten, drehte sich ab zum Straßenrand, geriet hier auf eine sandige Stelle und blieb dann mit kreischenden Bremsen ruckartig stehen. Der Generalarzt knallte mit dem Kopf gegen die Windschutzscheibe und fing an zu jammern.

»Ruhe!« sagte Feders rauh, und sein Mitfahrer schwieg sofort.

Feders lauschte in die Nacht: Sirenen ertönten von Wildlingen her – Luftschutzsirenen. Sie heulten in monotoner Regelmäßigkeit.

»Das trifft sich nicht schlecht«, sagte Feders.

»Was haben Sie vor?« fragte der Generalarzt angstvoll.

»Das will ich Ihnen ganz genau sagen«, erklärte der Hauptmann Feders und drehte sich seinem Begleiter zu, bis er voll dessen glänzendes, schweißnasses Gesicht sehen konnte. »Ich werde Sie ins Jenseits befördern – damit einige arme Kreaturen noch eine Zeitlang weiterleben können.«

»Aber«, sagte der Generalarzt, nach Luft schnappend, »das kann doch nur ein Scherz sein! Ich habe doch schon alles getan, was Sie wollten. Ich habe Ihnen schriftlich bestätigt, daß bei allen Patienten Heilungsmöglichkeit besteht. Sie haben das amtlich. Und damit ist doch alles in Ordnung. Und das, was Sie da vorhin gesagt haben, das war ein Scherz – nicht wahr?«

»Mann«, sagte der Hauptmann Feders, »wofür halten Sie mich eigentlich? Ich kenne doch die Spielregeln! Und außerdem traue ich euch Mordbuben jede erdenkliche Schweinerei zu. Wer Kranke um die Ecke bringt, damit Betten frei werden oder großdeutsche Hirngespinste Erfüllung finden, der ist auch jeder anderen Gemeinheit fähig. Ich weiß, was passieren wird: Sobald ich Sie aus meinen Klauen lasse, werden Sie alles widerrufen, was Sie geschrieben haben – und prompt werden neunzehn Korbmenschen abgespritzt. Und außerdem werden Sie mich anzeigen; und den Stabsarzt Krüger dazu. Und deshalb kann ich gar nicht anders handeln. Ist das logisch?«

»Das wird nicht sein, bestimmt nicht, das versichere ich Ihnen«, sagte der Generalarzt heiser. »Ich gebe Ihnen mein Wort darauf – mein Ehrenwort.«

»Ich pfeife auf das Ehrenwort eines Menschen, der Kranke umbringt! Ich habe jetzt nur noch die Wahl zwischen einem Mörder, wie Sie es sind, und neunzehn hilflosen Menschen. Und wer weiß, wieviel Hundert Sie schon auf Ihrem Gewissen haben. Nein, es hilft nichts. Sie müssen daran glauben. Wenigstens doch einer von Ihrer Sorte.«

Der Motor brüllte auf, der Wagen schoß vorwärts, der Generalarzt wurde in seinen Sitz hineingeschleudert, und das monotone Geheul der Sirenen vermischte sich mit dem jaulenden Motorengebrüll zu einer infernalischen Lärmkulisse.

Der Hauptmann aber schrie: »Sollen die Bomber kommen! Hoffentlich laden sie ab. Und dann werfe ich Sie auf einen Haufen Leichen. Wenn nicht, dann ertränke ich Sie im Main. Denn einmal wenigstens will ich eine gute Tat tun!«

Sie hörten das Gedröhn der Flugmotoren über sich nicht. Sie hörten auch nicht das pfeifende Geräusch der fallenden Bomben. Sie sahen nur, daß um sie herum die Sprengpilze aufwuchsen – mit greller, blendender Helligkeit. Und dann drohten ihre Trommelfelle zu zerplatzen. Der Wagen schaukelte wild und der Generalarzt krampfte sich auf seinem Sitz zusammen.

Feders trat wild auf die Bremse, würgte den Motor ab und warf sich über den Generalarzt. Er riß ihn aus dem Wagen, mit verzerrtem, erstarrtem Gesicht.

Aber als der Hauptmann Feders die Pistole hob, wurde sie ihm von einer gewaltigen Kraft aus der Hand gerissen. Stechende Helligkeit flammte schmerzhaft vor seinen Augen. Dann schlug ihn der Luftdruck zu Boden und schleuderte ihn in den schwarzgrauen Schnee.

Nach Sekunden erst raffte sich der Hauptmann wieder auf. Der Kübelwagen war zerfetzt und umgedreht worden. Und unter ihm lag der Generalarzt – blaß und verkrümmt. Er war tot.

»Nicht einmal das habe ich allein erledigen können«, sagte der Hauptmann Feders dumpf.

Die Flammen der brennenden Häuser umzuckten ihn. Der beißende Gestank der Vernichtung breitete sich aus. Menschenschreie vermischten sich mit dem Geheul der Luftschutzsirenen.

Der Hauptmann aber starrte wie verloren vor sich hin.

Ein kleinerer feindlicher Bomberverband – vermutlich nur sechs bis acht Flugzeuge – befand sich um zweiundzwanzig Uhr dreiundvierzig im Flug über Wildlingen. Das Abladen dauerte knapp drei Minuten. Um zweiundzwanzig Uhr sechsundvierzig war die Luftgefahr bereits vorüber.

Zurück blieb ein Trümmerhaufen – und zwar am östlichen Stadtrand: vier Straßenzüge, achtundfünfzig Häuser, zweihundertundsieben Menschen – darunter ein Generalarzt und ein Fähnrich, der seinen Nachturlaub überschritten hatte. Sonst nur Zivilisten.

»Da haben wir ja noch einmal Glück gehabt!« kommentierte der Major Frey, nachdem er sich davon überzeugt hatte, daß der Marktplatz unbeschädigt geblieben war, und damit auch seine Wohnung.

Sämtliche Feuerwehren der Umgebung strömten herbei, und auch von der Kaserne her ergoß sich ein Strom disziplinierter Tätigkeit. Das Planspiel »Großbrand« trug reiche Früchte. Und die Bewunderung für den vorausschauenden Instinkt des Generals war allgemein – fast schien es, als wäre das Bombardement geradezu auf Bestellung erfolgt. Aber das zu behaupten wagte nicht einmal Hauptmann Ratshelm.

Der Bürgermeister, Kreisleiter und Landrat weilte ebenfalls, gut abgesichert, am Ort der Katastrophe – das aber nur kurze Zeit. Er hatte zu organisieren. Bevor er ging, erklärte er den Umstehenden nicht ohne Stolz: »Sie hatten es auf unseren Bahnhof abgesehen – das ist nämlich ein wichtiger Knotenpunkt.«

Diese Feststellung beunruhigte einige Offiziere nicht unerheblich. Sie fühlten sich in ihrer Ehre gekränkt, weil ihre Wichtigkeit übersehen worden war. Und einer erklärte lautstark: »Sie hatten es natürlich auf unsere Kriegsschule abgesehen. Aber diese elenden Stümper werfen drei Kilometer daneben. Das könnte unseren Leuten nicht passieren!«

Die Kaserne stand völlig unbeschädigt auf ihrem Hügel,

erhellt von dem Feuerschein der im Tal brennenden Häuser. Kein Ziegel war von ihrem Dach gefallen, keine Fensterscheibe war geborsten.

Gegen drei Uhr früh war das Gröbste geschafft: Die Truppe konnte wieder in ihre Kaserne zurück. Die Kombinationen einiger Fähnriche waren mächtig aufgebauscht – sie hatten, unter anderem, ein paar hundert Flaschen Boxbeutel den Flammen entrissen. So waren sie zwar müde, doch nicht unglücklich.

Der General aber sagte, ehe auch er zu Bett ging: »Morgen Dienst nach Plan.«

DER LEBENSLAUF DES FÄHNRICHS HEINZ-HORST HOCHBAUER

Oder:

DIE EHRE DER MÖRDER

Ich, Heinz-Horst Hochbauer, wurde am 21. März 1923 als Sohn des Hauptmanns a. D. Heribert Hochbauer und seiner Ehefrau Viktoria geborene Sanders-Zoffhausen in Rosenheim, Torplatz 17, geboren. Auf ausdrücklichen Wunsch meines Vaters schloß ich mich frühzeitig vaterländischen Verbänden an, was meiner allgemeinen Erziehung sehr zugute kam und mithalf, die vier Jahre Volksschule, die ich ebenfalls in Rosenheim absolvierte, ohne sonderliche Mühe erfolgreich zu gestalten.

Der Vater wirft mich hoch in die Luft, aber nur, wenn ich dabei »Hurra!« schreie. Das ist unser Lieblingsspiel. Vaters kraftvolle Arme schnellen mich empor, und ich schwebe dann – jauchzend! – über allen und über allem. Unter mir die Möbel und die Menschen, darunter die Mutter, die herzhaft lacht, und die Geschwister, die zu mir hochstarren. Kleine, verzerrte Gesichter unter mir und vor Neid flackernde Augen. Denn mich liebt der Vater am meisten, das steht fest. Nur mich wirft er hoch in die Luft, und ich schreie dabei überglücklich hurra!

Alle meine Geschwister – die Hugo und Harald heißen, Helga und Hermine – sind, wie ich, jeweils um den zwanzigsten März herum geboren. Das kommt daher, weil unsere Mutter am zwanzigsten Juni Geburtstag hat. Das ist gleichzeitig der Tag, an dem unsere Eltern geheiratet haben. Vater ist ein vielbeschäftigter und weitgereister Mann, sagt unsere

Mutter. »Er reist für Deutschland, für das zukünftige Reich, für den kommenden Führer!« Aber er vergißt seine Familie nie, denkt Tag und Nacht an uns und einmal im Jahr – eben am zwanzigsten Juni – kehrt er heim, hält Musterung ab und Gerichtstag, legt die Richtlinien für unsere Erziehung fest und vergrößert unsere Familie. Dann aber zieht er wieder in den Kampf. Und Mutter sagt: »Er ist ein Herrenmensch!«

Fliegen laufen, auch wenn man ihnen ein Bein ausreißt; auch wenn man ihnen zwei Beine ausreißt, laufen sie – wobei man wählen kann: vordere oder hintere, linke Seite oder rechte Seite. Reißt man ihnen aber die Beine über Kreuz aus, also etwa das vordere linke und das hintere rechte, dann haben sie kein Gefühl mehr für die richtige Richtung und sind nicht mehr zu gebrauchen. »Fliegen«, sagt die Mutter, »verbreiten Schmutz und übertragen Krankheiten – sie sind ekelhaft, und deshalb muß man sie töten.«

Immer wieder tauchen Männer auf – Vaters Männer. Sie bringen Geld und Botschaften, sie lagern Pakete ein und andere holen sie wieder ab. Wieder andere bleiben einige Tage bei uns, manche in der Kammer auf dem Boden, manche aber auch im Schlafzimmer, an Stelle des Vaters. Sie alle werden von uns Kindern »Onkel« genannt, die meisten von ihnen haben Dienstgrade, und die im Schlafzimmer wohnen sind fast alles Offiziere, Helden des Krieges, wie Vater, und hochdekoriert. »Wahre Draufgänger!« pflegt die Mutter zu sagen. »Ich bin es Vater schuldig, sie liebevoll zu behandeln, denn auf ihren Schultern ruht die Zukunft des Reiches.«

»Mein guter Junge«, sagt die Tante Chamberlain-Schipper zu mir, »lerne rechtzeitig die Unterschiede erkennen, dann weißt du, was Lebensordnung ist. Die Menschen sind nicht gleich, auch nicht vor Gott. Es gibt immer Minderwertige. Bereits der Alltag kennt Vorgesetzte und Untergebene in zahlreichen Rangstufen. Sei wie dein Vater – sei ein Führer, um den sich Gefolgschaft schart.« Und Tante Chamberlain-Schipper muß das wissen. Denn einer ihrer Verwandten war ein großer Philosoph, der die Welt mit seinen Gedanken erschüttert hat, wie man sagt. Und der Vater hat von der

Tante gesagt: »Wir haben im Herzen, was sie zusätzlich noch im Gehirn hat.«

Konrad, mein Freund, und Karl-Friedrich, der auch mein Freund ist, stehen mit mir in der Ecke des Schulhofes, dort, wo die Abfallkästen sind. Die anderen laufen herum, und die Mädchen spielen vor den Bänken am Eingang »Himmel und Erde«; sie hopsen und schwitzen und lachen albern; die eine ist dick, und ihre Zöpfe tanzen auf ihrem fetten Rücken. Das ist Elfriede, zu der die Leute immer Elfie sagen. Wir sehen sie uns genau an, denn sie hat uns verpetzt, und dafür muß sie bestraft werden. Und wir beschließen, ihr die Zöpfe abzuschneiden – im Hausflur, wo wir ihr auflauern werden, mit einem Sack und der Papierschere, die wir uns aus dem Geschäft von Elfriedes Vater ausgeliehen haben. Eigentlich ist die Strafe für das, was sie getan hat, zu mild – ich meine, wir sollten sie dabei heftig an den Haaren zerren, damit sie bekommt, was sie verdient.

Vor mir steht die Sonnenrad-Jugend, und ich bin ihr Fähnleinführer. Unser Wimpel zeigt das schwarze Sonnenrad im weißen Strahlenkreuz auf rotem Feld. Tante Chamberlain-Schipper hat den Wimpel entworfen, Mutter hat ihn genäht, einer meiner Brüder trägt ihn; den Stoff dazu hat Vater gestiftet, sagt die Mutter, aus seinem Sonderfond: Förderung vaterländischer Bestrebungen. Das Sonnenwendfeuer brennt, und unsere Gesichter glühen. »Mehr Feuer!« rufe ich und Zweige, Äste und Balken werden geworfen. Der herrlich zuckende rote Schein umflackert uns, die Augen leuchten auf, und meine Stimme bebt vor Glück. »Noch mehr Feuer!« rufe ich, und nun werden Strohballen geworfen, dazu einige Flaschen Petroleum, ein Kanister Benzin – alles wohlorganisiert. Und ich rufe: »Jetzt springen! Alle mir nach! Ein Feigling, wer sich ausschließt!« Und sie springen alle! Unter meinen Kameraden darf kein Feigling sein.

»Hochbauer«, sagt der Lehrer Marquardt zu mir, »ich habe vernommen, daß du mit Schülern eine völkische Vereinigung gegründet haben. Stimmt das?« – »Das stimmt«, sage ich, »ist das etwa verboten?« – »Bei mir nicht«, sagt der Lehrer Marquardt, »nicht, wenn es sich um eine völkische

Vereinigung handelt. Kann man denn Tugend verbieten?« Das erzähle ich Vater. Und Vater erzählt das seinen Freunden, und einer davon ist Schulrat. So kommt es denn, daß eines schönen Tages der Lehrer Marquardt zum Leiter unserer Schule ernannt wird. »Denn am Ende«, sagt der Vater, »siegt die Gerechtigkeit immer.«

Nach überdurchschnittlichen Leistungen in der Volksschule wurde es für selbstverständlich gehalten, meine Bildung auf einer höheren Lehranstalt zu vervollkommnen. Zu diesem Zweck wurde ich 1932 auf das Gymnasium Prinz Eugen in Neustadt geschickt, und zwar wurde Neustadt deshalb ausgewählt, weil sich dieses Institut ausgezeichneter Lehrkräfte erfreute und Neustadt außerdem der Wohnort meiner Tante Chamberlain-Schipper war, die mein Vater zur Vervollständigung meiner Erziehung ausersehen hatte. Hier verblieb ich, an der großartigen Entwicklung des Reichsgedankens heftig Anteil nehmend, bis zum Jahre 1940, in welchem ich das Abitur mit Auszeichnung bestand. Unmittelbar danach meldete ich mich selbstverständlich freiwillig zur Wehrmacht und hatte das Glück, sofort angenommen und als Offiziersanwärter eingezogen zu werden.

Feierlicher Augenblick, der meine Grundschulzeit im heimatlichen Städtchen abschließt und krönt: die von mir gegründete Sonnenrad-Jugend wird geschlossen in die Hitler-Jugend übernommen. Trommelbuben schlagen auf das Kalbfell. Zum letzten Male weht unser Wimpel im Wind, um in Ehren eingezogen zu werden. Bannführer Kopelski kommt auf mich zu: todernstes Gesicht, eine Träne der Rührung im Auge. Männlicher Händedruck. Die Kalbfelle der Trommelbuben drohen zu zerbersten. »Im Namen des Führers!« ruft Bannführer Kopelski. Er nimmt die Fahne der Sonnenrad-Jugend an sich und übergibt die der Hitler-Jugend. Und ich werde, wie vorher ausgemacht, zum Fähnleinführer ernannt.

Der Vater fährt diesmal in einem Auto vor – Achtzylinder-Mercedes: ein Staatswagen. Vater ganz in leuchtendbrauner Uniform, an Tropen erinnernd, weltweit sozusagen. Der *Pour le mérite* ziert ihn. Und sein Lachen überdröhnt den Lärm des Motors. Ein Chauffeur neben ihm, ein Adjutant und eine Ordonnanz hinter ihm – und alle in gediegenem Khakibraun. »Antreten!« ruft der Vater gut gelaunt. Und dann mustert er seine Familie, und seine Augen leuchten auf, als er mich sieht – denn ich trage ein Braunhemd wie er. »Du bist mein lieber Sohn«, sagt er zu mir. »Du hast die Zeichen der Zeit begriffen!« – »Ich bin dein Sohn«, sage ich mit schlichtem Stolz, und er schließt mich gerührt in die Arme.

Ich stehe auf und sage: »Knoblauch.« Der Studienrat Wassermann sieht mich mit großen Augen an. »Was meinst du, Hochbauer?« fragt er naiv. Ich sage: »Knoblauch! Hier riecht es nach Knoblauch. Und in einem derartigen Gestank kann kein Mensch arbeiten.« – »Hochbauer«, sagt der Studienrat Wassermann, »mäßige dich, bitte.« – »Der Gestank von Knoblauch fordert uns heraus«, sage ich, »man kann uns nicht zumuten, mit gewissen Personen die gleiche Luft zu atmen.« – »Hinaus!« ruft der Studienrat Wassermann. »Haben Sie sich genau überlegt, wen Sie hier hinauswerfen?« frage ich. »Hinaus!« ruft er abermals. Und dann gehe ich. Aber vierzehn meiner Kameraden gehen mit mir, wie vereinbart. Drei Tage später sind die Klassen umgestellt und alle artfremden Elemente aus unserem Bereich entfernt. Wir haben gesiegt, wenn auch noch nicht auf der ganzen Linie: Wassermann unterrichtet weiter, wenn auch nur noch Fremdsprachen in Sexta und Quinta.

Auf Wassermanns Pult stellen wir ein Schild: Juden unerwünscht. Er nimmt es und steckt es wortlos in seine Tasche. Wir machen eine Anzeige wegen Entwendung fremden Eigentums. Wassermann wird ersucht, besagtes Schild dem Eigentümer zurückzugeben. Er hat es nicht mehr. Ihm wird auferlegt, ein gleiches Schild zu beschaffen. Als er selbiges in einem Laden zu kaufen gedenkt, wird er von den nationalgesinnten, von uns informierten Geschäftsleuten hinausgewiesen. Schließlich bleibt ihm nur noch übrig, ein Schild dieser Art drucken zu lassen. Aber auch der zuständige

Drucker erkennt, rechtzeitig von uns darauf aufmerksam gemacht, was seine Pflicht ist: Er behauptet, derartige Schilder nur drucken zu können, wenn gleich mindestens fünfzig auf einmal bestellt werden. Das tut der Wassermann denn auch – er hat keine andere Wahl. Und dann bemächtigen wir uns dieser fünfzig Schilder und hängen sie überall hin, wo der Wassermann hinkommt: vor das Konferenzzimmer, seine Wohnung, seinen Keller, den Schuleingang, alle erreichbaren Klos. Wassermann verschwindet aus der Stadt. Jetzt haben wir endgültig gesiegt.

Wieder einmal ist Juni, neunzehnhundertvierunddreißig, und wieder fährt der Vater in seinem Staatswagen vor. Doch er sucht nicht die Mutter auf, sondern die Tante Chamberlain-Schipper. Außerdem ist es Nacht, und Chauffeur, Adjutant und Ordonnanz warten in der Dunkelheit auf der Straße. »Mathilde«, sagt der Vater zur Tante. »Die Sache ist ernst. Aber du hast Beziehungen, du mußt mir helfen. Schließlich bist du verwandt mit einem der Philosophen, auf die unser Führer schwört.« Und Vater erzählt, und ich höre mit glühendem Gesicht zu, denn ich darf dabeisein: Eine Auseinandersetzung innerhalb der Partei stehe bevor; der Stabschef der SA, Röhm mit Namen, ehemaliger Kriegskamerad und guter Freund, gedenke die Machtpositionen innerhalb der Reichsführung zu verschieben. »Hat er Chancen?« fragt die Tante sachlich. »Nicht gegen den Führer«, sagt der Vater. »Was zögerst du dann noch«, sagt die Tante, »dein Platz ist bei Hitler.« – »Da kannst du recht haben«, sagt der Vater, »aber wie gelange ich am sichersten dorthin?« – »Auf dem schnellsten Weg und mit der denkbar größten Offenheit.«

Einige Wochen später hat der Vater die braune Uniform ausgezogen. Das Tuch, das er jetzt trägt, ist schwarz. Diese Farbe kleidet ihn vorzüglich. »Er sieht hinreißend in seiner schwarzen Uniform aus«, sagt Mutter. »Und sein *Pour le mérite* kommt jetzt viel besser zur Geltung.« Die Tante Chamberlain-Schipper nimmt mich zur Seite und sagt: »Du bist Zeuge einer großen Stunde gewesen – vergiß das nie! Dein Vater stand vor der schwersten Entscheidung, vor die ein Mann gestellt werden kann. Es ging um die Treue. Wem war er sie schuldig? Den Kameraden? Dem Führer? Die Antwort lautet: dem Reich – und das verkörpert der Führer. Daran mußt du immer denken: Deutschland steht über allem! Und selbst wenn auch tausend und aber tausend dafür fallen müssen!«

Sie heißt Ulrike – ihr Nachname, er lautet Papenhorst, tut nichts zur Sache. Sie ist dunkelblond, gut durchmodelliert, und ihr Gang ist straff und federnd. Sie lacht gerne und viel und bei allen Gelegenheiten – ein frischfröhliches, kraftstrotzendes deutsches Mädel. Ein Jahr älter als ich, was aber so gut wie bedeutungslos ist, wenn man von ihren reichen Erfahrungen absieht. Wir leiten gemeinsam das Sport- und Ertüchtigungslager *Frundsberg* am Ammersee: tausend junge Menschen, davon dreihundertsiebzig Mädels – verschiedene Zeltstädte, aber eine gemeinsame Küche, ein gemeinsamer Appellplatz und ein gemeinsames Stabsquartier. Gleich bei der ersten internen Besprechung läßt Ulrike die Zeltplane über dem Eingang nieder. »Wir müssen uns doch zuerst einmal gründlich kennenlernen«, sagt sie. »Das ist immer das Wichtigste – das andere findet sich dann schon.«

Doch drei Tage später erscheint Liebentraut, der Gebietsführer, der zum Stab des Reichsjugendführers gehört. Er inspiziert das Lager und kargt nicht mit anerkennenden Worten. »Hier gefällt es mir, Kameraden«, sagt er. »Hier bleibe ich. Denn es geht doch nichts über gemeinsame körperliche Ertüchtigung.« Und er bleibt und quartiert sich im Stabszelt ein, zum kaum verhüllten Ärger von Ulrike. »Er gefährdet unsere Harmonie«, sagt sie. Denn Liebentraut, der Gebietsführer, ist wohl gleich uns der gemeinsamen Sache verschworen, aber er ist der Ansicht, daß sie von verschiedenen Geschlechtern auf verschiedenen Wegen erreicht werden sollte. Deshalb wird Ulrike aus dem Stabszelt verbannt. Aber zwischen uns beiden, Liebentraut und mir, wächst eine echte, große und wahrhaft tiefe Freundschaft. Als das gemeinsame Lager zu Ende ist, werde ich zum Oberbannführer befördert.

Und da ist Söhnig, der Feigling. Hochaufgeschossen, bebrillt und mit krummem Rücken. Ein Streber. Bruder einer Schwester, die exotischen Einschlag hat, die also alles andere als rassisch vollkommen erscheint. Aus dem Rheinland kommen die Söhnig; vermutlich haben ein paar farbige Besatzungssoldaten ihre Spuren in dieser Familie hinterlassen. Zu Hause soll die Mutter gelegentlich noch französisch sprechen. Söhnig jedenfalls, Kurt mit Vornamen, verweigert die geforderte Gefolgschaft, will sich nicht den sportlichen Gemeinschaftsleistungen anschließen, sträubt sich, vom Dreimeterbrett zu springen. Wir schleppen ihn auf den Turm, mit Hilfe von Stricken. Er wehrt sich, feige wie er ist, stößt mit den Armen, schlägt mit den Füßen und spuckt sogar. Er jammert, heult, fleht und winselt wie ein Wickelkind. Aber wir seilen, stemmen und zerren ihn hoch und stoßen ihn dann ins Wasser. Herzschlag. Aus. So ein Waschlappen war das.

Untersuchung. Befragungen, Verhöre, Vernehmungen. »Wer war dabei?« fragt der Direktor. Die ganze Klasse erhebt sich, mit mir. »Wer hat schuld?« will der Direktor wissen. Die ganze Klasse setzt sich wieder, nach mir. »Wie konnte das nur geschehen?« fragt der Direktor dann. »Es war ein Herzschlag«, sage ich, »das ist erwiesen. Und diesen Herzschlag hat er vor lauter Angst bekommen. Wenn also einer schuld ist, dann allein er selbst.« – »Beklagenswert«, sagt der Direktor, sich windend, »aber nicht zu ändern.« – »Und außerdem ist jetzt Krieg«, sage ich. Und jeder weiß, das heißt: Da haben Feiglinge sowieso keine Daseinsberechtigung. »Hochbauer«, sagen die Klassenkameraden nachher zu mir, »du hast uns gerettet. Wenn du nicht dem Direktor so massiv Bescheid gestoßen hättest, wäre unser Abitur in die Binsen gegangen – und das hätten wir uns nicht leisten können.« – »Ach, Freunde«, sage ich. »Mut muß man haben und sein Ziel muß man kennen – was kann dann schon schiefgehen?«

Nachdem ich mich, gemeinsam mit der ganzen Klasse zum Wehrdienst gemeldet und meine Grundausbildung beendet hatte, wurde ich sofort zur aktiven Truppe eingeteilt, was bedauerlicherweise erst nach Beendigung des Frankreichfeldzuges geschah. Doch bereits im Frühjahr 1941 wurde unsere Einheit im Generalgouvernement Polen eingesetzt, von wo aus wir dann, vom ersten Tage an, am Ostfeldzug teilnehmen durften, und zwar zunächst in der Doppelschlacht bei Byalistok und Minsk, wo ich mit dem Eisernen Kreuz II. Klasse ausgezeichnet wurde. Nach weiteren Einsätzen im Kampf gegen den bolschewistischen Weltfeind und nach Auswahllehrgängen beim Regiment und einem Offiziersanwärterlehrgang bei Dresden wurde ich zur Kriegsschule 5, Wildlingen/Main, kommandiert.

Der Rekrutenunteroffizier Dompke läßt nicht locker. Das ist kein Mann, der nachgibt – der geht aufs Ganze: 'rein in den Dreck, 'raus aus dem Dreck – und Dreck bald überall, in den Mundwinkeln, in den Ohren, zwischen Hals und Kragen, Schweiß unter den Achselhöhlen, in den Socken. Aber Dompke läßt immer noch nicht locker. Wir messen den Kasernenhof mehrmals aus, bis der erste zusammenbricht. »Hochbauer«, fragt er mich dann, »fühlen Sie sich ungerecht behandelt?« – »Nein, Herr Unteroffizier.« – »Sind Sie verbotenerweise geschliffen worden?« – »Nein, Herr Unteroffizier.« Das gefällt Dompke, wie die Wahrheit immer gefällt. Denn ich atme ziemlich ruhig, mein Puls schlägt nahezu normal, mein Herz flattert durch ein paar Sondertouren noch lange nicht. Und ich weiß, daß der Körper gestählt werden muß, wenn er leistungsfähig bleiben will. Auch ich habe meine Jungens in der Hitler-Jugend gestählt. Es gehört zum System, zum Erziehungswesen. Faulpelze, Schwächlinge und Feige sprechen in solchen Fällen von Schleifen – daran kann man sie erkennen.

Die Partisanen stehen an der Wand hinter der Schule und glotzen in den Dreck. Es sind drei Kerle und ein Flintenweib – daß diese klapprige Gestalt in Lumpen ein Weib ist, merkt man nur an ihren langen Haaren. Unsere Kompanie ist angetreten und starrt auf die Partisanen, dann auf den Leutnant, der vor die Front tritt. »Ich brauche Freiwillige«, sagt der Leutnant. »Dieses Gesindel« – er weist auf die Partisanen – »hat gestern nacht ein Haus in Brand gesetzt und zwei Kameraden umgelegt. Also – Freiwillige vor.« Ich trete vor. Und die Kameraden meiner Gruppe folgen mir – ohne

Ausnahme. »Ich habe es von Ihnen nicht anders erwartet«, sagt der Leutnant zu mir.

Vater ist Kommandant der SS-Ordensburg Pronthausen. Ein gewaltiger Baukomplex mit urgermanisch-keltischen Stilelementen – hineingelagert in eine heroische Landschaft. Alles direkt dem Führer – über den Reichsführer SS – unterstellt. Vater bewohnt mit Mutter und den jüngeren Geschwistern eine idyllisch gelegene Villa mit sehenswertem Rosengarten: Dienstsitz des Kommandanten. Herrliche Urlaubstage zwischen zwei Schlachten. Höhepunkt: Ich darf Vater begleiten, der die Front der angetretenen zukünftigen SS-Führer abschreitet. Markige Rede von Vater, um den Kernsatz gerankt: Treue um Treue! Eines Abends fragt der Vater: »Wie heißt doch gleich dein Regimentskommandeur – Warnow, nicht wahr?« – »Jawohl, Vater«, sage ich. »Oberst Warnow.« – »Sein Sohn ist auf meiner Ordensburg«, sagt der Vater. »Bestelle dem Oberst schöne Grüße von mir, wenn du wieder an die Front kommst.«

»Freut mich, mein lieber Hochbauer«, sagt der Oberst Warnow zu mir, »freut mich von ganzem Herzen, daß es meinem Sohn gut geht, daß er vorzügliche Fortschritte macht und bei Ihrem Herrn Vater in so ausgezeichneten Händen ist. Haben Sie einen Wunsch, den ich Ihnen erfüllen kann?« Ich bitte um weiteren Fronteinsatz. Aber die Position unseres Regiments ist nicht sonderlich günstig. Wir haben nur selten das Glück, in vorderster Linie kämpfen zu dürfen. »Unteroffizier Hochbauer«, sagt der Oberst Warnow zu mir, »ich werde Sie mal unter meine Fittiche nehmen. Sie werden zu mir in den Regimentsstab versetzt. Keine Widerrede! Sie werden schon sehen: Wo ich bin, ist auch Krieg.«

Hochsommernacht in Rußland. Leuchtendes Halbdunkel und schweißtreibende Temperaturen. Der Herr Oberst zieht den Rock aus. Sein Ritterkreuz wird im internen Kameradenkreise gefeiert. Ich, als seine persönliche Ordonnanz, darf dabeisein. Der Herr Oberst knöpft sich das Hemd weit auf und zieht es sich schließlich über den Kopf. Wir sitzen in der Halle eines Landhauses – ein wenig primitiv das Ganze, doch durch deutschen Schönheitssinn veredelt: flauschige

Schlafdecken über den Stühlen, Blumen in geschliffenen Gläsern, Fahnen und Führerbild an den Wänden. Eine Batterie Krimsekt ist aufgefahren – achtundzwanzig Flaschen für sieben Mann. Die Temperaturen steigen weiter an. Der Herr Oberst zieht sich auch noch die Hosen aus und gießt sich ein Glas Sekt zwecks Kühlung über die kraftvolle Brust. Andere Offiziere folgen seinem Beispiel. Hinreißende Augenblicke echt männlicher Harmonie. »Mein lieber Hochbauer«, sagt der Oberst Warnow zu mir, »an meine Brust, mein Junge – du bist der geborene Offizier.«

Und der Herr Oberst sagt das, weil ich maßgeblichen Anteil an jener Heldentat habe, die zur Verleihung seines Ritterkreuzes geführt hat. Ich darf mich rühmen, als erster die schwache Stelle im Frontabschnitt des Gegners erkannt zu haben. Denn die Gefechtsmeldungen gingen durch meine Hand: Vier Panzerabschüsse bei einem Hügel zeigten mir den wunden Punkt an. Der Herr Oberst persönlich leitete dann den Durchbruch aller seiner Reserven – über vierhundert Kameraden blieben auf der Strecke, so heroisch war unser Kampf. »Hochbauer«, sagt der Oberst danach, während er das Blut seines Kraftfahrers, der nicht mehr rechtzeitig in Deckung gehen konnte, von der Windschutzscheibe wischt, »das eine dürfen wir nie vergessen: für den Sieg der gerechten Sache ist kein Opfer zu hoch!«

28

DIE WAHRHEIT IST GEFÄHRLICH

Am nächsten Tag war Oberleutnant Krafft entschlossen, reinen Tisch zu machen. Er glaubte zu wissen: nach ein paar Tagen war es bereits zu spät. Noch aber hatte er den Mut, das zu tun, was er für notwendig hielt.

Krafft bat zunächst Hauptmann Feders, den planmäßigen Dienst für ihn durchzuführen. Feders sagte sofort zu, ohne eine Frage zu stellen. Er meinte lediglich: »Na, denn: Weidmannsheil! Ich meinerseits hatte eine Wildsau vor der Flinte – aber der liebe Gott persönlich hat dazwischengefunkt; die Wildsau starb an Blitzschlag. Was sagen Sie dazu?«

»Vielleicht«, sagte Krafft, »haben Sie versucht, dem Herrgott ins Handwerk zu pfuschen – und immer scheint der sich das nicht gefallen zu lassen. Bei mir liegt die Sache wesentlich anders. Ich beabsichtige sozusagen, der Frau Justitia die entblößte Kehrseite des Daseins vorzuführen. Das ist weiter kein Wagnis – die Dame ist bekanntlich blind.«

»Ziehen Sie also hin in Unfrieden – ich werde inzwischen unsere Aufsicht unter Dampf setzen.«

Krafft verließ die Kaserne und ging hinunter in die kleine Stadt. Der zertrümmerte Ostteil rauchte immer noch und stank jetzt noch mehr als in der Nacht zuvor.

Die Kranichgasse jedoch, zu der sich Krafft hinbegab, war verschont geblieben. Hier fand er Maria Kelter. Mit ihr hatte er eine kurze eindringliche Unterredung, die, seiner Ansicht nach, erfolgreich verlief. Er tat dabei so, als habe er einen dienstlichen Auftrag zu erfüllen; peinlich zwar, doch unvermeidlich! Das war eine Methode, die ihre Wirkung auf brave Untertanen kaum jemals verfehlte und schon gar nicht auf ahnungslose junge Mädchen.

Nachdem das geschehen war, begab sich Krafft zur Kaserne zurück, lenkte seine Schritte zum Gebäude des Kommandanten und steuerte zielbewußt das Vorzimmer des Generalmajors Modersohn an. Er grüßte Sybille Bachner kurz und nicht ohne Herzlichkeit und sagte dann zu Oberleutnant Bieringer, dem Adjutanten: »Ich möchte, bitte, den Herrn General sprechen.«

»Das ist völlig ausgeschlossen«, sagte Bieringer. »Im Augenblick hat der General eine wichtige Besprechung mit einer Abordnung von Partei und Verwaltung aus Wildlingen – zwecks Behebung der Bombenschäden von gestern nacht.«

»Und wie lange kann das dauern?«

»Mindestens noch eine Stunde.«

»So lange kann ich leider nicht warten. Bitte, melden Sie mich dem General. Ich brauche drei Minuten, nicht mehr.«

»Mein lieber Krafft«, sagte Bieringer leicht bestürzt, »wie kommen Sie mir vor! Sie sollten doch unseren General inzwischen kennengelernt haben – es darf keinerlei Störungen bei ihm geben. Und schon gar nicht in Gegenwart Dritter. Das kann sich keiner leisten – Sie nicht und ich auch nicht.«

»Sie haben das vermutlich nur noch niemals versucht.«

Krafft wandte sich von Bieringer ab und Sybille Bachner zu. Sie lächelte ihn vertraulich an, und er betrachtete sie fragend. Da erhob sie sich und sagte: »Ehe Sie sich auch noch die Mühe machen, Herr Krafft, und mich herauszufordern versuchen, will ich lieber von allein gehen – auf meine Verantwortung, aber auf Ihre Gefahr.«

»Ich kann ja inzwischen gleich Ihre Versetzung vorbereiten, Krafft – wenn Sie so wild darauf sind«, sagte Bieringer. »Den General mitten in einer Konferenz zu stören – welch ein Irrsinn!«

Sybille Bachner aber ging zur Tür, die in das Arbeitszimmer des Generals führte. Hier straffte sie sich und überprüfte mit einer hastigen Bewegung den Sitz ihrer Frisur. Dann ging sie hinein.

Krafft und Bieringer starrten auf die geschlossene Tür. Bieringer fürchtete das Schlimmste, während Krafft nichts anderes übrigblieb, als das Beste zu hoffen.

Nach einer verhältnismäßig kurzen Zeitspanne öffnete sich die Tür wieder: der General wurde sichtbar – und hinter ihm, lächelnd, Sybille Bachner. Modersohn ging mit gemessenen Schritten auf den Oberleutnant Krafft zu und hielt ihm die Hand hin. Bieringer ließ sich fassungslos in seinen Sessel fallen.

»Nun, Herr Oberleutnant Krafft«, fragte der General, sachlich wie immer, doch nicht ganz ohne Herzlichkeit, »was haben Sie für Wünsche?«

»Herr General«, sagte Oberleutnant Krafft, »ich bitte um die Eröffnung eines Ausschlußverfahrens.«

»Gegen wen?«

»Gegen den Fähnrich Hochbauer, Herr General.«

Modersohn blieb unbeweglich. Lediglich seine Augenlider verengten sich. Und seine Stimme klang ein wenig rauh, als er jetzt sagte: »Ein Ausschlußverfahren ist ein ungewöhnlicher Vorgang. Glauben Sie, einwandfreie Unterlagen zu besitzen, die ein derartiges Verfahren rechtfertigen? Und werden Ihre Unterlagen mit Sicherheit ausreichen, um einen derartigen Vorgang zum wirksamen Abschluß zu bringen?«

»Ich bin überzeugt davon, Herr General.« Und leise fügte Oberleutnant Krafft hinzu: »Es ist die einzige Möglichkeit.«

Der General zögerte mehrere Sekunden lang. Dann fragte er: »Wann?«

»Noch heute, Herr General«, sagte Oberleutnant Krafft entschieden. »Am besten in den frühen Nachmittagsstunden – bis dahin habe ich alles zusammen.«

»Genehmigt«, sagte der General.

Dann wandte sich der Generalmajor Modersohn seinem Adjutanten zu. »Veranlassen Sie alles Notwendige, Bieringer. Ausschlußverfahren gegen den Fähnrich Hochbauer, Sechste Inspektion, Aufsicht Heinrich. Auf Grund der Unterlagen des Oberleutnants Krafft. Leitung der Überprüfungskommission: Lehrgangskommandeur zwei, Major Frey. Zusammensetzung wie üblich. Beginn: fünfzehn Uhr. Mündlicher Bericht mit eingehender Begründung morgen früh. Wenn noch irgend etwas unklar sein sollte, Bieringer, dann wenden Sie sich bitte an Oberleutnant Krafft.«

Der Adjutant nickte konsterniert und betrachtete, noch immer verwundert, seine Notizen. Sybille Bachner lächelte Krafft ermunternd zu. Der allerdings sah nur den General.

Der Generalmajor Modersohn ging, mit den gleichen gemessenen Schritten wie vorher, zur Tür. Hier blieb er stehen. Dann drehte er sich um. Und nun geschah etwas völlig Ungewöhnliches: Der General nickte dem Oberleutnant Krafft zu. Dann schloß sich die Tür hinter ihm.

Bieringer brauchte längere Zeit, um sich zu fassen. Dann fragte er, mit mühsamer Ironie: »Haben Herr Oberleutnant sonst noch Befehle für den Kommandostab?«

»Im Augenblick nicht«, sagte Krafft. Er blinzelte Sybille Bachner dankbar zu. »Vielleicht nur noch eins, Bieringer – versuchen Sie, dem Lehrgangskommandeur klarzumachen, daß es sich um ein hochoffizielles Ausschlußverfahren handelt, nicht um irgendeine zufällige Gelegenheitslösung.«

»Verstehe«, sagte Bieringer. »Der Major Frey muß darüber aufgeklärt werden, daß jeder Fehler, den er sich bei diesem Zirkus leistet, gegen ihn verwandt werden kann. Und außerdem legen Sie vermutlich Wert darauf, daß vortastende Gespräche unterbleiben. Was zu klären ist, soll erst während der Verhandlung selbst geklärt werden. Schön, das werde ich dem Lehrgangskommandeur beibringen. Und was bezwecken Sie eigentlich mit diesem Kulissenzauber?«

»Fragen Sie Ihren General danach«, sagte Krafft.

»Aha«, sagte der Major Frey bedeutsam, »ich verstehe.«

»Der General wünscht ein Ausschlußverfahren«, erklärte Bieringer am Telefon, »dessen Resultat absolut einwandfrei ist.«

»Selbstverständlich«, versicherte Frey. »Das ist klar.«

Dabei war ihm gar nichts klar. Der Major starrte noch längere Zeit auf den abgelegten Telefonhörer. Er hatte also einen Befehl des Generals erhalten, von Bieringer kommentiert – und zwar recht eindringlich. Jedoch: Was wollte der Generalmajor Modersohn?

Das war ein Problem, das gründliches Nachdenken erforderte. Zu diesem Zweck ließ sich Major Frey in seine

Wohnung fahren. Eine Tasche voller Akten nahm er mit. In der gepflegten Ruhe seines Heims, nach einem opulenten Mittagsmahl, gedachte er den Dingen auf den Grund zu kommen.

»Liebe Felicitas«, sagte er zu seiner Frau, während er seine Suppe aß, »ich bin beauftragt worden, ein hochoffizielles Ausschlußverfahren durchzuführen.«

»Dann tu das doch«, sagte seine Frau unzugänglich. »Das dürfte dir doch nicht schwerfallen. In Akten, Verordnungen und Protokollen kennst du dich ja aus – das muß man dir lassen.«

Felicitas war in letzter Zeit immer ein wenig abwesend. Und er benötigte ihren Rat auch gar nicht – er wollte lediglich während des Essens ein wenig Konversation machen.

»So ein Ausschlußverfahren«, sagte er, während die Nichte Barbara den Braten auftrug, »ist bisher außerordentlich selten erfolgt. Fünfmal erst, solange unsere Kriegsschule besteht. Und noch niemals unter Modersohn. Aber natürlich will das noch nicht viel besagen.«

»Für dich natürlich nicht«, sagte Frau Frey.

Sie war offensichtlich desinteressiert. Sie verlangte keine Details zu wissen – nicht einmal den Namen des Opfers. Eine gewisse Apathie beherrschte sie neuerdings. Das machte sich sogar beim Essen bemerkbar.

Der Major zog sich in sein Arbeitszimmer zurück. Frau Felicitas legte sich hin. Barbara aber braute einen schweren, süßen Kaffee zusammen.

Der Major war gewillt, auch weiterhin gründlich nachzudenken, aber Barbara störte ihn bei dieser Beschäftigung. Sie beugte sich zu ihm nieder, stellte den Kaffee ab und sah ihn mit samtweichen Augen an. »Willst du nachher einen Kognak?« fragte sie.

»Ich habe zu arbeiten«, versicherte er ablehnend.

»Zwischendurch solltest du dich aber ein wenig ausruhen«, empfahl Barbara.

Aber der Major beugte sich über seine Papiere und versuchte, sich zu konzentrieren. Eine ganze Reihe Fragen war noch zu klären. Worauf legte der General Wert? Welche

Form bevorzugte er? Welche Schriftstücke wünschte er angelegt zu wissen? Was mußte herausgearbeitet, was als unwichtig abgetan werden? Und schließlich die Kardinalfrage: Da es im Bereich des Generals bisher noch kein Ausschlußverfahren gegeben hatte, war doch durchaus möglich, daß er etwas Derartiges gar nicht wollte? Probleme über Probleme!

Frey verspürte lastende Wärme in seinem Rücken. Er brauchte einige Sekunden dazu, bis er begriff, was der Grund dafür war: Die Nichte Barbara lehnte sich über ihn.

»Bist du verrückt!« rief er unterdrückt.

»Tu doch nicht so«, sagte Barbara schwer. »Ich schau dir ein wenig zu. Da ist doch nichts dabei.«

»Hör damit auf«, sagte er mühsam. »Deine Tante kann jeden Augenblick kommen!«

»Die schläft«, sagte Barbara leise. Sie beugte sich noch weiter vor. Ihre feuchten, geöffneten Lippen berührten sein Ohr.

»Du vergißt«, sagte er, »daß deine Tante meine Frau ist!«

»Eben drum«, sagte Barbara kichernd.

Archibald Frey wehrte sich – nicht sonderlich zwar; mehr mit Bewegungen, die möglicherweise auch darauf abzielten, eine günstigere Stellung zu finden. »Schämst du dich nicht«, sagte er unterdrückt, »am hellen Tag!«

»In der Nacht kann jeder«, sagte Barbara und glitt auf seinen Schoß.

Archibald Frey ließ seine Hand, wie abwehrend, auf ihre Brust gleiten. Dabei geriet aber seine Armbanduhr in sein Blickfeld. Und er erkannte, daß es reichlich spät war. Alarmierend spät.

Er sprang hastig auf, und Barbara glitt auf den Teppich. Von hier aus sah sie mit verlangendem Gesicht zu ihm hoch.

»Steh sofort auf«, sagte der Major. »So was geht doch nicht – sei also vernünftig! Du darfst niemals vergessen, daß ich mit deiner Tante verheiratet bin – glücklich verheiratet! Lach nicht so albern – das ist mein Ernst. Und außerdem habe ich im Augenblick keine Zeit. Zuerst einmal müssen wichtigere Dinge erledigt werden. Wir sprechen uns später!«

Gegen fünfzehn Uhr waren alle Vorbereitungen abgeschlossen. Major Frey gedachte pünktlich, auf die Minute genau, anzufangen. Als Verhandlungslokal hatte er den Unterrichtsraum 7 bestimmt – der war ein wenig abgelegen, also störungsfrei, und außerdem gut geheizt.

Folgende Personen waren zur Teilnahme bestimmt worden: Hauptmann Ratshelm, Hauptmann Feders, Oberleutnant Krafft, der Fähnrich Hochbauer. Dazu: ein vertrauenswürdiger Unteroffizier als Protokollführer. Ferner: ein weiterer Unteroffizier zur Verfügung des Majors; gewissermaßen als Laufbursche.

Der Raum war entsprechend hergerichtet worden: ein Mitteltisch für den Major; auf demselben Akten; vor demselben eine Stuhlreihe. Zwei weitere Tische, vorerst noch unbesetzt, links und rechts.

Die teilnehmenden Offiziere und Soldaten hatten sich eingefunden. Sie verhielten sich schweigend. Vorerst wußte noch niemand genau, worum es eigentlich ging. Major Frey schien sich ausschließlich seinen Akten zu widmen. Krafft stand steif da und bemerkte nicht einmal die freundlich-ironischen Blicke von Hauptmann Feders. Hochbauer, um Haltung bemüht, sah verlangend zu Hauptmann Ratshelm hinüber – und der schenkte ihm ein stärkendes Lächeln. Die Unteroffiziere sahen gleichgültig vor sich hin – was konnte sich schon an einer Kriegsschule Aufregendes ereignen?

Der Major räusperte sich und sagte dann würdig: »Ich eröffne hiermit befehlsgemäß das Ausschlußverfahren gegen Fähnrich Hochbauer, Heinz, geboren am einundzwanzigsten dritten neunzehnhundertunddreiundzwanzig in Rosenheim, zur Zeit KS fünf, Sechste Inspektion, Aufsicht Heinrich.«

Hauptmann Ratshelm erklärte unverzüglich: »Ich beantrage, das befohlene Ausschlußverfahren wegen Nichtigkeit einzustellen.«

Oberleutnant Krafft aber sagte: »Ich stelle den Antrag, Herrn Hauptmann Ratshelm von der Teilnahme an diesem Ausschlußverfahren zu befreien – und zwar wegen Voreingenommenheit.«

Hauptmann Ratshelm lief hochrot an und rief: »Ich verbitte mir eine derartige Verdächtigung.«

»Hier handelt es sich um keine Verdächtigung«, erklärte Krafft prompt, »sondern um eine Tatsache, die ich beweisen kann!«

»Eine elende Verleumdung!« schrie Ratshelm empört.

»Aber meine Herren!« rief der Major äußerst ungehalten. »Ich muß doch sehr bitten! Sie befinden sich nicht im Kasino!«

Frey schlug mit der Hand auf den Tisch, um Energie anzudeuten. Er war konsterniert. Kaum hatte die Verhandlung angefangen, da drohte sie auch schon auszuarten; noch dazu in Gegenwart von niederen Untergebenen. Wohin sollte das führen!

»Ich schlage vor«, sagte Hauptmann Feders, »wir besprechen diese Angelegenheit zunächst einmal sozusagen unter Ausschluß der Öffentlichkeit.«

»Genau das«, sagte der Major erleichtert, »wollte ich auch gerade vorschlagen. Also: Alle Nichtoffiziere verlassen den Raum!«

Der Fähnrich Hochbauer und die beiden Unteroffiziere kamen dieser Aufforderung unverzüglich nach. Sie salutierten feierlich, der Major registrierte das mit Befriedigung.

Als sich die Tür hinter den »Nichtoffizieren« geschlossen hatte, sagte Hauptmann Feders munter: »Man sollte niemand zwingen, den Anblick unserer schmutzigen Wäsche zu genießen. Ich bin dafür, daß alles unter uns bleibt und daß wir dieses Verfahren abkürzen. Klar ist folgendes: Krafft und ich stimmen dafür, Hochbauer auszuschließen. Hauptmann Ratshelm empfehle ich, sich der Stimme zu enthalten. Und Sie, Herr Major, sind natürlich unparteiisch.«

»Dagegen!« rief Hauptmann Ratshelm mit kämpferischem Elan. »Ich bin entschieden dagegen!«

»Zwei dafür«, sagte Feders ungerührt, »einer dagegen. Damit sind Sie von vornherein überstimmt. Und wenn Sie klug sind, dann sagen Sie ja und amen dazu.«

»Mir geht es allein um die Gerechtigkeit!« sagte Ratshelm groß.

»Meine Herren, meine Herren!« rief der Major beschwörend. »So geht es natürlich nicht! Hier handelt es sich um ein ordentliches, offizielles Ausschlußverfahren. Der Sinn eines derartigen Verfahrens kann aber nur sein« – und hier schielte der Major zu seinen Notizen hin –, »mit rein sachlichen Argumenten das gegebene Für und Wider zu erörtern und abzuwägen, bis eine bestmögliche Klärung, möglichst in Übereinstimmung aller Beteiligten, erreicht worden ist. Eine Entscheidung hat auf jeden Fall zu erfolgen – eine Vertagung ist ebensowenig üblich wie das Weiterreichen an eine andere Dienststelle.«

Der Major sah aufmerksam forschend um sich. Um zu vermeiden, daß seine Offiziere weiterhin wie Fleischerhunde übereinander herfielen, hielt er sich an die in solchen Fällen übliche Methode: Er erlaubte, was er nicht verbieten konnte, und versuchte gleichzeitig, verbindliche Spielregeln aufzustellen. »Meine Herren«, sagte der Major, »mir persönlich fällt die Aufgabe zu, dieses Verfahren zu leiten. Von meinen Offizieren erwarte ich jede Unterstützung dabei, ohne daß ich die Absicht habe, auch nur im geringsten Ihre Ansichten beeinflussen zu wollen. Herr Oberleutnant Krafft hat die Rolle übernommen, alle Argumente gegen Fähnrich Hochbauer vorzubringen. Es wäre angebracht, wenn ein anderer der Herren Offiziere sozusagen die Partei des Fähnrichs ergriffe – dafür dürfte wohl Herrn Hauptmann Ratshelm prädestiniert sein, während ich in Herrn Hauptmann Feders gern einen unvoreingenommenen Sachverständigen erblicken möchte. Wird das akzeptiert?«

»Na gut«, sagte Feders.

»Akzeptiert, Herr Major«, sagte Ratshelm, allzeit gehorsam.

»Nicht akzeptiert«, erklärte Krafft beharrlich. »Die Teilnahme von Herrn Hauptmann Ratshelm wird nach wie vor von mir abgelehnt.«

»Begründen Sie das!« forderte der Major schnell, ehe sich noch Hauptmann Ratshelm lautstark äußern konnte.

Frey hatte erkannt, daß Oberleutnant Krafft in dieser Hinsicht entschlossen war, nicht lockerzulassen. Ihm das ausreden zu wollen, schien pure Zeitverschwendung. So blieb praktisch nur noch übrig, schnell diese Hürde zu nehmen. Das aber gelang am sichersten, wenn Ratshelm still hielt. Und daher sagte der Major: »Darf ich Sie bitten, Herr Hauptmann Ratshelm, sachliche Argumente auch mit der gebotenen Sachlichkeit entgegenzunehmen.«

Und Hauptmann Ratshelm sagte, wie nicht anders zu erwarten gewesen war: »Jawohl, Herr Major.«

Nunmehr trat Krafft, auf ein Zeichen von Frey, vor. Er entnahm seiner Aktenmappe einen Zettel und legte ihn vor den Major auf den Tisch. »Hier«, sagte er dabei, »eine Aufstellung aus den letzten vierzehn Tagen. Es ist eine Zusammenstellung der Besuche des Fähnrichs Hochbauer bei Hauptmann Ratshelm.«

»Was soll diese hinterhältige Schnüffelei!« rief Ratshelm empört. »Das ist ja beinahe schon wie bei der Gestapo!«

»Die letzte Bemerkung«, erklärte Feders grinsend, »könnte von gewisser Seite womöglich als staatszersetzend ausgelegt werden.«

»Ich habe sie nicht gehört«, versicherte der Major prompt.

Ratshelm sah seinen Fehler sofort ein und gab willig zu: »Ich habe diese Bemerkung natürlich nicht so gemeint. Staatszersetzende Umtriebe widersprechen meiner Natur – sie werden von mir verabscheut. Folglich kann ich auch niemals eine derartige Äußerung getan haben.«

Krafft stand weiter sprungbereit da. Und der Major fuhr fort: »Ich kann nicht einsehen, warum die Tatsache, daß ein Fähnrich seinen Inspektionschef aufsucht, irgendwie bedenklich sein soll.«

»Ein gelegentliches Aufsuchen wäre noch normal, derartig häufig wiederholte Besuche jedoch müssen unter den gegebenen Umständen als unnormal bezeichnet werden – zumal einige dieser Besuche auf drei und mehr Stunden ausgedehnt worden sind.«

»Drei und mehr Stunden?« fragte der Major gedehnt.

»Es sei denn«, gab Feders grinsend zu bedenken, »der Fähnrich ist mit unserem verehrten Hauptmann verwandt oder verschwägert, verheiratet oder verlobt.«

»Hier handelt es sich lediglich um die Erfüllung meiner Pflichten«, wehrte sich Ratshelm, sichtlich getroffen. »Es ist Führung und Förderung von begabtem Offiziersnachwuchs gewesen, das Heranbilden von Schülern, als vornehmste Aufgabe jedes Erziehers.«

»Drei und mehr Stunden?« fragte der Major abermals gedehnt. »Bei allem Verständnis, Hauptmann Ratshelm, aber ist das nicht ein wenig zuviel Betreuung – für einen einzelnen Fähnrich? Schließlich haben Sie einhundertzwanzig davon zu erziehen.«

»Aber dieser, Herr Major, hat ganz besondere Qualitäten, ungemeine Vorzüge – er ist eine strahlende Ausnahme.«

»Wir«, sagte Krafft, »seine unmittelbaren Vorgesetzten, sind da wesentlich anderer Ansicht. Nicht nur, was die Qualitäten dieses Fähnrichs anbelangt – auch sein Verhältnis zu Hauptmann Ratshelm erlauben wir uns anders zu deuten. Und die Fähnriche meiner Aufsicht pflegen über diesen Punkt sehr offen miteinander zu sprechen.«

»Ich verstehe Sie nicht ganz, Krafft«, sagte der Major, noch immer ahnungslos, »worauf wollen Sie eigentlich hinaus? Wollen Sie Herrn Hauptmann Ratshelm die Begünstigung eines Verwandten unterstellen? Oder haben Sie gar die Stirn, eine Bestechung andeuten zu wollen, eine Erpressung oder so etwas Ähnliches?«

»Ich halte es für weit unter meiner Würde«, sagte Ratshelm feuerrot, »derartige Verdächtigung überhaupt nur zur Kenntnis zu nehmen.«

Und der Major verlangte: »Werden Sie jetzt endlich deutlich, Krafft!«

»Vorsicht, Herr Major!« riet Feders freundlich. »Sie sind mitten auf dem Eis! Und wenn Sie das noch nicht gemerkt haben sollten, so kann das als durchaus ehrenvoll für Sie empfunden werden. Jedenfalls, Herr Major, bleibt jetzt eigentlich nur noch eine Möglichkeit übrig: Sympathie – menschliche, besser wohl: männliche Sympathie. So wie sie Plato für seine Schüler empfunden hat, Cäsar angeblich für einige jugendliche Legionäre oder Friedrich der Große für diverse Adjutanten ...«

»Schluß!« rief Major Frey alarmiert.

Endlich hatte auch er begriffen, was hier auf ihn zugerollt war. Er, ein natürlicher, gesund empfindender Soldat und Vorgesetzter, war kurz davor, einen Schmutzkübel umzukippen. Die Folgen waren nicht abzusehen, wenn er hier auch nur einen Schritt weiter ging. »Jedes weitere Wort ist überflüssig!«

Unmittelbar darauf begann Major Frey wieder, sich abzusichern. »Herr Hauptmann Ratshelm«, sagte er, leicht tadelnd, doch nicht ohne Verständnis, betont souverän, aber doch auch mit kameradschaftlichem Wohlwollen, »ich schätze es, wenn sich meine Offiziere intensiv um die ihnen anvertrauten Fähnriche kümmern. Ein Zuviel an Intensität jedoch vermag das notwendige Gleichgewicht zu stören. Und das scheint mir hier der Fall gewesen zu sein. Ich kann es nicht billigen, vermag es aber auch nicht zu verurteilen. Zumal ich annehme, daß Sie von den lautersten Motiven beseelt waren.«

»Ich versichere, Herr Major«, erklärte Ratshelm tönend, »daß es mir allein um die Wahrung und Erfüllung dienstlicher Belange ging. Ich halte den Fähnrich Hochbauer für den weitaus besten und begabtesten Offiziersanwärter dieses Lehrgangs. Ich lege meine Hand für ihn ins Feuer. Und nach wie vor halte ich ein Ausschlußverfahren gegen diesen Fähnrich für absurd – wenn nicht für eine ausgemachte Infamie.«

»Herr Hauptmann«, sagte der Major, von den letzten Worten Ratshelms unangenehm berührt, »ich ersuche Sie, zu bedenken, daß ich dieses Ausschlußverfahren leite. Es kann also weder absurd, noch gar eine Infamie sein.«

»Ich bitte Herrn Major, meine diesbezügliche Behauptung mit dem Ausdruck des Bedauerns zurücknehmen zu dürfen.«

Der Major Frey gewährte diese Bitte gnädig. Er hatte den Weg des geringsten Widerstandes gefunden – er führte über Ratshelm. Dieser Krafft stand da wie ein Felsen. Nur eine Sprengung konnte ihn beseitigen. Und Frey erklärte: »Eine gewisse Voreingenommenheit, in der ich allerdings noch keine Befangenheit erblicken kann, muß Herrn Hauptmann

Ratshelm nach der bisherigen Lage der Dinge in der Tat zugeschrieben werden. Eine Behinderung des Verfahrens jedoch halte ich nicht für gegeben. Kommen wir jetzt zur Sache. Bitte, Herr Oberleutnant Krafft.«

Krafft trat vor und sagte: »Ich beschuldige den Fähnrich Hochbauer, eine Vergewaltigung begangen zu haben.«

»Absurd!« rief Hauptmann Ratshelm sofort. »Völlig absurd! Der Fähnrich Hochbauer tut so etwas nicht.«

»Woher wollen Sie denn das so genau wissen?« fragte Feders interessiert.

»Hier handelt es sich um sittliche Gefühle!« rief Ratshelm, fast bebend vor Empörung. »Und besonders auf diesem Gebiet hat der Fähnrich Hochbauer unerschütterliche Grundsätze.«

»Herr Major«, sagte Krafft, »ich biete den Beweis für meine Behauptung an. Das Mädchen heißt Maria Kelter. Es hält sich im Augenblick in der Kantine zwei auf und steht auf Abruf zu unserer Verfügung. Soll ich sie durch einen der Unteroffiziere holen lassen?«

»Lächerlich!« rief Hauptmann Ratshelm aufgebracht. »Lassen wir das Mädchen ruhig kommen, wenn wir uns unbedingt blamieren wollen.«

Der Major, der bereits leicht zu transpirieren begann, nickte widerwillig. Dann sagte er: »Das Mädchen soll kommen. Zunächst aber wollen wir uns den Fähnrich Hochbauer näher ansehen. Und ich hoffe auf allgemeine Zustimmung, wenn wir vorläufig auf jedes Protokoll und damit auf die Anwesenheit niederer Dienstgrade verzichten. Einverstanden? Gut! Dann können wir weitermachen. Bitte, Herr Oberleutnant Krafft.«

Krafft begab sich in den Korridor. Er ließ Hochbauer in den Verhandlungsraum eintreten. Und erst nachdem das geschehen war, gab er einem der Unteroffiziere den Auftrag, Fräulein Maria Kelter aus der Kantine II zu holen und unverzüglich hereinzuführen.

Inzwischen stand Hochbauer vor seinem Untersuchungsausschuß – groß, elastisch, seidig-blond; ohne ein Zeichen von Unruhe. Er blickte über Krafft hinweg. Er vermied es,

Feders anzusehen. Und dann erspähte er einen wohlwollend-aufmunternden Blick seines verehrten Hauptmanns Ratshelm. Also gestärkt wandte sich Hochbauer dem Major Frey zu, wobei er ihn aufmerksam und ergeben zugleich betrachtete.

»Fähnrich Hochbauer«, sagte der Major geschäftig, »Sie stehen hier vor einem Untersuchungsausschuß. Die Anwesenden sind Ihnen alle persönlich bekannt. Wir haben die Aufgabe, festzustellen, ob Sie noch weiter an unserer Kriegsschule verbleiben oder nicht. Gegen den Beschluß, den wir fassen werden, gibt es keine Revision – er ist also endgültig. Sollte es dabei zu einem Ausschluß kommen, so wird derselbe aktenkundig gemacht und ein Durchschlag Ihren Personalpapieren beigefügt. Ein derartige Ausschluß ist zugleich das Ende Ihrer soldatischen Laufbahn; Sie würden Ihre Fähnrichswürde verlieren und könnten niemals mehr Offizier werden. Daß Sie vor diesem Ausschuß die Wahrheit, die reine Wahrheit und nichts als die reine Wahrheit zu sagen haben, das versteht sich doch wohl von selbst. Ist das klar, Fähnrich?«

»Jawohl, Herr Major!« rief Hochbauer gewinnend korrekt.

»Kommen wir also zur Sache!«

»Herr Major«, sagte der Fähnrich Hochbauer, der sich irrtümlicherweise zu einer Rechtfertigung aufgefordert fühlte, »ich erlaube mir darauf hinzuweisen, daß mein Fall – sofern überhaupt davon gesprochen werden kann – bereits abgeschlossen ist. Und zwar amtlich, durch den Kriegsrichter im Stabe des Kommandeurs der Kriegsschulen. Eine Wiederaufnahme ist unstatthaft, es sei denn, sie erfolgt durch das gleiche Kriegsgericht. Beim Auftauchen neuer Verdachtsmomente wäre also Herr Oberkriegsgerichtsrat Wirrmann zu verständigen. Eine andere Möglichkeit gibt es nicht.«

Hochbauer sah in die Gesichter der vier Offiziere, die ihn verwundert anstarrten. Er hielt diese Reaktion für pures Staunen und war bereit, es zu genießen. Er hatte sich, wie er glaubte, glänzend auf dieses Verfahren vorbereitet, alles Für und Wider genau erwogen, eventuelle Zeugen gedrillt, sich Zeugnisse und Aussagen anfertigen lassen – nichts konnte ihn mehr überraschen! Doch als Hochbauer zu Krafft hinübersah, begann er unsicher zu werden: denn die Augen des Oberleutnants funkelten zufrieden.

»Mann!« sagte da der Major Frey dröhnend, »wovon reden Sie eigentlich?«

Nun bemerkte Hochbauer, daß sogar Hauptmann Ratshelm vorsichtig den Kopf schüttelte. Das verstärkte die Unruhe des Fähnrichs erheblich. Er versuchte fieberhaft nachzudenken, was völlig vergeblich war – seine ganzen intensiven Vorbereitungen fielen zusammen wie ein Kartenhaus. Was war los? Er war auf einen massiven Angriff gefaßt gewesen – und jetzt stellte ihm dieser Krafft möglicherweise hinterlistig ein Bein. Und wie sehr er darüber stolperte, wurde ihm bewußt, als hinter ihm die Stimme eines der Unteroffiziere ertönte: »Fräulein Maria Kelter, Herr Major!«

Das war es also – rief sich Hochbauer zu; und er versuchte verzweifelt, sich zu konzentrieren. Was bezweckte Krafft damit? Und – war das schon alles? Was kam danach, worauf wollte man hinaus? Hochbauer sah hilfesuchend zu Ratshelm hin – aber der betrachtete, mit sichtlichem Widerwillen, das eingetretene Mädchen.

Maria Kelter – klein, zierlich, ungemein verlegen – trippelte langsam näher; von fünf Augenpaaren teils mit Neugierde, teils mit Besorgnis gemustert. Eine tiefe Röte überzog ihr schmales Gesicht.

Der Major schickte zunächst die Unteroffiziere wieder auf den Korridor hinaus. Sodann redete er Maria Kelter wohlwollend an; geradezu väterliche Untertöne schwangen in seiner Stimme mit. Er dankte ihr zunächst dafür, daß sie gekommen war und versicherte, daß er das zu schätzen wisse. Danach bat er sie, ihm auf der Suche nach der Wahrheit behilflich zu sein, wobei er an ihre Offenheit appellierte. »Womit ich Ihnen zugleich meine allerhöchste Diskretion versichere – und die der hier Anwesenden selbstverständlich. Kein Wort, das hier gesprochen wird, dringt über diese Wände hinaus. Kann ich also mit Ihrer Mitarbeit rechnen, Fräulein Kelter?«

»Ja«, sagte sie.

»Entschuldigen Sie, bitte«, sagte der Major und lüftete ein wenig sein Sitzfleisch. »Ich habe vergessen, mich Ihnen vorzustellen. Ich bin Major Frey – Kommandeur an dieser Kriegsschule. Sie können ganz schlicht Herr Major zu mir sagen.«

»Ja, Herr Major«, sagte Maria Kelter.

»Also, Fräulein Kelter«, sagte der Major. »Sind Sie überfallen worden?«

Maria Kelter sah erschreckt hoch und blickte hilflos um sich.

Hauptmann Feders meinte erklärend: »Ein Überfall und eine Vergewaltigung sind nicht das gleiche. Was der Herr Major wissen will, ist folgendes: Sind Sie, Fräulein Kelter, durch Gewaltanwendung zur Gewährung einer Liebesgunst gezwungen worden, zu der Sie freiwillig nicht bereit waren?«

»Ja«, sagte Maria Kelter.

»Damit«, sagte der Major mit schönem Schwung, »haben Sie die erste Frage, die ich Ihnen stellen wollte, beantwortet. Nun zur nächsten Frage. War es der Fähnrich Hochbauer?«

»Ja«, sagte Maria Kelter kaum vernehmbar.

»Das kann nicht wahr sein!« rief der Hauptmann Ratshelm bleich. »Sagen Sie sofort, Hochbauer, daß das nicht wahr ist!«

Aber Hochbauer senkte den Kopf. Sein Gesicht verriet, daß er hastig nachzudenken versuchte. Er mußte einen Ausweg finden! Und schließlich sagte er: »Diese Angelegenheit wird sich klären lassen. Es war mehr ein Versehen, ein Mißverständnis.«

»Aha!« sagte Feders, »Sie wollten also eine andere vergewaltigen.«

»Nein, das nicht!« rief Hochbauer sofort.

»Also doch diese!«

»Es war aber gar keine Vergewaltigung!« rief Hochbauer.

Hauptmann Ratshelm hörte diese Sätze kaum; sie ließen ihn gleichgültig. Fest für ihn stand nur, wie eingerammt, diese Erkenntnis: Hochbauer hatte es getan! Dieser ätherische Jüngling – im Bann des schmutzigen Sexus! Dieses hehre Idealbild – in den abscheulichsten Niederungen des

Lebens! Für Hauptmann Ratshelm zerbrach eine Welt. Und ihr Zertrümmerer hieß Hochbauer!

»Jetzt muß ich doch aber sehr um Deutlichkeit bitten!« rief der Major. »Wenn Sie, Hochbauer, behaupten, daß es gar keine Vergewaltigung war, dann behaupten Sie also damit zugleich, daß uns Fräulein Kelter nicht die Wahrheit gesagt hat! Wie ist das Fräulein Kelter – halten Sie Ihre Angaben von vorhin aufrecht?«

»Ja, Herr Major«, sagte sie zwar leise, aber unüberhörbar deutlich. »Es geschah gegen meinen Willen.«

»Hochbauer«, sagte der Major fordernd, »nehmen Sie dazu Stellung.«

»Ich war sicher«, sagte der, »daß ein gewisses Einverständnis herrschte.«

»Fräulein Kelter«, sagte der Major nunmehr, »erwidern Sie darauf.«

»Mir ist Gewalt angetan worden«, sagte die.

»Haben Sie sich gewehrt?« wollte der Major jetzt interessiert wissen.

»Ja.«

»Haben Sie um Hilfe geschrien?«

»Ich weiß nicht. Nein.«

»Warum nicht?«

»Es war zwecklos. Wir befanden uns im Stadtpark. Kein Mensch war in der Nähe. Und vielleicht habe ich auch geschrien, wenn auch wohl nicht sehr laut.«

»Ich glaube, Herr Major«, sagte der Oberleutnant Krafft, »wir können uns weitere Details ersparen. Das genügt doch wohl. Ich halte die Sache für klar.«

»Ich auch«, erklärte Feders.

»Und Sie, Herr Hauptmann Ratshelm?« wollte der Major Frey wissen.

»Ich«, sagte Ratshelm mit würgendem Widerwillen, »finde diese Angelegenheit einfach ekelerregend. Je schneller wir sie zu einem Abschluß bringen, um so besser.«

Und Ratshelm warf einen kurzen vernichtenden Blick auf Hochbauer. Der jedoch hatte im Augenblick keine Zeit, und auch wenig Verlangen, an seines Hauptmanns tiefe Enttäuschung zu denken. Hochbauer kam es jetzt nur darauf an, einen Ausweg zu finden – und plötzlich sah er einen!

Hochbauer sah Maria Kelter an und sagte hastig und eindringlich: »Maria, das alles tut mir furchtbar leid. Das habe ich nicht gewollt. Bitte, entschuldige! Gewiß, ich habe mich unverzeihlich benommen, aber ich will auch alle Konsequenzen daraus ziehen, Maria. Alle. Ich werde noch heute zu deinen Eltern kommen und um deine Hand anhalten. Aber du darfst nicht behaupten, daß ich dir Gewalt angetan habe.«

»Zeugenbestechung«, sagte Feders sachlich. Und er zwinkerte Krafft zu.

»Herr Major«, sagte Krafft energisch, »ich bitte, derartige Versuche zu unterbinden.«

Aber Maria Kelter sagte ganz schnell: »Wenn ich alles richtig überlege, Herr Major – dann war es vielleicht doch Liebe.«

»Jawohl«, sagte Hochbauer, der Kraffts Felle wegschwimmen sah. »Und ich bin bereit, alle Konsequenzen zu ziehen – noch heute abend, Maria.«

»Langsam, langsam!« rief der Major, der die Zeit gekommen sah, die Verhandlung wieder an sich zu reißen.

An sich war dem Major die Entwicklung dieser Angelegenheit nicht unwillkommen: eine Vergewaltigung in seinem Bereich war ein Schandfleck; ein hastig-überstürztes Vorgehen jedoch war zwar bedenklich, aber nicht strafbar; eine Verlobung jedoch löste schlagartig alle Probleme. Ein besseres Argument für die Niederschlagung dieses Ausschlußverfahrens war kaum denkbar. Und warum sollte er renitenten Offizieren wie Krafft einen Gefallen tun? Die Frage war jetzt nur: Wie bekam man diesen Fall am sichersten durch die letzte Kurve?

»Also, Fräulein Kelter«, sagte der Major gewichtig. »Zuerst behaupten Sie, es ist Ihnen Gewalt angetan worden – dann aber behaupten Sie, das wäre nicht der Fall gewesen. Wie kommen Sie zu Ihrer letzten Erkenntnis?«

»Ja, Herr Major«, sagte die zierliche Maria Kelter und warf einen kurzen, besitzergreifenden Blick auf den stattlichen Hochbauer. »Inzwischen habe ich nachgedacht. Und da ist mir nun klargeworden, daß es zum ... zum Letzten gar nicht gekommen ist. Dann aber war es doch eigentlich auch keine richtige Vergewaltigung?«

»Es ist zum Letzten nicht gekommen?« fragte der Major stirnrunzelnd.

»Nein«, sagte das Mädchen, »eigentlich nicht. Erst war er ja ganz wild, und ich habe mich auch gewehrt. Aber als es dann soweit war – ja, da konnte er einfach nicht ... Wenn Sie verstehen ...« Sie verstummte.

Hauptmann Feders brüllte hemmungslos vor Lachen – er hielt sich die Seiten und drohte vom Stuhl zu fallen. Seine Unruhe schien plötzlich davonzuströmen, als wäre ein Staudamm geborsten. Die Anwesenden betrachteten ihn wie ein Wesen von einem anderen Stern. »Mein Gott«, rief der Hauptmann, »ist das eine komische Welt!«

»Ich hoffe, Herr Hauptmann Feders«, sagte der Major ungehalten, »Sie fassen sich alsbald wieder, so daß es Ihnen möglich ist, dem weiteren Verlauf dieser Verhandlung zu folgen. Zunächst, Fräulein Kelter, danken wir Ihnen für Ihre aufschlußreiche Mitarbeit. Sie können jetzt wieder gehen.«

Maria Kelter lächelte freundlich; und besonders freundlich lächelte sie Hochbauer zu. »Ich warte auf dich!« sagte sie zart und dennoch mit Nachdruck. Dann trippelte sie hinaus.

»Damit«, sagte der Major, »wäre wohl alles geklärt. Wir können diese Angelegenheit abschließen. Oder sollte ich mich da irren, Herr Krafft?«

»Jawohl, Herr Major«, sagte Krafft. »Sie irren sich. Und das bedaure ich, Ihretwegen. Oder darf ich annehmen, daß auch Sie zu einem negativen Urteil gelangt sind?«

»Wie käme ich wohl dazu – nach den unzureichenden Beweisen, die Sie bisher vorgebracht haben, Krafft.«

»Nun, dann werden Sie jetzt dazu kommen, Herr Major!«

Und nun entnahm der Oberleutnant Krafft – unter allgemeiner Aufmerksamkeit – seiner Aktenmappe ein hauchzartes bläuliches Gewebe: ein leicht verschmutztes Taschentuch. Und das legte er, das Monogramm FF gut sichtbar, vor den Major auf dessen Tisch.

Der Major starrte darauf, als habe er eine zusammengeknäuelte, äußerst giftige Schlange vor sich. Sein Gesicht begann, sich ganz langsam zu einem sinnlosen, grimassenhaften Lächeln zu verzerren. Und tonlos sagte er: »Was soll das!«

»Das, Herr Major«, sagte Krafft ohne Nachsicht, »sollten Sie den Fähnrich Hochbauer fragen. Dieses Taschentuch befand sich in seinem Besitz. Die Herkunft dieses Taschentuches festzustellen, dürfte Ihnen, Herr Major, nicht schwerfallen.«

»Was bedeutet das!« schrie der Major auf wie ein verwundetes Tier.

Alle Anwesenden blickten auf Hochbauer. Der war bleich wie frischgefallener Schnee. Er fand kein Wort der Erklärung – geschweige denn einer glaubhaften Rechtfertigung.

»Sie Schwein!« schrie der Major völlig unbeherrscht. »Sie dreckiger Köter! Sie wagen es, die Hände nach meiner ... meiner ... Hinaus mit Ihnen! Hinaus! Ehe ich Sie umbringe!«

Hochbauer wandte sich um und ging mit gesenktem Kopf hinaus. Er vergaß, eine Ehrenbezeigung zu machen.

Der Major aber blickte immer noch auf das Taschentuch, das vor ihm lag. Seine Kopfhaut glühte tomatenrot. Die Anwesenden sahen taktvoll an ihm vorbei – sogar Feders.

»Herr Major«, sagte der Oberleutnant Krafft schließlich, »ich stimme für Ausschluß.«

»Gleichfalls«, sagte Feders.

»Derartig verkommene Subjekte können wir nicht dulden«, erklärte Ratshelm mit leichtbebender Stimme. »Er hat in unseren Reihen nichts zu suchen. Er war meiner Sympathie nicht würdig. Ausschluß!«

»Und Ihre Stimme, Herr Major?«

»Hinaus mit diesem Schwein!« rief er, und es war, als erwache er plötzlich aus einem langen Schlaf. »In hohem Bogen hinaus mit ihm! Und mit allen anderen auch. Gehen Sie doch endlich! Glotzen Sie mich nicht so an. Ich will allein sein! Ich will endlich einmal allein sein!«

In der Nacht, die diesem Ausschlußverfahren folgte, ertranken Hauptmann Feders und der Oberleutnant Krafft fast in Alkohol und in düsteren Reden. Sie verfluchten eine Welt, die sie zwang zu morden. Marion Feders und Elfriede Rademacher aber verspürten Angst.

In dieser Nacht schrieb der Hauptmann Ratshelm sein Versetzungsgesuch; er bat ergebenst und dringlich um ein Frontkommando. Auch der Major Frey schrieb, und zwar an einem neuen Sonderbefehl. Er gedachte die Fähnriche eindringlich darüber aufzuklären, was in bestimmten heiklen Fällen das dringende Gebot der Sittlichkeit erforderte.

In der gleichen Nacht kam der Fähnrich Hochbauer zu dem Entschluß, daß seine Ehre verspielt, sein Ansehen verloren, seine Karriere erledigt war. Und damit befestigte sich in ihm die Überzeugung, daß sein Leben verwirkt war – nur noch ein Hund konnte unter diesen Umständen weiterexistieren wollen.

Und so schrieb er denn einen Abschiedsbrief, nahm sein Gewehr und erschoß sich.

29

DER TOD HAT SEINE PREISE

Der Tod des Fähnrichs Hochbauer erfolgte – wie es später hieß – in den frühen Morgenstunden des einundzwanzigsten März neunzehnhundertvierundvierzig. »Frühlingsanfang« stand im Kalender. Die genaue Uhrzeit: fünf Uhr fünf. Tatort – dies ein besonders unerfreulicher und peinlicher Umstand –: die Toilette am hinteren Barackenende.

Hier befand sich um diese Zeit gerade der Fähnrich Mösler und versuchte, etwas gegen sein anhaltendes Magengrimmen zu tun. Und wie er da so mit geschlossenen Augen saß, müde sinnend, halb im Schlaf, vernahm er plötzlich, zusammenfahrend, einen heftigen Knall.

Hierüber berichtete Mösler: »Ich schrecke auf. Ich denke, ich höre nicht recht. Das klang wie ein Schuß, denke ich. Da wird doch wohl nichts passiert sein – noch dazu um diese Zeit? Ich stolpere auf die Tür zu, stoße sie auf. Und da sah ich es!«

Zu Möslers Glück, wie sich später noch heraustellen sollte, war er zwar der erste Zeuge dieses Vorgangs, aber nicht der einzige. Diesen Schuß hatte auch der Fähnrich vom Dienst, Berger, gehört. Berger war gerade aufgestanden, aber im Gegensatz zu Mösler hell wach. Er hörte den Schuß und eilte in den Korridor hinaus, auf die Toilette zu. Denn aus dieser Richtung hatte er den Schuß vernommen.

Und hier sah Berger einen Menschen auf dem Boden liegen – nur matt beleuchtet von den Nachtlampen. Es war ein Fähnrich in voller Uniform. Und daneben lag ein Gewehr. Der Hinterkopf war eine blutige Masse.

»Das könnte Hochbauer sein!«

Jetzt erst sah Berger, aufgeschreckt, den Fähnrich Mösler.

Er mußte fast im gleichen Augenblick auf dem Schauplatz erschienen sein.

»Mein Gott!« rief Berger entsetzt. »Was soll das bedeuten!«

Mösler sagte nichts. Er ließ sich auf die Knie nieder und betrachtete den Liegenden, ohne ihn zu berühren. Dann hob er den Kopf und sagte: »Aus!«

»Er ist tot!« rief Berger und blickte hilflos und wie gehetzt um sich. »Das kann doch nicht sein! Was hat jetzt zu geschehen! Was mache ich denn da!«

»Du machst zunächst einmal deinen Mund zu«, sagte Mösler, »mit deinem Geschrei alarmierst du ja die ganze Aufsicht! Es wäre besser, wenn du zunächst mal Oberleutnant Krafft benachrichtigst.«

»Das mache ich!« rief Berger. »Das wird das beste sein.«

Aber es war zu spät. Auch andere Fähnriche waren durch den Schuß und das anschließende Geschrei des Diensttuenden aufgeschreckt worden. Sie liefen auf die Toilette zu, in den Raum hinein. Mit noch verschlafenen, dumpf staunenden Gesichtern umstanden sie die Leiche.

Der Fähnrich Mösler wandte sich an Berger und sagte: »Du mußt diesen Raum sofort absperren – zumindest so lange, bis du vom Aufsichtsoffizier einen anderen Befehl bekommst.«

»Aber was soll ich denn nur tun!« rief Berger hilflos. »Ich kann doch nicht zugleich hier aufpassen und den Oberleutnant Krafft benachrichtigen!«

»Los, Leute – steht hier nicht herum!« sagte der Fähnrich Kramer, der Aufsichtsälteste, der endlich auch hinzugekommen war. Er drängte sich vor, um besser sehen zu können. Was er dann sah, ließ ihn erbleichen.

Aber Kramer blieb auch in dieser Situation der allzeit verläßliche Feldwebel. Er übernahm sofort das Kommando und ordnete an: »Alles verläßt diesen Raum. Berger, du beziehst Posten an der Tür. Mösler, du benachrichtigst Oberleutnant Krafft. Ich selbst werde inzwischen den Tatort bewachen.«

»Und wie lange soll das hier dauern?« fragten einige Fähnriche nicht ohne Besorgnis und zogen sich in den Korridor zurück. Als der Oberleutnant Krafft erschien, in einen alten, blau-weiß-gestreiften Bademantel gehüllt, sichtlich bleich und mit müdem, wie erstarrtem Gesicht, machten sie ihm schweigend Platz.

Drinnen stand der Fähnrich Kramer, salutierte und setzte zu einer Meldung an: »Besonderes Vorkommnis, Herr Oberleutnant. Fähnrich Hochbauer erschossen – kurz nach fünf Uhr.«

Krafft ging mit steifen Schritten auf die Leiche zu. Er beugte sich über sie und betrachtete sie einige Sekunden lang. Dann richtete er sich auf, und sein Gesicht schien noch bleicher zu sein als vorher.

»Vermutlich Selbstmord«, sagte der Fähnrich Kramer.

Krafft nickte, kaum wahrnehmbar, ohne ein Wort zu sagen.

»Das übliche, anscheinend«, erklärte Kramer weiter, scheinbar wenig berührt. Er war entschlossen, selbst hier eine gute Figur zu machen und zu zeigen, wie sehr er über jeder Situation stand. »Das Gewehr wird geladen, dann kommt Wasser in den Lauf; der Lauf wird in den Mund gesetzt und dann mit den Zehen der Abzug betätigt. Eine todsichere Sache. Wirkt garantiert immer, und zwar auf der Stelle.«

»Eine Zeltbahn«, sagte der Oberleutnant Krafft.

Kramer gab den Befehl weiter. »Berger«, sagte er, »sofort eine Zeltbahn!«

»Aber meine Zeltbahn brauche ich doch nachher«, stotterte Berger, der sein sauberes und gepflegtes Ausrüstungsstück in Gefahr sah. »Wir haben doch heute Geländedienst.«

»Dann nimmst du eben die Zeltbahn von Hochbauer, Menschenskind!« rief Kramer unwillig über diesen offensichtlichen Mangel an Anpassungsfähigkeit.

Berger verschwand. Dafür schoben sich sofort andere Fähnriche vor. Und Amfortas meinte gedämpft: »Wer weiß, ob das überhaupt ein Selbstmord war – wo doch dieser Mösler dabeigewesen sein soll.«

Mösler stürzte sofort auf Amfortas zu; aber Rednitz hielt ihn zurück. »Ruhig Blut«, sagte Rednitz, »eine Leiche genügt vorläufig. Alles weitere wird sich schon finden.«

Inzwischen kam Berger mit einer Zeltbahn zurück – er hatte doch die seine genommen. Denn ihm war eingefallen, daß die Zeltbahn Hochbauers eine wesentlich bessere Qualität besaß – er würde sie nachher übernehmen. Eilig deckte er die Zeltbahn über den Toten und erklärte: »Befehl ausgeführt!«

»Kramer«, ordnete der Oberleutnant Krafft an, »sorgen Sie dafür, daß sofort alle zuständigen Offiziere benachrichtigt werden – mit folgenden Angaben: Aufsicht Heinrich, kurz nach fünf Uhr, Selbstmord des Fähnrichs Hochbauer. Schikken Sie jeweils einen Mann zum Taktiklehrer, zum Inspektionschef, zum Lehrgangskommandeur. Den Kommandeur der Schule und den Gerichtsoffizier verständige ich selbst. Dieser Raum wird inzwischen abgeschlossen und bewacht – niemand betritt ihn, ohne daß ich zugegen bin. Wenn keine anderen Befehle erfolgen, findet der Dienst nach Plan statt. Abtreten!«

Der Oberleutnant Krafft begab sich in den Waschraum, duschte sich kalt ab, rasierte sich und ging in sein Zimmer, wo er sich schnell anzog. Als das geschehen war, versuchte er, den General telefonisch zu erreichen.

Es meldete sich aber lediglich Oberleutnant Bieringer. Der Adjutant teilte mit, daß der General an diesem Vormittag nicht zu erreichen wäre – er halte sich in Würzburg auf; dort habe er eine Besprechung.

»Es ist aber wichtig!« sagte Krafft am Telefon. »Der General muß unbedingt verständigt werden!«

»Aber ich bitte Sie, mein lieber Krafft«, sagte der Adjutant jovial, »so ein Selbstmord kommt doch alle paar Monate einmal vor, da ist doch nichts Besonderes dabei. Nur keine Aufregung deshalb! Ich schicke Ihnen Hauptmann Schulz, den Gerichtsoffizier – der erledigt das.«

Der erste Offizier, der am Tatort auftauchte, war Hauptmann Feders.

Feders eilte mit schnellen Schritten herbei und rief schon von weitem Krafft zu: »Ist das wirklich wahr – oder handelt es sich wieder um eins Ihrer Täuschungsmanöver, Krafft?«

»Leider nicht«, sagte der Oberleutnant und ließ durch den Fähnrich vom Dienst die Tür öffnen.

Feders warf einen kurzen prüfenden Blick in den Raum. Dann sagte er, zu Krafft gewandt:

»Eine Sauerei!«

»Man könnte auch eine andere Bezeichnung dafür finden«, sagte Krafft leise.

»Doch nicht etwa gar: ausgleichende Gerechtigkeit? Mein lieber Krafft – das nimmt Ihnen niemand ab! Also los – auf die Plätze! Die Leichenfledderer kommen.«

Nunmehr kamen Major Frey und Hauptmann Ratshelm. Und der Inspektionschef eilte seinem Kommandeur disziplinwidrig zwei Schritte voraus. Frey schien einige Mühe zu haben, ihm zu folgen – er schritt mit steifer Würde hinter einem drängenden Rächer einher.

»Das hätte nicht passieren dürfen!« sagte der Major Frey, »Das ist ja scheußlich, ganz scheußlich!« Er schüttelte konsterniert den Kopf.

Der Hauptmann Ratshelm aber drängte sich an seinem Major vorbei und schritt auf Hochbauer zu. Dicht bei ihm blieb er stehen, ihn sekundenlang betrachtend. Sein Gesicht war von Schmerz gezeichnet, und seine Arme hingen herab – aber seine Hände waren zu Fäusten geballt.

Langsam hob er dann seinen Blick und seine Augen suchten den Oberleutnant Krafft. Und er sagte wie durch einen Wattefilter, dumpf, aber deutlich vernehmbar: »Sie allein sind schuld an seinem Tod. Sie haben diesen Menschen auf dem Gewissen!«

»Hören Sie auf, hier Theater zu spielen«, sagte Hauptmann Feders rauh und drängte sich vor, indem er zugleich den Oberleutnant Krafft in den Hintergrund schob. »Was sollen diese Töne, Kollege!«

»Ich kann verantworten, was ich sage!« erklärte Ratshelm mit dunkler Drohung. »Hier ist ein Mensch getötet worden – und ich verlange Rechenschaft.«

»Mann«, sagte der Hauptmann Feders mit klirrender Lautstärke, »hier hat sich jemand selbst ins Jenseits befördert – und das ist im Grunde allein seine Sache. Packen Sie ein mit Ihren prächtigen Helden! Das sind Marktschreier und Brüller, die sich aufblasen wie Frösche – aber wenn es darauf ankommt, dann weichen sie aus, dann ergreifen sie die Flucht, und gleich bis in den Tod hinein!«

»Sie beschimpfen einen Toten!« sagte Ratshelm.

»Ach was!« rief Feders angriffslustig. »Ich versuche, einen Lebenden zur Vernunft zu bringen!«

»Meine Herren«, rief der Major Frey, »meine Herren – ich muß doch sehr bitten!«

Der Kommandeur hielt es nunmehr für dringend geboten, in diesen peinlichen Streit einzugreifen – zumal Fähnriche anwesend waren, der Posten an der Tür und der überall herumwimmelnde Aufsichtsälteste.

»Meine Herren«, sagte Frey, nachdem Ruhe eingetreten war, »ich verstehe Ihre Erregung! Auch mir geht dieser traurige Fall nahe – schließlich bin ich der hier zuständige Kommandeur! Aber das schließt doch nicht aus, daß auch hier überlegene Sachlichkeit walten muß. Und daher werden Sie, Herr Hauptmann Ratshelm, gebeten, sich zu mäßigen und keinerlei Vermutungen auszusprechen, die noch nicht bewiesen sind – wobei mir höchst zweifelhaft erscheint, ob sie überhaupt jemals bewiesen werden könnten. Sie aber, Herr Hauptmann Feders, werden ersucht, mit Ihren Formulierungen etwas vorsichtiger zu sein – zumal Sie hier nicht allein sind!«

»Jedenfalls fordere ich Rechenschaft«, sagte Ratshelm beharrlich.

Sofort stieß der Hauptmann Feders wieder vor. »Sie hängen einer fixen Idee nach, Ratshelm. Wer zum Selbstmord veranlagt ist, den kann niemand daran hindern. Das auslösende Moment kann ganz gering sein – eine plötzliche Depression, ein fehlendes Paar Socken oder eben ein Ausschlußverfahren.«

»Wobei er systematisch moralisch vernichtet wurde – von Krafft!«

»Sie waren doch auch nicht ganz unbeteiligt, Ratshelm«, sagte Feders ruhig.

»Meine Herren«, fiel der Major ein, »Spekulationen, gleich welcher Art, führen uns nicht weiter. Hier müssen allein Tatsachen sprechen. Und eine unverrückbare Tatsache ist dieser Selbstmord. Welche Gründe dazu geführt haben mögen, ist doch erst in zweiter Linie wichtig – und hier stimme ich Hauptmann Feders voll und ganz bei: Es gibt tausend Möglichkeiten. Und ich wünsche nicht, daß hier mit Voreingenommenheit in eine ganz bestimmte Richtung spekuliert wird. Haben Sie mich verstanden, Herr Hauptmann Ratshelm?«

Ratshelm leistete sich die Kühnheit, hierauf keine Antwort zu geben. Er blieb starr und unzugänglich.

»Und Sie, Herr Oberleutnant Krafft«, fragte der Major bohrend, »wollen Sie etwa auch völlig verstummen? Also – was halten Sie davon?«

»Nichts«, sagte Krafft.

»Nun«, sagte Frey gepreßt, »hoffentlich kommt der Gerichtsoffizier bald.«

Der Gerichtsoffizier kam bald danach: Hauptmann Schulz, zum Kommandostab gehörend, in seiner Hauptfunktion Ordonnanzoffizier, in Wirklichkeit also Mädchen für alles und somit auch »Gerichtsoffizier«.

Hauptmann Schulz war Landwirt von Beruf: ein mittelgroßer, gedrungener Mann mit einem Kartoffelgesicht und den ruhigen Bewegungen eines unerschütterlichen Kutschers. Er hatte die Angewohnheit, wie ein Jagdhund durch die Nase zu schnuppern. Das hatte keine besondere Bedeutung, ging aber niemals ganz geräuschlos vonstatten; denn Schulz war fast immer verschnupft – nur nicht in Gegenwart des Generals.

Schulz betrat den Tatort breitbeinig und sah sich dann schnüffelnd um. Als erstes wandte er sich an Ratshelm und sagte freundlich: »Gehen Sie mal aus dem Schußfeld. Oder sind Sie dort angewachsen?«

Ratshelm trat gehorsam zur Seite. Schulz schob sich noch ein wenig näher, betrachtete die Leiche und deren Umgebung und fragte dann: »Wie lange liegt der schon hier?«

»Fast drei Stunden«, antwortete Krafft.

»Warum eigentlich?« fragte Schulz erstaunt. »Wollen Sie ihn hier überwintern lassen?«

»Wir dachten«, sagte Krafft, nun seinerseits erstaunt, »daß eine eingehende Untersuchung erfolgen müßte.«

»Warum?« fragte Schulz und schüttelte unwillig seinen Kartoffelkopf. »Warum denn alles gleich immer so kompliziert? Der Mann ist tot, das ist doch ein klarer Fall. Warum lassen Sie ihn hier stundenlang herumliegen? Der blockiert doch nur den Betrieb auf der Toilette.«

Major Frey versuchte auf würdige Weise, ablehnend auszusehen. Hauptmann Feders grinste. Krafft vermochte seine Verwunderung über soviel unerwarteten Gleichmut nicht zu unterdrücken. Und die Fähnriche in der offenen Tür erkannten, daß ihnen hier eine ganz besondere Lektion außerplanmäßig geboten wurde.

Allein Hauptmann Ratshelm war empört und zögerte nicht, das auch deutlich zu zeigen. »Sie werden doch gewiß ein Protokoll aufnehmen wollen.«

»Aber sicherlich doch«, sagte Schulz bereitwillig. »Das läßt sich nicht vermeiden. Aber das können wir ja nachträglich immer noch machen – sagen wir, schon im Laufe dieses Tages, wenn Sie es gar so eilig haben.«

»Und die Klärung der Schuldfrage?« sagte Ratshelm verbissen.

»Schuldfrage?« Der Gerichtsoffizier war baß erstaunt. »Wo gibt es denn so was! Hier handelt es sich doch einwandfrei um Selbstmord. Und damit ist alles klar. Oder sollte so etwas wie ein Abschiedsbrief gefunden worden sein – einer mit näheren Angaben?«

»Kein Abschiedsbrief oder so etwas Ähnliches vorhanden«, sagte eine helle Stimme von der Tür her. Es war der Fähnrich Rednitz, der dort stand. Und er blinzelte zu Oberleutnant Krafft hinüber.

»Um so besser«, sagte Hauptmann Schulz, der Gerichtsoffizier. Er übersah die verschiedenartigen Reaktionen der Anwesenden mit geduldiger Großzügigkeit. »Diese sogenannten Abschiedsbriefe können manchmal Komplikationen bereiten. Aber richtig ernst wird sie trotzdem keiner nehmen. Gefasel zumeist – geschrieben unter Umständen, die nicht als normal bezeichnet werden können. Irreführungen! Bewußt falsche Hinweise und Übertreibungen. Keinen Kreuzer wert! Ich bin immer froh, wenn ich so was erst gar nicht zu Gesicht bekomme.«

Doch Ratshelm ließ nicht locker: »Aber das kann Sie doch wohl nicht daran hindern, Nachforschungen über die Ursachen vorzunehmen, die zu diesem Selbstmord geführt haben!«

»Herr Hauptmann Ratshelm«, sagte der Major streng, »ich bin der Ansicht, daß wir die Methoden von Herrn Hauptmann Schulz respektieren sollten. Ich glaube, er versteht sein Handwerk.«

Hauptmann Schulz machte eine großartige wegwerfende Geste und sagte: »Alles Routine. Erfahrungstatsachen. Das hier ist mein fünfter Selbstmord. Diese Materie beherrsche ich schon im Schlaf. Und die Grunderkenntnis ist diese: Man kann sich noch soviel Mühe geben und sich drehen und winden wie man will, man wird dennoch fast niemals ganz einwandfrei die Gründe finden, die zu einem Selbstmord geführt haben. Warum also unnötige Umstände! Lassen Sie die Leiche wegräumen und einen Sarg zimmern. Hier streuen Sie am besten Sand 'rauf, dann scheuern und Lysol 'rüber. Den notwendigen Papierkrieg erledigt meine Dienststelle im Laufe des Tages. Sonst noch was, Herr Major?«

»Nein, danke, Herr Hauptmann«, erklärte Frey erleichtert. Und er geleitete den Gerichtsoffizier hinaus, in die frische Luft. Sie verschwanden in Richtung Kasino.

Hauptmann Feders aber sagte zu Hauptmann Ratshelm: »Seien Sie vernünftig, mein Lieber – gehen Sie nach Hause, beruhigen Sie sich und machen Sie keine Dummheiten.«

»Ich werde meine Pflicht tun!« sagte Ratshelm steif.

Und als sie den Toten hinaustrugen, schritt er feierlich hinterher.

»Nun, Krafft«, fragte Feders besorgt, »haben Sie kalte Füße bekommen?«

»Das sind Menschen!« sagte Krafft schwer.

»Das sind die Menschen, für die wir diesen Krieg führen.«

»Sterben!« sagte Krafft. »Was ist das schon! Es ist viel

schwerer, ehrlich zu leben als ehrlich zu sterben. Und gar unehrlich sterben – das ist eine Gemeinheit den Überlebenden gegenüber.«

»Diese Burschen haben immer ›Deutschland erwache!‹ geschrien«, sagte Feders. »Aber langsam dämmert mir, wie das richtig heißen muß. Nämlich: Deutschland krepiere! Aber machen Sie das mal unseren braven Offizieren klar. Wenn die große Worte hören, vernebelt sich automatisch ihr Verstand. Werden Sie sich greifen lassen, Krafft?«

»Mich muß man totschlagen, Feders – anders sterbe ich nicht!«

»Wie bescheiden wir doch geworden sind«, sagte Feders mit müdem Lächeln und legte seine Hand auf den Arm des Freundes. Dann ging er traurig davon.

Der Vormittag verlief ohne weitere Besonderheiten. Der Oberleutnant Krafft zog mit seiner Aufsicht Heinrich ins Gelände und übte dort, was der Tagesplan vorsah: Einsatz eines Stoßtrupps aus befestigter Stellung zur gewaltsamen Erkundung.

Die Aufsicht erledigte ihr Pensum mit der gebotenen und erwarteten Sachlichkeit. Doch verlief diesmal alles recht farblos – ohne muntere Reden, ohne Spitzfindigkeiten, ohne erheiternde Zwischenfälle. Es war plötzlich wie in allen anderen Aufsichten auch. Von Hochbauer jedenfalls war – offiziell – nicht die Rede; er war tot. Und über seinen Tod war kein Gespräch erwünscht.

Krafft ließ an diesem Vormittag seiner Aufsicht weitgehende Freiheit. Er führte nicht, er kontrollierte nicht, er beobachtete lediglich, daß sich in den Pausen eine weit größere Gruppe als bisher um Rednitz scharte: die alleingelassenen Schafe suchten einen neuen Leithammel. Und Rednitz übernahm dieses Amt mit großer Geschicklichkeit.

Bevor Krafft wieder in die Kaserne zurückmarschieren ließ, rief er Rednitz zu sich und sagte zu ihm: »Warum konnten Sie behaupten, Rednitz, daß der Fähnrich Hochbauer keinen Abschiedsbrief hinterlassen hat?«

»Weil ich nachgesehen habe, Herr Oberleutnant«, sagte

der Fähnrich offen. »Und zwar gleich, als die Katastrophe passierte. Ich habe sofort daran gedacht – Hochbauer war immer sehr schreibwütig.«

»Und Sie behaupten, Rednitz, nichts gefunden zu haben?«

»Jawohl, Herr Oberleutnant, das behaupte ich.«

Krafft blickte seinen Fähnrich offen an. Und der lächelte – es war ein Lächeln voller Herzlichkeit und Zuneigung. Und in diesem Augenblick hatte Krafft das Gefühl, daß eigentlich alles ganz einfach und völlig selbstverständlich sei. Und nicht mehr vergebens! Was auch kommen mochte.

»Berichten Sie«, sagte der General, kaum daß Krafft eingetreten war. »Ich bin soeben aus Würzburg zurückgekehrt. Ich will wissen, was hier geschehen ist.«

Sie standen einander gegenüber. Krafft berichtete und der General hörte wortlos zu. Und erst, als der Oberleutnant geendet hatte, sagte der Generalmajor Modersohn: »Setzen wir uns, Krafft.« Seine Stimme klang ungewohnt leise, fast zögernd.

»Krafft«, sagte der General, nachdem sie Platz genommen hatten, »das ist nicht die Lösung, die ich von Ihnen erwartet hatte.«

»Aber es ist eine Lösung«, sagte Krafft.

»Nein«, sagte der General entschieden, »ich wollte, daß er der ordentlichen Justiz überliefert wird; Sie aber haben ihn in den Selbstmord getrieben. Das ist keine Sühne. Das ist ein Ausweichen, eine Flucht, ein Betrug.«

»Herr General«, sagte der Oberleutnant Krafft, zwar immer noch respektvoll, aber nicht untertänig, nicht einmal sonderlich diszipliniert, »der Fähnrich Hochbauer hat mir gestanden, mir allein, daß er den Leutnant Barkow in die Luft gesprengt hat. Aber das ist nicht zu beweisen.«

»Dieses Geständnis hätte genügen müssen, Krafft – wenn keine andere Möglichkeit bestand, ihn festzulegen.«

»Ein Geständnis, Herr General, genügt erfahrungsgemäß nie – schon gar nicht, wenn es sich sozusagen um ein privates Geständnis handelt, ohne Zeugen, ohne Protokoll. Wenn Aussage gegen Aussage steht, werden die Aussagenden wichtig.

Und dann steht ein Oberleutnant einfacher Herkunft einem Fähnrich gegenüber, der vorgibt, den Nationalsozialismus gepachtet zu haben, und dessen Vater der Kommandant einer Ordensburg ist.«

»Das alles darf nicht zählen«, sagte der General steif. »Wir sind doch Soldaten – nichts anderes.«

»Das eben, Herr General, stimmt nicht! Das Soldatentum ist nicht mehr das, was es zu Preußens glorreichen Zeiten war, beziehungsweise gewesen sein soll. Der Soldat als der Garant von Sauberkeit und Ordnung, Recht und Freiheit – das ist heute nur noch ein Märchen. Und Leute wie Hochbauer machen das überdeutlich. Der Soldat im Dienst einer Ideologie – das ist aus dem geworden, was soldatischer Geist genannt wurde. Heute muß man entweder ein Nazi sein oder gegen die Nazis – es gibt keine dritte Möglichkeit.«

Der General sagte lange Zeit nichts. Nur seine Augen blickten traurig. Es war eine Traurigkeit ohne Schmerz – geboren aus Wissen und Erkenntnis. Und Krafft war darauf gefaßt, zurechtgewiesen zu werden, in jener kalten, genau treffenden Art, die dem General zu eigen war. Doch Krafft vernahm nichts anderes als ein einziges Wort.

»Weiter!«

»Wenn ich es mit einem übermächtigen Gegner zu tun habe, Herr General, der anders denkt und handelt als ich, der aus einer anderen Welt kommt und mit dem ich nichts gemeinsam habe als die Sprache – dann muß ich eben versuchen, ihn mit seinen eigenen Methoden zu überwinden. Da bleibt mir keine andere Wahl.«

»Und der Erfolg, Krafft – glauben Sie, daß er Ihnen recht gibt?«

»Ich habe diese Leute überschätzt. Sie sind labiler als ich dachte. Sie leben zwischen den beiden Extremen Verbrechen und Feigheit, nur daß sie andere Vokabeln dafür haben. Sie nennen das eine Bewährung und das andere Opfer. Sie haben den Leutnant Barkow in die Luft gesprengt. Und sie sind bereit, auch jeden anderen umzulegen – wie sie das immer getan haben und immer weiter tun. Doch sobald sie sich dafür verantworten sollen, erweisen sie sich als Selbstmordkandidaten. Sie leisten Hervorragendes, solange sie ihr Wahn ankurbelt – dann sind sie eine Freude für Nur-Fachleute und eine Wonne für schwärmerische Phantasten vom Typ Ratshelm. Und sie sorgen dafür, daß alles das vor die Hunde geht, das noch Deutschland genannt werden könnte.«

Der General vermied es, Krafft anzusehen; fast schien es, als wiche er ihm aus. »Und was werden Sie jetzt tun, Krafft?«

»Die Aufgabe, die Sie mir gestellt haben, Herr General, betrachte ich als erledigt. Ein Mörder hat sich selbst gemordet. Ich habe es nicht beabsichtigt, aber jetzt, da es geschehen ist, nehme ich es hin – es ist eine Lösung. Denn wer will sagen, wie die Mühlen der Justiz gearbeitet hätten!«

»Und ich, Krafft – glauben Sie, ich kann jetzt einfach meine Hände in Unschuld waschen?«

»Herr General«, sagte der Oberleutnant fest, »Sie haben Ihre Hände nicht beschmutzt. Sie haben mir die Funktion eines Untersuchungsrichters anvertraut und ich bin darüber hinaus zum Henker wider Willen geworden. Was geschah, ist allein meine Sache – und ich habe nicht die Absicht, irgend etwas von mir zu wälzen. Warum sollte ich das auch tun? Denn, Herr General, wenn das, was wir hier treiben, wenn das, was um uns herum geschieht, sauberes, ehrliches, unbeflecktes Soldatentum sein soll – dann ist das eine Welt, die ich nicht verstehe. Sie ist wertlos und verlogen. Eine Brutstätte für Schleicher, Kriecher und gewissenlose Gewaltnaturen. Es ist eine Welt, die mich ankotzt. Es lohnt sich nicht, für sie zu leben!«

Der Generalmajor Modersohn stand auf; ganz plötzlich, sehr hastig. Er begab sich an das Fenster und starrte hinaus – eine schmale, eckige Silhouette gegen das grelle Licht aus Schnee und Wintersonne. Er schwieg lange Zeit.

Dann drehte er sich zu Krafft herum, genauso plötzlich, so heftig wie er aufgestanden war. Und er sagte: »Sie scheinen also versessen darauf, alle Konsequenzen durchzukosten. Nun – Sie sollen Ihren Willen haben!«

Und jetzt ging der General mit schnellen Schritten auf seinen Schreibtisch zu. Hier griff er einen länglichen Streifen Papier auf und hielt ihn Krafft hin. »Da«, sagte der

General, »lesen Sie das. Dieses Fernschreiben ist vor einer halben Stunde hier eingetroffen.«

Krafft nahm das Schreiben entgegen und begann, es zu lesen. Es hatte folgenden Wortlaut:

Kommandeur der Kriegsschulen an Kommandeur der Kriegsschule 5.

Übernehmen Untersuchung betreffs Todesfall Hochbauer. Dortige Untersuchungen sind einzustellen bis zum Eintreffen unseres Bevollmächtigten, Oberkriegsgerichtsrat Wirrmann. Selbigem ist jede gewünschte Unterstützung zu gewähren. Oberkriegsgerichtsrat Wirrmann ist bereits in Marsch gesetzt.

gez.: Kommandeur der Kriegsschulen.

»Soll er nur kommen!« sagte Krafft.

30

EINE TREIBJAGD BEGINNT

Der Oberkriegsgerichtsrat Wirrmann traf noch am gleichen Tag ein. Er erreichte die Kriegsschule in den späten Nachmittagstunden. Und als er sie betrat, war es, als nehme ein Bluthund Witterung.

Natürlich wußte Wirrmann genau, was korrekt war: er meldete sich unverzüglich bei Generalmajor Modersohn. Er brauchte nicht übermäßig lange zu warten, bevor er empfangen wurde. Der General erwartete ihn stehend.

Wirrmann erledigte sein Pensum an Disziplin einwandfrei: er salutierte und versuchte, eine Meldung anzubringen. Dabei bemühte er sich um Sachlichkeit. Er war bestrebt, den Eindruck zu erwecken, als wäre er lediglich hier, um eine Routineangelegenheit abzuhandeln.

Modersohn fragte: »Warum sind Sie persönlich gekommen – und warum diese Eile?«

»Immerhin«, sagte Wirrmann ausweichend, »handelt es sich hier um einen nicht ganz gewöhnlichen Fall.«

»Das«, sagte der General, »können Sie doch noch gar nicht beurteilen. Wenn Sie sich ein diesbezügliches Urteil erlauben, dann kann das nur zwei Gründe haben: Entweder es sind Voruntersuchungen durchgeführt worden oder es sind Vorurteile vorhanden. Das eine ist aber nicht der Fall und das andere darf nicht der Fall sein. Im übrigen haben Sie meine Frage nicht beantwortet, Herr Oberkriegsgerichtsrat.«

»Herr General«, sagte Wirrmann, dessen graubleiche Gesichtsfarbe langsam ins Rötliche überwechselte, »ich erlaube mir, darauf zu verweisen, daß ich der Kriegsschule nicht unterstellt bin – ich bin lediglich auf Zusammenarbeit angewiesen.«

»Was darunter zu verstehen ist, Herr Wirrmann, das bestimme in meinem Bereich allein ich. Und ich ordne an, daß Sie mir täglich Bericht zu erstatten haben – angefangen morgen, zu einer Zeit, die ich Ihnen noch bekanntgeben werde. Das ist im Augenblick alles, Herr Oberkriegsgerichtsrat.«

Wirrmann beeilte sich, den General und das Stabsgebäude zu verlassen. Aber seine Wut auf Modersohn war kalt und groß. Die Demütigungen, die ihm dieser eingefleischte Reaktionär immer wieder bereitete, wucherten in Wirrmann wie Unkraut in einem Treibhaus.

Auch diesmal bezog Wirrmann, wie üblich, Quartier im Gästehaus. Doch kaum hatte er das ihm zugewiesene Zimmer betreten und seine Aktentasche und seinen Reisekoffer auf das Bett geworfen, da begann er auch schon, zu telefonieren. Sein erster Gesprächspartner war Hauptmann Kater; sein zweiter der Hauptmann Ratshelm. Beide Herren bat er zu sich.

Kater, dessen Anmarschweg kurz war, erschien als erster. Er begrüßte Wirrmann mit ausgestreckten Armen. »Da sind Sie ja endlich!« rief er beglückt.

Der Oberkriegsgerichtsrat schüttelte die ihm entgegengestreckten Hände. »Ich glaube, mein Lieber«, sagte er, »jetzt ist es soweit! Jedenfalls danke ich Ihnen für Ihre prompte Benachrichtigung.«

»Aber ich bitte Sie! Das war doch nur meine Pflicht!«

»Ohne Ihren nachdrücklichen Hinweis, mein lieber Kater«, sagte der Oberkriegsgerichtsrat verbindlich, »hätte ich diese entscheidende Sache glatt übersehen – zumindest im Augenblick. Denn dieser Selbstmord war lediglich in den täglichen Routinemeldungen verzeichnet, die von hier jeden Mittag an den Kommandeur der Kriegsschulen gehen – verzeichnet überdies ohne nähere Details. Aber Ihr Anruf hat mich alarmiert – und hier bin ich!«

»Meinen Sie, damit wird sich was anfangen lassen?«

»Im Vertrauen, mein Lieber – wir sind bereits mitten drin! Ich habe vorhin gleich mal mit dem General gesprochen – und nun ganz unter uns, Kater: Ich habe kein sonderlich gutes Gefühl dabei gehabt. Ich sage nur soviel: typische Reaktionen eines Menschen, der einiges zu verbergen hat. Aber nicht vor mir! Ohne mich zu rühmen, möchte ich sagen; das ist bisher noch keinem gelungen.«

»Nun ja, gewiß – aber unterschätzen Sie Modersohn nicht!«

»Mein Lieber – genausogut könnte ich jetzt sagen: Es ist auch nicht ratsam, mich zu unterschätzen! Aber lassen wir das. Kommen wir zur Sache! Wie sieht es, Ihrer Meinung nach, aus?«

»Nun«, sagte Kater bedächtig, »das Wesentliche habe ich Ihnen ja schon telefonisch mitgeteilt: Dieser arme Fähnrich ist offenbar von Oberleutnant Krafft brutal in den Tod getrieben worden. Und das Entscheidende: Dieser Krafft ist ein ganz besonders bevorzugtes Protektionskind des Generals.«

»Das hört sich nicht schlecht an«, sagte Wirrmann nachdenklich, »das klingt sogar recht glaubhaft. Aber wenn das lediglich Ihre Vermutung ist, dann kommen wir damit nicht sonderlich weit.«

»Das ist gar keine Vermutung von mir«, erklärte Kater zufrieden. »Das ist eine Behauptung von Hauptmann Ratshelm.«

»Das klingt schon wesentlich besser«, sagte Wirrmann. »Aber ich habe, bevor ich hierherkam, auch mit Hauptmann Ratshelm telefoniert. Er war ungewöhnlich erregt, hat eine Untersuchung durch das Kriegsgericht eifrig befürwortet – jedoch die Behauptung, daß dieser Krafft die Schuld am Tod des Fähnrichs trägt, wurde mir gegenüber nicht aufgestellt. Was nun dann, wenn er leugnet, jemals etwas Derartiges behauptet zu haben?«

»Das kann er gar nicht«, sagte Kater. »Denn Hauptmann Ratshelm hat die Behauptung nicht nur mir gegenüber ausgesprochen, sondern sozusagen vor aller Öffentlichkeit: am Tatort, im Beisein von drei Offizieren und einigen Fähnrichen. Er hat Krafft direkt und ganz eindeutig beschuldigt. Das ist nicht mehr rückgängig zu machen.«

»Nun«, sagte der Oberkriegsgerichtsrat hochbefriedigt, »wenn das so ist, dann wird der Hauptmann Ratshelm dazustehen müssen. Koste es, was es wolle!«

Der Hauptmann Ratshelm erschien kurz danach. Er ließ eine herzliche Begrüßung steif über sich ergehen, zeigte sich jedoch von Anfang an interessiert und hilfsbereit.

»Sie glauben gar nicht«, versicherte Wirrmann, »wie sehr ich mich darüber freue, auf Ihre wertvolle Mitarbeit rechnen zu können.«

Während allgemeiner, unverbindlicher Redensarten, die vornehmlich der Oberkriegsgerichtsrat anbrachte, sorgte der Hauptmann Kater auf seine bewährte Weise für eine angenehme Atmosphäre: Er zauberte aus seiner Aktentasche eine Flasche Steinhäger hervor und ein Kistchen Zigarren. Beides verehrte er dem »lieben, willkommenen Gast« – öffnete es jedoch sofort.

Nach kurzem, freundlichem Zutrunk kam Wirrmann sofort »zur Sache«. Er nickte Hauptmann Ratshelm herzlich zu und sagte dann: »Sie sind also sozusagen mein Kronzeuge, Verehrtester!«

»Ich?« fragte Ratshelm, sichtlich betroffen. »Wie habe ich das zu verstehen?«

»Ganz einfach«, versicherte der Oberkriegsgerichtsrat unentwegt freundlich. »Sie haben die Voraussetzung für meine Untersuchungen geschaffen – dieses Verdienst kann Ihnen niemand streitig machen.«

»Darf ich fragen«, wollte der Hauptmann wissen, »wovon Sie eigentlich reden?«

»Mein Lieber – stellen Sie Ihr Licht nicht unter den Scheffel. Sie waren es, der die Anklage gegen Oberleutnant Krafft ausgesprochen hat; vor aller Öffentlichkeit sozusagen. Das war eine entscheidende Tat; das Signal für meinen Angriff gewissermaßen. Sie brauchen jetzt nur noch Ihre Behauptung zu beweisen. Das ist alles.«

»Erlauben Sie, bitte«, sagte der Hauptmann und rutschte unruhig auf seinem Stuhl herum. »Aber das muß doch wohl ein Mißverständnis sein. Ich bin selbstverständlich gerne bereit, Ihnen jede gewünschte Unterstützung zu gewähren – aber auf mich als Zeugen müssen Sie verzichten.«

»Ausgeschlossen, mein Lieber«, versicherte Wirrmann, noch immer vergleichsweise gemütlich. »Ich kann unter keinen Umständen auf Ihre Aussage verzichten. Damit steht und fällt unsere ganze Position. Hier geht es doch ausschließlich um die Gerechtigkeit, Verehrtester – und da dürfen Sie nicht zurückstehen wollen.«

»Ich habe meine Gründe«, sagte Ratshelm.

»Und die wären?«

»Bedaure – aber ich kann sie nicht nennen.«

Wirrmann runzelte unwillig die Stirn. Seine scharfen Augen verengten sich. Dann sah er vorwurfsvoll und fordernd zu Hauptmann Kater hinüber.

Kater deutete diesen Blick richtig. Er sprang unverzüglich in die Bresche, ging es doch um eine Sache, die ihm am Herzen lag. Und er sagte, bedächtig: »Ich glaube, ich kann unseren Freund Hauptmann Ratshelm verstehen. Er glaubt jetzt wählen zu müssen zwischen seiner Pflicht und seiner Ehre.«

»Aha!« sagte Wirrmann; doch ihm war deutlich anzumerken, daß er vorläufig noch nicht auf der richtigen Fährte war. »Bitte weiter!«

»Ja«, sagte Kater umständlich, »ich glaube, ich weiß, wo hier der Hase begraben liegt. Bei aller Freundschaft, lieber Ratshelm, gestatten Sie mir jetzt ein offenes Wort. Also: unser Freund fürchtet, mit Recht, daß er auf peinliche Weise in diese ganze Angelegenheit verwickelt werden könnte, wenn er zu einer offiziellen Aussage gezwungen wird. Der Oberleutnant Krafft ist sein erklärter Feind. Und er wird nicht zögern, Hauptmann Ratshelm auf die gemeinste Weise zu verleumden, wenn sich Ratshelm öffentlich gegen ihn stellt.«

»So ist es«, sagte der Inspektionschef schwer.

»Also, nun mal ganz offen«, forderte der Oberkriegsgerichtsrat, der jetzt den heiklen Punkt der ganzen Angelegenheit gefunden hatte. »Was haben Sie angestellt?«

»Nichts! Natürlich nichts!«

»Nun gut – was also, glauben Sie, könnte Ihnen der Oberleutnant Krafft vorwerfen?«

Ratshelm schwieg, randgefüllt mit Scham, doch dabei mit vorzüglicher Haltung. Wieder sah sich Hauptmann Kater gezwungen, einzuspringen. Diesmal wurde er umweglos ganz deutlich, damit sich die Stunde seiner Genugtuung nicht allzulange hinauszögere. »Reden wir jetzt Fraktur«, sagte er. »Dieser Krafft behauptet ganz einfach, daß unser Freund Ratshelm mit dem Fähnrich Hochbauer widernatürliche Beziehungen gehabt haben soll; homosexuelle – um das ganz offen auszusprechen.«

»Verdammt!« rief Wirrmann. Er zeigte sich sekundenlang völlig unbeherrscht: ein kleines, nervöses Männchen mit einem fassungslosen Gesicht. »Himmelherrgott noch mal! Das hat uns gerade noch gefehlt!«

Der Oberkriegsgerichtsrat sprang auf und begann, mit kleinen eiligen Schritten umherzuwandern.

Hauptmann Ratshelm sah ihm kurze Zeit zu und fragte dann empört: »Sie glauben doch nicht etwa, daß ich schuldig bin?«

Wirrmann schnappte sofort zu. Er stürzte dem Hauptmann entgegen und rief: »Was höre ich da? Sie sind unschuldig?«

»Selbstverständlich!« behauptete Ratshelm fest.

»Aber das ist doch ganz ausgezeichnet!« rief Wirrmann, der sofort neue Gedankenketten zusammenflocht, wie Hanfseile. »Das paßt glänzend!« versicherte er. »Also glatte Verleumdung – ja das ist sogar mehr: eine ehrenrührige Beleidigung, eine grundlose Beschuldigung, die mit Gefängnis geahndet werden kann. Damit bringe ich diesen Krafft einen Schritt näher an sein Grab!«

»Auf Kosten meines Ansehens, meiner Ehre!«

»Langsam«, sagte Wirrmann und preßte seine Handflächen gegeneinander. »Nur langsam! Dieser Punkt will genau durchdacht sein. Wir können uns da nicht den geringsten Fehler leisten.«

Der Oberkriegsgerichtsrat setzte sich wieder und schob seinen Stuhl näher an Hauptmann Ratshelm heran. Eine Stärkung aus der Steinhägerflasche lehnte er ab – er wollte sich einen klaren Kopf bewahren. »Sie müssen mir einige Fragen beantworten, verehrter Herr Ratshelm. Zunächst diese: existieren Zeugen?«

»Wofür?«

»Aber mein Lieber!« rief Wirrmann leicht ungehalten aus. »Hier hilft doch nur noch völlige Offenheit! Also: Existieren Zeugen, die gesehen haben, wie Sie mit dem Fähnrich Hochbauer widernatürlich verkehrten?«

»Natürlich nicht!« rief Ratshelm mit flammender Empörung.

»Gut. Sehr gut!« sagte Wirrmann befriedigt. »Damit ist schon das Gröbste geschafft. Doch wir dürfen nichts unberücksichtigt lassen – die Wahrheitsfindung gebietet das. Also weiter: Existieren Zeugen, die Sie gemeinsam mit dem Fähnrich in mäßig bekleidetem beziehungsweise unbekleidetem Zustand gesehen haben?«

»Auch das nicht, Herr!«

»Um so besser! Damit kommen wir schon weiter. Doch das ist noch nicht alles. Nächste Frage: Existieren Zeugen, die einen Austausch von Zärtlichkeiten beobachtet haben?«

»Herr!« dröhnte Ratshelm. »Wofür halten Sie mich?«

»Für einen Ehrenmann, Herr Hauptmann!« beeilte sich Wirrmann zu versichern. »Aber darauf kommt es hier leider nicht an, sondern maßgeblich ist vorerst, wofür Krafft sie hält – dagegen müssen wir wirksam angehen. Also bitte, beantworten Sie meine Frage.«

»Nein!« rief Ratshelm, hochrot vor Scham. »Keinerlei Zärtlichkeiten!«

»Ich achte Ihr Feingefühl, Herr Hauptmann, bitte glauben Sie mir das. Und ich wollte, ich könnte es respektieren. Aber das darf ich nicht – in Ihrem Interesse nicht. So sehe ich mich denn gezwungen, Sie auf diverse Details aufmerksam zu machen: Nach den Gesetzeskommentaren kann eine Zärtlichkeit bereits als möglich angesehen werden, wenn folgendes geschieht: anhaltendes Drücken der Hände, eine Umarmung der Schultern, das Abtasten der Rückenpartie, ein Schlag auf das Hinterteil.«

»Hören Sie auf!« rief Ratshelm. »Alles das hat es nicht gegeben.«

»Das heißt also: es existieren garantiert keine Zeugen dafür?«

»Jawohl: das heißt es.«

»Und es existiert auch kein Brief, keine Tagebuchnotiz, kein Zettel von Hochbauers Hand, worin derartige Dinge angedeutet oder ausgesprochen worden sind.«

»Nein. Ich glaube nicht.«

»Sie glauben nicht? Soll das heißen: es ist unwahrscheinlich, aber möglicherweise nicht ausgeschlossen?«

»Es ist ausgeschlossen!« sagte Ratshelm würgend.

»Vorzüglich, ganz vorzüglich!« Der Oberkriegsgerichtsrat rieb sich die Hände. Jetzt genehmigte er sich auch einen Steinhäger. Vielsagend blinzelte er Kater zu.

»Herr Hauptmann Ratshelm«, sagte Wirrmann sodann, »damit sind die Fronten geklärt. Sie haben jetzt gar keine andere Wahl mehr, als gegen diesen Oberleutnant Krafft auszusagen. Dies aus zwei Gründen: einmal, um Ihre Pflicht zu erfüllen; dann aber, um Krafft zuvorzukommen. Letzteres gebietet Ihnen schon der pure Selbsterhaltungstrieb. Und Sie können dabei von Glück sagen, daß Sie bei mir volles Verständnis finden – und einen gerechten Richter obendrein.«

»Aber mein Ansehen wird gefährdet werden«, meinte Ratshelm besorgt.

»Kein Mensch lebt ungefährdet«, sagte Wirrmann, seines Sieges gewiß. »Sie kennen ja das berühmte Wort: Es kann der Beste nicht in Frieden leben ... Das trifft für Sie zu. Aber da gebe ich Ihnen nun die große und entscheidende Chance: Sie können mit meiner Hilfe den gemeinen, hinterhältigen Stoß auffangen. Sie brauchen nur Ihre Aussage zu machen; und wir werden sie gemeinsam erarbeiten. Dabei wird restlose Offenheit zwischen uns herrschen, mit dem Erfolg, daß Sie diesem Herrn Krafft allen Wind aus den Segeln nehmen.«

»Und Sie meinen«, fragte Ratshelm hoffnungsvoll, »daß das nicht schiefgehen kann?«

Der Oberkriegsgerichtsrat schüttelte zuversichtlich den Kopf. Dabei genoß er Hauptmann Katers anerkennende Blicke. Dann griff er zu seiner Aktenmappe und sagte: »Ich will Ihnen, meine verehrten Freunde, etwas anvertrauen, was ich höchst vertraulich zu behandeln bitte.«

Die beiden Hauptleute nickten Zustimmung. Wirrmann entnahm seiner Mappe ein Aktenstück, schlug es auf und begann, darin zu blättern. Schließlich schien er gefunden zu haben, was er suchte; die Kopie eines Briefes. Darauf tippte er mit dem rechten Zeigefinger und sah die Anwesenden bedeutsam an.

»Hier«, sagte er geradezu feierlich, »habe ich einen Brief des Fähnrichs Hochbauer an seinen Vater, der Kommandant einer Ordensburg ist. Dieser Brief nun, der knapp zwei Wochen alt ist, gelangte auf einigen Umwegen in meine Hände – vertrauensvoll und mit der Bitte um Beachtung. Und ich muß gestehen, meine Herren: dieser Brief ist ein Dokument! Seine Bedeutung ist eine geradezu ungeheuerliche – nach allem, was hier geschehen ist. Der Täter wird hierin offen genannt. Und wenn das auch wenig Beweiskraft hat, so vermochte doch eine andere Briefstelle mich ungemein anzurühren. Sie befaßt sich mit Ihnen, Herr Hauptmann Ratshelm.«

»Mit mir?« fragte der, nicht ganz frei von Mißtrauen.

»So ist es«, sagte der Oberkriegsgerichtsrat; und er faltete seine Hände, was sehr andächtig aussah. »Und ich gestehe offen, daß mich dieser Teil des Briefes ehrlich erschüttert hat. Das war auch der Grund, warum ich mich sofort nach Erhalt der Nachricht vom Tode des Fähnrichs mit Ihnen, Herr Ratshelm, telefonisch und mit freundschaftlicher Offenheit in Verbindung gesetzt habe. Denn dieser Teil des Briefes berichtet von dem Vertrauen und der Bewunderung, die dieser Fähnrich für seinen verehrten Inspektionschef empfand. Für Sie, Herr Hauptmann Ratshelm! Ein Manifest treuer Ergebenheit.«

Der Hauptmann Ratshelm blickte gerührt zu Boden. Wirrmann und Kater betrachteten ihn abschätzend und keinesfalls unzufrieden.

Und da erklärte Ratshelm ergriffen: »Man soll mir nicht umsonst vertraut haben.« Und mit Festigkeit fügte er hinzu: »Herr Oberkriegsgerichtsrat – bitte, rechnen Sie in jeder Beziehung mit mir. Ich stehe voll und ganz zu Ihrer Verfügung.«

»Na also!« sagte Wirrmann und vermochte seinen Triumph

nicht mehr zu verbergen. »Damit sind die Würfel gefallen. Herr Hauptmann Ratshelm – ich gratuliere zu Ihrem Entschluß. Lieber Kater – gießen Sie uns noch ein Gläschen ein. Wir haben noch eine lange, anstrengende Nacht vor uns. Zunächst werden wir die Aussagen unseres Freundes Ratshelm protokollieren. Sodann müssen die Fähnriche der Aufsicht Heinrich durchgekämmt werden. Und Sie, lieber Ratshelm, werden mir alle diejenigen nennen, die mit Hochbauer befreundet waren – auch die Namen seiner Gegner. Wenn das geschafft ist, werden wir uns diesen Oberleutnant Krafft vornehmen.«

»Alles noch in dieser Nacht?« fragte Kater bewundernd.

»Die Zeit drängt«, sagte der Oberkriegsgerichtsrat souverän, »und es gilt, einen Meisterschuß zu tun: Ich werde auf Krafft anlegen – aber treffen werde ich das kapitalste Stück, das ich jemals zur Strecke gebracht habe!«

Der Oberkriegsgerichtsrat Wirrmann siedelte aus dem Gästehaus in die Sechste Inspektion um. Das Arbeitszimmer von Hauptmann Ratshelm war für diese Nacht sein Hauptquartier – der Hauptmann selbst hatte vornehmlich die Aufgabe, Flankendeckung zu übernehmen. Darunter war zu verstehen: Abschirmung gegen Oberleutnant Krafft. Der jedoch schien völlig desinteressiert zu sein – außerdem war er beschäftigt: mit Elfriede Rademacher.

Der Oberkriegsgerichtsrat Wirrmann ließ einen Fähnrich nach dem anderen aufmarschieren – und für jeden waren zunächst fünf bis zehn Minuten vorgesehen, lediglich um das Terrain zu sondieren. Ein Vorgehen jedenfalls, das fast fünf Stunden Zeit in Anspruch nahm, von neunzehn bis vierundzwanzig Uhr.

Aber Wirrmanns Energie schien unerschöpflich. Wenn es seiner kalten, wütigen Entschlossenheit gelang, das kapitalste Wild seiner Laufbahn abzuschießen, dann konnte die ersehnte Stellung eines Generalrichters nicht mehr fern sein.

Wirrmanns Methoden waren von klassischer Einfachheit. Der Aufbau eines tüchtigen Zeugen erfolgte demnach in drei Phasen:

Erste Phase: Wirrmann machte deutlich, was er war, wie weit seine Hand reichte, wer hinter ihm stand. Er suggerierte seinen zukünftigen Zeugen, daß er entscheiden könne über Wohl und Wehe, Freiheit oder Kerker, ruhmvollen Aufstieg oder schmählicher Ausschluß.

Zweite Phase: Wirrmann gab sich als Mensch, soweit ihm das möglich war. Er bemühte sich sogar, väterliche Gefühle zu zeigen. Jedenfalls behauptete er eindringlich, stets voller Verständnis zu sein. Auch menschliche Schwächen – hier Augenzwinkern! – seien ihm nicht fremd. Er biete sein Vertrauen offenherzig an, in der Hoffnung, daß auch ihm Vertrauen entgegengebracht werde.

Dritte Phase: Wirrmann appellierte an die gemeinsamen Ideale und an das eiserne Zugehörigkeitsgefühl im Anblick des Feindes. Er sprach von Deutschland, dem es zu dienen gelte – und dies mit einer Stimme, die nicht frei von Ergriffenheit schien; ein Effekt, den er vierzigmal nahezu mühelos erreichte. Den Abschluß bildete eine fordernde Fanfare für die Gerechtigkeit, der sich nur ein ausgemachter Lump zu entziehen trachte.

»Mein Kompliment«, versicherte der staunende Ratshelm. »Aber wäre es nicht wesentlich einfacher, diesen dreifachen Appell an die versammelte Aufsicht zu richten und nicht an jeden Fähnrich einzeln?«

»Einfacher? Gewiß«, sagte der Oberkriegsgerichtsrat und genoß die Bewunderung, die ihm entgegengebracht wurde, mit schöner Selbstverständlichkeit. »Aber nicht wirksamer! Der Appell an den einzelnen ganz persönlich und vertraulich, wirkt stets verpflichtend. Das ist ausprobiert. Und die große Mühe wird meistens belohnt.«

»Ganz erstaunlich!« gab Hauptmann Kater zu. »Und dennoch erlauben Sie mir eine Frage, Verehrtester. Warum eigentlich dieses umständliche Zureden? Setzen Sie diese jungen Burschen doch einfach unter Druck. Dann sprudeln sie wie Quellen.«

»Nicht doch!« wehrte der Oberkriegsgerichtsrat souverän ab. »Derartige Methoden kann man anwenden, wo ein halbwegs greifbarer Verdacht vorliegt, wo gut erkennbare

Ansatzpunkte vorhanden sind. Nicht aber hier! Hier muß ich mir willige Zeugen schaffen, muß ihnen gut zureden, muß sie aufschließen wie Truhen. Kurz: ich brauche ihre Mitarbeit – sie sollen singen; und sie müssen glauben, das völlig freiwillig zu tun.«

Der Erfolg gab dem Oberkriegsgerichtsrat Wirrmann recht. In mühevoller Kleinarbeit schied er die Schafe von den Böcken. Kurz vor Mitternacht sah er einigermaßen klar. Auf seiner Liste waren von vierzig nur noch fünf Namen übriggeblieben, und zwar: Amfortas und Andreas, noch immer Paladine von Hochbauer, von den anderen isoliert und geschnitten, was sie automatisch in Wirrmanns Hände trieb, ferner Böhmke und Berger, der Empfindsame und der Gutmütige, höchst ansprechbar durch gutklingende Worte, unverdächtig einfältig, noch an die Gerechtigkeit glaubend. Kramer schließlich, der Aufsichtsälteste, allzu offensichtlich um Neutralität bemüht, ein Paradepferd der Unparteilichkeit, würde zwar nicht viel nutzen, aber auch keinen Schaden anrichten.

Die auserwählten fünf bearbeitete Wirrmann einzeln und in kleinen Gruppen. Dafür nahm er sich Zeit. Und ganz langsam gelang es ihm so, ein ungemein düsteres Porträt des Oberleutnants Krafft zusammenzustellen. Allerdings mußten noch einige gefährliche Klippen umgangen werden. So meldeten sich zum Beispiel, kurz nach Mitternacht, noch einmal die Fähnriche Rednitz, Mösler und Weber. Und das ohne jede Aufforderung.

»Wir bitten einige Aussagen machen zu dürfen«, sagte Rednitz als der Sprecher dieser Gruppe.

»Ich habe Sie nicht darum gebeten!« wehrte Wirrmann ab.

»Wir sind ja auch freiwillig hier.«

»Das ist völlig unnötig!«

»Wir erlauben uns, anderer Meinung zu sein«, erklärte Rednitz bieder. »Denn wir glauben, wichtige Aussagen machen zu können.«

»Ob Ihre Aussagen wichtig sind oder nicht«, sagte Wirrmann leicht erregt, »das zu entscheiden, müssen Sie gefälligst mir überlassen.«

»Aber das können Sie doch gar nicht entscheiden, bevor Sie nicht unsere Aussagen gehört haben.« Die drei Fähnriche standen da wie die Eichen: rauh, knorrig, unerschütterlich. Und ihre Augen blickten mit freundlicher Frechheit auf den Oberkriegsgerichtsrat.

Wirrmann sah hilfesuchend zu Hauptmann Ratshelm hinüber. Der besann sich darauf, daß er hier der Inspektionschef war. Und in dieser Eigenschaft sagte er: »Abtreten!«

Die Fähnriche zögerten noch kurz. Dann jedoch salutierten sie, trabten hinaus und knallten die Tür hinter sich zu.

»Merkwürdige Sitten«, sagte der Oberkriegsgerichtsrat.

Und Kater meinte: »Das kommt alles von dem Einfluß dieses Krafft. Da können Sie sehen, wie notwendig es ist, ihm das Handwerk zu legen.«

Gerade in diesem Augenblick öffnete sich die zugeknallte Tür wieder. Und herein trat der Oberleutnant Krafft – vergleichsweise höflich. Er blieb stehen, musterte die Anwesenden und sagte dann:

»Grüß Gott.«

Hauptmann Ratshelm zuckte bei diesem ausgesprochen zivilistischen Gruß zusammen und sagte zurechtweisend: »Ich besinne mich nicht, Herr Oberleutnant Krafft, daß Sie hergebeten worden sind.«

»Das war auch gar nicht notwendig«, erklärte Krafft bereitwillig. »Ich suche Sie aus eigenem Antrieb auf – und in Ihrem Interesse.«

»Jedenfalls«, sagte Kater bissig, »sind Sie hier am falschen Platze.«

»Genau das«, sagte der Oberleutnant verbindlich, »wollte ich Ihnen auch sagen, Herr Hauptmann. Sie werden nämlich seit geraumer Zeit gesucht, und zwar von Ihrem direkten Vorgesetzten, von Hauptmann Feders. Er will dringend einiges mit Ihnen besprechen.«

»Jetzt noch – um diese Zeit?«

»Hauptmann Feders ist jede Zeit recht, läßt er Ihnen bestellen – aber je später es wird, um so weniger wird er sich vermutlich darüber freuen.«

Damit schied Hauptmann Kater vorläufig aus dem Rennen – er empfahl sich und verschwand. Kater war ziemlich sicher, daß ihn Feders gar nicht sprechen wollte. Aber noch sicherer stand fest, daß Feders keine Sekunde zögern würde, die Behauptung seines Kumpans Krafft zu decken.

Inzwischen gedachte der Hauptmann Ratshelm, einen neuen Vorstoß gegen seinen renitenten Aufsichtsoffizier zu unternehmen. Aber Wirrmann drängte sich vor und erklärte überraschend: »Ich begrüße es, daß sich Oberleutnant Krafft hier eingefunden hat – ich war sowieso gerade dabei, um sein Erscheinen zu bitten.«

»Falls Sie etwa beabsichtigen, Herr Oberkriegsgerichtsrat«, sagte Krafft höflich, »auch mit mir eine Vernehmung durchzuführen, dann muß ich Sie bitten, sich nach den Vorschriften zu richten. Ich verlange dann einen Protokollführer und den Ausschluß dritter Personen, zumal solcher, die mehr oder weniger mit dem Fall zu tun haben und die eindeutig vorbelastet sind.«

Ratshelm wollte sofort wissen: »Muß ich mir eine derartige Bemerkung gefallen lassen, Herr Oberkriegsgerichtsrat?«

»Nehmen Sie diese Bemerkung nicht zur Kenntnis, Herr Hauptmann«, empfahl der Kriegsjurist. »Im übrigen gedenke ich für heute offiziell Schluß zu machen. Ich möchte mich lediglich noch ein wenig privatim mit Oberleutnant Krafft unterhalten. Sie gestatten doch, Herr Hauptmann?«

Ratshelm verabschiedete sich von Wirrmann und schritt dann hinaus – an Krafft vorbei, ohne ihn eines Blickes zu würdigen. Seine straffen Schritte klangen durch die Nacht – von den Fliesen des Korridors tönend verstärkt.

»Jetzt sind wir also ganz unter uns«, sagte Wirrmann und begann zu lächeln. »Reden wir offen miteinander.«

»Herr Oberkriegsgerichtsrat«, erklärte Krafft, »ich bin als Aufsichtsoffizier für meine Fähnriche verantwortlich. Das heißt, daß ich nichts dulden werde, was nicht korrekt den bestehenden Bestimmungen entspricht. Dazu gehören formlose Vernehmungen, besonders solche in Anwesenheit fragwürdiger Dritter. Ein derartiges Vorgehen ist mehr als nur ein Formfehler. Ich lege daher nicht nur Protest ein; ich gedenke dagegen eine Anzeige zu erstatten. Und ich verlange, daß in Zukunft alle Untersuchungen und Vernehmungen in Gegenwart unseres Gerichtsoffiziers, Hauptmann Schulz, geführt werden.«

»Warum regen Sie sich auf, Herr Oberleutnant«, sagte Wirrmann mit abweisender Geste. »Das ist völlig überflüssig. Denn Sie kommen zu spät! Aber, bitte, nehmen Sie doch Platz, damit ich Ihnen das etwas näher erklären kann.«

Krafft ließ sich in einen der Stühle fallen, streckte die Beine aus und betrachtete den Oberkriegsgerichtsrat. Wirrmann lächelte – wenn das auch alles andere als ein freundliches Lächeln war; es verriet unverkennbar sein sicheres Gefühl der Überlegenheit.

»Sie kommen zu spät«, wiederholte der Oberkriegsgerichtsrat. »Gewiß, Sie können mir einige Schwierigkeiten bereiten, meiner Untersuchungsmethoden wegen. Aber Sie können die Resultate, die sich dabei ergeben haben, nicht mehr aus der Welt schaffen.«

»Ich kann genau entgegengesetzte Resultate anschleppen, wenn Sie das durchaus wollen.«

»Ich bin überzeugt, das bekommen Sie fertig – nach all dem, was ich bisher von Ihnen gehört habe. Sie sind der Typ, der über Leichen geht, Krafft.«

»Über solche von Ihrer Sorte gerne, Wirrmann.«

Der Oberkriegsgerichtsrat bekam große Augen. Daß er schlichtweg »Wirrmann« genannt wurde, das war ihm bisher noch niemals passiert – jedenfalls nicht in einer derartigen Situation, von einem rangmäßig tief unter ihm stehenden Dienstgrad. Er atmete tief und quälte ein Lächeln hervor.

»Ich sehe, Sie nutzen jede Situation prompt aus«, sagte er dann etwas mühsam. »Nun, ich stelle mich gerne darauf ein. Wir sind hier unter uns, ganz ohne Zeugen, wir können also mit letzter Aufrichtigkeit miteinander sprechen. Ich begrüße das, Herr Oberleutnant.«

»Ich ebenfalls, Herr Oberkriegsgerichtsrat.«

Damit war die äußerliche Ordnung wiederhergestellt. Das Spiel konnte weitergehen. Es war wie vor einer Ringschlacht:

Die Gegner reichten sich die Hände, um sodann übereinander herzufallen.

»Also«, sagte Wirrmann, »meine Untersuchungen haben mir ganz deutlich gezeigt, wo ich den Hebel anzusetzen habe. Ich habe zumindest zwei Fähnriche gefunden, die Sie und Ihre Methoden eindeutig belasten. Zwei weitere Fähnriche können das direkt oder indirekt bestätigen. Andere werden zweifellos noch gefunden werden. Sie wissen ja aus eigener Erfahrung, Herr Oberleutnant, wie Meinungen gelenkt und Ansichten geformt werden können. Kurz: Ich kann Sie, wenn ich will, vor ein Kriegsgericht bringen.«

»Was heißt das: Wenn Sie wollen?« fragte Krafft aufmerksam.

»Ah!« rief Wirrmann und tat befriedigt. »Sie haben einen ausgeprägten Sinn für Feinheiten. Sie haben genau hingehört. Also: Ich bin fest entschlossen, ein Kriegsgerichtsverfahren anzustrengen. Und da ich diese Materie beherrsche, wird der Ausgang kaum zweifelhaft sein. Immerhin steckt in diesem Fall eine Besonderheit. Hier bieten sich mir nämlich zwei Möglichkeiten an – und ich gestehe, daß mir eine davon weit lieber ist als die andere.«

»Welche Möglichkeiten?« fragte Krafft, sich vorbeugend.

»Nun, einmal, könnte ich ausschließlich gegen Sie vorgehen, gegen einen Aufsichtsoffizier gegen einen – bitte, verzeihen Sie mir meine Offenheit! – vergleichsweise unbedeutenden Oberleutnant. Und ich möchte noch einmal ausdrücklich betonen: Dieses Werturteil hat nichts mit Ihnen als Persönlichkeit zu tun, sondern allein mit Ihrer Stellung. Es gibt aber auch eine zweite Möglichkeit, jene, die ich gerne bevorzugen würde – aber das wäre nur mit Ihrer Hilfe möglich«, Herr Oberleutnant.

»Gegen wen wollen Sie mich ausspielen?« fragte Krafft.

»Sagen wir: gegen das herrschende Ausbildungssystem, gegen eine veraltete reaktionäre Methode, mit der hier Offiziere geformt werden, gegen einen fragwürdigen Geist. Das muß doch das Anliegen jedes guten Deutschen sein.«

»Sie haben Mut«, gab Krafft staunend zu. »Aber vielleicht ist das auch nur Blindheit.«

»Ich weiß, was ich will«, sagte Wirrmann. »Und ich rechne mit Ihrer Klugheit. Wenn Sie sich mit Gewalt allein opfern wollen – na schön. Aber das werden Sie nicht tun, wenn ich Ihnen die Garantie gebe, daß Sie Ihren Kopf aus der Schlinge ziehen können. Sie brauchen nur »ja« zu sagen und im gleichen Augenblick arbeiten wir zusammen. Dann werden wir einen gemeinsamen Plan entwerfen. Dann wird nicht eine Vernehmung ohne Ihre Kenntnisnahme erfolgen. Dann werden Sie Anteil nehmen können bis zur Anklageschrift. Und ich bin sicher: Sie erkennen, daß ich Ihnen hier das in dieser Situation denkbar günstigste Angebot mache. Sie werden es annehmen?«

»Jetzt weiß ich genau, was Sie wollen«, sagte Krafft. »Sie wollen den General ans Messer liefern.«

»Ich will die absolute Gerechtigkeit«, behauptete Wirrmann. »Dazu bin ich fest entschlossen. Und einer wird daran glauben müssen: entweder der General oder Sie! Aber Sie, Oberleutnant Krafft, können wählen.«

DER LEBENSLAUF DES FÄHNRICHS WILLI REDNITZ

Oder:

DIE FRÖHLICHKEIT DER ARMEN

Mein Name ist Willi Rednitz. Meine Mutter, Clementine Rednitz, ist Hausangestellte. Ich wurde in Dortmund, am 1. April 1922, geboren. Der Name meines Vaters ist mir nicht bekannt. Ich verlebte meine Jugend in Dortmund, wo meine Mutter angestellt war.

Ich hocke in der Küche, wo meine Mutter arbeitet. In der Ecke hocke ich, unter einem Tisch. Hier sieht man mich meistens nicht, aber ich kann alles sehen. Denn ich darf eigentlich nicht bei Mutter sein, wenn sie arbeitet. Und sie arbeitet viel und schwer. Aber auch gerne. Sie lächelt immer, wenn sie mich sieht – auch wenn ihr Gesicht schweißig ist und die Haarsträhnen herunterhängen, wenn sie eine Last trägt oder gebückt den Fußboden scheuert. Sie sagt nicht viel – aber sie lächelt.

»Was hat der Junge hier herumzuhocken, Clementine?« fragt die gnädige Frau. »Er soll lieber in die Anlagen spielen gehen. Frische Luft wird ihm guttun.« Meine Mutter sagt nichts, aber ich gehe sofort. »Ich gehe gerne, Mutter«, sage ich. Hinten, im Garten, in der Nähe vom Eingang für Dienstboten, steht der Herr Generaldirektor. »Nun, Willi«, fragt er, »gehst du schon wieder spielen?« – »Ja«, sage ich. Und er nickt mir zu und gibt mir eine Tafel Schokolade, ein Stück Kuchen oder manchmal sogar eine Mark. Was sich essen läßt, das esse ich auf. Aber alles Geld spare ich – für meine Mutter, wenn sie Geburtstag hat.

Mutter und ich, wir bewohnen ein Zimmer, in einem kleinen Haus hinter der Villa vom Generaldirektor, dort wo alle Dienstboten wohnen. Hier ist auch Herr Knesebeck, der Gärtner, den alle nur Karl nennen. Und das ist mein Freund. »Das Leben ist wie ein Garten«, sagt er. »Einige Blumen, einige Sträucher, ein paar Bäume und viel, viel Gras. Kolonnen Gras. Heersäulen Gras. Massenversammlungen Gras. Und zähes Unkraut. Wie das Leben ist so ein Garten.« – »Der Hund hat die Lilien zertrampelt«, sage ich, »kann man nichts dagegen machen?« – »Man pflanzt neue Lilien an – dagegen aber, daß ein Hund sie zertrampelt, kann man nichts machen.«

»Du hockst schon wieder in der Küche, Willi«, sagt die gnädige Frau zu mir. »Ich sitze bei meiner Mutter«, sage ich. »Hast du nichts Besseres zu tun?« – »Nein«, sage ich. »Dann zeige mir mal deine Hände, Willi.« Ich zeige sie her. »Laß sehen, ob du dir auch den Hals gewaschen hast.« Das lasse ich sehen. »Hebe den rechten Fuß hoch.« Ich hebe ihn hoch. »Und jetzt den linken Fuß.« Auch den hebe ich hoch. »Nun ja«, sagt die gnädige Frau, »dreckig ist er nicht. Soll er also hier herumhocken.« Und dann geht sie. Und wieder lächelt Mutter mir zu, ohne ein Wort zu sagen. Ich aber sage: »Weißt du, Mutter, so ganz sauber bin ich doch nicht. Meine Füße sind furchtbar schmutzig. Denn draußen laufe ich immer barfuß. Aber wenn ich zu dir in die Küche komme, ziehe ich immer Socken und Schuhe darüber.«

Wir spielen nicht nur in den Anlagen, auch am Kanal. Es ist Sonntag, und daher hat Mutter viel Arbeit und immer kommt die gnädige Frau in die Küche. Deshalb bin ich auch wieder am Kanal. Ich habe einen neuen weißen Matrosenanzug an, damit ich so aussehe wie die vornehmen Kinder. Aber ich sehe doch nicht so aus. Denn sie spielen wie immer, ganz gleich, was sie anhaben. Doch ich stehe herum, ganz steif, ohne mich zu bücken, ohne mich anzulehnen, ohne mich zu setzen. Denn mein Anzug ist doch ganz neu und sehr weiß, und sehr, sehr viel gekostet hat er auch – fast so viel, wie Mutter in einem ganzen Monat verdient. Und die Irene sagt »Spielverderber« zu mir, und der Thomas stößt mich, und ich falle in den tiefen, dunklen, dreckigen Kanal. Das ist nicht weiter gefährlich, denn ich kann schwimmen, aber das ist sehr, sehr schlimm, weil ich doch den neuen weißen, teuren Anzug anhabe. Ich wage nicht, zu Mutter nach Hause zu gehen. Ich stehe in einer Ecke im nassen Anzug und friere – bis zum späten Abend stehe ich da, bis meine Mutter mich holen kommt. Und ich friere und zittere und dann ist mir wieder heiß. Mutter aber sagt: »Das ist alles nicht so schlimm, Willi – so ein Anzug läßt sich waschen.« Das ist alles, was sie sagt.

Ab 1927 besuchte ich in Dortmund die Volksschule. 1935, nach Beendigung meiner Schulzeit, besuchte ich auf Wunsch meiner Mutter ein Jahr lang die Handelsschule und ein weiteres Jahr die Höhere Handelsschule. Hierauf arbeitete ich fast ein Jahr lang als Angestellter der Seifenfirma Braun & Thompson, gleichfalls in Dortmund. Im Frühjahr 1940 wurde ich zum Wehrdienst eingezogen.

Der dicke Philipp Wengler will nicht neben mir in der Schulbank sitzen. Er sagt, sein Vater habe ein großes Restaurant und ich habe nicht einmal einen Vater. Das sagt er unserem Lehrer, der Buchenholz heißt. Und der Buchenholz haut dem dicken Philipp Wengler eine herunter, daß es nur so knallt. Am nächsten Tag kommt der Vater vom dicken Philipp in die Klasse gerannt und schreit den Buchenholz an: »Wie können Sie es wagen, Hand an meinen Sohn zu legen!« Und der Buchenholz sagt, warum er das getan hat. Da geht der Vater Wengler auf seinen dicken Philipp zu und haut ihm auch eine herunter, daß es nur so knallt. »Der hat es gerade nötig«, sagt der Herr Wengler, »wo er doch schon da war, ehe ich seine Mutter überhaupt gekannt habe!« Von diesem Tag an ist der Philipp Wengler mein Freund und meinen Lehrer Buchenholz liebe ich. In allen Fächern, in denen er unterrichtet, habe ich die besten Zensuren.

»Mutter«, sage ich, »wenn du heiratest, dann habe ich einen Vater.« – »Du hast einen Vater«, sagt die Mutter, »aber der will nicht, daß du weißt, daß er dein Vater ist.« »Wenn das so ist«, sage ich, »dann habe ich keinen Vater.

Aber trotzdem kannst du ruhig heiraten, wenn du willst.« – »Willi«, sagt die Mutter zu mir und lächelt, »Mutter zu werden, ist gar nicht so schwer. Einen Mann zu finden, den man liebt und von dem man geliebt wird, das ist schon viel schwerer. Aber am schwersten ist es wohl, einen Mann zu finden, der auch noch dazu dich liebt und von dir geliebt wird.« Ich begreife das nicht ganz, weil Mutter sehr, sehr schön ist. Alle Menschen müssen sie lieben, so wie ich sie liebe. Vielleicht nur die gnädige Frau nicht. Aber die kann ja schließlich weder Mutter heiraten noch mir einen Vater ersetzen. Und das finde ich tröstlich.

Außer Philipp Wengler habe ich noch zwei Freunde: Hilde und Siegfried Benjamin. Die Benjamins haben ein Spielwarengeschäft, aber das ist nicht der Grund, warum ich mit ihnen befreundet bin. Ich mag sie. Denn sie sind klug und haben nette Eltern und besonders Herr Benjamin ist ein richtiger Vater. Manchmal singt er sogar seinen Kindern Lieder vor, die deutsch klingen und doch auch fremdartig. Ich meine: ich wäre schon ganz froh, wenn ich einen Vater hätte, der eine fremde Sprache spricht – wenn er mir nur manchmal ein Lied vorsingt.

So einen Mann finde ich. Er hat eine ganz dunkle Haut und einen Namen, der französisch klingt – Charles sagen die Leute zu ihm. Und Charles kann singen, mit einer tiefen Stimme, wobei er mit den Augen rollt, was sehr lustig ist. Er verkauft Schnaps, in einem Lokal, das Bar genannt wird. Außerdem macht er Ringkämpfe, um Geld zu verdienen, denn er muß ja leben, und alles ist teuer. Und manchmal singt er auch für fremde Leute, wenn einer dabei Klavier spielt. Und ich hocke hinten im Vorratsraum, zwischen Kisten – bis er mich bemerkt. »Das darfst du nicht, Willi!« sagt Charles. Und ich sage: »Aber du singst so schön.« – »Es ist schon sehr spät, Willi – du mußt zu deiner Mutter. Ich werde dich hinbringen.« – »Tu das«, sage ich, »Mutter wird sich freuen.«

Charles bringt mich zur Mutter. Und dann sitzt er noch in unserem Zimmer und trinkt eine Tasse Kaffee. Charles ist mächtig verlegen und entschuldigt sich dauernd. Aber Mutter sagt: »Es war nett von Ihnen, daß Sie Willi heimgebracht haben. Leider kann ich mich nicht immer um ihn kümmern.« – »Ich brauche eben einen Vater«, sage ich. »Aber es ist so schwer einen zu finden.« Und Charles bekommt noch oft Gelegenheit, mich zu meiner Mutter nach Hause zu bringen.

»Clementine«, sagt die gnädige Frau zu meiner Mutter, »ich bin ein großzügiger, vorurteilsloser Mensch und die Güte in Person. Aber auch bei mir gibt es Grenzen. Und was Ihr Willi treibt, das geht entschieden zu weit, finde ich. Nicht genug, daß er sich mit Juden abgibt – jetzt schleppt er sogar noch Farbige zu uns in das Haus. Das gedenke ich nicht zu dulden. Ändern Sie das unverzüglich ab, wenn Ihnen Ihre Stellung lieb und wert ist.« – »Da wird nichts geändert, gnädige Frau«, sagt die Mutter. »Und die Menschen, die mein Sohn gern hat, sind mir wertvoller als eine Stellung.«

»Clementine«, sagt der Herr Generaldirektor, »sei doch vernünftig, ich bitte dich darum. Sei doch nicht so kleinlich. Entschuldige dich bei meiner Frau – und die Sache ist erledigt.« – »Die Sache ist erledigt«, sagt die Mutter. Wir verlassen das Haus und ziehen in ein Zimmer, das noch kleiner ist als das frühere. Mutter arbeitet in einer Bank, morgens von fünf bis acht. Und außerdem arbeitet Mutter noch in einem Schuhgeschäft, abends von sieben bis neun – und überall macht sie sauber. Am Sonnabend und Sonntag aber darf sie in der Gastwirtschaft helfen, die dem Vater des dicken Philipp gehört. Das geht so lange, bis der Unfall mit dem Siegfried Benjamin passiert.

Siegfried Benjamin läuft beim Spielen über die Straße, in einen Lastwagen hinein. Sein linkes Bein ist wie umgeknickt, tief aufgerissen und blutet stark. Siegfried brüllt vor Schmerzen, und die anderen stehen mit blöden Augen herum. Der Lastwagen aber ist weitergefahren; sein Chauffeur hat offenbar gar nicht gemerkt, was passiert ist. Ich aber schneide einen Strick ab, der von einem Baugerüst herunterhängt – damit binde ich dem Siegfried das Bein ab. Das habe ich so in einem Buch gelesen. Dann nehmen wir Bretter vom Baugerüst, machen eine Bahre und legen dort Siegfried hinauf. Wir transportieren ihn zu Dr. Grünwald, der zwei Straßen weiter wohnt.

»Alle Achtung«, sagt der Dr. Grünwald, nachdem er Siegfried untersucht, die Wunde gesäubert und verbunden und das Bein geschient hat. »Gar nicht schlecht, was du da gemacht hast, Willi. Woher weißt du das alles?« – »Gelesen«, sage ich und sehe mich um. »Hier ist es aber nicht sonderlich sauber«, sage ich. »Na, hör mal, mein Kleiner«, sagt der Dr. Grünwald, »meine Instrumente sind einwandfrei und mein Ordinationsraum auch.« – »Na ja«, sage ich, »aber der Warteraum ist nicht so sauber, wie er sein könnte, und der Flur auch nicht.« – »Was soll man da machen«, sagt der Dr. Grünwald und zuckt mit den Schultern, »ich muß mich um meine Patienten kümmern – für alles andere habe ich kaum Zeit.« – »Sie brauchen eine Frau, die hier immer gründlich saubermacht«, sage ich. »Eine Frau, wie meine Mutter.« Und drei Tage später hat die Mutter endlich eine gute und feste Stellung und eine schöne Unterkunft noch dazu – wir ziehen in die Wohnung von Dr. Grünwald.

Sie heißt Charlotte Könnecke. Sie geht bei uns in die Schule – aber in die oberste Klasse. Ihr Vater ist Beamter, bei der Reichspost, und sie ist wunderschön. Sie trägt immer helle Kleider, und ihre Haare, die lang und braun und seidig sind, wehen im Wind – wenn kein Wind ist, schüttelt sie von Zeit zu Zeit mit dem Kopf, worauf ihre Haare wie ein herrlicher dichter Vorhang wehen. Ich stehe und starre sie an – wenn sie zur Schule kommt, wenn sie nach Hause geht, wenn sie nachmittags zum Bad spaziert, in die Anlagen oder über die Straße. Sie ist viel, viel älter als ich – zwei Jahre älter, und sie sieht mich nicht oder will mich nicht sehen, wohl weil das nicht schicklich ist. »Charlotte«, sage ich, wie im Traum, oft vor mich hin. Und zu meiner Mutter sage ich: »Wenn ich eine Schwester bekomme, dann soll sie Charlotte heißen.« Und zu Dr. Grünwald sage ich: »Charlotte ist der schönste Name, den es gibt.« – »Es gibt noch andere schöne Namen«, sagt der Dr. Grünwald, »du wirst das schon noch merken.« – »Keiner kann schöner sein«, sage ich überzeugt. Und einmal darf ich ihre Tasche tragen. Das geschieht am dreizehnten September neunzehnhundertdreiunddreißig, von zwölf Uhr fünf bis zwölf Uhr elf.

Ich durfte die Tasche der angebeteten Charlotte tragen, weil ihr schlecht geworden war. Sie bekommt ein Kind. Dabei ist sie erst vierzehn Jahre. Und das Kind soll, sagt man, von ihrem Stiefvater sein. Und ich bin unglücklich und weine und hasse die Welt.

»Willi«, sagt Dr. Grünwald zu mir, »ich habe gehört, daß du weinst. Und das ist gut so, das erleichtert. Ich weine auch manchmal – nicht oft, aber manchmal schon.« Ich sehe den Dr. Grünwald an – das ist ein alter Mann, ganz weiß sind seine Haare, zerfurcht sein Gesicht, wie durch einen Pflug zerarbeitet, aber mit ganz jungen Augen. Und er weint auch? »Sei glücklich, daß du weinen kannst«, sagt er zu mir. »Erst ein großes Gefühl macht das Leben schön, vertieft es, weitet es aus. Erst wer die Qual kennt, kann die Freude ermessen.« – »Sie sind zu mir wie ein Vater«, sage ich. »Ich kann mir keinen besseren Sohn vorstellen«, sagt Dr. Grünwald.

Der dicke Philipp Wengler ist der erste, den ich verliere. Die Gastwirtschaft, die sein Vater gepachtet hat, wird zusammengeschlagen, bis sie nur noch ein Trümmerhaufen ist. Dann wird der Rest angezündet und alles brennt aus. Vater Wengler liegt im Krankenhaus. Seine Wirbelsäule ist verletzt. Und er sagt zu Philipp und zu mir, als wir ihn besuchen kommen: »Habt keine eigene Meinung, Jungens – sie prügeln euch sonst, bis ihr Krüppel seid. Denn es gibt immer welche, die eine andere Meinung haben, und sie dulden nichts anderes. Wenn ihr aber jemals das Unglück habt, eine eigene Meinung zu entwickeln, dann behaltet sie für euch – dann behaltet sie um Gottes willen für euch. Sonst kann es sein, daß man euch totschlägt!« Zwei Tage später stirbt der Vater Wengler. Und seine Frau, die Mutter vom dicken Philipp, verschwindet. Und eine Tante nimmt den dicken Philipp zu sich – er kommt ganz weit weg, bis hoch oben nach Ostpreußen. Ich habe ihn nie mehr gesehen.

Herr Benjamin hat sich ein Käppchen aufgesetzt. Ein großer silberner Leuchter steht auf dem Tisch, und wir sitzen um ihn herum: Frau Benjamin, Hilde und Siegfried.

Die Kerzen brennen feierlich, und der Herr Benjamin singt ganz allein ein Lied, das sehr traurig klingt. Und Herr Benjamin sagt: »Willi, du warst immer ein guter Freund unserer Kinder, und wir alle haben dich sehr gern gehabt. Aber morgen verreisen wir in ein anderes Land und vielleicht sind wir heute zum letzten Male in diesem Leben zusammen. Wir danken dir für alles, Willi. Und wir bitten dich: vergiß uns.«

Das alles erzähle ich Dr. Grünwald. Ich frage ihn: »Warum?« Und Dr. Grünwald wendet sich ab und weint.

Dann kommt der Tag, an dem auch Dr. Grünwald nicht mehr da ist. Ein anderer übernimmt seine Praxis. Und seit diesem Tag lächelt Mutter fast nie mehr, wenn fremde Menschen in der Nähe sind. Aber mir lächelt sie noch zu. Und einmal sagt sie: »Versuche, immer heiter zu sein. Sonst erstickst du an der Armut und an der Traurigkeit, die uns umgibt wie Atemluft.«

Mit dem beginnenden Krieg kam ich zur kämpfenden Truppe. Ich war in Polen eingesetzt, dann in Frankreich, später in Rußland. Ich war fast immer bei der gleichen Einheit. 1941 wurde ich zum Unteroffizier befördert, 1943 zum Feldwebel, wobei ich gleichzeitig zum Offiziersanwärter ernannt wurde.

Polen: Im Wäldchen bei Mlawa ein verstümmelter deutscher Flieger – ausgestochene Augen, abgeschnittene Geschlechtsteile. In Mlawa eine polnische Familie, der Mann mit zerspaltenem Schädel, die Frau mit aufgeschlitztem Unterleib, zwischen den Leichen ein Kind, das sich angstvoll verkriechen will. Vor Praha, Villa des Präsidenten der polnischen Eisenbahnen – ein Offizier schneidet Bilder aus dem Rahmen, ein Unteroffizier scheißt in eine antike Marmorschale. Weiter vor Praha – eine Gruppe Landser, im Schlaf überrascht, daliegend mit durchschnittenen, weitklaffenden Kehlen. Warschau – ein Mann, der von einem Fensterkreuz aus in die Straße hineinbaumelt. Ein Mann der aussieht wie Dr. Grünwald.

Frankreich: Zwei Menschen ineinander verkrampft, in

einer riesigen Lache aus Blut und Rotwein, mit starren Händen sich gegenseitig die Kehlen umspannend – ein marokkanischer und ein deutscher Grenadier. Ein Bunker bei Verdun, prallgefüllt mit zerfetzten Menschen, stinkender Brei – und darin fahle Knochen, Schädelteile, Reste von Toten aus dem vorigen Weltkrieg, nicht zu ergründender Nationalität. Ein Bett, auf dem eine französische Frau liegt, über ihr ein deutscher Soldat, unter dem Bett der Mann dieser Frau – tot sie alle und Trümmer um sie, durch ein Bündel Handgranaten.

Dreux in Frankreich: Grabkapelle der Valois, einst Könige dieses Landes. Ein Liebespaar, das zwischen diesen Särgen liegt. Schallplattenmusik, die aus dem Turmzimmer des Schlosses dringt. Grölende Stimmen betrunkener Soldaten, die gemeinsam zum Puff ziehen. Ein alter Franzose, der fassungslos dasteht. Ein Kind, das sich ein Eisenbahner kaufen will. Ein Offizier, der in seinem Quartier sitzt und Voltaire liest. Ein Schrei, von erschreckender, anhaltender Wildheit, lange anhaltend, ein Schrei, der über die Dächer von Dreux flattert und doch von keinem gehört wird, außer von mir: Ein Mann ist wahnsinnig geworden.

Zwischendurch wieder zu Hause in Dortmund. Zu Hause? Mutter lächelt, und das läßt vieles vergessen. Der Arzt, der die Praxis von Dr. Grünwald übernommen hat, kann keinem von uns offen ins Gesicht sehen. Aber Erna, seine Sprechstundenhilfe, hat große Augen, die sehen und gesehen werden wollen. In der zweiten Nacht kommt sie in mein Zimmer und legt sich zu mir. »Was soll man machen«, sagt sie. »Schließlich ist Krieg.« – »Na schön«, sage ich, »schließlich ist Krieg.« Sie sieht aus wie Charlotte.

Dann Rußlandfeldzug: Berge von Leichen – polnische Offiziere. Geht auf das Konto der Russen. Wieder Berge von Leichen – polnische Juden. Geht auf das Konto der Deutschen. Dann Menschen, die wie seltsame Früchte von Bäumen hängen: Partisanen, Partisanenbekämpfer, Kommissare, Ausrotter der Kommissare. Leichen, als Schutzwall benutzt; Leichen, zur Straßenpflasterung verwendet; Leichen, als Heizmaterial verbraucht. Und Feuer über die weiten Horizonte, als brenne die Welt.

Hier in Rußland, bei Charkow, ein Mädchen, das Natalie heißt. Im letzten Augenblick drei besoffenen Kerlen entrissen, die es vergewaltigen wollten – es waren Russen; zufälligerweise; Helfer bei einer deutschen Versorgungseinheit, die so verhältnismäßig bequem zu Schnaps kamen. Zwei sind jetzt krankenhausreif, denn ich habe mit dem Karabiner auf sie losgeschlagen. Natalie keucht. Ich versuche, sie zu beruhigen. Dunkelbraune Augen, die mich hilfeflehend und dankbar ansehen, voller Vertrauen, voller Hoffnung. Ich teile meine Verpflegungsration mit ihr. Sie steckt notdürftig ihr Kleid zusammen. Sie atmet erregt, ergreift meine Hand, und es ist, als wolle sie diese schmutzige Hand küssen. Ich trinke von dem Schnaps, den die Kerle zurückgelassen haben. Ich lege meinen Arm um Natalie und spüre, daß sie zittert. Ich ziehe sie an mich und tue dann das, was die anderen auch mit ihr tun wollten. Natalie wehrt sich nicht, weint aber. Und ich stürze in die Nacht hinaus, voller Scham, die ich über mich empfinde.

Am nächsten Morgen kehre ich wieder zurück. Ich weiß, daß ich Natalie liebe, wie man ein schweres und doch süßes und unvermeidliches Schicksal liebt. Dieses Gefühl für einen Menschen überwältigt mich. Nie vorher habe ich das gekannt, nie für möglich gehalten, daß es das gibt. Ich möchte es in den frostklaren Tag hinausschreien, damit es in aller Welt gehört werde, über alle Fronten hinweg. Als ich die Tür zu dem Haus aufstoße, in dem Natalie wohnt, sehe ich sie vor mir liegen – mitten im Raum, auf dem Rücken, mit zerfetzten Kleidern. Verkrümmt. Verblutet. Tot.

Von dem, was man eine militärische Laufbahn nennt, ist nichts Besonderes zu berichten. Ich habe das getan, was gemeinhin Pflicht genannt wird. Ich wurde regelmäßig befördert und mit einiger Selbstverständlichkeit zum Offiziersanwärter ernannt. Warum – kann ich nicht sagen. Wozu – weiß ich nicht. Das einzige, was ich weiß, ist dies: Ich bin ein armer Mensch. Und weil ich das weiß, lächle ich.

31

DER ABSCHIED OHNE REUE

Der nächste Tag verlief wie der Sand in einem Glas: Die Stunden rannen davon mit monotoner Regelmäßigkeit. Alles erschien wie alle anderen Tage auch: der Dienst, die Pausen, das Essen, die träge dahingleitenden Gedankenketten. Die Fabrik für Offiziere lief auf vollen Touren – keine der Maschinen schien unregelmäßig zu funktionieren.

Auch der Oberleutnant Krafft erledigte sein Pensum. Auch er schien nur das zu tun, was ihm der Dienstplan befahl. Er stand pünktlich auf, frühstückte im Kasino, leitete den Geländedienst seiner Aufsicht – Thema: Spähtruppunternehmen – und speiste gemeinsam mit den Fähnrichen zu Mittag.

Nichts war auffällig an Krafft: Seine Bemerkungen waren nicht weniger zahlreich und treffend, seine Aufmerksamkeit schien keinen Augenblick nachzulassen. Vielleicht waren lediglich seine Scherze etwas spärlicher als gewöhnlich, und seine Stimme hatte nicht die gewohnte Unbekümmertheit. Aber niemand bemerkte das.

Zu Beginn des Nachmittags stand der unvermeidliche Aufsichtsunterricht auf dem Dienstplan. Diesmal lautete das ein wenig merkwürdig erscheinende Thema: Betreuung von Angehörigen.

Die Fähnriche versammelten sich in der Lehrbaracke und legten sich Papier und Bleistift zurecht. Sie waren sicher, einen der üblichen Aufsätze schreiben zu müssen. Allein schon der Gedanke daran machte sie gähnen.

Doch als Krafft vor seine Fähnriche trat, fragte er: »Betreuung von Angehörigen – was hat man sich darunter vorzustellen?«

Hierauf fanden die Fähnriche keine rechte Antwort, nicht zuletzt deshalb, weil sie sich keine sonderliche Mühe gaben. Warum sollten sie auch? Dieses Thema war für sie völlig neu – mithin mußten sie, wenigstens doch andeutungsweise, belehrt und aufgeklärt werden.

Die Fähnriche veranstalteten also eines der üblichen Rätselspiele. So behauptete der Fähnrich Mösler: »Wenn zum Beispiel die Schwester eines Soldaten auf Besuch kommt, dann betreue ich sie – vorausgesetzt, daß sie würdig ist.«

Doch das Gelächter hierüber war nicht sonderlich groß.

Krafft registrierte jedes der vorgetragenen Argumente; aber er kommentierte keins davon. Er schien seinen eigenen Gedanken nachzuhängen und sah sogar minutenlang zum Fenster hinaus. Erst als die zumeist recht vagen Ideen der Fähnriche erschöpft schienen, wandte sich ihnen der Oberleutnant wieder zu.

»Sie finden also praktisch nichts«, sagte Krafft, »das zu diesem Thema Bezug zu haben scheint. Und das ist kein Trugschluß. Die Heeresmaschinerie interessiert nur der Soldat, der ihr unmittelbar dient – weiter niemand. Das schließt natürlich nicht aus, daß Vorgesetzte freundlich sind, wenn einmal Angehörige ihrer Soldaten auftauchen. In Friedenszeiten sind sogar Geselligkeiten denkbar – ein Kompanieball zum Beispiel, ein Ausflug der Unteroffiziere mit Angehörigen, eine Kasinofestlichkeit mit Damen. Aber alles das liegt weit zurück und dürfte auch vorläufig nicht mehr in greifbare Nähe rücken. Kurz: Die Angehörigen der Soldaten stehen nicht auf unserem Programm – mit einer einzigen Ausnahme. Welche könnte das sein?«

Die Fähnriche kamen nicht darauf. Sie blickten gleichgültig auf ihren Aufsichtsoffizier. Hatte sich denn um ihre Angehörigen irgend jemand irgendwann gekümmert? Bisher nicht.

»Es gibt einen Fall«, sagte der Oberleutnant Krafft, »bei dem der Offizier sich gezwungen sieht, mit den nächsten Angehörigen seiner Soldaten in Verbindung zu treten. Das ist die schwere Verwundung und der Tod. Was nämlich geschieht, wenn das eintritt?«

»Der Kompaniechef, beziehungsweise sein Stellvertreter, schreibt einen Beileidsbrief.«

»Und wie hat dieser Beileidsbrief auszusehen? Wie sieht er in Wirklichkeit aus? Wer hat schon jemals ein derartiges Schreiben gesehen?«

Kramer, der vielerfahrene Unteroffizier, meldete sich. »Ein derartiger Brief soll möglichst umfangreich sein und mit der Hand geschrieben werden. Nur bei größeren Verlustziffern und bei anhaltenden Kampfhandlungen kann auf Schreibmaschine ausgewichen werden.«

»Und der Inhalt derartiger Schreiben?«

»Einige Musterbeispiele sind in einem diesbezüglichen Merkblatt festgelegt. Grundsätzlich aber könnte gesagt werden: je persönlicher, um so besser!«

Krafft schien kaum zuzuhören. Seine fast gleichgültig anmutende Sachlichkeit enthüllte den makabren Hintergrund dieses Themas um so deutlicher. »Welche Punkte sind bei einem derartigen Schreiben zu berücksichtigen, welche zu vermeiden?«

Die Fähnriche warfen die Sätze auf Krafft zu, als spielten sie Handball.

Zunächst: Positive Punkte. Grundsätzlich: Gefallen für Führer und Reich. Weniger gebräuchlich: Gefallen für das Vaterland. Immer wichtig: In treuer, beispielhafter Pflichterfüllung. Gern gesehen: Unvergessen. Wird in den Herzen seiner Kameraden weiterleben.

Sodann: Negative – also unbedingt zu vermeidende – Punkte. Grundsätzlich: Leidensschilderungen unangebracht. Möglichst: Keine detaillierten Beschreibungen der Todesursache. Selbstverständlich: Keinerlei Kritik an soldatischen oder menschlichen Qualitäten. Und unter keinen Umständen: Bemerkungen, die auf unglücklichen Einsatz, also auf sinnlose Verluste hindeuten könnten.

Motto: Der Tod auf dem Schlachtfeld ist ein Ehrentod – der in Lazaretten, auf Truppenübungsplätzen und innerhalb sonstiger militärischer Einrichtungen natürlich auch. Wer stirbt, ist grundsätzlich ein Held. Geboten daher: »Stolze Trauer.«

»So ist das!« sagte der Oberleutnant Krafft hart. »Und so ähnlich ist das üblich seit einigen hundert Jahren. Sinn und Form derartiger Beileidsschreiben bleiben sich immer gleich – lediglich einige Begriffe wechseln. Einmal heißt es: Für König und Volk. Dann: Für Kaiser und Vaterland. Jetzt: Für Führer und Reich. Und immer auf dem Felde der Ehre. Und niemals sinnlos! Denkt mal darüber nach, wenn ihr den Mut dazu habt. Und damit Schluß für heute, Heldensöhne.«

Die Aufsicht trottete von dannen. Lediglich der Fähnrich Rednitz blieb zurück. Er legte das Unterrichtsbuch vor und wartete, bis Krafft seine Eintragung beendet hatte.

Als das geschehen war, sagte der Oberleutnant unvermittelt: »Rednitz – ich habe in der letzten Nacht, gemeinsam mit Hauptmann Feders, die Beurteilung für die Aufsicht abgeschlossen. Denn das Lehrgangsende ist nahe. Wollen Sie wissen, wie Sie dabei abgeschnitten haben?«

»Nein, Herr Oberleutnant«, sagte der aufrichtig.

»Und warum nicht, Rednitz?«

»Weil ich manchmal gar nicht mehr weiß, Herr Oberleutnant, ob ich diesen Lehrgang überhaupt bestehen will oder nicht. Es gibt Augenblicke, in denen ich zu wünschen beginne, daß ich niemals Offizier zu werden brauche.«

»Rednitz«, fragte der Oberleutnant, »sind Sie etwa dieses Lebens müde?«

»Noch nicht, Herr Oberleutnant. Aber je mehr ich darüber nachdenke, um so weniger sinnvoll will es mir erscheinen – so wie es jetzt ist.«

»Dann versuchen Sie, es doch zu ändern! Sie sind noch jung. Ich bin zwar nur einige Jahre älter, aber doch schon ein alter Mann: müde, verbraucht, resignierend. Sie sind noch anders, Rednitz. Sie dürfen nicht aufgeben.«

»In einigen Tagen, Herr Oberleutnant, wird dieser Lehrgang hier zu Ende sein. Dann werden wir uns für immer trennen. Und bald werden die meisten vergessen haben, was Sie uns beizubringen versuchten – Sie und auch Hauptmann Feders; jeder auf seine Art. Sie haben uns denken und sehen gelernt und manchmal unser Gewissen geweckt. Aber dennoch, so fürchte ich, sind Sie immer noch nicht deutlich genug geworden. Doch das lag wohl nicht in Ihrer Macht. Und eben das ist es, was mich manchmal wünschen läßt, nicht Offizier zu werden. Wenn schon ein Mann wie Sie diese Grenzen nicht überspringen kann – was hat da schon ein Menschlein wie ich zu hoffen?«

»Rednitz«, sagte der Oberleutnant schwer und reichte seinem Fähnrich die Hand, »wenn Sie sich später einmal an mich erinnern sollten, dann versuchen Sie nie, mich zu bedauern. Jeder muß mit sich selber fertig werden – denn in den entscheidenden Augenblicken ist jeder allein.«

Der Fähnrich entfernte sich. Der Oberleutnant Krafft sah ihm nicht mehr nach. Er packte, mit sicheren Griffen, seine Sachen zusammen. Er warf noch einen kurzen Blick in den leeren Unterrichtsraum – und es war, als nehme er lächelnd Abschied. Dann ging auch er.

Vor der Unterrichtsbaracke traf der Oberleutnant auf Hauptmann Ratshelm, der hier auf ihn gewartet zu haben schien. Ratshelm gab sich geschäftig und völlig unpersönlich.

»Wie Sie wissen, Herr Oberleutnant Krafft«, sagte er, »findet morgen die Beerdigung des Fähnrichs Hochbauer statt, und zwar in der auf der Kriegsschule üblichen Form – wie seinerzeit bei Leutnant Barkow. Der Beerdigung geht eine Feierstunde voraus. Und hierbei ist es Brauch, daß der zuständige Aufsichtsoffizier die Trauerrede hält.«

»Das ist mir bekannt, Herr Hauptmann«, sagte der Oberleutnant Krafft. »Und darauf bin ich vorbereitet.«

»Meinen Sie nicht«, sagte Ratshelm kühl und fordernd, »daß es in Anbetracht der Umstände besser wäre, wenn Sie zurückstehen würden?«

»Das meine ich nicht, Herr Hauptmann«, sagte der Oberleutnant bestimmt. »Ich werde die Rede halten, wie es Brauch ist. Ich halte das für meine Pflicht, und ich bestehe darauf, sie zu erfüllen.«

»Und die schwebenden Untersuchungen?«

»Interessieren mich nicht, Herr Hauptmann. Eine Untersuchung ist noch keine Verurteilung. Ich werde also die Rede halten – es sei denn, daß der General eine andere Entscheidung trifft.«

Der Oberleutnant Krafft legte, ein wenig lächelnd, seine Hand an die Mütze. Dann ließ er den Hauptmann Ratshelm stehen und ging davon. Er hatte noch einige Stunden lang mit Hauptmann Feders zu arbeiten: Die Abschlußbeurteilungen der Aufsicht mußten schriftlich niedergelegt werden.

Feders und Krafft arbeiteten in der Unterkunft des Hauptmanns. Marion Feders und Elfriede Rademacher versuchten, ihnen dabei zu helfen: Sie schrieben in die Maschine, was die Offiziere ihnen diktierten. Jede Minute war ausgefüllt – Krafft drängte beharrlich.

»Mein lieber Krafft«, sagte schließlich der Hauptmann Feders, »was, zum Teufel, bezwecken Sie mit dieser Akkordarbeit? Wir haben noch acht Tage Zeit, aber Sie tun ja fast, als wäre morgen schon Lehrgangsschluß.«

Die beiden Frauen sahen sich an. Und dann blickten sie zu Krafft hinüber. Der schien sich ausschließlich auf seine Beurteilungen zu konzentrieren. Er sah nicht auf, als er antwortete.

»Mir kommt es allein auf das Datum an«, sagte Krafft. »Die Beurteilungen sollten abgeschlossen sein, ehe noch der Oberkriegsgerichtsrat Wirrmann die faulen Früchte seiner Ermittlungen vorlegen kann. Verstehen Sie? Nichts, was in dieser Untersuchung zutage gefördert wird, soll Einfluß auf unsere Beurteilungen nehmen. Im Ernstfall müssen Sie mit reinem Gewissen beschwören können, daß wir vorher abgeschlossen haben.«

»Wenn es sein muß«, sagte Feders, »dann beschwöre ich noch ganz andere Dinge, und auch die mit völlig reinem Gewissen. Denn hier kommt es doch nur darauf an, diese engstirnigen Burschen von Lehrgangskommandeur und Inspektionschef zu ihrem Besten zu zwingen. Denn daß sie nur das Beste wollen, das behaupten sie doch dauernd. Also schön – besorgen wir es ihnen!«

Elfriede Rademacher und Karl Krafft verließen das Ehepaar Feders. Sie gingen nebeneinander über die große Kasernenstraße, am Kommandostab vorüber. Und Elfriede sagte: »Es sind sehr liebenswerte Menschen, diese Feders, nicht wahr? Und sie sind sehr tapfer.«

»Ja – tapfer wie eine Katze, die sich an den klammert, der sie ersäufen will. Und tapfer wie ein dressierter Tiger, der durch brennende Reifen springt! Das ist unser Leben in unserer Zeit!«

Elfriede versuchte, sich an ihn zu schmiegen. Die Dunkelheit und der geringe Verkehr auf dem spätabendlichen Kasernengelände erlaubten ihr das.

Und Elfriede sagte leise: »Du hast dich verändert, Karl. Du hast dich in der letzten Zeit außerordentlich verändert.«

»Nun«, sagte Krafft abweisend, »vielleicht zeige ich jetzt mein wahres Gesicht. Aber ich hoffe, du denkst daran, daß ich dich gewarnt habe.«

»Karl!« sagte sie, »das war doch kein Vorwurf.«

»Ich bin ein hoffnungsloser Fall«, sagte er rauh. »Und das beste für dich wäre, wenn du das erkennen und mich dann aus deinem Gedächtnis streichen würdest – ich bin keine angenehme Erinnerung.«

»Gib dir keine Mühe, Karl«, sagte sie zärtlich.

»Wir sind da«, sagte er und wies auf das Gebäude, in dem sie wohnte. »Gute Nacht, Elfriede.«

»Ich will bei dir bleiben«, sagte sie.

»Ich habe heute nacht noch viel zu tun«, erklärte er.

»Störe ich dich dabei, Karl?«

»Der Lehrgangskommandeur will mich sprechen – und das kann sehr lange dauern.«

»Ich werde warten«, sagte sie. »Hier auf der Straße.«

Die Nacht war ohne Frost – blauschwarzer Himmel, kaum kenntliche Wolkenfetzen, ein flatternder Tauwetterwind. Auf den Feldern löste sich der Schnee in Wasser auf und versank in die Erde. Der Winter schien sich verkriechen zu wollen.

Karl Krafft löste sich von Elfriede. »Du willst mich nicht verstehen!« sagte er eindringlich. »Ich kann sagen, was ich will – und du lächelst! Ich versuche, dir alle Gefahren aufzuzeigen – und das stimmt dich heiter. Bist du so sicher, daß ich dich liebe?«

»Ach«, sagte sie. »So ist das nicht! Daß ich dich liebe, genügt mir.«

»Es wäre gut, wenn dir das genügte«, sagte er; und er versuchte das mit Härte zu sagen. »Glaub nicht, daß ich dich liebe! Vielleicht liebe ich diesen seltsamen Beruf, in den ich hineingetaumelt bin. Vielleicht liebe ich sogar diese lümmelhaften Fähnriche, weil ich spüre, daß sie leiden werden. Und vielleicht liebe ich dieses Standbild von General, wie man einen Wunschtraum liebt.«

»So viele Dinge, die von einem Mann geliebt werden«, sagte sie unbekümmert. »Und darunter keine Frau, auf die ich eifersüchtig sein kann. Ich wollte, ich könnte jetzt dein Gesicht sehen.«

»Ich bin, wie Sie wissen, ein Mann der ausgleichenden Gerechtigkeit«, versicherte der Major Frey.

Und dabei blinzelte er Krafft zu, Vertrauen bezeugend, Verständnis erheischend. Sein dekoratives Heldengesicht lächelte mechanisch. Seit jenem Tage, da ihm die Untreue seiner Frau offenbar geworden war, wollte keine rechte Freude mehr in ihm aufkommen.

»Auch ich«, versicherte der Oberleutnant Krafft, »bin ein Freund des gerechten Ausgleichs.«

Der Major Frey befingerte, leicht nervös, sein Ritterkreuz. Es war immer die gleiche Geste: Es war, als wolle er sich versichern, daß das Signum seiner unvergleichlichen Tapferkeit immer noch da war.

Der Lehrgangskommandeur nötigte seinen Aufsichtsoffizier, Platz zu nehmen. Das tat er außerordentlich verbindlich. Nicht viel fehlte, und er würde ein Sitzkissen angeboten haben. Auch lenkte er das Licht der Lampe ab, wie um die Augen seines Besuchers nicht unnötig zu strapazieren. »Zigarren? Zigaretten? Irgend etwas Trinkbares? Kognak, Himbeergeist, ein Gläschen Wein?«

»Danke. Nur ganze Flaschen – wenn Sie welche abgeben können.«

Der Major lachte heiser: Ein Scherz war gemacht worden. So was pflegte die Stimmung zu heben. Das konnte er gebrauchen. Denn seine Mission war heikel – und ihr Erfolg abhängig von diesem Krafft.

»Ja, mein Lieber«, sagte der Major, »morgen werden wir also den Fähnrich Hochbauer begraben. Mit fast allen militärischen Ehren – Anordnung vom Kommandeur der Kriegsschulen, ohne Kommentar weitergegeben von Herrn General. Damit bin ich jeder Stellungnahme hierzu enthoben.«

Abermals befingerte Frey sein Ritterkreuz; dabei sah er auf eine Stellungnahme des Generals, die vor ihm auf dem Schreibtisch lag. Dann sah er Krafft vorsichtig prüfend an und fuhr etwas mühsam fort.

»Mein lieber Oberleutnant Krafft, es handelt sich um die Feierrede, für die Sie vorgesehen waren.«

»Die ich halten soll«, verbesserte Krafft verbindlich.

»Die Sie halten sollten, gewiß. Aber, und hier berühren wir einen heiklen Punkt, glauben Sie nicht auch, daß wir diese Angelegenheit gründlich überdenken sollten?«

»Die Argumente von Hauptmann Ratshelm sind mir bekannt, Herr Major. Ich akzeptiere sie nicht. Ich hatte aber freigestellt, hierüber eine Entscheidung des Herrn Generals anzufordern. Darf ich fragen, ob eine derartige Stellungnahme vorliegt.«

»Ja«, gab der Major notgedrungen zu. »Sie liegt vor.«

»Und wie lautet sie, Herr Major?«

»Nun, der Herr General hat zugestimmt.«

Krafft lehnte sich zurück. »Dann ist ja alles klar.«

»Gewiß, formell schon, gewiß.« Der Major suchte nach seinem Taschentuch, denn seine Hände waren feucht geworden.

»Lieber Krafft«, sagte er dann, »nun wollen wir mal von Mensch zu Mensch miteinander reden. Nicht etwa, daß ich jetzt Hauptmann Ratshelm bloßstellen will, nicht etwa, daß ich irgend etwas fürchte, aber dieser Ratshelm – ganz unter uns, Krafft – gebärdet sich wie wild. Er schreckt vor nichts zurück. Der bekommt es sogar fertig und bringt diese unglückselige Geschichte von Hochbauer und meiner Frau aufs

Tapet. Eine Sache, bei der Sie wirkliches Taktgefühl gezeigt haben, Krafft, das muß man Ihnen lassen. Aber damit ist bei Ratshelm kaum noch zu rechnen. Der geht womöglich aufs Ganze. Und der kann sich das leisten, denn er hat – auch das im Vertrauen, Krafft – sein Versetzungsgesuch an die Front eingereicht. Außerdem steckt er mit diesem Oberkriegsgerichtsrat unter einer Decke. Also, mein Lieber, reizen wir ihn nicht noch unnötig! Zeigen wir lieber Vorsicht und Klugheit. Lassen wir diese Feierrede sausen! Einverstanden?«

»Und die Entscheidung des Generals?«

»Nun wohl«, erklärte der Lehrgangskommandeur hoffnungsvoll, »diese Entscheidung hat nämlich ihre Besonderheit. Denn der General hat wörtlich gesagt: ›Wenn Krafft will, dann soll er doch!‹ Das aber heißt doch ganz eindeutig, Krafft: Wenn Sie nicht wollen, dann brauchen Sie auch nicht!«

»Tut mir leid«, sagte der Oberleutnant Krafft, »aber ich will!«

»In deinem Zimmer brennt Licht«, sagte Elfriede Rademacher, als sie sich der Baracke näherten, in der die Aufsicht H untergebracht war.

»Wahrscheinlich habe ich vergessen, es auszuschalten«.

»Aber du warst doch den ganzen Tag unterwegs, Karl!«

»Nun, dann wird es eben mein Putzer getan haben. Aber wir wollen ganz leise sein – ich möchte meine Fähnriche nicht um ihren Schlaf bringen.«

Sie betraten den Vorraum – gleich links daneben lag das Zimmer des Oberleutnants Krafft. Dumpf-brodelnde, verzerrte Geräusche wurden vernehmbar: gurgelndes Wasser; die Windstöße, die an den Barackenwänden zerrten; das Röcheln und Schnarchen der Fähnriche.

Krafft öffnete die Tür zu seinem Zimmer. Und hier sah er, im Schein seiner Lampe, an seinem primitiven Schreibtisch, vor seinen Vorschriften, den Generalmajor Modersohn sitzen. Nicht anders, als der gewöhnlich in seinem Arbeitszimmer saß: gereckt, steif, unnahbar. Doch diesmal lächelte der General.

»Kommen Sie herein«, sagte der General. »Sie wohnen ja hier.«

Krafft trat näher und machte seine Ehrenbezeigung. Er tat das mechanisch. Und Elfriede Rademacher blieb in der Tür stehen – sie wußte nicht recht, was sie nun machen sollte.

»Guten Abend, Fräulein Rademacher«, sagte der General und erhob sich. Er ging, mit gemessenen Schritten, auf Elfriede zu, reichte ihr die Hand, nahm die ihre und verbeugte sich leicht.

»Herr General«, versuchte Krafft zu erklären. »Fräulein Rademacher ist meine Verlobte.«

»Das ist mir bekannt«, sagte der General. »Ich habe Ihnen bereits meinen Glückwunsch dazu ausgesprochen, Herr Oberleutnant. Dennoch entsinne ich mich nicht, daß es eine Anordnung gibt, die Offizieren gestattet, ihre Bräute in ihren Unterkünften zu empfangen.«

»Wenn Sie erlauben, Herr General«, beeilte sich der Oberleutnant Krafft zu sagen, »dann werde ich meine Verlobte in ihre Unterkunft bringen.«

»Herr Oberleutnant«, sagte der General unbewegt, »ich muß Sie für dieses Vergehen in jedem Fall zur Rechenschaft ziehen – deshalb kann Ihre Verlobte jetzt auch ebensogut bleiben. Das geht sozusagen auf die gleiche Rechnung. Bleiben Sie also getrost hier, Fräulein Rademacher.«

Elfriede lächelte Modersohn dankbar zu. Sie bewegte sich graziös an dem General und seinem Oberleutnant vorüber, auf das Feldbett zu. Und hier setzte sie sich hin. Krafft glaubte zu erröten.

»Ich gedenke, Sie nur kurz zu stören«, sagte der General. Modersohn setzte sich wieder an den Schreibtisch des Oberleutnants und machte diesem ein Zeichen, ebenfalls Platz zu nehmen. Krafft zog sich einen Hocker herbei und setzte sich erwartungsvoll.

»Herr Oberleutnant«, sagte der General, »haben Sie herausgefunden, welche Absichten der Oberkriegsgerichtsrat Wirrmann verfolgt?«

»Jawohl, Herr General!«

»Und? Wollen Sie mir das, bitte, mitteilen?«

»Dieser Wirrmann«, sagte Krafft, »will mich umlegen – und zwar so, daß Sie, Herr General, über mich stolpern.«

»Ausgezeichnet«, sagte der General gedehnt. »Sie haben ausgezeichnet beobachtet, Herr Oberleutnant. Und was, glauben Sie, wird dieser Mensch erreichen?«

»Nichts«, sagte Krafft fest. »Nichts, das ich nicht will.«

»Gut«, sagte der General. Und seine sonst so kalten blaugrauen Augen leuchteten auf. »Hören Sie jetzt, bitte, aufmerksam zu, Herr Oberleutnant. Und nehmen Sie zur Kenntnis, daß ich im Augenblick weder Zustimmung noch Ablehnung erwarte. Also: Ich erlaube es Ihnen ausdrücklich, dem Oberkriegsgerichtsrat Wirrmann mitzuteilen, daß ich Ihnen den Befehl gegeben habe, Nachforschungen über den Tod des Leutnants Barkow zu betreiben.«

»Das halte ich für unangebracht, Herr General.«

»Keinen Kommentar, bitte, Herr Oberleutnant Krafft. Sie sollen darüber nachdenken. Ich wiederhole noch einmal: Ich habe Ihnen Befehl gegeben! Ich habe Sie ersucht, mit allen Mitteln vorzugehen. Ich habe die dabei zu verwendenden Methoden nicht im geringsten einzuschränken versucht. Ich allein trage die ganze Verantwortung. Ist das klar?«

»Das ist klar, Herr General.«

»Das ist alles, was ich Ihnen heute noch sagen wollte, Herr Oberleutnant Krafft. Wir sehen uns morgen wieder, wenn Sie die Feierrede halten. Und es wird nicht nur der Lehrgang zwei zugegen sein, sondern die gesamte Kriegsschule. Leben Sie wohl, Krafft. Auf Wiedersehen, Fräulein Rademacher.«

Der General schritt davon, und die Dunkelheit verschluckte ihn.

»Was wollte er?« fragte Elfriede, ihm nachstarrend.

»Er wollte mir helfen, eine Eintagsfliege zu bleiben«, sagte Krafft. »Und er hat dich ganz bewußt zum Zeugen dafür gemacht, daß ich mich getrost in warme Betten zurückziehen und mir ein ruhiges Gewissen bewahren kann. Aber das will ich nicht!«

Der Oberleutnant Krafft starrte in das grelle Licht und versuchte, seine Gedanken zu konzentrieren. Dann beugte er sich wieder über seinen Schreibtisch und füllte Seite um Seite mit seiner kleinen, gedrungenen Schrift: Er brachte seine Leichenrede zu Papier.

Auf seinem Feldbett lag Elfriede Rademacher und sah ihm zu: mit müden Augen und mit mattem, ersterbendem Lächeln. Sie sah das ernsthaft-angespannte Gesicht, das über dem weißen Papier hing; die nervigen Hände, die Buchstaben neben Buchstaben setzten.

Krafft stützte den Kopf in die Hände. Sein Blick war angestrengt ins Leere gerichtet. Und aus der Dunkelheit um ihn formten sich Bilder des Todes, gewannen Form und Farbe – dunkle Farben der letzten Stunde: fieberndes, flutendes Blau, verschwindend in erdiges Braun, taumelnd in das unfaßbare Schwarz des Verlöschens. Und immer wieder aufflackernd das Rot des Feuers, des Blutes, des Sonnenuntergangs.

Elfriede dehnte sich unruhig auf seinem Feldbett, sank dann in traumlose Müdigkeit und schlief endlich, lautlos, mit leichtgeöffnetem Mund. Ihr Gesicht war voll lächelnder Erwartung.

»Nichts darf verschwiegen werden«, sagte Krafft leise. »Denn jede Wahrheit, die nicht ausgesprochen wird, ist der Beginn einer Lüge.«

Erschöpft ließ er seine Hände sinken. Zwölf dichtbeschriebene Seiten lagen vor ihm. Und er fühlte sich frei und glücklich und müde, wie noch niemals zuvor.

Er stand auf, zog sich aus und legte sich zu Elfriede. Ohne ihre Augen zu öffnen, machte sie ihm Platz, doch nur, um sich, mit fast der gleichen Bewegung, an ihn zu drängen. Ihre Glieder umschlangen ihn, ihre Arme hüllten ihn ein – und er versank wie in einen Brunnen des Vergessens; tief, immer tiefer, nach endloser Tiefe trachtend. Und eine Flut der Seligkeit überbrandete ihn und löschte ihn aus.

Er hatte sein Leben gelebt.

32

DER ANRUF DES SCHICKSALS

Die drei Aufsichten der Sechsten Inspektion wurden an diesem Tag zu Sonderarbeiten eingesetzt: Es galt, die Turnhalle halbwegs in einen Trauersaal zu verwandeln.

Normalerweise war das eine Beschäftigung leichterer Natur. Aber die Leitung des Unternehmens hatte der Oberleutnant Webermann, von Aufsicht G, der Schäferhund. Und der trieb auch hier die ihm unterstellten Leute pausenlos an.

Die Fähnriche seiner Aufsicht wurden gewöhnlich »die Hasen« genannt, weil man sie ständig laufen sah. Ansonsten war Webermann der geborene Organisator. Wenn er, wie hier, 120 Leute zur Verfügung hatte, dann arbeiteten mindestens hundert davon – ganz gleich, ob es sich um die Erstellung von Feldlatrinen handelte, um Bunkerquartiere oder Filmscheunen.

An diesem Tag aber ging es um eine Trauerfeier.

Zunächst einmal: Turnhalle völlig ausleeren! In die Nebenräume mit den Geräten oder hinter das Gebäude! Sodann: Boden schrubben, beziehungsweise polieren und glätten; Fenster putzen; Wände abfegen. Kein Fremdkörper! Nicht eine Latte in einer Ecke, keine Spinne an der Wand, kein Staubkorn auf glatten Flächen.

Währenddessen wurden – genau nach Plan – alle vorhandenen Bänke aus den Kantinen, Speisesälen und Unterrichtsräumen herbeigeschleppt. Diese bildeten die hinteren Sitzreihen. Sodann Stühle einfacher Qualität, aus den gleichen Gebäuden herantransportiert – sie würden die mittleren Sitzreihen bilden. Nunmehr folgten, aus Unterkünften und Schreibstuben, Stühle besserer Qualität. Sie waren für die Herren Offiziere vorgesehen, für die vordersten Reihen. Und genau in der Mitte ein ganz besonders hochlehniges Prunkstück, dem Kasino entschleppt – der Platz für den General.

»Welch ein Aufwand!« stöhnte ein Fähnrich, der sich unbeobachtet glaubte – denn er sah den Oberleutnant Webermann nicht. Er konnte ihn auch gar nicht sehen, denn der stand hinter seinem Rücken. Und sein scharfes Gehör war berühmt. »Warum bloß so ein Theater!« sagte der Fähnrich weiter. »Ich denke, hier handelt es sich um Selbstmord!«

»Hier handelt es sich um das Aufstellen von Stühlen!« fuhr ihn Webermann prompt an. »Denken ist im Augenblick überhaupt nicht befohlen. Und das Herumquatschen bei der Arbeit habe ich sogar ausdrücklich verboten. Ich will hier nichts anderes als Anordnungen im Befehlston hören. Klar?«

»Jawohl, Herr Oberleutnant«, rief der Fähnrich und wollte mit vier Stühlen zugleich aus der Umgebung des Schäferhundes verschwinden.

»Halt!« rief Webermann unnachsichtig. »Sie melden sich bei mir mittags um zwölf Uhr dreißig und abends um neunzehn Uhr dreißig – und das drei Tage hintereinander. Im kleinen Gefechtsanzug. Wir werden uns dann über Pflichtauffassung unterhalten!«

Doch damit nicht genug: Webermann pflegte keine halben Sachen zu machen. Er setzte seine stets griffbereite Trillerpfeife an und stieß gellende Töne hervor. Jede Bewegung erstarrte. Und der Oberleutnant rief: »Halbkreis – marsch, marsch!«

Die Fähnriche ließen alles stehen und liegen, strömten zusammen und bauten sich dann um Webermann auf.

»Mal herhören, Leute!« rief er ihnen zu, was nicht recht nötig war; denn sie hörten ihm zu. »Hat sich doch da irgendein Hammel angemaßt, den Verstand eines Offiziers anzuzweifeln. Hat plötzlich den Einfall, selbst denken zu wollen. So was kann ja gelegentlich vorkommen, aber doch nicht dann, wenn bereits seine Offiziere für ihn gedacht haben! Denn was ein Offizier tut oder anordnet, ist immer richtig. Klar?«

»Jawohl, Herr Oberleutnant!« brüllten die Fähnriche im Chor.

»Vor allen Dingen«, sagte der Oberleutnant Webermann, »will ich hier kein Gefasel von Selbstmord hören. Schließlich war niemand dabei, als es passiert ist. Er kann ja gerade sein Gewehr gereinigt haben – oder wer weiß, was sonst noch alles möglich ist. Und außerdem, Männer, sind wir hier keine Kirche. Der Junge ist tot, ein feierliches Begräbnis ist angeordnet – und damit basta. Alles andere geht euch einen Dreck an! Auf die Arbeitsplätze – marsch, marsch!«

Die Fähnriche preschten auseinander.

Und so wurde dann weiterdekoriert: eine Serie Bierfässer und darauf Bretter – das Podium entstand. Daneben Lebensbäume in Kübeln, aus Kasinobeständen; dazu Kandelaber, von der Kirche ausgeborgt. Fahnen an der Rückwand, nicht zuletzt, um dahinter die lädierte grauweiße Mauer zu verbergen. Fahnen an den Seitenwänden – denn Fahnen waren in beliebiger Menge zu haben –, womit auch die Glaswand wirksam verdeckt wurde. Rötlich gedämpftes Licht strömte herein und schuf eine, wie Webermann glaubte, ausgesprochen feierliche Atmosphäre.

Dann wurde der Sarg formlos hereingeschleppt, auf das Podium gestellt und mit der Reichskriegsflagge bedeckt. Webermann persönlich hantierte dabei mit einem Zollstock: denn er legte stets großen Wert auf höchste Genauigkeit. Dreimal ließ er den Sarg verschieben, ehe er zufrieden war.

Dann aber entdeckte Webermann, daß der Stahlhelm fehlte. Ein Sarg mit Kriegsflagge, aber ohne Stahlhelm – das war für ihn wie eine Kanone ohne Geschoß. »Schlamperei!« rief er aus. »Besorgt sofort irgendeinen Gefechtshut – den ersten besten, den ihr auftreiben könnt. Damit die Feier steigen kann!«

Die Lichter brannten – es waren stattliche Kerzen; Sonderanfertigung. Sie waren von der Stadtkirche, dank der Beziehungen von Hauptmann Kater, zur Verfügung gestellt worden. Zwischen den Kerzen und dem Sarg stand je ein Fähnrich der Aufsicht H: Paradeanzug, unbeweglich, Gewehr bei Fuß. Sinnigerweise hatte Kramer die Fähnriche Amfortas und Andreas eingeteilt.

Langsam begann sich die Turnhalle zu füllen: eine Inspektion nach der anderen rückte an, im kleinen Dienstanzug. Sie wurden von Oberleutnant Webermann empfangen, der wiederum von Hauptmann Ratshelm beaufsichtigt wurde.

Webermann operierte mit einem genau auskalkulierten Sitzverteilungsplan. Und er war der einzige, der völlig ungeniert und sogar mit einer gewissen Lautstärke in Aktion trat.

»Die Herren Offiziere bitte die ersten beiden Reihen – Hauptleute nach vorne; Leutnante dahinter. Die Fähnriche schließen jeweils nach links auf.«

Die 6. Inspektion war als erste erschienen – fünfzehn Minuten vor der offiziell angesetzten Zeit. Die Aufsicht H saß ganz vorne, unmittelbar hinter den Herren Offizieren. Hier befand sich auch der Oberleutnant Krafft, kaum beachtet, mit einer Mappe unter dem Arm. Neben ihm Feders, merkwürdig still – er beteiligte sich an keinem der gedämpft geführten Gespräche.

Auch der Oberkriegsgerichtsrat Wirrmann hatte sich eingefunden; gemeinsam mit Kater hockte er ganz am rechten Flügel in der ersten Reihe.

Die Fähnriche des Oberleutnants Webermann aber hatten links seitwärts vom Sarg Aufstellung genommen. Denn bei dieser Feier agierte die Aufsicht G als Chor. Das war weder ein Zufall noch eine selbstherrliche Entscheidung von Webermann – seine Fähnriche waren vielmehr dazu legitimiert wie niemand in der Kriegsschule sonst. Chorgesang wurde nämlich bei Webermann gepflegt. Nicht etwa, daß er sonderlich musikalisch gewesen wäre. Vornehmlich praktische Erwägungen hatten ihn dazu inspiriert. Gesang förderte erfahrungsgemäß die Disziplin und erhöhte die Stimmkraft. Und so ließ er sie denn bei jeder sich bietenden Gelegenheit singen, zumal er glücklicherweise einen angehenden Kantor unter seinen Fähnrichen hatte. Sie sangen auf dem Marsch, bei Kameradschaftsabenden und bei nationalen Feiern, zur Freude der Offiziersdamen. Warum also nicht auch bei einem Begräbnis.

Fünf Minuten vor zehn Uhr erschien der Lehrgangskommandeur II, Major Frey. Seine Orden glänzten und funkelten, als habe er sie eigens zu diesem Anlaß mit Sidol geputzt, was gar nicht so ausgeschlossen war. Aber auch seine Stiefel glänzten – wie er überhaupt eine glänzende Figur machte. Und da der Lehrgangskommandeur I zu einer der laufenden Stabsbesprechungen mit anschließendem Kurzurlaub nach Berlin gefahren war, durfte sich Frey als der zweite Mann der Kriegsschule fühlen. Und das tat er denn auch; das sah man ihm an.

Die Anwesenden erhoben sich, auf ein Zeichen von Hauptmann Ratshelm – laute Kommandos sah das Zeremoniell bei einem derartigen Anlaß in geschlossenen Räumen nicht vor. Dennoch geschah alles außerordentlich exakt. Frey nickte anerkennend, nahm die Meldung entgegen und salutierte. Als das geschehen war, winkte er den Fähnrichen zu, sich zu setzen.

Sie ließen sich nieder, wie an Drähten gezogen.

Nun leistete sich der Major Frey eine kleine Solodarbietung: Er trat vor, auf den Sarg zu. Hier blieb er stehen, sekundenlang; Ehrfurcht und Ergriffenheit mimend. Mit dem Rücken zu seinem aufmerksamen Publikum, das seinen mächtigen, schlaff herabfallenden Hosenboden bestaunte.

Schließlich sah der Major Frey, unauffällig, wie er glaubte, aber für seine achthundert Zuschauer durchaus erkennbar, nach seiner Uhr. Es fehlten noch zwei Minuten an zehn Uhr. Das ließ den Lehrgangskommandeur seine Darbietung schleunigst abbrechen – der General konnte jeden Augenblick eintreten.

Auf die Sekunde genau um zehn Uhr erschien der Generalmajor Modersohn. Lediglich sein Adjutant begleitete ihn. Alle Anwesenden erstarrten und versuchten, ihn frei und offen anzublicken, wie es die Übung befahl.

Der General schritt langsam an seinen Fähnrichen vorüber. Es war, als sehe er jeden einzeln an; einen nach dem anderen. Und dieser kühle, fordernde Blick glitt dann auch über die Offiziere – und niemand wurde übersehen. Und jeder wußte, daß er nicht übersehen worden war.

»Anfangen!« sagte der General.

Hier die Rede des Oberleutnants Karl Krafft. Ungekürzt. Entnommen aus Kriegsgerichtsakten, wo sie als Anlage 7 wiedergefunden werden konnte.

»Herr General! Meine Herren! Liebe Kameraden!

Wir begraben heute einen Toten. Und das ist im Grunde die selbstverständlichste Sache von der Welt – zumal in derartig großen und heroischen Zeiten, wie die, in die wir hineingeboren sind. Tote sind das Pflaster der Straßen, auf denen der Ruhm schreitet.

Millionen fahren in die Grube, ohne daß jemand viel Notiz von ihnen nimmt. Als sie auf die Welt kamen, stöhnte wenigstens eine Mutter. Doch als sie diese Welt wieder verließen, wurden ihre letzten Schreie von Granaten erstickt, Bomben zerrissen sie und der Schutt deckte sie zu. Wenn sie noch eine Mutter hatten, weinte sie vielleicht erst Wochen später – oder niemals, um nicht eine letzte vage Hoffnung auszulöschen.

Millionen Tote haben in unseren knappen Jahren die Erde gedüngt. Die Menschen schritten über sie hinweg, Fahrzeuge walzten sie ein; mit Hacke und Spaten wurden sie verborgen – wie man Schätze verbirgt, oder Abfälle. Und Leichen werden zu nackten Verlustziffern, die keiner genau kennt. Dann scheint der Tod nicht mehr zu sein als ein gigantischer Zerfallsprozeß einer zutiefst kranken Welt.

Gelegentlich aber werden für ihn, für diesen Tod, in den Zeiten der Vernichtung, Kerzen angezündet, Menschen versammeln sich um ihn und Reden werden gehalten, in denen sich nicht selten die letzten und erbärmlichsten Lügen dieses Lebens finden. Nicht umsonst gestorben! – wird behauptet. Unvergessen! – wird gelobt. Und der Heldentod, so sagt man dann, ist der schönste Tod auf dieser Erde.

Doch mit Schönheit hat dieser Tod nicht das mindeste zu tun. Er hat weder ein heroisches Gesicht, noch umgibt ihn geheimnisvoller Glanz. Allzuoft ist er nur blutig, dreckig und gemein. Er bietet nicht den geringsten Anlaß, ihn zu rühmen, zu besingen und zu preisen.

Nichts von dem Leben, das dem Tod vorausging, kann durch das Sterben ausgelöscht werden. Der Tod ist weder eine Entschuldigung noch eine Sühne – er ist ein Abschluß. Er ist gleichzeitig ein Übergang, so hoffen wir – doch hier auf Erden zieht er den Schlußstrich.

Es gibt nur eine Frage, die im Angesicht des Todes gestellt werden kann. Und diese Frage lautet nicht: Warum ist er gestorben? Sondern: Wie hat er gelebt?

Wir alle, die wir dem Tod nahestehen – ob wir das wissen, oder ob wir es nicht wahrhaben wollen –, wir alle sollten uns diese Frage vorlegen. Wir sollten es mit einer Aufrichtigkeit und Dringlichkeit tun, als wären wir morgen nicht mehr da. Zumal wir nicht nur einen Beruf betreiben, der das Töten unvermeidlich macht, sondern weil wir selbst anderen den Tod befehlen können, ja, weil wir gar nicht umhin können, ihn von anderen zu fordern.

Das ist die härteste und die dunkelste Frage, die wir mit uns herumtragen – und sie ist so alt wie die Menschheit. Was wir tun und zu tun gezwungen sind, richtet sich gegen die Gebote, von denen wir glauben, daß sie göttlichen Ursprungs sind. Das hat jeder von uns mit Gott allein auszumachen – wenn nicht hier auf Erden, dann in einer, hoffentlich, besseren Welt. Aber unsere Verantwortung den Menschen gegenüber nimmt uns niemand ab, auch Gott nicht. Und sie kann nicht erst im Jenseits – sie muß hier und heute eingelöst werden. Von jedem einzelnen von uns.

Wir sind Soldaten – oder wir glauben doch oder geben vor, es zu sein. Es kommt nicht darauf an, ob wir Offiziere oder Fähnriche sind. Die Verantwortung des einzelnen mag steigen mit seiner Dienststellung, aber sie verändert sich nicht in ihrem Wesen – sie ist unteilbar. Wir sind Soldaten.

Es gab eine Zeit, meine Kameraden, da schien der Beruf des Soldaten klar und einfach. Die entscheidenden Worte hießen damals: dienen – bewahren – beschützen! Und wenn auch die menschliche Natur diese Begriffe niemals zu voller Blüte zu bringen vermochte – daß sie erstrebenswert waren, das stand fest. Und sie waren nicht nur der Wunschtraum des Soldaten; sie sollten der Inhalt seines Daseins sein.

Dienen! Das setzt Bescheidenheit voraus. Das ist die Tat allein; nicht der Glanz, der sie möglicherweise umgeben könnte. Bewahren! Das ist nicht denkbar ohne Wissen um

Wert. Dazu gehört das Begreifen der Schönheit ebenso wie die Demut im Glauben. Beschützen! Nur der weiß, was das ist, der lieben kann. Wer aber jemals in seinem Leben geliebt hat – wie kann der töten, ohne zutiefst erschüttert zu werden?

Der Soldat muß dienen wollen – der Menschheit und dem Leben. Wer aber seine Heimat, sein Volk, sein Vaterland wahrhaft liebt, der muß auch wissen, daß andere nichts Geringeres tun und nicht weniger zu tun bereit sind als er. Das macht das Leben des Soldaten so ungeheuerlich schwer, so daß es allein sinnvoll ist in Demut und Stille.

Diese stille Demut versuchte einst ein Wort zu umreißen, das da gelautet hat: Mehr sein als scheinen. Es war kein erschöpfendes, aber es war ein gutes Wort. Es deutete einen Weg an. Und es hat nichts mit einer Ideologie zu tun, der sich Militärs verschreiben, um an ihr zu gedeihen.

Die Tätigkeit eines Soldaten darf sich nicht darin erschöpfen, daß er marschiert, siegt und stirbt. Auch er darf davon träumen, daß vor Gott tausend Jahre wie ein Tag sind. Und er muß wissen, daß seine Mutter nicht die einzige Mutter auf dieser Welt ist. Dieses Wissen wird ihn furchtbar belasten. Aber es ist eine furchtbare Last, Soldat zu sein – es sei denn, man ist ein Verbrecher oder ein Idiot.

Geschwätz ist zumeist das, was über Tradition gesagt wird. Tradition ist Überlieferung, nicht Selbstzweck. Nicht Fahnen, Formen, Schlachtenorte und Heldennamen sind dabei wichtig, sondern das Wissen um Taten, die ohne Gewinnstreben waren. Und wenn die Toten der Vergangenheit mahnen, so nicht, den Tod zu suchen – sondern das Leben.

Befehle zu erteilen – das ist leicht. Vorzuleben – das ist schwer. Und das Schwerste ist: selbstlos dienen! Aber das wird unmöglich, wenn es nichts und niemand mehr gibt, der dieses Dienen sinnvoll macht.

Denn der Sinn des Lebens ist doch nicht ein Dach, das man über dem Kopf hat, das Huhn im Topf oder das Auto in der Garage. Und niemand lebt sinnvoll, der sich Lebensraum durch Leichen schafft.

Der wahre Soldat heult nicht mit den Wölfen. Sobald er nicht mehr nach dem Sinn seiner Existenz sucht, hat er keine

Existenzberechtigung mehr. Ein Laufbursche für Machtpolitiker jedenfalls ist er nicht!

Der Soldat muß »ja« sagen können, wenn er »ja« denkt. Wenn es aber viele gibt, die »ja« sagen und »nein« denken, wenn sie sich gezwungen fühlen, »ja« zu sagen, obwohl sie »nein« denken, oder wenn sie »ja« sagen um der Karriere, der Bequemlichkeit, des Gewinnes willen, während das Gewissen »nein« sagt oder verstummt, dann ist der Punkt gekommen, da das Soldatentum stirbt. Und nicht nur das Soldatentum. Das ist die Stunde des großen Sterbens. Wenn das Gewissen stirbt, hört die Menschheit auf zu leben.

Nicht im Sieg zeigt sich das wahre Gesicht des Soldaten – die Niederlage erst macht es ganz deutlich. Siegen kann auch jedes Raubtier. Aber um die Niederlage zu erkennen und ihr ins Auge zu sehen, dazu bedarf es mehr, als Mameluckenmut. Das kann nur, wer sich einen Funken an Klarheit bewahrt hat. Aber wer hat schon die Kraft dazu?

Denn die Furcht ist groß, daß die Quellen, von denen man lebt, versiegen könnten. Nach dem erspielten Gewinn droht der Verlust. Die angeblichen Soldaten entpuppen sich als Hasardeure. Sie sind allerhöchstens Militärs und als solche mehr oder weniger perfekte Handwerker der Vernichtung – und als solche zutiefst verachtungswürdig.

Wo der Sinn des Soldatentums verlorengeht, kommen die Mörder zum Vorschein. Dann bricht der Haß durch. Dann werden aus Gegnern Feinde und aus Feinden Teufel. Grundsätzlich gut ist man dann immer selbst, grundsätzlich schlecht immer der andere. Recht wird dann allein, was einem selbst nützt, Unrecht alles, was einen hindern könnte, mit allen Mitteln und um jeden Preis zu siegen.

Und so kommt es dann, daß der Soldat lügt – gleichgültig, ob er Offizier ist oder Fähnrich. Er belügt sich selbst. Er will nicht daran glauben, daß es sinnlos ist, was er tut – sinnlos geworden oder schon immer sinnlos gewesen. Und wenn er es endlich einsehen muß, hat er nicht mehr den Mut, sich zur Wahrheit zu bekennen. Doch dann erst kommt das Schlimmste: Er verschweigt seine Erkenntnisse seinen Soldaten. Er belügt auch sie!

Damit aber bricht alles zusammen; wie ein Haus, das eine Luftmine zu Staub zerfetzt. Und der da glaubte, ein Soldat zu sein, findet sich als Verbrecher wieder: Der Diener einer Idee wird zum Gewaltverbrecher einer Ideologie.

Dabei ist alles ganz einfach: Der Soldat muß sich den ansehen, dem er dienen will. Wer sehenden Auges einem Verbrecher dient, wird dessen Komplice. Wer aber guten Glaubens ist, doch einen Verbrecher von einem Dienenden nicht unterscheiden kann, der geht an seiner Blindheit, seiner Torheit oder seiner Gleichgültigkeit zugrunde. Es gibt Zeiten der Verführung. Aber wenn sie sich als Zeiten der Lüge und des Verbrechens enthüllen, gibt es keine bequemen Halbheiten und kein feiges Ausweichen: Die Mörder können nichts anderes erzeugen als den Mord.

Und es ist im Grunde noch einfacher, meine Kameraden. Der wahre Soldat verschmäht den Ruhm des Tages. Mehr noch: die Billigkeit dieses Ruhmes macht ihn erröten. Wenn aus Soldaten gewissenlose Landsknechte werden, die darauf lauern, von sich reden zu machen, und sei es für Stunden, die das Verbrechen sanktionieren, nur weil es ihnen Titel und Würden verleiht, dann ist das Schuld und Versagen derjenigen, die das Soldatentum verraten haben – und sei es auch nur aus Schwäche: weil sie hilflos und kraftlos waren und dumm wie Herdenschafe.

Der wahre Soldat, meine Kameraden, lebt in der Verantwortung. In der Stille. Er will dienen.

Der Tod aber erledigt nichts davon. Er ist kein Freispruch. Von der Verantwortung erlöst er nicht. Wie man lebt – das allein entscheidet. Laßt uns versuchen, meine Kameraden, wie Soldaten zu leben. Wenn wir das überhaupt noch können!«

Diese Rede des Oberleutnants Krafft überfiel die Zuhörer wie ein Hagelschlag.

Nur dauerte es einige Zeit, bis diese Trauerversammlung dahinterkam, daß sich hier etwas ganz und gar Ungewöhnliches ereignete. Denn die meisten besaßen ein dickes, wetterfestes Fell. Und wer kam schon auf die Idee, daß eine schlichte Leichenrede so mißbraucht werden könnte?

Die erste Reaktion war hier und da in den Reihen der Offiziere ein erstauntes Aufhorchen. Ihm folgte aber meist wieder das bei derartigen Gelegenheiten übliche sanfte Dahindösen. Man glaubte, sich verhört zu haben. Etwas anderes erschien gar nicht möglich. Denn wer in Großdeutschland tanzte schon derartig aus der Reihe, wenn er nicht lebensmüde war?

Die zweite Reaktion, die erst Minuten später erfolgte, war ungläubige Verblüffung. Zunächst wurden nur wenige Offiziere und Fähnriche von dieser Regung erfaßt. Einer schüttelte heftig den Kopf, als glaube er zu träumen. Aber langsam begannen sich die Denkfähigen interessiert aufzurichten. Noch waren sie geneigt, an ein paar unüberlegte oder unbekümmerte Formulierungen zu glauben, die der Redner bald darauf wieder zurücknehmen und ins gefällige Gegenteil verkehren würde.

Einer der ersten, die sichtlich unruhig zu werden begannen, war der Hauptmann Ratshelm. Erregt stieß er Hauptmann Kater an. Der schreckte aus seinem Halbschlaf hoch und zeigte sich zunächst nur verärgert – nicht über Krafft, sondern über Ratshelm. Dann aber fing auch er an, seine Augen und Ohren aufzusperren.

Hauptmann Ratshelm rutschte auf seinem Stuhl herum und räusperte sich. Suggestiv und fordernd blickte er um sich – er suchte nach gleichgestimmten Seelen, die seine Empörung teilten. Schließlich beugte er sich vor, um den Major Frey zu einer Äußerung zu bewegen.

Der Major seinerseits blickte auf den Generalmajor Modersohn. Und der saß unbeweglich in seinem hochlehnigen Stuhl: wie aus Holz geschnitzt, einer mittelalterlichen Chorfigur nicht unähnlich. Nur daß seine Gesichtsfarbe kein dunkles, sattes Braun war, sondern weißgrau. Seine starren Augen schienen angestrengt in weite Fernen zu blicken.

Es war nicht nur der Major Frey, der den Blick seines Generals suchte. Auch andere Offiziere taten, voll steigender Unruhe, das gleiche. Sie saßen schließlich sprungbereit auf ihren Stühlen. Ein Wink des Generals, eine karge Geste, ein halblautes Wort: und sie würden aufspringen wie ein Mann.

Doch das Zeichen wollte nicht kommen.

Der Hauptmann Feders lehnte sich in seinen Stuhl zurück und genoß diesen seltsamen Augenblick: Er lächelte nahezu glücklich. Und von Zeit zu Zeit betrachtete er mit Nachsicht den Oberkriegsgerichtsrat Wirrmann, der in seiner Nähe saß und schrieb.

Wirrmann schrieb mit fliegenden Fingern, leicht keuchend vor Anstrengung und Triumph. Und als der Redner eine kurze Pause machte, stöhnte der Oberkriegsgerichtsrat auf: »Das ist sein Ende!«

»Unerhört«, zischte Hauptmann Ratshelm bebend, »das ist einfach unerhört!«

Und in diesem Augenblick geschah es, daß sich der General zu regen begann. Ganz langsam drehte er den Kopf – zu Ratshelm hin. Die Offiziere verfolgten erregt jede seiner Bewegungen. Die kalten, beherrschenden Augen blickten den Hauptmann vernichtend an – sekundenlang.

Der Hauptmann Ratshelm duckte sich. Und die Offiziere vermieden es, den Augen des Generals zu begegnen. Sie gaben vor, lediglich dem Redner zuzuhören. Irgendeine Reaktion zu zeigen, hielten sie nun nicht mehr für angebracht – der General zeigte auch keine.

So lauschten denn schließlich die Anwesenden mit gebanntem Schweigen den seltsamen Ausführungen. Und sie waren sicher: das mußte ein entsetzliches Nachspiel haben!

Als der Oberleutnant Krafft geendet hatte, packte er die Blätter seiner Rede zusammen und begab sich, ohne irgend jemand anzusehen, auf seinen Platz zurück. Lähmende Stille lag über der Halle. Jeder Schritt des Oberleutnants war peinigend deutlich zu vernehmen.

Dann erhob sich der General – langsam, fast ein wenig mühsam, als habe er Schmerzen. Dann blickten seine Augen über die Gesichter seiner Offiziere, die gleichfalls aufgestanden waren. Und der General sah in bleiche, verzerrte, verkrampfte Gesichter – er las in ihnen Bestürzung, Hilflosigkeit, fragende Unruhe.

Feders aber griff unbekümmert nach den Aufzeichnungen, die der Oberkriegsgerichtsrat gemacht hatte. Dieser Griff kam so überraschend, daß Wirrmann nicht die Zeit fand, sich zu wehren.

»Hochinteressant«, sagte Feders. Und dann ließ er die einzelnen Notizblätter wie unbeabsichtigt fallen. Sie glitten zur Erde, verloren sich unter den Stühlen, landeten zwischen den Stiefeln der Offiziere.

»Abtreten!« sagte der General; und fast schien es, als lächelte er dabei.

Die Offiziere setzten sich prompt in Bewegung. Sie marschierten über die Notizblätter des Oberkriegsgerichtsrates hinweg – von drängender Hast getrieben, endlich ins Freie zu kommen.

Wirrmann aber warf sich, gurgelnde Laute ausstoßend, auf die Knie, um seine Notizen einzusammeln. Der Hauptmann Feders gab vor, ihm bereitwillig dabei zu helfen. Doch als sie endlich fertig waren, fehlten mindestens drei Zettel.

»Ich bin gerne bereit«, erklärte Feders freundlich, »Ihnen bei der Rekonstruktion dieser erbaulichen Rede behilflich zu sein, Herr Oberkriegsgerichtsrat. Leider sind jetzt Ihre Unterlagen sehr unvollständig – hoffentlich verdirbt Ihnen das nicht Ihr Konzept.«

»Ich werde mich zu wehren wissen!« erklärte Wirrmann wütend. »Und wenn ich nur noch einen Notizzettel hätte – er langt für den Galgen!«

Am Abend dieses Tages wurde der Oberleutnant Krafft verhaftet.

33

DIE NACHT, DIE DAS ENDE BRACHTE

Seit zwei Tagen saßen sie unten in Wildlingen/Main, im *Gasthof zur Sonne:* ein Offizier namens Bogenreuther und zwei Unteroffiziere der Geheimen Feldpolizei mit Namen Stranz und Runke. Direkt dem Oberkriegsgerichtsrat Wirrmann unterstellt, zwecks Erledigung eines Sonderauftrages.

Ihr Wagen – ein stark strapazierter Sechssitzer – stand draußen vor der Tür. Sie selbst saßen im zweiten Hinterzimmer und warteten. Dabei spielten sie Skat – ebenfalls bereits seit zwei Tagen.

»Ich will ja nicht sagen, daß das langweilig ist«, gestand der eine. »Aber eine solide Pflichterfüllung wäre mir lieber.«

Die anderen antworteten nicht darauf. Sie betrachteten ihre Skatkarten mit liebevollem Interesse: friedfertige Bürger bei einem harmlosen Spielchen. Gutmütig wirkendes Gelächter und zutraulicher Blick; das auch dann, wenn sie einander in die Karten zu sehen versuchten.

»Wirrmann muß sich langsam anstrengen, wenn er auf seinem Posten bleiben will«, sagte ein anderer und sortierte seine Karten sorgfältig. »Er bringt in letzter Zeit kaum noch was Ordentliches zustande. Das kann als Untüchtigkeit ausgelegt werden.«

»Immerhin hatte er im letzten Monat zwei Feldwebel auf der Liste.«

»Alles Kleinvieh«, sagte der dritte wegwerfend. »Wo doch letztens der Generalrichter gesagt hat: Der Staatsfeind trägt hohe Dienstgrade.«

Sie lächelten sich zu. Das Zivil, das sie trugen, verlieh ihnen einen gutbürgerlichen Anstrich. Der eine sah aus wie ein halbwegs solider Kaufmann, der seinen Abendschoppen trinkt. Ein anderer hätte ein verläßlicher Beamter sein können: Stadtkasse; absolute Vertrauensstellung, wöchentliche Abrechnung. Der dritte hingegen: Leiter einer gutgehenden Werkstatt, etwas primitiv vielleicht, aber ein ausgesprochen humoriges Haus. Sein kehliges Lachen steckte die anderen an.

»Ohne uns ist dieser Wirrmann glatt aufgeschmissen«, sagte er. »Der hat es mit dem sogenannten Geist, der ist kein Mann der Praxis. Aber wir machen ihm seine Leute schon passend. Darauf sollten wir noch einen trinken; auf Wirrmanns Kosten, versteht sich.«

»Erst wird diese Partie zu Ende gespielt«, sagte der Stadtkassierer. Die anderen nickten gehorsam. Er also war der Offizier.

Die Tür öffnete sich, der Wirt schaute herein und sagte: »Einer der Herren wird am Telefon verlangt.«

Der wie ein Stadtkassierer aussah, erhob sich. Er nahm seine Karten mit, bevor er ging. Außerdem ließ er die Tür auf, um vom Nebenraum her seine Mitspieler beobachten zu können. Er wollte ihnen jede Gelegenheit geben, das Mogeln zu vermeiden.

Als er wieder zurückkam, zwinkerte er freundlich mit den Augen. »Wirrmann hat einen«, sagte er. »Und sogar einen Offizier – wenn auch nur einen Oberleutnant.«

»Immerhin ein Fortschritt! Aber zuerst spielen wir natürlich unsere Partie zu Ende.«

»Nein«, sagte der Offizier der Geheimen Feldpolizei und warf seine Karten hin, die ohnehin nicht sonderlich erfolgversprechend waren. »Der Dienst geht vor – zumal Wirrmann angedeutet hat, daß die Nacht lang werden kann.«

»Wenn das so ist«, sagte der eine der Unteroffiziere heiter, »dann wollen wir uns mal ins Vergnügen stürzen. Aber was heißt denn schon lange Nacht! Wenn es sein muß, schaffe ich einen Mann pro Stunde.«

Und die anderen stimmten in sein herzhaftes, sonniges Lachen ein.

Der Oberleutnant Krafft stand mitten in seinem Zimmer und sah sich um. Elfriede Rademacher saß auf seinem Bett und betrachtete ihn mit dunklen Augen. Auf dem Tisch stand – mitten unter der Lampe – ein Koffer. Halb gefüllt.

»Ich brauche vermutlich nur sehr wenig«, sagte Krafft nachdenklich. »Und ich will mich auch nicht unnötig belasten.«

»Du solltest zumindest zwei Paar Socken mitnehmen«, sagte Elfriede; und sie versuchte, das völlig sachlich zu sagen.

Karl Krafft sah sie kurz an. Dann beugte er sich in seinen Schrank hinein und entnahm ihm zwei Paar Socken – verlegen, unwillig und gehorsam zugleich. Er warf sie in den Koffer. Dann wandte er sich Elfriede zu und sagte rauh: »Nun los – fang an! Mach mir Vorwürfe. Mir wäre es lieber, wenn du mich beschimpfst, anstatt mir den Koffer packen zu helfen.«

»Unterwäsche ist immer wichtig«, sagte Elfriede. »Besonders in dieser Jahreszeit. Ich würde an deiner Stelle zwei Garnituren einpacken.«

»Ich habe aber keine zwei Garnituren!« sagte Krafft.

»Dann werde ich dir eine besorgen und nachschicken.«

Krafft betrachtete sie gerührt und voller Unruhe – er hatte eine andere Reaktion von ihr erwartet. Er hatte ihr gesagt: Ich muß weg! Und sie hatte ihm geantwortet: Dann werde ich dir packen helfen.

Der Oberleutnant musterte seinen kargen Besitz: zwei Uniformen, etwas Wäsche, zwei Paar Stiefel und ein Paar Schuhe; dazu eine Handvoll Bücher und ein Stoß beschriebener Blätter. Mehr gehörte ihm nicht; nach fünf Jahren Krieg.

»Nimm die Bücher an dich«, sagte er, »und meine Papiere auch.«

»Ja«, sagte sie.

»Du kannst sie verbrennen, wenn – wenn du willst.«

»Du kannst dich auf mich verlassen!«

»Elfriede«, sagte er eindringlich, auf sie zugehend, »warum fragst du nicht: wieso gehst du fort? Warum willst du nicht wissen: Wie lange bleibst du weg?«

»Warum sollte ich das alles fragen?« sagte Elfriede. »Ich kenne die Antworten.«

Er wollte nach ihren Händen greifen. Aber mitten in dieser Bewegung hielt er ein – er stand starr da und lauschte: Er hörte Schritte. Starke, sich nähernde Schritte. Elfriede versuchte, ihm zuzulächeln.

»Ich glaube, es ist soweit«, sagte er dann. Und als er das gesagt hatte, richtete er sich auf und sah zur Tür hin.

Die Tür öffnete sich. Der Oberkriegsgerichtsrat Wirrmann erschien. Seine Augen blinzelten in den Raum hinein – er schloß die Tür hinter sich, aber nur so, daß sie einen Spalt breit offen blieb.

»Sie kommen reichlich spät!« rief ihm Krafft entgegen. »Ich warte schon seit geraumer Zeit auf Sie.«

»Um so besser!« sagte Wirrmann leicht überrascht. »Um so besser! Aber ich hoffe, Sie sehen Ihre Situation mit dem gebotenen Ernst und Sie werden nicht auf den Gedanken kommen, daß Sie mit mir ein fragwürdiges Spiel treiben können. Darf ich fragen, was die junge Dame hier zu suchen hat?«

»Meine Verlobte«, sagte Krafft. »Ich hoffe, es wird mir erlaubt, mich von ihr zu verabschieden.«

»Selbstverständlich«, sagte Wirrmann sofort. »Wir sind schließlich keine Unmenschen. Aber machen Sie es kurz und schmerzlos – wir haben heute nacht noch sehr viel vor.«

»Und was, wenn ich fragen darf?«

»Wir werden Ihr Geständnis gemeinsam erarbeiten, Herr Oberleutnant Krafft. Und das wird uns auch gelingen – Sie mögen sich sträuben, soviel Sie wollen. Ich bin den ganzen Tag nicht untätig gewesen, wie Sie sich denken können. Ich habe stoßweise Zeugenaussagen eingesammelt – überzeugende, bedrückende Aussagen darunter. Das dürfen Sie mir glauben – ich verstehe mein Geschäft. Und das eine sage ich Ihnen gleich: Sie werden aussagen! Alles was ich will! Und wenn ich Sie wochenlang bekneten muß.«

»Aber ich bitte Sie«, sagte Krafft lächelnd, »wenn es weiter nichts ist! Sie können jede Aussage von mir bekommen, die Sie haben wollen.«

»Tatsächlich?« fragte der Oberkriegsgerichtsrat nahezu verwirrt, »und Sie werden auch nicht versuchen, Ihre staatsgefährdende, hochverräterische Rede abzuleugnen oder auch nur abzuschwächen?«

»Ich weiß«, sagte Krafft nachsichtig, »Sie haben einen Teil Ihrer Notizen darüber verloren – und das ist natürlich schlimm.«

»Wir werden diese Rede rekonstruieren!« rief Wirrmann sofort. »Verantwortungsbewußte Offiziere sind schon dabei, mir zu helfen. Und schließlich bin ich hier sogar selbst Zeuge!«

»Aber warum regen Sie sich unnötig auf!« sagte der Oberleutnant Krafft mit irritierender Heiterkeit. »Sie können die ganze Rede von mir haben. Ich habe meinen Entwurf für Sie aufbewahrt, Herr Oberkriegsgerichtsrat.«

Und damit griff der Oberleutnant Krafft in seinen linken Ärmelaufschlag und entnahm ihm das Manuskript seiner handgeschriebenen Rede. Er hielt es Wirrmann hin, der darauf zustürzte. Erregt überflog er die dichtbeschriebenen Blätter und seine Augen flackerten vor Triumph.

Krafft aber wandte sich Elfriede zu. Er reichte ihr die Hand und sagte: »Lebewohl, Elfriede. Und Dank für alles. Es war schön, daß es dich für mich gegeben hat.«

Elfriede hielt seine Hand fest – wenige Sekunden nur. Dann versuchte sie, ihm zuzulächeln; und es war, als wolle sie ihm zeigen, daß sie nicht weinte. Das hätte er nicht gern gesehen – das wußte sie. Und tapfer sagte sie. »Auf Wiedersehn.« Mehr zu sagen vermochte sie nicht. Und ihr Lächeln blieb, so lange er sie sehen konnte.

Der Oberkriegsgerichtsrat Wirrmann aber hielt das Konzept von Kraffts Rede hoch und rief: »Was bezwecken Sie damit? Was steckt dahinter? Warum geben Sie mir diese Rede? Ist das einer Ihrer Tricks?«

»Kommen Sie«, sagte der Oberleutnant Krafft und schlug seinen Koffer zu. »Wir wollen Ihre Greifer nicht länger im Korridor warten lassen.«

»Jetzt durchschaue ich Sie!« rief Wirrmann empört. »Sie wollen mich übers Ohr hauen! Sie wollen den General decken! Sie sind ganz wild darauf, mir einen Strich durch die Rechnung zu machen!«

Der Oberleutnant Krafft aber nahm seinen Koffer an sich und ging hinaus, ohne noch einmal den Blick zurückzuwenden. Der Oberkriegsgerichtsrat stürzte hinterher. Die Tür schlug zu.

Und jetzt erst begann Elfriede Rademacher hemmungslos zu weinen.

Der Hauptmann Feders ging gegen zweiundzwanzig Uhr – in Vertretung des verhinderten Aufsichtsoffiziers – durch die Stuben.

Er sah in bange, bleiche, unruhige Gesichter. Die Geister der Aufsicht H hatten sich geschieden. Hier trabten aktionswillig die Schäferhunde – dort drängten sich die Schafe angstvoll in die Ecke. Und sie alle wurden umkreist von einigen Wölfen.

»Herr Hauptmann«, wollte der Aufsichtsälteste Kramer vertraulich wissen, »wird jetzt der Lehrgang einfach abgebrochen oder bekommen wir für den Rest noch einen dritten Aufsichtsoffizier – oder was?«

»Kramer«, sagte der Hauptmann Feders munter, »machen Sie sich deshalb keine Sorgen. Denn daß der Hauptteil der Aufsicht aus Hammeln besteht, das kann auch ein Offizier allein feststellen. Sie können das getrost mir überlassen.«

Damit war Kramer von Feders' Liste gestrichen. Andere folgten. Denn wer in einer heiklen Situation nur an sich selbst dachte und an die möglichen Folgen für sich, der war nicht würdig, auch nur einen Mann zu kommandieren: das war Feders' feste Überzeugung.

Da waren ihm Typen wie Amfortas und Andreas fast lieber – die zeigten offen, daß sie Genugtuung empfanden. Ihr gutes Recht!

Der Wind stand wieder für sie günstig.

Anders die vielen anderen: behutsame Neugier, geheuchelte Gleichgültigkeit, bohrende Unruhe – alles das hinter den Fassaden der Disziplin nur mühsam verborgen. Einige lagen bereits in den Betten und spielten Vogel Strauß. Andere standen da, steif und verkrampft, während Feders die Meldung entgegennahm.

»Noch irgendwelche Fragen?« wollte Feders wissen, bevor er die kontrollierten Stuben wieder verließ.

Niemand wagte es, eine jener Fragen vorzubringen, die Feders hören wollte. Das betrübte den Hauptmann; sein Lächeln wurde um Grade grimmiger. Bis er sich dann einzureden begann, daß er selbst schuld habe, wenn es niemandem leichtfiel, ihm Vertrauen entgegenzubringen: Er hatte sie stets behandelt wie Schafe! Aber, zum Teufel, waren sie das nicht auch? Zeigten ihre Reaktionen das nicht überdeutlich?

Dann jedoch betrat er – um seinen Rundgang zu beenden – die Stube 7. Das erste, was er hier sah, waren Wolken von Qualm. Und mitten darin saßen sieben Fähnriche und sahen ihm entgegen. Unter ihnen erhob sich Rednitz als erster und setzte zu einer Meldung an.

»Keinen überflüssigen Lärm«, sagte Feders abwinkend. »Der Qualm, den ihr hier produziert, ist aufreizend genug. Fehlt nur noch, daß ihr Alkohol dabei habt, um euch Mut anzusaufen.«

Einer der Fähnriche beeilte sich, die Fenster zu öffnen. Die anderen umstanden ihren gefürchteten Taktiklehrer, der sie musterte, als gedenke er einen Unterricht abzuhalten. Feders zog sich einen Schemel herbei und ließ sich darauf nieder. Auch die Fähnriche setzten sich, nach kurzem Zögern. Der Hauptmann blickte seine Soldaten an; und die Soldaten blickten ihren Hauptmann an.

Schließlich sagte der Fähnrich Rednitz: »Wir haben uns darüber unterhalten, ob wir Sie, Herr Hauptmann, aufsuchen sollten.«

»Und zu welchem Resultat hat diese Unterhaltung geführt?«

»Wir waren alle dafür«, sagte der Fähnrich Weber.

»Schön.« Der Hauptmann Feders nickte. »Ihr wolltet mich also aufsuchen – ich bin euch entgegengekommen. Keine schlechte Basis für ein Gespräch – nicht wahr? Also, was gibt es?«

»Herr Hauptmann«, sagte Rednitz, »es handelt sich um Herrn Oberleutnant Krafft – wir machen uns Gedanken um ihn. Haben Sie, Herr Hauptmann, schon davon gehört, daß Herr Oberleutnant Krafft verhaftet worden ist – vor einer knappen Stunde?«

»Ich habe davon gehört, und ich habe es erwartet.«

»Das ist eine unerhörte Schweinerei – finden wir.«

»Das finde ich auch, Freunde – aber was folgt daraus?«

»Wir wollen uns das nicht bieten lassen, Herr Hauptmann«, sagte Rednitz. Und die Fähnriche, die um ihn saßen, nickten zustimmend.

Der Hauptmann betrachtete die Fähnriche nicht ohne Rührung, die er aber keinesfalls zeigte. Lediglich sein ironisch wirkendes Lächeln schwand. Er sah einen nach dem anderen an: den zierlichen Rednitz mit den klugen Augen, den stämmigen Weber, den listigen Mösler, den ehrlichen Berger, und Gündler und Cremel, die ganz und gar Stillen im Lande, von denen bisher lediglich angenommen worden war: sie antworten nur, wenn sie gefragt werden, und tun nur das, was ihnen befohlen wird. Aber sie alle, die Feders vor sich sah, waren entschlossen, auf eigene Faust vorzugehen – sie wußten nur noch nicht, wie das am wirksamsten zu geschehen hatte.

»Also«, sagte Feders, »ich vernehme mit ehrlichem Erstaunen, daß es Dinge gibt, die ihr euch nicht bieten lassen wollt. Dinge, die ein hohes Kriegsgericht veranlaßt hat; die eine Reihe von Vorgesetzten billigen oder zumindest stillschweigend sanktionieren; die in unserem Staatswesen als völlig normal bezeichnet werden können – doch ihr wollt sie euch nicht bieten lassen.«

»Jawohl«, sagte der Fähnrich Mösler, »so ist es.«

»Sieh mal einer an!« Feders legte die Handflächen zusammen, was ein Zeichen tiefer Befriedigung war. »Wenn das wirklich so ist, dann gibt es dafür ein sehr häßliches und gewichtiges Wort, das euch alle um euren Kopf bringen kann. Und dieses Wort heißt: Meuterei!«

Die Fähnriche erschraken nicht. Es war Feders nicht gelungen, sie sonderlich zu überraschen. Der Hauptmann empfand reine Freude in sich aufsteigen: Diese Burschen begannen, selbständig zu denken. Welch ein Erfolg!

»Herr Hauptmann«, sagte der Fähnrich Rednitz, »wir glauben allen Grund zu der Annahme zu haben, daß hier ein Justizirrtum vorliegt. Und wenn verschiedene Vorgesetzte nicht eingreifen, so deshalb, weil sie die Zusammenhänge nicht kennen. Wir aber kennen sie. Und deshalb glauben wir, daß wir handeln müssen.«

»Bravo!« rief Feders heiter. »Ihr wollt also handeln! Womit wollt ihr handeln? Und welchen Preis gedenkt ihr anzulegen?«

»Jeden!« rief der Fähnrich Weber und stieß die rechte Faust in die flache linke Hand.

»Das heißt«, warf Rednitz ein, »daß wir entschlossen sind, keine Möglichkeit unversucht zu lassen. Dazu gehört auch, daß wir alle für Oberleutnant Krafft aussagen wollen. Und Sie, Herr Hauptmann, wollten wir bitten, uns das zu ermöglichen. Auch wollten wir Sie ersuchen, uns zu belehren, wie wir uns am richtigsten verhalten.«

»Weiter«, sagte Feders und legte erneut seine Handflächen zusammen. »Nur weiter!«

Und Böhmke, der Poet, rief mit verblüffender Tapferkeit: »Wenn nämlich unser Oberleutnant verhaftet wird, nur weil er eine große Wahrheit offen ausgesprochen hat, dann müßte auch Goethe verbrannt werden. Denn der hat in seinem *Faust* so ungefähr dasselbe gemeint, als er sagte:

Und auf vorgeschriebenen Bahnen
Zieht die Menge durch die Flur;
Den entrollten Lügenfahnen
Folgen alle. – Schafsnatur!«

Die Anwesenden waren ein wenig betroffen, als sie dieses feurig vorgetragene Zitat vernahmen. Weber schüttelte den Kopf und sagte betont nüchtern und betont massiv: »Wir haben alles genau erkundet. Folgendes steht fest: Der Kriegsrichter hat sich einen Obergreifer und zwei Hilfsgreifer mitgebracht. Die haben im Gefängnis unten in der Stadt eine ganze Zellenflucht beschlagnahmt. Dort sitzt jetzt der Oberleutnant. Und dort haben sich diese Burschen breitgemacht.

Kurz und klein: ein paar handfeste Leute von meiner Sorte – und wir fegen den Stall leer.«

»Köstlich«, sagte der Hauptmann Feders todernst. »Und was dann?«

»Ja«, sagte Mösler und ließ seiner Phantasie die Zügel schießen. »Dann besorgen wir einen Kraftwagen und transportieren den Oberleutnant Krafft ab – in Richtung Schweizer Grenze. Dort, am Bodensee, soll es noch Übergangsmöglichkeiten geben!«

»Für wen eigentlich?« wollte Feders wissen. »Für die halbe Aufsicht Heinrich – einschließlich Taktiklehrer? Ihr macht mir Spaß!« Und grollend rief er dann: »Ihr habt das Lehrgangsziel nicht bestanden! Denn das hier ist kein Indianerspiel, wie bei Karl May. Ihr seid Nieten, mit einer schlampigen Phantasie. Aus! Der Unterricht ist beendet.«

»Haben wir etwas Wesentliches vergessen, Herr Hauptmann?« fragte Rednitz.

»Allerdings!« sagte Feders. »Das Wesentlichste fehlt. Denn ihr habt die Rechnung ohne den Wirt gemacht! Ihr habt den Oberleutnant Krafft nicht befragt! Ihr versucht, hier einen Zirkus zu inszenieren, über den Kopf des Mannes hinweg, um den es geht. Denn was wohl, glaubt ihr, ist dieser Krafft? Ein Träumer, der blind in irgendwelche Abenteuer hineinstolpert? Ein Fanatiker, der mit dem Schädel gegen alle Wände rennt? Ein Schwächling, dem im entscheidenden Augenblick die Knie weich werden? Freunde, dieser Mann ist weder ein Säugling noch ein Narr! Wenn er sich dieser sogenannten Gerichtsbarkeit entziehen wollte – er hätte es gekonnt! Das aber heißt: Ohne ihn zu befragen, ohne sein Wissen, ohne seine ausdrückliche Einwilligung darf nichts geschehen.«

»Herr Hauptmann«, fragte der Fähnrich Rednitz aufmerksam und ruhig, »haben Sie schon mit Herrn Oberleutnant Krafft über alles das gesprochen?«

»Nein«, sagte Feders. Und er war betroffen darüber, daß er ein Versäumnis begangen hatte, und mehr noch darüber, daß er es so einfach eingestand – seinen Fähnrichen gegenüber.

»Wäre es nicht wichtig, Herr Hauptmann, das klarzustellen? Und Sie, Herr Hauptmann, sind der einzige, der das jetzt noch kann.«

»Ja«, sagte Feders. »Das werde ich tun.«

Grelles, scharf abgegrenztes Licht fiel über aufgeschlagene Akten. Sie lagen auf einem groben, abgegriffenen, großflächigen Holztisch. Dahinter saß Wirrmann – gebückt, verkniffen, unruhig. Davor saß Krafft – müde, gelassen, abwartend.

Grauweiße, fleckige Wände um sie – abgegriffene, abgewaschene Wände, mit Spuren von Schweiß, Speichel und Blut. An der Bohlentür, im Halbdunkel, einer der Unteroffiziere der Geheimen Feldpolizei, Stranz, mit weit offenem Mund gähnend, wobei es ihm aber gelang, sein freundliches Grinsen beizubehalten.

»Das ist glatter Selbstmord«, sagte Wirrmann, ohne aufzublicken. »Sie belasten sich pausenlos – obgleich ich Ihnen eine goldene Brücke nach der anderen baue.«

»Was Sie für Gold ausgeben, ist für mich Blech«, sagte Krafft gleichmütig.

»Was also wollen Sie noch hören?«

»Sie haben nur einen Kopf«, gab Wirrmann zu bedenken.

»Und damit einen zuviel«, sagte Krafft. »In derartig herrlichen Zeiten, in denen wir in Deutschland leben müssen, ist ein halbwegs denkender Kopf entweder Leichtsinn oder Luxus. Mir jedenfalls ist er zu schwer. Machen Sie getrost was dagegen.«

»Unfaßbar«, sagte Wirrmann dunkel. »Ich habe schon so manches erlebt – aber das noch nicht.«

»Dann wurde es höchste Zeit!«

Doch der Oberkriegsgerichtsrat kam gar nicht dazu, erneut seine Verwunderung zu bekunden: Im Korridor erhob sich ein heftiger Lärm, der schnell an Lautstärke zunahm. Dann krachte die Tür auf. Wirrmann machte Anstalten, hinter dem Schreibtisch in Deckung zu gehen. In den Raum hinein stolperte ein Knäuel Männer.

Und aus diesem Knäuel löste sich der Hauptmann Feders.

»Mann!« rief Feders, leicht außer Atem, »wenn Sie nicht wollen, daß ich Ihre Wachhunde abknalle wie Hasen, dann pfeifen Sie sie gefälligst zurück.«

»Was wollen Sie denn?« rief Wirrmann erregt.

»Guten Tag, Krafft«, sagte Feders und reichte dem Oberleutnant die Hand. »Wie geht es dir?«

»Gut«, sagte Krafft. Und er nahm die Hand des Freundes. Dabei schüttelte er, mißbilligend, kaum wahrnehmbar, den Kopf.

Feders aber schien das nicht zu bemerken. Er baute sich vor dem Oberkriegsgerichtsrat auf und verkündete: »Ich komme mit Vollmachten des Generals.«

»Der General hat keine Vollmachten bezüglich meiner Arbeit zu erteilen!« bellte Wirrmann prompt.

»Der General«, erklärte Feders unwillig, »hat mich mit den Geschäften des Gerichtsoffiziers betraut. Sie haben einen Angehörigen unserer Kriegsschule verhaftet. Wir bestreiten, daß diese Verhaftung zu Recht erfolgt ist. Nach den bestehenden Bestimmungen sind wir berechtigt, Einsicht in die Akten zu verlangen. Außerdem haben wir bereits beim Kommandeur der Kriegsschulen interveniert, dem Sie ja direkt unterstehen.«

»In diesem speziellen Fall«, sagte der Oberkriegsgerichtsrat wieder streitbar, da eine unmittelbare Bedrohung nicht mehr zu bestehen schien, »unterstehe ich direkt dem Oberkommando der Wehrmacht.«

»Das ändert nichts daran, daß der zuständige Gerichtsoffizier auf Verlangen mit allen Unterlagen vertraut gemacht werden muß. Also los! Oder wollen Sie mich zwingen, mir mein Recht mit Gewalt zu holen?«

Der Oberkriegsgerichtsrat Wirrmann wich weiter aus, auf die schmutzige, grauweiße Wand zu, die sich in seinem Rükken befand. Von hier aus betrachtete er das Bild, das sich ihm bot: der abwartend dasitzende Krafft, daneben der sehnige Hauptmann mit dem entschlossenen Rachegesicht – aber dahinter Stranz und Runke, die allzeit verläßlichen, mit entsicherter Pistole in der Tasche, griffbereit. Es konnte nicht allzuviel passieren – Wirrmann begann aufzuatmen. Sich sammelnd, sah er den Blick, mit dem der Oberleutnant Krafft den Eindringling betrachtete.

»Aha«, sagte Wirrmann und schob sich ein wenig näher, »ich beginne zu verstehen – die Herren sind Freunde. Das hätte ich mir eigentlich gleich denken können.«

»Ach was«, sagte Feders herausfordernd, »Freunde oder nicht Freunde – ich bin hier als Gerichtsoffizier und damit basta!«

»Wie Sie wollen«. sagte Wirrmann überaus bereitwillig. »Ich habe nicht das geringste gegen eine gute, sich lohnende Freundschaft einzuwenden. Ganz im Gegenteil, möchte ich sagen – speziell in diesem Fall.«

»Worauf wollen Sie hinaus, Mann?« fragte Feders aufmerkend.

»Sie müssen wissen«, sagte Wirrmann, sich weiter vortastend, »daß ich eine Schwäche für Ihren Freund habe. Aber er macht es mir nicht leicht. Er ist furchtbar hartnäckig. Dabei wäre alles ganz einfach: Er braucht nur zur Vernunft zu kommen und seine Hintermänner – seinen Hintermann! – anzugeben.«

»Der Oberkriegsgerichtsrat ist ein Spaßvogel«, warf Krafft ruhig ein. »Er übt für später. Wenn einmal trübe Zeiten für ihn kommen, kann er als guter Onkel Kinderfeste aufziehen.«

»Reden Sie ihm ins Gewissen«, sagte Wirrmann. »Vielleicht hört er auf Sie. Und wenn er das tatsächlich tut, dann können Sie ihn von mir aus gleich mitnehmen – zwecks interner Feier. Er braucht nur ein kleines Protokoll zu unterschreiben, das ich bereits zu seinem Wohl ausgearbeitet habe.«

Wirrmann raffte seine Akten zusammen. Dann gab er seinen beiden Greifern das Zeichen, sich zu entfernen. Nachdem das geschehen war, sagte der Oberkriegsgerichtsrat: »Ich lasse Sie jetzt beide allein – für etwa zehn Minuten. Und ich kann nur sagen: viel Erfolg!« Dann ging auch er.

Als sie beide allein waren, fragte Feders: »Was wird hier gespielt, Krafft?«

»Ich soll den General belasten, Feders. Wenn ich das tue, will er angeblich auf meinen Kopf verzichten.«

»Verstehe«, sagte Feders einfach. »Der Kopf des Generals ist ihm lieber! Er will den großen Fisch und nicht den kleinen. Und das ist also kein Ausweg?«

Krafft sagte fast heiter: »Eigentlich solltest du dich schämen, Feders, so etwas auch nur anzudeuten.«

»Nun gut«, sagte Feders, »ich habe gefragt und du hast geantwortet. Und ich habe noch eine zweite Frage. Wenn ich dich hier so vor mir sehe, dann fürchte ich fast – du willst es nicht anders. Du kannst gar nicht anders! Stimmt das?«

Krafft erhob sich langsam. Er richtete sich auf, bis er Feders gegenüberstand. Dann sagte er: »Genau das ist es! Ich will nicht – und ich kann nicht! Ich weiß nur, daß einmal Schluß sein muß mit den ewigen Lügen um das, was diese Scharlatane Soldatentum nennen. Ich habe es satt!«

»Du nicht allein, Krafft.«

»Gewiß nicht – aber einer muß doch mal den Anfang machen und ehrlich sagen, was er denkt. Ich bin fast erstickt an diesem feigen Betrug, der willige, anständige junge Menschen in Schlachtvieh verwandelt. Und ich wollte nur das tun, was auch du immer wieder versuchst: Menschen zum Denken erziehen. Sie müssen endlich beginnen, über alles nachzudenken – und wenn es nur drei oder vier sind, die zur Besinnung kommen.«

»In deiner Aufsicht sind es allein sieben, Krafft – mindestens sieben.«

»Dann ist es gut«, sagte Krafft. »Dann hat es sich gelohnt.«

»Krafft«, sagte der Hauptmann Feders, und seine Stimme klang traurig, »du hast uns alle beschämt – und nicht zuletzt mich.«

»Das war am allerwenigsten meine Absicht, Feders. Ich bitte dich, mir das zu glauben. Aber von allen, die so denken wie ich, bin ich wohl am leichtesten zu entbehren. Ich habe eine schwere und einsame Jugend gehabt, ich bin allein auf der Welt, ohne Eltern, ohne Verwandte – ich hatte nichts zu verlieren; vielleicht nur das, was man Ehre nennt.«

»Und Elfriede?«

Der Oberleutnant Krafft wandte sich ab. Er blickte zu dem leeren Tisch hin, auf den immer noch das grelle, scharf abgegrenzte Licht fiel. »Elfriede«, sagte er schwer. »Das ist das einzige, was mich bedrückt. Es sah alles zunächst sehr einfach aus, und sehr bequem. Aber sie gab mir mehr, als ich jemals erwartet hatte – nicht nur von ihr erwartet, von den Menschen überhaupt. Zum Glück ist sie gesund und kraftvoll – ihre starke Natur wird es überwinden, auf die Dauer gesehen. Sie verdient einen guten, sauberen, unkomplizierten Mann, und sie wird ihn bekommen. Ich bin ganz sicher. Und ich glaube, es ist gut für sie, wenn sie mich verliert.«

»Also schön«, sagte Feders hart, »du willst das Opfer! Ich verstehe dich. Im Grunde bin auch ich bereit, seit langer Zeit schon, einen derartigen Weg zu gehen.«

»Nein«, sagte Krafft, »du nicht! Denn kein Opfer darf sinnlos sein. Niemand soll das, was du Opfer nennst, sinnlos machen oder abschwächen. Ich habe meine Leichenrede gehalten – das genügt. Es genügt, wenn einige nachdenken. Du aber hast zumindest noch drei Dinge zu tun: Du mußt weiter über unsere Korbmenschen wachen. Du mußt unseren Fähnrichen freie Bahn schaffen – sie sollen mit neuen, klaren Gedanken zu ihren Soldaten zurückkehren. Und du mußt deiner Frau zeigen, daß es niemals falsch sein kann, einen Menschen völlig selbstlos zu lieben.«

»Gut«, sagte Feders bewegt, »ich sehe, uns ist nicht zu helfen. Und vielleicht verurteilst du mich jetzt nur zu einer Galgenfrist. Ach, es ist furchtbar schwer geworden, in Deutschland zu leben!«

Der Generalmajor Modersohn saß an seinem Schreibtisch – genauso, wie in den vielen Monaten vorher auch: gereckt, ruhig, unnahbar. Seine Uniform saß faltenlos; kein Stäubchen war auf ihr zu entdecken. Seine linke Hand lag lässig auf der Tischplatte – seine rechte führte den Kopierstift.

»Ist das alles an Unterschriften?« fragte er dann.

Vor ihm standen der Oberleutnant Bieringer und Sybille Bachner. Beide nickten. Sie sahen ihn groß und fragend an.

Der General aber schien nicht darauf zu achten; er las die letzten Schriftstücke durch.

»Damit, Herr General«, sagte Bieringer, »ist der sechzehnte Lehrgang praktisch abgeschlossen – vom Kommandostab aus gesehen.«

»Das war meine Absicht«, sagte der General und klappte die Unterschriftenmappe zu.

»Sieben Tage zu früh«, bemerkte Bieringer.

»Genau zur rechten Zeit«, sagte der General und stand auf. »Hat sich der Oberkriegsgerichtsrat Wirrmann eingefunden?«

»Wie angeordnet, Herr General«, sagte der Adjutant. »Er wartet im Vorraum.«

»Dann ist es soweit«, sagte Modersohn und sah seine beiden Mitarbeiter, seine Vertrauten, an. Und in seinem Blick leuchtete Dankbarkeit auf, in einer Stärke, wie sie es niemals für möglich gehalten hätten. »Ich habe Ihnen beiden jetzt nur noch zu sagen, daß es eine Freude war, mit Ihnen zusammenzuarbeiten. Danke.«

»Herr General«, sagte der Adjutant betroffen, »was bedeutet das?«

»Das bedeutet«, sagte der General, »daß sich jetzt unsere Wege trennen.«

»Nein!« rief Sybille Bachner entsetzt.

Modersohn lächelte karg und sagte dann: »Fräulein Bachner, wir haben uns bei unserer Arbeit noch niemals Gefühle leisten können – wir wollen nicht im letzten Augenblick unsere guten und sinnvollen Gewohnheiten aufgeben. Bitte.«

Sybille Bachner stand bleich da. Sie atmete schwer und versuchte, sich zu beherrschen. Dann sagte sie, mühsam: »Ich bitte um Entschuldigung, Herr General.« Sie wandte sich um und ging hinaus.

Der General sah ihr nach. Und dann sagte er, zu seinem Adjutanten: »Sie finden meine persönlichen Sachen in meiner Wohnung geordnet vor. Verfügen Sie darüber nach Belieben. Sollte Fräulein Bachner den Wunsch äußern, irgend etwas für mich tun zu wollen, dann sagen Sie ihr, daß ich es gerne sehen würde, wenn das Grab von Leutnant Barkow betreut wird – das Grab meines Sohnes. Und jetzt bitten Sie den Oberkriegsgerichtsrat Wirrmann herein.«

Der Adjutant zögerte noch mehrere Sekunden. Er sah seinen General an und suchte nach Worten. Aber er erkannte schnell, daß kein Wort das sagen konnte, was ihn bewegte. Er senkte seinen Kopf – und es war, als verbeuge er sich. Dann ging er hinaus.

Wirrmann erschien – er wirkte angespannt und erregt. Sein Gesicht war vor Anstrengung gefleckt. Er stelzte auf den General zu, als nähere er sich mit äußerstem Mut dem gefährlichen Raubtier.

»Herr General«, sagte Wirrmann heiser, »ich muß Ihnen mitteilen, daß ich mich nach Lage der Dinge gezwungen sehe, meine Nachforschungen auch auf Ihre Person auszudehnen. Ich darf bei dieser Gelegenheit darauf verweisen, daß für mich eine Vollmacht vom Oberkommando der Wehrmacht erteilt worden ist.«

»Das ist mir bekannt«, sagte der General.

»Ich bedauere, Ihnen mitteilen zu müssen«, würgte Wirrmann hervor, »daß eine Vernehmung Ihrer Person unvermeidlich geworden ist. Und ich muß Sie darauf aufmerksam machen, Herr General, daß ich auch zu einer Verhaftung bevollmächtigt wäre.«

»Sie können sich derartige Erklärungen ersparen«, sagte der General. »Nehmen Sie folgendes zur Kenntnis: In meinem Bereich geschieht nichts, das ich nicht verantworte. Der Oberleutnant Krafft hat ausschließlich auf meinen Befehl gehandelt. Auch seine Rede wurde mit meiner Billigung gehalten. Ich unterstreiche jeden Satz, den Oberleutnant Krafft gesagt hat.«

»Das«, sagte Wirrmann tonlos, überwältigt von grenzenlosem Staunen, »das gibt mir das Recht, Sie zu verhaften.«

»Gehen wir«, sagte der General.

»Ja«, sagte der Major Frey bedeutsam, »so ist das nun mal! Aber das kommt davon, wenn die verläßlichen Offiziere nicht rechtzeitig erkannt und ausreichend gefördert werden.«

»Jawohl – so ist das«, sagte der Hauptmann Ratshelm zustimmend. »Wahre Gesinnung sollte immer entsprechend gewürdigt werden.«

Beide saßen sich in tiefen Sesseln gegenüber – von dem milden Licht einer lachsfarbenen Stehlampe beschienen. Der Hauptmann Ratshelm war gerne einer Aufforderung seines Lehrgangskommandeurs gefolgt, ihm ein wenig Gesellschaft zu leisten – in der Privatwohnung des Majors unten in der Stadt, wo auch die letzten Flaschen des Madeira lagerten. Eine davon stand vor ihnen auf dem Tisch.

So plauderten sie dahin – bedeutsam, wie sie dachten, gewichtig, ja philosophisch: der Offizier als Bannerträger seiner Zeit, als Förderer des Fortschritts, als Beschützer des rechten Glaubens und der wahren Weltanschauung. Felicitas Frey wurde von beiden nicht erwähnt, taktvoll und konsequent, wie sie waren. Aber daß der Major bereits die zweite Flasche des sonst so gehüteten Madeira öffnete, schien ein sicheres Zeichen dafür, daß sie für ihn aufgehört hatte, zu existieren.

»Auf die Verantwortung«, sagte der Major und hob sein Glas. »Auf die Verantwortung, die uns niemand abnimmt.«

»Und die wir zu tragen wissen werden«, sagte Ratshelm schwer, »mit allen Konsequenzen.«

»Sie sind also fest entschlossen, mein Lieber, uns zu verlassen?«

»Es ist mein fester, unabänderlicher Entschluß.«

Sie tranken sich zu. Dann horchten sie in die Nacht – weiter jenen Gedanken nachsinnend, die sie für groß und entscheidend hielten. Und dann, gegen Mitternacht, vernahmen sie Schritte und Stimmen: Der Oberkriegsgerichtsrat Wirrmann drang ein, von Hauptmann Kater gefolgt.

Wirrmann schwang ein langes Fernschreiben wie eine Fahne. Sein grauverzerrtes Gesicht war von letztem Triumph gezeichnet. Und er rief: »Sieg auf der ganzen Linie!«

Der Major Frey griff eilig nach dem Fernschreiben, während sich der Hauptmann Kater unverzüglich der Flasche Madeira bemächtigte. Wirrmann stand genießend im Mittelpunkt. Und Ratshelm beugte sich über die linke Schulter des Majors.

Als Frey das Fernschreiben gelesen und seinen Inhalt begriffen hatte, richtete er sich groß auf – blickte aufwärts, zur Decke hin, wie ein soeben ausgerufener König, der himmelwärts blickt. Und er sagte feierlich: »Ich bin Kommandeur der Kriegsschule.«

Er war es – wenn auch nur in Vertretung, wenn auch nur in Abwesenheit des rangälteren Lehrgangskommandeurs I, wenn auch so nur für wenige Tage. Er war Kommandeur der Kriegsschule! Sein großer, heimlicher Traum war in Erfüllung gegangen. Das war die schönste Nacht seines Lebens – seit der Verleihung des Eichenlaubes zum Ritterkreuz.

»Und die Verhaftung des Generals ist bestätigt!« rief Wirrmann. »Ich habe ihn eingekreist, überlistet und überrundet. Die Reaktion hat eine empfindliche Schlappe erlitten. Und ich habe nicht nur den Anführer erwischt, auch seinen Handlanger – alle beide sind nach Lage der Dinge erledigt, für alle Zeiten. Meine Herren, ich danke Ihnen für Ihr Verständnis und Ihre Hilfe.«

»Wir haben nur unsere Pflicht getan«, versicherte der Major Frey. »Und das wollen wir auch weiterhin so halten.«

»Ich werde doch hoffentlich wieder Chef der Stammkompanie«, fragte Kater und hielt den Anwesenden vollgefüllte Gläser hin. »Mit allen Vollmachten.«

»Selbstverständlich, mein Lieber«, sagte der Major Frey, »denn Sie haben uns wertvolle Dienste erwiesen.«

»Bravo!« rief Wirrmann anerkennend.

»Sie aber, Herr Hauptmann Ratshelm«, sagte der Major Frey, »werden im Interesse der guten und gerechten Sache ersucht, den Wunsch nach einer Versetzung zurückzustellen. Denn Sie sollen an meiner Stelle den Lehrgang zwei als Kommandeur übernehmen.«

»Wenn das so ist«, sagte der Hauptmann Ratshelm, »dann halte ich es für meine Pflicht, Ihrem Wunsch zu entsprechen.« Damit war sein fester, unabänderlicher Entschluß wieder rückgängig gemacht – wenn die Pflicht rief, mußte eben manches andere schweigen.

Nachdem der Hauptmann Kater eine weitere Flasche geöffnet hatte, führte er schnell noch ein Telefongespräch.

»Diese Irene Jablonski«, sagte er, »soll sich in einer Stunde bei mir melden – in meinem Zimmer. Es ist dringend!«

Als aber dann schließlich der Major wieder allein war, geschwellt von den großen Erlebnissen der letzten Stunden, stärkte er sich durch ein letztes Glas Madeira und begab sich in das Schlafzimmer zu seiner Frau, die ihm unruhig entgegensah.

»Felicitas«, sagte er würdig, »ich bin jetzt Kommandeur der Kriegsschule. Was sagst du nun?«

»Du hast es verdient – wie kein zweiter!« versicherte sie hastig, »du bist für eine große Karriere geboren – ich habe es immer gewußt.«

»Und willst du mir versprechen, fortan immer daran zu denken?«

»Das verspreche ich dir, Archibald!«

»Ich erwarte«, sagte der Major Frey groß, »daß du dir in Zukunft Mühe gibst! Nicht nur als Kommandeur der Kriegsschule erwarte ich das – auch als Mensch.«

»Das gefällt mir«, sagte der Mann und nickte anerkennend, »du klagst nicht und du brüllst auch nicht. Du verkriechst dich nicht in einer Ecke und du willst mir auch nicht an die Gurgel springen. Du hast keine Angst, und du bist auch nicht frech. Du bist nur still. Du gefällst mir.«

Das sagte der Mann zu Generalmajor Modersohn.

Der General stand mitten in einer Zelle: vier Meter lang, drei Meter breit. Ein vergittertes Fenster in zwei Meter Höhe. Ein Strohsack, ein Schemel, ein kleiner Tisch. Nichts sonst.

Der General stand regungslos – nicht anders, als er bei Paraden und auf Exerzierplätzen gestanden war, im Kasino und in seinem Arbeitszimmer im Kommandostab: scharfkonturig und unnahbar.

Der Mann, der ihn zu betreuen hatte, Unteroffizier Runke von der Geheimen Feldpolizei, betrachtete seinen Gefangenen mit freundlichem Interesse. »Du bist nicht dumm«, sagte er, »du weißt, was hier gespielt wird. Und du wirst keine Schwierigkeiten machen, nicht wahr? Schon damit ich dir nicht nachhelfen muß. So was kannst du doch gewiß nicht leiden. Und mir macht das auch keinen großen Spaß – immer dasselbe! Also – nun pack mal alles aus, was du in deinen Taschen hast.«

Der General begann wortlos seine Taschen zu leeren: nur wenig kam zum Vorschein – ein Taschentuch, ein kleiner Kamm, eine Geldbörse und an Papieren lediglich das Soldbuch.

»Du mußt nicht denken«, sagte der Mann, »daß ich neugierig bin. Oder gewalttätig. Nur, wenn das unbedingt nötig ist. Ich tue nur meine Pflicht. Und vor dem Gesetz sind ja bekanntlich alle gleich – natürlich auch so ein General. Manche wollen das nicht einsehen. Da hatten wir neulich einen Generaloberst. Und das war vielleicht ein Schreihals, Mensch! Wollte mit mir Kasernenhof spielen – mit mir! Das hat aber nicht lange gedauert. Ich habe ihm eine gescheuert, und dann kam er wieder zur Vernunft. War auch höchste Zeit, daß der mal gemerkt hat, was Pflichterfüllung heißt. So – und jetzt gib mir deine Hosenträger.«

Der General knöpfte sich mit unbeweglichem Gesicht seinen Waffenrock auf und breitete ihn auseinander. Er hatte keine Hosenträger. Er ließ die Hände fallen und stand weiter unbeweglich, aufrecht da.

»Deinen Leibriemen muß ich aber haben«, sagte der Mann gemütlich. »Das ist Vorschrift. Denn um das Leben unserer Häftlinge sind wir besorgt. Aufbaumeln darf sich bei mir keiner – das kann ich mir nicht leisten. Ich bin ja schließlich kein General. Bei mir verursacht jeder Tote Unannehmlichkeiten, Schreibkram und so.«

Der Generalmajor Modersohn schnallte seinen Leibriemen ab und reichte ihn dem Mann.

»Du bist ziemlich schlank«, sagte der Wärter. Er faltete den Riemen und schlug sich damit auf den Oberschenkel. »Das hat seine Vorteile, wenn man so schlank ist. Die Hosen fallen einem dann nicht so herunter. So was macht nämlich keinen guten Eindruck, weißt du. Dieser Generaloberst, von dem ich dir vorhin erzählt habe, der hatte vielleicht einen Wanst – fast so einen wie unser Reichsmarschall. Aber das hat sich gelegt; nach wenigen Wochen schon wurde er schlank wie eine Tanne. Und dann fielen ihm immer die Hosen 'runter. Saukomisch war das, sage ich dir. Mann, was haben wir gelacht – der stand bei der Urteilsverkündung in Unterhosen da! Kannst du dir das vorstellen? Aber das kann dir ja nicht passieren – so wie du gebaut bist! Und jetzt brauch ich die Schnüre aus deinen Reithosen. Denn sicher ist sicher.«

Der General setzte sich auf den Schemel. Er zog seine Stiefel aus. Dann zerrte er die Schnüre aus seinen Reithosen, legte sie vor sich auf den kleinen Tisch und erhob sich wieder.

»Jetzt werde ich dir noch einen Kübel holen«, sagte der Mann. »Und zwar einen ganz neuen – weil du doch General bist. Und außerdem gefällst du mir. Deshalb gebe ich dir auch den guten Rat: Laß nachts über den Kübel leer. Mach erst am Morgen deinen Haufen. Sonst stinkt das nämlich stundenlang – und bald stinken auch deine Kleider danach. Ich mag so was nicht, horst du? Wenn du klug bist, tust du, was ich dir sage. Ich möchte dir wirklich nicht gerne eine Abreibung verpassen.«

Der Mann ging freundlich grinsend hinaus.

Der General aber blieb mitten in der Zelle stehen. Nichts an ihm bewegte sich. Der Mund war zusammengepreßt. Seine Augen waren geschlossen.

In der Zelle nebenan lag der Oberleutnant Krafft auf seinem Strohsack. Die Dunkelheit umgab ihn wie eine Decke aus schwarzem Schnee.

Krafft lag ruhig und entspannt; er versuchte, seine Gedanken auszuschalten. Die Nacht war voller Schweigen. Kein Windstoß, kein menschlicher Laut.

Die Welt um ihn strömte davon. Er war allein – umschlossen von vier kargen Wänden, die ihm vorkommen wollten wie ein großer, kalter Sarg.

»Habe ich das gewollt?« hörte er sich fragen.

Er lauschte seiner Stimme nach. Die Dunkelheit schien sie zu verschlucken. Sie erstickte wie unter dicken Kissen. Und wieder diese lastende, fallende, ihn zudeckende Stille.

Dann aber vernahm er, fast wie ein Echo, andere Stimmen – sie griffen die seine auf, verstärkten sie, warfen sie zurück.

Und schließlich klangen diese Stimmen stark und klar durch die Nacht.

Der Oberleutnant Krafft richtete sich ungläubig auf. Auf seinem Gesicht zeichnete sich fassungslose Verwunderung ab: Er vernahm Gesang. Junge, kraftvolle Stimmen sangen in der Nacht – nicht allzu viele Stimmen – sieben oder acht vielleicht. Aber es waren Stimmen, die ihn aus seiner Einsamkeit rissen und die Dunkelheit wie mit fernem, aufdämmerndem Licht erfüllten.

Die Fähnriche sangen sein Lieblingslied: Im Feldquartier, auf hartem Stein, streck' ich die müden Glieder.

Der Oberleutnant Krafft lächelte. Er sank langsam wieder auf sein Lager zurück. Er lauschte dieser schweren Weise von Müdigkeit und Todesahnung mit geschlossenen Augen. Und ihm war, als singe sein Blut mit den Stimmen seiner Fähnriche.

Mit ihnen hatte er das Gesetz der Fabrikation durchbrochen und den Sinn des seelenlosen Fließbandes zerstört. Einige würden Offiziere werden, unter deren Händen die Soldaten Menschen bleiben konnten. Und das war viel, in dieser Zeit.

»Das habe ich gewollt«, sagte der Oberleutnant Krafft.

Die Kriegsgerichtsverhandlung gegen den Generalmajor Ernst Egon Modersohn und den Oberleutnant Karl Krafft fand kurz danach statt.

Die Anklage lautete – unter anderem – auf Hochverrat und Zersetzung der Wehrkraft.

Beide Angeklagte verzichteten darauf, sich zu verteidigen.

Sie wurden zum Tode verurteilt.

Die letzten Worte des Generals waren: »Alles für Deutschland!«

»Alles für ein anderes Deutschland«, sagte der Oberleutnant Krafft, bevor er starb.

SCHLUSSBERICHT

Mehr als fünfzehn Jahre sind inzwischen vergangen. Einige von damals leben heute nicht mehr. Andere sind älter, aber nicht klüger geworden. Ganz wenige nur versuchten, eine Lehre aus dem zu ziehen, was geschehen war.

Der Hauptmann Feders überlebte seinen Freund Karl Krafft und den Generalmajor nur um wenige Monate. Er wurde im Zusammenhang mit den Ereignissen des zwanzigsten Juli neunzehnhundertvierundvierzig verhaftet und bald darauf hingerichtet. Sie hingen ihn an Klaviersaiten auf, so daß es Stunden dauerte, bis ihn der Tod erlöste. Dennoch lächelte er, als seine Züge erstarrten.

Marion, seine Frau, verschwand damals. Niemand wußte, wohin sie sich begeben hatte. Kurz vor Kriegsschluß soll sie in Berlin gesichtet worden sein, als Mitglied einer Widerstandsgruppe. Einer anderen Version nach tauchte sie im Schwäbischen auf, als Freundin eines amerikanischen Offiziers. Fest steht jedoch nur, daß keine Spur mehr von ihr existiert.

Der Hauptmann Ratshelm aber hat den Krieg in Ehren überstanden und seine Kriegsgefangenschaft auch. Er hörte niemals auf, sein militärisches Wissen zu vergrößern und seinen Charakter zu festigen. Auch war er absolut sicher, sich niemals geirrt zu haben. Er arbeitete zunächst auf einer Gemeindeverwaltung im Rheinland, dann als Angestellter in einem Chemiewerk in gleicher Gegend. Er ist noch immer nicht verheiratet, aber bereits wieder Soldat – und zwar Oberstleutnant. Er betreut die ihm anvertrauten Untergebenen vorbildlich und erfolgreich.

Nicht viel weniger glückhaft war die Karriere des Majors Frey. Zunächst hatte er einige Mühe, den totalen Zusammenbruch mit der gebotenen Haltung zu überstehen. Vergleichsweise schwere zwei Jahre folgten, die er auf dem Gut eines

Kriegskameraden hinter sich brachte. Dann aber erkannte er die Zeichen der Zeit und stieg in die Politik ein. Seine hochachtbare Vergangenheit und seine geschickte Verhandlungstechnik brachten ihn recht bald in die Spitzengruppe einer liberal-nationalen demokratischen Partei. Hier kämpfte er – unter anderem – für Deutschlands Ansehen und für das Tragen der wohlverdienten Tapferkeitsauszeichnungen. Bei Staatsempfängen im Frack bietet er ein höchst dekoratives Bild – besonders dann, wenn er sein Ritterkreuz trägt.

Felicitas Frey verlor zwar ihre Güter in Schlesien, hatte aber immer noch genug einflußreiche Verwandte im Westen Deutschlands. Natürlich war ihre Ehe kein reiner Hort des Friedens mehr – dafür sorgte schon die Nichte Barbara Bendler-Trebitz. Sie war der Familie Frey gegenüber sehr anhänglich. Und selbst als sie später heiratete, war der Erwählte ein Mitarbeiter von Frey, was sich als ungemein praktisch erwies.

Dieser Familie eng verbunden blieb auch der ehemalige Hauptmann Kater. Geschickt und wendig wie er war, überwand er alle Klippen. Er blieb Hauptmann und Chef der Stammkompanie, bis zum Endsieg. Danach verwaltete er – an der gleichen Stelle – ein Verpflegungslager und eine Offiziersmesse der US-Air-Forces. Wenig später übernahm er, da politisch völlig unbelastet, die Verwaltung der Stadt Wildlingen/Main. Hier erwarb er sich besondere Verdienste bei der Verlagerung eines namhaften optischen Werkes aus den Ostgebieten. Seine Bemühungen wurden bald dadurch belohnt, daß er zum Verkaufsleiter eben jenes Werkes avancierte. Seine Zusammenarbeit mit dem politisch so ungemein erfolgreichen Herrn Frey durfte als außerordentlich fruchtbar bezeichnet werden.

Irene Jablonski hingegen war nur ein kurzes, wenn auch stürmisches Leben beschieden. Nachdem sie durch Kater gründlich über ihre Möglichkeiten aufgeklärt worden war, fand sie Gefallen daran und verriet erstaunliche Ausdauer. Nach Kater kam ein Stabsintendant, dann ein Kreisleiter, dann ein Wehrwirtschaftsführer. Ihre naive und stets willige Art zog die Männer an, wie Motten das Licht. Dann aber fiel eine halbe Kompanie Turkmenen über sie her; und sie brach zusammen und wurde wahnsinnig.

Der Oberkriegsgerichtsrat Wirrmann blieb der Justiz erhalten. Schließlich war er ein Fachmann, und Spezialisten sind immer gesucht. Er hielt sich ausschließlich an das Gesetz – an das jeweils gültige Gesetz. Solange es notwendig war, urteilte er – gemäß Paragraph 5 der Kriegssonderstrafrechtsverordnung – so manchen Zersetzer der Wehrkraft ab. Dann beriet er eine alliierte Strafrechtskommission. Schließlich landete er als Präsident des Landwirtschaftssenats an einem Oberlandesgericht in Norddeutschland. Dr. Wirrmanns Devise: Ein Volk, ein Reich, ein Recht.

Von Sybille Bachner ist zu berichten, daß sie zunächst weiter an der Kriegsschule blieb, auch nach der Hinrichtung von Modersohn. Mit dem Nachfolger hatte sie zunächst ein Verhältnis und wurde dann von ihm geheiratet. Damit erfüllte sich ihr sehnlichster Wunsch: Sie wurde die Frau eines Generals. Der aber wurde bei den Schlußkämpfen um Großdeutschland schwer verwundet, und zwar durch eine Fliegerbombe. Fortan war er an einen Rollstuhl gebannt. Sybille Bachner wich diesem Schicksal nicht aus. Sie lebt einsam, wortkarg und mit hartem Gesicht mit ihrem Mann in einem kleinen, baufälligen Haus an einem See in Oberbayern.

Die vierzig Fähnriche der Aufsicht H wurden in alle Winde verstreut. Wie sie gekommen waren, so gingen sie auch auseinander: jeder zu seinem Truppenteil, jeder zu seinem Frontabschnitt. Sie hatten die Kriegsschule überstanden, sie wurden Offiziere, und bald war Wildlingen für sie kaum mehr, als eine flüchtige Erinnerung unter vielen anderen.

Der Fähnrich Amfortas fiel als Leutnant im Osten. Andreas geriet im Osten in Gefangenschaft und schloß sich unverzüglich dem Nationalkomitee Freies Deutschland an. Bergner, Gündler und Cremel tauchten unter – und mit ihnen die Mehrzahl der anderen. Sie zogen die Uniformen aus und reihten sich in andere Heere ein, in solche der Arbeit, der Wirtschaft, der Verwaltung. Hier wie dort repräsentierten sie das solide, verläßliche Mittelmaß. Sie waren immer zu gebrauchen.

Kramer, der ewige Unteroffizier, blieb, was er war. Er war Soldat von Beruf, wollte nichts anderes sein und konnte nichts anderes lernen. Egon Weber, der Kraftmensch, kehrte gelassen in die Heimat zurück, krempelte die Ärmel auf und schob fortan Brote in den Backofen. Er ist Vorsitzender eines Gesangvereins, eines Kegelklubs und einer Skatrunde. Einen Kriegerverein zu gründen lehnte er ab. Doch gründete er eine Familie, die schnell anwuchs. Er gilt als Gemütsmensch. Doch wenn jemand seinen Vornamen Egon allzu verdächtig betont, kann er ausgesprochen unangenehm werden.

Seltsam verlief das kurze, aber doch wohl freudvolle Leben des Fähnrichs Mösler. Zunächst wurde er Leutnant, blieb das jedoch nicht lange. Er hatte ein Verhältnis mit der Frau seines Kompaniechefs und zugleich eines mit der Frau seines Kommandeurs. Er wurde deswegen an die Front versetzt, kam allerdings nach Frankreich und gründete hier einen Feldpuff mit mehreren Filialen. Das brachte ihn um seine Offiziersuniform. Mösler ging sodann, wie er behauptete, in den Untergrund. Schließlich wurde er als Mitglied des Maquis erschossen, was aber nichts anderes als ein Irrtum war – eine schlichte Verwechslung von Listen. Viele leichte Mädchen weinten um ihn.

Auch Böhmke, der Poet, wurde Leutnant, geriet bald in Gefangenschaft und war bis neunzehnhundertsechsundvierzig verschollen. Dann tauchte er wieder auf und verfaßte Aufsätze über das Thema »Nie wieder Krieg« in angesehenen Zeitungen. Auch sprach er im Rundfunk und erfreute sich im südwestdeutschen Raum einer gewissen Popularität. Nach einigen Jahren allerdings fanden seine Aufsätze keinen mehr, der sie druckte, und somit auch niemand mehr, der sie las. Aus Protest wechselte Böhmke nach Ostdeutschland hinüber, kam aber sehr schnell wieder nach Westdeutschland zurück, um dann von hier aus nach Kanada auszuwandern. Dort arbeitete er als Holzfäller. Ein angesehener deutscher Verlag veröffentlichte sogar einen Gedichtband von ihm – achtundsechzig Exemplare davon wurden auch tatsächlich verkauft.

Der Fähnrich Rednitz blieb noch eine Zeitlang mit Wildlingen/Main und der Kriegsschule verbunden. Zunächst korrespondierte er mit Hauptmann Feders und dann, als der hingerichtet wurde, mit Elfriede Rademacher. Diese Briefe waren zwar selten und ihr Inhalt fast immer dunkel, aber Rednitz erfuhr doch einiges von dem, was geschah. Der Tod von Feders kam ihm nicht überraschend. Er erfuhr, daß die Villa Rosenhügel kurz vor Kriegsende aufgelöst wurde. Was aus den Korbmenschen geworden war, wußte niemand zu berichten. Unter den wenigen Gräbern im Park der Villa Rosenhügel war eins, das den Namen des Stabsarztes Heinz Krüger trug – als Datum seines Todes war der zwanzigste April neunzehnhundertfünfundvierzig angegeben. Die Todesursache ließ sich nicht mehr ermitteln.

Von Elfriede Rademacher ist zu berichten, daß ihr Leben fortan sehr einfach verlief. Sie blieb zunächst in Wildlingen, allerdings arbeitete sie dort nicht mehr auf der Schreibstube der Stammkompanie, sondern in einem Materiallager. Sie war die letzte, die das Grab von Leutnant Barkow betreute. Das Grab von Oberleutnant Krafft und des Generalmajors Modersohn betreute niemand – denn niemand wußte, wo sie begraben worden waren. Als der Krieg endete, zog Elfriede Rademacher zu ihrer Schwester in eine kleine Stadt in Mainfranken. Hier heiratete sie neunzehnhundertachtundvierzig einen Holzhändler. Sie ist ihm, so sagt man, eine brave Ehefrau und ihren zwei Kindern eine gute Mutter.

Der Fähnrich Rednitz wurde erwartungsgemäß Leutnant, dann jedoch, nach dem zwanzigsten Juli neunzehnhundertvierundvierzig, in ein Kriegsgerichtsverfahren verwickelt – wegen Befehlsverweigerung – und degradiert. Allerdings wurde diese Degradierung später rückgängig gemacht und Rednitz wieder Leutnant, gerade noch rechtzeitig zur großen Kapitulation. Nach kurzer Kriegsgefangenschaft siedelte er sich im Ruhrgebiet an und wurde Chemiker in einem Kunststoffwerk. Er gründete eine Familie, baute sich ein kleines Haus und lebte fortan ausschließlich für Frau und Kind. Er war es auch, der für dieses Buch wichtige Unterlagen lieferte.

Diese Unterlagen übergab er dem Verfasser in Wildlingen/Main. Es war in einer Winternacht wie damals, vor mehr als fünfzehn Jahren. Die Kaserne beherrschte immer noch den Horizont. Nachdem sie aufgehört hatte, eine Kriegsschule zu sein, wurde sie zunächst zu einem Gefangenenlager für deutsche Soldaten. Dann zogen dort amerikanische Truppen ein. Später wurde daraus ein Flüchtlingslager. Bald darauf belegte vorübergehend ein Bataillon des Grenzschutzes die verwahrlosten Gebäude. Doch nicht lange danach wurde die gesamte Kaserne frisch renoviert, für eine Nachrichtenschule der neuen Armee.

Und jetzt funkelt sie im alten Glanz – und es ist alles wieder wie damals.

Wie damals? Alles?

Der Herr möge uns davor bewahren!